COMENTÁRIO
BÍBLICO

LAR, FAMÍLIA & CASAMENTO

FUNDAMENTOS, DESAFIOS E ESTUDO
BÍBLICO-TEOLÓGICO PRÁTICO
PARA LÍDERES, CONSELHEIROS E CASAIS

Dr. David Merkh

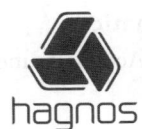

Copyright © 2019 por David Merkh

1ª edição: fevereiro de 2019
3ª reimpressão: fevereiro de 2025

Revisão: Josemar de Souza Pinto e Raquel Fleischner
Diagramação: Sonia Peticov
Capa: Douglas Lucas
Editor: Aldo Menezes
Coordenador de produção: Mauro Terrengui
Impressão e acabamento: Imprensa da Fé

As opiniões, as interpretações e os conceitos desta obra são de responsabilidade de quem a escreveu e não refletem necessariamente o ponto de vista da Hagnos.

Todos os direitos desta edição reservados à
EDITORA HAGNOS LTDA.
Rua Geraldo Flausino Gomes, 42, conj. 41
CEP 04575-060 — São Paulo, SP
Tel.: (11) 5990-3308

E-mail: editorial@hagnos.com.br | Home page: www.hagnos.com.br
Editora associada à Associação Brasileira de Direitos Reprográficos (ABDR)

Dados Internacionais de Catalogação na Publicação (CIP)

Merkh, David J.
  Comentário bíblico lar, família & casamento: fundamentos, desafios e estudo bíblico-teológico prático para líderes, conselheiros e casais / David J. Merkh. — São Paulo: Hagnos, 2019.

  ISBN 978-85-7742-248-7

  1. Família — Vida religiosa   2. Casamento — Aspectos religiosos   3. Aconselhamento pastoral   4. Bíblia — Comentários   5. Vida cristã   I. Título

18-2116   CDD-248:486

Índices para catálogo sistemático:
1. Família — Vida religiosa — Aconselhamentos
Angélica Ilacqua CRB-8/7057

*Se o SENHOR não edificar a casa,
em vão trabalham os que a edificam...*
SALMO 127:1

Dedicado ao sr. David e sra. Mary-Ann Cox,
que com seu ensino e exemplo de vida familiar
transformaram minha vida para sempre.

À memória da nossa princesa netinha Hadassah Grace,
que nos ensinou mais sobre alegria no sofrimento
e o valor da família e da família de Deus
em seus dois aninhos conosco
do que tínhamos aprendido
em toda a nossa vida.

Às famílias da igreja brasileira.

Que as Sagradas Escrituras, que apontam para Cristo,
sejam a única fonte de autoridade
para a vida e a piedade
na convivência familiar.

Abreviaturas

BDB Brown, Driver, Briggs, *Enhanced Brown-Driver-Briggs Hebrew and English Lexicon*
BAGD Bauer, Arndt, Gingrich, Danker, *A Greek-English Lexicon of the NT*
ESV *English Standard Version*
NVI *Nova Versão Internacional*
NVT *Nova Versão Transformadora*
ARA *Almeida Revista e Atualizada*
ARC *Almeida Revista e Corrigida*
TWOT *Theological Wordbook of the Old Testament*

Agradecimentos

Este livro representa a realização de um sonho. Demorou anos para ser terminado, o que poderia ter transformado o sonho em pesadelo, não fosse pelas pessoas ao meu lado. Muitas colaboraram para que este volume chegasse ao público e quero agradecer a algumas delas:

À minha esposa, Carol Sue, por me encorajar vez após vez a continuar escrevendo, às vezes em meio ao desânimo e muitas vezes apesar das outras demandas em nossa vida.

À nossa nora, Adriana, que fez uma correção completa do manuscrito enquanto fazia malabarismos com três crianças pequenas e um ministério ativo.

Ao amigo e ex-aluno Lucas Carvalho, um agradecimento especial pela avaliação do manuscrito e sugestões, correções e acréscimos. Ele representa jovens pastores teólogos que estão revolucionando o mundo e para quem este livro, em parte, se destina.

Também sugeriram correções e deram sugestões vários alunos do Mestrado em Ministérios do Seminário Bíblico Palavra da Vida, especialmente Jabesmar A. Guimarães, a quem sou grato.

Quero expressar gratidão ao nosso saudoso pastor e professor dr. James Grier, que foi o primeiro a nos apresentar a seriedade do casamento como reflexo da Trindade e do amor de Jesus pela sua noiva, a igreja, em 1981, no nosso aconselhamento pré-nupcial.

Tenho uma grande dívida para com alguns autores cujos trabalhos serão citados, às vezes extensivamente, nesta obra: Andréas Köstenberger e David Jones; Timothy e Kathy Keller; John Piper; Bill Mills; Wayne Grudem e Geoffrey Bromiley, entre outros.

Como sempre, agradeço à equipe eficiente e séria da Editora Hagnos, que crê na produção de material bíblico e prático para a igreja brasileira.

O produto final é de minha inteira responsabilidade, mas o trabalho não teria a mesma abrangência sem a colaboração dessas pessoas.

Finalmente, agradeço a Deus, que tornou possível a publicação desse material que é fruto de uma vida investida estudando e ministrando sua Palavra e que eu gostaria de deixar como legado para a igreja brasileira.

Sumário

Prefácio 11
Introdução 19

1. Famílias com propósito (Gn 1:26-28) 27
2. Um para o outro, ambos para Deus (Gn 2:15-21) 50
3. O casamento segundo Deus (Gn 2:22-25) 64
4. Lições da Queda: a tragédia do pecado (Gn 3:1-13) 78
5. Lições da Queda: o triunfo da graça (Gn 3:14-24) 99
6. A transmissão da fé (Dt 6:4-9) 117
7. A dureza do coração, o divórcio e sua prevenção (Dt 24:1-5) 133
8. Como *não criar* seus filhos (1Sm 1—3; 8:1-6) 151
9. Intercessão familiar: Jó e sua família (Jó 1:1-5) 174
10. Salmos do lar: contando as histórias da fidelidade de ....
    Deus (Sl 78:1-8) 181
11. Salmos do lar: integridade cristã (Sl 101) 190
12. Salmos do lar: o legado de um homem de Deus (Sl 112) 199
13. Salmos do lar: construindo a casa ou um lar? (Sl 127) 207
14. Salmos do lar: a bênção divina (Sl 128) 221
15. A família em Provérbios: a família ideal 227
16. A família em Provérbios: pureza sexual (Pv 2:16-19; 5:1-23; ....
    6:20-35; 7:1-27; 23:26-28) 235
17. A família em Provérbios: *Ensina a criança* (Pv 22:6) 254
18. A família em Provérbios: princípios de disciplina 270
19. A família em Provérbios: a mulher virtuosa (Pv 31:10-31) 295
20. Cântico dos Cânticos — seu uso e sua interpretação 315
21. Introdução e panorama: o amor verdadeiro segundo ....
    Cântico dos Cânticos (Ct 1:1) 335

22. A expectativa do amor: despertamento (Ct 1:2-11) 349
23. A expectativa do amor: paciência (Ct 1:12—2:7) 364
24. A expectativa do amor: renovação (Ct 2:8—3:5) 376
25. A expressão do amor: pureza (a noite de núpcias — Ct 3:6—5:1) .392
26. A expansão do amor: perseverança (Ct 5:2—6:3) 409
27. A expansão do amor: perdão (Ct 6:4—7:10) 422
28. A explicação do amor: recapitulação (Ct 7:11—8:14) 434
29. Fidelidade pactual (Ml 2:10-16) 450
30. Perdão em família (Mt 18:21-35) 471
31. Divórcio e novo casamento (Mt 5:31,32; 19:1-12) 485
32. Casamento, sexo e o celibato (1Co 7:1-9) 502
33. Casar ou não casar: eis a questão (1Co 7:10-40) 519
34. O jugo desigual (2Co 6:14-16) 536
35. Papéis no lar: introdução (Ef 5:15—6:9; Cl 3:16—4:1) 546
36. Papéis no lar: submissão feminina (Ef 5:21-24; Cl 3:18) 563
37. Papéis no lar: liderança amorosa masculina (Ef 5:25-33) 580
38. Papéis no lar: homens não magoados (Cl 3:19) 594
39. Papéis no lar: obediência dos filhos (Ef 6:1; Cl 3:20) 600
40. Papéis no lar: filhos, honrem os seus pais (Ef 6:2,3) 610
41. Papéis no lar: o papel dos pais (Ef 6:4; Cl 3:21) 620
42. Mulheres como Sara (1Pe 3:1-6) 631
43. Homens participantes do lar (1Pe 3:7) 648

Apêndices

   1. Textos secundários sobre o lar 657
   2. Duas histórias de amor 683
      • Isaque e Rebeca (Gn 24) 684
      • Boaz e 00Rute (livro de Rute) 693
   3. Divórcio e novo casamento 704
   4. Qualificações familiares do líder espiritual (1Tm 3:1-5; Tt 1:6) 754
   5. O propósito de Deus para a sexualidade 783

Prefácio

Mesmo com tantos livros escritos sobre a família nas últimas décadas, ainda existe uma lacuna enorme. Falta um tratamento sistemático, textual, expositivo, compreensivo e aplicativo do que *toda a Palavra de Deus* diz sobre a família.[1] Como afirma Augustus Nicodemus Lopes, "via de regra, livros sobre família têm uma abordagem por temas".[2] Geoffrey Bromiley acrescenta:

> Poucos [livros sobre casamento] são decidida e distintamente teológicos [...] Livros sobre casamento tendem a enfatizar os elementos práticos e tratar de leve os aspectos teológicos. Fazendo assim, cometem um erro sério. A teologia verdadeira tem as implicações mais diretas e cruciais [...] Sendo assim, um livro teológico sobre casamento talvez seja o melhor livro possível [...] Na realidade, uma teologia de casamento não deve envolver uma exposição dos materiais bíblicos sobre o assunto?[3]

Teologia bíblica *versus* sistemática

Meu alvo é contribuir para a formação de uma teologia bíblica de casamento e família por meio da exposição de textos bíblicos que focam a família. Há muito debate sobre o que constitui a disciplina "teologia bíblica", especialmente em contraste com a teologia sistemática. Para os

---

[1] Dois livros importantes são *Deus, casamento e família*, de Andréas Köstenberger e Robert Jones (São Paulo: Vida Nova, 2011), e *A Bíblia e sua família*, de Augustus Nicodemus Lopes e Minka Schalkwijk Lopes (São Paulo: Cultura Cristã, 2001). O próprio Köstenberger lamenta essa situação (p. 23-24), e seu excelente trabalho preenche parte dessa lacuna, mas seu tratamento profundo das Escrituras é mais *tópico* que *expositivo*. O texto de Lopes traz exposições homiléticas e sistemáticas, mas só lida com textos do Novo Testamento. Em inglês, o livro *God and marriage*, de Geoffrey W. Bromiley (Edinburgh: T&T Clark, 1980), fornece uma breve, mas excelente análise teológica do tema, que influenciou grandemente outro trabalho excelente de John Piper, *Esse casamento temporário* (São Paulo: Cultura Cristã, 2011).
[2] LOPES, Augustus Nicodemus, p. 11.
[3] BROMILEY, "Introduction", s/p.

efeitos deste trabalho, entendo "teologia bíblica" no sentido esboçado pelo pr. Luiz Sayão:

> Quando ouvimos falar de teologia bíblica, nem sempre fica claro a que exatamente essa expressão se refere. Alguns entendem que a expressão diz respeito à teologia de acordo com a Bíblia, em oposição a uma teologia herética. Outros imaginam que a referência é a uma teologia que está baseada nas Escrituras. Nenhuma das sugestões é correta. A teologia bíblica define-se basicamente a partir de sua distinção em relação à teologia sistemática e à história das religiões. A proposta fundamental da teologia bíblica é construir uma teologia a partir das Escrituras, de modo indutivo, sem depender das categorias definidas pela sistemática ou pela dogmática.[4]

Por se tratar de uma "teologia bíblica da *família*", entendo que meu alvo é analisar o texto bíblico, passagem por passagem, livro por livro, com grande destaque nas ênfases peculiares de cada autor dentro do contexto em que escreveu e do argumento que desenvolve. Mesmo sendo impossível atingir uma objetividade total, esse esforço me ajudará a eliminar pelo menos *alguns* dos preconceitos contextuais e culturais que tão facilmente influenciam a interpretação bíblica.

A quem se destina?

Este livro destina-se a indivíduos e casais que querem se aprofundar no estudo progressivo dos principais textos bíblicos sobre o lar, seja em estudo individual, seja no aconselhamento pré-nupcial, seja em classes da escola bíblica ou em grupos pequenos.

Também foi planejado pensando-se em pastores e professores que querem preparar mensagens bíblicas em séries especiais ou datas especiais no calendário eclesiástico (Dia das Mães, Dia dos Pais, Mês da Família, Dia dos Avós, Dia das Crianças), além de séries baseadas nos textos principais sobre a família. Espero que eles sejam motivados a pregar mensagens bíblicas, expositivas, contundentes e práticas sobre a família. O desenvolvimento de cada capítulo tem como alvo fornecer um guia confiável de exposição bíblica para esses pastores.

---

[4] CARSON, D. A.*Teologia bíblica ou teologia sistemática?* São Paulo: Edições Vida Nova, 2008, p. 7.

Em cada capítulo, minha preocupação será a de investigar o próprio texto bíblico à luz das línguas originais, mas com sensibilidade pastoral às necessidades da família.

O foco

Não é possível num volume desse tamanho tratar detalhadamente de todos os textos bíblicos que tocam no assunto "casamento e família". Este não é um texto meramente acadêmico, embora seminaristas e pastores possam encontrar aqui "ossos" exegéticos e teológicos suficientes para "roer". Meu foco é *expositivo*. Ou seja, analisar cada texto bíblico sobre a família dentro do seu contexto e de forma coerente com o argumento do A(a)utor naquele livro.[5] Ofereço aplicações coerentes e relevantes no contexto atual. Vou interagir com os textos bíblicos principais e muitos textos secundários sobre a família, para produzir uma espécie de "enciclopédia bíblica sobre o lar".

O método

Cada capítulo seguirá o modelo básico de exposição bíblica, que por definição é "explicação aplicada". Apresentarei cada texto em seu contexto bíblico, junto com um esboço simples que revela sua estrutura. Com isso, explicarei o significado de cada texto, versículo por versículo, com base no texto original hebraico ou grego, quando necessário. Comentários mais técnicos entrarão nas muitas notas de rodapé, que incluirão material para o leitor mais avançado.

Sugestões de aplicações aparecem no decorrer da discussão, para que o conteúdo não seja meramente acadêmico, mas focado no coração e na prática. Como disse nosso saudoso professor, dr. Howard Hendricks, "Estudo bíblico sem aplicação é um aborto espiritual".

A lição principal do texto, sua "Grande Ideia", é expressa em termos transtemporais e transculturais no final do esboço. Os capítulos também terminam com mais perguntas para aplicação e discussão. Elas levantam questões controvertidas e/ou complicadas que surgem na vida e no ministério atual na área de vida familiar. Os leitores mais

---

[5] A identificação do argumento do Autor (letra maiúscula) procura descobrir a intenção divina no registro bíblico, entendendo que o instrumento principal que usou foi o autor (letra minúscula) e sua personalidade, seu estilo literário etc.

avançados talvez queiram considerar suas respostas a essas perguntas e discuti-las com outros.

No final do livro, incluí vários apêndices, que procuram contribuir para o amadurecimento da igreja em áreas controvertidas, como: divórcio e novo casamento; qualificações familiares para liderança espiritual; o propósito de Deus para a sexualidade.

Em tudo, meu foco é cristocêntrico. Reconheço que ninguém, senão Jesus, consegue viver a vida cristã, e ninguém, senão Cristo, consegue construir um lar cristão (Jo 15:5; Sl 127:1; Gl 2:19,20). Na desconfiança da nossa carne e na dependência de Cristo, trabalhamos para que ele seja glorificado em nossos lares.

Também trabalhei baseado na hipótese de que o casamento, na sua essência, não é um fim, mas que aponta para o fim, a glória de Deus.

> O casamento é como uma metáfora, uma imagem, um retrato, uma parábola ou um modelo que representa algo mais que um homem e uma mulher tornando-se uma só carne. Representa o relacionamento entre Cristo e a igreja. Esse é o significado mais profundo do casamento. Seu objetivo é ser a viva encenação do amor fiel à aliança entre Cristo e a igreja.[6]

J. Lanier Burns aponta para a importância fundamental que a família tem nas Escrituras e a diferença que esse modelo tem em termos práticos hoje:

> Somente podemos concluir que casamento é nada menos que a metáfora principal para descrever o relacionamento de Deus com seu povo e seu futuro glorioso [...].
>
> Casamento bíblico [...] é de suprema importância para questões que enfrentamos hoje: sexualidade anormal, confusão de gênero, anarquia moral e divórcio prolífico [...] Temas maiores [como casamento e família] são evidências mais convincentes [...] do que textos-prova num momento em que os oponentes atacam os fundamentos das convicções judaico--cristãs sobre a vida e o mundo.[7]

---

[6] PIPER, John. *Casamento temporário*. São Paulo: Cultura Cristã, 2011, p. 68.
[7] BURNS, J. Lanier. "The biblical use of marriage to illustrate covenantal relationships", *Bibliotheca Sacra*, 173: 691 (july-september, 2016), p. 295-296.

Observe que a apresentação dos textos está em ordem *bíblica*, e não *tópica*, passando de Gênesis a Apocalipse, e não juntando, por exemplo, os textos sobre casamento ou criação de filhos no mesmo capítulo. Note que alguns textos muito parecidos são tratados juntos (por exemplo, quando se trata de papéis no lar, textos paralelos de Efésios e Colossenses são considerados juntos).

Uma palavra para pregadores

Apesar de milhares de anos de sucesso comprovado, a sabedoria divina centrada em Cristo, inspirada pela graça e revelada por Deus está sendo substituída por manuais de autoajuda e psicologia *pop* na arena da vida familiar.

Infelizmente, mesmo em igrejas evangélicas, há um papel cada vez menor atribuído às Escrituras para orientar famílias em seu percurso através dos mares turbulentos atuais.

Na exposição bíblica, me preocupei não somente com *o que* o Espírito Santo falou (escreveu), mas também *como*. A "unção" que tantos desejam para sua pregação exige uma humildade e dependência (confiança) no Espírito Santo. Isso leva o pregador a alinhar-se tanto quanto possível com a maneira pela qual o próprio Espírito registrou sua vontade para nós nas Escrituras Sagradas. Quando reorganizamos o texto bíblico a nosso gosto, ou arrancamos textos fora do seu contexto, ou impomos significados ao texto que nenhum leitor original teria entendido, demonstramos uma arrogância e uma desconfiança do Espírito e acabamos minando a confiança das pessoas na suficiência da Palavra. Esse tipo de mau uso das Escrituras se observa muito quando se trata de mensagens para e sobre a família.

Podemos entender melhor a seriedade da tarefa de pregar a Palavra quando lemos as últimas palavras do apóstolo Paulo em 2Timóteo 4. O "centro teológico" do texto é a ordem do versículo 2: PREGA A PALAVRA, *insta, quer seja oportuno, quer não, corrige, repreende, exorta com toda a longanimidade e doutrina* (v. 2, destaques nossos).

Paulo poderia ter falado muitas outras coisas antes da sua morte. Mas sua preocupação principal, e o desafio final que ele dá ao jovem ministro e filho na fé, Timóteo, é a pregação fiel da Palavra de Deus.

Em nossos dias, existe a tendência de tratar o texto bíblico de forma superficial, antropocêntrica e alegórica. Ele é usado como fonte de textos-prova que se usam como "trampolim" para falar o que *eu* quero dizer, o que muitas vezes é visto no contexto de pregações na área de casamento e família. Em nome de "relevância", ou em razão de uma falta de confiança no poder da Palavra explicada e aplicada, ou até por confiança demasiada nas habilidades do próprio pregador... são poucos os que pregam a Palavra expositivamente no ministério com famílias.[8]

Esclarecimento

Quero deixar claro que não estou contra a ministração tópica sobre temas familiares, desde que seja bíblica, hermenêutica e exegeticamente válida, dentro do contexto e argumento do A(a)utor do texto. Nosso apelo é para um retorno ao ensino expositivo de textos bíblicos sobre a família.

Infelizmente, mesmo na igreja de Jesus Cristo, muitos têm recorrido a "cisternas sem água", fontes que não saciam a sede do homem sedento de uma palavra confiável de alguém que sabe como a família foi feita para funcionar — o Fabricante do lar! Infelizmente, para muitos o Manual do Fabricante é o último a ser consultado quando tentam "montar" a família. Como certo autor comentou, "Entre todos os relacionamentos que temos neste mundo, nenhum é mais carente dos pensamentos de Deus e dos seus caminhos que o casamento".[9]

Ao abordarmos questões tão fundamentais, mas também tão controversas em nossos dias, em que a família sofre inúmeros ataques, a questão metodológica e hermenêutica é fundamental. Afinal de contas, nossa decisão quanto à autoridade final que seguiremos determinará as conclusões a que chegaremos quando tratarmos de questões polêmicas na área familiar. Desde o início, queremos deixar claro que o princípio de *Sola Scriptura* há de nortear a nossa abordagem. Se não concordarmos sobre esse princípio, não temos diálogo.

Wayne Grudem sugere algumas implicações práticas desse pressuposto no estudo de família e casamento:

---

[8] Podemos fazer a mesma afirmação com respeito a outros temas importantes, mas que muitas vezes são abordados de forma mais tópica e dedutiva do que expositiva e indutiva: missões; adoração, escatologia etc.
[9] MILLS, Bill. *Fundamentos bíblicos para o casamento*. Atibaia, SP: Pregue a Palavra Editora, 2009, p. 20.

1. Quem tem como autoridade as Escrituras *mais* a sociologia, antropologia, psicologia, cultura, efetivamente nega o princípio de *Sola Scriptura*.
2. Quem interpreta as Escrituras com uma hermenêutica antropocêntrica, pós-moderna, neo-ortodoxa ou culturalmente condicionada efetivamente nega *Sola Scriptura*.
3. A chamada "hermenêutica da trajetória" em que nossa autoridade encontra-se nas Escrituras e nos desenvolvimentos posteriores que supostamente vieram como resultado do ensino da Bíblia, efetivamente nega *Sola Scriptura*.[10]

Meu foco será única e exclusivamente o ensino claro das Escrituras, com ênfase nos textos principais que tratam da questão. Entendemos que as Escrituras que possuímos, preservadas ao longo de milhares de anos, representam a vontade de Deus ainda hoje e têm tudo de que precisamos para uma vida piedosa (2Pe 1:3).

Nossa oração é que este material se constitua num recurso para todos os interessados em voltar a ouvir a única voz que ainda fala com autoridade e relevância sobre as necessidades da família. Que Deus transforme nossos lares pela sua verdade e para sua glória.

Pr. David Merkh
Atibaia, SP
fevereiro, 2019

---

[10] Grudem, Wayne. *O feminismo evangélico*. São Paulo: Cultura Cristã, 2009, p. 51ss.

Introdução

A Bíblia começa (Gn 1—3) e termina (Ap 19—21) com casamentos e inclui "manuais do lar" no meio: os Salmos do lar (78, 101, 112, 127 e 128), Provérbios (o manual da paternidade) e Cântico dos Cânticos. Podemos dizer que instrução sobre a família encontra-se nos principais gêneros literários da Bíblia.[1]

No final dos seis dias da obra criativa de Deus, a criação do homem e da mulher à imagem de Deus recebe um destaque todo especial. O auge da obra criativa de Deus foi a criação da família. Como Criador, ele tem o direito de definir o que é uma "família" e como deve funcionar:

> Quando Deus é tirado da posição de iniciador da instituição do casamento e da família, abre-se a porta para inúmeras interpretações humanas desses termos e conceitos e, segundo o espírito do pós-modernismo, nenhuma definição tem o direito de reivindicar mais legitimidade do que outras. O único mecanismo usado para decidir entre definições concorrentes, portanto, não é o da moralidade, mas o da opinião pública e do voto da maioria.[2]

A parábola familiar

Casamento, porém, não é o tema principal da Bíblia. O primeiro casamento, assim como todos os outros que o seguiram, é uma sombra, uma metáfora ou, como o autor e pastor John Piper explica, uma parábola temporária de uma realidade muito maior e eterna: o amor de Jesus por sua igreja (Ef 5:32).[3]

---

[1] Destacamos narrativa (Gn 1—3), poesia (Salmos e Cântico dos Cânticos), Provérbios, Evangelhos (veja, p. ex., Mt 5, 12, 19), Epístolas (Ef 5:22—6:9; Cl 3:18—4:1; 1Pe 3:1-7) e Apocalipse 19 e 21.
[2] KÖSTENBERGER, p. 17.
[3] Geoffrey Bromiley também aponta para a figura que o casamento traça do relacionamento entre Deus e Israel e cita vários textos: Isaías 54, Oseias, Ezequiel 16, Jeremias 2 e 3 etc. (p. 29-34).

> O casamento se refere a Cristo e à igreja — todo casamento, não importa quão oscilante pareça por causa do pecado, ou mesmo que o casal não dê a mínima para Jesus [...] Trocando as metáforas, o desejo de Deus é que o casamento seja um retrato [...].
>
> Não há casamento depois da morte. A sombra da fidelidade à aliança entre marido e mulher dá lugar à realidade da fidelidade à aliança entre Cristo e sua igreja glorificada [...] A música de cada alegria é transposta para um tom infinitamente mais alto [...] O significado do casamento está em manifestar o amor fiel à aliança entre Cristo e seu povo [...].

Se quiser compreender o significado dado por Deus ao casamento, terá de compreender que estamos lidando com a cópia de um original, a metáfora de uma realidade maior, uma parábola e uma grande verdade.[4]

Infelizmente, essa perspectiva exaltada em que o matrimônio humano (mas momentâneo) aponta para verdades profundas e eternas é muito rara entre nós. Geoffrey Bromiley comenta: "Assim como Deus fez o homem à sua imagem, ele também fez o casamento terrestre à imagem do seu eterno casamento com seu povo".[5] Piper acrescenta: "Em geração nenhuma, a visão geral do casamento foi tão elevada quanto deveria".[6]

Vemos esse fato expressado claramente no debate entre Jesus e os fariseus (Mt 19:1-12) e principalmente na resposta dos discípulos diante da perspectiva tão radical de Jesus sobre o divórcio e o novo casamento ("o que Deus ajuntou, não o separe o homem"). Os discípulos exclamaram que seria melhor não casar, se o casamento aos olhos de Deus fosse vitalício! Piper acrescenta:

> Imagine quanto essa visão magnífica do casamento na mente de Deus parece incompreensível à moderna cultura ocidental, na qual o maior ídolo é o ego; a doutrina principal, a autonomia; seu ato central de adoração, estar entretido; seus três santuários principais, televisão, internet e cinema, e sua santíssima genuflexão, o ato despudorado das relações sexuais. Tal cultura achará, na prática, a glória do casamento conforme a mente de Cristo incompreensível.[7]

---

[4] PIPER, John, *Casamento temporário*, p. 11, 14-15, 69.
[5] BROMILEY, Geoffrey, *God and marriage*, p. 43.
[6] PIPER, *Casamento temporário*, p. 19.
[7] PIPER, *Casamento temporário*, p. 20.

Casados para sempre?

Ao contrário do que alguns pensam, o casamento não é "para sempre". Mas é vitalício. O casamento não é o fim principal, mas um meio predileto pelo qual Deus reflete sua glória. Ele aponta para o único casamento que é para sempre — a começar com as bodas do Cordeiro (Ap 19:7).

Jesus declarou em Mateus 22:30 que no céu não seremos casados nem daremos nossos filhos em casamento, mas seremos como os anjos. A razão é que na ressurreição "quando essa era tiver acabado, [o casamento] se dissipará na realidade superior para a qual aponta [...] [O casamento] aponta para algo eterno, a saber, Cristo e a igreja".[8] "Neste embasamento cristológico do casamento, em que nosso casamento reflete o casamento de Cristo, esse último, é claro, é o que tem significado eterno e escatológico."[9]

Como Eclesiastes 9:9 nos lembra, Deus quer que curtamos a vida matrimonial com o cônjuge que ele nos deu como presente e fruto da sua graça (Pv 18:22): *Goza a vida com a mulher que amas, todos os dias de tua vida fugaz, os quais Deus te deu debaixo do sol...* Philip Ryken comenta:

> Casamento [...] faz parte da nossa preparação para a glória. Em seu livro sobre casamento, o bispo Jeremy Taylor reconhece que algum dia tudo que nos agrada sobre o casamento passará. "Na ressurreição", ele disse, "não haverá o relacionamento marido e esposa, e nenhum casamento será celebrado, senão o casamento do Cordeiro". Mesmo assim, disse Taylor, vamos todos lembrar que havia algo na terra chamado casamento, e veremos por nós mesmos que fazia parte da nossa preparação para a eternidade. Sempre que vimos um noivo ansioso e sua noiva vestida de branco, estávamos vislumbrando um pouquinho do amor eterno que Jesus tem pelo seu povo.[10]

Craig Glickman em seu comentário sobre Cântico dos Cânticos ecoa a ideia de que o casamento terrestre ilustra a beleza do relacionamento intratrinitariano:

---

[8] Ibidem, p. 48.
[9] BROMILEY, p. 75.
[10] GRAHAM, Philip Ryken. *Ecclesiastes: Why everything matters* (Wheaton: Crossway, 2010), citando TAYLOR, Jeremy, *Marriage Ring*, citado em BRIDGES, *A commentary on Ecclesiastes*, p. 222-223.

É interessante Deus nunca ter dado ilustrações da Trindade. Mas ele chega muito perto disso algumas vezes. Você acredita que a ilustração que ele dá de si mesmo é o casamento? [...] Homem mais mulher equivale a homem. Um mais um equivale a um, pois dois se tornarão uma só carne (Gn 2:24).

Então o Novo Testamento diz: ... *Cristo o cabeça de todo homem, e o homem, o cabeça da mulher, e Deus, o cabeça de Cristo* (1Co 11:3) [...] De alguma maneira, o Pai se relaciona com o Filho como o marido se relaciona com a esposa [...] Em ambos os casos, há igualdade, mas liderança. O Pai é igual ao Filho, mas o Pai toma iniciativa, e o Filho se deleita em fazer sua vontade. Da mesma forma, o marido toma iniciativa, e a esposa se deleita em responder. Então a Trindade é refletida de certa forma no relacionamento conjugal. A Trindade é a realidade da qual o casamento é uma sombra.

Quando reconhecemos que Deus realmente é amor em si mesmo, pelo fato de que o Pai ama eternamente o Filho na comunhão do Espírito, quando reconhecemos isso, entendemos que o fundamento do nosso lar nele é um amor independente de nós [...] Em amor transbordante, ele continuamente traz seus filhos para uma experiência do amor que ele tem experimentado eternamente.[11]

Familiolatria

Não somos "familiólatras" — como se a família fosse o alvo e o fim de todas as coisas:

> É importante nos lembrarmos de que, apesar de se tratar de um tema importante nas Escrituras, não é o enfoque principal da revelação divina. A prioridade dos dois Testamentos é mostrar como Deus trouxe a salvação em Jesus Cristo e por meio dele.[12]

> Embora continue a ser a instituição divina fundamental para a humanidade, algo a ser cultivado, conservado e protegido, o casamento não deve ser considerado um fim em si mesmo; antes, deve estar subordinado aos propósitos divinos salvíficos mais amplos.[13]

---

[11] GLICKMAN, S. Craig. *A song for lovers.* Downers Grove, IL: InterVarsity Press, 1976, p. 135-136.
[12] KÖSTENBERGER, p. 27.
[13] Ibidem, p. 60.

A família não é o fim. Mas enaltecemos o ideal de Deus para a família e zelamos por preservar a dignidade e a glória do casamento, pelo fato de que ele reflete realidades maiores.

> O significado mais elevado e o propósito mais sublime do casamento são manifestar a relação pactual entre Cristo e sua igreja. É por esse motivo que o casamento existe. Se você for casado, é por isso que é casado. Se você tem esperança de se casar, esse deveria ser seu sonho.[14]

Reavivamento hoje

Muitas pessoas hoje oram por um reavivamento geral na igreja, no Brasil, no mundo. Mas será que estamos olhando para o lugar correto? O verdadeiro reavivamento, conforme a Palavra de Deus, começa justamente no lugar que Satanás primeiro atacou: o coração humano no contexto do lar. Deus criou a família, em parte, para espelhar e espalhar sua imagem na terra. Mas o Inimigo infiltrou-se no jardim do Éden e contaminou o coração do primeiro casal com o veneno de suas mentiras, desfigurando aquela imagem de Deus, mesmo sem conseguir apagá-la completamente.

Como consequência, temos percebido uma epidemia de divórcio e imoralidade, vícios e até suicídios não somente no mundo, mas também na igreja, inclusive entre pastores e suas famílias. Qual a resposta que daremos diante desse quadro? A única esperança para a família tem que ser Cristo! *Se o SENHOR não edificar a casa, em vão trabalham os que a edificam...* (Sl 127:1)!

Entendemos que um dos propósitos pelos quais Jesus veio a este mundo foi para resgatar a família pela sua obra na cruz. A cruz vazia e o túmulo vazio ("dois vazios que preenchem")[15] são a única esperança para refazer famílias à vontade de Deus (veja 2Co 5:17,21; Gl 3:13; Rm 4:25; Ef 4:24; Cl 3:10).

Portas abertas

A grande necessidade de que a maioria das famílias sente em relação à família representa uma porta aberta para chamar pessoas de volta para Cristo. A família não é o fim. Mas a família constitui uma grande

---

[14]PIPER, *Casamento temporário*, p. 25.
[15]Frase do pr. Antonio Mendes, Primeira Igreja Batista de Atibaia.

oportunidade para pessoas, igrejas e ministérios com visão para alcançar outras com o evangelho de Cristo.

Pela graça de Deus, Cristo refaz famílias destruídas pela tragédia do pecado! "Entre a ascensão de Cristo e sua volta, casamentos terrestres podem ser reconstituídos e reconstruídos."[16]

Palavra e Espírito

Contudo, fica a pergunta: como Deus refaz a família? A resposta é: pelo poder da Palavra e do Espírito! Encontramos essa mensagem quando comparamos o texto bíblico de Efésios e Colossenses, cartas "gêmeas" do apóstolo Paulo, escritas na prisão de Roma, no primeiro século.

O primeiro texto, Efésios 5:18, ordena que o cristão se encha do Espírito Santo. O segundo, Colossenses 3:16, exorta a que sejamos habitados pela Palavra. Mas quando comparamos os resultados da plenitude do Espírito e da habitação da Palavra, descobrimos que são iguais nos dois textos, e na mesma ordem. Ou seja, os mesmos resultados que acompanham a plenitude (controle) do Espírito verificam-se na habitação (controle) pela Palavra.

Veja os paralelos:

Efésios 5:18—6:9 A plenitude do Espírito	Colossenses 3:16—4:1 A habitação (plenitude) da Palavra
Edificação mútua	Edificação mútua
Adoração	Adoração
Gratidão	Gratidão
Submissão mútua	Submissão a Cristo
VIDA NO LAR • mulheres • homens • filhos • pais • servos • senhores	VIDA NO LAR • mulheres • homens • filhos • pais • servos • senhores

---

[16] BROMILEY, p. 76.

Esse fato não deve nos surpreender, pois o Espírito de Deus é o autor da Palavra de Deus, a qual ele usa para controlar (encher/habitar) o povo de Deus, a fim de que sejamos cada vez mais parecidos com Cristo. Mas o que é ainda mais interessante é o fato de que esses resultados são manifestados principalmente no lar. Ou seja, a principal evidência da fé cristã operando em nós está em casa!

Também não deve nos surpreender, porque o lar é o lugar onde somos o que somos! Se a fé cristã há de funcionar, tem que funcionar em casa! A realidade (ou não) da minha vida cristã é mais evidenciada nas escolhas que faço no lar com meu cônjuge e meus filhos do que em qualquer outro contexto de vida. O autor Jerry White nos desafia: "Se a nossa cristandade é real, ela tem que permear até mesmo a privacidade de nosso lar. De fato, se ela não é aparente no lar, será mesmo real?"[17]

> "Se o Espírito me controlar,
> os resultados serão vistos no meu lar!"

Quando lemos as ordens de Efésios e Colossenses para os membros da família, ficamos a perguntar: por que essas ordens para cada um? Por que Paulo chama as mulheres para submissão respeitosa, os homens para liderança amorosa, as crianças para obediência honrosa e os pais para educação cuidadosa em relação aos filhos? Podemos afirmar que essas representam as áreas de maior luta, dentro das esferas de responsabilidade dada a cada um desde a criação, mas deturpadas na Queda e constantemente atacadas por Satanás. São áreas onde Cristo, pelo poder do Espírito, quer aplicar sua Palavra para refazer famílias à sua imagem!

Que seja este nosso alvo: famílias refeitas em Cristo pela presença do Espírito e pelo poder da sua Palavra.

---

[17] WHITE, Jerry. *Honestidade, moralidade e consciência*. Rio de Janeiro: JUERP, 1984, p. 104.

1

Famílias com propósito

(Gn 1:26-28)

> *Também disse Deus: Façamos o homem à nossa imagem, conforme a nossa semelhança; tenha ele domínio sobre os peixes do mar, sobre as aves dos céus, sobre os animais domésticos, sobre toda a terra e sobre todos os répteis que rastejam pela terra. Criou Deus, pois, o homem à sua imagem, à imagem de Deus o criou; homem e mulher os criou. E Deus os abençoou e lhes disse: Sede fecundos, multiplicai-vos, enchei a terra e sujeitai-a; dominai sobre os peixes do mar, sobre as aves dos céus e sobre todo animal que rasteja pela terra.*

Um pôster de um maratonista vem acompanhado de uma frase que diz: "Estou fazendo de tudo para prolongar minha vida, na esperança de que, algum dia, alguém me dirá por quê".

Vivemos em dias em que perdemos o foco da vida, nossa razão de viver. Mesmo assim, continuamos desesperadamente tentando prolongar a vida. Uma reportagem da revista *Veja*, intitulada "Gelado, mas rico",[1] fala da ciência da criogenia, em que pessoas ricas pagam centenas de milhares de dólares para congelar o seu corpo depois da morte, na esperança de ele ser ressuscitado depois que a cura da doença que as matou for encontrada. O artigo chama isso de "o preço da eternidade". No entanto, mais e mais desses ricos estão se suicidando!

Por que esse desespero? Talvez por causa das crises existenciais de uma geração pós-moderna que, sem absolutos, na ausência de restrições,

---
[1] Gelado, mas rico", Veja, 1 de fevereiro, 2006, p. 64.

com falta de autoridade em sua vida, também vive sem rumo e direção. É o produto lógico de uma vida em que Deus foi excluído. Assim, é impossível ter uma vida com significado final. Se eu sou o produto do tempo e do acaso, se a única razão da minha existência é a sobrevivência da minha espécie, dentro de um processo evolucionário impessoal, o que adianta?

Infelizmente, muitos cristãos também perderam o rumo, dando voltas na roda-viva, sem saber por quê. Chegam à metade de sua vida (na infame crise da meia-idade) e perguntam: "O que estou fazendo com minha vida? Por que estou aqui? Será que minha vida faz alguma diferença? Será que algo que fiz permanecerá depois de mim?" Infelizmente, muitas pessoas terminam a vida tendo subido a escada da profissão, dos bens, da importância social, só para descobrir que subiram a escada errada, encostada na parede errada.

Talvez seja por isso que os homens que prepararam os *Catecismos de Westminster* (o Maior e o Breve) e o *Catecismo puritano*, de Spurgeon, começam com uma declaração sobre o propósito do homem:

- **Pergunta:** Qual é o fim principal do homem?
- **Resposta:** O fim principal do homem é glorificar a Deus e desfrutá-lo para sempre.

Mas o que significa essa declaração na prática? Como glorificar a Deus no dia a dia? Graças a Deus, o primeiro capítulo da Bíblia já responde a essa pergunta quando descreve a criação do homem e da mulher.

Para entender a razão de existir da família, precisamos voltar ao plano original divino. Dizem que agentes do FBI nos Estados Unidos, encarregados da proteção das cédulas de dólar, não estudam todas as falsificações possíveis da moeda americana. Estudam detalhadamente o original, a ponto de poderem detectar imediatamente as falsificações.

Da mesma maneira, nosso foco será estudar o plano original de Deus para a família, de uma perspectiva que reconhece a autoridade final, inerrante e infalível das Escrituras, para depois reconhecer o que está errado com as falsificações.

Köstenberger comenta:

> Quando Deus é tirado da posição de iniciador da instituição do casamento e da família, abre-se a porta para inúmeras interpretações

humanas desses termos e conceitos e, segundo o espírito do pós-modernismo, nenhuma definição tem o direito de reivindicar mais legitimidade do que outras [...] A única maneira de avançar é retornar às Escrituras e colocar Deus de volta no centro do casamento e da família.²

Este capítulo focaliza o plano original de Deus para a raça humana e, especificamente, para a família. Gênesis 1:26-28 é fundamental nesse sentido, pois estabelece os propósitos pelos quais Deus nos criou.

Contexto

Temos que ler o texto dentro do seu contexto histórico, em que o povo de Israel no deserto precisava entender suas raízes; em que Abrão será chamado para ser uma bênção para todas as famílias da terra; e o povo de Israel será escolhido *como reino de sacerdotes e nação santa* (Êx 19:6). Esse povo precisava saber de onde veio e por quê:

> Moisés precisou fornecer uma "breve história do mundo" adequada para, pelo menos, traçar a origem das nações dentro do campo de ação de Israel. De especial importância, seria a descoberta das raízes de Israel e de como elas se mesclavam com todos os outros povos. Contudo, Israel saber essas coisas sem conhecer o motivo específico para sua existência deixaria a história incompleta. Assim, a pergunta a respeito do início supremo. Quem é Deus, o que ele fez, como e por que as nações foram criadas e qual foi a causa da crise moral e espiritual que testificava a separação deles de Deus e que apenas ele podia restabelecer?³

Dentro desse contexto maior, e dentro do nosso propósito de examinar uma "teologia bíblica da família", entendemos que Gênesis 1—3 também revela verdades profundas sobre o relacionamento marido-esposa, e o mandato de ter filhos. "Não há paradigma mais importante do que o modelo que Deus estabeleceu para o matrimônio em Gênesis 1—3."⁴ Acima de tudo, a narrativa deixa claro que a criação é para *a glória de Deus*.

---

² Köstenberger, p. 17-18.
³ Merrill, Eugene H. *Teologia do Antigo Testamento*. São Paulo: Shedd Publicações, 2009, p. 172.
⁴ Köstenberger, p. 28.

Seria difícil superestimar a importância desse estudo, como observa o autor Geoffrey Bromiley:

> Muitas pessoas, inclusive cristãos, estão egoisticamente preocupadas com seus próprios problemas conjugais e sua tentativa de encontrar soluções para eles. Uma teologia do casamento pode ajudá-los a alcançar uma perspectiva teocêntrica da situação maior, da qual seus casamentos constituem uma pequena parte, mesmo que não insignificante.
>
> O primeiro passo que devemos tomar se vamos receber a ajuda que uma perspectiva bíblica certamente pode nos dar [...] é entender que casamento tem uma origem, base e ponto de partida cristológico [...] Ao criar o homem — macho e fêmea — à sua própria imagem, e juntando-os para se tornarem uma só carne, Deus nos fez como cópias tanto de si mesmo em sua unidade trinitária e distinção como um Deus e três pessoas e de si mesmo em relação ao povo da sua graciosa eleição. Analogicamente, o que existe entre Pai, Filho e Espírito Santo, e o que deve ser e é entre Deus e Israel e Cristo e a igreja, é também o que deve ser no relacionamento entre homem e mulher e mais especificamente entre marido e esposa. Nem o relacionamento intratrinitariano nem a união entre o Noivo celestial e sua noiva são uma boa cópia de um original ruim. Casamento terrestre como é experimentado agora é uma cópia ruim de um original bom.[5]

Existem pelo menos três propósitos específicos em Gênesis 1:26-28 voltados não somente para a humanidade, mas para a família também: *refletir* a imagem de Deus; *reproduzir* a imagem de Deus e *representar* a imagem (reino) de Deus.

1. Refletir a imagem de Deus (Gn 1:26,27)

A verdade mais importante sobre o homem é que ele é a imagem de Deus — conceito profundo que será explorado em breve![6] A glória do homem é que ele reflete a glória de Deus! Assim como a lua não tem glória própria, a não ser quando vira sua face em direção ao sol, o homem cumpre seu

---

[5] BROMILEY, *Introduction*, s.n., e *Conclusão*, p. 77.
[6] SMITH, Ralph. *Teologia do Antigo Testamento: história, método e mensagem*. São Paulo: Vida Nova, 2001, p. 228, citando BRUNNER, Emil (*Man in revolt*, p. 94) dizendo que "A relação do ser humano com Deus não é algo que lhe foi acrescentado; 'é o âmago e o fundamento da sua *humanitias*'".

propósito quando reflete a glória de Deus. Esse fato aponta para o paradoxo do ateísmo — o homem que clama que não há Deus nega seu próprio valor. (E é isso que vemos como produto de teorias ateístas: aborto, eutanásia, desespero, vida sem propósito e sem valor.) Na tentativa de afirmar sua grandeza e independência, o homem anula o significado do seu ser.[7]

Nos primeiros versículos de Gênesis, notamos de imediato que nosso universo está centrado em *Deus*, e não no homem.[8] A perspectiva *teo*cêntrica *versus antro*pocêntrica altera alguns dos nossos conceitos sobre o propósito da família (por exemplo, que tenho o direito de ser feliz, realizado e respeitado). Desde o início, temos o privilégio e a responsabilidade de refletir a imagem de Deus, em comunhão com ele: "O fato de o Senhor criar o homem [...] sugere [...] que Deus [...] desejava ter relacionamento com seres que, feitos à sua imagem, pudessem se comunicar com ele".[9] Essa "conversa" entre Deus e os homens assume a forma de revelação da parte de Deus e de adoração da parte humana. Fomos feitos para adorar a Deus: *Tributai ao* SENHOR, *filhos de Deus, tributai ao* SENHOR *glória e força. Tributai ao* SENHOR *a glória devida ao seu nome, adorai o* SENHOR *na beleza da santidade* (Sl 29:1,2).

Plural e singular

Quando Deus criou os animais, ele os fez para reproduzir segundo sua espécie; mas, quando fez o homem, ele fez alguém semelhante à espécie dele [Deus]![10] Isso não significa que o homem é um pequeno deus, mas que ele incorpora características ou atributos divinos que refletem o ser de Deus e que outras criaturas não possuem.

Note a entrada e repetição da primeira pessoa do *plural* no versículo 26: ... FAÇAMOS *o homem à* NOSSA *imagem, conforme a* NOSSA *semelhança*...[11] DeMoss e Kassian observam: "No primeiro capítulo de Gênesis, notamos

---

[7] A maravilha da criação do homem está descrita em Salmo 8:4-8.
[8] Veja também Salmos 8 e 19; Colossenses 1:15-20; Romanos 11:33-36.
[9] MERRILL, Eugene H., *Teologia do Antigo Testamento*, p. 155.
[10] MILLS, p. 21.
[11] Carlos Osvaldo Cardoso Pinto observa:
   A alternância entre o sufixo pronominal objetivo direto singular e plural é quase tão intrigante quanto o uso do verbo no singular (criou) para um substantivo hebraico plural (אֱלֹהִים *'ĕlōhîm*). Ainda que estruturalmente distintos (homem e mulher), ambos eram *homem*. Na verdade, a soma de ambos era *homem*. A humanidade dependia de serem homem e mulher. "Subsídios bíblico-históricos para uma teologia paulina da mulher", in: REGA, Lourenço Stelio. *Paulo e sua teologia*. 2. ed. (São Paulo: Vida, 2009), p. 149.

que o Criador parou em reflexão antes de seu último e mais importante ato criativo; a frase que introduz este ato ("Façamos o homem à nossa imagem") indica que o gesto a seguir é deliberado e planejado".[12]

Por que o plural entrou justamente neste momento?[13] J. Lanier Burns explica:

> O plural "nós" tem sido explicado como representando as hostes divinas, ou o plural de majestade, ou para denotar a pluralidade dentro da divindade [...] A criação divina da humanidade à sua imagem parece sugerir que a humanidade existe como pluralidade também [...] Pessoas são "macho e fêmea" em 1:27; portanto, são seres sociais e plurais por natureza [...] Fundamentalmente, a pluralidade de Deus está refletida na pluralidade da humanidade como macho e fêmea.[14]

Fica a pergunta: quais aspectos do ser divino são refletidos na pluralidade do *casal*? Timothy e Kathy Keller explicam:

> Não é mera curiosidade linguística o fato de Deus dizer *Façamos o homem à nossa imagem* (Gn 1:26). A única ocasião em Gênesis em que Deus se refere a si mesmo na primeira pessoa do plural é quando está prestes a criar o homem e a mulher. Vemos aqui um indício de que o relacionamento entre homem e mulher reflete os relacionamentos no próprio Ser divino, na Trindade. As relações entre o homem e a mulher revelam algo dos relacionamentos entre o Pai, o Filho e o Espírito Santo. Se Deus é tripessoal [...] seriam necessárias pelo menos duas pessoas (com o potencial para um relacionamento no qual as partes amam, servem e glorificam umas às outras) para captar a imagem completa de Deus. E o que é mais importante, seriam necessárias duas pessoas que desempenhassem papéis diferentes na criação e na redenção [...] Embora todos os seres humanos, homens e mulheres, sejam portadores da imagem de Deus, semelhantes a ele como seus filhos, é necessária a união singular

---

[12] KASSIAN, Mary A. e DEMOSS, Nancy Leigh. *Design divino*. São Paulo: Shedd Publicações, 2015, p. 20.
[13] Deve ser notado que a forma plural do nome divino, *Elohim*, já foi usada antes em Gênesis 1 (no cap. 2, o nome divino é composto: *YHWH ELOHIM*). Alguns sugerem que *Elohim* é um plural de majestade. Outros, que Elohim contém, pelo menos em forma primordial, a primeira evidência da Trindade.
[14] BURNS, p. 283-284.

de homem e mulher em uma só carne no casamento para refletir a relação de amor no Deus triúno.[15]

Imagem/semelhança

Os termos "imagem" e "semelhança" junto com a ideia da *imago Dei* (imagem de Deus) têm sido a causa de muita polêmica.[16] O termo "imagem" foi usado dezesseis vezes no Antigo Testamento. Harris, Archer e Walker observam que a ideia do termo é "representação". Cinco vezes se refere à imagem de Deus no homem (Gn 1:26,27; 5:1; 9:6).[17] Imagem não diz respeito à composição material, mas à sua semelhança com Deus (diferente dos animais) na esfera espiritual, intelectual e moral. Normalmente o termo "imagem" no Antigo Testamento refere-se a ídolos.[18] É justamente por isso que ídolos são proibidos — seu foco está no sentido *material*, que acaba sendo uma distorção grotesca da imagem de Deus que já é refletida no ser humano (Dt 4:15-19).[19]

O termo "semelhança" aparece no versículo 26, e não no versículo 27, no qual a palavra "imagem" se repete sozinha.[20] Há muito debate sobre o relacionamento entre "imagem" e "semelhança". A melhor opção entende "semelhança" como sinônimo que reforça a ideia de "imagem", ou seja, o homem não é somente *uma* representação de aspectos do ser divino; ele é a *melhor* e *mais exata* representação de Deus na terra.[21]

---

[15] KELLER, Timothy e Kathy. *O significado do casamento.* São Paulo: Vida Nova, 2012, p. 205.
[16] צֶלֶם (ṣelem): imagem (algo cortado); veja Ezequiel 16:17. BROWN, F., DRIVER, S. R. e BRIGGS, C. A. *Enhanced brown-driver-briggs Hebrew and english lexicon* (Oxford: Clarendon Press, 1977). A partir de agora, essa obra será citada como BDB.
[17] O NT identifica o homem como imagem de Deus nos textos de 1Coríntios 11:7; Colossenses 1:15; Tiago 3:9.
[18] MERRILL, *Teologia*, p. 174.
[19] HARRIS, R. L., ARCHER, G. L. e WALTKE, B. K. *Theological wordbook of the Old Testament* (electronic ed.). Chicago: Moody Press, 1999, p. 767-768. (A partir de agora, essa obra será citada como *TWOT* no texto e nas notas de rodapé.)
[20] דְּמוּת (dĕmût) — BROWN, F., DRIVER, S. R. e BRIGGS, C. A. *Enhanced brown-driver-briggs Hebrew and english lexicon* (electronic ed.). Oak Harbor, WA: Logos Research Systems, 2000, p. 996. (A partir de agora, essa obra será citada como BDB no texto e nas notas de rodapé.)
[21] *TWOT*, p. 191-192. SMITH, Ralph, citando CLINES, D. J. A. (*The Image of God in Man*, p. 101), diz:
> O fato de o ser humano ser a imagem de Deus significa que ele é o representante visível, corpóreo, do Deus invisível e incorpóreo; ele é representante, e não representação, pois a ideia de retratar é secundária no significado da imagem. O termo "semelhança", por sua vez, é uma confirmação de que o ser humano é um representante adequado e fiel de Deus na terra. Todo

Tradicionalmente, os intérpretes têm entendido "imagem/semelhança" como sendo reflexos essenciais da pessoa de Deus: personalidade, intelecto, espírito, emoção, vontade e raciocínio; todos são aspectos da pessoa de Deus refletidos no indivíduo.[22] Mais adiante, veremos que "imagem" também tem uma forte relação com governo, ou seja, o homem como vice-regente tem a tarefa de mediar o reino de Deus como seu representante autorizado.[23]

Imagem como comunidade

Outro aspecto importante nesse contexto diz respeito às características interpessoais de comunhão, comunicação, amor, aliança e intimidade refletidos somente em *comunidade*. Ou seja, aspectos *relacionais* de um Deus triúno que se relaciona consigo mesmo são refletidos no homem e na mulher criados à sua imagem. Sua unidade em diversidade serve como ilustração da harmonia perfeita e intimidade da Santa Trindade. "Sendo três pessoas em um Deus, a Trindade incorpora tanto unidade quanto diversidade em si mesma."[24]

Carlos Osvaldo Pinto comenta:

> A mulher participava com o homem na constituição da *imago Dei*. Embora o significado da expressão "imagem de Deus" continue a ser

---

ser humano é a imagem de Deus, sem distinção de espírito e corpo. Toda a humanidade, sem distinção, é a imagem de Deus.

Köstenberger acrescenta: "Os termos hebraicos (aproximadamente sinônimos) usados em Gênesis 1:26,27 são *tselem* para 'imagem' (com o sentido de 'réplica'; cf. Nm 33:42; 1Sm 6:2,22; 2Rs 11:18; Ez 7:27; 16:17; 23:14) e *demut* para 'semelhança' (com o sentido de 'parecença'; cf. 2Rs 16:10; 2Cr 4:3,4; Sl 58:4; Ez 23:15; p. 52).

[22] MERRILL, *Teologia*, p. 175.

[23] KÖSTENBERGER (p. 52), citando ERICKSON, Millard J., *Christian Theology* (p. 532-534), lista três principais pontos de vista sobre a imagem de Deus no homem: 1) substantivo, 2) relacional e 3) funcional. Eugene Merrill (Teologia, p. 175ss) crê que a *imago Dei* tem muito mais a ver com as comparações funcionais entre Deus e o homem do que com a equivalência ontológica, ao mesmo tempo que reconhece que "ser a imagem de Deus, na verdade, é ser semelhante a Deus". Sem dúvida alguma, existe muita evidência no texto bíblico (Gn 1:26-28) de que a *função* de vice-regente da criação/jardim é um aspecto fundamental do que significa ser "imagem" de Deus. Mas cremos que o texto também sugere vários outros sentidos em que "imagem/semelhança" refletem aspectos essenciais, embora, como o próprio Merrill comenta, "em sentido muitíssimo sutil e restrito" (p. 175).

[24] HORRELL, J. Scott. "Uma cosmovisão trinitária", *Vox Scripturae*, vol. IV, no 1 (março de 1994), p. 63.

debatida, certamente inclui a capacidade de relacionamento entre as três pessoas da Trindade. O reflexo de Deus no homem precisava demonstrar essa categoria fundamental da natureza divina, daí a necessidade de um relacionamento pessoal íntimo, como o que seria mais tarde definido como *osso dos meus ossos e carne da minha carne* (Gn 2:23).[25]

Como diz o autor Bill Mills, "Quando conhecemos essa intimidade, também refletimos aquilo que acontece dentro da Trindade e, então, o mundo e os anjos que nos observam podem perceber que Deus está em nós".[26]

Geoffrey Bromiley reconhece esse aspecto da imagem divina:

> De alguma forma que não está definida, essa criação da raça humana como macho e fêmea parece estar em relação à criação à imagem de Deus, que também não está definida. Possivelmente a existência de dois seres distintos, homem e mulher, que são ambos genericamente homem, reflete numa maneira livre o próprio ser de Deus em três pessoas, Pai, Filho e Espírito Santo, que são igualmente Deus.[27]

Finalmente, o autor e professor J. Scott Horrell afirma que

> No Deus triúno, há comunicação, comunhão e amor — logo há plenitude e riqueza de relacionamentos pessoais — entre o Pai, o Filho e o Espírito Santo [...] A fé cristã proclama que a comunicação, a comunhão e o amor (incluindo o ato físico) — atos profundamente humanos — assumem um significado profundo quando entendemos que o homem foi criado por um Deus infinitamente pessoal...[28]

Algo faltando

É interessante notar (como veremos mais adiante) que a única vez que Deus declarou que algo *não* era bom na criação original foi depois que ele fez o homem como ser solitário. A declaração divina de que *Não*

---

[25] Pinto, Carlos Osvaldo, *Subsídios*, p. 149.
[26] Mills, p. 22.
[27] Bromiley, p. 3.
[28] Horrell, p. 64.

[era] *bom* (Gn 2:18) não significa que havia imperfeição, pecado ou erro no *design* divino, mas que algo ainda estava *faltando*. Em outras palavras, faltava a união complementar de homem e mulher no contexto de comunhão e companheirismo íntimo, um reflexo da glória de Deus. Foi somente depois da criação da mulher como complemento do homem que Deus declarou que *era* MUITO *bom* (Gn 1:31).

Primeira poesia

Depois da deliberação divina de criar a raça humana à sua imagem, encontramos a primeira instância de poesia bíblica em Gênesis 1:27. Note o paralelismo entre as primeiras duas linhas. O texto usa o "quiasmo", um termo que deriva da letra grega chi (χ), em que elementos literários são expressados sequencialmente até certo ponto central e repetidos em ordem invertida até o final.[29] O foco está no elemento central — nesse caso, o fato de que o homem é *imagem* de Deus.

> *Criou Deus, pois, o homem à sua* IMAGEM,
> à IMAGEM *de Deus o criou;*
> *homem e mulher os criou.*

Encontramos, porém, um complemento inesperado na última linha, uma declaração culminante que sugere que "imagem" extrapola o indivíduo em si. Quando consideramos o contexto imediato, onde o conceito de pluralidade na divindade se destaca, percebemos uma lição importante: o homem e a mulher como *indivíduos* refletem a imagem de Deus; mas existem maneiras pelas quais o casal *como tal* reflete aspectos da imagem de Deus que só se veem em comunidade e, particularmente, no casamento:

> Tal como a Trindade, tinham a capacidade e o desejo de experimentar identificação e unidade [...] ao passo que mantinham sua diversidade [...] Tinham comunhão e comunicação ilimitadas porque eram semelhantes um ao outro de um modo totalmente distinto do restante da criação.

---

[29]CARR, G. Lloyd. "Song of Solomon", in: RYKEN, Leland e LONGMAN III, Tremper, eds. *A complete literary guide to the Bible*. Grand Rapids: Zondervan, 1993, p. 291.

Adão e Eva conheciam um ao outro [...] Estavam nus, mas não se envergonhavam um do outro (Gn 2:25).[30]

Proteção da imagem a dois

Em termos práticos, o relacionamento marido/esposa deve ser protegido a qualquer custo, porque reflete verdades teológicas sérias. Nosso relacionamento é um espelho do relacionamento que existe entre a Trindade. O relacionamento interpessoal do casal é um testemunho em si da natureza de Deus.[31]

O mistério é grande, mas no casamento dois são um, uma sombra ou "parábola" de como na Trindade três são um. Há diferença, mas ao mesmo tempo identidade, com unidade de propósito. Unidade em diversidade, existindo lado a lado em uma harmonia perfeita: é este o propósito original para o homem, a mulher e o casamento:[32]

> Observamos isto cuidadosamente. Adão a reconhece como feminina, diferente dele mesmo, e, ainda como seu paralelo, igual a ele mesmo. De fato, contempla-a como sua própria carne [...] Assim, tanto Adão como Eva entenderam o paradoxo de sua relação desde o princípio. Devemos ser plenamente capazes de aceitar esta verdade paradoxal. Os cristãos, dentre todas as pessoas, têm uma razão para conviver com paradoxos.

---

[30] FITZPATRICK, Elyse. *Ídolos do coração: aprendendo a desejar apenas Deus*. São Paulo: ABCB, 2009, p. 145.

[31] KASSIAN, Mary A. e DEMOSS, Nancy Leigh (*Design divino*. São Paulo: Shedd Publicações, 2015, p. 21, 24, 94) enfatizam isso:

> Quando Deus criou o homem e a mulher, ele tinha em mente a dinâmica de seu próprio relacionamento.
> Os dois gêneros sexuais foram criados para refletir algo sobre Deus. O relacionamento homem-mulher ("eles") foi moldado segundo o relacionamento "nós/conosco" que existe em Deus. Os dois gêneros sexuais foram criados para exibir o Senhor Deus [...].
> O ser humano foi criado homem e mulher — em relacionamento — com o objetivo de expor algo sobre o relacionamento da Trindade. Nossos relacionamentos foram criados para contar a magnífica história de Deus [...].
> O relacionamento visível entre o primeiro casal reflete verdades sobre o relacionamento invisível entre Deus Pai e seu Filho.

[32] Efésios 5:32 também descreve o relacionamento entre o marido e a esposa e o desempenho de seus respectivos papéis em termos de "mistério" — não no sentido como normalmente entendemos o termo (algo "misterioso", que tem a conotação de "desconhecido") — mas no sentido oposto: algo anteriormente desconhecido, mas agora *revelado*. Veja a discussão do termo em KÖSTENBERGER, p. 76, nota de rodapé 19.

Afinal, Deus existe como uma Divindade em três pessoas, iguais em glória, mas diferentes em funções.³³

Solano Portela reflete sobre a implicação da imagem de Deus ser expressa como "macho e fêmea" em termos das muitas polêmicas atuais sobre gênero:

> Homem e mulher. Essa é a estrutura da criação. Por mais que os homens tentem pervertê-la, ou transformá-la; por mais que tentem se enganar, prescrevendo felicidade e adequação a outros esquemas de gênero — a humanidade retratará sempre essa estrutura de gênero — homens e mulheres. O que passa disso é distorção e desvio. Outras configurações não podem ser legitimamente chamadas de "casamento", pois o casamento é entre um homem e uma mulher.³⁴

Marcio Ribeiro de Oliveira ilustra essa ideia em seu livro *A Trindade e o casamento: comunhão trinitária como modelo para a vida conjugal*:³⁵

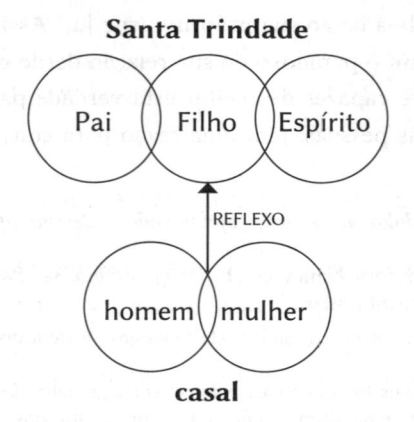

Santa Trindade

Pai — Filho — Espírito

REFLEXO

homem — mulher

casal

Alguns atributos de Deus somente são manifestados em comunidade. Ou seja, *unidade em diversidade no casamento reflete a glória da Trindade*.

---

³³ ORTLUND JR., Raymond. "Igualdade masculino-feminina e liderança masculina", in: PIPER, John e GRUDEM, Wayne, eds. *Homem e mulher*. São Paulo: Vida, 1996, p. 41.
³⁴ PORTELA, Solano. "O que é matrimônio e divórcio?" Disponível em: <http://tempora-mores.blogspot.com.br/2015/06/o-que-e-matrimonio-e-divorcio.html>. Acesso em: 25 ago. 2017.
³⁵ OLIVEIRA, Marcio Ribeiro de. *A Trindade e o casamento: A comunhão trinitária como modelo para a vida conjugal*. Recife: Editora IGP, 2017, p. 28.

Ataque satânico

Fazemos bem ao reconhecermos que, desde o início, essa imagem de Deus foi alvo do ataque de Satanás:

> Nesse conflito espiritual cósmico, Satanás e seus subalternos se opõem ativamente ao plano do Criador para o casamento e a família e procuram distorcer a imagem de Deus refletida em casamentos e famílias que honram ao Senhor [...] Uma vez que o casamento é um elemento fundamental da economia divina, o diabo procura sempre atacar esse relacionamento humano instituído por Deus. Os cristãos devem, portanto, estar preparados para combater o bom combate e defender o próprio casamento, bem como a instituição mais ampla do matrimônio.[36]

Por isso, defendemos a integridade, santidade e pureza do relacionamento conjugal a qualquer custo:

> A imagem divina foi estampada no ser humano como homem e mulher, de modo que as uniões homossexuais não cumprem o propósito de refletir a semelhança de Deus como unidade em diversidade [...] De fato, a homossexualidade viola quase todos os aspectos do plano integrado do Criador para o casamento e a família, possível motivo pelo qual é tratada com tanta severidade nas Escrituras.[37]

Bill Mills resume esse propósito para a família:

> Quando Deus une duas pessoas em casamento, não o faz pensando primeiramente nelas. Ele está pensando em si mesmo. Seu maior propósito para nossos casamentos não é nossa felicidade [...] Há coisas maiores em jogo — nossos casamentos devem refletir sua glória![38]

2. Reproduzir a imagem de Deus (Gn 1:28a; 5:1-3)

Além de refletir a imagem de Deus, existe um segundo propósito para a humanidade: reproduzir aquela imagem em novos adoradores, também imagens de Deus.

---

[36] KÖSTENBERGER, p. 283, 285.
[37] Ibidem, p. 285-286.
[38] MILLS, p. 31.

A próxima frase acrescenta: "E Deus os abençoou".[39] (Observe que a conjunção "e", que não aparece em algumas versões em português, indica essa ligação entre Gênesis 1:27 e 1:28. O fato de que o casal deveria "multiplicar-se" confirma a interpretação de que em Gênesis 1:27 a expressão "homem e mulher" refere-se ao casamento e à família.)

Note que esse é o *primeiro* mandamento na Bíblia para a raça humana (em ordem bíblica, e não cronológica) e certamente tem grande significado ao tratarmos do propósito de Deus para a família.[40]

A primeira Grande Comissão

A criação do homem e da mulher revelou verdades sobre a natureza do Criador que o resto da criação não era capaz de mostrar. A ordem para multiplicar-se e encher a terra revelou o impulso missionário no coração de Deus desde o início. Esse é o propósito missionário pelo qual Deus criou o homem e a primeira forma da Grande Comissão que encontramos mais tarde na Bíblia (Mt 28:16-20). Hoje fazer missões significa recrutar adoradores de Deus, reflexos da sua imagem, em todo canto do Planeta. Missões significam que a glória de Deus será apreciada, refletida e difundida por cada cultura, raça, língua e nação — cada cultura revelando um pouco mais a cor e o brilho do esplendor da glória de Deus.

Deus desejava um universo cheio de homens e mulheres, reflexos da sua glória, adoradores em comunhão com ele, curtindo sua majestade e imitando seus atributos. Esse foi o propósito original para o homem, e teria acontecido naturalmente pela procriação e a formação da família.

A união sexual do homem e da mulher levaria à multiplicação da imagem de Deus, a fim de que ele tivesse um testemunho refletido em todo lugar, por meio dos seus vice-regentes enviados para subjugar a terra. Assim, a família existe para estender o testemunho de Deus e o reino de Deus até os confins do globo. A glória de Deus seria vista em toda a terra.

---

[39] Veja também Gênesis 9:1, depois do Dilúvio: *Abençoou Deus a Noé e a seus filhos e lhes disse: Sede fecundos, multiplicai-vos e enchei a terra.* Gênesis 9:6 também se refere ao homem como sendo feito à imagem de Deus.

[40] Gênesis 2:16,17 relata a primeira ordem (proibição) em ordem *cronológica*, pois foi dada a Adão *antes* que Eva fosse criada.

FAMÍLIAS COM PROPÓSITO   41

O casamento deve fazer filhos [...] e discípulos de Jesus [...] Esse propósito do casamento não visa apenas a acrescentar corpos ao planeta. A questão é aumentar o número de seguidores de Jesus na terra [...] O propósito de Deus ao fazer do casamento o lugar de ter filhos nunca foi apenas o de encher a terra com gente, mas o de enchê-la com adoradores do Deus verdadeiro.[41]

Depois da Queda, o plano foi atrapalhado pelo pecado. Mesmo assim, continuamos sendo imagem de Deus (Gn 5:1-3; 9:1,7).[42] Deus continua querendo que seu reino se espalhe pela terra, mas, depois da entrada do pecado, hoje a nossa missão de resgate.[43]

Podemos perguntar: como reproduzimos a imagem de Deus hoje? Há pelo menos duas respostas:

Reproduzimos a imagem de Deus pelo discipulado dos nossos filhos (Ef 6:4; veja Dt 6:4-9; Sl 78:1-8)

Mesmo depois da Queda, Deus ainda quer que sua imagem seja espalhada e protegida (Gn 9:1,7). Mas o resgate dessa imagem em crianças que nascem pecadoras será um trabalho de tempo integral (Pv 22:15). Primeira Timóteo 2:11-15 designa essa como sendo a missão principal de resgate feita pela mãe. Depois da prioridade de cultivar o relacionamento marido-esposa, o que pode ser mais importante que resgatar a imagem de Deus

---

[41] PIPER, *Casamento temporário*, p. 123.

[42] Smith comenta:
> Um [...] fato no significado da "imagem de Deus" é que ela é transmitida às sucessivas gerações, assim como a imagem de um pai é transmitida a seu filho (Gn 5:1-3). Isso significa que todas as pessoas continuam portando a imagem de Deus [...] Podemos não saber como a imagem divina é transmitida de geração a geração, mas ela é. É isso que nos torna humanos, e não meros animais (p. 233-234).

[43] A questão sobre a aplicabilidade do mandamento para "multiplicar" nos dias de hoje, junto com questões sobre a legitimidade de métodos contraceptivos, é extensa demais para ser tratada aqui. Para uma das avaliações mais completas do assunto, de uma perspectiva conservadora evangélica, veja Köstenberger e Jones, capítulo 7. Sobre a questão se o casal deve ter tantos filhos quanto possível, concordamos com os autores quando afirmam:
> Deus nos deu inteligência e capacidade de análise crítica para cumprir seu mandamento de "frutificar e multiplicar-se" em nossas circunstâncias pessoais, segundo as prescrições e princípios das Escrituras (como o caráter sagrado da vida humana). Considerando-se nossa conclusão de que é errôneo interpretar essa ordem como uma instrução para que todo ato sexual conjugal permaneça aberto para a procriação, parece apropriado que os cônjuges sejam capazes de determinar quando chegaram a um ponto em que Deus não deseja que gerem mais filhos (p. 134).

e o futuro eterno dos nossos próprios filhos? Estamos numa guerra espiritual, e a alma dos nossos filhos está em jogo, junto com a glória de Deus!

Reproduzimos a imagem de Deus pelo discipulado das nações (Gn 12:1-3; Êx 19:6)

Pelo fato de que muitos pais hoje não cumprem seu dever no lar em virtude do efeito devastador do pecado que se espalhou ao redor do planeta, cabe a nós uma missão de resgate dos filhos dos outros, ou seja, de países e povos inteiros que não mais conhecem Deus. Por incrível que pareça, a raça inteira se encontra em rebeldia contra o Criador, e nós que o conhecemos somos chamados para uma missão de resgate. Ele nos chamou para multiplicar sua imagem por meio da obra missionária, do evangelismo e do discipulado das nações, para que a terra fique cheia da glória do Senhor (Mt 28:18-20). Nossa missão tem vitória garantida, porque aquele que disse: "Toda a autoridade me foi dada no céu e na terra" também disse: "Eis que estou convosco até a consumação dos séculos"!

Somos uma nação de sacerdotes (1Pe 2:9). Somos abençoados para ser uma bênção (Sl 67). Fazer missões significa declarar a autoridade de Jesus sobre toda a terra e chamar os povos de volta para ele, para que a imagem dele novamente seja espalhada ao redor do globo. Esse é o segundo propósito de vida do homem e da família. *Cumprimos nossa razão de ser quando reproduzimos o reino de Deus em nossos filhos e ao redor do mundo.*

3. Representar o reino de Deus (Gn 1:28b)

Deus, como Criador, é o dono de toda a terra (Sl 24:1). Mas, como dono, ele tem o direito de delegar autoridade e liderança a quem ele quiser. Deus fez o homem para ser esse "vice-regente", ou, talvez melhor, "delegado", o representante oficial dele na terra, para continuar a obra dele de organizar e encher a terra. Em certo sentido, Deus deu ao homem sua procuração divina. "O domínio sobre a criação é elemento importante na imagem de Deus."[44]

Representação do reino

Esse aspecto funcional da *imago Dei* se entende à luz da prática de reis e imperadores do mundo antigo de erguer "imagens de si mesmos nas

---
[44]PINTO, Carlos Osvaldo, *Subsídios*, p. 149.

terras conquistadas e sobre as quais tinham controle".[45] Quando olhamos para Gênesis 1:26-28, percebemos uma forte ligação entre a imagem de Deus e o domínio do homem como seu representante sobre a terra. Podemos até afirmar que essa parece ser a *principal* ênfase no texto, mesmo que não descarte os aspectos relacionais esboçados anteriormente.[46]

> Podemos inferir de Gênesis 1:26 que o domínio sobre os animais e toda a terra é um aspecto da imagem de Deus. Ao exercer esse domínio, o homem assemelha-se a Deus, visto que Deus tem domínio supremo e definitivo sobre a terra. Do versículo 27, podemos inferir que outro aspecto da imagem de Deus consiste em o ser humano ter sido criado homem e mulher. Dessa forma, os seres humanos refletem Deus, que não existe como um ser solitário, mas como um ser em comunhão — uma comunhão que é descrita, em um estágio posterior da revelação divina, como aquela que existe entre o Pai, Filho e Espírito Santo.[47]

O homem foi feito para mediar o reino de Deus e seu campo de atuação no início foi o jardim do Éden, como uma miniatura da terra (e talvez do universo).

> O contexto imediato desenvolve o conceito da imagem divina no homem e na mulher em termos de *governo representativo* (cf. Sl 8:6-8) [...] Pode ser relevante o fato de que a prática de levantar a estátua ou imagem de um soberano em determinado local corresponda a firmar naquele local seu direito de exercer autoridade e governo.[48]

Trabalhando juntos

Embora não tão diretamente ligado aos conceitos de casamento e família nesse texto fundamental, o "mandato cultural" para trabalhar

---

[45] MERRILL, *Teologia*, p. 175.
[46] Merrill enfatiza tanto esse aspecto da imagem de Deus que praticamente descarta os sentidos essenciais/ontológicos e relacionais da imagem de Deus. Sua posição, embora resgate o foco principal do texto (a vice-regência do homem como imagem/representação do reino de Deus) parece-nos ir longe demais. As dicas do texto, esboçadas acima, de que o homem e sua mulher refletem aspectos do próprio ser do Deus triúno, nos levam a essa conclusão.
[47] HOEKEMA, Anthony. *Criados à imagem de Deus*. São Paulo: Cultura Cristã, 1999, p. 25.
[48] KÖSTENBERGER, p. 29-30.

certamente traz implicações para famílias.[49] Basta notar que a ordem para subjugar e dominar a terra está no plural, ou seja, cabe *ao casal* a função de governar a terra:

> Esse governo é função conjunta do homem e da mulher [...] embora caiba ao homem a *responsabilidade final* diante de Deus como cabeça da mulher [...] a mordomia é *conjunta*. Homem e mulher devem exercê-la juntos, de acordo com a vontade de Deus e para a glória dele. *Juntos* devem se multiplicar e cuidar dos filhos que Deus lhes der. E *juntos* devem sujeitar a terra por meio da divisão de tarefas que atribui ao homem a responsabilidade principal de prover para sua esposa e filhos e incumbe a mulher de cuidar da família.[50]

Timothy Carriker acrescenta:

> A imagem de Deus imputada no ser humano, a de "reinar" ou "dominar", que é constatada em Gênesis 1:26, é elaborada logo depois ao homem no sentido genérico, isto é, ao homem e à mulher. Somente os dois juntos realizam a primeira ordenança de Deus, e nenhum dos dois só é capaz de realizá-la. Essa pequena observação já possui grandes implicações tanto para o machismo quanto para o feminismo, pois o homem ou a mulher que se impõe um contra o outro o faz contra o intento original de Deus.[51]

Dar forma e encher

Como representante de Deus, o homem continua a obra de Deus, de dar forma e encher a terra. Note que nos seis dias da criação Deus fez exatamente isto: tomou o que era sem forma e deu-lhe forma; tomou o que era vazio e encheu-o. Mas agora ele repassa essa tarefa ao homem: glorificá-lo pelo trabalho de dominar, sujeitar e encher a terra.

Deus fez o homem para governar. Cuidar da criação. Protegê-la. Descobri-la. Nomeá-la e classificá-la. Fazê-la brotar e frutificar, maximizando todo o seu potencial. Fazer que toda a criação produzisse conforme

---

[49]Por exemplo, considere os textos a seguir, nos quais os temas "trabalho" e "provisão" estão relacionados à família: Gênesis 2:15; 3:17-19; Salmo 127:1,2; Provérbios 31:10-31; 2Tesssalonicenses 3:10; 1Timóteo 5:8.
[50]Köstenberger, p. 29.
[51]Carriker, Timóteo. *O caminho missionário de Deus*. São Paulo: Sepal, 2000, p. 21.

o potencial com que Deus a investiu. Uma forma maravilhosa de imitar o Criador e glorificá-lo é descobrindo sua infinita sabedoria na criação.

Há implicações no texto para: mordomia do meio ambiente; ecologia responsável; criatividade; avanço tecnológico responsável; diligência no serviço; excelência cristã em tudo (mídia, arte, redação, arquitetura etc.). Infelizmente, o homem tem dedicado muito do seu esforço nesse sentido para liberar as forças destrutivas da natureza, destinadas à guerra e à matança (Tg 4:1-4).[52]

Imagine como teria sido o mundo sem pecado, sem os reflexos cruéis da maldade na vida do homem e da criação. Imagine um mundo em que a morte não abreviasse o desenvolvimento do cérebro humano, em que o gênio do intelecto humano só iria crescer, sempre avançando e aumentando, em que cada nova geração não teria que começar tudo de novo, com pequenos avanços, sempre voltando quase à estaca zero.

Nossa missão

O casal, como tal, recebeu uma missão de trabalhar em prol da glória do Criador ao subjugar a terra. Mesmo que cada um tenha uma vocação distinta, o matrimônio constitui um time em que o esforço de cada um contribui para o propósito maior.

Então, ainda temos uma missão a cumprir. Nosso trabalho é uma forma de glorificar a Deus. *Cumprimos nossa razão de ser quando somos fiéis à nossa vocação, trabalhando para Deus, e não para os homens.*

O seu trabalho é digno de um filho de Deus, ou coopera com o reino das trevas? Você faz seu trabalho como para o Senhor, como forma de glorificá-lo e adorá-lo? Se você é estudante, estuda de todo o coração, como ato de louvor a ele? Como família, vocês colaboram para cumprir esse propósito de subjugar e encher a terra pelo discipulado das nações?

Complicação

Infelizmente, o pecado dificultou tudo isso. Conforme observa Elyse Fitzpatrick,

---

[52] De passagem, observe como o pecado do homem afetou imediatamente o mandato cultural. A morte invadiu a criação (3:21), a terra foi amaldiçoada (3:17) e toda a terra geme sob o peso do nosso pecado (Rm 8:19-23). Parte da estratégia de Satanás foi desfigurar a imagem de Deus no homem e tentar frustrar o propósito de Deus para ele.

O homem sempre desejará devotar-se, de alguma forma, à adoração, ao relacionamento, e ao trabalho, por causa da imagem de Deus em seu ser, mas esses desejos estão agora totalmente distorcidos e autofocalizados. Agora, ao invés de adorar seu Criador e encontrar em Deus sua felicidade, o homem cria um deus à sua própria imagem; em lugar de refletir unidade com outros para a glória de Deus, o homem busca relacionamentos primariamente para sua própria glória e prazer; em lugar de trabalhar para que as obras de Deus sejam conhecidas e exaltadas por outras pessoas, o homem ama e persegue dinheiro, respeito e prestígio. Pelo fato de ter sido criado à imagem de Deus, o homem ainda retém algum vestígio do projeto de Deus para ele, mas sua adoração, seus relacionamentos e seu trabalho se tornaram autocentrados e idólatras.[53]

Restauração

Felizmente, em Cristo, podemos restaurar uma vida com propósito (2Co 5:17). Enquanto refletimos sobre o propósito redentor para o homem como revelado no restante das Escrituras, fica claro que somente "em Cristo" é que aquele propósito pode ser realizado. *Em Cristo* somos *novas criaturas* (cf. 2Co 5:17). Por causa de Cristo e pelo seu Espírito, o relacionamento conjugal pode refletir outra vez a imagem de Deus (Ef 5:18—6:9). Keller aponta essa realidade quando diz:

> [O casamento] foi criado para refletir o amor salvador de Deus por nós em Jesus Cristo. Por isso o evangelho nos ajuda a entender o casamento, e o casamento nos ajuda a entender o evangelho [...].
>
> Deus criou o casamento [...] para depurar nosso caráter, para criar uma comunidade humana estável para o nascimento e a educação dos filhos e para realizar isso tudo pela união dos sexos complementares para o resto da vida [...].
>
> Se Deus tinha em mente o evangelho da salvação em Jesus quando instituiu o casamento, então o casamento só "funciona" à medida que se aproxima do modelo de amor abnegado de Deus em Cristo [...].
>
> Este é o segredo: que o evangelho de Jesus e o casamento se explicam um ao outro.[54]

---

[53] FITZPATRICK, p. 150-151.
[54] KELLER, p. 18, 20, 59.

Em Cristo, os corações de pais e filhos podem ser reconciliados (Ml 4:6). Em Cristo, podemos fazer discípulos das criaturas outrora rebeldes, levando sua mensagem de redenção aos confins da terra (Mt 28:19,20). Por causa de Cristo, o reino de Deus no homem e por meio do homem um dia será restaurado: um dia vamos reinar com ele para sempre (cf. Ap 22:5)!

> Há apenas uma esperança de reconquistar o que foi perdido, de recuperar desejos santos que produzem adoração teocêntrica; há somente uma esperança de restauração da comunhão com Deus e com outros; há uma só esperança de experimentar a centralidade de Deus na nossa natureza criada. Nossa única esperança é renascermos à imagem de Jesus Cristo — o único homem que cumpriu seu papel na criação.[55]

Conclusão

Não precisamos congelar nosso corpo, na esperança de que alguém encontre uma cura para ele, quando não temos uma cura para a alma. A Palavra de Deus nos dá *muita* razão para viver. Ela nos dá uma agenda eterna, com significado diário para a vida, de ser como Cristo, de fazer outros como Cristo e de trabalhar para Cristo.

Nestes dias em que parece que todo mundo perdeu o rumo e o propósito, o Manual do fabricante nos orienta com palavras sábias e animadoras. Mesmo depois da Queda, temos razão de viver:

1. Refletir a imagem de Deus (seus atributos) como indivíduos e como família, parecendo com Cristo.
2. Reproduzir a imagem de Deus nos filhos e em missões, recrutando adoradores da glória de Deus ao redor do globo.
3. Representar o reino de Deus no nosso trabalho feito para ele.

Eugene Merrill resume os propósitos de Deus na criação da raça humana:

> Os propósitos da criação de Deus podem ser esboçados em uma breve declaração: Ele criou todas as coisas a fim de demonstrar sua glória e

---

[55] Ibidem, p. 152.

majestade sobre o reino do tempo e do espaço. Concomitante a essa obra estava seu desejo de comunhão com seres sensíveis com os quais pudesse compartilhar as responsabilidades do domínio universal. Esses seres — a raça humana — foram criados à imagem do Senhor e postos em um cenário paradisíaco, um microcosmo do céu e da terra, a fim de fornecer-lhes a arena na qual exerceriam seu senhorio secundário.[56]

Sua vida tem esses propósitos?

| A grande ideia |
Casamento cristão espelha e espalha a imagem do Deus triúno quando cultiva unidade em diversidade.

APLICAÇÕES

Se o propósito de Deus ao criar macho e fêmea é um reflexo da sua triunidade, um testemunho contínuo da sua pessoa e glória, então devemos levar *muito* a sério a instituição do casamento!

1. Devemos *proteger* a imagem de Deus como casal...
   a. Cultivando unidade, apesar de e por causa da nossa diversidade;
   b. Priorizando o relacionamento marido-esposa acima de todos os outros relacionamentos humanos;
   c. Recusando-se a permitir que "terceiros" invadam, corrompam ou diminuam nossa união;
   d. Fazendo do relacionamento marido-esposa a base para outros relacionamentos familiares; não deixando, por exemplo, o relacionamento pai-filho tomar precedência sobre ele;
   e. Cumprindo nossos papéis de liderança amorosa (homem) e submissão respeitosa (mulher) como reflexo da igualdade e hierarquia funcional da própria Trindade.

2. Devemos *purificar* relacionamentos antes e depois do casamento...
   a. Reconhecendo que Deus abençoa a relação conjugal (Hb 13:4), mas condena a fornicação (1Ts 4:3-8);

---

[56] MERRILL, *Teologia*, p. 167.

b. Não permitindo que sensualidade e imoralidade estraguem a pureza de "um para o outro, ambos para Deus".

3. Devemos *propagar* essa imagem na criação dos filhos para a glória de Deus.

PARA DISCUSSÃO

1. Quais as implicações práticas da criação do casal à imagem de um Deus triúno?
2. Onde você percebe ataques satânicos contra a imagem de Deus na família?
3. É legítimo um casal casar com a intenção declarada de *não* ter filhos?
4. Como você avalia a seguinte declaração, à luz de Gênesis 1:28: casais cristãos devem ter tantos filhos quantos eles acreditam conseguir criar como reflexos da glória e imagem de Deus.
5. Como a família pode trabalhar em conjunto para cumprir os propósitos revelados em Gênesis 1:26-28?

2

Um para o outro, ambos para Deus

(Gn 2:15-21)

> Tomou, pois, o Senhor Deus ao homem e o colocou no jardim do Éden para o cultivar e o guardar [...].
> Disse mais o Senhor Deus: Não é bom que o homem esteja só: far-lhe-ei uma auxiliadora que lhe seja idônea. Havendo, pois, o Senhor Deus formado da terra todos os animais do campo e todas as aves dos céus, trouxe-os ao homem, para ver como este lhes chamaria; e o nome que o homem desse a todos os seres viventes, esse seria o nome deles. Deu nome o homem a todos os animais domésticos, às aves dos céus e a todos os animais selváticos; para o homem, todavia, não se achava uma auxiliadora que lhe fosse idônea. (Gn 2:15,18-20).

No mundo do esporte, uma *performance* excepcional — um gol de placa, o último ponto no vôlei, a cesta de três pontos que garante o campeonato — sempre é repassada para os telespectadores vez após vez, de ângulos diferentes e em câmera lenta para cada detalhe ser apreciado.

Gênesis 2 nos oferece um *replay* dos detalhes da criação de Adão e Eva.

> O primeiro "*replay* instantâneo" foi registrado em Gênesis, bem antes da existência da TV [...] Gênesis 1 nos oferece um panorama do que aconteceu nos sete dias da criação. O capítulo 2 é como se o produtor voltasse o vídeo, desse um *close* e mostrasse novamente o jogo vencedor da criação de um ângulo diferente e em câmera lenta, para que o espectador aprecie cada detalhe do acontecimento.[1]

---

[1] Kassian e DeMoss, p. 44.

A volta, no texto, aos detalhes da narrativa que foi esboçada em Gênesis 1 ressalta a importância estratégica que a criação da primeira família tem na mente e nos propósitos de Deus:

> O relato da criação de Gênesis 2 [...] elabora a criação do homem e da mulher, vendo-a não só como o último ato criador de Deus [...] mas como o interesse central do Senhor. Além disso, há intimidade aqui, um relacionamento tão precioso entre o Senhor e a humanidade que é dito que o homem não veio à existência apenas por meio da palavra falada, mas pela modelagem e formação das mãos de Deus e pelo sopro dele.[2]

Alguns comentaristas liberais afirmam que a repetição da história é um exemplo de vários documentos conflitantes antigos sendo arbitrariamente "costurados" para produzir a suposta colcha de retalhos conhecida como Gênesis.[3] Mas a estrutura literária do livro (note a repetição do indicador de estrutura "Esta é a gênese de..."), junto com seu argumento maior e o lugar central que a criação do homem e da mulher ocupa, sugerem outra perspectiva.[4] Gênesis 2:4-25 "preenche o espaço"

---

[2] MERRILL, *Teologia*, p. 179.
[3] A hipótese documentária identifica, corretamente, a mudança do nome divino de *Elohim* para *YHWH Elohim* entre Gênesis 1:1—2:3 e Gênesis 2:4ss. Mas supõe que reflita autores diferentes do Pentateuco (pelo menos quatro, conhecidos como JEDP, provavelmente não incluindo Moisés). A história da teoria se traça pelo menos até Jean Astruc e passa por Johann Eichhorn, Johann Vater, Wilhelm De Wette e finalmente por dr. Julius Wellhausen, que popularizou-a. A hipótese documentária tem sido amplamente refutada por vários comentaristas conservadores.
[4] Ross, Allen, Genesis, in: WALVOORD, J. F. e ZUCK, R. B., eds. *The Bible knowledge commentary: an exposition of the scriptures* (Gn 2:15-17) (Wheaton, IL: Victor Books, 1983): "A estrutura de Gênesis é marcada por uma seção inicial e depois, mais 11 [...] O principal marcador de estrutura é a palavra *tôledôt* ("esta é a gênese..."). É um substantivo feminino de *yālad* (da forma causativa do verbo "gerar, dar à luz"). O substantivo muitas vezes é traduzido por "gerações", "histórias" ou "descendentes".
Tradicionalmente o termo tem sido encarado como o início de uma nova divisão. Sendo assim, o livro tem a seguinte estrutura:
1. Criação (1:1—2:3).
2. *Tôledôt* dos céus e da terra (2:4—4:26).
3. *Tôledôt* de Adão (5:1—6:8).
4. *Tôledôt* de Noé (6:9—9:29).
5. *Tôledôt* de Sem, Cam e Jafé (10:1—11:9).
6. *Tôledôt* de Sem (11:10-26).
7. *Tôledôt* de Terá (11:27—25:11).
8. *Tôledôt* de Ismael (25:12-18).
9. *Tôledôt* de Isaque (25:19—35:29).

que a narrativa breve de Gênesis 1:26,27 deixou aberto. A própria repetição da narrativa sobre a criação do homem e da mulher (casamento e família) aponta para a posição estratégica que ela tem como a primeira "instituição divina" feita pelo Senhor Deus.[5]

Além dos três propósitos para a criação da humanidade esboçados no capítulo anterior (refletir, reproduzir e representar a imagem e glória de Deus em toda a terra, que também são tarefas para a família), Gênesis 2 acrescenta mais informação sobre o plano divino para o casamento. Nesse capítulo descobrimos um elemento novo nesse plano, revelando não somente o fato de que o casal deve refletir a imagem de Deus, mas também *como* fazê-lo.

Refletindo a imagem de Deus pela assistência mútua ao subjugar a terra (2:15-21)

O casal reflete a imagem de Deus pelo desempenho dos seus respectivos papéis. J. Scott Horrell faz essa associação entre a Trindade e os relacionamentos humanos:

> Por causa de seu amor e sua unidade-diversidade, a Trindade torna-se nosso modelo de comunidade. Seja na família, na igreja local ou em qualquer nível sociológico, o ser humano pode seguir o exemplo do seu próprio Deus. Assim como as pessoas divinas possuem distinções de atuação dentro da Trindade, os inter-relacionamentos humanos básicos da sociedade — conjugal, familiar, eclesiástico, empresarial e governamental — também exigem ordem de autoridade e função.[6]

Contexto

Gênesis 2:4-14 revela como Deus se envolveu pessoalmente com a criação do homem, "sujando as mãos" e soprando em suas narinas o fôlego

---

10. *Tôledôt* de Esaú (36:1-8).
11. *Tôledôt* de Esaú, pai dos edomitas (36:9—37:1).
12. *Tôledôt* de Jacó (37:2—50:26).

[5] A introdução do "novo" nome Senhor Deus (2:4) *versus* Deus (Gn 1:1—2:3) não é devido à existência de duas narrativas independentes da criação, mas representa "um movimento proposital do autor a fim de ligar essa versão da criação do homem ao nome divino, que fala de forma mais clara da imanência de Deus, em especial em contextos de aliança" (Merrill, *Teologia*, p. 180).

[6] Horrell, p. 67.

da vida (2:7). Deus o colocou num ambiente altamente propício — rico e fértil — e feito especialmente para ele (2:8-14): o jardim do Éden. Kassian e DeMoss observam um detalhe intrigante no fato de Deus ter criado o homem fora do jardim e o ter colocado dentro da sua nova moradia:

> Mais adiante em Gênesis 2, observamos que, quando um homem se casa, ele deixa a sua família de origem para iniciar uma nova família [...] Assim, quando Deus coloca seu primogênito masculino no jardim, parece que ele já pensava no projeto da família. Deus estabeleceu o homem em seu próprio lugar para que fosse o chefe de sua própria casa.[7]

O trabalho precede a Queda e é um exercício espiritual. As palavras hebraicas traduzidas por "cultivar" e "guardar" (Gn 2:15) foram usadas mais tarde para descrever o serviço sagrado do tabernáculo e a observância da lei. Ross comenta:

> O propósito do homem é fazer serviço espiritual, como as palavras cuidadosamente escolhidas indicam: ele foi posto (*nûaḥ*, "colocado para descansar") no jardim [...] para cultivar (*'āḇaḏ*, "servir") e guardar. Seja qual fosse o trabalho que realizou, foi descrito como sendo serviço a Deus.[8]

Nesse contexto, o único aspecto da criação original que não era bom foi a solidão do homem (Gn 2:18).

Contudo, o homem estava "só" apenas no sentido horizontal. Ele tinha companhia e comunhão mais que suficiente na pessoa de Deus. E tinha um relacionamento com a criação — mas em ambos os casos foram relacionamentos verticais de desigualdade ontológica (de ser). "Não era bom" porque ainda não havia uma parceira no sentido horizontal como reflexo dos relacionamentos intrapessoais da própria Trindade. Keller elabora ainda mais essa ideia à luz do texto previamente estudado de Gênesis 1:26,27:

> Como era possível que Adão estivesse numa condição que "não era boa" se estava num mundo perfeito e, evidentemente, tinha um relacionamento perfeito com Deus?

---

[7] Kassian e DeMoss, p. 47.
[8] Ross, *Genesis*, p. 31.

A resposta talvez esteja na declaração de Deus em Gênesis 1:26: ... *Façamos o homem à nossa imagem*... Uma vez que essa afirmação está na primeira pessoa do plural, é natural que o leitor pergunte: "Quem faz parte desse nós?" Com quem Deus está falando? Uma resposta possível é que Deus está falando com os anjos ao seu redor, mas não há nenhuma indicação em qualquer passagem da Bíblia de que os anjos tenham participado com Deus da criação dos seres humanos. Teólogos cristãos ao longo dos séculos consideram que se trata de uma alusão à verdade que só é revelada com a vinda de Jesus ao mundo, a saber, que Deus é triúno, que o único Deus existe desde a eternidade como três pessoas (Pai, Filho e Espírito Santo), que conhecem e amam umas às outras. E, portanto, entre outras coisas, ser criado à imagem de Deus significa ser criado para relacionamentos.

Temos, assim, Adão, criado por Deus e colocado no jardim do paraíso e, no entanto, "não é bom" que ele esteja só. A narrativa de Gênesis deixa implícito que nossa intensa capacidade relacional, criada e dada a nós por Deus, não se realiza inteiramente em nosso relacionamento "vertical" com Deus. Ele nos criou para precisarmos de relacionamentos "horizontais" com outros seres humanos. Por isso, até mesmo no paraíso a solidão era algo terrível.[9]

À luz do contexto, podemos afirmar três razões por que o homem estar só "não era bom":

1. Sozinho, ele era incapaz de *refletir* alguns aspectos relacionais da imagem de Deus (unidade em diversidade, amor, comunhão, compromisso com a aliança, distinção de papéis com unidade de propósito — Gn 1:27).
2. Sozinho, ele era incapaz de *reproduzir* novos adoradores à imagem de Deus conforme a ordem original de "multiplicar-se e encher a terra" (Gn 1:28).
3. Sozinho, ele teria dificuldade em *representar* a imagem de Deus como vice-regente, cuidando do jardim e cultivando-o (Gn 2:15), que é o contexto imediato da afirmação *Não é bom que o homem esteja só* (Gn 2:18).

Por isso, o homem precisava de uma "auxiliadora idônea".

---

[9] KELLER, p. 134-135.

À luz do contexto (Gn 1:27 — a criação do homem e da mulher como reflexo da imagem de Deus), devemos entender que Gênesis 2:15-20 mostra mais uma maneira pela qual o casal reflete a imagem de Deus. O relacionamento complementar entre homem e mulher, incluindo a realização alegre de seus respectivos papéis no casamento, reflete sua imagem!

1. Deus fez a mulher para *auxiliar* o homem no cumprimento da missão

A palavra "auxiliadora", עֵזֶר (*'ēzer*), tem causado frustração e confusão para aqueles que a entendem como "rebaixamento servil" ou "escravidão". "Termos como 'adjutora' e 'auxiliadora' obscurecem o sentido do texto e sugerem uma subordinação essencial, que o texto original não indica."[10] Mas não é um termo de menosprezo, pelo contrário!

Quando a palavra se refere a pessoas no Antigo Testamento, foi usada para descrever o papel da mulher como ajudante do homem em dois textos (Gn 2:18,20), e em muitos outros foi usada para descrever o papel do próprio Deus em relação ao homem, sempre com uma conotação muito positiva.[11] Das 21 ocorrências da palavra "auxílio" no Antigo Testamento, 17 se referem claramente a Javé,[12] duas claramente à mulher, uma possivelmente a Javé (Dn 11:34) e uma à ajuda humana.[13]

Na verdade, o termo hebraico aqui usado (עֵזֶר) é um dos epítetos mais comuns para o próprio Javé, o Deus de Israel (cf. Sl 33:20). Logo, a passagem naturalmente valoriza a mulher, em lugar de desmerecê-la. Ela é apresentada numa posição privilegiada, como agente de Deus na vida do homem.[14]

---

[10] PINTO, Carlos Osvaldo, *Subsídios*, p. 150.
[11] עֵזֶר (*'ēzer*) — Segundo *TWOT*: I. *Ajuda, apoio, ajudante*. Embora essa palavra designe assistência, é mais frequentemente usada no sentido concreto para designar o assistente (cf. Gn 2:18,20, em que Eva é criada para ser a assistência/assistente de Adão). Quanto à origem dessa assistência, a palavra normalmente é usada para designar ajuda divina, especialmente em Salmos (cf. Sl 121:1,2), onde inclui a ideia de assistência tanto material como espiritual. Veja outros textos nos quais Deus é nosso "auxílio": Êxodo 18:4; Deuteronômio 33:29; Salmos 10:14; 27:9; 33:20; 70:5; 115:9,11; 118:7; 121:1,2; 146:5; Oseias 13:9.
[12] O termo "Javé" ou "Jeová" em português representa o tetragrama YHWH no hebraico, nome não pronunciado pelos fiéis, mas substituído na leitura do texto hebraico pelo nome "Adonai" (Senhor, Mestre). A distinção entre Javé e Adonai é mantida nas Bíblias em português pela escrita SENHOR (Javé) e Senhor (Adonai). Usaremos o termo "Javé" neste livro para representar o YHWH no texto original.
[13] PINTO, Carlos Osvaldo, *Subsídios*, p. 150.
[14] Ibidem.

Alguns têm usado o fato de que Deus é chamado de "ajudador" do homem para justificar igualitarismo, ou seja, que homem e mulher são essencial e funcionalmente iguais, sem qualquer vislumbre de subordinação. Mas tudo no texto argumenta ao contrário. Mesmo na Trindade, percebemos uma igualdade ontológica-essencial (do "ser") com diferenciação funcional (do "fazer"). Köstenberger esclarece essa ideia quando comenta:

> Se [...] tratar-se de uma questão de subordinação funcional, em termos de distinção de papéis, a simples aplicação do termo "ajudador" para Deus no Antigo Testamento não impede a subordinação da mulher ao homem como sua "ajudadora" [...] Da mesma forma, a divindade do Espírito Santo não fica comprometida pelo fato de ele servir e habitar em seres humanos presos à carne.[15]

Deus resolveu o problema da solidão do homem quando criou a mulher, e a apresentou ao homem, formando a primeira família. Sua avaliação da nova situação foi que tudo era *muito bom* (Gn 1:31). Deus fez a mulher como o homem, mas diferente o suficiente do homem para que ela pudesse complementá-lo. Embora fossem criados *inocentes*, não foram criados *completos*. Para isso, cada um serviria de complemento ao companheiro. Assim, homem e mulher "se encaixam" porque cada um completa o que falta no outro.

O que não podemos esquecer é que esse relacionamento correspondente de auxílio mútuo faz parte da "imagem e semelhança de Deus", que foi o propósito pelo qual Deus fez o casal (Gn 1:26,27). O desempenho alegre de seus respectivos papéis (que veremos mais adiante) serve como reflexo da complementaridade que existe entre Pai, Filho e Espírito Santo.

Qualquer discussão sobre os papéis de submissão respeitosa feminina (Ef 5:22-24,32) e liderança amorosa masculina (Ef 5:25-33) que não leva em conta o *propósito dos papéis* no casamento como reflexo da imagem da Trindade está fadada à superficialidade, à banalidade e a equívocos. O texto de 1Coríntios 11:3 deixa isso muito claro: *Quero, entretanto, que saibais ser Cristo o cabeça de todo homem, e o homem, o cabeça da mulher, e Deus, o cabeça de Cristo.*

---

[15] KÖSTENBERGER, p. 31.

Da mesma maneira que o homem é o cabeça (autoridade) sobre a mulher, Deus Pai é o "cabeça" de Cristo, sem qualquer conotação de "inferioridade", como se o Filho fosse menos Deus que o Pai (uma heresia antiga). Segundo Bromiley,

> Assim como na Trindade o Pai, como a fonte da divindade, tem certa precedência sobre o Filho e o Espírito, mas todos são igualmente Deus em interdependência eterna, assim é com o homem e a mulher na comunhão que Deus planejou e criou [...] Pai e Filho são igualmente Deus. Outra vez, porém, envolve uma diferenciação ordenada. Dentro da unidade do ser triúno, Deus Pai não é o Filho, e o Filho não é o Pai [...] O Pai, como fonte da divindade, gera eternamente o Filho. Igualdade diferenciada ou ordenada mais uma vez caracteriza o relacionamento que serve como outro modelo para o relacionamento entre homem e mulher (e marido e esposa).[16]

O reverendo Augustus Nicodemus Lopes reconhece a importância desse princípio:

> Partindo do relacionamento entre Pai e Filho, Paulo estabelece uma hierarquia que desce até a família. Uma ordenação divina que começa em Deus Pai e termina nos filhos — se formos seguir a cadeia hierárquica até o fim.
> Os que entendem a posição de submissão da esposa como uma coisa já passada, restrita ao pensamento machista da sociedade patriarcal daquela época, deixam sem explicação o sólido ancoramento teológico de Paulo nos relacionamentos internos da Trindade. Enquanto a Trindade for o que é, o princípio de subordinação ao cabeça permanece válido para o casamento.[17]

Quando cumprimos nossos papéis no lar, quando preenchemos o que falta no cônjuge, quando auxiliamos e complementamos um ao outro, refletimos a imagem e a glória do nosso Deus. De forma prática, afirmamos que duas pessoas se casam para que juntos possam melhor "cultivar e guardar" o jardim do Senhor. Hoje, *o campo é o mundo* (Mt 13:38), e Deus ainda junta casais que se complementarão de tal forma que juntos possam fazer mais para o Reino do que separados.

---

[16] BROMILEY, p. 3.
[17] LOPES, Augustus Nicodemus, p. 40.

Há outras implicações práticas desse princípio. "Se duas pessoas sempre concordam, uma delas é desnecessária."[18] Não nos casamos para ter outra pessoa para carimbar nossas decisões unilaterais. Deus une pessoas diferentes e muitas vezes opostas justamente para apontar pontos cegos na vida do outro, para servir de "ferro que se afia com o ferro" (Pv 27:17), provocando melhoras para que cada um seja mais parecido com Cristo Jesus (Rm 8:29).[19]

É interessante notar que, logo em seguida (Gn 2:24), Deus dará o relacionamento sexual ao casal casado (Hb 13:4) como selo e símbolo não somente da intimidade e seriedade do pacto conjugal, mas também como uma representação física da complementação mútua que existe entre eles.

Observe que o desfecho da criação da imagem de Deus (1:27) manifestado no casamento (2:24) foi *muito bom* (1:31) — o ápice da criação!

2. Deus fez a mulher para *complementar* o homem no cumprimento da missão

A expressão "auxiliadora idônea" traduz dois termos hebraicos que têm sido mal interpretados. Infelizmente, a solidão impediu que o homem cumprisse seu ministério nobre como mordomo da terra. Gênesis 2:18-20 diz que nenhuma "auxiliadora idônea"[20] foi encontrada para ele.

Observamos que Deus criou o homem antes da mulher e criou a mulher *para* o homem, fato que o apóstolo Paulo cita em 1Timóteo 2:13, *Porque, primeiro, foi formado Adão, depois, Eva,* para justificar a liderança masculina no contexto eclesiástico. Martha Peace aponta o significado disso:

> A ordem da criação tem um significado no papel do marido e da esposa. O marido foi criado para governar sobre a terra; a esposa, em seguida, foi criada para ser-lhe uma "auxiliadora" idônea. Embora um não seja

---

[18] WRIGLEY JR., William. *Spunk never cost a man a job worth having*, artigo de Neil M. Clark e Stuart Page, *The American Magazine*, vol. 111, nº 3, março de 1931, p. 63.

[19] Veja também 2Coríntios 6:14-16, em que o "jugo igual" é o ideal para relacionamentos humanos que exigem cooperação mútua para um benefício espiritual. O texto descreve o ideal dessas parcerias, que incluem casamento como sendo "comunhão, harmonia e concordância". A metáfora agrícola sugere que o "jugo" deve servir ao propósito de "cultivar" (evangelizar e discipular) o campo, que é o mundo (cf. Mt 13:38).

[20] עֵזֶר כְּנֶגְדּוֹ

inferior ao outro, ambos foram criados à imagem de Deus, e cada um foi criado para desempenhar um papel diferente.[21]

Então, Deus prepara um audiovisual para Adão reconhecer (e apreciar) o que o Senhor já sabia: que ele estava sozinho e incompleto. Nos versículos 19 e 20, Deus traz um desfile zoológico diante de Adão, que por sua vez exerce sua função de vice-regente/governador da terra (Gn 1:26,28), dando nome aos animais.

Quando Adão deu nome aos animais, ele certamente se tornou ciente da falta de uma companheira, como provavelmente havia percebido a distinção entre macho e fêmea nos animais que se apresentaram diante dele: *para o homem, todavia, não se achava uma auxiliadora que lhe fosse idônea* (v. 20b).

Com essa revelação de que ainda faltava-lhe alguma coisa e que "não era bom que o homem estivesse só", Deus entra em ação novamente, criando justamente a mulher como companheira, amiga, auxiliadora e complemento para ele (v. 21,22). A ideia de auxiliadora "idônea" é de alguém "conforme seu oposto", ou seja, correspondente.[22]

Como resultado da ordem da criação, homens e mulheres são orientados um para o outro de modo diferente. Precisam um do outro, mas precisam um do outro *de modo diferente*. O homem precisa de ajuda; a mulher precisa *ajudar*. O casamento foi criado por Deus para prover companhia em meio ao labor do domínio. O mandato cultural, a exigência de encher e subjugar a terra, ainda vigora, e o marido não pode cumprir essa porção da tarefa de forma isolada. Precisa de uma auxiliadora à altura na tarefa para a qual Deus o vocacionou. Ele é chamado para trabalhar e deve receber dela

---

[21] PEACE, Martha. *Esposa excelente: uma perspectiva bíblica*. São Paulo: Fiel, 2008, p. 62.
[22] O termo hebraico כְּנֶגְדּוֹ é composto da preposição כְּ, que indica "de acordo com, conforme", e נֶגְדּוֹ, que significa "o que está diante de, ou oposto de". Portanto, a mulher era como o homem, mas diferente dele.
Carlos Osvaldo Pinto acrescenta: "A mulher foi criada para corresponder ao homem em seus aspectos fisiológico e psicológico. A expressão hebraica כְּנֶגְדּוֹ (lit., "como que diante dele") enfatiza essa correspondência, que por sua vez é inserida, quanto à origem, num contexto de dependência (Eva foi tirada do lado de Adão). Tal conceito encontra equilíbrio no ensino de Paulo sobre a interdependência entre os sexos (1Co 11:11,12). *Subsídios*, p. 150.
Ross completa: "O que lhe faltava ('não era bom') ela supria; e podemos também dizer que o que faltava para ela, ele supria, pois a vida comum requer ajuda mútua" (p. 126).

ajuda. Ela é chamada para trabalhar por meio do serviço dele. O marido está orientado para o trabalho, e a esposa está orientada para o marido.[23]

A ilustração das mãos nos ajuda a entender em que sentido a mulher complementa o homem. Nossas mãos são bem semelhantes, mas não são idênticas. Isso fica óbvio quando pomos a mão direita sobre a mão esquerda. Mas, quando colocamos as mãos uma oposta à outra, percebemos como uma mão espelha a outra. E, se entrelaçarmos os dedos da mão direita com os dedos da mão esquerda, percebemos como se complementam e se reforçam.

Essa é a ideia por trás da preposição hebraica traduzida por "idônea". Um cônjuge complementa o outro. Um reforça o outro. O lema do casamento cristão deve ser: "Um para o outro, e ambos para Deus". Precisamos um do outro para que a soma das partes seja maior quando estamos juntos do que separados!

Köstenberger resume esse aspecto da criação da mulher:

> Ela [Eva] é colocada junto ao homem como sua *companheira* ou *ajudadora*. Em termos pessoais, ela suprirá a necessidade masculina de *companhia* (2:18). Em relação à ordem de Deus para que a humanidade frutifique e se multiplique, encha a terra e a sujeite (1:28), a mulher é uma parceira adequada tanto na *procriação* [...] como na *sujeição* da terra [...] Seu papel é *distinto* do papel do homem e, no entanto, é *singular* e extremamente *relevante*. Ao mesmo tempo que foi designada "ajudadora" do homem e, portanto, colocada sob sua responsabilidade geral, a mulher é sua parceira na tarefa de dominar a terra para Deus.[24]

Hoje, num mundo contaminado pelo pecado, precisamos reconhecer que não existem duas pessoas totalmente compatíveis.[25] A procura da pessoa ideal para se casar está destinada ao fracasso. Nenhum ser humano será capaz de preencher o vazio no coração humano que somente Deus pode satisfazer.

Se você quer um cônjuge que não exija de você muitas mudanças, isso significa que também está à procura de alguém quase perfeitamente

---

[23] WILSON, Douglas. *Reformando o casamento*. Recife: Clire, 2013, p. 20. Grifos no original.
[24] KÖSTENBERGER, p. 31.
[25] KELLER, p. 46.

equilibrado, alguém que "não dê muito trabalho" em termos de problemas pessoais [...] Está, portanto, à procura de uma pessoa ideal: feliz, saudável, interessante e satisfeita com a vida. Nunca houve na história uma sociedade repleta de pessoas tão idealistas naquilo que procuram num cônjuge [...].

Parece quase paradoxal concluir que esse novo idealismo levou a um novo pessimismo acerca do casamento [...] Um casamento centrado no ego requer dois indivíduos perfeitamente equilibrados e felizes, com poucas carências emocionais e falhas de caráter que precisem ser trabalhadas. O problema é que não existe praticamente ninguém assim disponível.[26]

Além disso, temos de reconhecer que, no momento em que você se casa com alguém, você e seu cônjuge começam a sofrer mudanças profundas, e não há como saber de antemão quais serão essas mudanças. Mas ao contrário do que alguns pastores/filósofos contemporâneos têm sugerido — de que as mudanças entre duas pessoas ao longo dos anos serve como justificativa para separação, divórcio e recasamento —, é justamente o compromisso da aliança conjugal que dá liberdade e segurança para que essas mudanças aconteçam num contexto de amor incondicional.

Ao longo dos anos, você passa por fases em que precisa aprender a amar um indivíduo com o qual você não se casou, alguém que, em certos aspectos, é um desconhecido. Você terá de fazer mudanças que não deseja, e seu cônjuge também. No devido tempo, a jornada pode levá-los a um casamento sólido, terno e cheio de alegria. Mas isso não acontece porque você se casou com alguém perfeitamente compatível. Essa pessoa não existe.[27]

Conclusão

A câmera lenta de Gênesis 2 faz um *replay* da criação do homem e da mulher para que apreciemos os detalhes de como o casal casado reflete a imagem de Deus em seu relacionamento complementar.

No progresso da revelação, logo notaremos como a Queda alterou dramaticamente esse relacionamento mutuamente complementar (3:7,16-19).

---

[26] Ibidem, p. 41-43.
[27] Ibidem, p. 47-48.

Os efeitos imediatos da Queda foram manifestados em vergonha (perda de inocência e transparência), culpa mútua, conflito e a corrupção da multiplicação da imagem de Deus nos filhos e no governo da terra. Chauvinismo masculino, feminismo desenfreado, conflito conjugal, inversão de papéis e muito mais resultam quando homens e mulheres deixam de realizar os papéis que Deus lhes deu para a glória dele.

> O propósito da ajuda feminina não é exaltar o homem. Não tem nada a ver com ele (nem com ela). A ajuda da mulher contribui para que os dois alcancem um propósito eterno maior e mais nobre, muito mais amplo e significativo que sua própria existência individual. A mulher trabalha e serve junto do marido tendo em vista o mesmo objetivo para o qual ele trabalha e serve. Que objetivo é esse? A glória de Deus. A esposa ajuda o marido a exaltar e exibir a incrível magnificência do evangelho de Jesus Cristo.[28]

Embora a Queda tenha complicado demais o relacionamento complementar do casal, a restauração em Cristo significa que, mais uma vez, assistência mútua entre o marido e sua esposa pode ser a regra, e não a exceção. O Espírito de Deus capacita o homem e sua esposa a fazer o sobrenatural — amar sacrificialmente como Cristo amou e submeter-se voluntariamente como Cristo se submeteu ao Pai (e o Espírito se submeteu ao Pai e ao Filho), como a igreja se submete a Cristo (Ef. 5:18—6:4).

APLICAÇÕES

1. Precisamos um do outro. Casamento é complementação, e não competição. Não devemos tentar criar o nosso cônjuge à nossa própria imagem!
2. Marido e esposa precisam maximizar os dons e talentos um do outro. Casamento é uma missão de resgate mútuo. Minhas habilidades provavelmente complementam as necessidades da minha esposa e vice-versa.
3. Se a mulher é o "auxílio" perfeito e correspondente ao homem, então o oposto também é verdadeiro. Homens precisam tomar cuidado para não abafar as contribuições de sua esposa e vice-versa.

---

[28] KASSIAN e DEMOSS, p. 86.

| A grande ideia |
*O relacionamento complementar entre homem
e mulher é um reflexo da imagem de Deus!*

PARA DISCUSSÃO

1. Dizem que os "opostos se atraem". Avalie essa ideia à luz de Gênesis 2:15-20. É possível que duas pessoas sejam opostas demais?
2. Até que ponto o papel da mulher é uma *"sub-*missão?", ou seja, a missão dela é inferior à missão do homem no casamento? Ela deve sempre seguir o chamado do marido? Quais as implicações práticas da sua compreensão do papel da mulher no casamento em situações como transferências de emprego, envolvimento no ministério e outras decisões?
3. Se a mulher é o complemento do marido, até que ponto ele deve ser o complemento da sua esposa?
4. Como nossa compreensão dos inter-relacionamentos da Trindade ajuda a entender os papéis no casamento?
5. Até que ponto os princípios sobre papéis no casamento entre marido e esposa se aplicam *fora* do lar, na igreja, na sociedade e na política?

3

O casamento segundo Deus

(Gn 2:22-25)

E a costela que o Senhor Deus tomara ao homem,
transformou-a numa mulher e lha trouxe. E disse o homem:
    Esta, afinal, é osso dos meus ossos
    e carne da minha carne;
    chamar-se-á varoa,
    porquanto do varão foi tomada.
Por isso, deixa o homem pai e mãe e se une à sua mulher,
tornando-se os dois uma só carne.
Ora, um e outro, o homem e sua mulher, estavam nus
e não se envergonhavam.

Já tive o enorme privilégio de ocupar duas funções no casamento de minhas filhas: o papel de pai, entregando a princesa para seu príncipe encantado; e o papel de pastor oficiante, celebrando os votos conjugais que fazem, de dois, um.

A narrativa da Criação em Gênesis culmina com uma cerimônia de casamento.[1] Percebemos a importância que o matrimônio tem no plano de Deus pela ênfase dada a ele nos primeiros dois capítulos de Gênesis.

Como alguns têm observado, essa importância é destacada pelo fato de que a própria Bíblia *começa* e *termina* com casamentos (cf. Gn 1:27,28; 2:24; veja Ap 19:7; 22:17).[2] Casamento é uma ilustração predileta que Deus usa nas Escrituras para descrever seu relacionamento com seu povo (veja tb. Oseias; Ef 5:32).

---

[1] Keller, p. 101.
[2] Ibidem, p. 16: "A Bíblia começa com um casamento (de Adão e Eva) e termina em Apocalipse, com um casamento (de Cristo e a igreja). O casamento é ideia de Deus [...] E, se Deus inventou o casamento, aqueles que nele ingressam devem esforçar-se ao máximo para compreender e sujeitar-se aos propósitos divinos para essa união".

Deixar os pais e unir-se à esposa para formar uma nova união, numa só carne, foi planejado, desde o princípio, para manifestar esta nova aliança: Cristo deixando seu Pai, tomando a igreja como sua noiva e, ao custo da própria vida, unindo-se a ela em um único espírito, para sempre.[3]

Talvez por isso Deus destaque a cerimônia do primeiro casamento no mundo, onde ele mesmo foi tanto o Pai como o oficiante.

Podemos traçar o movimento do texto como se fosse uma cerimônia de casamento com quatro elementos: a entrada da noiva, os votos, a declaração do matrimônio e a lua de mel.

1. A entrada da noiva (Gn 2:22)

Depois que Adão experimentou a solidão sem uma ajudante-amiga no jardim (2:20b), Deus criou Eva de seu lado, da sua costela, transformando-a numa mulher (v. 22).[4] É notável, como diz 1Coríntios 11:11,12, que Deus não tenha feito Eva como outro ser independente (como fez com os animais, macho e fêmea). Essa obra-prima divina exigia uma cirurgia em que, de *um*, Deus fizesse *dois*, e, de *dois*, Deus fez *um* novamente — só que o novo "*um*" que resultou seria maior que a soma das suas partes.

> *No Senhor, todavia, nem a mulher é independente do homem, nem o homem, independente da mulher. Porque, como provém a mulher do homem, assim também o homem é nascido da mulher; e tudo vem de Deus* (1Co 11:11,12).[5]

Certamente o texto mostra essa interdependência entre o casal. E o fato de a mulher ser formada da costela do homem pode representar a ideia de companheirismo e proteção, como afirma a declaração clássica de Matthew Henry: "A mulher foi feita da costela do lado de Adão, e não da sua cabeça para reinar sobre ele, nem dos pés para ser pisada por ele, mas do lado para ser igual a ele, debaixo do braço para ser protegida e

---

[3] PIPER, *Casamento temporário*, p. 28.
[4] O verbo בָּנָה (*bānâ*) traz a ideia de que Deus usou a costela para pessoalmente "construir" a mulher para o homem (BDB).
[5] Também sabemos, pelo NT, que a ordem da criação tem importância estratégica para o casamento e o desempenho dos papéis nele, como diz 1Timóteo 2:12,13: *E não permito que a mulher ensine, nem exerça autoridade de homem; esteja, porém, em silêncio. Porque, primeiro, foi formado Adão, depois, Eva.*

perto do coração para ser amada".⁶ Mas observe que ela era imagem de *Deus*, e não de *Adão*, mesmo que fosse seu "par".

Chegamos, com o versículo 23, ao momento tão esperado: Deus faz questão de se retirar da "mesa cirúrgica" com a recém-formada filha dele e, depois, trazê-la de volta até Adão. O Pai traz a noiva até o noivo. Podemos imaginar a alegria de ambos quando Deus trouxe Eva a Adão. Foi o maior presente que ele iria receber em sua vida (Pv 18:22) vindo da boa mão do Pai (Tg 1:17).

John Piper descreve a cena:

> Ele fez [a mulher] e depois a trouxe a [Adão]. Num sentido mais profundo, ele lhe serviu de pai. E agora, embora ele lhe pertencesse em razão da criação, ele a deu ao homem nesse tipo de relacionamento absolutamente novo denominado casamento, diferente de qualquer tipo de relacionamento no mundo.⁷

Depois de formar a mulher, o complemento perfeito para o homem (v. 21), Deus declarou que sua criação era *muito* boa (Gn 1:31). E, quando apresentou a noiva a Adão, a resposta dele transborda de alegria, pontuando a declaração divina "muito bom" com a afirmação: "Esta, *afinal*"! A palavra traduzida por "afinal" vem de uma raiz hebraica que traz a ideia de uma ocorrência *sui generis*. Foi usada para descrever uma única batida (por exemplo, de um martelo numa bigorna), ou algo que até que enfim aconteceu.⁸ É como se Adão dissesse: "Agora! Afinal! É ela! Chegou! A oportunidade de uma vida!"

2. Os primeiros votos de casamento (Gn 2:23)

A próxima declaração de Adão chama ainda mais atenção. Reconhecendo que Eva tinha saído dele, Adão declara em forma poética:⁹

---

⁶ HENRY, M. *Matthew Henry's commentary on the whole Bible: complete and unabridged in one volume*. Peabody: Hendrickson, 1994, p. 10.
⁷ PIPER, *Casamento temporário*, p. 22.
⁸ הַפַּעַם , BDB — פַּעַם (*pa'am*). Veja Gênesis 29:34,35; 30:20; 46:30; Juízes 15:3; 16:18.
⁹ Keller (p. 26) comenta: "Adão, ao ver Eva, irrompe em expressão poética, um fato marcante que tem por objetivo mostrar a importância do acontecimento e a intensidade da reação interior de Adão à mulher".

... *Esta, afinal, é osso dos meus ossos e carne da minha carne;*[10] *chamar-se-á varoa, porquanto do varão foi tomada.*

Seria fácil passar por cima da profundidade dessa declaração de identidade, compromisso, interdependência e, acima de tudo, de aliança. O povo de Israel encontrou nessa declaração um paradigma para futuros votos de pacto indissolúvel. Podemos considerar a declaração de Adão ao receber Eva como sendo um precedente primordial dos votos de casamento por duas razões:

1. Um texto pouco conhecido em 2Samuel 5:1-5 nos oferece um vislumbre de como as palavras de Adão foram entendidas em gerações posteriores. Quando as tribos de Israel foram até Hebrom para tentar convencer Davi a ser rei sobre todo o Israel, eles usaram as palavras de Adão como a maneira mais forte que conheciam para declarar lealdade pactual. Embora as versões em português tendam a ofuscar a frase no original,[11] eles literalmente disseram a Davi: "Somos teu osso e tua carne" (cf. 2Sm 5:1).[12] De todas as maneiras que eles tinham para declarar lealdade pactual a Davi, encontraram nas palavras de Adão a expressão mais expressiva de fidelidade. Tudo isso na tentativa de convencer Davi a voltar a ser seu rei. Em outras palavras, "Selamos um compromisso com a casa de Davi, e não com a casa de Saul. Somos intimamente relacionados. Nunca vamos te abandonar ou deixar!" As palavras mais fortes que conseguiram achar para fidelidade à aliança vieram de Adão quando selou o pacto matrimonial com Eva (veja o pacto que eles estabeleceram em 2Sm 5:3).[13]
2. O próximo versículo (24) começa com "Por isso" e liga o conteúdo do versículo 23 com o do 24. O versículo 24 parece ser um comentário

---

[10] זֹאת הַפַּעַם עֶצֶם מֵעֲצָמַי וּבָשָׂר מִבְּשָׂרִי

[11] A *Almeida Revista e Atualizada* traduz por: *Somos do mesmo povo de que tu és*; a *Nova Versão Internacional*, por: *Somos sangue do teu sangue*; a *Almeida Século 21*, por: *Somos parentes de sangue*; a *Nova Versão Transformadora*, por: *Somos do mesmo povo e raça*. Todas elas deixam a desejar, pois ofuscam os paralelos verbais com Gênesis 2:23.

[12] הִנְנוּ עַצְמְךָ וּבְשָׂרְךָ אֲנָחְנוּ — Em português, A *Almeida Revista e Corrigida* (*teus ossos e tua carne somos*) e a católica *Ave-Maria* (*Não somos nós teus ossos e tua carne?*) preservam uma tradução mais literal.

[13] Para outros textos que usam a mesma expressão "osso dos meus ossos e carne da minha carne", veja Gênesis 29:14: *De fato, és meu osso e minha carne*, e Juízes 9:2: *sou osso vosso e carne vossa*.

editorial feito por Moisés, o autor, sob inspiração divina, e baseado no princípio de unidade/diversidade ecoado na declaração de Adão. Sendo assim, podemos entender o que Adão disse como sendo uma afirmação de lealdade à aliança, algo do tipo "Somos um! Sou comprometido com ela e ela, comigo! Deus nos juntou. Somos unidos inseparavelmente!"

Cabe uma última observação sobre Gênesis 2:23. Note que, no caso de Adão e Eva, não havia "competição", ou seja, terceiros ameaçando a aliança. Mesmo assim, Adão achou necessário e apropriado declarar sua devoção sincera e fiel à sua esposa.[14] Quanto mais nós devemos nos consagrar ao nosso casamento!

Mais tarde vamos estudar a importância que a aliança tem no matrimônio. Agora, basta dizer que a aliança é *o* elemento fundamental para constituir um casamento aos olhos de Deus.

Depois dos votos, Adão exerce sua prerrogativa como vice-regente, com procuração divina, e dá nome à mulher, assim como ele fez com os animais (2:20) e ainda fará outra vez (3:20). Só que dessa vez, diferentemente dos animais, o nome dado à mulher tem um significado simbólico e forte de identidade, complementaridade e mutualidade:

> Em hebraico, o nome pelo qual o homem se identificou foi *ish*, e o da mulher foi *ishshah*. Parece um jogo de palavras inteligente e profundo. O som dessas duas palavras hebraicas é praticamente idêntico — *ishshah* tem o acréscimo de um final feminino —, mas as duas têm significado complementar. Para muitos estudiosos, o termo *ish* vem da raiz que significa "força", e *ishshah*, da raiz que significa "suavidade".[15]

---

[14] É impressionante notar como Adão abandonou os termos de fidelidade pactual tão rapidamente. A primeira coisa que fez quando confrontado em seu pecado foi distanciar-se da sua esposa e culpá-la, atitude muito mais característica do diabo, o pai da mentira e da acusação, do que uma característica da imagem de Deus! (Gn 3:12).

[15] KASSIAN e DEMOSS, p. 70. Veja BDB. Carlos Osvaldo Pinto acrescenta: "O nome dado à mulher, אִשָּׁה (*'iššâ*) é uma paronomásia muito criativa, pois auditivamente sugere a ideia de derivação do homem (heb. אִישׁ, *'îš*), e lexicalmente aponta para a maior delicadeza estrutural da mulher, já que em termos léxicos a palavra é derivada da raiz hebraica אנשׁ, que indica *fraqueza, fragilidade*. Não seria de admirar que essa passagem estivesse na mente de Pedro ao escrever o texto de 1Pedro 3:7" (*Subsídios*, p. 150-151).

3. A declaração de casamento (Gn 2:24)

Finalmente chegou a hora do pronunciamento divino de que o casal se constitui "marido e esposa". Essa declaração do Oficiante revela o precedente e a definição do que Deus considera casamento, e é de fundamental importância para nós.

A declaração representa um comentário editorial no texto. Moisés acrescentou essas palavras, sob inspiração divina, para deixar claro que o precedente estabelecido por Adão e Eva (mesmo que não tivessem "pai e mãe") vale para todos nós.

Como já observamos, "Por isso" liga o precedente bíblico do matrimônio ao contexto anterior, em que a unidade em diversidade, o pacto conjugal, a complementação mútua, a bênção divina e a criação do casal como reflexo do Deus triúno chegam ao clímax. Como consequência, descobrimos três elementos fundamentais e entrelaçados que definem o casamento aos olhos de Deus.

A. Exclusividade: deixa o homem pai e mãe.
B. Fidelidade: se une à sua mulher.
C. Intimidade: tornando-se os dois uma só carne.

Acima de tudo, a linguagem de Gênesis 2:24 é típica de alianças, especialmente as primeiras duas cláusulas ("deixar e unir"). "Deixar e unir" são termos pactuais (Dt 10:20; 11:22; 13:4; 30:20; Js 22:5; 23:8; Rt 1:14-16) que seguem um voto de fidelidade feito por Adão (Gn 2:23) e precedem o símbolo que ratificava o pacto, a relação sexual.

Bromiley destaca a importância dos princípios que aprendemos sobre o casamento nesse versículo:

> Primeiro, é o relacionamento mais importante [...] para o qual o homem "deixa pai e mãe". Filhos, também, sempre ficarão neste contexto do primeiro relacionamento. Segundo, o casamento foi feito para ser uma união duradoura [...] Terceiro, envolve uma intimidade de comunhão mesmo no nível mais básico, o físico; estão nus um para o outro sem vergonha (v. 25). No casamento, Deus nos deu a base e o clímax de toda a comunhão humana.[16]

---

[16] BROMILEY, p. 4.

É importante ressaltar que a união de homem e mulher no casamento já é algo completo em si mesmo — sem a necessidade de filhos. Conquanto a intenção divina sempre seja que o casal se multiplique, precisamos afirmar que o casal que não pode ter filhos é tão completo como um que tenha filhos: "A comissão de 1:28 continua, mas o casamento tem sua própria perfeição sem ter que ser relacionado à família [criação de filhos]".[17]

Esse texto é provavelmente o mais importante em toda a Bíblia na revelação da vontade de Deus e de sua definição do matrimônio. Foi citado no Novo Testamento várias vezes nesse sentido (veja Mt 19:5; Mc 10:7; Ef 5:31). Precisamos analisá-lo frase por frase e permitir que ele estabeleça nossa definição do que constitui o casamento aos olhos de Deus.[18]

A. Exclusividade

Por isso, DEIXA o homem pai e mãe...

A primeira cláusula que nos ajuda a definir o casamento trata da exclusividade exigida por ele. O casamento bíblico envolve uma reorganização de todos os outros relacionamentos, outrora íntimos e significativos, em prol do novo. Deus cita o relacionamento paterno como aquele que envolve uma identificação mais estreita, tanto em termos biológicos/genéticos como afetivos.

Cada fibra do nosso ser é definida pelo código DNA que herdamos dos nossos pais. Então, num sentido figurativo, teríamos que negar a nossa própria identidade como produto do amor deles antes de largar nosso cônjuge.

O profundo significado e natureza única da aliança matrimonial precisam ser reconhecidos. O homem larga o relacionamento sanguíneo outrora mais íntimo com seus pais e forma uma nova união que, mesmo não sendo de parentesco (sangue), toma precedência e, por implicação, é mais forte que os elos genéticos que o ligam aos seus pais. Isso, a ponto de os *dois* se tornarem *um*. Seria difícil entender palavras mais fortes para indicar uma união indissolúvel do que essas, fato comprovado pelas palavras de Jesus: ... *o que Deus ajuntou não o separe o homem* (Mt 19:6).

---

[17] Ibidem.
[18] Gênesis 2:24 fornece a matéria-prima para uma definição bíblica do que constitui um casamento, questão fundamental pastoral e familiar.

Keller aplica o princípio a nós:

> Seu casamento deve ser mais importante do que qualquer outra coisa. Nenhum ser humano deve receber mais do seu amor, energia, esforço e compromisso do que o seu cônjuge. Deus pede que o homem deixe pai e mãe, por mais forte que tenha sido esse relacionamento, para formar uma nova união que deve ser uma força ainda mais importante e poderosa em sua vida.[19]

Obviamente, se o casamento corta definitivamente o cordão umbilical e forma um novo núcleo (espelho) da imagem de Deus, todos os outros relacionamentos com terceiros também ficam em segundo plano. As implicações práticas disso são variadas. Deus considera o relacionamento conjugal como *o* relacionamento prioritário para o ser humano, tomando precedência sobre todos os outros. Qualquer distanciamento causado entre o casal por terceiros é vetado!

Depois de fechar um pacto conjugal, o homem casado é *mais* identificado com sua esposa do que com seus pais e filhos. Metaforicamente, a esposa dele é "osso dos seus ossos e carne da sua carne". O ato de "deixar" pai e mãe, como simbolizado em muitos casamentos quando os pais entregam a noiva para o noivo, representa a intenção genuína do casal de formar um novo lar que servirá como novo reflexo da glória do Deus triúno.

APLICAÇÕES

1. O texto não exige necessariamente que o casal more longe dos pais (embora talvez seja uma boa ideia em muitos casos) tanto quanto a formação definitiva de um novo lar-imagem.
2. Namorados e noivos precisam avaliar cuidadosamente se realmente têm condições de formar e sustentar um novo lar sem manter os vínculos de dependência (emocional, financeira) com seus pais.
3. *Tudo* que ameaça a exclusividade do casal deve ser descartado. Terceiros que interferem no relacionamento conjugal precisam ser confrontados e vigiados. Além de pais e sogros, outros terceiros

---
[19] KELLER, p. 153.

frequentemente interferem na união conjugal: *internet, videogames,* TV, trabalho, amigos, celular etc.

4. Nada no texto justifica o casal desonrar seus pais. "Deixar" não significa "abandonar". A honra aos pais é sempre exigida, mesmo que, às vezes, se torne necessário tomar decisões difíceis para proteger a união conjugal.

B. Fidelidade

... SE UNE à sua mulher...

É justamente aqui onde a ideia de *aliança*, mesmo de forma embrionária, aparece pela primeira vez como a essência do casamento bíblico, uma ideia ecoada e desenvolvida em várias outras passagens das Escrituras.[20] O "deixar" é um passo preliminar que prepara o casal para "unir". O "tornar-se um" representa o sinal de que o "deixar" e "unir" foram passos legítimos e sinceros, sendo consumados na intimidade sexual. Mas "unir-se" representa o recheio desse sanduíche que define a essência do casamento.

O verbo דָּבַק ; (*dābaq*) significa "agarrar-se, grudar-se, apegar-se, seguir de perto, ficar próximo, unir".[21] Uma série de textos tem esse sentido forte de "grudar".[22]

Keller discursa sobre o significado pactual do termo:

Em Efésios 5:31, Paulo traz a ideia de aliança à baila quando cita Gênesis 2:24, talvez o texto mais conhecido do Antigo Testamento sobre casamento [...].

---

[20] De passagem, é interessante e importante notar outros textos em que a ideia de aliança como alicerce do casamento fica ainda mais evidente. Por exemplo, observe os textos a seguir, que mostram infidelidade à aliança conjugal como sendo uma ofensa seriíssima, uma violação do pacto:
- **Feito diante de Deus** (Pv 2:17: אֱלֹהֶיהָ בְּרִית — *a aliança do seu Deus*).
- **Feito com o cônjuge** (Ml 2:14: בְּרִיתֶךָ וְאֵשֶׁת — *a mulher da tua aliança*).

Em Cântico dos Cânticos 8:6, a Sulamita ecoa o desejo por uma aliança matrimonial duradoura: *Põe-me como selo sobre o teu coração, como selo sobre o teu braço, porque o amor é forte como a morte, e duro como a sepultura, o ciúme; as suas brasas são brasas de fogo, são veementes labaredas.*

[21] *TWOT*, p. 177.

[22] Ibidem, p. 177-178. (Gn 34:3; Rt 1:14; 2Sm 20:2; 23:10; 1Rs 11:2; Jó 19:20; 29:10; 31:7; 41:23; Sl 22:15; 102:5; 119:25; 137:6; Lm 4:4; Ez 3:26).

O texto de Gênesis chama esse acontecimento de "unir-se". No entanto, o termo [...] "apegar-se" expressa melhor a força do verbo hebraico. É um termo [...] que significa, literalmente, ser colado a algo. Em outras passagens da Bíblia, quer dizer unir-se a alguém por meio de uma aliança, de uma promessa de compromisso ou de um juramento [Dt 10:20; 11:22; Js 22:5; 23:8]. Por que dizemos que o casamento é a relação de aliança mais profunda? Porque o casamento apresenta aspectos horizontais e verticais muito marcantes. Em Malaquias 2:14, diz-se a um homem que a esposa é *tua companheira e a mulher da tua aliança* [matrimonial] (cf. Ez 16:8). Provérbios 2:17 descreve a esposa infiel que "abandona o companheiro da sua mocidade e se esquece da aliança que fez com seu Deus" [...] A aliança firmada entre marido e mulher é feita diante de Deus e, portanto, não apenas entre os cônjuges, mas também *com* Deus. Ser infiel ao cônjuge também implica ser infiel a Deus.[23]

Aplicações

1. A fidelidade pactual fica distante do pensamento da maioria dos casais pós-modernos e *precisa* ser resgatada na igreja entre nossas famílias. Muitos recusam assumir esse nível de compromisso e, entre aqueles que firmam uma aliança, muitos são infiéis a ela. Eclesiastes 5:1-7 é um texto clássico que descreve a seriedade com que Deus encara nossos votos.
2. Devemos pensar em formas criativas de como podemos fortalecer a ideia da aliança como um pacto indissolúvel na igreja e na família.[24]
3. À luz de Deuteronômio 24:5 (note o contexto: divórcio e novo casamento — v. 1-4), percebemos a seriedade com que Deus trata o primeiro ano de casamento como oportunidade de fortalecer a unidade conjugal.

C. Intimidade

... tornando-se os dois uma só carne.

A última cláusula da prescrição divina para o casamento bíblico apresenta o símbolo e o selo das duas primeiras. "Deixar" e "unir" culminam na consumação física do relacionamento.

---

[23] KELLER, p. 101.
[24] Dennis Rainey, em *Ministério com famílias do século 21* (São Paulo: Vida Nova, 2001), apresenta várias sugestões práticas para esse fim.

Podemos entender a intimidade conjugal como o último passo que simboliza a seriedade e intenção legítima de se formar um novo lar. A concretização do ato sexual no caso daqueles que já deixaram pais e declararam fidelidade vitalícia simboliza na esfera física o que já aconteceu de forma metafísica/espiritual. "A consumação do casamento por meio da relação sexual pode ter papel equivalente ao juramento de outras alianças do Antigo Testamento."[25]

Keller elabora ainda mais:

> O casamento é uma união tão profunda entre dois indivíduos que eles se tornam praticamente uma só nova pessoa. A expressão "unir-se" [...] significa "fazer uma aliança ou contrato irrevogável". Essa aliança une todos os aspectos da vida das duas pessoas. Elas perdem parte considerável de sua independência. Em amor, doam-se inteiramente uma à outra.
>
> Portanto, chamar o casamento de "uma só carne" significa que o sexo é, ao mesmo tempo, símbolo dessa união legal e pessoal e meio de realizá-la. A instrução bíblica é para que você não se una fisicamente a alguém, a menos que esteja disposto a se unir a essa pessoa também no âmbito emocional, pessoal, social, econômico e legal. Não se desnude nem se torne vulnerável fisicamente diante de outra pessoa sem se tornar vulnerável também em todos os outros sentidos, pois você abriu mão de sua liberdade e assumiu o compromisso do casamento.[26]

O apóstolo Paulo, assim como Jesus, cita o texto de Gênesis 2:24 quando descreve o mistério do casamento como metáfora de realidades ainda mais profundas (Ef 5:31). Segundo Köstenberger,

> O casamento tem a honra de corporificar o princípio de "uma só carne", que por sua vez, em um momento posterior da história da salvação, se tornou espiritualmente aplicável também à união do Cristo exaltado com a igreja [...] O casamento é mostrado, portanto, como parte do abrangente propósito divino da história da salvação, o propósito de fazer convergir em Cristo todas as coisas [...] (Ef 1:19) [...] Podemos extrair como lição, portanto, que, de acordo com o ensino cristão, o casamento não é um fim

---

[25] KÖSTENBERGER, p. 84.
[26] KELLER, p. 270-271.

em si mesmo; antes, deve ser sujeitado à autoridade de Cristo [...] O relacionamento conjugal também deve ser considerado, portanto, dentro do contexto do testemunho cristão para o mundo incrédulo, tanto de forma direta, por meio da prática, pelo marido e pela mulher, dos propósitos de Deus para o casal cristão, quanto de forma indireta, pela participação deles na igreja bíblica que propaga ativamente a mensagem do evangelho.[27]

Devemos destacar que foi Deus quem criou a sexualidade humana. Quando praticada conforme o padrão e a ordem de Deus (Hb 13:4), ela representa a mais alta e bela expressão de união que dois seres humanos podem experimentar. O prazer que Deus associa à intimidade física do casal funciona como motivação para que se repita muitas e muitas vezes, não somente como forma de reprodução, mas também como reafirmação do pacto conjugal.

Bill Mills descreve o papel da sexualidade humana no plano divino:

> A relação sexual torna-se uma expressão concreta do estímulo, encorajamento, engajamento e alegria mútuos, que serão expressados em todas as áreas de sua vida a dois [...].
> Veja que belo retrato da união e da comunhão. Adão e Eva estavam ambos "em Adão" antes de Deus instituir o casamento. A vida que Deus soprara já lhes era comum, mas não lhes era possível ter comunhão. Então Deus tomou uma costela de Adão, formou Eva e trouxe-a para Adão. Ainda tinham a vida em comum, mas agora tinham a capacidade de também terem comunhão. Por Deus ter criado o casamento, passaram a ser um e também ter intimidade. É isso que Deus quer para o casamento — união e comunhão.[28]

APLICAÇÕES

1. Devemos proteger a aliança conjugal, assim como sua expressão em intimidade sexual, a qualquer custo. A sexualidade é um presente de Deus para refletir a glória e a beleza de unidade em diversidade no contexto de amor incondicional e aliança.

2. O esforço satânico para reverter a ordem de Gênesis 2:24 coloca a relação sexual em *primeiro* lugar, e não como resultado de "deixar e

---

[27] KÖSTENBERGER, p. 68.
[28] MILLS, p. 39-40.

se unir", assim distorcendo e corrompendo a beleza que tem como expressão natural da aliança. Talvez por isso vivamos numa sociedade sexomaníaca. O foco na sexualidade parece ser totalmente desproporcional ao que normalmente esperaríamos, a não ser que seja um ponto de ataque nas tentativas do nosso inimigo de desfigurar a imagem de Deus no casamento.

3. Pais e líderes espirituais precisam educar seus jovens com respeito à fórmula bíblica para o casamento e prepará-los de acordo com os princípios bíblicos. Pureza moral é uma questão primeiramente da glória da santidade da imagem de Deus, mais que uma opção para evitar doenças sexualmente transmissíveis.[29]

4. A lua de mel (Gn 2:25)

O texto termina com uma das mais belas descrições do resultado do primeiro casamento, um eco de Gênesis 1:31 (*Viu Deus tudo quanto fizera, e eis que era muito bom*). O casal, agora casado, está junto no paraíso, lugar preparado por Deus para uma vida abundante (Gn 2:16). Os dois estavam nus — termo que simboliza sua inocência, transparência, intimidade e também vulnerabilidade. Mas para o leitor do texto, que já reconhece na nudez pós-pecado uma causa de inibição e vergonha, o texto acrescenta: *e não se envergonhavam*.

Tudo estava funcionando exatamente como Deus quis (por isso era "muito bom"). O casal está curtindo sua lua de mel na presença do Criador como adoradores em espírito e em verdade.

Infelizmente, não continuou assim. O capítulo 3 de Gênesis logo vai mostrar o que aconteceu e como chegamos onde estamos hoje.

| A grande ideia |

O casamento bíblico se constitui pelo ato definitivo de deixar sua família de origem, estabelecer uma aliança com seu cônjuge diante de Deus, culminando na consumação física dessa união.

---

[29] Köstenberger propõe cinco aplicações principais baseadas em Gênesis 2: 1) A permanência do casamento; 2) A sacralidade do casamento; 3) A intimidade do casamento; 4) A mutualidade do casamento; 5) A exclusividade do casamento (p. 86-87).

Para discussão

1. Em que sentido você entende a ideia de "deixar" pai e mãe? A expressão é limitada ao marido, ou inclui a esposa também? Até que ponto o "deixar" é culturalmente condicionado? Por exemplo, pode significar uma coisa em uma cultura e outra coisa em outra?

2. Como o "deixar" para formar um *novo* lar se relaciona com Gênesis 1:27,28 e com a ideia de que um homem e uma mulher em aliança refletem a imagem de Deus que deveria ser *multiplicada e espalhada* pela terra?

3. É necessária uma cerimônia para "unir-se" em casamento? Como você responderia à ideia de que dois jovens que moram juntos são "casados" diante de Deus se têm um compromisso um com o outro, mas nunca selaram o compromisso diante de testemunhas ou no papel?

4. À luz do papel refletivo do casamento, representando a unidade e a diversidade da Trindade, qual a contribuição da sexualidade humana? O que expressa? Por que Deus proíbe outras formas de expressão sexual fora da aliança conjugal? O que essas outras formas "dizem" sobre a imagem de Deus? Como pervertem sua imagem?

5. O que constitui o casamento? A união sexual define o casamento ou consuma o casamento? Em outras palavras, a relação sexual constitui um casamento diante de Deus? Se um casal deixa pai e mãe, faz votos de casamento, mas *não* consuma seu relacionamento, é casado biblicamente?

4

Lições da Queda: a tragédia do pecado

(Gn 3:1-13)

Dennis Rainey, em seu livro *Ministério com famílias no século 21*, conta a história do Milagre de Dunquerque. O dia foi 24 de maio de 1940. O lugar era o porto de Dunquerque, no mar do norte da França. Tropas aliadas, no total de 400 mil soldados, ficaram encurraladas pelo *blitzkrieg* dos tanques alemães, resultando na invasão e tomada da França em questão de dias. Agora, com os tanques e o exército alemão a uma distância de somente 15 quilômetros, parecia que não havia possibilidade de escape por terra. Com o mar às costas, 400 mil jovens soldados iriam morrer ou acabar como prisioneiros de guerra em campos de concentração.

Do outro lado do mar, na Inglaterra, os pais e as mães ingleses ficaram desesperados. O primeiro ministro Winston Churchill, sempre otimista, sabia que a frota inglesa só poderia resgatar no máximo 30 mil soldados antes do massacre. Precisava de um milagre. Mas de onde? Como?

Rainey escreve:

> O que eles não haviam percebido era que os cidadãos britânicos não estavam dispostos a abandonar seus filhos exaustos e feridos sem lutar [...] De maneira informal e verbal, sem qualquer anúncio público, uma imensa armada de embarcações civis e militares se reuniu para trazer de volta os rapazes britânicos [...] Uma marinha desorganizada saiu ao mar para resgatar milhares de soldados britânicos e, mais tarde, também franceses [...].
>
> Os barcos pequenos corriam o risco de soçobrar: as forças alemãs de artilharia, apoiadas por aviões e navios, tentavam afundar o maior número possível deles. Muitos voluntários trabalharam até a exaustão,

como os dois civis que passaram 17 horas remando sem parar, levando as tropas das praias de Dunquerque até os navios de resgate que esperavam em mar aberto [...].

No final da empreitada, contaram-se 861 "navios" na esquadra que evacuou cerca de 338 mil soldados.[1]

O milagre de Dunquerque aconteceu com um barco de cada vez. Cada um fazendo o que podia para resgatar vidas, para reunir famílias.

Estamos precisando de um resgate de vidas e de famílias nos dias de hoje. A razão encontra-se em Gênesis 3.

Gênesis 3 explica as origens da tentação e do pecado, e oferece a esperança da redenção. É uma miniatura da história do universo e do plano de Deus para a salvação do homem. Há mais informação compactada nesse capítulo do que talvez em qualquer outro da Bíblia. Não poderemos explorar todos os detalhes dessa narrativa maravilhosa, mas queremos pôr em relevo seu ensino no que tange à família, o que aconteceu com ela como resultado da Queda e como Deus prometeu usá-la dentro do plano de redenção.

Os efeitos da Queda foram desastrosos. Augustus Nicodemus Lopes observa:

> Os efeitos da queda do homem se revelam particularmente malignos na área sexual e na área do casamento [...] A queda do homem afetou primariamente a sua família, e é nela que nós vemos as manifestações mais hediondas do pecado: adultério, abandono, estupro, espancamento, mentiras e fingimentos para com as pessoas que juramos amar e ajudar.[2]

Deus, porém, tinha um plano de resgate, que culminou na cruz e na ressurreição de Cristo.

> A imagem de Deus no ser humano não foi eliminada, e o casamento e a família constituem a principal forma de organização divinamente instituída para a raça humana. Na verdade, a Queda não alterou os planos e

---

[1] RAINEY, Dennis, *Ministério com famílias do século 21*, p. 13, 23-24, citando LORD, Walter, *The Miracle of Dunkirk* (New York: Viking, 1982).
[2] LOPES, Augustus Nicodemus, p. 21.

padrões do Criador para o casamento e a família. Ele ainda espera que essas instituições sejam caracterizadas pela monogamia, fidelidade, heterossexualidade, fertilidade, complementaridade e durabilidade.[3]

Agora, fazemos parte desse plano quando, cheios do Espírito Santo (Ef 5:18ss) e da Palavra (Cl 3:16). Resgatamos vidas, uma vida de cada vez, para serem refeitas à imagem de Jesus. *... se alguém está em Cristo, é nova criatura...* (2Co 5:17)!

O inimigo da nossa alma vê na família o reflexo da glória de Deus que ele tanto odeia. Por essa razão, nossa batalha é contra as forças do mal que estão ocupadas em manchar o reflexo da glória de Deus no espelho chamado família:

> Satanás, inimigo de Deus, trabalha duro para desfigurar a beleza de nosso *design* divino. Ele luta para ofuscar o esplendor daquilo que fomos criados para refletir. Faz de tudo para impedir que homens e mulheres sejam mostruários da espetacular história de Deus [...].
>
> Satanás não gostou do que o primeiro relacionamento homem-mulher exibia. À época, ele provavelmente não entendeu que esse relacionamento prenunciava o relacionamento de Cristo com sua noiva, a igreja. Mas viu claramente que o relacionamento espelhava a glória de Deus. Isso aborreceu demais Satanás, porque ele odiava o Senhor Deus e era seu inimigo mortal! Portanto, Satanás decidiu acabar com esse relacionamento cujo alvo era expor o evangelho e a glória do Senhor.[4]

Como Bill Mills conclui, "Precisamos nos conscientizar da guerra espiritual, de impacto eterno, que cerca nossos relacionamentos familiares. Nessas horas, nossas reações em família têm impacto eterno".[5]

Contexto

Kassian e DeMoss situam o texto em seu contexto maior:

> Depois de dois capítulos iniciais de extrema beleza descrevendo como Deus criou todas as coisas e viu que tudo era bom, e sobre seu *design*

---

[3] Köstenberger, p. 283.
[4] Kassian e DeMoss, p. 91, 95.
[5] Mills, p. 28.

maravilhoso e sua bênção sobre o universo, Gênesis revela as consequências horríveis e desfigurantes do pecado. O pecado nos ataca bem no âmago de nossa condição feminina e masculina. Aquilo que Deus criou para exibir sua glória e encher-nos de alegria está agora fraturado, e é fonte de horrível sofrimento. Apenas pela intervenção divina o que foi partido se torna inteiro novamente. E, felizmente, é isso mesmo o que acontece! Em breve nós testemunharemos o poder da bondade e graça de Deus derrotar o pecado e culpa do homem.[6]

A transição de Gênesis 2:25 para 3:1 é sombria. Existe um trocadilho no texto original que prepara o palco para o drama a seguir, bem como o leitor para o perigo que está à vista. A palavra "nus" (2:25, *ărûmmîm* — "os dois estavam *nus* e sem vergonha")[7] no hebraico soa como a palavra "sagaz" (3:1, *'ārûm* — "a serpente era mais *sagaz*").[8] São homônimos, ou seja, duas palavras distintas, mas escritas da mesma maneira, como a palavra "manga" em português, que representa dois conceitos distintos (parte de uma camisa e um fruto). O efeito desse jogo de palavras para o leitor original seria como uma mudança na música de fundo num filme que prepara o espectador para um perigo iminente. É como se o homem e sua esposa estivessem "nus e sem vergonha", enquanto a serpente era "nua (esperta, sagaz) e sem-vergonha" — mais que qualquer outra criatura.[9]

Como Ross observa, "a nudez do casal representava o fato de que era inocente para com o mal, sem saber onde as armadilhas estavam postas, embora Satanás soubesse e viesse a usar toda a sua sutileza para tirar proveito da sua integridade".[10]

Assim, o palco está preparado para o enredo a ser desenvolvido. De onde veio o tentador, esse texto não nos diz. Mas fica evidente à luz de

---

[6] KASSIAN e DEMOSS, p. 127.
[7] עֲרוּמִּים ('ărûmmîm).
[8] עָרוּם ('ārûm).
[9] O livro de Gênesis usa o tema de nudez como uma técnica literária que serve como fio entrelaçado no tecido da narrativa. As várias conotações que acompanham a ideia de nudez ajudam a transmitir a tragédia da história, principalmente os efeitos desastrosos do pecado e como a "sagacidade/nudez" de Satanás contaminou a inocência/nudez do casal. Veja Gênesis 2:25; 3:1,7,10,11. É interessante notar como o tema se repete na narrativa do Dilúvio, quando Noé, o "novo Adão", mesmo depois de ser o instrumento que Deus graciosamente usou para salvar o mundo, encontra-se vergonhosamente nu em sua tenda, com efeitos desastrosos para sua família (Gn 9:21-29). Algumas coisas não mudam.
[10] Ross, Gênesis 3:1-7.

Apocalipse 12:9,10 que a serpente é a manifestação visível de Satanás, o anjo de luz (2Co 11:14), que a essa altura já havia caído. O texto nos instrui em muitos níveis, mas nosso foco será o impacto que a Queda teve no plano divino para a humanidade e, especificamente, para a família. Também traçaremos o ciclo de vida da tentação, antes de lidar com o triunfo da graça.

1. O percurso do pecado (Gn 3:1-6)

Aprendemos muito nesses versículos sobre o ciclo de vida e morte que a tentação produz. Como o Novo Testamento nos lembra, não somos (e não devemos ser) ignorantes das estratégias de Satanás, que visam corromper a imagem de Deus refletida em nós (2Co 2:11).

A triste história da tentação e subsequente queda da raça humana em Gênesis 3 fornece uma prévia de coisas piores por vir. A natureza humana logo se manifesta. Provérbios 27:20 observa: *O inferno e o abismo nunca se fartam, e os olhos do homem nunca se satisfazem.* Para acentuar o fato da nossa triste realidade, o relato de Gênesis mostra como, mesmo no paraíso, o homem e sua esposa não estavam contentes.

A história serve como miniatura do enredo humano até hoje. A natureza humana está sempre insatisfeita, descontente, sempre em busca de algo maior e melhor. No caso dos papéis de homem e mulher, a história também comprova que tanto o homem quanto a mulher vivem como pecadores em constante competição e conflito, algo bem diferente do propósito para o qual foram criados (Gn 3:16b).

A. Dúvida (v. 1-3)

> *Mas a serpente, mais sagaz que todos os animais selváticos que o Senhor Deus tinha feito, disse à mulher: É assim que Deus disse: Não comereis de toda árvore do jardim? Respondeu-lhe a mulher: Do fruto das árvores do jardim podemos comer, mas do fruto da árvore que está no meio do jardim, disse Deus: Dele não comereis, nem tocareis nele, para que não morrais.*

O primeiro passo no percurso da tentação é a dúvida quanto ao caráter de Deus e à Palavra de Deus. Satanás sutilmente subverte a ordem divina de liderança masculina e auxílio feminino, quando aborda a mulher, e não o homem. Afinal, ela não estava presente quando Deus deu suas ordens a Adão sobre sua gerência do jardim: "Sabemos que sua abordagem foi uma desvirtuação calculada do plano de Deus para a liderança de Adão no relacionamento".[11]

A pergunta semeia dúvidas na mente dela: *É assim que Deus disse...?* Questiona a bondade e provisão graciosa de Deus. Eva já fica na defensiva. A Palavra de Deus e o caráter de Deus estão em jogo.

Satanás inicia seu ataque contra a imagem de Deus mirando o relacionamento conjugal. Não é por acaso que Efésios 6:10-20 descreve essa nossa luta logo após o texto extenso sobre o lar cristão (Ef 5:22—6:9). Köstenberger faz a seguinte observação sobre a realidade dessa guerra espiritual:

> Se Deus, o Criador, instituiu de fato o casamento e a família, conforme a Bíblia ensina, e se há um ser maligno chamado Satanás que guerreia contra os propósitos criadores de Deus neste mundo, não deve causar espanto que os alicerces divinos dessas instituições estejam sob ataque cerrado nos últimos anos. Quer percebamos quer não, nós, seres humanos, estamos envolvidos em um conflito espiritual cósmico [...] no qual casamento e família são áreas de suma importância dentro das quais são travadas batalhas espirituais e culturais.[12]

O apelo do inimigo em Gênesis 3:1 foca atenção na única proibição que Deus dera ao homem, antes da criação da mulher, em Gênesis 2:16. Deus havia aberto o jardim inteiro para Adão comer "livremente".[13] Havia somente *uma* restrição: o fruto da árvore do conhecimento do bem e do mal. Satanás aproveita a oportunidade, aborda a mulher (provavelmente na presença do homem, conforme indicado no v. 6) e coloca sua lente de aumento sobre a proibição, e não sobre a permissão: ... *É assim que Deus disse: Não comereis de* TODA ÁRVORE *do jardim?* (3:1).

Eva se sente obrigada a responder, mas ela é inconsequente ao fazê-lo. Enquanto o tentador torceu a palavra de Deus e sutilmente questionou o caráter de Deus, Eva errava *três vezes* com respeito à palavra. As diferenças

---

[11] Kassian e DeMoss, p. 101.
[12] Köstenberger, p. 21.
[13] A construção hebraica do verbo com o infinitivo absoluto aponta para essa ideia de liberalidade ou generosidade: "comendo, comerás" ou "para comer, comerás". A ideia da *Almeida Revista e Atualizada*, "comerás livremente", capta bem esse foco do texto na generosidade divina.

para nós talvez pareçam sutis, até mesmo insignificantes, mas quando lembramos o contexto de Gênesis 1 e 2, em que a Palavra poderosa de Deus criou mundos e concedeu vida, logo fica evidente que esses "errinhos" são potencialmente fatais.

Note como Eva subtraiu e acrescentou à Palavra de Deus.[14] As mudanças feitas sugerem que ela já estava sendo enganada (como Paulo afirma em 1Tm 2:14), que talvez ela não levou tão a sério a Palavra de Deus, e bem provavelmente que Adão havia falhado na transmissão da palavra a ele confiada. E quando lembramos que, ao que tudo indica, ele estava presente (3:6), o fato de que não interferiu enquanto a serpente seduzia sua mulher também sugere que ele foi omisso e passivo. Como veremos mais adiante, o precedente estabelecido na Queda continua evidente nos descendentes de Adão e Eva e em nossos casamentos.

A tentação de Adão e Eva nos lembra de outra tentação — do último Adão — séculos depois (cf. Mt 4:1-11). Só que, diferentemente do casal no paraíso de Deus, Jesus encontrava-se no deserto árido, privado de tudo por quarenta dias e quarenta noites. Jesus respondeu às tentações do diabo citando, ao pé da letra, a Palavra de Deus. Isso porque não só de pão viverá o homem, mas de *toda palavra que procede da boca de Deus*.

Quando comparamos Gênesis 3:2,3 com 2:16,17, descobrimos três mudanças feitas por Eva ao citar a palavra (as mudanças ficam mais evidentes no texto original, mas podem ser observadas em algumas das nossas versões também):

Deus disse (2:16,17)	Eva disse (3:2,3)
comendo, comerás (comerás livremente) אָכֹל תֹּאכֵל	podemos comer נֹאכֵל
morrendo, morrerás (certamente morrerás) מוֹת תָּמוּת	para que não morrais פֶּן־תְּמֻתוּן
da árvore do conhecimento do bem e do mal não comerás לֹא תֹאכַל מִמֶּנּוּ	Dele não comereis, nem tocareis לֹא תֹאכְלוּ מִמֶּנּוּ וְלֹא תִגְּעוּ בּוֹ

---

[14] Alguns textos que advertem contra isso incluem: Provérbios 30:5,6; Deuteronômio 18:20-22; Apocalipse 22:18,19.

Por duas vezes, Eva diminuiu o que Deus havia dito. Ele tinha falado: "comerás livremente"; ela disse: "podemos comer". Ele falou: "certamente morrerás"; ela disse: "para que não morrais". Finalmente, Eva acrescentou à Palavra de Deus o que Deus não havia dito: "nem tocareis". Esse acréscimo representa uma forma primordial de legalismo, que é o estabelecimento de um padrão falso de espiritualidade criado pelos homens. O legalismo nasceu no jardim quando Eva (ou talvez Adão) colocou uma cerca de proteção ao redor da árvore como se tivesse o mesmo valor que o padrão divino. O legalismo tem o efeito de diluir a Palavra de Deus quando coloca a palavra do homem no mesmo patamar que ela. Quando a barreira humana for ultrapassada, o padrão divino cai logo em seguida. Esse é o perigo de se acrescentar ordens humanas à palavra final de Deus.

B. Negação (v. 4,5)

> *Então, a serpente disse à mulher: É certo que não morrereis. Porque Deus sabe que no dia em que dele comerdes se vos abrirão os olhos e, como Deus, sereis conhecedores do bem e do mal.*

O segundo passo no percurso da tentação é a negação escancarada da Palavra de Deus. Satanás, o pai da mentira (Jo 8:44) ousa acusar Deus de mentiroso quando berra: "É certo que não morrereis".[15] Agora que a mulher está na defensiva, e tendo plantado sementes de dúvida sobre a palavra e o caráter de Deus em seu coração, ele avança para aplicar o golpe fatal. Nega a veracidade de Deus. Sugere que Deus não era bom, que ele não tinha o bem do casal em mente, que existia grama mais verde do outro lado da cerca, e que eles poderiam ser *como Deus*! Ironicamente, ele oferece semelhança com Deus para o casal que já era imagem e semelhança de Deus (cf. Gn 1:26,27). Eles eram mais parecidos com Deus do que a serpente, mas mesmo assim caíram no golpe. Foi a mesma estratégia que Satanás usou na tentação de Jesus no deserto, só que com outro resultado (Mt 4:1-11).

Pense sobre a ironia nessa tentação. Isaías 14:12-15 provavelmente descreve a queda de Satanás. Ele usa a mesma isca que engoliu quando tentou elevar seu trono acima do trono de Deus para atrair o casal. Mas oferece o que eles já tinham: semelhança com Deus — só que de forma distorcida!

---

[15] É interessante notar que as palavras de Satanás agora são mais próximas do que Deus havia dito que as palavras de Eva. Ele nega a Palavra de Deus e diz, literalmente: "Não, 'certamente morrerás'": לֹא־מוֹת תְּמֻתוּן

C. Desejo (v. 6)

Vendo a mulher que a árvore era boa para se comer, agradável aos olhos e árvore desejável para dar entendimento, tomou-lhe do fruto e comeu e deu também ao marido, e ele comeu.

Logo vem o terceiro e último passo no percurso do pecado. Satanás tinha feito seu trabalho sujo. As sementes de dúvida e negação encontraram solo fértil no desejo da mulher, culminando em rebeldia. É o que 1João 2:15-17 descreve como o amor ao mundo e o desejo dos olhos. Adão e Eva quebraram o primeiro e último mandamentos (que viriam anos mais tarde nas tábuas da Lei) quando colocaram outros deuses diante do Deus verdadeiro e cobiçaram o fruto proibido.[16]

Observe a sequência rápida dos eventos que seguem. Note o desejo desenfreado. A isca da cobiça levou Eva até esse ponto, e ela não resistiu. O desejo conquista seu coração em três esferas: o físico (ela *viu* que a árvore era boa para se comer), o emocional/estético (agradável aos olhos) e o intelectual (desejável para dar entendimento). Então ela tomou do fruto, comeu e deu ao marido, uma sequência rápida na narrativa que até assusta.

Em todo o percurso da tentação, ficamos a perguntar: "Onde estava Adão?" A resposta está no final do versículo 6. Uma tradução literal do final do versículo diz: "tomou-lhe do fruto e comeu, deu também ao marido *com ela*",[17] e ele comeu. É possível que a preposição simplesmente se refira ao fato de que o homem estava "com ela" no jardim — em algum lugar. Mas esse fato era óbvio (e talvez explique por que algumas versões não traduzem a preposição). A rapidez na sequência dos verbos

---

[16] As palavras traduzidas por "agradável" e "desejável" são relacionadas às palavras usadas para "cobiça" nos Dez Mandamentos (Dt 5:21; Êx 20:17). O pecado raiz foi a cobiça. Eles serviram ao ídolo de si mesmos no trono da sua vida. Mark Jones chega a sugerir que Adão quebrou *todos* os Dez Mandamentos (veja Tg 2:10) no pecado original. ("Adão quebrou os Dez Mandamentos no Éden". Disponível em: <http://monergismo.com/markjones/adao-quebrou-os-dez-mandamentos-no-eden/>. Acesso em: 2 mar. 2018.)

[17] עִמָּהּ— "que estava com ela". A preposição com sufixo pronominal (que infelizmente não foi traduzida em algumas versões em português como a ARA e a NVI, mas veja a ARC), junto com a sequência rápida dos verbos na narrativa, sugere fortemente que o homem estava perto, talvez até ouvindo tudo que aconteceu, mas sem interferir: "Essa frase simples e condenatória tem sido grandemente ignorada — e não deveria! Em hebraico, a palavra '*imha*' é composta de duas outras, cuja tradução para o português seria equivalente a 'com ela'. A construção hebraica é uma combinação da preposição '*im*, que significa 'com', e o pronome pessoal feminino da terceira pessoa '*há*', que significa 'ela'" (CRABB, p. 109).

e a leitura natural da narrativa mostram que Adão estava bem próximo — possivelmente ao lado dela — quando tudo aconteceu.

Larry Crabb, em seu livro clássico *O silêncio de Adão*,[18] elabora ainda mais o cenário daquele momento trágico:

> Onde estava Adão quando a serpente tentou Eva? [...].
> Será que Adão estava ali o tempo todo? Em pé, bem ao lado da esposa, enquanto a serpente a enganava com sua astúcia? Estava ali, ouvindo cada palavra? Se estava — e há boa razão para que pensemos assim —, uma importante pergunta precisa ser feita: por que ele não disse nada? [...].
> Ele ouviu Eva citar incorretamente a ordem de Deus; ordem que um dia [...] lhe retransmitira. Estava observando quando Eva começou a olhar para a árvore proibida. Viu quando ela deu um passo na direção da árvore e estendeu a mão para apanhar seu fruto. E não fez coisa alguma nem falou palavra alguma para detê-la. Adão permaneceu em silêncio. Por quê?...[19]
> Ele ficou ali, viu e ouviu tudo e não disse uma palavra sequer. Ele falhou com sua mulher. Falhou em representar Deus, em sua primeira luta espiritual. Falhou como homem!...[20]

Há quatro razões pelas quais acreditamos que Adão se encontrava presente na tentação: 1) seu silêncio se encaixa no contexto imediato de Gênesis 1—3;[21] 2) Gênesis 3:6 diz que ele estava ali; 3) o estilo de toda a narrativa registrada em Gênesis 3:1-7 sugere que Eva se voltou imediatamente para Adão e lhe deu o fruto;[22] 4) outros homens em Gênesis

---

[18] CRABB, Lawrence, HUDSON, Don e ANDREWS, Al. *O silêncio de Adão*. São Paulo: Vida Nova, 1995.
[19] CRABB, p. 9.
[20] Ibidem, p. 10.
[21] Crabb explica que Adão, que deveria representar Deus, trazendo ordem ao caos, de fato foi um péssimo representante da *imago Dei*, pois criou caos em meio à ordem do paraíso (p. 107-108).
[22] A rapidez da sequência narrativa leva a esta conclusão: "Nada nessa passagem indica um espaço de tempo entre o momento em que Eva comeu do fruto e aquele em que ela o ofereceu a Adão. E não há nada, no versículo 6, que sugira que Adão estava distante no momento da tentação. Tampouco há qualquer evidência de que Eva comeu do fruto sozinha e depois foi procurar Adão. Se lermos a narrativa como ela nos é apresentada, jamais veremos qualquer quebra de tempo no versículo 6. Ao contrário, vemos Eva tomar do fruto, mordê-lo e, imediatamente, entregá-lo ao seu passivo e silencioso marido, que estava com ela" (CRABB, p. 110-111).

vivenciaram esse problema antigo do silêncio de Adão, sugerindo que seu silêncio tornou-se um padrão para seus descendentes masculinos.[23] Crabb conclui:

> Adão não ficou sozinho em seu silêncio. Ele foi um homem não muito diferente de nós. O caos entrou no seu mundo e ele escolheu esquecer. Ele foi passivo. Escolheu o silêncio e se manteve ausente. Sua escolha de se calar estabeleceu o padrão para a desobediência dos homens desde então.[24]

O texto traz lições sobre liderança masculina e a omissão e a passividade que minam o fundamento do lar. E vemos como a mulher que deveria ter sido auxiliadora idônea acabou sendo o tropeço que levou à Queda. Cada um abandonou seu papel. Kassian e DeMoss explicam:

> Deus criou o primeiro casal humano para que um complementasse o outro, e os dois trabalhassem em união. Ele deu ao homem a capacidade e responsabilidade de ser iniciador — de proteger as pessoas sob os seus cuidados e suprir suas necessidades; de liderá-las e alimentá-las. Ele criou a mulher para responder à iniciativa de seu marido. Ela deveria estar em conexão com ele, e não independente dele. Cada um foi criado de forma única para que se juntasse ao outro, operando como uma unidade. Até as diferenças fisiológicas mais óbvias entre homem e mulher revelam essa verdade fundamental.
> Contudo, no relato de Gênesis, quem "lidera e alimenta"? Não é o homem; é a mulher. Quem responde em vez de iniciar? Não é a mulher; é o homem. E por que não cooperam um com o outro? Existe algo muito errado nesse cenário. Desde aquele dia fatídico no jardim, a ordem primorosa criada por Deus tem sido danificada e deturpada pelo pecado.[25]

---

[23] Crabb dá três exemplos: Abrão, que deu ouvidos à voz de Sara quando tomou Hagar como esposa (Gn 16); Ló, que conviveu com os pecadores de Sodoma e acabou gerando filhos/netos com suas próprias filhas (Gn 13—19) e Judá quando gerou um filho/neto com Tamar, sua nora (Gn 38) (CRABB, p. 111-113).
[24] CRABB, p. 115.
[25] KASSIAN e DEMOSS, p. 121.

Eugene Merrill resume o que aconteceu:

> Em certo sentido, o que Eva fez, ao oferecer o fruto para Adão, foi um ato de usurpação, mas o que ele fez, ao aceitá-lo, foi um ato de abdicação. Os dois entenderam erroneamente as esferas de soberania nas quais foram postos ou, se as entenderam de forma correta, rebelaram-se de propósito contra elas.[26]

Percebemos em nosso mundo como os precedentes estabelecidos no primeiro pecado continuam ecoando em nossa vida e em nosso casamento. Mulheres que tomam a frente e homens que abandonam a liderança espiritual do lar revelam-se como novos "Adão e Eva".

Ao comer, o homem colocou sua esposa como deusa em sua vida, obedecendo à voz dela em vez de a de Deus. Foi justamente essa atitude que Deus aborda em *primeiro* lugar quando fala ao homem em 3:17: *... Visto que atendeste a voz de tua mulher...* O homem quis agradar a esposa antes de agradar a Deus. Ele não foi enganado como a mulher (1Tm 2:14). Sabia exatamente o que estava fazendo. Simplesmente decidiu desobedecer.

Quando a serpente deu o "bote no casal", quando injetou o veneno do pecado nas veias da raça humana, todos nós caímos (Rm 5:12-19). A imagem de Deus refletida no espelho do casal ficou embaçada, corrompida e distorcida.[27] A tragédia do pecado fez que a vida nunca mais fosse a mesma. Fomos mergulhados nas trevas do pecado.

APLICAÇÕES

1. A Palavra de Deus é central para resistirmos à tentação e tem que ser central em nossos lares. Quando Satanás tentou Jesus no deserto, usou a Palavra fora do contexto. Mas Jesus respondeu com uma compreensão correta da Palavra. Erramos porque não conhecemos as Escrituras![28]
2. Cobiça e idolatria significam morte para a família.

---

[26] MERRILL, *Teologia*, p. 207.
[27] FITZPATRICK, p. 146.
[28] Kassian e DeMoss observam: "Ouvir conselhos ou conceitos que discordam da verdade é a primeira escorregadela rumo à escravidão. Primeiro, ouvimos a mentira; então, discorremos sobre ela. Passamos a analisar o que o inimigo disse. Matutamos na conversa. É como se papeássemos com ele, como Eva fez. A essa altura, a semente que foi plantada cria raízes e começa a crescer" (p. 104).

3. Deus nos chama para amá-lo acima de tudo: cônjuge, filhos, conforto e prazer. Sendo assim, homens precisam ser proativos em seus lares, e não passivos, ensinando a Palavra de Deus para sua família. E mulheres precisam se submeter a Deus e à sua orientação por meio dos seus maridos.

2. As consequências do pecado (Gn 3:7-13)

O próximo ato no drama do texto nos revela as consequências inevitáveis do pecado. Sabemos que o pecado é ruim. Mas nem sempre entendemos *quanto*. Precisamos permitir que as consequências horríveis do pecado sejam sentidas enquanto estudamos essa porção do texto. Temos que odiar o pecado e seus resultados trágicos, especialmente na família.

A. Vergonha (v. 7a)

> *Abriram-se, então, os olhos de ambos; e, percebendo que estavam nus, coseram folhas de figueira e fizeram cintas para si.*

Os olhos do casal se abriram. Viram sua nudez. Só que agora, com o sentimento de culpa e vergonha. Não mais uma nudez inocente, sem vestígio de vergonha. Agora, uma nudez vergonhosa. Eles sentem-se expostos. Foram-se a sua inocência e a autenticidade do seu relacionamento. Sentiram-se sujos, cobertos com a poluição do seu pecado.[29]

Kassian e DeMoss em seu livro sobre o propósito divino para a verdadeira feminilidade destacam o aspecto emotivo associado à Queda:

> Imagine o poder da conscientização e as emoções que inundaram o espírito de Eva quando a inocência foi destruída. Deve ter sido alucinador. A vergonha. O medo. A sensação esmagadora de sofrimento e perda. A frieza do mal enlaçando seus tentáculos cruéis e tenebrosos ao

---

[29] Burns (*Bibliotheca Sacra*, p. 287) cita MAGONET, Jonathan, *Themes in Genesis 2—3*, in: MORRIS, Paul e SAWYER, Deborah, eds. *A walk in the garden: biblical, iconographical, and literary images of Eden* (Sheffield: Sheffield Academic, 1992), p. 43:

> A conclusão inevitável [...] é que o significado principal do hebraico עָרוֹם (*'ārôm*), "nudez" (em suas variadas formas), não diz respeito à sexualidade em si, mas ao estado de ficar indefeso e incapaz de ajudar a si mesmo, sem posses ou poder. Pela primeira vez, quando o casal se vê pelos olhos de Deus, os dois seres humanos percebem sua fraqueza, fragilidade e dependência.

redor de seu coração. Pela primeira vez, Eva se sentiu envergonhada. Arruinada. Insegura. Exposta. E Adão sentiu as mesmas coisas. Não é de admirar que tenham costurado folhas de figueira numa tentativa miserável de se cobrirem.[30]

B. Religiosidade (v. 7b)

Note a resposta do casal diante da sua imundícia. Faz a primeira coisa que vem à mente. Tenta se cobrir. Tenta esconder sua vergonha. Cobrir sua nudez com folhas de figueira, arrancadas de uma árvore qualquer. Não foi suficiente, pois não havia derramamento de sangue, nem morte (Hb 9:22).

"Religião" (do lat. *religare*, ou seja, a tentativa de "religar-se" a Deus) representa o esforço do homem para reatar-se com Deus, cobrir seu pecado, apagar sua vergonha, tirar sua culpa. Atos religiosos são tentativas fúteis segundo a vontade do homem, e não de Deus. Merrill comenta: "Esse vão esforço de lançar mão de um remédio humano para o pecado é a primeira evidência apresentada pelo Antigo Testamento de uma religião feita pelo homem fundamentada em obras, e não na graça".[31]

Na tentativa de apaziguar sua culpa, alguns negam a existência de um Deus a quem terão que prestar contas. Outros se escondem por trás da ideia de forças cósmicas impessoais que não reconhecem a existência do pecado. Alguns usam a ciência para negar a existência de um Deus criador. Ainda outros tentam compensar seu pecado por boas obras e ritos religiosos, procurando desesperadamente tirar as manchas do pecado da sua alma. Mas a podridão do pecado nunca pode ser remediada pelo esforço humano.

Sabemos que o esforço de Adão e Eva era em vão, pelo fato de que Adão responde um pouco mais tarde à indagação de Deus *Onde estás?* (v. 9) com a declaração reveladora *Ouvi a tua voz no jardim, E, PORQUE ESTAVA NU, tive medo, e me escondi* (v. 10). Fisicamente falando, Adão não estava mais nu; mas, diante do olhar penetrante e onisciente do Criador, sua alma estava exposta. No sentido espiritual, estava nu, sim (cf. Hb 4:12,13).

Existe um detalhe no texto que às vezes passa despercebido. Teríamos esperado outra resposta. Note que o casal fez "cintas" para si.[32] A palavra

---

[30] KASSIAN e DEMOSS, p. 102.
[31] MERRILL, *Teologia*, p. 220.
[32] חֲגֹרֹת

original significa que costuraram algo para cobrir seus membros genitais, uma prática que tem caracterizado praticamente todas as culturas na história do mundo, com a possível exceção de algumas tribos mais primitivas.

É curiosa essa reação do casal diante da percepção da sua nudez. Não faria mais sentido cobrir partes do corpo que estavam diretamente envolvidas em seu pecado? Por exemplo, tapar os ouvidos para não ouvir a voz do tentador? Ou usar óculos escuros para não ver a beleza do fruto proibido? Talvez colocar luvas grossas para não poderem apanhar o pecado? Ou uma mordaça na boca para nunca mais saborear a amargura da iniquidade?

Por que o casal cobriu seus membros reprodutivos, que nada tinham a ver com o primeiro pecado? Qualquer resposta é especulação. Mas, à luz dos propósitos pelos quais Deus criou a família, podemos sugerir que havia um instinto plantado por Deus no casal que fez que a entrada do veneno do pecado em suas veias fosse de imediato associada à contaminação de todos os seus descendentes. Ou seja, em vez de *reproduzirem* novas imagens de Deus, adoradores em espírito e em verdade, agora seus filhos irão espalhar crime e corrupção e miséria sobre a face da terra. Não é uma questão de maldição hereditária, mas da transmissão da natureza pecaminosa de pai para filho.

Resumindo, parece que o casal sabia que havia corrompido o plano divino de reproduzir imagens puras, reflexos da glória de Deus. Iria multiplicar imagens desfiguradas. E sentiu vergonha disso — e de nós, seus descendentes pecadores! Romanos 8 diz que todos nós gememos debaixo da angústia do nosso pecado até hoje (8:23).

C. Medo (v. 8-10)

> *Quando ouviram a voz do* Senhor *Deus, que andava no jardim pela viração do dia, esconderam-se da presença do* Senhor *Deus, o homem e sua mulher, por entre as árvores do jardim. E chamou o* Senhor *Deus ao homem e lhe perguntou: Onde estás? Ele respondeu: Ouvi a tua voz no jardim, e, porque estava nu, tive medo, e me escondi (Gn 3:8-10).*

Então, aconteceu o pior. O próprio Deus desceu ao jardim para passear com seus filhos, seus amigos. Mas haviam sumido. A "imagem de Deus", feita para ser vista e para espelhar e espalhar a glória de Deus, estava escondendo-se atrás das árvores e dos arbustos do jardim. A criatura fugindo do Criador.

Desde então, perdemos nosso sentido de propósito. Deus nos criou com o propósito de sermos reflexos vivos de quem ele é. Mas o espelho ficou sujo. A comunhão virou corrupção. A amizade se tornou em medo. A luz em nossa vida transformou-se em trevas. Mais tarde, Jesus diria no Sermão do Monte:

> *Vós sois a luz do mundo. Não se pode esconder a cidade edificada sobre um monte; nem se acende uma candeia para colocá-la debaixo do alqueire, mas no velador, e alumia a todos os que se encontram na casa. Assim brilhe também a vossa luz diante dos homens, para que vejam as vossas boas obras e glorifiquem a vosso Pai que está nos céus* (Mt 5:14-16).

Note a cumplicidade do casal: *... esconderam-se da presença do* SENHOR *Deus, O HOMEM E SUA MULHER...* O casal que Deus criara para *junto* refletir sua glória, agora *junto* foge da sua presença.

Então, Deus chama o homem. Mais uma vez, o texto revela a responsabilidade de liderança masculina. Deus tinha dado as ordens, no jardim, ao homem antes de criar Eva. Agora, ele chama o homem: *Onde estás?*

Há evidência aqui da graça de Deus não somente na pergunta feita, mas em todo o diálogo travado entre Deus e o homem. Isso porque Deus já havia declarado a morte certa de quem comesse da árvore do conhecimento do bem e do mal (2:17). Por ser onisciente, Deus não precisava dialogar com o homem, muito menos com o casal. Mas o fato de *perguntar* a Adão já abre uma porta de esperança e arrependimento.

As perguntas que Deus faz ao homem nas Escrituras não são feitas porque ele não sabe. São feitas para provocar compreensão no homem sobre o que já fez! Aquele clamor, *Onde estás?*, continua ecoando pelos corredores do tempo até nós. A Bíblia nos ensina que é Deus quem busca o homem, e não o contrário (Rm 3:9-20); nós *o* amamos porque primeiro ele nos amou (1Jo 4:19).

Note a resposta irônica de Adão. Apesar de ter-se coberto com folhas de figueira, ele responde: *... porque estava nu, tive medo, e me escondi.* Como já vimos, ele ainda sentia-se nu! A religião própria e o esforço humano para cobrir a nudez vergonhosa do pecado eram fajutos. Eles ainda estavam expostos diante dos olhos daquele a quem precisavam prestar contas.

Uma das maiores tragédias do pecado é o medo do Criador que ele causa em nós. Rompeu-se a comunhão. Corrompeu-se a adoração. Em seu lugar fica o medo da justa e santa ira de Deus que *precisa* cair sobre toda a iniquidade (Rm 1:18), da qual também nos tornamos alvo quando Adão, nosso primeiro pai, comeu daquele fruto proibido!

D. Conflito conjugal (culpa) (v. 11-13)

> *Perguntou-lhe Deus: Quem te fez saber que estavas nu? Comeste da árvore de que te ordenei que não comesses? Então, disse o homem: A mulher que me deste por esposa, ela me deu da árvore, e eu comi. Disse o SENHOR Deus à mulher: Que é isso que fizeste? Respondeu a mulher: A serpente me enganou, e eu comi.*

Além da cumplicidade na fuga e da vergonha da nudez, percebemos outras consequências horríveis do pecado na vida conjugal. Deus continua sua interrogação, primeiro a Adão e depois a Eva, sempre visando a confissão do seu pecado, o arrependimento verdadeiro e a restauração do relacionamento. Nas palavras de Provérbios 28:13, *O que encobre as suas transgressões jamais prosperará; mas o que as confessa e deixa alcançará misericórdia* (cp. com 1Jo 1:9).

Infelizmente, o casal desperdiçou essa oportunidade de confessar, deixar seu pecado e clamar por misericórdia. Em vez disso, tentou mais uma vez encobrir sua transgressão.

Nessa hora, o casal já começa a colher o fruto podre do seu pecado justamente no relacionamento a dois, feito para ser um reflexo da glória do amor, da comunhão, da unidade e da fidelidade da própria Trindade.

Agora a raiz do pecado se manifesta — egocentrismo — em contraste com a vida "outrocêntrica" que é a vida do Último Adão, Jesus (Mc 10:45). A partir desse momento, é "cada um por si" na história da humanidade (veja Tg 4:1-4).

Já observamos os resultados trágicos que o pecado introduziu na raça humana — resultados opostos ao caráter amoroso divino, como J. Scott Horrell observa:

O amor por natureza não é autocentrípeto mas, sim, outrocentrípeto, compartilhando-se e dando-se para o outro [...] O Deus triúno do cristianismo nunca se apresenta finalmente egocêntrico, nem solitário ou isolado. Deus não necessita de alguém para amar [...] A Santa Trindade, desde a eternidade passada, exercita constantemente o amor em si mesma e entre uma pessoa e outra [...] É dando de nós mesmos em amor aos outros que mais nos aproximamos da *imago Dei*. Parece que é um princípio ontológico de nosso ser que, quanto mais nos esforçamos para o bem dos outros (imitando as pessoas da Trindade), mais somos definidos e realizados como seres pessoais.[33]

Keller resume o problema no que diz respeito ao casamento:

Em vez de ser o modo de encontrar sentido na abnegação, em abrir mão das liberdades individuais, e no compromisso com os deveres do matrimônio e da família, o casamento foi redefinido como a forma de encontrar satisfação emocional e sexual e plena realização pessoal.

Todos que entram numa união conjugal são espiritualmente falidos em razão do pecado, o que, entre outras coisas, significa que são egocêntricos e vivem *incurvatus in se* ["curvados sobre si mesmos"].[34]

Aqui encontramos conflito conjugal do pior tipo. Em vez de admitir sua culpa, passividade, idolatria, desobediência e rebeldia, Adão continua descendo a escada para o porão do pecado, transferindo a culpa para Eva e, no fim, para Deus (*a mulher que* [TU] *me deste*). Todo mundo estava errado, menos ele.

Irônica e tragicamente, nessa altura o casal já traça atributos do próprio diabo, o acusador dos irmãos e o pai da mentira (Jo 8:44; Ap 12:10,11). Em vez de assumir a culpa, defender a esposa, protegê-la contra uma morte fulminante (como guardião e protetor de *tudo* que se encontrava no jardim, inclusive Eva!), o mesmo homem que pouco antes havia cantado *Tu és osso dos meus ossos e carne da minha carne* agora se vira contra a própria esposa. O homem aponta seu dedo em

---

[33] HORRELL, p. 65-66.
[34] KELLER, p. 35, 50, citando a expressão latina de Martinho Lutero para descrever a natureza humana pecaminosa.

direção a Eva e efetivamente a condena à morte para salvar sua pele. Que exemplo de homem!

Imagine como Eva teria sentido naquela hora, com o Criador diante dela, o dedo do "maridão" apontado para ela e nenhum lugar onde se esconder!

As palavras de Adão foram como facadas no peito. Insinuavam que Deus errou ao criá-la para ser esposa dele; que seria melhor viver sozinho do que na companhia dela. Será que naquele instante uma crosta protetora não se formou ao redor do coração de Eva? Será que ela não deu um passinho para longe dele?

Adão estava sendo cruel. A culpa não era dela, que foi terrivelmente enganada. A serpente lhe passou uma conversa. Por que Adão ficou inerte? Por que não interferiu? Ele estava bem ali! Ele não percebeu? Não se importou? Ela foi iludida. Ele, não. Ele negligenciou sua responsabilidade. E, mesmo assim, teve o descaramento de culpá-la por sua desobediência proposital! Para salvar a própria pele, Adão, seu maravilhoso protetor, atirou-a aos lobos.

O primeiro relacionamento humano espelhava a imagem de Deus. Na Trindade, seres individuais e distintos se juntam em união inseparável. Os membros da Trindade (Pai, Filho e Espírito) se unem como parte do todo (Deus). No relacionamento deles, o "eu" é menos enfatizado que o "nós".

Antes do pecado, o relacionamento do primeiro casal refletia esse padrão. Marido e mulher tinham autoidentidades e interdependência saudáveis. O "nós" que vivenciavam com Deus os fazia gostar do "nós" de um com o outro. Mas o pecado destruiu isso tudo. Quando reivindicaram independência de Deus, e passaram a se concentrar no "eu", os dois perderam o "nós" de vista. Como resultado, um acusou o outro, e o empurra-empurra teve início.[35]

Infelizmente, esse mesmo precedente continua até hoje. Homens omissos e passivos preferem culpar aqueles ao seu redor a admitir seu pecado e assumir a responsabilidade por ele. Expõem sua esposa e família à tragédia do pecado e suas consequências em vez de serem os protetores do lar. Nas palavras de Elyse Fitzpatrick, "Mulheres buscam usurpar

---

[35] KASSIAN e DEMOSS, p. 108-109.

autoridade sobre seu marido. Maridos abdicam do seu papel ou exigem obediência de modo irracional. Deixam de submeter-se a Deus e fazem de si mesmos pequenos monarcas".[36]

Isso parece com algum relacionamento que você conhece? Talvez o seu?

John Piper resume os efeitos trágicos do pecado na confusão dos papéis de homem e mulher:

> Ao entrar no mundo, o pecado arruinou a harmonia do casamento não por ter trazido à existência a liderança e a submissão, mas porque transformou a liderança humilde e amorosa do homem em dominação hostil de uns e na indiferença indolente de outros. E corrompeu a submissão inteligente, espontânea, feliz, criativa e articulada da mulher na subserviência manipuladora de umas e na insubordinação descarada de outras. O pecado não criou a liderança e a submissão. Ele as arruinou, corrompeu, tornou-as feias e destruiu.[37]

Enquanto o primeiro Adão estendeu sua mão no jardim para acusar Eva, o Último Adão estendeu seus braços no Calvário para perdoar a igreja. O primeiro, culpado, transferiu a culpa para a esposa. O último, inocente, assumiu a culpa da esposa. O primeiro Adão tentou se salvar ao condenar a esposa a uma morte fulminante. O Último Adão entregou sua vida para que sua esposa, a igreja, não fosse condenada.

Somente em Cristo é que esses efeitos trágicos do pecado podem ser revertidos. Somente em Cristo é que homens poderão ser o Adão que Adão nunca foi. Somente em Cristo é que mulheres poderão ser a Eva que Eva nunca foi. Como veremos em Efésios 5:22,33, em Cristo o homem outra vez pode ser o protetor amoroso da sua esposa e a mulher pode ser a auxiliadora idônea do seu marido.

Keller destaca uma aplicação prática para casais que se encontram em conflito: "Ao enfrentar qualquer problema no casamento, a primeira coisa que você deve procurar na base da questão é, em certa medida, o egocentrismo e a indisposição de servir ou ministrar ao outro".[38]

---

[36] FITZPATRICK, p. 147.
[37] PIPER, *Casamento temporário*, p. 72.
[38] KELLER, p. 75.

Se aprendemos uma lição desse texto, é que o pecado é horrível. O pecado é devastador. *Nunca* vale a pena! A essência do pecado é rebeldia contra Deus. O mundo caiu como resultado, e todo o inferno se soltou sobre a terra.

Nossa tendência é minimizar a seriedade do pecado. Contamos "mentirinhas brancas" e cremos que "errar é humano". Jesus ensinou sobre a seriedade do pecado em Mateus 5:29,30. O pecado deve ser tão temido a ponto de tomarmos medidas *radicais* para evitá-lo. Jesus usa a figura de amputação de membros do corpo para não sermos enredados por ele. Mas o que realmente precisamos não é de uma amputação física dos membros do nosso corpo (hipérbole no texto), mas de um transplante do nosso coração, o que mais tarde seria chamado de "nova aliança" escrita na tábua do coração.

Como vemos nesse texto, o pecado é especialmente destrutivo no lar. Homens passivos, egoístas, que se protegem e fogem da prestação de contas, convivem com mulheres ambiciosas, egoístas, insubmissas. Uma fórmula para o desastre.

São más notícias. As consequências do pecado são devastadoras para tudo e todos, mas especialmente para a família. Temos que fugir do pecado a qualquer custo. Graças a Deus, a história não termina aqui.

| A grande ideia |
O pecado destrói famílias!

Para discussão

1. Quais as comparações e contrastes entre a tentação a Eva e a tentação a Jesus (Mt 4)? Que lições podemos aprender para enfrentarmos a tentação com sucesso? O que aprendemos sobre a natureza de Jesus?

2. Como você avalia o fato de que o casal cobriu sua cintura (membros genitais) como resposta à culpa do pecado?

3. Quais os precedentes estabelecidos na queda do casal e da raça humana que nos caracterizam ainda hoje?

5

Lições da Queda: o triunfo da graça

(Gn 3:14-24)

Imagine que você descobriu que alguém estava vendendo drogas para seu filho adolescente na esquina da sua rua. O que você faria? Provavelmente daria um jeito de tirar aquele criminoso de perto da sua casa. Ao mesmo tempo, trabalharia na vida do seu filho para tirá-lo do mundo dos narcóticos.

Quando chegamos na segunda metade da trágica história da queda da raça humana em Gênesis 3, encontramos uma situação análoga. O "traficante" é Satanás; a droga, o pecado; o comprador, o casal, Adão e Eva. Na sequência, Deus primeiro vai atrás do traficante e, logo em seguida, disciplina seus filhos.

Como já descobrimos, a entrada do pecado fez o mundo desmoronar. O pecado fraturou a família. Mas o que impressiona em Gênesis 3 é o fato de que, mesmo antes de Adão e Eva terem admitido seu pecado, "Deus já está falando em redenção!"[1] À primeira vista, o único versículo que parece dar qualquer raio de esperança é o 15. Mas depois de examinar o texto mais cuidadosamente, descobrimos que o capítulo inteiro termina com uma nota positiva, apontando para Aquele que é o único remédio para nosso pecado.

Já vimos a primeira evidência da graça de Deus no fato de ele ter interrogado o casal sobre seu pecado. Em vez de matá-lo enquanto o fruto proibido ainda estava sendo mastigado, Deus dá a oportunidade de confissão e restauração. Mas em 3:14-24 encontramos ondas de graça,

---
[1] Mills, p. 44.

que o apóstolo João declara terem atingido seu auge em Jesus: *E o Verbo se fez carne e habitou entre nós, cheio de graça e de verdade, e vimos a sua glória, glória como do unigênito do Pai [...] Porque todos nós temos recebido da sua plenitude e GRAÇA SOBRE GRAÇA* (Jo 1:14,16).

Vamos examinar como a graça de Deus triunfa sobre o pecado do homem.

1. A promessa: A destruição da serpente (v. 14,15)

> *Então, o SENHOR Deus disse à serpente: Visto que isso fizeste, maldita és entre todos os animais domésticos e o és entre todos os animais selváticos; rastejarás sobre o teu ventre e comerás pó todos os dias da tua vida. Porei inimizade entre ti e a mulher, entre a tua descendência e o seu descendente. Este te ferirá a cabeça, e tu lhe ferirás o calcanhar.*

O oráculo da maldição começa no versículo 14 e continua até o versículo 19, embora tecnicamente as únicas "maldições" são contra a serpente (v. 14) e a terra (v. 17), e não o homem ou a mulher. O casal foi *disciplinado, e não amaldiçoado*. Essa distinção é importante, pois mais tarde Deus tomaria a maldição do pecado sobre si mesmo, na pessoa do seu Filho: *Cristo nos resgatou da maldição da lei, fazendo-se ele próprio maldição em nosso lugar, porque está escrito: maldito todo aquele que for pendurado em madeiro* (Gl 3:13).

Essa é a razão por que Deus não matou Adão e Eva logo após o pecado. Seu plano antes da fundação do mundo seria sacrificar seu próprio Filho em resgate de muitos. A primeira coisa que Deus fez foi dar esperança a todos nós quando pronunciou julgamento contra a serpente (Satanás). Deus começa onde a tentação começou:

> Após dar a Adão e Eva uma chance de se explicarem, Deus amaldiçoou a serpente. Ele nem quis saber de suas desculpas. Simplesmente anunciou o castigo.
>
> Deus disse a Satanás:
>
> "Coma poeira!"
> "A luta começou!"
> "Você vai perder!"

Pode ser que Deus tenha julgado a serpente primeiro para que Adão e Eva entendessem quanto ele os amava, e para que tivessem um lampejo de seu plano maravilhoso. Deus queria que eles tivessem esperança.

É impressionante que no Éden o Senhor tenha dado esperança de que o pecado seria derrotado, e fez isso antes mesmo de explicar ao homem e à mulher os efeitos da desobediência deles.[2]

O versículo 15 pronuncia um julgamento que vai muito além da serpente como animal, pois fala da destruição iminente de Satanás. Algum dia, a semente (singular) da mulher iria esmagar a cabeça de Satanás. Na cruz, Jesus efetivamente selou o destino do inimigo, embora ele mesmo fosse brutalmente castigado.

Encontramos aqui o que é conhecido como o "protoevangelho", a primeira promessa das boas-novas do evangelho. É fascinante observar que, "mesmo diante do pecado terrível, Deus não passou a mão na cabeça, como um terapeuta, não minimizou o pecado, nem o tratou de forma desleixada. Pelo contrário, a resposta a todo e qualquer pecado é o evangelho. Deus não faz nada além de pregar o evangelho para Adão e Eva e para a humanidade. Ou seja, famílias precisam do evangelho, porque desde o início Deus está dando o antídoto para a droga do pecado".[3]

Jesus é "o descendente", a semente da mulher, prometido desde o jardim do Éden, que tomou sobre si a sentença do nosso pecado, mas desferiu um golpe fatal na morte. A morte morreu em Cristo. Normalmente a "semente" vem do homem. Mas aqui a semente é da mulher, talvez o primeiro vislumbre nas Escrituras do nascimento virginal de Cristo (cf. Hb 2:13; Is 53:10; Rm 16:20; 1Pe 1:19,20). A maldição caiu sobre Aquele que foi pendurado no madeiro, apesar de que ele mesmo nunca tivesse pecado. Assim, foi ele, o Deus-homem, que iria sentir as maiores consequências do nosso pecado. Ele mesmo suportaria o que nós merecíamos: a separação do Pai.

> Deus Filho entra no mundo como o Noivo celestial, resgatando [...] seu próprio casamento diante da infidelidade da sua noiva. Para fazer isso, que levará junto à reinstituição do casamento terrestre, ele faz duas coisas: ele paga o preço da infidelidade e quebra seu poder [...] Também

---

[2] KASSIAN e DEMOSS, p. 118-119.
[3] Lucas Carvalho, em interação pessoal com o autor.

torna possível para seu povo realizar até certo ponto na terra uma cópia terrestre dessa união no casamento humano.[4]

2. O castigo: lembrança da necessidade diária (v. 16-20)

O amor de Deus manifesta-se em sua disciplina do pecado, por meio de lembranças diárias que ele teceu no pano do universo e da nossa existência com respeito à natureza pecaminosa e nossa necessidade *dele*. Hebreus, citando Provérbios, nos diz que Deus nos disciplina como bom Pai (Hb 12:5-11; Pv 3:11,12). O que alguns consideram uma "maldição" é disciplina que faz parte da *cura*. *A cura do pecado começa quando vemos nossa necessidade do médico*! Nunca chegaremos à cruz de Cristo até que compreendamos o estado devastador em que nos encontramos (Hb 4:12-16)!

Há graça em toda essa história e em toda disciplina bíblica. Se Deus tivesse se mantido distante ou indiferente diante do nosso pecado, poderia ter fulminado o casal ou simplesmente abandonado os dois à miséria do seu pecado. Mas não foi o que fez. Ele interveio. Deus providenciou lembranças constantes de que o mundo não é como deveria ser. Por isso precisamos dele. O primeiro passo da salvação é o conhecimento da necessidade do coração! Esse é um esboço do evangelho, que sempre começa com as más notícias que nos levam às boas. Por isso o livro de Romanos começa com a condenação de todos (Rm 1:18—3:20) para depois revelar as boas-novas da salvação em Cristo (Rm 3:21ss).

A disciplina divina opera em três esferas, *que correspondem item por item aos três propósitos pelos quais Deus nos criou!*

> As consequências em si [do pecado] são o castigo. Elas se tornam julgamentos divinos [...] Mas, ao pronunciar esses julgamentos, Deus não aceita a situação criada pelo homem no lugar do seu desígnio original. Ele faz com que o homem e a mulher vejam para onde sua desobediência leva, inclusive em termos da nova relação conturbada entre eles. Mas Deus não se acomoda a essa nova situação. Mesmo antes de mostrar como aqueles que não queriam o que ele havia planejado serão afetados pela sua rebeldia, ele anuncia a obra de resgate e restauração.[5]

---

[4] Bromiley, p. 46.
[5] Bromiley, p. 6.

A. Dor na criação de filhos (v. 16a)

E à mulher disse: Multiplicarei sobremodo os sofrimentos da tua gravidez; em meio de dores darás à luz filhos...

A palavra "multiplicarei" é significativa. A primeira vez que a encontramos é na "Grande Comissão" de Gênesis 1:28: ... *multiplicai-vos e enchei a terra...* Um propósito pelo qual Deus fez o casal foi para *reproduzir* sua imagem em novos adoradores que iriam estender o domínio do jardim do Éden até os confins da terra. Então, a disciplina que Deus decreta mostra como o pecado atingiu esse propósito para a família. Essa é a ideia da *lex talionis* — a "lei de retaliação", ou seja, o castigo que cabe ao crime —, um conceito comum nas Escrituras.

Note que há mais em jogo aqui do que o simples parto doloroso. O texto literalmente diz: "Multiplicarei sua dor e *concepção*".[6] Os dois estão relacionados. Múltiplos nascimentos significariam múltiplas dores. Tudo está relacionado à criação de filhos num mundo agora poluído pelo pecado. A dor associada à *concepção* provavelmente representa uma figura de linguagem (sinédoque) em que o começo representa o todo, isto é, todo o processo de criar filhos, desde o momento em que a vida começa (concepção) até o final.[7]

Há poucas coisas na vida que nos lembram tanto da nossa necessidade de um Salvador mais do que a criação de filhos. Filhos são um reflexo do nosso coração, do nosso egoísmo, da nossa cobiça, da nossa desobediência. Desde Gênesis 3, os filhos nascem com estultícia (pecado) no coração (Pv 22:15), distantes do Criador, carentes de um resgate espiritual.[8]

---

[6] הֵרָיוֹן (*hērāyôn*), *concepção, gravidez.*
[7] Ross (p. 146) afirma: "A palavra 'concepção' precisa ser entendida como sinédoque, representando todo o processo que começa com a concepção [...] A palavra 'dor' [...] talvez não seja limitada ao sofrimento físico no processo do parto. Basicamente significa 'trabalho doloroso', mas pode ser aplicado à ideia de dor tanto física como emocional".
[8] Existe especulação com respeito a este texto:
   1. Conforme alguns, somente multiplicamos o que já existe. Isso significa que já haveria dor associada com gravidez e parto *antes* da Queda?
   2. O texto sugere que parte da disciplina divina será um *aumento* do ritmo de concepção, ou seja, mais nascimentos? Note que o texto literalmente diz: *Multiplicarei sua dor* E SUA CONCEPÇÃO. Será que o ritmo de reprodução e, por consequência, a dor, teria sido muito mais lento se o pecado não tivesse entrado na raça humana (especialmente pelo fato de que não haveria mortes)?

Em vez de produzir imagens nítidas de Deus como fruto da sua união, o casal agora introduzirá pecadores em quem a imagem de Deus ficou distorcida. A palavra "multiplicar" aparecerá uma terceira vez em Gênesis 6, mas com tons sombrios: *Como se foram* MULTIPLICANDO *os homens na terra* [...] *viu o* SENHOR *que a maldade do homem se havia* MULTIPLICADO *na terra e que era continuamente mau todo desígnio do seu coração* (6:1,5).

Deus queria que a família refletisse sua imagem e expandisse seu reino por meio do serviço mútuo e complementar. Mas a Queda complicou demais a tarefa. Mesmo assim, o mandato para multiplicar e encher a terra foi repetido depois da Queda para Noé em Gênesis 9:7.

A primeira família experimentou as consequências catastróficas do pecado e do desfiguramento da imagem de Deus. No próximo capítulo de Gênesis, mamãe Eva e papai Adão irão experimentar a "multiplicidade da dor" associada à criação de filhos, quando Caim mata seu próprio irmão.⁹ Em um só dia os pais perderam seus dois filhos. Um assassinado pelo outro, que virou fugitivo na terra. Caim destruiu a imagem de Deus em seu próprio irmão quando matou Abel (Gn 4:8). Daquele ponto em diante, as Escrituras sutilmente sublinham a complexidade de cumprir a "Grande Comissão". Procuramos em vão por exemplos de "famílias perfeitas" na história sagrada. Noé, Abraão, Moisés, Jacó, Eli, Samuel, Davi e Salomão são somente alguns dos "heróis" bíblicos cuja vida foi marcada por rebeldia, intriga, imoralidade e indisciplina no contexto familiar — lembranças vívidas da necessidade que o homem tem da graça de Deus.

O livro de Rute aponta para algo bem intrigante. Ninguém pode escolher sua própria família, mas Deus escolheu a "família" terrena de Jesus. Na genealogia de Jesus, encontramos mulheres de reputação dúbia como Raabe, Tamar e Rute, a moabita. Ou seja, Deus não busca famílias perfeitas; nem o Senhor Jesus vem de uma linhagem perfeita. Mas todas essas mulheres foram alcançadas pela graça do Senhor que culminou no Redentor, a semente da mulher.

APLICAÇÃO

A família hoje precisa buscar a redenção e restauração da imagem de Deus para poder perpetuar um legado piedoso na terra. Deus queria que

---

⁹ Note quantas vezes "teu irmão" é repetido no texto.

o reflexo da sua imagem e a expansão do seu reino pelo mundo fosse multiplicado pelos pais por meio dos seus filhos. As exortações sobre a paternidade que seguem nas Escrituras enfatizam o processo de resgate da imagem e formação espiritual dos filhos. De acordo com vários textos (Dt 6:4-9; Sl 78:1-8; Ef 6:4; Cl 3:21), os pais (e especialmente o pai)[10] têm a responsabilidade dada por Deus para transmitir sua fé pelo discipulado e disciplina dos filhos.

A primeira responsabilidade dos pais é levar a criança à conversão pelo reconhecimento da miséria do seu coração até a provisão da graça de Deus na cruz e ressurreição de Cristo. Os pais precisam levar seus filhos cada vez mais em direção à imagem de Cristo (Rm 8:29; 2Co 3:18; Fp 1:6).

B. Conflito conjugal (v. 16b)

O teu desejo será para o teu marido, e ele te governará.

O percurso do pecado já desencadeou uma reversão de papéis na hierarquia funcional familiar. Seus efeitos desastrosos foram carimbados por Deus como parte do castigo pelo pecado e têm suas sequelas até hoje. Já vimos o início do conflito conjugal quando Adão fez o "jogo do diabo" e culpou a mulher. Mais uma vez, vemos o princípio da *lex talionis*. Deus anuncia que, a partir daquele momento, haveria uma concorrência entre homem e mulher em vez de contentamento e realização dentro dos respectivos papéis que Deus lhes determinou na criação.

O Éden começou com uma perfeita complementação mútua entre homem e mulher, com igualdade no ser e diferença no fazer, em que o homem assumiria normalmente o papel de líder amoroso e a mulher, o de auxiliadora idônea. Tudo isso mudou em Gênesis 3:16. Percebemos que o primeiro propósito para o qual Deus criara o casal também foi atingido em cheio. *Refletir* a imagem de Deus pela unidade em diversidade, agora virou competição e conflito.

Köstenberger comenta:

---

[10] O texto grego tanto em Efésios 6:4 como em Colossenses 3:21 usa o termo masculino πατέρες, e não o termo mais genérico γονεῦσιν (como em Ef 6:1 e Cl 3:20), talvez para deixar a responsabilidade final pela criação dos filhos sobre os ombros do pai.

Com a Queda, observa-se uma *inversão completa dos papéis* designados por Deus para o homem e a mulher. Em vez de Deus estar no controle e o *homem*, auxiliado pela *mulher*, governar a criação para ele, ocorre uma inversão total: *Satanás*, na forma de serpente, aborda a *mulher* que, ao se rebelar contra o *Criador*, leva consigo o *homem*.[11]

Deus [...] permitiu que colhessem o fruto das sementes que lançaram. Em outras palavras, o Senhor havia traçado um plano para o casamento e a família que incluía a harmonia perfeita e ordem com base na liderança masculina e submissão feminina. Adão e Eva, porém, escolheram abandonar os papéis definidos por Deus para cada sexo, o que resultou na Queda [...] Deus os sentenciou (por meio da nova natureza pecaminosa de ambos) a cumprir os papéis que escolheram quando optaram por abandonar o plano divino estabelecido na criação. Sob essa ótica, o julgamento inerente [...] consistiu, essencialmente, em Deus permitir que experimentassem os resultados de suas próprias escolhas pecaminosas.[12]

— *Teu desejo será para* [ou contra] *o teu marido, e ele te governará.*

Para compreender o significado da frase, precisamos compará-la à expressão quase idêntica usada por Deus em sua advertência a Caim em Gênesis 4:7: ... *seu* [o pecado] *desejo será contra ti, mas a ti cumpre dominá-lo.* Os mesmos vocábulos hebraicos aparecem em Gênesis 4:7 referindo-se ao pecado que jazia à porta de Caim e cujo desejo era para (contra) ele, ou seja, para dominá-lo, mas que cabia a Caim dominar o pecado.[13] Em outras palavras, Deus prevê como resultado da Queda uma nova luta entre homem e mulher, caracterizada por competição, e não mais complementação.

No tocante ao relacionamento com o marido, a harmonia amorosa é substituída por um padrão de conflito no qual a mulher procura exercer controle sobre o marido. Ele reage afirmando sua autoridade, muitas vezes de forma que contraria a orientação de Deus, ao forçá-la passivamente a agir ou ao ativamente dominá-la.[14]

---

[11] KÖSTENBERGER, p. 32.
[12] Ibidem, p. 53.
[13] Gênesis 3:16b: וְאֶל־אִישֵׁךְ תְּשׁוּקָתֵךְ וְהוּא יִמְשָׁל־בָּךְ ; Gênesis 4:7: וְאֵלֶיךָ תְּשׁוּקָתוֹ וְאַתָּה תִּמְשָׁל־בּוֹ׃
[14] KÖSTENBERGER, p. 32.

Dietrich Bonhöeffer resumiu o propósito restaurador da disciplina divina:

> Sobre o destino da mulher e do homem paira a sombra escura de uma palavra da ira de Deus, um fardo da parte de Deus que ambos têm de levar. A mulher terá filhos em meio a dores e, ao prover para sua família, o homem tem de ceifar muitos cardos e abrolhos e trabalhar no suor de seu rosto. Tal fardo deve fazer homem e mulher invocarem a Deus e deveria lembrar-lhes o seu destino eterno no reino divino.[15]

Kassian e DeMoss afirmam:

> O castigo da mulher seria diferente do castigo do homem. As sentenças estavam ligadas à maneira em que os gêneros sexuais foram criados, e ao modo em que cada um destruiu o plano de Deus. Por serem diferentes, homem e mulher sofreriam os resultados do pecado de modos diferentes [...] O pecado atinge homens e mulheres de maneiras diferentes [...].
>
> Deus está dizendo à mulher: Você terá desejo de controlar, afrontar, rechaçar e ir contra seu marido. Embora os dois devessem agir como uma só pessoa — em harmonia, paz e união —, existirá agora uma barreira entre vocês. Em vez de seguir a liderança de seu marido, e servir e glorificar a Deus com ele, você vai querer tomar as rédeas e fazer as coisas do seu jeito.

A liderança (direção, comando, autoridade) do marido será egocêntrica, ditadora, soberana ou rigorosa. Ele nem sempre irá liderar de modo virtuoso. Em sentido mais geral, a sentença poderia ser expressada assim:

> O pecado transformou o desejo positivo da mulher de ser receptiva ao homem em um desejo negativo de confrontá-lo e rebelar-se contra ele.
>
> O pecado transformou o instinto positivo do homem de usar sua força para liderar, proteger e cuidar da mulher em uma tendência de maltratá-la, ou de fugir de sua responsabilidade para com ela.[16]

---

[15] BONHÖEFFER, Dietrich, *Letters and papers from prison*, p. 31, citado em PIPER, *Casamento temporário*, p. 26.
[16] KASSIAN e DEMOSS, p. 122, 125-126.

Não é como as coisas *devem* ser, mas como *serão*, tudo isso por causa do pecado. Essa é mais uma lembrança de que homens e mulheres precisam desesperadamente da intervenção divina para redimir e restaurar a família. O feminismo (a mulher usurpando o papel do homem de liderar) e o machismo (o homem deixando de proteger a mulher, mas oprimindo-a) entraram para valer na história da humanidade:

> A mutualidade do casamento, já prejudicada na Queda, é substituída por uma hierarquia que contém as sementes de brutalidade, ressentimento, rivalidade e conflito. Mesmo que o casamento em si continue, sua realização apropriada se torna infinitamente mais difícil.[17]

O que começou como jogo de culpa no jardim do Éden transforma-se agora numa guerra constante em que a mulher tentará controlar seu marido, assim como o pecado tentou controlar Caim, e assim como ela já fez quando deu início ao pecado. Ao mesmo tempo, a tendência do homem em oprimir, dominar e não proteger sua esposa (como já visto em 3:12) irá caracterizar a resposta dele à sua esposa mais uma vez, exatamente em oposição ao plano divino.

C. Trabalho doloroso (v. 17-19a)

> *E a Adão disse: Visto que atendeste à voz de tua mulher e comeste da árvore que eu te ordenara não comesses, maldita é a terra por tua causa; em fadigas obterás dela o sustento durante os dias de tua vida. Ela produzirá também cardos e abrolhos, e tu comerás a erva do campo. No suor do rosto comerás o teu pão.*

Como consequência do pecado, o trabalho outrora frutífero e realizador seria agora uma luta fútil contra um mundo marcado pela corrupção. Seis dias por semana o homem lembraria dos resultados do seu pecado enquanto lutasse para extrair os frutos da terra. O vice-regente de Deus, o homem, se rebelou contra o Criador e comeu do fruto proibido da terra; agora a terra iria se rebelar contra seu governador. Mais um exemplo do princípio da *lex talionis*. Observe, mais uma vez, como a imagem de Deus

---

[17] Bromiley, p. 6.

que seria representada pela vice-regência do homem, o representante de Deus, agora foi dramática e tragicamente transtornada pelo pecado. Custará caro ao homem colocar pão na mesa da família. O trabalho que começou como bênção e manifestação da imagem de Deus na subjugação da terra seria agora doloroso e espinhoso. A terra foi amaldiçoada, assim como a serpente (v. 17), e se rebela contra seu guardião. A terra geme debaixo do peso, cada vez maior, do pecado humano, ansiando pelo dia da redenção (Rm 8:19-22).

Somente em Cristo é que o trabalho um dia será resgatado. No céu iremos trabalhar, servindo ao nosso Rei, mas sem as complicações da maldição do pecado (Ap 22:3). Kassian e DeMoss resumem o efeito devastador na vida do homem:

> O homem trabalha e trabalha "com o suor de seu rosto". Entretanto, a "terra" que ele procura cultivar reage com "espinhos e ervas daninhas". O homem nota que, por mais que ele tente, está sempre em desvantagem. É preciso sempre mais. Seus esforços nunca bastam. O pó irá vencer. Vai transformá-lo em "pó".
>
> Os homens receberam de Deus a inclinação para triunfar e prevalecer (no bom sentido). No entanto, por causa do pecado, tudo na vida lhes faz resistência e puxa-os para baixo. O trabalho faz isso. As finanças fazem isso. Até mesmo a esposa e os filhos agem assim. Muitos homens vivem mergulhados na sensação de fracasso e inadequação. Não têm como proteger seus queridos de todas as infelicidades. Não têm como lhes oferecer o bastante. Pecado e doença, desintegração e ruína pressionam de todos os lados. Embora se empenhe com todas as forças, o homem simplesmente não tem mãos suficientes para tapar todos os buracos.[18]

Cabe mais uma observação do texto que muitas vezes passa despercebido. Ao abordar o homem pela culpa do seu pecado, Deus começa dizendo: *Visto que atendeste à voz de tua mulher...* Somente depois disso é que Deus diz: *... e comeste da árvore que eu te ordenara não comesses...* (Gn 3:17). Sem tentar decifrar qual foi o primeiro pecado "oficial", no mínimo podemos dizer que Deus levou muito a sério o fato de Adão ter abandonado seu papel como líder do lar e guardião do jardim e da palavra do

---

[18] KASSIAN e DEMOSS, p. 126-127.

Senhor! Bromiley observa: "Uma reversão de posição percorre todo o evento [da Queda] e isso em si faz parte da desordem inicial".[19]

D. Morte (v. 19b)

> *Até que tornes à terra, pois dela foste formado: porque tu és pó e ao pó tornarás.*

No fim, a morte também nos lembra da nossa necessidade de um Salvador. Lutamos a vida toda contra a terra e, no fim, a terra ganha. Seremos sugados de volta para o pó de onde viemos. A imagem de Deus acaba se tornando comida de serpente (cf. 3:14). Como Eugene Merrill comenta, "o fim da luta incessante do homem apenas para sobreviver, seria, ironicamente, o retorno ao chão do qual ele fora feito [...] Ele que deveria ter domínio sobre a terra, agora seria prisioneiro dela".[20]

Bill Mills consegue resumir as consequências trágicas do pecado:

> Perdemos nossa capacidade de atender ao chamado divino original, de cultivarmos seus frutos naquilo que ele criou, à parte de sua redenção. Agora, como resultado da Queda, em vez de levarmos a terra a refletir a glória de Deus, obrigamo-la a refletir nossa própria morte. O ar, a água, o solo, todo o meio ambiente em que vivemos, passaram a refletir a poluição do pecado em nosso coração.[21]

Quando reparamos no estrago feito pelo pecado, principalmente em termos dos propósitos pelos quais fez a raça humana em geral e a família em particular, parece que tudo estava perdido:

> Pode parecer que os principais propósitos de Deus foram irreparavelmente prejudicados, mas o quadro escatológico está longe de ser pessimista.
>
> O Reino emergirá em toda a sua glória, uma restauração ao que Deus pretendia para sua criação original e ainda mais que isso.[22]

---

[19] BROMILEY, p. 5.
[20] MERRILL, *Teologia*, p. 208.
[21] MILLS, p. 25.
[22] MERRILL, *Teologia*, p. 157.

Somente a semente da mulher, o Filho do homem, Jesus, será capaz de absorver o aguilhão doloroso chamado morte para nos livrar da lei do pecado e da morte (Rm 8:2): *Onde está, ó morte, a tua vitória? Onde está, ó morte, o teu aguilhão? O aguilhão da morte é o pecado, e a força do pecado é a lei. Graças a Deus, que nos dá a vitória por intermédio de nosso Senhor Jesus Cristo.* (1 Co 15:55-57). O medo da morte que cativou todos os homens desde Gênesis 3:19 foi vencido em Cristo:

> *... Jesus, por causa do sofrimento da morte, foi coroado de glória e de honra, para que, pela graça de Deus, provasse a morte por todo homem [...] Visto, pois, que os filhos têm participação comum de carne e sangue, destes também ele, igualmente, participou, para que, por sua morte, destruísse aquele que tem o poder da morte, a saber, o diabo, e livrasse todos que, pelo pavor da morte, estavam sujeitos à escravidão por toda a vida* (Hb 2:9,14,15).

Em cada aspecto da nossa vida — no lar, no relacionamento marido--esposa, na criação dos filhos, no trabalho, na morte —, somos lembrados do pecado. Note mais uma vez como o princípio da *lex talionis* — que colhemos o que semeamos — permeia o texto:

- Pecamos comendo; agora sofreremos para comer.
- O homem seguiu a liderança da mulher passivamente até o pecado; agora ela tentará liderá-lo ativamente.
- O pecado desfigurou a imagem de Deus em seus filhos; agora eles sofrerão a dor causada pelos filhos pecaminosos.
- O pecado dele trouxe trabalho doloroso para toda a criação, que geme; agora, ele gemerá no trabalho doloroso.
- A serpente destruiu a raça humana com o veneno do pecado; agora a serpente, Satanás, será destruída pela semente da mulher.

A disciplina nos lembra de que precisamos de alguém, a semente da mulher, para cancelar nossa dívida. Ela está além da nossa capacidade de pagar. Sem ele, estamos perdidos.

E. A resposta de Adão: Fé (v. 20)

> *E deu o homem o nome de Eva a sua mulher, por ser a mãe de todos os seres humanos.*

Nessa altura do texto, o inesperado acontece. Incrivelmente, Adão responde à declaração de disciplina com uma afirmação que revela como ele encarava o castigo divino. Em vez de continuar em sua rebeldia, parece que Adão se curva diante da disciplina divina.

No versículo que segue a declaração de óbito da raça humana, Adão faz uma afirmação que indica que ele entende que Deus acabara de lhe oferecer *graça*. Parece que Adão agarrou-se na promessa de Gênesis 3:15, de que uma semente da mulher, Eva, seria seu próprio Redentor.

Nesse momento Adão exerce mais uma vez sua prerrogativa de vice-regente de Deus, dando nome novamente à mulher (3:20; cf. 2:23: *... chamar-se-á varoa, porquanto do varão foi tomada*). E pela segunda vez Adão usa um jogo de palavras para caracterizar o que a mulher significava para ele.

À luz do decreto de morte no versículo 19, Adão poderia ter chamado sua esposa de "Mortícia". Mas, em vez de focar-se na morte iminente, ele deu o nome de "Eva", ou seja, "Vida" à mulher.[23] Assim, ele revela sua esperança de que a semente dela traria o antídoto do veneno do pecado. A explicação dada no texto deixa isso ainda mais claro: *por ser a mãe de todos os seres humanos*. Fica difícil perceber em português o jogo de palavras que Adão usa para justificar o nome "Vida" (Eva) para a esposa. Três das próximas cinco palavras depois da palavra "Eva" usam consoantes da palavra "Eva" no hebraico que reforçam muito a ideia de "vida", como se o texto gritasse: "Vida, vida, vida!"[24]

Essa é a evidência mais clara de que Adão tinha fé salvadora. Ross conclui:

> A fé de Adão e a provisão de Deus são evidentes nestes versículos. Deus iria salvá-los e garantir que não viveriam para sempre naquele estado. A fé de Adão é vista quando dá nome à sua esposa, Eva (lit. = "viva"). Assim, Adão estava olhando para o futuro, e não principalmente para a

---

[23] חַוָּה Kassian e DeMoss comentam: "Adão segue a orientação de Deus. Adão se volta para a esposa e dá-lhe o nome de *Eva* — 'mãe de toda a humanidade'—, uma escolha surpreendente de nomes, uma vez que ele já sabia que 'o salário do pecado é a morte'. Aparentemente, Adão notou a esperança residente nas palavras de Deus. Assim, ele abraçou a esposa na certeza de que seria redimido e que juntos ainda seriam profícuos e produziriam vida" (p. 135).

[24] כִּי הִוא הָיְתָה אֵם כָּל־חָי:

morte. A fé de Eva será vista mais tarde (4:1) quando ela dá o nome Caim ao primogênito, porque ele foi adquirido do Senhor.[25]

3. A provisão de Deus: sacrifício (v. 21-24)

O texto enfatiza a provisão de Deus. A religiosidade humana foi um fracasso total. O homem não consegue religar-se a Deus. Deus tem que tomar a iniciativa. Foi o que ele fez.

A. Sacrifício (v. 21)

> *Fez o* SENHOR *Deus vestimenta de peles para Adão e sua mulher e os vestiu.*

Mais uma vez encontramos palavras de esperança. Nessa altura, Deus intervém e faz roupas para cobrir a nudez do casal. Suas folhas de figueira foram tristemente inadequadas num mundo marcado pelo pecado. Mas, para cobrir mesmo a sua nudez, a morte era necessária. Alguns animais precisavam morrer e seu sangue ser derramado para cobrir a vergonha. Certamente isso constitui uma "prévia" do que Jesus faria por nós na cruz: ... *sem derramamento de sangue, não há remissão* [do pecado] (Hb 9:22). Como será nitidamente demonstrado mais tarde, somente Deus pode nos vestir com sua própria justiça pelos méritos de Jesus (2Co 5:21; veja Zc 3:1-5).

Você notou o simbolismo aqui? Sentiu o vento de esperança? Sozinhos, jamais teríamos esperança de endireitar o relacionamento homem-mulher. Nossas "folhas" são totalmente inadequadas. Mas Jesus — o Cordeiro de Deus — se prontifica a cobrir nosso pecado e nos vestir, marido e mulher, com sua retidão. Ele tem poder para isso. Ele pode endireitar homens e mulheres. O paraíso foi perdido. No entanto, por intermédio de Jesus Cristo — e somente por meio dele — o paraíso pode ser restaurado.[26]

B. A "Sentença": resgate do "inferno sobre a terra" (v. 22-24)

> *Então, disse o* SENHOR *Deus: Eis que o homem se tornou como um de nós, conhecedor do bem e do mal; assim, que não estenda a mão, e tome também*

---
[25] Ross, Gênesis 3:20-24.
[26] KASSIAN e DEMOSS, p. 135.

> *da árvore da vida, e coma, e viva eternamente. O SENHOR Deus, por isso, o lançou fora do jardim do Éden, a fim de lavrar a terra de que fora tomado. E, expulso o homem, colocou querubins ao oriente do jardim do Éden e o refulgir de uma espada que se revolvia, para guardar o caminho da árvore da vida.*

O capítulo se encerra com mais uma demonstração da incrível graça de Deus. Pelo fato de que o homem e sua esposa agora vivem num estado de imperfeição moral como pecadores, há novo perigo. A árvore da vida, também no jardim, representava uma ameaça enorme para a humanidade. Deus barra o caminho para a árvore *para que* [o homem] *não estenda a mão, e tome também da árvore da vida,* E COMA, E VIVA ETERNAMENTE (3:22).

Qual seria o perigo de comer da árvore da vida e viver eternamente? Podemos entender que, se o casal comesse daquela árvore, iria selar seu destino e, presumivelmente, o destino dos seus descendentes, no estado de eternos pecadores, afastados da presença de Deus. Eles seriam condenados a viver para sempre como pecadores imortais — uma morte viva, um inferno vivo, de eterna separação da presença de Deus. E pode ser que Deus impediu o acesso à árvore da vida justamente para garantir que seu Filho um dia viesse a morrer pelos nossos pecados — o paradoxo que o compositor Charles Wesley captou quando escreveu seu hino *And can it be?* ["E pode ser?"]: "É mistério: O Imortal morre!"[27]

Por isso, Deus barra o caminho para a árvore da vida, para o bem do casal (e todos nós). Mas, ao barrar o acesso da humanidade à árvore da vida, Deus abriu o caminho para seu Filho até o Calvário e à árvore da morte, chamada cruz. A árvore da morte para Adão e Eva, e toda a humanidade, se transformou numa árvore de vida na cruz de Cristo, onde nossos pecados foram pregados. Porque ele morreu, nós podemos viver para sempre.

CONCLUSÃO

As nuvens de desespero do jardim do Éden viraram raios de esperança no jardim de Getsêmani. Jesus Cristo recebeu o cálice da morte do seu

---

[27] WESLEY, Charles. *And can it be*, 21 de maio de 1738. Disponível em: <https://www.thegospelcoalition.org/blogs/justin-taylor/charles-wesleys-and-can-it-be-background--and-scriptural-allusions/>. Acesso em: 10 jan. 2018.

próprio Pai, para depois dar um golpe fatal na maldição. Sua morte e ressurreição marcaram o começo do fim para as consequências do pecado. Jesus Cristo, a "imagem" de Deus Pai, um homem perfeito, vestiu-se em carne humana para resgatar o homem (Jo 1:14).[28] Este é o maior milagre da História — o milagre do Calvário. O resultado disso é que, *Se alguém está em Cristo, é nova criatura; as coisas antigas já passaram; eis que se fizeram novas* (2Co 5:17).

Há possibilidade de reconstruir relacionamentos familiares, por causa da obra redentora de Cristo Jesus. Embora algumas consequências do pecado permaneçam, mesmo depois de alguém crer em Jesus como seu Salvador pessoal, Deus oferece uma nova vida em Cristo. Assim como os efeitos da Queda distorceram a imagem de Deus na família, a restauração em Cristo é capaz de reverter o quadro para o ideal bíblico.

Os efeitos da cruz e da renovação da imagem de Deus manifestam-se no lugar onde os efeitos do pecado foram primeiro sentidos: no relacionamento do homem com Deus e no lar. Vemos isso claramente em Efésios 5:18—6:4 (cf. Cl 3:16—4:1).

Observe como os efeitos trágicos da Queda foram revertidos e redimidos em Cristo.

Propósito (Gn 1:26-28)	Pecado (3:16-19)	Redenção (Ef 5:18—6:9/ Cl 3:16—4:1)
Refletir a imagem de Deus	Conflito conjugal (7-10,16b)	Casamento redimido
Reproduzir a imagem de Deus	Dor na criação dos filhos (16a)	Paternidade redimida
Representar a imagem de Deus	Trabalho doloroso e morte (17-19)	Trabalho redimido

---

[28] Elyse Fitzpatrick concorda com essa avaliação, ao concluir: "Para renascermos para essa nova imagem, precisamos entrar num outro jardim — onde havia uma espada flamejante que foi cravada no lado do perfeito Deus-homem enquanto estava pendurado em outra árvore. Precisamos comer e beber dessa árvore para conhecer a verdade que pode refazer nossa mente, nossas afeições e nossa vontade. Precisamos ir a Cristo, confessando não apenas nossos pecados, mas nossos desejos pecaminosos, e arrependendo-nos deles [...] É somente pela fé em Cristo que nós [...] podemos recuperar o acesso ao paraíso" (p. 152-153).

1. O *reflexo* da imagem de Deus que resultou em *corrupção* da imagem na Queda é *redimido em Cristo* quando homens amam sua esposa e mulheres respeitam (se submetem) a seu marido: Efésios 5:22-33; Colossenses 3:18,19.
2. A *reprodução* da imagem de Deus que resultou na *contaminação* dos filhos com uma natureza pecaminosa é *redimida em Cristo* quando os filhos obedecem a seus pais e os honram, e os pais criam seus filhos na admoestação e disciplina do Senhor: Efésios 6:1-4; Colossenses 3:21.
3. A *representação* da imagem de Deus que resultou na *confrontação* com a terra é *redimida em Cristo* quando empregados e patrões tratam uns aos outros com respeito mútuo: Efésios 6:5-9; Colossenses 4:1-4.

Somente Cristo Jesus pode resgatar a imagem de Deus estragada pelo pecado!

Um dia, nós que estamos "em Cristo" voltaremos ao paraíso. Um dia, comeremos da árvore da vida e seremos para sempre selados na posição de filhos de Deus, vestidos somente pela justiça de Cristo. Naquele dia, não haverá mais maldição, nem morte, nem consequências do pecado, a não ser as marcas dos pregos nas mãos de Jesus. Andaremos com Deus novamente na cidade-jardim do novo mundo. A Deus demos glória (Ap 22:1-5)!

| A grande ideia |

Na família, no nosso trabalho, na vida e na morte descobrimos nossa necessidade constante de um Redentor.

PARA DISCUSSÃO

1. À luz do desejo do pecado de sobrepujar Caim (4:7), como você entende o que Deus diz que a mulher tentará fazer com o homem?
2. À luz da necessidade que Caim tem de dominar o pecado, o que o homem fará para a mulher?
3. Em que sentido vemos hoje manifestações de feminismo e machismo no relacionamento homem-mulher?

6

A transmissão da fé

(Dt 6:4-9)

> *Ouve, Israel, o SENHOR, nosso Deus, é o único SENHOR. Amarás, pois, o SENHOR, teu Deus, de todo o teu coração, de toda a tua alma e de toda a tua força. Estas palavras que, hoje, te ordeno estarão no teu coração; tu as inculcarás a teus filhos, e delas falarás assentado em tua casa, e andando pelo caminho, e ao deitar-te, e ao levantar-te. Também as atarás como sinal na tua mão, e te serão por frontal entre os olhos. E as escreverás nos umbrais de tua casa e nas tuas portas.*

Faltavam apenas dez minutos para o final do jogo em que nosso time estava perdendo feio, quando o técnico pensou que alguns dos seus jogadores mais novos poderiam ganhar um pouco de experiência no campo. Eu havia acabado de entrar em campo e saltei o mais alto que pude numa disputa de bola com o adversário. Inexperiente, em vez de cair em pé, retornei ao planeta Terra pela extremidade oposta. Recordo-me apenas vagamente do que aconteceu nos momentos seguintes. Quando acordei, eu não me lembrava do local onde estávamos e, pior ainda, mais tarde descobri com embaraço que minha alegria pela nossa "vitória" não era nada apropriada — havíamos perdido o jogo por quatro a zero. Eu me tornara vítima da amnésia.

Qualquer pessoa que tenha experimentado um período de amnésia conhece a sensação desconcertante de acordar de repente e perceber que uma parte de sua vida foi apagada da memória. Que tragédia! Contudo, uma tragédia ainda maior persegue hoje inúmeras famílias cristãs. Acreditando-se vencedoras, descobrem que estão prestes a perder a batalha pela preservação da lembrança mais preciosa do nosso legado espiritual. A amnésia espiritual apaga da nossa mente a lembrança de Deus.

O desvio da fé por parte dos filhos não começou com a chegada da televisão, da música *rock* ou da cultura das drogas. Há quatro mil anos, Moisés, por inspiração divina, previu o problema e deu o seguinte aviso ao povo de Israel: *Havendo-te, pois, o SENHOR, teu Deus, introduzido na terra que, sob juramento, prometeu a teus pais [...] quando comeres e te fartares, guarda-te, para que não esqueças o SENHOR, que te tirou da terra do Egito, da casa da servidão* (Dt 6:10-12).

O perigo de então é o perigo de agora. As pessoas *naturalmente* se esquecem do Senhor. O vírus da prosperidade amortece os sentidos e provoca amnésia espiritual. A maior ameaça dessa enfermidade é a sutileza com que contamina.

Será que o esquecimento vem da noite para o dia? Dificilmente. A prosperidade e a negligência dos pais em transmitirem à geração seguinte as palavras e os feitos de Deus criam um contexto favorável para a amnésia espiritual.

Como pais, deveríamos ficar profundamente sensibilizados e preocupados diante do fracasso de Israel. Se os filhos daqueles que tiveram tantas experiências marcantes com Deus esqueceram-se dele, como escaparão os nossos filhos? Como alcançaremos vitória sobre a amnésia espiritual?

O tratamento preventivo consiste em tomar vacinas — injeções da Palavra de Deus dentro do lar. Deuteronômio 6:4-9 prescreve que a Palavra de Deus e a lembrança dos seus feitos dominem de tal forma a vida dos crentes que seus pensamentos e palavras *naturalmente* se voltem para ele durante o dia todo. O cristianismo do "um ao dia" — uma breve oração antes das refeições, uma leitura bíblica diária ou até mesmo a frequência uma vez por semana no culto — não é suficiente para deter a imensa onda de pressão que incita os jovens a abandonarem a fé. Deus pede mais do que um interesse ritualista em sua Palavra. Sua receita prescreve um interesse vivo na pessoa dele e requer espontaneidade, criatividade, além de o exercício na piedade.

O que faremos então? Cruzaremos os braços e enviaremos nossos filhos para a escola bíblica dominical como se isso bastasse? Esperaremos que alguém chegue para resgatá-los? Pediremos que o pastor ou líder da juventude "dê um jeito" neles? Certamente que não. É nossa responsabilidade como pais vacinar os nossos filhos contra a amnésia espiritual! Não é tarefa da igreja, da creche, da escola (pública ou particular), muito menos do governo!

Deuteronômio 6 é fundamental nas Escrituras quando se trata de instrução espiritual no lar. O amor de Deus é o ponto de partida. Começa com os pais que têm um compromisso de lealdade e exclusividade com o único Senhor (6:4,5). Manifesta-se por meio de devoção à sua Palavra (6:6) e estende-se à instrução formal e informal, espontânea e planejada, simbólica e constante dos filhos nos caminhos do Senhor (6:7-9).

Contexto

A renovação da aliança estava sendo feita com uma nova geração de Israel depois de quarenta anos no deserto (Dt 4:44-49) e logo antes de invadir Canaã (34:1-4). O povo encontrava-se em Moabe (Dt 1:5). A maioria não se lembrava do monte Sinai ou dos Dez Mandamentos, muito menos do acordo entre Deus e seu povo. Ali, "Moisés recapitulou a história da fidelidade de Deus e exortou a nova geração a ser obediente aos mandados da aliança".[1]

Deuteronômio consiste em uma série de discursos ou sermões pregados por Moisés para preparar essa nova geração para entrar na Terra Prometida e enfrentar os novos desafios da Conquista. O livro segue a forma de alguns tratados da Antiguidade, em que um rei e seu povo firmavam uma aliança mútua. Esses tratados continham descrições dos grandes feitos do rei para seu povo, as expectativas e exigências propostas e as bênçãos e maldições decorrentes da obediência ou da desobediência. Deuteronômio inclui tudo isso, identificando Deus como o Grande Rei, e Israel como o seu povo. Mais um elemento contido nesses tratados foi uma provisão para a continuidade da aliança de geração a geração.

É justamente isso que encontramos no texto de Deuteronômio 6. "Em linhas gerais, é seguro dizer que não se pode compreender a teologia de Deuteronômio sem referência à sua forma estrutural de aliança. O conceito de aliança está no coração do livro e pode ser considerado o centro de sua teologia".[2]

---

[1] LANGRAFE JR., Ari. *O Shemá em Deuteronômio 6:1-9: a importância de ensinar a próxima geração* (Dissertação de Mestrado em Teologia, Seminário Bíblico Palavra da Vida, Atibaia, SP, 2017), p. 14. Esse trabalho excelente contribuiu com vários conceitos valiosos para a presente obra.

[2] LANGRAFE JR., p. 28.

O fato de o livro estar disposto segundo os padrões dos tratados de suserania revela que uma das preocupações do autor foi enfatizar o caráter e as ações de Deus, como autoridade suprema, e as responsabilidades de Israel, como vassalo, bem como as promessas que Javé se obrigava a cumprir em favor de Israel caso o povo escolhido permanecesse fiel ao compromisso assumido no Sinai, o qual Deuteronômio evocava e atualizava.[3]

A preocupação do texto é com a transmissão fiel de geração a geração dos termos da aliança, como destacado no versículo 2: *para que temas ao Senhor, teu Deus, e guardes todos os seus estatutos e mandamentos que eu te ordeno, tu, e teu filho, e o filho de teu filho, todos os dias da tua vida; e que teus dias sejam prolongados.*

O versículo 3 continua dando a motivação para a obediência e a transmissão fiel de pai para filho: *... para que bem te suceda, e muito te multipliques na terra que mana leite e mel, como te disse o Senhor, Deus de teus pais.* Nessa altura encontramos o "Shemá, Israel" (Dt 6:4-9), texto recitado com Deuteronômio 11:13-21 e Números 15:37-41 como uma oração do povo judeu[4] e um dos mais importantes para o judaísmo.[5]

O ARGUMENTO DO TEXTO

Podemos resumir a sequência lógica do texto conforme segue:

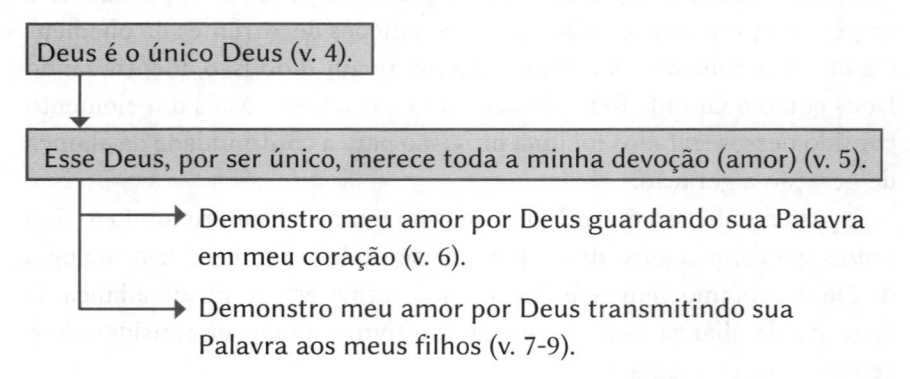

Deus é o único Deus (v. 4).

Esse Deus, por ser único, merece toda a minha devoção (amor) (v. 5).

→ Demonstro meu amor por Deus guardando sua Palavra em meu coração (v. 6).

→ Demonstro meu amor por Deus transmitindo sua Palavra aos meus filhos (v. 7-9).

---

[3] Pinto, Carlos Osvaldo. *Foco e desenvolvimento no Antigo Testamento.* 2. edição revisada e atualizada. São Paulo: Hagnos, 2014, p. 164.
[4] Langrafe Jr., p. 49.
[5] É notável no texto hebraico que "a última letra da primeira palavra [do versículo 4] e a última letra da última palavra [...] são maiores do que o tamanho ordinário", assim destacando o texto de tudo no seu contexto. Veja Langrafe Jr., p. 49.

Observe no texto a ligação entre "amor por Deus" e "obediência aos mandamentos de Deus" (v. 2,5; cf. Js 1:8). Merrill observa que "ouvir, na lexicografia hebraica, é equivalente a 'obedecer', especialmente em textos aliancistas como esse".[6]

Além do amor por Deus, os mandamentos do Senhor deveriam estar no coração dos pais. Vemos essa ligação entre amor e obediência em outras passagens das Escrituras, especialmente em João 14:21: *Aquele que tem os meus mandamentos e os guarda, esse é o que me ama; e aquele que me ama será amado por meu Pai, e eu também o amarei e me manifestarei a ele.*

A responsabilidade pela transmissão da fé de uma geração a outra em Israel era dos pais. Não havia nenhuma outra precaução, nenhuma outra instituição estabelecida por Deus para garantir a continuidade da aliança com seu povo!

> Os mandamentos deveriam ser primeiramente apropriados e, em seguida, repassados para a próxima geração. Os filhos e os netos deveriam, por meio do exemplo e do ensino, aprender a temer o Senhor. Quando o Senhor escolheu Abraão para ser pai da nação de Israel, ordenou que ele ensinasse seus filhos e a sua casa a temer ao Senhor e guardar os seus mandamentos.[7]

Hoje, percebemos como o Estado tem assumido quase toda a responsabilidade pela educação dos filhos. "Quase todo o sistema de educação e profissionalização é público e/ou privado e fora do lar. Cada vez mais, nas últimas décadas, as tarefas antes atribuídas aos pais são agora terceirizadas."[8]

> Ouvimos sempre muita reclamação sobre a falta de responsabilidade das nossas escolas, igrejas e da indústria de entretenimento quanto a ensinar bons princípios às nossas crianças, mas Deus deu essa responsabilidade aos pais, e não a eles. Não estou querendo defender a imoralidade, a violência e as drogas. No entanto, ao culparmos a indústria de

---

[6] MERRILL, *Deuteronomy*, p. 162.
[7] LANGRAFE JR., p. 46.
[8] Ibidem, p. 94.

entretenimento, o governo, as escolas, as ruas e as armas pelos problemas das crianças, não estamos vendo as coisas como Deus vê. Estamos dizendo, na essência: "Tornem o mundo mais seguro para que meus filhos estejam seguros". Isso está longe da perspectiva bíblica da realidade.[9]

Gênesis 18:19 é um dos primeiros textos que ressaltam essa responsabilidade dos pais: *Porque eu o escolhi para que ordene a seus filhos e a sua casa depois dele, a fim de que guardem o caminho do* SENHOR *e pratiquem a justiça e o juízo; para que o* SENHOR *faça vir sobre Abraão o que tem falado a seu respeito.*

De acordo com o versículo 4, entendemos que o ponto de partida de uma fé vibrante é reconhecer que Deus é o único Senhor da sua vida. Não há espaço para outros deuses. "Javé é nosso Deus, Javé é o único Deus!"

O pai tem que amar a Deus de todo o seu ser. Se Deus é o único e verdadeiro Deus, a fonte de todo o meu ser, o Criador, o bondoso e gracioso Pai, então ele deve ser adorado, exclusiva e espontaneamente, com tudo o que sou e tudo o que tenho. Toda a vida deve girar em torno dele. A ideia de amor por Deus sobressai no livro de Deuteronômio[10] — Deus não quer obediência meramente legalista, vazia. Ele merece e espera devoção, paixão, alegria e espontaneidade. As misericórdias de Deus no passado promovem esse amor!

Esse Deus único falou conosco (v. 6). As palavras dele são nossa vida. O verdadeiro teste do amor é a obediência. Deus não queria uma lei escrita em tábuas de pedra, mas no coração — o centro da vida. Os mandamentos seriam o objeto constante de meditação e reflexão.

A expressão mais natural do meu amor por Deus e da Palavra dele no meu coração é que vou influenciar os meus filhos com meu amor e minha vida alicerçada na Bíblia. Como veremos, a prova verdadeira de que a fé vingou são os netos — pois os nossos filhos a transmitiram aos filhos deles (veja Sl 78:3-8)!

Uma exigência importante do relacionamento pactual era que ele fosse perpetuado além da geração imediata daqueles com quem fora mantido,

---

[9] COPE, L. L. *Modelo social do Antigo Testamento: redescobrindo princípios de Deus para discipular as nações*. Almirante Tamandaré: Gráfica e Editora Jocum Brasil, 2007, p. 67, citado em LANGRAFE JR., p. 96.

[10]Veja 4:29; 10:12; 11:1,13,22; 13:4; 19:9; 26:16; 30:2,6,16,20.

pois suas promessas e provisões incluíam gerações que ainda não tinham nascido (4:25,40; 5:9,10,29). Em termos práticos, isso exigia uma rotina regular de instrução. O pai educava o filho, e o filho educava o neto, para que os fatos e elementos da aliança não fossem esquecidos.[11]

Como alguém comentou, "O cristianismo é somente uma geração. Nós somos essa geração". Se uma geração de pais falhar na transmissão da fé, o cristianismo desaparecerá da face da terra. Por isso temos de batalhar contra a amnésia espiritual com tudo que temos e tudo que somos.

"A primeira geração conheceu a Deus;
a segunda geração conheceu sobre Deus;
a terceira geração não conheceu a Deus."

Mas como aplicar esses princípios em nossos lares? O texto responde nos versículos 7-9, que serão o foco da exposição a seguir.

1. O pai deve ensinar a Palavra propositadamente (v. 6,7a)

Estas palavras que, hoje, te ordeno estarão no teu coração;
tu as inculcarás a teus filhos.

O ensino da Palavra em casa não "acontece" simplesmente. Os pais sérios usam todos os métodos, todos os tipos de ensino, todas as situações, para inculcar a Palavra de Deus e o amor por Deus no coração dos filhos.

Os pais devem "inculcar" essas palavras no coração dos filhos. O dicionário *Aurélio* define "inculcar" como: "apontar, demonstrar, dar a entender, indicar, revelar, repetir com insistência para frisá-lo no espírito". O termo hebraico שָׁנַן (*shanan* — "inculcar") é uma palavra forte usada para descrever flechas pontiagudas, repetidamente afiadas para penetrar o coração ou os rins da caça (Is 5:28; Sl 45:6; 73:21). Figurativamente, palavras "afiadas" são aquelas que penetram (Sl 64:4; 140:4; cf. 120:4; Pv 25:18).[12] A Palavra de Deus deve ser cuidadosa e continuamente apresentada a fim de "penetrar" o coração da criança.

---

[11] MERRILL, Eugene H. *The new american Commentary: Deuteronomy*. Broadman & Holman Publishers, 1994, p. 166-167.
[12] שָׁנַן (*šānan*). Veja BDB, s.v. שָׁנַן , Piel 1042.

Merrill resume a ideia usando outra figura, a da escultura:

> A imagem é a do gravador de um monumento que leva um martelo e um cinzel na mão e com muito cuidado grava um texto na face de uma placa contínua de granito. O trabalho de tal tarefa é assustador, mas uma vez feita a mensagem ficará lá. Assim, as gerações de israelitas deveriam receber e transmitir as palavras da revelação eterna do Senhor.[13]

O pai cristão prepara e planeja sua comunicação da Palavra de Deus para penetrar o coração do seu filho. Instrução diligente, consistente, coerente, constante, perseverante faz seu "ponto" justamente pela repetição. Esta é a responsabilidade do pai cristão que realmente ama a Deus. Ele grava fissuras no cérebro do seu filho pela repetição e pelo propósito.

O conteúdo dessa instrução — sistemática, formal e informal, todo dia e o dia todo — inclui a história sagrada, os feitos de Deus do passado e presente:

> *Ouvimos, ó Deus, com os próprios ouvidos: nossos pais nos têm contado o que outrora fizeste, em seus dias* (Sl 44:1).

Deus fazia questão de que as festas em Israel fossem momentos não só de celebração, mas também de catequismo, ou seja, instrução programada para garantir a continuação do legado da fé. Na Páscoa, os pais foram instruídos sobre o que dizer:

> *Quando vossos filhos vos perguntarem: Que rito é este? Respondereis: É o sacrifício da Páscoa ao* SENHOR, *que passou por cima das casas dos filhos de Israel no Egito, quando feriu os egípcios e livrou as nossas casas...* (Êx 12:26,27).

A transmissão da fé inclui os mandamentos de Deus (Sl 78:5,6), tanto quanto o ensino prático ("admoestação e disciplina"; Ef 6:4; cf. Provérbios). Também inclui relatos da disciplina divina, como registrado em Joel 1:2-5 depois de uma praga de gafanhotos, parte da disciplina que Deus aplicou ao povo infiel:

---

[13] MERRIL, Eugene, *Deuteronomy*, p. 167.

Ouvi isto, vós, velhos, e escutai, todos os habitantes da terra: Aconteceu isto em vossos dias? Ou nos dias de vossos pais? Narrai isto a vossos filhos, e vossos filhos o façam a seus filhos, e os filhos destes, à outra geração (Jl 1:2,3).

O livro de Provérbios, como veremos adiante, fornece um currículo para os pais na transmissão da sabedoria prática de Deus para futuras gerações. Provérbios tem sido chamado de o "Manual para Instrução Doméstica". Veja como Salomão descreve o ensino que ele recebeu do seu pai, Davi:

> *Ouvi, filhos, a instrução do pai e estai atentos para conhecerdes o entendimento; porque vos dou boa doutrina; não deixeis o meu ensino. Quando eu era filho em companhia de meu pai, tenro e único diante de minha mãe, então, ele me ensinava e me dizia: Retenha o teu coração as minhas palavras; guarda os meus mandamentos e vive* (Pv 4:1-4).

2. O pai deve ensinar a Palavra espontaneamente (v. 7b)

E delas falarás assentado em tua casa,
e andando pelo caminho, e ao deitar-te, e ao levantar-te.

A grande ênfase desse texto não é tanto o "culto doméstico" em si, mas o aproveitamento daqueles momentos naturais e espontâneos que se apresentam muitas vezes durante o dia. Esse é o verdadeiro desafio para o pai cristão! Sem amor profundo a Deus, torna-se quase impossível preparar esse tipo de aula. O pai deve se preocupar constantemente com a transmissão da fé à próxima geração em todo momento, pronto para aproveitar cada oportunidade.

O uso de paralelos como "assentado/andando" e "deitar-te/levantar-te" do texto caracteriza a figura de linguagem chamada merisma, em que opostos representam a totalidade de uma coisa. Langrafe Jr. comenta:

> Assim, quer estivessem sentados em casa, quer andando no caminho, quer deitando-se para dormir, quer levantando-se para as tarefas de um novo dia, os pais deveriam estar buscando gravar os termos da aliança nos seus filhos e nos filhos de seus filhos [...] Sentar sugere inatividade, e andando, é claro, atividade. Juntos, eles abrangem todo o esforço humano.

Do mesmo modo, deitar-se à noite e levantar-se de manhã falam da totalidade do tempo [...].

A verdade de Javé se apresenta tão importante e fundamental que deve estar no centro de todas as relações do indivíduo, seja em casa, seja no trabalho, seja de manhã, seja de noite, faça sol ou faça chuva, esse é o centro da vida.[14]

Esses momentos espontâneos e informais são descritos no texto como *assentado em tua casa, e andando pelo caminho, e ao deitar-te, e ao levantar-te*. Em momentos de lazer no lar, durante viagens curtas ou longas, no final do dia (quando crianças são especialmente propensas a protelar a hora de dormir) e nos primeiros encontros na manhã, os pais estão prontos para compartilhar o que transborda em seu próprio coração — o amor por Deus e sua Palavra.

Como e quando ensinar os filhos?

- **A qualquer hora.** A instrução não deve ficar limitada a um devocional após o café da manhã ou a uma história antes de dormir. Até mesmo os momentos mais rotineiros da vida — "quando você se assenta em casa e quando anda pelo caminho" — oferecem ocasiões para reflexão teológica espontânea e criativa. Por exemplo, as formigas que carregam suas migalhas podem estimular uma discussão sobre a diligência (Pv 6:6-8). A descoberta de um cãozinho perdido pode ser oportunidade para uma conversa sobre a alegria que Deus sente pela salvação de pecadores perdidos (Lc 15).

- **Nas horas mais favoráveis ao ensino.** Os teóricos do aprendizado confirmam aquilo que estudantes vêm percebendo há anos: os últimos pensamentos da noite costumam ser os primeiros da manhã, e os primeiros pensamentos da manhã ecoam na mente durante o restante do dia. Deus pede que se dediquem a ele esses momentos do dia especialmente apropriados para o treinamento formal e informal. Os pais que querem combater a amnésia espiritual devem iniciar e terminar cada dia falando do Senhor, além de fazerem todo o esforço para preencherem o dia com reflexão espontânea sobre a sua Palavra.

---

[14]LANGRAFE JR., p. 64-65. Veja MERRILL, p. 167.

Esse processo pode incluir:

• Tempo juntos sem distrações
• Dedicação da parte dos pais
• Refeições juntos
• Viagens (observações sobre valores, oração etc.)
• Passeios (mostrar a natureza etc.)

3. O pai deve ensinar a Palavra simbolicamente (v. 8,9)

O texto termina mostrando o valor de símbolos e lembranças concretas da Palavra do Senhor:

Também as atarás como sinal na tua mão,
e te serão por frontal entre s olhos.
E as escreverás nos umbrais de tua casa e nas tuas portas.

A Palavra atada por "sinal" nos alerta para o fato de que o texto trata de símbolos que despertam a memória.[15] A ideia de amarrar ou gravar as palavras e os princípios da sabedoria é recorrente no Antigo Testamento (veja Êx 13:9,16; Pv 3:3; 6:21; 7:3). A palavra traduzida por "sinal" foi usada para "memoriais", ou seja, lembranças concretas da graça e fidelidade de Deus na vida do povo, como as pedras tiradas do rio Jordão (Js 4:6) e a vara de Arão (Nm 17:25).[16] "O sinal nas mãos e as faixas entre os olhos apontavam para a necessidade de constantemente e, em todos os lugares, ter os mandamentos do Senhor à vista e na mente, a fim de observá-los no dia a dia."[17] Esses sinais também serviriam para identificar pessoas que pertenciam à aliança de Deus com o seu povo.

Os judeus interpretavam esse texto literalmente, adotando o uso de filactérios e mezuzás contendo cópias da Palavra de Deus, especialmente o texto de Deuteronômio 6:4 ou do Decálogo. Mas, infelizmente, muitas vezes esqueceram o espírito por trás da ordem. Merrill observa "que [esse texto] originariamente foi [...] figurativo; [...] fica muito óbvio pelo

---

[15] Veja Provérbios 4:20-27 e 7:2-4, textos que usam o corpo humano como "visual" para "pendurar" ensinamento moral.
[16] BDB, s.v. אות . Veja também Êxodo 13:9,16; Deuteronômio 11:18.
[17] LANGRAFE JR., p. 67.

contexto da instrução, onde não pode haver dúvida sobre o significado não literal ('no coração', v. 6; 'em casa', 'no caminho', v. 7)".[18]

A Palavra na mão (ou antebraço, como é mais provável aqui) serve como símbolo de tudo que faço. A Palavra que cerca nossa família deve determinar o que fazemos e não fazemos. A verdadeira sabedoria significa adquirir a perspectiva de Deus sobre tudo que acontece e depois obedecer à sua vontade.

A Palavra entre os olhos representa tudo o que vejo e o que penso, assim como Jesus identificou os olhos como a *lâmpada do corpo* (Mt 6:22). No Salmo 101, o salmista Davi reconheceu a importância de filtrarmos tudo que entra pela janela dos olhos.

A Palavra escrita nos umbrais (da casa) e nas "portas" (provavelmente portões da cidade) representa todos os lugares para onde vamos. "Moisés expandiu a esfera da reivindicação da aliança para a casa [...] e depois para a aldeia [...] Dessa forma, a pessoa, toda a sua família e a comunidade se identificavam como o povo do Senhor."[19] Nossa fé manifesta-se não somente em casa, mas na comunidade também!

Aplicações

Como aplicar estas orientações em nossos lares?

1. A instrução familiar deve ocorrer com o objetivo de desenvolver em nossos filhos o amor a Deus (v. 5), prevalecendo sempre a qualidade, mas não excluindo a quantidade. O tédio é um hóspede indesejado no devocional familiar.

2. O amor a Deus cresce pelo conhecimento da sua Palavra (v. 6). Já que conhecer os mandamentos de Deus é um pré-requisito para obedecer a eles, a instrução familiar deve oferecer tanto conteúdo como aplicação.

3. O conhecimento da Palavra de Deus acontece quando os pais a ensinam a seus filhos com diligência (v. 7). O método divino para o treinamento de homens e mulheres piedosos começa no "seminário do lar". A escola bíblica dominical, os clubes bíblicos, as escolas evangélicas, os acampamentos e ainda outros programas podem suplementar o treinamento

---

[18] MERRILL, *Deuteronomy*, p. 168.
[19] LANGRAFE JR., p. 68.

doméstico, mas nunca substituí-lo. Deus dá primeiramente aos pais a responsabilidade de passarem adiante o legado da fé cristã.

4. A família precisa estar tão envolvida com Deus que os pensamentos e conversas se voltem naturalmente para ele durante o dia inteiro.

5. A família precisa se cercar de recordações constantes da Palavra de Deus (v. 8,9). Os fariseus consideraram essas ordens de modo tão literal que seus filactérios (pequenas caixas que continham versículos bíblicos) se tornaram símbolos de hipocrisia, e não de piedade. É claro que o fracasso dos fariseus não significa que devemos rejeitar a aplicação prática desses versículos. Pelo contrário, pais crentes deveriam estar preocupados em verificar, por exemplo, o que o filho acessa na internet, no *smartphone*, o que ocupa a parede dos quartos dos seus filhos ou o tipo de revistas que há em casa — possíveis indicadores da temperatura espiritual da família.

Algumas sugestões práticas

Para dinamizar o devocional familiar, propomos o seguinte:

1. Seja criativo e flexível

Certamente não queremos ser palhaços "barateando" a Palavra de Deus. Mas não há nada de espiritual em cansar nossos filhos com a Palavra. O devocional familiar exige criatividade — aquela criatividade que vem do próprio Deus, de quem fomos criados à imagem e semelhança. Para serem equilibrados e criativos, os pais devem ser flexíveis ao elaborar planos para o devocional, atentos em aproveitar oportunidades especiais e mesmo inesperadas.

2. Seja breve

Em termos gerais, o devocional familiar deve durar de cinco a dez minutos quando os filhos são pequenos. Se em determinada ocasião ou ambiente for especialmente propício, é possível estendê-lo por mais tempo, mas deve ser uma exceção, e não regra.

3. Seja informal e formal

Por anos o termo "culto doméstico" tem assustado alguns pais desnecessariamente. O culto doméstico, às vezes, pode ser como uma miniatura do culto público, em que uma sequência litúrgica e formal ecoa as verdades do evangelho e prepara as crianças para acompanhar os cultos na igreja. Mas "litúrgico" não precisa significar frio nem demorado.

Ao mesmo tempo, há espaço para informalidade e espontaneidade. A adoração familiar deve ser viva e, conforme Deuteronômio 6:4-9, algo natural. Ninguém ganha pontos com Deus pela formalidade. Nada se compara ao espírito de união que experimentamos ao nos acomodarmos no sofá com nossas crianças no colo, de pijama, para juntos cantarmos, orarmos e lermos a Palavra de Deus.

4. Seja ilustrativo

Quem dirige o devocional familiar, deve fazer uso de material audiovisual, dramatizações, ilustrações, histórias e outras técnicas para tornar vivas as verdades bíblicas. É fato comprovado que aprendemos muito melhor quando participamos do estudo bíblico com *todos* os sentidos, e não somente com a audição. O próprio Senhor Jesus não ensinava nada aos seus discípulos sem contar uma história (Mt 13:34). Se a repetição é a mãe do aprendizado, o uso de ilustrações cativantes deve ser o pai!

5. Seja prático

Um dos erros mais comuns no tempo devocional da família é a preocupação excessiva com o conteúdo e deficiência na aplicação. Em outras palavras, os pais ficam satisfeitos quando enchem o cérebro da criança com informações sobre a Bíblia e se esquecem de atingir o coração para promover mudança de vida. O devocional bem-sucedido nunca termina antes de descobrir pelo menos uma aplicação prática para a vida de cada membro da família. Alguma mudança concreta em vidas deve ser o alvo de todo estudo bíblico: *Tornai-vos, pois, praticantes da palavra e não somente ouvintes...* (Tg 1:22).

6. Seja cristocêntrico

Infelizmente, literatura devocional infantil muitas vezes tende ao moralismo, com mensagens do tipo "seja como Davi" ou "não seja como Golias" predominando. Uma abordagem cristocêntrica enfatizará a necessidade do coração de cada membro da família, bem como a provisão que Deus fez por nós em Cristo.[20]

7. Seja doutrinário

Mais e mais pais estão descobrindo que até crianças muito pequenas conseguem memorizar confissões de fé, catecismos, além de muitos versículos. Os pais criativos procuram maneiras de tornar esse doutrinamento algo agradável.[21]

Conclusão

Dr. Howard Hendricks conta a história do pregador puritano Richard Baxter. Durante três anos, esse homem altamente capacitado por Deus pregou de todo o coração a um povo rico e sofisticado, mas sem resultados visíveis. Finalmente, Baxter clamou a Deus: "Senhor, faz algo por este povo, ou então eu morro". Conforme relato do próprio pregador, foi como se Deus tivesse respondido em voz alta e recomendado a ele: "Baxter, você está trabalhando no lugar errado. Está esperando que o avivamento venha por meio da igreja. Tente pelo lar". Baxter começou a visitar os lares, ajudando famílias a organizarem um "altar familiar", até que o Espírito Santo ateou fogo naquela congregação e fez dela uma igreja forte.

Andamos preocupados em nossos dias com "avivamento" e "reavivamento". Mas será que estamos esperando que a igreja faça aquilo que deve ter início no lar? Será que estamos trabalhando no lugar errado, como se uma "experiência emocional" nos desse espiritualidade instantânea? Ou será que o verdadeiro avivamento virá por meio do esforço de pais dedicados ao treinamento espiritual dos filhos no contexto do lar? Que Deus nos dê pais comprometidos em promover um avivamento que comece no lar cristão e deste se espalhe para toda a igreja brasileira, chegando até os confins da terra. É a única maneira que temos de evitar a "amnésia espiritual".

---

[20] Para mais ideias para dinamizar o "culto doméstico" e o ensino bíblico informal, veja *101 ideias criativas para o culto doméstico* pelo autor (Hagnos).
[21] Por exemplo, o *Catecismo para crianças pequenas* inclui cinquenta perguntas breves para as crianças. Disponível em: http://www.monergismo.com/textos/catecismos/catecismo_criancas.htm>. Acesso em: 29 mar. 2018. Outra excelente ferramenta que no momento somente está disponível em inglês é *The ology*, de Marty Machowski (Greensboro, NC: New Growth Press, 2015).

Esse texto encoraja o pai cristão a fazer qualquer coisa, todas as coisas, em qualquer lugar, em todos os lugares, para transmitir sua fé à próxima geração.

| A grande ideia |

O pai que ama a Deus de todo o coração transmite sua fé à outra geração.

PARA DISCUSSÃO

1. Na história da igreja, os puritanos figuram entre aqueles que mais levavam a sério textos como Deuteronômio 6:4-9 na educação espiritual de seus filhos, chegando a realizar um "culto doméstico" até três vezes por dia. Até que ponto é necessário tempo formal e proposital na catequese dos filhos?

2. O povo judaico ao longo de sua história tem praticado *literalmente* os mandamentos de amarrar a Palavra de Deus entre os olhos, nas mãos, nos umbrais da casa e de outros prédios. Quais as evidências nesse e outros textos bíblicos de que o foco não é *literal*, mas *simbólico*? Qual o propósito do símbolo e como pode ser aplicado hoje?

3. Quais as forças culturais que militam contra o discipulado intensivo dos filhos feito pelos pais? Como podemos nos posicionar contra essas forças para resgatar nossa influência na vida deles?

7

A dureza do coração, o divórcio e sua prevenção

(Dt 24:1-5)

> Se um homem tomar uma mulher e se casar com ela,
> e se ela não for agradável aos seus olhos, por ter ele achado
> coisa indecente nela, e se ele lhe lavrar um termo de divórcio,
> e lho der na mão, e a despedir de casa; e se ela, saindo da sua
> casa, for e se casar com outro homem; e se este a aborrecer,
> e lhe lavrar termo de divórcio, e lho der na mão, e a despedir
> da sua casa ou se este último homem, que a tomou para si
> por mulher, vier a morrer, então, seu primeiro marido, que
> a despediu, não poderá tornar a desposá-la para que seja
> sua mulher, depois que foi contaminada, pois é abominação
> perante o Senhor; assim, não farás pecar a terra que
> o Senhor, teu Deus, te dá por herança.
>
> Homem recém-casado não sairá à guerra, nem se lhe
> imporá qualquer encargo; por um ano ficará livre em
> casa e promoverá felicidade à mulher que tomou.

Contexto bíblico

Deuteronômio 24 encontra-se no meio de uma série de regulamentos diversos (Dt 23:15—25:19) em que Deus preenche alguns detalhes da Lei, mostrando de forma prática como funciona o "amor a Deus e o amor ao próximo". Na perícope de 23:19—24:7, a ênfase recai na provisão graciosa divina para proteger a propriedade, especialmente dos menos privilegiados.[1] Muitas das leis são "casuísticas", ou seja, apresentadas em forma

---
[1] Merrill, *Deuteronomy*, p. 319.

de casos hipotéticos com a estrutura "se" (prótase) ... "então" (apódose).² Não necessariamente tratam de forma categórica de todas as possíveis situações, mas somente de casos específicos. É o que encontramos em Deuteronômio 24:1-4.

Contexto histórico-cultural

Numa época de plena desvalorização do matrimônio e que passava longe do ideal divino, era necessário proteger as pessoas (especialmente as mulheres, extremamente vulneráveis na cultura) de abusos diversos. A prática de casar-se levianamente, desfazer o casamento, casar-se de novo, desfazer o novo casamento e talvez voltar ao primeiro tornava o casamento uma espécie de prostituição ou adultério legalizado. Para evitar o barateamento total do matrimônio como instituição sagrada, Moisés combateu os excessos da sua sociedade com leis que teriam o efeito de diminuir o número de divórcios e, ao mesmo tempo, valorizar a instituição do matrimônio. Craigie comenta: "Se o divórcio fosse fácil demais, então poderia ser abusado e se tornaria uma forma 'legal' de cometer adultério".³

Estrutura

Dividimos o texto em duas partes:

1. Regulamento quanto ao divórcio e novo casamento (v. 1-4).
2. Receita para a preservação do casamento (v. 5).

Entendemos uma ligação estreita entre as duas partes do texto, por se tratarem do casamento, mesmo que o versículo 5 também inicie uma nova divisão em Deuteronômio, que trata de leis miscelâneas sociais e civis. À luz do que Jesus falou a respeito desse texto em Mateus 19 e Marcos 10, entendemos que o divórcio nunca foi o plano de Deus para o casamento. Quando o versículo 5 é interpretado dentro desse contexto,

---

² Leis casuísticas trabalham situações específicas ("Se X acontecer, então Y"), enquanto leis apodíticas têm caráter absoluto: "Não matarás". Para outro exemplo semelhante do primeiro tipo, veja Êxodo 21:1-6.
³ CRAIGIE, Peter C. *The book of Deuteronomy: The new international commentary on the Old Testament.* Grand Rapids: Wm. B. Eerdmans, 1976, p. 305.

percebemos que fornece uma aplicação prática para os casais preservarem a estabilidade do seu lar para evitar as situações desagradáveis dos versículos anteriores.

Observações

1. Esse é o texto polêmico que ficou no centro do debate entre Jesus e seus opositores, os fariseus (Mt 19:1-12; Mc 10:1-12).
2. Jeremias 3:1 traça paralelos e baseia-se no argumento casuístico de Deuteronômio 24:1-4; faz uma analogia com Javé e seu amor para com Israel. Deus recebe seu povo de volta depois da sua infidelidade: *Se um homem repudiar sua mulher, e ela o deixar e tomar outro marido, porventura, aquele tornará a ela? Não se poluiria com isso de todo aquela terra? Ora, tu te prostituíste com muitos amantes; mas, ainda assim, torna para mim, diz o* Senhor.

1. Regulamento quanto ao divórcio e novo casamento (v. 1-4)

Diante de tudo o que já foi exposto sobre os propósitos do matrimônio no plano de Deus (Gn 1—3, texto que também faz parte do Pentateuco e que Moisés entregou ao povo de Israel nas planícies de Moabe), podemos afirmar categoricamente que divórcio e novo casamento nunca foram ideias de Deus. Foi assim que Jesus interpretava esse texto de Deuteronômio — como sendo uma regulamentação de práticas não ideais por causa da dureza do coração do homem (Mt 19:8; Mc 10:5).

A entrada de pecado na raça humana teve seus efeitos catastróficos e imediatos nos relacionamentos familiares: conflito conjugal, egoísmo, culpa, dor e muito mais. A dureza do coração levaria o casamento por caminhos distantes do ideal divino.

Por isso, Moisés inclui na sequência de leis regulamentares de situações problemáticas essas diretrizes quanto ao casamento, divórcio e novo casamento justamente para impedir a corrupção total do plano original divino (Gn 1:27; 2:24). Transformar a intenção original de lei casuística em lei apodítica também reflete a dureza do coração humano — característica nítida dos fariseus nos tempos de Jesus.

Embora o texto em si não seja difícil de entender, a interpretação de alguns termos dentro dele tem causado polêmicas há quase quatro mil anos:

1. Qual o significado de "coisa indecente" (algo "desagradável") que alguns usavam para justificar o divórcio?
2. O texto distingue entre repúdio (uma separação não legal) e divórcio (uma separação oficial, legal)?
3. Em que sentido a mulher recasada foi "contaminada"?
4. Por que é "abominação" para o Senhor?
5. Em que sentido as práticas abusivas de divórcio e novo casamento iriam fazer pecar a terra?
6. O texto autoriza divórcio e novo casamento? Até que ponto é aplicável hoje?

Trataremos dessas questões na exposição a seguir.

O texto inclui uma série grande de situações hipotéticas "se..." (típico de leis casuísticas) que culminam numa conclusão regulamentar "então...".

Se...
Se um homem casar com uma mulher e...
Se ele descobrir algo desagradável nela (coisa indecente) e...
Se lavrar um termo de divórcio e...
Se entregar o termo de divórcio na mão dela e...
Se despedir a mulher da sua casa e...
Se ela casar-se novamente e...
Se o segundo marido a aborrecer e...
Se ele lavrar outro termo de divórcio e...
Se ele entregar o termo na mão dela e...
Se despedir a mulher da sua casa *ou*...
Se o segundo marido falecer.

Então... seu primeiro marido não poderá voltar a ser seu marido.

Podemos resumir todo o texto em uma declaração: *Uma vez divorciada e recasada, a pessoa não podia voltar ao primeiro cônjuge, nem no caso da morte do novo marido.*

Muitos entendem que essa lei específica visava dificultar o processo comum de divórcio e novo casamento. Ao contrário do que argumentavam os fariseus nos tempos de Jesus, junto com a escola de Hillel, a permissão (e não mandamento) divino quanto ao divórcio visava fechar a porta do divórcio e do novo casamento, e não escancará-la.

O texto dificultava o divórcio de pelo menos duas maneiras. Primeiro, exigia um termo de divórcio entregue pessoalmente na mão da esposa. É mais que provável que esse documento também teria que ser reconhecido diante de testemunhas e talvez de alguma autoridade local. Segundo, o texto proibia o novo casamento com o primeiro marido, uma vez que um segundo casamento fora consumado. Ou seja, o primeiro marido precisava pensar duas ou três vezes antes de repudiar sua esposa, pois seria um ato sem retorno caso casasse novamente. Thompson afirma:

> A presente lei teria o efeito de tornar o divórcio uma questão mais séria, pelo fato de que eliminara a possibilidade de o homem receber de volta sua [primeira] esposa. Além disso, iria desencorajar a transferência fácil de uma mulher de um homem para outro que resultava na contaminação da mulher. O resultado final seria a elevação do *status* das mulheres.[4]

Sendo assim, Deus reconhece o segundo casamento como sendo legítimo e protegido por ele.[5]

A. O motivo para o divórcio (v. 1a)

O texto só lista (sem necessariamente endossar) um motivo permissível para o divórcio: uma "coisa indecente" encontrada na mulher que a torna desagradável ao homem.[6] A expressão "coisa indecente" é literalmente "nudez de uma coisa"[7] e se refere a algo que provavelmente teria sido óbvio para os destinatários originais do livro, mas que para nós não fica nada claro.[8]

---

[4] THOMPSON, John A. *Deuteronomy: An introduction and commentary*, in: WISEMAN, D. J., ed. geral. *Tyndale Old Testament commentaries*. Downers Grove, IL: InterVarsity Press, 1974, p. 245.
[5] Parece que Jesus faz a mesma coisa em João 4:18 com a mulher samaritana quando reconhece que ela já tinha tido cinco "maridos", mas que o sexto não era seu marido.
[6] O texto literalmente diz: "e se ela não encontrar graça aos seus olhos". A palavra "graça" (חֵן *ḥēn*) é genérica e significa "favor", normalmente uma disposição favorável da parte de um superior para com uma pessoa carente (BLOCK, p. 557). Essa é a única ocorrência do termo em Deuteronômio. "Não achar graça" pode designar uma série de causas desagradáveis, embora o contexto especifique como sendo "coisa indecente". Block (p. 557) alega que a expressão diz mais a respeito do homem do que da mulher, e aponta para o desapontamento mútuo desse casamento: a mulher, porque não achou favor aos olhos do marido; o homem, porque achou algo indecente na mulher.
[7] עֶרְוַת דָּבָר (*'erwat dābār*).
[8] CRAIGIE, p. 305. Ele sugere que a incapacidade de gerar filhos possa estar implícita.

A palavra "nudez"⁹ neste contexto é forte, pois normalmente descreve a vergonha da exposição dos órgãos sexuais. Podemos deduzir que não se trata de fornicação (antes do casamento) ou do adultério (depois), pelo simples fato de que ambos seriam punidos com a morte (veja Dt 22:20-22). Thompson especula de que se trata de "algum tipo de exposição imodesta ou conduta indigna de mulher".¹⁰ Merrill entende algum tipo de descobrimento inapropriado, mas que não chegava a ser adultério.¹¹ Daniel Block especula ainda mais, sugerindo que o problema envolvia alguma irregularidade menstrual que talvez resultasse num estado perpétuo de impureza que afetasse o relacionamento conjugal e a geração de filhos. Mas é a dureza do coração do homem que se revela, pois "O homem, em vez de tratá-la com compaixão, divorciou-se dela".¹²

A escola de Hillel interpretava a expressão nos tempos de Jesus de forma liberal, reconhecendo qualquer ato desagradável por parte da esposa como justificativa para o divórcio, enquanto a escola de Shammai limitava a interpretação da expressão a casos de infidelidade.¹³

> A expressão crítica das estipulações deuteronômicas que causou grande controvérsia entre os rabinos é *'erwat dābār* (interpretada pelo rabino Shammai, do primeiro século, como sinônimo de *d'bar 'erwah*, "uma questão de nudez", e, separadamente, por seu contemporâneo, Hillel, como *'erwat*, "nudez", e *dābār*, "algo"; na LXX: *aschēmon pragma*, "coisa

---

⁹ עֶרְוָה (*'erwâ*). O termo foi usado literal e figurativamente no AT, a maioria das vezes para descrever a vergonha de ter os membros genitais expostos de forma pública, como no caso de Noé (Gn 9:22) ou atos sexuais ilícitos (Lv 18:6,8,10,16; 20:17). Veja também Lamentações 1:18; Ezequiel 16:37. No contexto imediato anterior de Deuteronômio 24, a mesma expressão, "nudez de uma coisa", foi usada para defender a importância do povo de Israel defecar fora do arraial: *Porquanto o* SENHOR, *teu Deus, anda no meio do teu acampamento* [...] *para que* [Deus] *não veja em ti coisa indecente e se aparte de ti* (Dt 23:14).
¹⁰ THOMPSON, p. 243.
¹¹ MERRILL, *Deuteronomy*, p. 317.
¹² BLOCK, Daniel I. *The NIV Application Commentary: Deuteronomy*. Grand Rapids: Zondervan, 2012, p. 558.
¹³ Lange comenta: "A escola de Hillel no tempo de Cristo interpretava [a frase] como κατὰ πᾶσαν αἰτίαν (Mt 19:3), isto é, qualquer coisa desagradável ao marido — de forma puramente subjetiva. A escola mais rígida de Schammai (*sic*) a restringia a algum tipo de imodéstia, vergonha, promiscuidade, adultério. Mas o último era crime capital". LANGE, J. P., SCHAFF, P. e SCHRÖEDER, W. J. *A commentary on the holy scriptures: Deuteronomy*. Bellingham, WA: Logos Bible Software, 2008, p. 175.

vergonhosa"), que costuma ser traduzida por "alguma coisa vergonhosa" ou "coisa indecente"...[14]

Thompson cita o caso de Israel e Javé no livro de Oseias como sendo um reflexo desse texto:

> A história de Oseias (1—3) é uma história de um homem que recusou divorciar-se da sua esposa, apesar da infidelidade dela. Por isso ele estava numa posição para recebê-la de volta quando a encontrou. Da mesma forma Deus foi fiel a Israel, apesar da infidelidade dela e não a afastou dele irrevogavelmente (cf. Jr 3:1-8).[15]

B. O processo do divórcio (v. 1b)

Há três passos esboçados no processo: escrever um termo de divórcio (lit., "um escrito de corte");[16] entregá-lo na mão da mulher (talvez com testemunhas da dissolução do relacionamento); e enviá-la embora da sua casa.[17] O fato de precisar que um termo de divórcio fosse escrito e entregue na mão da esposa sugere o envolvimento de terceiros (possivelmente levitas ou escribas) que também poderiam interferir no caso em favor da reconciliação. O processo tornava toda a situação bem mais solene e pública — fato que serviria para desencorajar o divórcio.

Merrill resume o efeito dramático que esse processo teria:

> A mulher fora cortada [do círculo familiar e tudo que isso representa], mandada embora do lar e da família, um castigo carregado de vergonha indescritível, perda econômica e social incalculável naquele mundo israelita antigo.[18]

O termo de divórcio serviria como proteção da esposa, pois declarava que ela não mais vivia debaixo da autoridade do marido e lhe permitia voltar para a casa dos pais. Talvez incluiria a devolução do dote, e o

---

[14] KÖSTENBERGER, p. 233.
[15] THOMPSON, p. 243.
[16] סֵפֶר כְּרִיתֻת
[17] וְשִׁלְּחָהּ מִבֵּיתוֹ
[18] MERRILL, *Deuteronomy*, p. 317.

documento serviria como proteção do homem contra qualquer acusação da família da mulher.[19]

C. O novo casamento (v. 2)

A série de condições hipotéticas continua: a mulher despedida (divorciada) sai de casa e casa-se com outro homem. Note que Moisés não aprova, muito menos exige, o novo casamento; é um fato ocorrido e talvez comum que precisava ser regulado. De acordo com Eugene Merrill, tanto Moisés (nesse texto) como Jesus (em Mateus 5:31,32 e 19:1-12) permitiram o divórcio depois de um caso específico ("coisa indecente" e "imoralidade sexual" — *porneia*), mas nenhum dos dois textos permitiu o novo casamento:

> A legislação aqui não exige nem aprova o divórcio em geral, mas somente regula sua prática para o Israel antigo [...] É importante notar também que a "cláusula de exceção" em Mateus 19 segue o ensino de Jesus de que o ideal é nenhum divórcio, pois *o que Deus ajuntou não o separe o homem* (Mt 19:6).
> O divórcio por ter achado "algo indecente" na esposa é permitido (cf. Mt 5:32; 19:9), mas não segue daí que o recasamento é permitido. De fato, mesmo essa passagem proíbe explicitamente o recasamento entre os divorciados, e Jesus categoricamente proibiu qualquer casamento com a mulher divorciada por causa de adultério (Mt 5:32b).[20]

D. O rompimento do segundo casamento (v. 3)

No caso tratado, pela segunda vez a mulher é divorciada e despedida. O texto também levanta a possibilidade de o segundo marido morrer.

E. A proibição do recasamento com o primeiro marido (v. 4)

A apódose das várias condições da prótase (v. 1-3) finalmente decreta a impossibilidade de a mulher voltar ao primeiro marido. Daniel Block entende que todo o texto, dentro do contexto de leis para proteger a propriedade e pessoas vulneráveis, visa a proteção da mulher. Cita a

---
[19] BLOCK, p. 558-559.
[20] MERRILL, *Deuteronomy*, p. 317-318.

analogia de Deuteronômio 21:10-14 que regulamentava o tratamento de uma mulher tomada como prisioneira de guerra e depois casada com um israelita. Afirma que:

> O texto não foi escrito como uma lei sobre o divórcio, mas como uma proibição de recasamento, a preocupação principal sendo a proteção de esposas de maus-tratos por homens, especificamente o primeiro marido. Moisés assim faz, reiterando o processo já existente para soltar esposas dos laços matrimoniais e insistindo que, quando o marido divorcia-se de sua esposa, ele abre mão de toda e qualquer autoridade sobre ela.[21]

1. A proibição

Há debate sobre o propósito da proibição do segundo casamento. Thompson lista alguns possíveis propósitos:

- Para evitar divórcios precipitados;
- Para desencorajar o adultério;
- Para preservar o segundo casamento.[22]

Lange observa:

> A pontuação do texto original deixa claro que Moisés não instituiu nem exigiu o divórcio [...] Ele simplesmente receita limitações ou regulamentos de um costume prevalecente, que não estava de acordo com a instituição do casamento, e somente foi permitido no sentido limitado, sob essas restrições, "por causa da dureza de seus corações". Ao mesmo tempo, todas essas diretrizes tendem a prevenir qualquer rompimento precipitado ou impulsivo do elo matrimonial, e a guardar os interesses da esposa como a pessoa que mais precisava de proteção.[23]

2. As razões

As razões citadas pela proibição de retorno ao primeiro marido são:

---

[21] BLOCK, p. 557.
[22] THOMPSON, p. 244.
[23] LANGE, J. P., SCHAFF, P. e Schröeder, W. J. *A Commentary on the Holy Scriptures: Deuteronomy*. Bellingham, WA: Logos Bible Software, 2008, p. 176.

a. O segundo casamento contamina a pessoa recasada

A palavra "contaminar",[24] junto com a palavra "abominação", foi usada em textos tratando de pecado sexual (veja especialmente Lv 18:20,23,25,27). Descreve o que se torna impuro, especialmente no sentido litúrgico. Craigie afirma que o recasamento da mulher depois do primeiro divórcio é semelhante ao adultério pelo fato de que a mulher já coabitou com outro homem, e, se ela retornasse ao primeiro marido, a ideia do adultério seria mais completa: "Ela conviveu com o primeiro marido, depois outro, e finalmente volta para o primeiro".[25]

Merrill pergunta por que o primeiro recasamento (depois do primeiro divórcio) não era "detestável" enquanto o novo casamento com o primeiro marido era. Ele sugere que é pelo fato de que o primeiro divórcio não era por motivos de adultério (que teria sido punido com a pena capital), mas que o recasamento depois de um outro casamento e divórcio caracterizaria adultério porque a mulher passava de um homem para outro e de volta para o primeiro.[26]

Observa-se que a mulher foi contaminada — ela não se contaminou. O texto a protege de ainda mais contaminação.

b. É abominação para o Senhor

A palavra "abominação"[27] é forte. Foi usada para descrever a perspectiva divina sobre uma série de pecados detestáveis e de natureza sexual em Levítico 18:20-29, inclusive adultério (18:20), homossexualidade (18:22; cf. 20:13) e bestialidade (18:23-29).

Deere explica:

> O recasamento com o primeiro marido seria equivalente a adultério legal, por isso abominável ao Senhor [...] O propósito dessa lei parece ser de evitar divórcio frívolo, mostrar o divórcio como algo indesejável.[28]

---

[24] טָמֵא (ṭāmēʾ).
[25] CRAIGIE, p. 305.
[26] MERRILL, *Deuteronomy*, p. 318.
[27] תּוֹעֵבָה (tôʿēbâ).
[28] DEERE, Deuteronômio 24:4.

c. Para evitar que a terra peque

A ideia de que infidelidade profanava a terra se encontra em vários textos do Antigo Testamento (veja Lv 18:25,28; 19:29; Nm 5:3; Jr 3:2,9; Os 4:3). Mais uma vez percebemos a seriedade com que Deus encarava a sagrada instituição do matrimônio. Talvez haja aqui também um reflexo da importância que a família tem como fundamento da sociedade. Observa-se a mudança para a segunda pessoa do singular: ... *assim, não farás pecar a terra que o* SENHOR, *teu Deus, te dá por herança*. Block afirma que essa mudança lembra o povo que eles são responsáveis por manter os padrões pactuais de justiça, e que, se permitissem que uma mulher divorciada e recasada voltasse para o primeiro marido, eles amontoariam culpa não somente sobre si mesmos, mas também sobre a terra que haviam recebido de Javé.[29]

Jesus e Deuteronômio 24:1-4

Mesmo que ainda trataremos da difícil questão de divórcio e recasamento nos Apêndices, cabe aqui algumas observações sobre a interação de Jesus e os fariseus (Mt 19:1-12; cf. Mc 10:1-12) que envolve o texto de Deuteronômio 24:1-4:

1. A pergunta dos fariseus *É lícito ao marido repudiar a sua mulher por qualquer motivo?* (Mt 19:3; Mc 10:2) tem como base Deuteronômio 24:1: *Se um homem tomar uma mulher e se casar com ela,* E SE ELA NÃO FOR AGRADÁVEL AOS SEUS OLHOS, POR TER ELE ACHADO COISA INDECENTE NELA...
2. Jesus se recusa a legislar sobre a questão de divórcio e novo casamento baseado numa lei casuística (que tratava de uma situação específica, ou seja, uma exceção ao ideal divino) como se fosse uma lei apodítica (veja Mt 19:7: *Por que mandou, então, Moisés dar carta de divórcio e repudiar?*). Por isso ele recorre ao ideal divino e ao plano perfeito de Deus para o casamento em Gênesis 1:27 e 2:24: *Não tendes lido que o Criador, desde o princípio, os fez homem e mulher* [Gn 1:27] *e que disse: Por esta causa deixará o homem pai e mãe e se unirá a sua mulher, tornando-se os dois uma só carne?* (Mt 19:4,5; cf. Mc 10:6,7). Jesus replicou que Moisés permitiu repudiar em casos excepcionais, mas que desde o princípio isso nunca foi o propósito de Deus (Mt 19:8).

---

[29] BLOCK, p. 560.

As estipulações mosaicas não devem ser tidas como sinônimo de aprovação tácita desses divórcios, mas apenas como forma de regulamentá-los. A tônica de Deuteronômio 24:1-4 é, portanto, *descritiva*, e não *prescritiva*, fato que os contemporâneos de Jesus parecem ter interpretado equivocadamente.[30]

3. Jesus atribui ao texto de Deuteronômio o caráter de concessão em razão da dureza do coração humano; ou seja, longe de se tratar do plano divino, representa as diretrizes divinas para lidar com o caos que o pecado do homem criou. Tanto o texto de Deuteronômio como Mateus 19 e Marcos 10 apontam para o que Bryan Chapell denomina de "foco na condição decaída"[31] do coração humano e, por tabela, sua necessidade da vida de Cristo para amolecer seu coração e desenvolver um casamento dentro do ideal divino.

4. A conclusão a que Jesus chegou diante da sua interpretação do plano de Deus para o matrimônio e à luz de Gênesis e Deuteronômio é: ... *o que Deus ajuntou não o separe o homem* (Mt 19:6; Mc 10:9).

5. Jesus caracteriza o novo casamento depois do divórcio como adultério para todos os envolvidos nele, possivelmente refletindo em parte o que Deuteronômio 24 diz quando afirma que a mulher recasada é "contaminada". O recasamento com o primeiro marido constitui "abominação" e que a terra iria "pecar" (Dt 24:4).

6. É possível que a cláusula de exceção mencionada em Mateus 19:9 e 5:32 (*não sendo por causa de relações sexuais ilícitas*) reflita o motivo pelo divórcio em Deuteronômio 24:1, *por ter ele achado coisa indecente* (lit., "nudez de uma coisa"). Ou seja, haveria a possibilidade de divórcio em caso de imoralidade sexual (*porneia*) mesmo sem a permissão do recasamento.

Quando se compara os ensinos de Jesus com os de Gênesis e Deuteronômio, chegamos à conclusão de que Deus faz de tudo para proteger o casamento, mas que o pecado humano complica tudo. O coração humano precisa de uma obra sobrenatural da graça de Deus para reverter os efeitos do pecado e transformar dureza em beleza. Só por Jesus o casamento pode voltar para Gênesis, e não para Deuteronômio.

---

[30] KÖSTENBERGER, p. 234.
[31] CHAPELL, Bryan. *Pregação cristocêntrica: restaurando o sermão expositivo — um guia prático e teológico para a pregação bíblica.* São Paulo: Cultura Cristã, 2002.

APLICAÇÕES

1. Na ausência de qualquer outro texto que expressa a vontade de Deus quanto ao assunto, podemos concluir que esse texto descarta para sempre a possibilidade de alguém divorciado e recasado voltar ao casamento anterior, mesmo depois da morte do cônjuge posterior. Ou seja, não se deve desfazer um segundo casamento para tentar resolver o problema do divórcio e recasamento.
2. "Pelo fato de que nenhum cônjuge é perfeito, a saúde do casamento requer que os cônjuges sejam extrema e persistentemente graciosos quando respondem às falhas um do outro. Pessoas estressadas precisam de graça..."[32]
3. Líderes espirituais precisam reconhecer a realidade trágica que o pecado produziu no mundo. Por causa da dureza de coração do ser humano e dos ataques satânicos contra o casamento e a família, haverá situações em que uma separação ou divórcio será a opção menos mal (veja 1Co 7:11). Às vezes haverá situações em que a única maneira de evitar tragédias maiores será a separação dos cônjuges (veja 1Co 7:15).
4. Esse texto não deve ser usado (como os fariseus no tempo de Jesus o fizeram – veja Mt 19:1-12) para justificar a prática do divórcio e do recasamento. O texto é descritivo e regulamentar, não normativo e prescritivo. O discurso de Jesus em Mateus deixa isso mais que claro. Todo divórcio constitui uma aberração da imagem de Deus no casal e uma derrota.
5. A pessoa divorciada do seu cônjuge, especialmente quando isso ocorreu contrariamente à sua vontade, deve ser protegida pela igreja, assim como Moisés prescreveu nesse texto.

2. Receita para a preservação do casamento (v. 5)

Homem recém-casado não sairá à guerra, nem se lhe imporá qualquer encargo; por um ano ficará livre em casa e promoverá felicidade à mulher que tomou.

---

[32] BLOCK, p. 565.

Esse texto é inesperado e parece um pouco estranho no contexto do divórcio e novo casamento. Mas oferece conselho prático sobre como evitar o divórcio pelo estabelecimento de fundamentos sólidos para o futuro durante o primeiro ano de matrimônio. Como já mencionamos, existe uma ligação lógica entre os versículos 1-4 e o versículo 5. Primeiro, porque os versículos 1 e 5 começam com as mesmas quatro palavras no texto hebraico: "Quando um homem toma uma mulher".[33] Segundo, sabendo quanto Deus zela por casamentos saudáveis que refletem a sua glória, podemos encarar esse texto como uma receita para preservar o casamento e também a herança da terra (veja 24:4b) em Israel, contra o cenário descrito nos versículos 1-4.

> Essa legislação, em seu contexto, proporciona um equilíbrio positivo para a substância negativa dos versículos 1-4, em que alguns abusos do matrimônio se encontram. Aqui, uma receita positiva é proposta, que pretende promover a saúde e o crescimento de um novo relacionamento conjugal [...] e promover o crescimento do relacionamento familiar, que refletia, em miniatura, a família maior do povo pactual de Deus.[34]

O homem recém-casado, ou seja, durante o primeiro ano de casamento, recebe duas limitações e uma admoestação visando a um propósito que, supostamente, serviria para fortalecer o seu lar:

A. Limitação nº 1: *O homem recém-casado não participaria diretamente em guerra*

O texto não declara explicitamente a razão da ordem. Por um lado, o recém-casado ou noivo talvez tivesse um coração dividido na batalha, constituindo isso um empecilho na guerra.

Também podemos inferir que o propósito principal da guerra em Israel era proteger a integridade da herança dentro do território nacional. O homem recém-casado poderia morrer e sofrer a tragédia de não levantar descendentes para preservar o nome familiar (possivelmente o significado por trás da "felicidade" da esposa, que seria um filho). No próximo capítulo, o casamento de levirato é legislado, indicando a

---

[33] כִּי־יִקַּח אִישׁ אִשָּׁה
[34] CRAIGIE, p. 306.

importância fundamental de preservar o nome da família e sua herança em Israel (Dt 25:5-10).³⁵

Deuteronômio 20:5-7, num contexto que legislava sobre situações relacionadas à guerra, esclarece um pouco mais essa ideia:

> *Os oficiais falarão ao povo, dizendo: Qual o homem que edificou casa nova e ainda não a consagrou? Vá, torne-se para casa, para que não morra na peleja, e outrem a consagre. Qual o homem que plantou uma vinha e ainda não a desfrutou? Vá, torne-se para casa, para que não morra na peleja, e outrem a desfrute. Qual o homem que está desposado com alguma mulher e ainda não a recebeu? Vá, torne-se para casa, para que não morra na peleja, e outro homem a receba.*

O homem (noivo) não participava da guerra para não morrer antes de consumar sua união e, supostamente, gerar um herdeiro, como afirmam Walton e Matthews: "Em ambos os casos, o propósito é lhe dar tempo para gerar um herdeiro e estabelecer um lar".³⁶

Contudo, há outra razão implícita no texto: sair para a guerra tiraria o homem do seu novo lar por muito tempo e possivelmente prejudicaria a adaptação à nova esposa e o fortalecimento dos laços matrimoniais que evitariam a situação desagradável dos versículos anteriores.

B. Limitação nº 2: *O homem recém-casado não seria incumbido de tarefas adicionais comunitárias*

Os recém-casados também não deveriam assumir "qualquer encargo"; isso sugere que há algo mais envolvido nesse texto do que simplesmente gerar descendentes. A ideia de "impor qualquer encargo" é de receber responsabilidades na comunidade que iriam afastar o homem do seu novo lar, ou ocupá-lo demais a ponto de desfocar sua atenção da esposa no primeiro ano fundamental para o sucesso do lar. Esses "outros encargos" incluiriam responsabilidades na comunidade ou no culto, além da vocação dele. À luz do contexto (divórcio), parece que um ano dedicado

---

³⁵ DEERE, J. S. *Deuteronomy*, in: WALVOORD, J. F. e ZUCK, R. B., eds. *The Bible knowledge commentary: an exposition of the scriptures.* Wheaton, IL: Victor Books, 1985, vol. 1, p. 305.
³⁶ WALTON, John H. e MATTHEWS, Victor H. *The IVP Bible background commentary: Genesis —Deuteronomy.* Downers Grove, IL: InterVarsity Press, 1997, p. 256.

ao estabelecimento de um fundamento sólido para seu lar lhe daria maiores chances de um casamento duradouro.

O texto não diz que ele não pode se envolver em nenhuma atividade comunitária, religiosa ou social, mas que deveria evitar tomar sobre si responsabilidades adicionais que prejudicariam o bom andamento do seu casamento no período de maiores transições e adaptações.

C. Admoestação

As limitações são colocadas num sentido mais positivo: o homem deveria ficar "livre" em casa durante um ano. Por que um ano? Há pelo menos duas possibilidades e talvez ambas tenham razão:

- Por ser o período tradicional de adaptação à vida conjugal, onde há mais transições e, tipicamente, mais dificuldades;
- Para ter a possibilidade de gerar um herdeiro, naquela cultura a maior causa de "felicidade" da esposa (veja a seguir).

D. Propósito

O propósito final das limitações de muitas atividades extralar no primeiro ano de casamento e da razão de ficar livre em casa é poder promover a "felicidade" da esposa. Block observa que:

> Com uma perspectiva pastoral brilhante, Moisés pintou um retrato de casamento que contrasta nitidamente com aquele mostrado nos versículos 1-4. Enquanto os dois maridos causaram estresse extremo para sua esposa, o marido deve perseguir justiça por conceder felicidade à sua esposa.[37]

Podemos entender "felicidade" em dois sentidos:

- A necessidade de adaptação, por ser um ano em que deixou a casa dos pais, dos laços familiares antigos para um novo lar, uma nova família onde tudo é estranho;
- A possibilidade de gerar um herdeiro para preservar o nome familiar e sua herança em Israel.

---

[37] BLOCK, p. 560.

Merrill explica:

> O período de um ano em casa possibilitaria ao casal alegria em seu novo relacionamento e também normalmente seria um tempo suficiente para um filho ser concebido e nascido antes de o marido partir para servir.[38]

O apóstolo Paulo ecoa uma ideia semelhante quando trata da decisão do solteiro de se casar ou não. Em meio a tempos angustiantes (1Co 7:26), a pessoa ainda não casada precisa reconhecer que, uma vez casada, terá a responsabilidade de *agradar à esposa* (1Co 7:33). Ser casado e *não* procurar agradar a esposa (promover sua felicidade) não é uma opção.

APLICAÇÕES

Embora seja um texto escrito para o povo de Israel em outro contexto, podemos extrair alguns princípios para o lar baseado neste versículo:

1. Deus quer que desfrutemos ao máximo a vida familiar sem cair em rodas-vivas de ativismo (veja Ec 9:9: *Goza a vida com a mulher que amas...*).
2. Deus considera o primeiro ano de casamento como fundamental para se estabelecer um lar sólido para o futuro.
3. Com pouquíssimas exceções, podemos afirmar que "uma esposa infeliz é a maior vergonha para seu marido".
4. "Pelo fato de que a saúde de uma comunidade depende da saúde dos casamentos, o apoio para os recém-casados deve ser uma questão comunitária."[39]

CONCLUSÃO

A compreensão desse texto influencia o entendimento do ensino de Jesus em seu debate com os fariseus em Mateus 19:1-12. Longe de ser uma carta branca para divórcio e novo casamento em Israel, impõe sérias limitações em práticas comuns justamente para proteger não somente o

---

[38] MERRILL, *Deuteronomy*, p. 319.
[39] BLOCK, p. 365.

casamento em si, mas especialmente a mulher. Fecha alguns "buracos" na lei que poderiam ter sido explorados para facilitar o divórcio e o novo casamento e que os poderiam ter barateado a ponto de se constituir adultério legalizado. As prescrições para o novo casamento também visam estabelecer fundamentos sólidos para o futuro lar e assim evitar a necessidade de invocar as cláusulas de divórcio e novo casamento.

| A grande ideia |

> *Deus protege o casamento contra abusos em razão da dureza do coração humano e prescreve que o primeiro ano de casamento seja protegido para estabelecer um alicerce para uma vida inteira juntos.*

Para discussão

1. Quais as implicações de Deuteronômio 24:1-5 para o debate sobre divórcio e novo casamento? Veja Mateus 19:1-12.

2. Como você explica a ligação entre os versículos 1-4 e o versículo 5? Como o versículo 5 ajuda a entender como Deus encara o casamento?

3. Em que sentido esse texto serviria como proteção da esposa?

4. Como os fariseus distorceram a perspectiva divina sobre o casamento, à luz do ensino de Jesus em Mateus 19:1-12 e seu estudo de Deuteronômio 24:1-5?

8

Como *não criar* seus filhos

(1Sm 1—3; 8:1-6)

Anos atrás tive o privilégio de ministrar numa aldeia indígena de índios uai-uai no norte do Brasil. Depois de uma semana lecionando sobre a família debaixo de um sol de 40 graus para duzentos líderes da Igreja Uai-Uai, tive a oportunidade de encontrar-me em particular com um grupo pequeno de caciques-pastores. Nunca vou me esquecer das lágrimas nos olhos de um deles, que confessou: "Pastor David, quando meus filhos eram pequenos, tentei ensiná-los como trilhar os caminhos do Senhor. Mas errei muito num ponto: quando eles se desviavam da trilha e se perdiam na floresta, eu não fiz nada para trazê-los de volta!"

Aquele testemunho do meu amigo uai-uai poderia bem ter sido dado pelo sacerdote Eli na época dos juízes em Israel. Como aprenderemos mais adiante, a responsabilidade dos pais na educação dos filhos é dupla: *discipular* (colocá-los nos caminhos do Senhor) e *disciplinar* (fazê-los retornar ao caminho quando se desviam dele). Discipular sem disciplinar significa transmitir uma mensagem enganosa — que o ensino é só "de boca pra fora" e talvez hipócrita. A ausência de disciplina esvazia o discipulado do seu vigor. Disciplinar sem discipular (ou seja, corrigir o que não foi instruído) provoca o filho à ira e facilmente leva-o à rebeldia.

A transmissão viva de uma fé viva para a próxima geração exige equilíbrio entre os dois elementos, lembrando sempre que chega a hora em que os filhos terão que decidir a quem seguirão.

Se esses princípios se aplicam ao pai comum, quanto mais àqueles que são chamados não somente para pastorear sua própria família, mas também a família de Deus! Uma das principais peneiras que Deus usa para qualificar (ou desqualificar) homens na liderança do seu povo é sua atuação no pastoreio dos seus próprios filhos. Como vemos repetidas vezes nas Escrituras, somos quem somos no lar e revelamos nossa lealdade final primeiro em casa.

Esse princípio é afirmado mais claramente nas Epístolas Pastorais, especificamente em 1Timóteo 3 e Tito 1:

> ... *se alguém aspira ao episcopado, excelente obra almeja. É necessário, portanto, que o bispo seja irrepreensível* [...] *que governe bem a própria casa, criando os filhos sob disciplina, com todo o respeito (pois, se alguém não sabe governar a própria casa, como cuidará da igreja de Deus?)* [...] *O diácono* [...] *governe bem seus filhos e própria casa...* (1Tm 3:1,2,4,5,12).

> ... *que* [o presbítero] *tenha filhos crentes que não são acusados de dissolução, nem são insubordinados* (Tt 1:6).

Já encontramos um vislumbre desse argumento do menor ao maior nas histórias de diversos líderes político-religiosos do Antigo Testamento, histórias escritas para nosso benefício (Rm 15:4). Talvez nenhuma ilustração seja mais nítida (e trágica) que as histórias de Eli e Samuel e suas respectivas famílias no livro de 1Samuel.

OBSERVAÇÃO

Diferentemente da maioria das exposições deste comentário, o texto de 1Samuel 1—3 e 8:1-6 será tratado de forma mais temática. Reconhecemos que a mensagem e o propósito de 1 e 2Samuel são maiores que os de um manual de educação de filhos;[1] mas também reconhecemos que a Palavra de Deus é capaz de trabalhar em múltiplos níveis ao mesmo tempo — se não de significado, pelo menos em termos de significância. O estudo desse texto por meio de um filtro interpretativo familiar é legítimo, mesmo que secundário em termos da mensagem maior de 1, 2Samuel. Também enquadra-se numa mensagem que transborda do livro de Juízes para 1 e 2Samuel.

---

[1] Robert Chisholm Jr. deixa isso muito claro em seu comentário sobre 1 e 2Samuel:
> Esse não é um texto sobre educação de filhos. Pode-se usar o exemplo de Eli para ilustrar uma educação problemática de filhos *se* a pregação estiver baseada em outra passagem que trate diretamente dessa questão, como, por exemplo, um provérbio [...] *Mas*, caso se deseje usar 1Samuel 2:12-36 como base para um sermão ou um estudo, o foco da exposição deve ser o conjunto de temas esboçados... (*1 & 2 Samuel*, São Paulo: Vida Nova, 2017, p. 19).

Brett W. Smith comenta sobre isso:

> Embora secundário ao propósito maior de ensinar Israel sobre como a linha davídica começou e como Deus lida com seu povo, um padrão discernível nas falhas dos pais na narrativa de Samuel talvez indique que o(s) autor(es) queria(m) ensinar uma lição sobre o relacionamento entre esperanças dinásticas, filhos e Deus. A lição é: honrar seus filhos acima de Deus na tentativa de preservar sua dinastia de fato tende a pôr fim à dinastia e causar grandes problemas para a nação.[2]

Quando se examina a vida familiar de alguns dos juízes e personagens principais nos livros de Juízes, Rute e Samuel, percebemos essa mensagem impactante sobre a maneira de construir (ou não) um legado familiar.[3] Ironicamente, é na tentativa (humana) de construir uma dinastia que perde-se seu legado. Mas, quando o foco da nossa vida está em servir a outros e cumprir os mandamentos do Senhor, encontramos nosso verdadeiro legado.

O gráfico a seguir resume essa ideia. Notáveis são as exceções de Boaz/Rute e Davi:

Nome (texto)	Função	Tentativa de estabelecer uma dinastia/legado	Resultado
Gideão (Jz 6:1—8:32)	Juiz	Inicialmente recusou ser feito rei, mas procurou, pela poligamia, a multiplicação de filhos (70 + 1) e o sincretismo religioso, estabelecer uma dinastia.	Todos os filhos morreram e findou-se o legado de Gideão.

---

[2] SMITH, Brett W. "The sin of Eli and its consequences", Bibliotheca Sacra, 170 (January-March, 2013), p. 17.
[3] Algumas das observações que seguem foram influenciadas pelos dois artigos fascinantes de Michael J. Smith: "The failure of the family in Judges, Part 1: Jephthah", Bibliotheca Sacra, 162 (July-Setember, 2005), p. 279-298; "The Failure of the Family in Judges, Part 2: Samson", Bibliotheca Sacra, 163 (October-December, 2005), p. 424-436.

| Jefté
(Jz 10:6—12:7)	Juiz	Fez um voto precipitado na tentativa de garantir vitória a qualquer custo e estabelecer seu nome em Israel.	Condenou a própria filha (à morte ou à virgindade perpétua) e cortou qualquer possibilidade de ter uma descendência.
Sansão
Jz 13—16	Juiz	Sua vida sensual e promíscua levou-o a juntar-se a três mulheres estranhas e a violar seus votos de nazireu.	Terminou a vida envergonhado, sem esposa, sem filhos, sem legado.
Boaz/Rute
(Rute)	Proprietário (s)	Em vez de preocupar-se com seus próprios legados, Rute e Boaz cumpriram fiel e silenciosamente seus respectivos papéis (como nora e como resgatador).	A bênção divina honra a fidelidade do casal com o privilégio de serem os progenitores da linha davídica real — que duraria para sempre.
Eli
(1Sm 1—4)	Sacerdote-juiz	Deixou de disciplinar seus filhos para não perder o privilégio dinástico do sacerdócio e da liderança em Israel.	Recebe o oposto do que tanto desejava: a morte e a condenação da sua linhagem.
Samuel
(1Sm 1—8)	Sacerdote-juiz	Falhou na educação dos seus próprios filhos, que ele tanto desejava que no futuro o substituíssem como juízes em Israel.	A corrupção dos filhos culmina no fim da era dos juízes e na inauguração da monarquia.
Saul
(1Sm 9—31)	Rei	Procurava matar Davi para garantir seu trono e a dinastia para seu filho Jônatas.	Saul e Jônatas morrem e eventualmente perde-se a esperança dinástica.
Davi
(1Sm 16—2Sm 24)	Rei	Apesar de falhas morais como líder e como pai, humildemente andou com Deus e procurou construir uma casa (templo) para o Senhor.	Em vez de construir uma casa para Deus, o Senhor promete construir uma casa (legado, dinastia) para Davi.

Mensagem de 1Samuel

O propósito maior do texto de Samuel parece ser

> mostrar como a soberania mediada divina foi delegada à nação de Israel, por meio dos seus reis divinamente eleitos. Davi e sua dinastia demonstram o que significa reinar debaixo de Deus. Também [observamos que] por meio da casa real de Davi, seu Filho maior, Jesus Cristo, eventualmente se encarna. Cristo exerceu seu domínio real em sua própria vida e, por meio da sua morte e ressurreição, proporcionou a base sobre a qual todos os que creem podem reinar com e por meio dele (2Sm 7:12-16; Sl 89:36,37; Is 9:7).[4]

Carlos Osvaldo Pinto afirma que "O autor de Samuel claramente interpretou a história de sua nação da perspectiva da aliança deuteronômica, alinhando-se assim com os profetas posteriores, com cujos escritos sua obra foi colocada no cânon judaico".[5]

Robert Chisholm lembra aos expositores de 1 e 2Samuel que "a preocupação central do narrador é mostrar que Davi (e não Saul) é o rei escolhido pelo Senhor e o herdeiro de uma promessa pactual que garante o cumprimento dos propósitos de Deus para seu povo, Israel". Ainda adverte: "Uma exposição sadia do livro deve manter essa intenção do autor diante dos ouvintes contemporâneos".[6]

Resumo

A história trágica de Eli sublinha como o líder espiritual precisa amar a Deus acima de tudo, a ponto de nutrir e disciplinar seus próprios filhos. Eli falhou na tarefa de conduzir seus filhos ao Senhor (1Sm 2:12) e não discipliná-los (cf. Pv 22:15) quando a vida profana deles poluiu o santuário do Senhor e seus adoradores (1Sm 2:22-25; 3:13). Pelo fato de que Eli temia mais os seus filhos do que a Javé (1Sm 2:29), permitindo que eles dessacralizassem o tabernáculo, o julgamento de Deus caiu sobre toda a sua família.

---

[4] MERRILL, E. H. *1 Samuel*, in: WALVOORD, J. F. e ZUCK, R. B., eds. *The Bible knowledge commentary: an exposition of the scripture*. Wheaton, IL: Victor Books,1985, vol. 1, p. 432.
[5] PINTO, Carlos Osvaldo, *Foco*, p. 254.
[6] CHISHOLM, p. 36.

Samuel deve ter aprendido da experiência do seu mentor, Eli, mas a história se repetiu em sua própria família. Seus filhos, Joel e Abias, que eram juízes em Israel, assim como o pai, *não andaram pelos caminhos dele; antes, se inclinaram à avareza, e aceitaram subornos, e perverteram o direito* (1Sm 8:3). Seu testemunho perverso infamou a terra e serviu como desculpa para o povo rejeitar a teocracia e favorecer a monarquia (1Sm 8:4-6).

Contexto

É fundamental compreendermos o contexto histórico em que 1 e 2Samuel foram escritos. A série de comparações e contrastes no início de 1Samuel, que se estende até o período dos juízes, serve para fundamentar a essência do propósito do autor, que é legitimar o reino de Davi como o escolhido do Senhor e o futuro rei messiânico. A piedade de Ana em contraste com as falhas morais de Eli e a inocência de Samuel em contraste com a perversidade de Hofni e Fineias levam por sua vez aos contrastes entre Davi e Saul.

Em termos do contexto religioso-moral, 1Samuel situa-se na época dos juízes, um tempo de trevas e caos espiritual em Israel porque *não havia rei em Israel; cada um fazia o que achava mais reto* (Jz 21:25; cf. Jz 18:1; 19:1). Essa ligação está ainda mais forte no texto hebraico de 1Samuel, que segue imediatamente Juízes 21, pelo fato de que o livro de Rute consta nos "Escritos", ou seja, a terceira divisão das Escrituras hebraicas.[7]

As narrativas de Samuel e Eli servem para construir outras pontes entre o período dos juízes e a monarquia e, principalmente, para dar credibilidade ao reinado de Davi, e não de Saul:

> O narrador mostra que Deus rejeita Saul e escolhe Davi [...] Samuel exerce um papel importante dentro dessa situação: depois de ungir Saul como rei, Samuel também pronuncia com autoridade profética que Deus rejeitou Saul imediatamente antes de ungir a Davi como o sucessor dele. Por isso, é importante que o narrador comprove as credenciais de Samuel. O relato de seu nascimento por intervenção divina [...] de uma mãe que demonstra lealdade inabalável ao Senhor, contribui para esse fim.

---

[7] BALDWIN, Joyce. *1 & 2 Samuel: an introduction and commentary*. Downers Grove, IL: Inter-Varsity Press, 1988, p. 49.

Além disso, esse relato também liga Samuel aos patriarcas Isaque e Jacó, que também foram concebidos por mulheres outrora estéreis.[8]

O livro faz uma ligação entre a anarquia da época dos juízes e a relativa estabilidade da monarquia, mesmo que esta fosse sinal de rejeição da teocracia (1Sm 8:7). Entre as pontes que ligam o livro de Juízes e 1 e 2Samuel, encontramos comparações e contrastes entre Samuel e pelo menos dois personagens de Juízes: Sansão e Mica.[9]

	Sansão (Jz 13)	Mica (Jz 17:1)	Samuel (1Sm 1—3)
Apresentação	Havia um homem de Zorá, da linhagem de Dã, chamado Manoá, cuja mulher era estéril e não tinha filhos. (13:2).	Havia um homem da região montanhosa de Efraim cujo nome era Mica (17:1).	Houve um homem de Ramataim-Zofim, da região montanhosa de Efraim, cujo nome era Elcana [...] tinha ele duas mulheres: uma se chamava Ana, e a outra, Penina; Penina tinha filhos; Ana, porém, não os tinha. (1Sm 1:1,2).
Concepção	Sobrenatural	--------	Sobrenatural
Pai/mãe	Manoá e sua esposa anônima.	Anônimos	Elcana e Ana.
Formação	Nazireu	Idólatra	Nazireu (?).
Fama	Líder (juiz) fracassado.	--------	Líder bem-sucedido e elo para a monarquia.
Ação	Começa a livrar Israel dos filisteus.	--------	Derrota os inimigos de Israel, preparando o caminho para Davi.
Resultado	Procura livrar Israel da opressão dos filisteus (mas o faz do jeito dele).	Adoração não autorizada dos danitas (Jz 17—18).	Reavivamento da verdadeira adoração pela sua liderança espiritual.

---

[8] CHISHOLM, p. 8.
[9] O quadro foi influenciado pelas observações em Chisholm, p. 9-10.

Carlos Osvaldo Pinto comenta sobre o contexto político-histórico-cultural:

> 1Samuel retrata os dias em que os filisteus oprimiram Israel, ao passo que 2Samuel narra a derrota definitiva dos filisteus perante Davi. Esse vácuo de poder permitiu a Israel tornar-se, no reinado de Davi e Salomão, a primeira nação, militar, econômica e culturalmente, do Oriente Médio.[10]

Por meio de técnicas literárias variadas, inclusive quiasmo[11] e o uso frequente de contrastes, o livro mostra o que acontecia quando o povo obedecia (ou não) à aliança deuteronômica em termos de Levítico 26 e Deuteronômio 28.

Carlos Osvaldo Pinto comenta:

> Uma das mais notáveis técnicas literárias de 1Samuel é o uso de contrastes para tornar óbvia sua mensagem. Em geral, os contrastes que estabelece têm como ponto de referência a aliança deuteronômica, especialmente quando trata de obediência e recompensas.[12]

Alguns desses contrastes têm a família como eixo central e mostram como uma vida de humildade e dependência do Senhor é abençoada:

> Todo o livro de 1Samuel conduz o leitor à direção da monarquia davídica como o agente escolhido por Javé para dar continuidade à teocracia [...] humildade e dependência de Javé trazem vitalidade e permanência, enquanto a autossuficiência condena os indivíduos e a nação ao fracasso.[13]

Note a justaposição de personagens que aponta esse contraste entre humildade/dependência e arrogância/rebeldia:

---

[10] PINTO, Carlos Osvaldo, *Foco*, p. 255.
[11] Ibidem, p. 259-260.
[12] PINTO, Carlos Osvaldo, *Foco*, p. 256.
[13] Ibidem, p. 257, 261.

	Personagens	
Referência	Humildade/Dependência	Arrogância/Rebeldia
1Sm 1:2-8	Ana	Penina
1Sm 1:9-18	Ana	Eli
1Sm 2:17,18 1Sm 3:1-14	Samuel	Hofni/Fineias
1Sm 3:1-21	Samuel	Eli

O texto em questão encontra-se na primeira grande divisão de 1Samuel, que trata dos preparativos multidimensionais para o estabelecimento da monarquia em Israel (caps. 1—9). O capítulo 1 descreve os eventos sobrenaturais cercando o nascimento e a infância de Samuel. O capítulo 2 inclui o cântico (profético) de louvor de Ana junto com um retrato contrastante entre a vida inocente do pequeno Samuel e a perversidade dos sacerdotes da família de Eli. Finalmente, o capítulo 3 relata o chamado de Samuel junto com o recado divino sobre o destino de Eli e seus filhos.

A seguir, extraímos dos textos de 1Samuel 1—3 e 8:1-6 algumas lições fundamentais que, mesmo não tendo necessariamente a família como *foco*, têm implicações claras para a vida familiar. Haverá uma ênfase especial em princípios sobre a família do líder por ser esse um dos focos do texto.

1. Quem foge do padrão bíblico de monogamia vitalícia sofre as consequências de caos e confusão em seu lar (1:1-8)

Temos um vislumbre do caos espiritual na época dos juízes logo no início do livro, onde descobrimos que Elcana tinha duas mulheres (1:2), algo que fugia do padrão de monogamia claramente estabelecido por Deus desde o princípio (Gn 1:27; 2:24; veja Lameque, Gn 4:19), que *sempre* foi acompanhado por caos e confusão na vida dos patriarcas. Carlos Osvaldo Pinto comenta sobre o espírito da época, como evidenciado na família de Elcana:

> Havia uma medida de piedade e de conformidade às exigências da aliança mosaica, mas também havia evidência de descaso com a mesma, como a bigamia de Elcana e a esterilidade de Ana, uma sugestão sutil de

que Israel não desfrutava a plenitude das bênçãos pactuais prometidas por Javé.[14]

O gráfico a seguir ilustra a triste história de algumas pessoas que multiplicaram esposas e sofreram as consequências no Antigo Testamento:[15]

Caso	Referência	Consequências
Lameque + 2 esposas	Gênesis 4:19ss	[Vida vingativa; cultura bélica humana].
Abraão, Sara, Hagar (e outras)	Gênesis 16:13	Ciúme. Hostilidade histórica entre os descendentes.
Esaú	Gênesis 26:34; 28:9	Atrito e aflição para Rebeca (a sogra).
Jacó (Lia, Raquel, Bila, Zilpa)	Gênesis 29—30	Ciúme (Gn 30:14-16). Amargura (Raquel — Gn 30:1).
Gideão	Juízes 8:30	Intriga e assassinato dos filhos de Gideão por Abimeleque, filho ilegítimo de Gideão (Jz 9:1-5).
Elcana, Ana, Penina	1Samuel 1:1,2	Esterilidade (Ana — 1Sm 1:2). Favoritismo (Ana — 1Sm 1:4,5). Ciúme/Rivalidade (Penina — 1Sm 1:6,7). Tristeza (Ana — 1Sm 1:7).
Davi	2Samuel 3:2-5; 5:13	Intriga, estupro, assassinato, rebeldia, divisão no reino.
Salomão	1Reis 11:3	Desvio da fé por causa das muitas mulheres (1Rs 11:4).

Köstenberger resume o quadro de poligamia no Antigo Testamento quando afirma:

Apesar de ser evidente [...] que expoentes na história de Israel (alguns considerados piedosos e outros, ímpios) foram polígamos, o Antigo

---

[14] Ibidem, p. 267.
[15] Veja Köstenberger, p. 37-38. Além dos casos citados, ele inclui: Acabe (2Rs 10:1); Joaquim (2Rs 24:15); Assur (1Cr 4:5); Abias (2Cr 13:21); Jeorão (2Cr 21:14); Joás (2Cr 24:1-3).

Testamento comunica inequivocamente que a prática de ter várias mulheres era um desvio do plano de Deus para o casamento. Esse fato é expresso não apenas em versículos bíblicos que proíbem a poligamia de forma inequívoca (cf. Dt 17:17; Lv 18:18), mas também em função do pecado e da desordem em geral produzidos na vida das pessoas envolvidas nessa prática [...]

A Bíblia deixa claro que os indivíduos da história de Israel que se desviaram do plano monogâmico de Deus e praticaram a poligamia o fizeram contra a vontade do Criador e, em última análise, em prejuízo próprio.[16]

Na narrativa de Samuel, podemos observar como a poligamia gerou resultados amargos no caso de Elcana, Ana e Penina (1Sm 1:4-8). Embora possível que o casamento com Penina fosse tolerado no caso de o primeiro casamento (com Ana) não ter produzido filhos (situação legislada em Dt 21:15-17) ou no caso do casamento levirato[17] (pouco provável no caso de Elcana — Dt 25:5-10),[18] essas situações quase sempre geravam muito sofrimento na família.

Aplicação

Não é à toa que as Escrituras exaltam o ideal monogâmico, especialmente nas qualificações de líderes espirituais ("homem de *uma* só mulher" — 1Tm 3:2,12; Tt 1:6) e das viúvas sustentadas pela igreja ("mulher de *um* só homem" – 1Tm 5:9). Jesus aplicou o princípio na esfera do coração quando declarou: ... *qualquer que olhar para uma mulher com intenção impura, no coração, já adulterou com ela* (Mt 5:28). A fidelidade monogâmica conjugal serve como teste do caráter do líder e como reflexo da glória do Deus triúno. O homem cobiçoso e infiel à aliança conjugal se desqualifica do ministério de liderança espiritual e colhe amargas consequências em seu lar.

---

[16] Ibidem, p. 38.
[17] O casamento levirato (do lat. *levir*, ou seja, irmão do marido) foi uma provisão divina que estipulou que o irmão do homem casado que morreu sem descendente teria de casar com sua viúva, a fim de continuar o nome do irmão e manter a herança na família por intermédio de um filho que nasceria da nova união (veja Gn 38:8; Dt 25:5-10; cf. tb. Rt 3; 4:10). (Cross, F. L. e Livingstone, E. A., eds. *The oxford dictionary of the christian church* [3. ed. rev., p. 980]. New York: Oxford University Press, 2005.)
[18] Ryre, Charles, *A Bíblia anotada*, nota sobre 1Samuel 1:2.

2. Deus honra aqueles que, em momentos de profunda tristeza e provação familiar, se entregam a ele (1:9-29)

O texto põe em relevo o contraste entre a insensibilidade espiritual do sacerdote Eli e a angústia confiante de Ana.

Por várias vezes a profunda angústia de Ana é destacada:

- *Levantou-se Ana, e, com amargura de alma, orou ao* SENHOR, *e chorou abundantemente* (1Sm 1:10).
- *...* SENHOR *dos exércitos, se benignamente atentares para a aflição da tua serva...* (1Sm 1:11).
- *... Eu sou mulher atribulada de espírito...* (1Sm 1:15).
- *... pelo excesso da minha ansiedade e da minha aflição é que tenho falado até agora* (1Sm 1:16).[19]

Ana, porém, cujo nome significa "graça", levou sua angústia ao Senhor, assim como os autores dos 65 salmos de lamento no Saltério de Israel (1Pe 5:7). Quatro vezes ela intercede nesse texto (1:10,12,26,27). A única outra pessoa que ora em 1Samuel é o próprio Samuel (7:5; 8:6; 12:19,23).[20] Ana reconheceu que Deus é soberano, misericordioso e atento às necessidades do aflito. Seu cântico no próximo capítulo (2:1-10) também ressalta alguns desses temas.

> *Embora o Senhor soberano possa permitir que seu povo sofra provações e até opressão, ele é justo e, no devido tempo, os livrará da aflição quando clamarem a ele pedindo vindicação.* A história de Ana é um lembrete para o sofredor povo de Deus de que: (a) embora os motivos para as tribulações talvez sejam envoltos em mistério, nosso Deus soberano é justo; (b) por mais escuro e assustador que seja o túnel, nosso Deus compassivo coloca uma luz em seu final; e (c) nosso Deus justo livra aqueles que confiam nele. Visto que o mesmo Deus que intervém em favor de Ana e de Israel continua reinando, podemos ter a certeza de que ele vindicará sua igreja quando estabelecer o governo de seu Filho, Jesus Cristo.[21]

---

[19] Veja CHISHOLM, p. 10.
[20] KLEIN, p. 8.
[21] CHISHOLM, p. 12.

Ana fez o que todos os pais piedosos devem fazer: entregar seus filhos a Deus para seu uso exclusivo. Baldwin observa que "O contraste entre a devoção altruísta de Ana e a autoindulgência dos sacerdotes [filhos de Eli — 1Sm 2:12] em Siló, põe em relevo o custo para Ana em deixar Samuel naquele lugar".[22] O contraste entre Ana, Hofni e Fineias mostra a diferença entre a religião verdadeira e a falsa; uma visa dar, em resposta à graça recebida. A outra explora os adoradores de Deus, leva vantagem em tudo, prejudica a obra do Senhor e, acima de tudo, ofusca a imagem e a glória de Deus.[23]

Os votos que Ana faz são semelhantes aos votos de nazireu, conforme descrito em Números 6:1-8, e semelhantes aos que os pais de Sansão fizeram quando o dedicaram ao Senhor (Jz 13:2-5).[24] O foco está numa vida totalmente entregue (separada) para Deus.[25]

Algo que impressiona no texto é como uma mulher piedosa como Ana podia entregar seu filho aos cuidados de um sacerdote-pai fracassado como Eli. "A corrupção espiritual e moral da família sacerdotal contrasta com a piedade demonstrada por Ana. Esse contraste abre caminho para a dramática convulsão que Israel experimentaria durante os anos finais do juizado de Eli e a juventude de Samuel."[26]

Observamos esse contraste entre Ana e Eli logo no início da narrativa, quando ela, a mulher estéril,[27] ora intensamente no próprio tabernáculo (1Sm 1:9-11,15,16), mas o sacerdote insensível que a observava não consegue distinguir entre uma mulher piedosa e uma mulher bêbada (1Sm 1:12-14). Chisholm observa que "o narrador começa a desenvolver um retrato de Eli como o de um indivíduo espiritualmente insensível".[28] Mais tarde o texto o repudia pela sua falha como pai por não conseguir controlar seus próprios filhos promíscuos e profanos (1Sm 2:17,22-25,29-31; 3:12,13).

---

[22] BALDWIN, p. 54.
[23] Dois textos em que Deus castiga líderes espirituais por esse tipo de atitude que explora as ovelhas são Ezequiel 34:1-12 e Jeremias 23:16-32.
[24] MERRILL, E. H., "1 Samuel", p. 432-436.
[25] O verbo hebraico נָזַר (nāzar) significa "dedicar, consagrar" (BDB; veja BALDWIN, p. 52).
[26] PINTO, Carlos Osvaldo, Foco, p. 267.
[27] A esterilidade era frequentemente associada à humilhação ou até mesmo à maldição (Gn 30:1,22,23; Is 4:1; 47:9; 49:21), enquanto a fertilidade era considerada sinal da bênção de Deus (Êx 23:26; Dt 7:14; Sl 113:9; 127:4,5; 128:3,4). Veja a discussão em KÖSTENBERGER, p. 41-42.
[28] CHISHOLM, p. 11.

Mas, acima de tudo, Ana não entregou Samuel para Eli e, sim, para Deus (cf. Lv 27:1-8; Nm 30:1–8).

Essa história nos lembra dos pais de Moisés, Anrão e Joquebede (Nm 26:59), que conseguiram salvar a vida do libertador de Israel, escondendo-o debaixo do nariz da filha do faraó. Os poucos anos que tiveram Moisés sob seus cuidados foram suficientes para criar nele uma identidade e identificação forte com seu povo (Hb 11:23-29).

Aplicação

Ana e Elcana tiveram poucos anos (talvez três) até que o pequeno Samuel fosse desmamado e entregue a Eli em cumprimento dos votos assumidos. Mas aqueles anos também foram suficientes para criar nele uma fé forte que contrastava com a corrupção dos filhos de Eli e que o qualificava como sacerdote em Israel.[29] A história nos ensina uma lição importante sobre o impacto que pais piedosos podem ter na vida de filhos a partir dos primeiros momentos de sua vida. Essa formação fundamental acompanha os filhos mesmo em ambientes hostis. No caso do pequeno Samuel, foi o lar de Eli com seus filhos perversos. No caso dos nossos filhos, muitas vezes é a escola onde estudam, o bairro onde moram e, infelizmente, às vezes, a própria igreja onde a família congrega. É possível aproveitar os primeiros anos de vida dos filhos de tal forma que estes mostrem convicção e coragem mesmo em face de grande oposição. Moisés, José e Daniel são outros exemplos de jovens convictos e piedosos.

3. Deus é exaltado pela bênção da fertilidade (2:1-10)

Klein observa que o padrão literário de uma mulher estéril que o Senhor abençoa com um filho que terá um papel importante é comum nas Escrituras: Sara, Raquel e Isabel são alguns exemplos.[30]

---

[29]Elcana é descrito como sendo da região montanhosa de Efraim. Mas, se fosse da própria tribo de Efraim, seu filho Samuel não poderia ocupar o ofício de sacerdote. De acordo com Merrill, segundo 1Crônicas 6:33-38, Elcana era descendente de Levi, por isso qualificado para o serviço sacerdotal. Era levita por descendência, mas morador em Efraim. Veja "1 Samuel", p. 432-436.

[30]KLEIN, Ralph W. *1 Samuel: word biblical commentary*. Waco, TX: Word Books, Publisher, 1983, p. 4.

Os filhos são *herança do SENHOR* (Sl 127:3). Pertencem a ele em primeiro lugar.³¹ Provérbios 22:6, tratado mais adiante neste livro, dá respaldo ao ato de consagração dos filhos ao Senhor e seus caminhos: *Ensina a criança no caminho em que deve andar...* O verbo traduzido "ensina" não é o verbo comum para a transmissão de informação. Seus outros usos incluem a ideia de *consagração*, especialmente depois de um período de construção (quando usado em referência a objetos inanimados, como o templo, altares, casas e os muros de Jerusalém). Consagrar os filhos ao Senhor não representa somente um ato inicial, mas também um processo de lapidação do caráter do filho para a glória de Deus.³²

Em resposta à grande bênção de ter gerado seu primogênito, Samuel, o coração de Ana exulta na soberania de um Deus santo, poderoso e justo. O milagre da concepção pode ser examinado, manipulado e até certo ponto explicado, mas, no fim, só Deus pode conceder vida.

Ana sente-se vindicada por Deus, depois de tanta provocação pela sua rival, Penina (v. 1,4,5,9,10). Reconhece que Deus é a verdadeira Fonte da fertilidade e o Único digno de louvor. Entre os atributos divinos que ela destaca, encontram-se: santidade (v. 2); firmeza (dignidade de confiança: "Rocha" — v. 2); sabedoria (v. 3); justiça (v. 3,5,10); poder (v. 4,8-10) e soberania (v. 6-8).

Bem no centro do cântico encontramos o ponto alto da alegria: ... *até a estéril tem sete filhos, e a que tinha muitos filhos perde o vigor* (v. 5). Mais adiante, no texto (v. 21), descobrimos que Deus a abençoou e lhe concedeu mais três filhos e duas filhas, ou seja, seis no total.

O cântico da Ana, citado por Maria no *Magnificat* em Lucas 1:46-55, tem fortes indícios profético-messiânicos. O tema é a dependência total de um Deus soberano e gracioso, que humilha os orgulhosos e exalta os humildes. Talvez o melhor exemplo disso seja a própria encarnação do Filho de Deus, Jesus, nascido de mulher, sob a Lei, no lugar mais humilde imaginável, para ser exaltado acima de tudo e de todos. O final do cântico faz uma alusão à vinda do Rei ungido: ... *O SENHOR julga as*

---

³¹ Por lei em Israel, o primogênito pertencia a Deus e seria o "sacerdote" do lar, mas, com o advento do sistema sacrificial, os levitas assumiram esse oficio de forma coletiva (Nm 3:11-13) e a partir desse momento o primogênito seria "resgatado" (Nm 18:15; veja tb. Êx 13:12-15; 22:29; 34:20; Nm 3:45; 8:17; 18:16; Lv 12:2,4). Veja, de M. G. Eaton, o artigo "Firstborn, redemption of", em *Easton's Bible dictionary* (New York: Harper & Brothers, 1893).
³² Veja o estudo sobre Provérbios 22:6 a seguir.

extremidades da terra, dá força ao seu rei e exalta o poder do seu ungido (v. 10). Pela primeira vez nas Escrituras, há referência no paralelismo poético do texto ao Rei ungido, um texto claramente profético numa época em que ainda não havia rei em Israel. Só mais tarde, no progresso da revelação, é que entendemos o pleno cumprimento em Jesus o Cristo (Ungido), Rei do universo (veja Sl 89:20-24).

Aplicação

Fazemos bem ao lembrar que todo filho vem como fruto da graça e da bênção do Senhor. Em dias em que ter filhos é considerado por alguns como uma condenação, o cântico de Ana nos lembra que filhos são a maior herança que temos, um legado eterno concedido por Deus (cf. Sl 127:3-5; 128).

Robert Chisholm nos lembra de que "o texto não promete, nem mesmo sugere, que Deus dará filhos a um casal estéril se eles orarem fervorosamente ou prometerem dedicar esse filho ao serviço dele. O texto afirma que Deus é um Rei justo, que vindicará seu povo".[33]

Devemos tomar cuidado com a maneira pela qual "brincamos" com pais que (ainda) não têm filhos; piadas supostamente inocentes podem machucar profundamente pais que desejam muito ter filhos, mas ainda não alcançaram esse favor do Senhor.

Ser pai ou mãe é um enorme privilégio e responsabilidade ainda maior. Nas Escrituras, a gravidez e o nascimento de filhos nunca são considerados algo negativo. Os pais precisam lembrar disso, mesmo nos dias em que parece que a disciplina nunca dará frutos, a casa nunca mais ficará limpa e jamais conseguirão sequer uma noite bem dormida. Os pais precisam tomar cuidado com a maneira pela qual se referem aos seus filhos. O cântico de Ana nos lembra de como são abençoados aqueles que têm o privilégio de investir na eternidade por meio da geração de filhos.

4. Deus desqualifica aqueles que honram seus filhos acima dele (2:11—3:21)

Um dos subtemas da narrativa de 1 e 2Samuel tem a ver com a indisciplina de filhos por parte de seus pais, líderes em Israel. Na tentativa de

---
[33] CHISHOLM, p. 12.

preservar suas dinastias, seja sacerdotal, seja real, vários pais desonraram Deus e deixaram de disciplinar seus filhos. Chisholm afirma que

> uma posição privilegiada diante de Deus não isenta o indivíduo da disciplina de Deus e [...] a desobediência pode fazer uma bênção prometida se evaporar [...] O Senhor espera lealdade total da parte de seus servos escolhidos [...] Participar dos pecados dos filhos, e tolerá-los de qualquer modo que seja, corresponde a posicionar-se contra o Senhor [...] Ser chamado para um cargo especial, como é o caso de Eli e sua família, não isenta ninguém da disciplina de Deus. A quem muito é dado, muito será exigido...[34]

Eli (1Sm 2:12,17,22-25,29; 3:12,13), Samuel (1Sm 8:1-5) e Davi (2Sm 13—14) falharam na disciplina dos seus filhos e sofreram consequências catastróficas em suas respectivas famílias: Eli e seus filhos morreram e perderam o privilégio do sacerdócio dentro de algumas gerações; Samuel acabou sendo o último juiz de Israel quando o povo rejeitou seus filhos como juízes e pediu um rei, justamente por causa do mau testemunho dos seus filhos (1Sm 8:3,5); Davi perdeu dois filhos, Amnom e Absalão, pela sua falha de exercer disciplina paterna na hora certa (1Sm 13—14). Seria difícil encontrar uma sequência de narrativas mais forte para ilustrar o que encontramos em Provérbios 19:18,19: *Castiga a teu filho, enquanto há esperança [...] Homem de grande ira tem de sofrer o dano; porque, se tu o livrares, virás ainda a fazê-lo de novo.*

O autor usa várias técnicas literárias para pôr em relevo a seriedade com que Deus leva a disciplina dos filhos e a sucessão de liderança espiritual. Como já vimos no gráfico anterior, encontramos contrastes entre Ana e Eli, entre Ana e os filhos de Eli, entre o pequeno Samuel e os filhos de Eli, e entre Samuel e Eli. Todo o drama do texto prepara o palco para a instituição da monarquia em Israel e a escolha de Davi, e não Saul, como herdeiro da bênção do legado real. "Do mesmo modo que Deus retira sua promessa de sucessão dinástica de Eli e a transfere para outro (2:30-36), assim ele fará a Saul (13:13,14)."[35]

Há ironia no texto quando Ana explica ao sacerdote (insensível) Eli que ela não estava embriagada quando orava ao Senhor por um filho. Ela diz

---

[34] CHISHOLM, p. 17-18.
[35] Ibidem, p. 14.

não tenhas, pois, a tua serva por filha de Belial.[36] "Filha de Belial" se refere a alguém "inútil, sem valor".[37] Mas, no capítulo seguinte, lemos que os filhos de Eli eram *filhos de Belial*,[38] *e não se importavam com o SENHOR*! Ou seja, a cegueira espiritual de Eli, o sacerdote (ilustrada também pela sua cegueira física[39]), fez com que ele confundisse a piedade de Ana por perversidade, enquanto não enxergava que seus próprios filhos eram assim![40]

Podemos visualizar mais contrastes no intercâmbio entre piedade e perversidade, conforme o quadro a seguir:[41]

Samuel	Eli e filhos
... o menino ficou servindo ao Senhor, perante o sacerdote Eli. (2:11).	Eram, porém, os filhos de Eli filhos de Belial e não se importavam com o Senhor. (2:12-16)*.
Samuel ministrava perante o Senhor, sendo ainda menino, vestido de uma estola sacerdotal de linho. (2:18).	Era, pois, mui grande o pecado destes moços perante o Senhor, porquanto ele desprezavam a oferta do Senhor. (2:17).
Mas o jovem Samuel crescia em estatura e no favor do Senhor e dos homens. (2:26; cf. Pv 3:4 e Lc 2:52).	Era, porém, Eli já muito velho e ouvia tudo quanto seus filhos faziam a todo o Israel e de como se deitavam com as mulheres que serviam à porta da tenda da congregação. E disse-lhes: Por que fazeis tais coisas? Pois de todo este povo ouço constantemente falar do vosso mau procedimento. Não, filhos meus, porque não é boa fama esta que ouço; estais fazendo transgredir o povo do Senhor. Pecando o homem contra o próximo, Deus lhe será o árbitro; pecando, porém, contra o Senhor, quem intercederá por ele? Entretanto, não ouviram a voz de seu pai, porque o Senhor os queria matar. (2:22-25).

*O texto original literalmente diz que eles não conheciam לֹא יָדְעוּ o Senhor.

---

[36] בַּת־בְּלִיָּעַל
[37] BDB, s.v. בְּלִיָּעַל
[38] בְּנֵי בְלִיָּעַל
[39] Chisholm comenta: "A cegueira de Eli reflete a situação de Israel sob a liderança dele e de seus filhos" (p. 21).
[40] KLEIN, p. 9.
[41] Note no quadro que, às vezes, Samuel é mencionado primeiro e depois os filhos de Eli, e às vezes a ordem é invertida. Mas a justaposição contrastante é nítida no texto do início ao fim.

COMO NÃO CRIAR SEUS FILHOS   169

O jovem Samuel servia ao Senhor, perante Eli [...] Crescia Samuel, e o Senhor era com ele, e nenhuma de todas as suas palavras deixou cair em terra. (3:1,19).	Naquele dia, suscitarei contra Eli tudo quanto tenho falado com respeito à sua casa; começarei e o cumprirei. Porque já lhe disse que julgarei a sua casa para sempre, pela iniquidade que ele bem conhecia, porque seus filhos se fizeram execráveis, e ele os não repreendeu (3:12,13).
e tendo-se deitado também Samuel, no templo do Senhor, em que estava a arca... (3:3).	... Eli [...] ouvia tudo quanto seus filhos faziam a todo o Israel e de como se deitavam com as mulheres que serviam à porta da tenda da congregação. (2:22).

O texto claramente lista os pecados dos filhos e do pai. Hofni e Fineias eram inúteis ("filhos de Belial", ou seja, não prestavam para nada; 2:11); irreverentes (2:11b,17); ladrões profanos (2:13-15, 17); violentos (2:16); imorais (praticando uma espécie de prostituição sagrada nos recintos do tabernáculo com mulheres envolvidas no serviço do Senhor — veja Êx 38:8 — prática comum entre as religiões dos cananeus; 2:22).

Eli, por sua vez, sabia de tudo que seus filhos faziam (2:22; 3:13), mas era incompetente e impotente na hora de tentar repreendê-los (2:23-25; 3:13) porque honrava mais os filhos do que a Deus (2:29) e até se beneficiava do comportamento maldoso deles, a ponto de se engordar com a melhor carne das ofertas que os filhos roubavam (2:29). Em qualquer momento, Eli poderia ter removido seus filhos do serviço sagrado, mas recusou-se a fazê-lo, talvez por medo de perder sua própria posição ou a permanência da sua dinastia. Ironicamente, no fim, perdeu ambas.

Existe uma aparente contradição no texto de 3:13, que diz que Eli não "repreendeu" seus filhos, enquanto 2:23-25 parece dizer que ele fez exatamente isso. O termo hebraico traduzido por "repreender" (כָּהָה) aparece somente aqui no Antigo Testamento, e à luz do contexto deve ser entendido num sentido mais forte que somente "repreender". Smith sugere "impedir" ou "prevenir" como significado. Ou seja, Eli falhou em não impedir seus filhos de blasfemarem contra Deus. Conforme a lei, o pecado deles era digno de morte ou, no mínimo, de exílio (Nm 15:30,31; Lv 24:16). Tudo indica que Eli temia tanto perder a continuidade do seu legado (dinastia) que pôs seus filhos acima da obediência a Deus e, ironicamente, acabou perdendo sua dinastia por causa disso.[42]

Um jogo de palavras no texto põe em relevo o pecado de pai e filhos. Primeiro Samuel 2:29 condena Eli por ter "honrado" seus filhos mais que a Deus, "engordando-se" da parte proibida das ofertas do povo. As palavras "honrar" e "engordar" são formas da mesma palavra hebraica para "peso", que também é traduzido por "glória"; honrar (glorificar) a Deus significa reconhecer que ele é a pessoa mais "pesada" (importante) no universo. Esse jogo de palavras continua em todo o texto: Deus diz que *honraria* quem o *honrava* (2:30);[43] Eli morreu quando ouviu falar da morte dos seus filhos e da perda da arca, porque ele era homem *pesado* (4:18); como resultado de todo esse processo de *honra* inapropriada, foi-se a *glória* de Israel (4:21,22).[44]

As consequências do pecado de Eli em não disciplinar seus filhos foi a perda do privilégio do sacerdócio em Israel. Demorou cerca de 130 anos para a profecia se cumprir, mas a linhagem sacerdotal foi transferida da linhagem de Eli (via Arão e seu filho Itamar) para a linhagem de Zadoque (via Arão e seu filho Eleazar) no sacerdócio do bisneto de Eli, Abiatar (veja 1Sm 14:3; 1Rs 1:7,8; 2:27,35). Além disso, seus dois filhos iriam morrer de forma precoce (3:34), consequência prevista por dois textos em Provérbios:

> 19:18: *Discipline seus filhos enquanto há esperança;*
> *do contrário, você destruirá a vida deles (NVT).*

> 23:13,14: *Não retires da criança a disciplina, pois,*
> *se a fustigares com a vara, não morrerá.*
> *Tu a fustigarás com a vara e livrarás a sua alma do inferno.*

Na narrativa de 1Samuel, encontramos outros exemplos de pais permissivos que não disciplinavam corretamente seus filhos. Talvez o caso mais

---

[42] SMITH, p. 18-19. O autor sugere que esse verbo raro, כָּהָה, talvez represente um jogo de palavras com בָּכָה, que aparece em 1Samuel 3:2 referindo-se à vista de Eli que já começara a "escurecer-se" ou "apagar-se". Smith sugere que 3:13 diz algo como: "seus filhos se fizeram execráveis, e ele os não *apagou*" (que também seria um jogo de palavras com a ideia de 3:3, em que a lâmpada do Senhor não podia "apagar-se").
[43] Joyce Baldwin (p. 62) aponta para a brevidade e a objetividade do texto original "aos que me honram, honrarei, porém os que me desprezam, serão desmerecidos" (1Sm 2:30), somente quatro palavras no hebraico: מְכַבְּדַי אֲכַבֵּד וּבֹזַי יֵקָלּוּ
[44] Ibidem, p 20.

trágico seja do próprio Samuel, pelo fato de ter presenciado tudo que aconteceu com Eli por causa da indisciplina dos seus filhos. Ele acabou repetindo, pelo menos em parte, o que viu. Sua falha em educar seus filhos Joel e Abias foi um fator que levou diretamente à rejeição do juizado deles em prol de uma monarquia em Israel, conforme o depoimento bíblico:

> ... seus filhos não andaram pelos caminhos dele; antes, se inclinaram à avareza, e aceitaram subornos, e perverteram o direito. Então, os anciãos todos de Israel se congregaram, e vieram a Samuel, a Ramá, e lhe disseram: Vê, já estás velho, e teus filhos não andam pelos teus caminhos; constitui--nos, pois, agora, um rei sobre nós, para que nos governe, como o têm todas as nações (1Sm 8:3-5).

Mais tarde, a mesma história se repetiu com o rei Davi, que também falhou pela falta de disciplina de seus filhos Amnom e Absalão (2Sm 13—14), talvez como resultado indireto do seu mau exemplo no caso de Bate-Seba. O resultado foi caos, confusão e, no fim, desonra ao nome de Deus e a morte de muitas pessoas.

Personagem	Eli (sacerdote)	Samuel (sacerdote/profeta)	Davi (rei)
Filhos	Dois filhos sacerdotes profanos: Hofni Fineias.	Dois filhos juízes corruptos: Joel Abias.	Dois filhos príncipes perversos: Amnom Absalão.
Pecado	Falha na disciplina.	Falha na disciplina.	Falha na disciplina.
Consequência familiar	Perda da dinastia do sacerdócio.	Fim da dinastia como juízes.	Transferência do reino para Salomão.
Consequência nacional	Derrota para os filisteus e perda da arca.	Reinado de Saul e conflito com Davi.	Guerra civil e muitas mortes.
Consequência espiritual	Blasfêmia do nome de Deus.	Blasfêmia do nome de Deus.	Blasfêmia do nome de Deus.

Encontramos uma lição importante que se repete ao longo do livro de 1Samuel, nas famílias de Samuel, Saul e Davi. A tentativa de preservar posição, legado e dinastia (poder) a qualquer custo (especialmente quando significa honrar os filhos acima de Deus) tem o efeito contrário ao que se esperava: perde-se a dinastia e causa o sofrimento de muitas outras pessoas. Podemos extrapolar e dizer que o líder espiritual que evita disciplinar seus filhos por medo de perder sua posição e *status* como autoridade na comunidade de fé corre o risco de experimentar de forma ainda mais grave o que tanto tentou evitar. Smith conclui, dizendo:

> Honrar seus filhos acima de Deus no interesse de preservar uma dinastia, mesmo uma dinastia boa que serve para o bem do povo, acaba pondo fim à dinastia e causando grandes problemas para a nação. O pecado de Eli seria uma advertência solene para todos os líderes religiosos e cívicos em Israel para não repetir a tolice daqueles homens bons, e continua como advertência para nós hoje.[45]

Aplicações

Em termos da família hoje, aprendemos muitos princípios dessa narrativa inicial de 1Samuel 1—3:

1. Deus leva muito a sério o papel dos pais na educação e disciplina dos seus filhos; os *pais* são os principais responsáveis para essa educação acontecer.
2. "Filho de peixe" nem sempre é peixinho. O provérbio que diz "Casa de ferreiro, espeto de pau" também se aplica ao lar do ministro.
3. Os pais que deixam de corrigir seus filhos revelam um coração que honra os filhos mais que a Deus (2:29).
4. Os pais que deixam de corrigir seus filhos podem condená-los a uma morte prematura e serem cúmplices em sua morte (2:34).
5. Os pais que levam a sério a educação espiritual dos seus filhos podem ganhar muito da batalha se começarem cedo na vida (2:11).
6. A conduta dos nossos filhos pode efetivamente anular o impacto do nosso ministério (2:24).

---

[45] Smith, p. 30.

| A grande ideia |

O líder espiritual deve manifestar amor e honra ao Senhor, governando a conduta moral dos seus filhos e repreendendo sua perversidade; o líder espiritual que falha em preparar seus filhos para honrar o Senhor dá motivo para outras pessoas rejeitarem o governo de Deus na vida delas também.

Para discussão

1. Quais as consequências previsíveis e não tão previsíveis de constituir múltiplas famílias (poligamia)?
2. Até que ponto é válido consagrar os filhos ao Senhor, seja de forma particular, seja em culto público? Quais as vantagens? Há algum perigo?
3. Qual a perspectiva cultural hoje sobre ter ou não ter filhos? Avalie essa perspectiva à luz do texto bíblico.
4. Qual a perspectiva cultural hoje sobre a disciplina dos filhos? Como corrigir perspectivas desequilibradas sobre a disciplina?

9
Intercessão familiar: Jó e sua família

(Jó 1:1-5)

Havia um homem na terra de Uz, cujo nome era Jó; homem íntegro e reto, temente a Deus e que se desviava do mal. Nasceram-lhe sete filhos e três filhas [...] Seus filhos iam às casas uns dos outros e faziam banquetes, cada um por sua vez, e mandavam convidar as suas três irmãs a comerem e beberem com eles. Decorrido o turno de dias de seus banquetes, chamava Jó a seus filhos e os santificava; levantava-se de madrugada e oferecia holocaustos segundo o número de todos eles, pois dizia: Talvez tenham pecado os meus filhos e blasfemado contra Deus em seu coração. Assim o fazia Jó continuamente.

Seria difícil imaginar um epitáfio melhor como resumo de uma vida que essa declaração sobre Jó: *homem íntegro e reto, temente a Deus e que se desviava do mal.*

Para demonstrar esse caráter piedoso, transformado por Deus, os primeiros versículos do livro descrevem a piedade desse homem *no contexto do seu lar.* Essa abordagem não deve nos surpreender — é o que encontramos em 1Timóteo 3 e Tito 1, quando o apóstolo Paulo elabora as qualidades de caráter do homem chamado para pastorear a família de Deus. Se o lar é o lugar onde "somos o que somos", nada melhor que o contexto familiar para peneirar o caráter do homem de Deus.[1]

---
[1] Veja mais adiante nos Apêndices "Qualificações familiares do líder espiritual", 1Timóteo 3 e Tito 1.

Ao lermos essa descrição do caráter do patriarca Jó, temos que reconhecer que *Jó* não é o foco principal do texto, muito menos do livro. O livro de Jó começa com uma apresentação da integridade do patriarca, que prepara o palco para o drama celestial a ser desenrolado. Em tudo, o caráter de *Deus* mais que a inocência de Jó fica em jogo. Jó serve como o ator principal de suporte no palco, em que a dignidade de Deus será provada por Satanás, o qual acusa Deus de ser um "Teólogo da Prosperidade" que só recebe louvor porque suborna suas criaturas.

Esse contexto já deve nos alertar para o fato de que o livro de Jó (como o restante das Escrituras) não é um manual de autoajuda, de fórmulas garantidas ou "cinco chaves para uma família bem-sucedida". Se aprendemos uma lição ao estudar o livro, é o fato de que não existem garantias, fórmulas ou "chaves" de sucesso. Deus é soberano. Sua Palavra é eterna. Ele é digno de louvor, mesmo que nosso casamento não seja bem-sucedido ou nossos filhos se mostrem rebeldes.

Jó é considerado um dos livros mais antigos da Bíblia, fora do fluxo normal da história sagrada que focaliza o povo de Israel. Como sacerdote da sua própria família, Jó exemplifica para nós o pai que se responsabiliza por alcançar o coração de seus filhos.

O texto se divide em duas partes. Em primeiro lugar, o palco é preparado e aprendemos sobre a bênção de Deus que pairava sobre Jó. Em seguida, temos um vislumbre da seriedade com que Jó encarava sua responsabilidade como patriarca do clã: o pastoreio da sua família.

1. O palco preparado (v. 1-3)

Os primeiros versículos da narrativa nos apresentam o caráter de Jó (v. 1) e suas posses (v. 2,3). Ao contrário do que afirmavam seus "amigos" mais tarde, que acusaram Jó de ser um pecador vil, ele é descrito como sendo "íntegro" (caráter inculpável), "reto" (fazia as coisas conforme o padrão divino), "temente a Deus" (andava na presença de Deus com reverência e amor) "e que se desviava do mal" (virava as costas para tudo que era maligno). Esse resumo do seu caráter foi repetido pelo próprio Deus diante de Satanás (cf. 1:8; 2:3).

É interessante notar que, na "declaração de imposto de Uz" do ano 1500 a.C., o que constava em primeiro lugar era a página de dependentes. Jó tinha dez filhos — sete homens e três mulheres (v. 2). Pelo relato que segue, podemos entender que seus filhos eram o que Jó tinha de mais precioso na vida.

Depois vem a declaração de bens, que nos mostra que esse homem era o mais rico de todo o Oriente (v. 3). Mas, contrariamente à acusação de Satanás, os bens materiais nunca desviaram o foco de Jó em Deus e seu reino. Nas palavras de Romanos, ele nunca trocou a glória do Criador pelo brilho da criação (Rm 1:23). No trono da sua vida havia espaço somente para um — Deus.[2]

2. O pastoreio da família (v. 4,5)

Com esse pano de fundo, o texto começa a descrever a família de Jó, como demonstração da integridade de seu caráter.

A. A prática dos filhos: celebração familiar

Lendo nas entrelinhas, podemos especular um pouco sobre a bênção de Deus que também caía sobre a família de Jó. Note as frases-chave no texto:

- *Seus filhos iam às casas uns dos outros*: No mínimo, podemos imaginar uma família em que os filhos se gostam. Se os filhos já têm casas, provavelmente já são casados. Com a maioria dos filhos casados, podemos imaginar vários genros, noras e netos em grandes confraternizações familiares. Compartilhar refeições era sinal de comunhão e intimidade no mundo antigo (e ainda hoje!). A família de Jó era uma família alegre!

- *E faziam banquetes, cada um por sua vez*: Parece que havia algum tipo de rodízio que foi feito, talvez, para celebrar aniversários de casamento ou de nascimento.

- *E mandavam convidar as suas três irmãs a comerem e beberem com eles*: Mesmo que as irmãs já tivessem suas próprias famílias, e que ficassem sob a liderança do marido e dos seus pais (como de costume num mundo patriarcal), elas e suas famílias faziam questão de também participar dessas festas familiares.

Tragicamente, descobrimos mais tarde na narrativa que foi num desses encontros familiares que o pior aconteceu. Um mensageiro chega

---

[2] Aprendemos outros fatos biográficos sobre Jó mais tarde no livro: ele foi muito respeitado (29:7-11), um juiz justo e honesto (29:7,12-17), um conselheiro sábio (29:21-24), patrão honesto (31:13-15,38,39), hospitaleiro e generoso (31:16-21,32). Veja ZUCK, Roy B. "Job", *The Bible knowledge commentary*, Job 1:3 (Wheaton, IL: Victor Books, 1983), vol. 1.

até Jó e relata: ... *Estando teus filhos e tuas filhas comendo e bebendo vinho, em casa do irmão primogênito, eis que se levantou grande vento da banda do deserto e deu nos quatro cantos da casa, a qual caiu sobre eles, e morreram...* (v. 18,19). Mal podemos imaginar a dor de um pai que perdeu *todos* os seus filhos em um dia.

B. A prática do pai: intercessão familiar

O versículo 5 descreve a integridade de Jó no pastoreio da sua família.

- *Decorrido o turno de dias de seus banquetes*: A passagem nos informa que Jó oferecia sacrifícios no final do período dos banquetes, ou, literalmente, quando "completaram seu circuito",[3] talvez uma referência à última "festa de aniversário" do ano.
- *Chamava Jó a seus filhos e os santificava*: É interessante notar o aparente respeito dos filhos (já criados) para com o pai. Jó chamava, e os filhos atendiam ao chamado. A atuação de Jó como "sacerdote do lar" leva muitos a entenderem uma época bem remota nos tempos bíblicos, antes do estabelecimento do sistema sacerdotal em Israel.

A palavra "santificava" não necessita de uma interpretação mística, como se Jó passasse uma vara mágica sobre os filhos que automaticamente os protegia de influências más. A palavra reflete a ideia de separação, ou seja, consagração de um objeto (ou pessoa) para um propósito especial.[4] Jó se preocupava com a consagração da vida dos seus filhos ao Deus verdadeiro. Qualquer propósito de vida menos que a glória de Deus em tudo que faziam seria plena perda na concepção do patriarca.

- *Levantava-se de madrugada e oferecia holocaustos segundo o número de todos eles*: A ideia de levantar de madrugada nas Escrituras traz o

---

[3] כִּי הִקִּיפוּ יְמֵי הַמִּשְׁתֶּה
[4] קָדַשׁ. O verbo traz a ideia de separar do uso comum e consagrar para o uso divino (BDB). É interessante notar no NT que o cônjuge e os filhos que têm o marido ou a esposa (pai ou mãe) crente são "santificados": *Porque o marido incrédulo é SANTIFICADO* [ἡγίασται] *no convívio da esposa, e a esposa incrédula é SANTIFICADA* [ἡγίασται] *no convívio do marido crente. Doutra sorte, os vossos filhos seriam impuros; porém, agora, são SANTOS* [ἅγιά] (1Co 7:14). Não entendemos nenhuma garantia mística de conversão aqui, mas uma atuação especial do Espírito Santo na vida daqueles que têm convívio com o parente cristão e uma oportunidade maior de abraçar o evangelho.

conceito de urgência e expectativa. Jó não via a hora de apresentar seus filhos sobre o altar do Senhor.[5] O "holocausto" foi uma oferta por completo, ou seja, um boi inteiro sacrificado para cada um dos filhos — um preço alto a pagar, mesmo para um "ricaço", mas que Jó fazia com alegria e desprendimento. Nada valia mais que a alma de seus filhos.

- ... *pois dizia: Talvez tenham pecado os meus filhos e blasfemado contra Deus em seu coração*: Aqui encontramos a verdadeira motivação de um pai-pastor. O foco de Jó foi *interno*, e não *externo*. Não foi uma preocupação com meras aparências, comportamento ou religiosidade (1Sm 16:7b). Jó mirava o centro de controle dos seus filhos — o coração deles —, pois sabia que, uma vez alcançado o coração, o comportamento o seguia.[6]

Mais uma vez, podemos especular ao dizer que Jó provavelmente não sabia de nada específico na vida dos filhos que merecesse uma exortação. A palavra "talvez" sugere que, do lado de fora, parecia estar tudo bem com eles.

Contudo, como os filhos poderiam ter "blasfemado" contra Deus no coração?[7] O texto não nos diz, mas podemos imaginar uma cena comum em filhos de grandes executivos, donos de multinacionais, empresários que proporcionam uma vida confortável e herança invejável aos descendentes. A prosperidade pode ser um caminho curto para a apostasia da fé, especialmente quando o orgulho faz com que o beneficiado pense como o grande rei Nabucodonosor, muitos anos depois: ... *Não é esta a grande Babilônia que* EU *edifiquei para a casa real, com o* MEU *grandioso poder e*

---

[5] Veja Abraão, que "levantou-se de madrugada" para obedecer à ordem divina de sacrificar Isaque, seu único filho — Gênesis 22:3.
[6] O excelente livro de Tedd Tripp, *Pastoreando o coração da criança* (Ed. Fiel), oferece muitas ideias práticas sobre como alcançar o coração do filho.
[7] BULLINGER, E. W. *Figures of Speech Used in the Bible* (London: Eyre & Spottiswoode; New York: E. & J. B. Young & Co., 1898), p. 1021, cita esse texto, junto com Jó 1:11; 2:5,9 e vários outros, como exemplo da prática dos *sopherim*, ou seja, editores do texto hebraico antigo, em que a palavra que estava no texto original era קָלַל (*kalal*), amaldiçoar, ou גָּדַף (*gadaf*), blasfemar. Para evitar pronunciar essas palavras em conjunto com o nome de Deus, a palavra ברך (*barak*), abençoar, foi substituída, e uma anotação explicando esse fato colocada na margem. Mas o significado é tão transparente que os tradutores trocam "abençoar" por "amaldiçoar". Alguns comentaristas tratam disso sob a figura de eufemismo, pois o texto original diz, literalmente, "talvez meus filhos tenham *abençoado* [וּבֵרֲכוּ] a Deus em seu coração".

para glória da MINHA majestade? (Dn 4:30). Se existe um pecado que Deus odeia mais que qualquer outro, é o orgulho e a arrogância: ... *Deus resiste aos soberbos, contudo, aos humildes concede a sua graça* (1Pe 5:5).

- *Assim o fazia Jó continuamente*: A última frase indica que esse foi o costume de Jó "continuamente" (lit., "todos os dias"),[8] provavelmente se referindo ao hábito que Jó tinha de interceder pelos filhos constantemente. Ele não oferecia holocaustos por todos os filhos todos os dias, pois o texto diz que somente fazia isso "decorrido o turno de dias de seus banquetes". Mas intercedia fielmente por seus filhos todos os dias.

Das três responsabilidades principais que os pais têm na educação de seus filhos (instrução — discipulado; intervenção — disciplina; intercessão — dependência), a única que permanece ininterrupta mesmo depois que os filhos saíram de casa, formaram seu próprio lar e tiveram seus filhos é a *intercessão familiar*.

Que todo pai e toda mãe adotem como lema o que o profeta Samuel disse ao povo de Deus: *Quanto a mim, longe de mim que eu peque contra o SENHOR, deixando de orar por vós...* (1Sm 12:23).

APLICAÇÕES

1. Pais piedosos nunca deixam de interceder pelos seus filhos.
2. Nossa intercessão deve focalizar o coração, e não somente o comportamento externo.
3. A paternidade não termina somente porque os filhos saíram de casa.
4. Um esboço sugerido para intercessão familiar:
    - Conversão genuína.
    - Caráter (o fruto do Espírito).
    - Conduta (a vida de Cristo neles).
    - Carreira (que glorifiquem a Deus pela vocação).
    - Casamento (se for da vontade de Deus que se casem).

---

[8] כָּל־הַיָּמִים

| A grande ideia |

Deus chama os pais para serem intercessores fiéis, focalizados no coração dos filhos.

PARA DISCUSSÃO

1. Qual a função do primeiro parágrafo do livro (Jó 1:1-5) no argumento do livro todo?
2. Procure ler "entre as linhas" da narrativa de Jó 1:1-5 para imaginar como teria sido o lar do grande patriarca. O que uma "imaginação santificada" pode descobrir?
3. Quais os sintomas na vida dos nossos filhos de que "blasfemaram contra Deus em seu coração"?
4. Como pastorear o coração dos filhos diante dessas manifestações?

10

Salmos do lar: contando as histórias da fidelidade de Deus

(Salmo 78:1-8)

> *Escutai, povo meu, a minha lei; prestai ouvidos às palavras da minha boca. Abrirei os meus lábios em parábolas e publicarei enigmas dos tempos antigos. O que ouvimos e aprendemos, o que nos contaram nossos pais, não o encobriremos a seus filhos; contaremos à vindoura geração os louvores do SENHOR, e o seu poder, e as maravilhas que fez. Ele estabeleceu um testemunho em Jacó, e instituiu uma lei em Israel, e ordenou a nossos pais que os transmitissem a seus filhos, a fim de que a nova geração os conhecesse, filhos que ainda hão de nascer se levantassem e por sua vez os referissem aos seus descendentes; para que pusessem em Deus a sua confiança e não se esquecessem dos feitos de Deus, mas lhe observassem os mandamentos; e que não fossem, como seus pais, geração obstinada e rebelde, geração de coração inconstante, e cujo espírito não foi fiel a Deus.*

Quando pessoas ouvem a palavra "memorial", muitas vezes pensam em monumentos famosos, como o do Ipiranga, em São Paulo, ou talvez a Estátua da Liberdade, em Nova York. Monumentos como esses celebram alguns pontos altos da História e os mantêm vivos na consciência de um povo.

Para o cristão, memoriais recordam a fidelidade de Deus e celebram suas intervenções graciosas em nossa vida. Como símbolos tangíveis, nos encorajam a lembrar de ocasiões marcantes durante nossa peregrinação nesta vida, momentos quando Deus dramaticamente dissipou a neblina e nos deu uma rápida visão do seu cuidado soberano. Memoriais ensaiam os milagres da vida, grandes e pequenos.

Quem precisa de memoriais? Todos nós, porque nosso banco de memória tende a esquecer daqueles momentos incríveis quando Deus invadiu nossa vida para nos resgatar. Memoriais estimulam a recordação, chamando-nos de volta, convidando-nos para reviver aquela nossa alegria quando Deus interveio em nossa história.

O Salmo 78 é um chamado para os pais e avós contarem as histórias da fidelidade de Deus no passado como lembrança no presente de que Deus nos conduzirá para o futuro.

Estrutura

O salmo se divide em duas grandes partes. Na primeira, o autor, Asafe, começa tratando da necessidade fundamental de os pais contarem as histórias do poder e dos grandes atos de Deus em sua história (v. 1-8). Depois, do versículo 9 até o final do capítulo, relata a própria história de Israel, uma história que reflete em grande parte as histórias da intervenção de Deus em seu passado que os pais deveriam ter repassado aos filhos, mas falharam.[1]

Focalizaremos os primeiros oito versículos, que se dividem como segue:

1. O clamor ao povo (v. 1,2).
2. A resolução desejada: a transmissão das histórias da fidelidade de Deus (v. 3-5).
    A. A resolução: contar as histórias (v. 3,4a).
    B. O conteúdo: poder e maravilhas (v. 4b).
    C. A ordenança: *contar*! (v. 5).
3. O propósito da transmissão (v. 6-8).
    A. Um efeito dominó (v. 6).
    B. Uma fé genuína (v. 7).
    C. Perseverança (v. 8).

---

[1] "Nos versículos 12-39, o escritor relatou as maravilhas que Deus fez pelos ancestrais de Israel no Êxodo e no deserto. Nos versículos 40-72, Asafe relatou as maravilhas que Deus fez para a nação desde o tempo das pragas até dar-lhe Davi como seu rei, junto com a desobediência do povo." Ross, A. P. *Psalms*, in: Walvoord, J. F. e Zuck, R. B., eds. *The Bible knowledge commentary: an exposition of the scriptures*. Wheaton, IL: Victor Books, 1983, vol. 1, p. 851.

Já vimos que Deus requer a transmissão da fé por parte dos pais aos filhos (Dt 6), de forma sistemática, informal e simbólica. O Salmo 78 certamente inclui essas mesmas ideias, mas vai além, para incluir o ensino não somente das *palavras* do Senhor, mas também dos poderosos *feitos* dele, tanto na história do seu povo quanto na história individual das famílias.

1. O clamor ao povo (v. 1,2)

Escutai, povo meu, a minha lei; prestai ouvidos às palavras da minha boca.
Abrirei os lábios em parábolas e publicarei enigmas dos tempos antigos.

O salmista começa clamando ao seu povo para dar ouvidos ao que ele tem para falar, uma indicação da seriedade do assunto. O paralelismo dos primeiros dois versículos é sinonímico, e as ideias se repetem: o povo de Israel precisa dar muita atenção à instrução que segue, que será um chamado para fazer exatamente o que o próprio autor faz: lembrar o povo de Israel da sua gloriosa história, mas adverti-lo contra a falha em transmitir essa história aos seus filhos.

O texto fala de "parábolas", a palavra típica para "provérbios", que muitas vezes caracterizam ensino transmitido por meio de analogias.[2] Também fala paralelamente de "enigmas", que se referem a "lições ensinadas indiretamente"[3] — talvez por meio de lições objetivas, audiovisuais, perguntas abertas e outras técnicas didáticas que visam promover a descoberta e a retenção de verdades importantes. Os dois termos também aparecem juntos no texto de Provérbios 1:6: *para entender* PROVÉRBIOS *e* PARÁBOLAS, *as palavras e enigmas dos sábios.*

O professor Daniel Estes reconhece esses paralelos entre o Salmo, a lei e Provérbios em seu artigo "Salmo 78:1-8 como um intertexto musical da Torá e Sabedoria": "Tanto em seu conteúdo como em sua forma, o Salmo 78 ecoa a instrução da literatura de sabedoria do Antigo Testamento".[4] Mas também mostra um contraste: "Diferente do mestre de sabedoria em Provérbios, que focaliza as maravilhas do mundo que Javé

---

[2] BDB, s.v. מָשָׁל . A forma verbal traz a ideia de "representar" ou "ser semelhante".
[3] BDB, s.v. חִידָה
[4] ESTES, Daniel J. "Psalm 78:1-8 as a musical intertext of Torah and wisdom", *Bibliotheca Sacra*, 173 (July-September, 2016), p. 305.

criou, o salmista, de forma coerente com os mandamentos de Moisés em Deuteronômio, comunica os atos salvíficos de Javé na História".[5]

Os pais sábios ensinam a verdade aos filhos por todos os meios possíveis e se preocupam com a retenção da verdade. O uso de analogias, anedotas, lições objetivas, situações da vida e diálogo ajuda os filhos a gravar a mensagem no coração.

O texto nos lembra do que aconteceu na época depois do falecimento de Josué e toda a sua geração. Quem iria imaginar que os filhos e netos da comunidade que passou pelo deserto abandonariam o Senhor que os havia tirado do Egito? O povo de Israel esqueceu-se do seu Deus no decorrer de uma geração. Juízes 2 registra que aquela geração que havia visto todos os feitos grandiosos de Deus em favor de Israel serviu a ele, mas *outra geração após eles se levantou, que não conhecia ao* SENHOR, *nem tampouco as obras que fizera a Israel* (Jz 2:10).[6]

Que também prestemos atenção para transmitir fielmente a Palavra de Deus e os atos maravilhosos de Deus em nossa própria história familiar.

2. A resolução desejada: a transmissão das histórias da fidelidade de Deus (v. 3-5)

Os próximos versículos passam da primeira pessoa do singular ("eu, meu") para a primeira pessoa do plural ("nós, nosso"). A exortação para ouvir está respondida com a determinação dos pais em transmitir sua fé à próxima geração.

A. A resolução: contar as histórias (v. 3,4a)

> *O que ouvimos e aprendemos, o que nos contaram nossos pais, não o encobriremos a seus filhos; contaremos à vindoura geração...*

O salmista expressa sua decisão de repassar o legado da fé que havia recebido de gerações anteriores. Ele reconhece que nossa fé está sempre somente a uma geração de ser extinta. Se os pais deixarem o bastão cair,

---

[5] ESTES, p. 302.
[6] Não é que faltava informação. Juízes 6:13 deixa claro que pelo menos alguns pais haviam transmitido as histórias do passado aos filhos. Mas, em algum momento, faltava-lhes disposição e intimidade com um Deus pessoal não somente do passado, mas do presente.

a próxima geração será privada do conhecimento de Deus e dos seus poderosos feitos.

A firmeza da resolução fica evidente na sequência de verbos: "ouvimos, aprendemos, nos contaram, não encobriremos, contaremos".

Devemos reconhecer que o filho de Deus ou está iniciando um legado ou está repassando um legado espiritual que recebeu dos seus antepassados. Em ambos os casos, a responsabilidade de ser fiel nessa entrega é enorme.

Também é interessante notar a resolução de contar a seus filhos, e não a nossos filhos — talvez uma maneira de indicar a importância de atingir não somente nossos filhos, mas todos os filhos da nossa geração, mesmo aqueles cujos pais não são obedientes à fé.[7]

B. O conteúdo: poder e maravilhas (v. 4b)

[Contaremos] *os louvores do* SENHOR, *e o seu poder, e as maravilhas que fez.*

Exatamente o que os pais transmitem aos filhos? Três objetos diretos completam a série de verbos:

- Os louvores do Senhor.
- O poder do Senhor.
- As maravilhas do Senhor.

No caso do salmista (e no nosso também), os três certamente incluem as histórias bíblicas que apontam a grandeza do Senhor. Mas também se referem aos atos de provisão, livramento e respostas de oração na história familiar de cada pessoa. Deus não é somente o Deus dos antigos, mas nosso Deus também. Os filhos precisam ouvir as histórias desse Deus presente em nossa vida hoje.

C. A ordenança: *contar*! (v. 5)

Ele estabeleceu um testemunho em Jacó, e instituiu uma lei em Israel, e ordenou a nossos pais que os transmitissem a seus filhos.

---

[7] Essa observação nos foi feita pelo pastor Abmael Araújo Dias Filho, da Primeira Igreja Batista de Atibaia.

O versículo 5 se refere às ordens, principalmente do Pentateuco, para que os pais falem de Deus e das suas palavras para seus filhos (Dt 6:4-9,20-25). A continuidade da aliança dependia da fidelidade dos pais em transmitir seus termos e condições a seus filhos.

3. O propósito da transmissão (v. 6-8)

O salmista lista três propósitos da transmissão da fé à próxima geração. Os pais iniciam (ou continuam) um efeito dominó que se estende para múltiplas gerações, culminando em uma fé genuína em seus descendentes e evitando a apostasia. Ou seja, "A apatia dos pais culmina na apostasia dos filhos".[8]

A. Um efeito dominó (v. 6)

> *A fim de que a nova geração os conhecesse, filhos que ainda hão de nascer se levantassem e por sua vez os referissem aos seus descendentes.*

O propósito principal da transmissão da fé é que os pais serão elos numa corrente que se estende por múltiplas gerações. A contagem das histórias da fidelidade de Deus na vida familiar serve como efeito dominó que se estende para outras gerações.

Estes comenta:

> Ao mandar os pais ensinarem seus filhos seus estatutos e suas leis, Javé procurou iniciar uma cadeia de instrução em que cada geração é responsável para comunicar os feitos e a lei do Senhor para a próxima geração. Essa cadeia de transmissão da verdade nos versículos 5 e 6 se estende por quatro gerações, comparável à exortação de Paulo a Timóteo em 2Timóteo 2:2. No Antigo Testamento, Deuteronômio 4:9,10; 31:10-13 e Provérbios 4:1-9 apresentam a verdade de Deus sendo transmitida por múltiplas gerações. Comunicar verdades divinas à próxima geração, então, não é uma opção, mas uma ordem, uma responsabilidade sagrada pactual.[9]

---

[8] Frase inspirada por David J. Merkh Jr. em pastoral da Primeira Igreja Batista de Atibaia, 15 de abril de 2018.
[9] Estes, p. 303.

B. Uma fé genuína (v. 7)

Para que pusessem em Deus a sua confiança e não se esquecessem dos feitos de Deus, mas lhe observassem os mandamentos.

A maior preocupação de todo pai cristão deve ser a conversão genuína dos seus filhos. Infelizmente, o que vemos hoje, mesmo em círculos cristãos, é uma preocupação demasiada com comportamento, e não com o coração, com a carreira, mas não com a conversão. Os pais que fielmente ensinam os feitos de Deus trabalham para que os filhos conheçam Deus. Apontam as necessidades do coração e revelam o Único capaz de resolver seu maior problema: o pecado.

C. Perseverança (v. 8)

E que não fossem, como seus pais, geração obstinada e rebelde, geração de coração inconstante, e cujo espírito não foi fiel a Deus.

Todo bom pai também quer que seus filhos sejam melhores que ele. O último propósito da transmissão das histórias da fidelidade de Deus está expresso em termos negativos: os filhos não serão como seus pais. Ou seja, evitarão algumas das armadilhas em que seus pais caíram. A sabedoria bíblica faz exatamente isso: coloca uma cabeça velha sobre ombros jovens! Faz com que os filhos vejam as armadilhas em seu caminho e se desviem delas.

O versículo certamente se refere à triste história do povo de Israel, que será contada em breve (v. 9ss; veja tb. o discurso de Estêvão em At 7). Em vez de perseverança, o povo era caracterizado pela inconstância e infidelidade. Mas os pais fiéis e persistentes em falar da graça de Deus poderiam inocular seus filhos contra esse espírito de rebeldia.

CONCLUSÃO E APLICAÇÃO

Daniel Estes nos lembra de que uma das maneiras principais pelas quais podemos inculcar a verdade em gerações futuras é o canto, especificamente de salmos, como Salmo 78. Às vezes nos esquecemos de que os salmos foram escritos como poesia cantada. A música tem um poder extraordinário de gravar a verdade no coração:

A inclusão dos salmos no Saltério e no cânon bíblico indica que foram incluídos com a intenção de serem cantados, não somente estudados, pelo povo do Senhor. Para apropriar os salmos como Escritura divinamente inspirada significa recebê-los com todas as suas distintivas literárias e litúrgicas. Somente quando fazemos isso é que vamos descobrir o coração do seu significado e experimentar seu poder transformador.[10]

Vemos esse mesmo princípio em Colossenses 3:16. A música nos ajuda gravar a Palavra no coração: *Habite, ricamente, em vós a palavra de Cristo; instruí-vos e aconselhai-vos mutuamente em toda a sabedoria, louvando a Deus, com salmos, e hinos, e cânticos espirituais, com gratidão, em vosso coração.*

No Antigo Testamento, também encontramos lembranças simbólicas da graça de Deus. Pilhas de pedras encorajavam gerações a recordar o milagre da travessia do rio Jordão. Altares construídos pelos patriarcas e a arca da aliança serviam como lembranças visuais para Israel dos feitos graciosos de Deus para com ele. O arco-íris ainda nos lembra da promessa de que Deus nunca mais inundará a terra inteira com um dilúvio.

O Novo Testamento também acentua o papel de memoriais. O batismo ilustra nossa identificação com Cristo em sua morte, sepultamento e ressurreição. A celebração da ceia do Senhor recorda de forma dramática o corpo partido e o sangue derramado de Cristo: ... *fazei isto em memória de mim* (1Co 11:24). Ainda precisamos de memoriais, porque não podemos correr o risco de esquecer.

Também precisamos de memoriais porque nos lembram do amor e da fidelidade de Deus hoje. O mesmo Deus que sarou nosso filho, providenciou emprego, ou fez aquele depósito na nossa conta, ainda anda conosco hoje. Memoriais nos lembram: "Ele não nos trouxe até aqui para nos abandonar".

Como podemos criar memoriais? Nossa família começou com uma sessão de *brainstorming* [tempestade de ideias]. Alistamos eventos-chave na vida de cada um e anotamos como Deus se provou fiel. Aquela experiência em si não somente nos revelou quanto ele havia feito, como também quanto nós havíamos esquecido.

Depois, decidimos uma estratégia para "memorializar" esses eventos. Um bom memorial deve ser tangível, facilmente associado com o evento

---

[10] ESTES, p. 314.

(não muito abstrato) e disponível (de fácil acesso). Há muitas opções: gravações de áudio ou de vídeo, livros de fotos, diários pessoais, até mesmo uma "cápsula de tempo" que contém símbolos de eventos importantes do ano e deve ser "enterrada" num canto da casa ou quintal.

Quando nós nos casamos, a minha esposa e eu construímos uma "casa" miniatura usando mais de cinquenta caixinhas de fósforos. Cada caixa representava um ano do nosso casamento. Nos aniversários, registramos os eventos especiais daquele ano num rolo pequeno que depositamos na caixa.

Gary e Anne Marie Ezzo, do ministério *Growing Families International*, propõem a ideia de um memorial chamado *Shadow Box*, ou "Caixa de Sombras". Ele contém várias prateleiras com espaço para guardar e exibir miniaturas que representam momentos especiais em nossa vida. Os pais podem passar uma réplica da Caixa de Sombras para seus filhos no dia do casamento deles, assim preservando a história familiar da fidelidade de Deus para mais uma geração. Para nossa família, essa "prateleira de memórias" nos lembra de uma herança cheia da presença e da proteção de Deus.

Para outros, talvez essas miniaturas sejam nada mais que bugigangas pegando poeira na prateleira. Mas, para meus filhos e netos, para minha esposa e para mim, falam de um Deus vivo que ainda opera na vida dos seus amados. Memoriais da fidelidade de Deus podem tornar a fé dos pais uma fé viva na vida dos filhos. Não podemos correr o risco de esquecer. Nesse caso, não há nada errado com uma fé de segunda e terceira mão!

| A grande ideia |

A fidelidade de Deus no passado é a motivação no presente para prosseguirmos para o futuro.

Para discussão

1. Verifique o restante do salmo (v. 9ss). Como o salmista "pratica o que prega"?
2. Quais seriam outros meios pelos quais os pais e avós poderiam "memorializar" a fidelidade de Deus no passado para seus filhos e netos no presente?
3. Você consegue lembrar de outros textos que enfatizam a importância dos pais em repassar o bastão da fé à próxima geração?

11

Salmos do lar: **integridade cristã**

(Sl 101)

> Cantarei a bondade e a justiça; a ti, SENHOR, cantarei. Atentarei sabiamente ao caminho da perfeição. Oh! Quando virás ter comigo? Portas adentro, em minha casa, terei coração sincero. Não porei coisa injusta diante dos meus olhos; aborreço o proceder dos que se desviam; nada disto se me pegará. Longe de mim o coração perverso; não quero conhecer o mal. Ao que às ocultas calunia o próximo, a esse destruirei; o que tem olhar altivo e coração soberbo, não o suportarei. Os meus olhos procurarão os fiéis da terra, para que habitem comigo; o que anda em reto caminho, esse me servirá. Não há de ficar em minha casa o que usa de fraude; o que profere mentiras não permanecerá ante os meus olhos. Manhã após manhã, destruirei todos os ímpios da terra, para limpar a cidade do SENHOR dos que praticam a iniquidade.

As pequisas comprovam a epidemia de violência e imoralidade no Brasil. Entendemos, em parte, por que o mundo procura preencher o vazio em seu coração por esses meios perversos. Mais difícil de compreender é como os filhos de Deus permitem que a violência e a imoralidade do mundo invadam seus lares. Não podemos sair do mundo, mas será que precisamos trazer o mundo para dentro de casa? Em nome de "entretenimento", acabamos nos tornando como o mundo.

Essa é uma tensão na vida cristã, que encontramos em alguns textos bíblicos:

- *Estamos no mundo, mas não somos do mundo* (cf. Jo 17:14,15).
- *Para que vos torneis irrepreensíveis e sinceros, filhos de Deus inculpáveis no meio de uma geração pervertida e corrupta, na qual resplandeceis como luzeiros no mundo* (Fp 2:15).
- *Assim brilhe também a vossa luz diante dos homens, para que vejam as vossas boas obras e glorifiquem a vosso Pai que está nos céus* (Mt 5:16).
- *A religião pura e sem mácula, para com o nosso Deus e Pai, é esta [...] a si mesmo guardar-se incontaminado do mundo* (Tg 1:27).

No mundo, mas não *do* mundo... inculpáveis *no meio de* uma geração pervertida e corrupta... brilhar a luz *diante* dos homens... guardar-se incontaminado do mundo. Será que tudo isso é possível? É possível ser puros e santos num mundo em que somos bombardeados diariamente pela perversidade? É possível ser íntegro num mundo de corrupção? É possível ser puro num mundo de sedução?

O Salmo 101 nos dá uma resposta: *Sim*!

Contexto

O salmo reflete o desejo profundo no coração do rei Davi de ter um coração íntegro diante de Deus e dos homens. Assim como vamos descobrir em Efésios 5 e Colossenses 3, integridade de caráter começa no lar, e não no mercado, na comunidade ou na igreja. Como já vimos, o lar é onde o ataque do inimigo começa. Integridade dirigida pelo Espírito no contexto do lar tem repercussões em todas as áreas da vida e da sociedade. Infelizmente, ficamos mais e mais cegos a esses assaltos na nossa própria sala de estar. Precisamos abrir os olhos para a guerra espiritual que nos cerca. A alma dos nossos filhos está em jogo. A integridade dos nossos lares está em perigo.

Infelizmente, na vida real, Davi deixou muito a desejar no cumprimento de seus votos reais. Somente Cristo Jesus é capaz de cumprir esses altos padrões de integridade. Mas o salmo apresenta lições preciosas sobre a responsabilidade que é nossa como súditos do Rei Jesus. Essa é a nova vida que Jesus quer viver por meio de nós! Uma vida de integridade em casa e na comunidade. Com a família e com os companheiros.

Existem pelo menos três esferas onde a integridade cristã manifesta-se:

1. A integridade cristã revela-se em Cristo.
2. A integridade cristã revela-se em casa.
3. A integridade cristã revela-se nos companheiros.

1. A integridade cristã revela-se em Cristo (1,2a)

> Cantarei a bondade e a justiça; a ti, SENHOR, cantarei. Atentarei sabiamente ao caminho da perfeição. Oh! Quando virás ter comigo?

O salmo começa com uma declaração de louvor (v. 1). O salmista reconhece que o ponto de partida para uma vida íntegra é o próprio Senhor: seu amor fiel, baseado na aliança[1] e na sua justiça.[2] Deus é nosso Rei, e ele é o modelo para um equilíbrio perfeito entre amor e justiça (verdade). Como vemos no Novo Testamento, Jesus é o único que pode dar esse tipo de integridade no lar.

Costumamos fazer tantos apelos para que os cristãos tenham uma vida santa. Mas nos enganamos quando passamos a imagem de que isso vem pelo esforço humano, pelas disciplinas da vida cristã, tentando um pouco mais, lendo a Bíblia mais, orando mais, jejuando mais, sendo mais ativo na igreja, testemunhando mais, para que finalmente Deus se agrade de nós. Mas todas as nossas obras e toda a nossa justiça são como trapos imundos diante de Deus (Is 64:6). O verdadeiro motivo da vida cristã é sua graça e bondade já derramadas sobre nós em Cristo. Gratidão, e não culpa, é o combustível da vida cristã.

A nossa justiça depende única e exclusivamente de Cristo e da sua obra na cruz por nós. A nossa identificação com Cristo Jesus, representada no batismo, nos lembra de que fomos crucificados e ressuscitados com Cristo, e que a vida que vivemos agora é a vida de Cristo sendo vivida em nós (Gl 2:20; 2Co 5:21). Ele é a nossa justiça. Ele é a nossa paz.

A primeira parte do versículo 2 revela o anseio do salmista por uma vida santa diante de Deus. Ele dependia exclusivamente da bondade e da justiça de Deus. Fixava sua esperança num caráter irrepreensível, mas logo descobriu que essa vida era como uma miragem no deserto. Quanto mais ele se aproximava, mais distante o alvo parecia. Tentava chegar

---

[1] חֶסֶד (ḥesed) — o amor fiel de um Deus que cumpre sua aliança.
[2] מִשְׁפָּט (mišpāṭ) — a justiça de Deus.

ao pote de ouro de santidade no fim do arco-íris, mas era ilusório. Por isso ele clama: *Oh! Quando virás ter comigo?* Esse é o grito de Paulo em Romanos 7, quando diz: *Porque eu sei que em mim, isto é, na minha carne, não habita bem nenhum; pois o querer o bem está em mim; não, porém, o efetuá-lo. Porque não faço o bem que prefiro, mas o mal que não quero, esse faço [...] Desventurado homem que sou! Quem me livrará do corpo desta morte?* (Rm 7:18,19,24).

Nós, leitores do Novo Testamento, participantes da dispensação da graça e da igreja, temos a resposta! Deus veio ter conosco, na pessoa de Emanuel, Deus conosco, o Verbo que se fez carne e habitou entre nós, Aquele que hoje habita *em nós* pelo seu Espírito Santo, que nos capacita (Jo 1:12). *Desventurado homem que sou! Quem me livrará do corpo desta morte? Graças a Deus por Jesus Cristo, nosso Senhor [...] Agora, pois, já nenhuma condenação há para os que estão em Cristo Jesus* (Rm 7:24—8:1).

Onde, porém, se manifesta essa integridade cristã, de forma prática? O restante do salmo expressa essa motivação em duas esferas onde a vida de Cristo manifesta-se no cristão.

2. A integridade cristã revela-se em casa (v. 2b-4)

O salmista expressa o profundo desejo do coração dele de revelar a bondade e a justiça do Rei divino no contexto mais íntimo da sua vida: o lar! Ele começa com a casa porque é justamente em casa que revelamos a realidade de quem somos.

- Portas adentro, em minha casa, *terei coração sincero* (v. 2b);
- *Os meus olhos procurarão os fiéis da terra, para que* habitem *comigo* (v. 6a);
- *Não há de ficar* em minha casa [NVI: santuário] *o que usa de fraude* (v. 7a).

O verdadeiro reavivamento manifesta-se primeiro no lar. Efésios 5:18—6:9 deixa isso muito claro! Homem de Deus não é necessariamente aquele que prega com poder, dirige um louvor arrepiante, jejua e ora por horas e entrega folhetos evangelísticos a todos que encontra. O reavivamento verdadeiro vem quando o Espírito de Deus usa a Palavra de Deus para conformar o povo de Deus à imagem dele!

Quando, de forma sobrenatural, Deus verte as tendências naturais do nosso coração e nos transforma de dentro para fora, experimentamos o verdadeiro reavivamento: mulheres que respeitam seu marido e seguem sua liderança; homens que, em vez de oprimir sua esposa de forma insensível, sacrificam-se, abrindo mão de "direitos" para servir à sua família; filhos que honram e obedecem a seus pais em vez de xingá-los, resistir a eles ou ignorá-los; pais que investem em seus filhos, discipulando-os e disciplinando-os.

O verdadeiro avivamento manifesta-se primeiro em sua casa e na minha! Você quer fazer parte de um reavivamento, mesmo em dias horríveis e pervertidos? Permita que Jesus transforme seu lar pelo seu Espírito.

Hoje, mais do que nunca, Deus está chamando famílias para serem corajosas, para enfrentar a maré, para ir contra a multidão que tolera o mal dentro da própria casa, que baixa a guarda e dá ao diabo livre acesso aos seus filhos.

Mas como a vida de Jesus revela-se em casa? O texto continua nos dando dicas.

A. Não assistir ao que não presta (v. 2b,3)

> *Portas adentro, em minha casa, terei coração sincero. Não porei coisa injusta diante dos meus olhos; aborreço o proceder dos que se desviam; nada disto se me pegará.*

O salmista caracteriza esse reavivamento de integridade como começando com nossos olhos. Três vezes no salmo ele mostra a importância dos olhos numa vida santa:

- *Não porei coisa injusta DIANTE DOS MEUS OLHOS* (v. 3a) [NVI: *Repudiarei todo mal*].
- *Os MEUS OLHOS procurarão os fiéis da terra, para que habitem comigo* (v. 6a).
- *O que profere mentiras não permanecerá ante os MEUS OLHOS* (v. 7b) [NVI: *na minha presença*].

Jesus, no Sermão do Monte, ressaltou a seriedade e a importância de guardar os nossos olhos: *São os OLHOS a lâmpada do corpo. Se os teus OLHOS forem bons, todo o teu corpo será luminoso; se, porém, os teus OLHOS forem maus, todo o teu corpo estará em trevas. Portanto, caso a luz que em ti há sejam trevas, que grandes trevas serão!* (Mt 6:22,23).

Não porei coisa injusta diante dos meus olhos (v. 3a) — literalmente, ele diz: "Não porei coisa de Belial diante dos meus olhos". Belial era uma palavra que descrevia tudo que não prestava, que não tinha valor e, pior, que destruía. Que minava sólidos fundamentos. Que corrompia. Que destruía pela inutilidade.[3]

Aborreço o proceder dos que se desviam [ou "dos pervertidos", "tortos"]; *nada disto se me pegará* (v. 3b) — em outras palavras, não serei contaminado por eles. As palavras "nada se me pegará" significam, literalmente, "não se grudará em mim".[4] Ou seja, "Não permitirei que a influência má me atinja. Fugirei do mal. A sujeira não me tocará". É importante ressaltar que as seduções do mundo realmente pegam em nós. Imagens pornográficas, cenas de filmes, imagens de revistas ficam gravadas no nosso disco rígido cerebral e dificilmente se apagam! Além do portão dos olhos, muitos enchem seu cérebro com imoralidade audiofônica. Ou seja, músicas imorais que fixam-se em sua mente em nome de "cultura popular". O segredo unânime da Palavra de Deus é: fugir da imoralidade, da perversão! (Veja 1Co 6:18; Pv 5:8; 2Tm 2:2).

Uma vida de integridade dentro do lar tem enormes implicações para o tipo de entretenimento que permitimos em nossa família. O salmista pôs um filtro sobre seus olhos para não ter que contemplar o mal. Resolveu evitar tudo que era inútil, perverso, corrupto, sensual ou simplesmente perda de tempo.

Precisa-se de líderes que tomarão decisões difíceis ao evitar que a sujeira do mundo faça desfile em seu lar.

O apóstolo Paulo disse: *Finalmente, irmãos, tudo o que é verdadeiro, tudo o que é respeitável, tudo o que é justo, tudo o que é puro, tudo o que é amável, tudo o que é de boa fama, se alguma virtude há e se algum louvor existe, seja isso o que ocupe o vosso pensamento* (Fp 4:8).

B. Não conhecer o mal (v. 4)

Longe de mim o coração perverso; não quero conhecer o mal.

---

[3] בְּלִיַּעַל — Veja Deuteronômio 13:13; 2Coríntios 6:15; Deuteronômio 15:9; Provérbios 6:12; Juízes 19:22; 20:13; 1Samuel 1:16; 2:12.

[4] יִדְבַּק בִּי

O salmista-rei vai ainda mais longe. Diz que ele não quer nem conhecer o mal.

- *Longe de mim o coração perverso* (torto).[5] Ele não queria *ter* um coração perverso, mas, para isso, ele precisava evitar os perversos. Provérbios nos aconselha da mesma forma: *Não tenhas inveja do homem violento, nem sigas nenhum de seus caminhos; porque o* Senhor *abomina o perverso, mas aos retos trata com intimidade* (3:31,32). Hoje, porém, homens violentos são nossos heróis.
- *Não quero conhecer o mal.*[6] Interessantemente, foi a curiosidade de Adão e Eva para "conhecer" o mal que os levou à Queda. Os perversos também são os heróis no nosso entretenimento.

Temos uma curiosidade perversa. Queremos saber os detalhes sangrentos das últimas notícias. Ficamos viciados em notícias ruins. O salmista-rei não queria conhecer a sujeira do mundo. Ele refreava sua curiosidade perversa.

Nossos filhos gastam horas à toa em frente às telas, brincando com *videogames* e *smartphones* que muitas vezes lhes ensinam coisas perversas — morte, batalha, sangue, demônios, e muito mais. Brincamos com a tentação, chegando tão perto quanto possível, farejando o pecado, beliscando a tentação. Somos tão ingênuos, pensando que podemos saborear o queijo do pecado, sem sermos pegos na ratoeira. Nossos ídolos são os violentos, os sensuais e os perversos!

3. A integridade cristã revela-se nos companheiros (v. 5-8)

> *Ao que às ocultas calunia o próximo, a esse destruirei; o que tem olhar altivo e coração soberbo, não o suportarei. Os meus olhos procurarão os fiéis da terra, para que habitem comigo; o que anda em reto caminho, esse me servirá. Não há de ficar em minha casa o que usa de fraude; o que profere mentiras não permanecerá ante os meus olhos. Manhã após manhã, destruirei todos os ímpios da terra, para limpar a cidade do* Senhor *dos que praticam a iniquidade.*

---

[5] *NVI*: Os perversos de coração.
[6] *NVI*: Não quero envolver-me com o mal : רָע לֹא אֵדָע.

O salmista revela mais uma esfera onde a integridade de Cristo manifesta-se. A integridade cristã começa com Cristo em nós e estende-se à nossa casa e família, mas influencia também nossa comunidade, nossos companheiros. Os versículos 5-8 falam das pessoas que ele escolheu como companheiras na comunidade. Como líder, rei em Israel, Davi vivia o que Provérbios 13:20 diz: *Quem anda com os sábios será sábio, mas o companheiro dos insensatos se tornará mau* (cf. tb. Pv 14:7).

A integridade cristã revela-se, em primeiro lugar, em casa, mas também se revela nos nossos companheiros, as pessoas que admitimos como *influência* na nossa vida.

O salmista lista quatro tipos de pessoas que ele evitava:

- Fofoqueiros (v. 5a)
- Arrogantes (v. 5b)
- Enganosos (v. 7a)
- Mentirosos (v. 7b)

Outros textos nos lembram da importância dos nossos companheiros:

- 1Coríntios 15:33 — ... *Más conversações corrompem os bons costumes.*
- Provérbios 29:12 — *Se o governador dá atenção a palavras mentirosas, virão a ser perversos todos os seus servos.*

As nossas amizades têm a capacidade de nos aperfeiçoar ou nos destruir: *Como o ferro com o ferro se afia, assim, o homem, ao seu amigo* (Pv 27:17).

Enquanto isso, o salmista procurava cercar-se de pessoas chamadas fiéis e perfeitas (v. 6). Em outras palavras, ele mantinha um padrão ético e moral muito alto. Seus negócios não foram contaminados pela sujeira de sócios sonegadores. Seus advogados eram homens íntegros. Seus conselheiros, pessoas humildes e fiéis a Deus. Conforme o ditado, "Diga-me com quem andas, e eu te direi quem és" (Pv 13:20; 14:7; 29:2; 1Co 15:33).

Esse constitui um desafio específico para líderes do lar e da igreja. Afinal de contas, o salmo é real, escrito por um líder para líderes. O líder estabelece esse exemplo de integridade que resplandece a vida de Cristo. O homem de Deus é conhecido não somente por aquilo de que foge, mas por aquilo que ele coloca como alvo.

Essas qualidades de integridade são impossíveis para nós em nossa própria força. Quanto mais andamos na luz de Cristo, mais manchas do pecado percebemos em nossa vida. Perfeição é impossível, mas é nosso alvo: ... *Cristo em vós, a esperança da glória* (Cl 1:27). Deus nos chama para uma vida de integridade nas duas esferas que mais formam nosso caráter: em casa e com os companheiros.

Muitos hoje oram por um reavivamento, mas poucos realmente querem pagar o preço para ser radicalmente diferentes do mundo, assim como Romanos 12:1,2 diz: *Rogo-vos, pois, irmãos, pelas misericórdias de Deus, que apresenteis o vosso corpo por sacrifício vivo, santo e agradável a Deus, que é o vosso culto racional. E não vos conformeis com este século, mas transformai-vos pela renovação da vossa mente, para que experimenteis qual seja a boa, agradável e perfeita vontade de Deus.*

Que Deus nos dê coragem para permitir que Cristo viva sua vida por meio de nós em *todas* as áreas da nossa vida, inclusive no entretenimento. Não podemos, nem devemos, sair do mundo. Mas não precisamos trazer o mundo para dentro de nossa casa!

| A grande ideia |

Integridade cristã é a vida de Cristo sendo vivida em nós e por meio de nós, a começar em casa.

Para discussão

1. Quais aplicações e implicações o salmo ensina sobre princípios de entretenimento e uma "teologia de mídia" para o cristão?

2. Será que é legalismo ter um padrão alto de entretenimento em nossos lares? Como os pais cristãos devem ensinar seus filhos a terem discernimento em questões morais de entretenimento?

3. Mesmo tendo princípios de integridade moral tão elevados, o que aconteceu na vida de Davi e, por consequência, na vida de seus filhos? Que lições podemos aprender de suas falhas morais?

12

Salmos do lar: **o legado de um homem de Deus**

(Sl 112)

Escrevemos o livro da nossa vida uma página de cada vez. As decisões diárias constroem o caráter que deixaremos como legado para aqueles que nos seguem. Vale a pena perguntar agora (antes que seja tarde demais): qual será o seu legado?

O Salmo 112 trata do legado de um homem de Deus. Lembra-nos das palavras de Provérbios: *No temor do* S<small>ENHOR</small>, *tem o homem forte amparo, e isso é refúgio para os seus filhos* (Pv 14:26).

CONTEXTO

O salmo faz parte de um conjunto de dois Salmos, 111 e 112, cada um em forma de um poema acróstico, com 22 linhas em 10 versículos.

O Salmo 112 é uma expansão do final do Salmo 111 (v. 10): o temor do Senhor e o benefício de um legado.

Existe uma correspondência fascinante entre os dois salmos que certamente não é coincidência. Onze termos hebraicos do Salmo 111 são repetidos no Salmo 112. Quando consideramos esses paralelos, uma lição emerge: quem teme a Deus se torna como Deus!

Observe os paralelos no quadro que segue:

Salmo 111	Salmo 112
Poemas acrósticos ("A a Z") no alfabeto hebraico.	
"Aleluia" ("Louvado seja *Yah*") — expressão que ocorre 23 vezes em Salmos.	
O temor do Senhor (111:5,10; 112:1) que qualifica ambos como salmos de sabedoria.	

Salmo 111	Salmo 112
O louvor de um *Deus* temível e tremendo em obras e caráter (111:2,3,4,6,7,9).	112:1: O *homem que teme a Deus* é abençoado.
111:3: A justiça de Deus permanece.	112:3,9: A justiça do homem que teme a Deus permanece.
111:4: O Senhor é benigno e misericordioso.	112:4: O homem que teme a Deus é benigno e misericordioso.
111:7,8: Os preceitos do Senhor são estáveis.	112:7,8: O homem que confia no Senhor é estável.
Lição em conjunto: *quem teme a Deus se torna como Deus!*	

Podemos dizer que Salmo 112 é o par de Provérbios 31:10-31, o poema da mulher virtuosa, ou seja, o "A a Z" do caráter de um homem de Deus, que tem o caráter de Deus (o temor do Senhor) em sua vida (cf. Pv 31:30: *... a mulher que teme ao SENHOR, essa será louvada*).

ESTRUTURA

Há várias maneiras de encarar o salmo. Existe um contraste entre os versículos 1-9, que descrevem os benefícios de uma vida de temor ao Senhor, e o versículo 10, que descreve o resultado de uma vida ímpia.

O salmo também apresenta uma estrutura cíclica, em que as qualidades de caráter do homem que teme a Deus são intercaladas com os resultados desse estilo de vida.

- Introdução ("Aleluia!" — v. 1).
- Requisitos de caráter do homem virtuoso (que teme ao Senhor) (v. 2-8).
- Resultados do temor do Senhor (v. 2-8).
- Conclusão (resultados/contraste da impiedade — v. 10).

Na exposição que segue, enfatizaremos essa estrutura cíclica, destacando os requisitos de caráter do homem que teme a Deus, seguidos dos resultados intercalados que se pode esperar.

1. Os requisitos de quem teme a Deus

É interessante notar que o homem que teme a Deus investe sua vida em três "eternos" que garantem um legado: no Pai (Deus), na Palavra e em pessoas. São investimentos que ninguém consegue tirar de nós.

A. O homem que teme a Deus anda com Deus (v. 1,7)

O primeiro "eterno" em que o homem de Deus investe é seu relacionamento com o próprio Deus.

1. Teme ao Senhor (v. 1a; cf. Sl 111:10)

> *Aleluia! Bem-aventurado o homem que teme ao* SENHOR.

O temor do Senhor, conceito que marca a vida sábia conforme Provérbios (Pv 1:7; 9:10), significa andar com Deus. A ideia é a de viver na presença do Senhor e adquirir a perspectiva *dele* sobre *tudo* que acontece, ou seja, a perspectiva do alto. Essa é uma vida em comunhão com o Pai a ponto de saber, pela intimidade, o que o Pai deseja em cada situação e decidir consistentemente por esse caminho.

O temor do Senhor é um conceito bipolar, no sentido de juntar profunda reverência (transcendência) e profundo amor (imanência). Allen Ross, em seu comentário, chama a atenção para o espectro de significados do termo "temor do Senhor", que inclui "terror" (Jn 1:10; cf. Dt. 1:29), "maravilha" (1Rs 3:28) e "reverência" (Lv 19:3). Ele traz a ideia de "voltar para trás, com medo" e ao mesmo tempo "aproximar-se para contemplar, adorar, maravilhar-se". O "temor do Senhor" inclui submissão reverente à vontade do Senhor na atitude de um adorador verdadeiro.[1]

2. Confia no Senhor (v. 7b)

> *O seu coração é firme, confiante no* SENHOR.

O homem que teme ao Senhor é resoluto em seu compromisso para com Deus: "Aconteça o que acontecer, confiarei no Senhor!" Esse homem não vacila!

---

[1] Ross, Allen *Proverbs*, in: GAEBELEIN, Frank E., ed.*The expositor's Bible commentary*. Grand Rapids: Zondervan, 1991, vol. 5, p. 902.

O nosso desafio é viver constantemente na presença de Deus, momento após momento, ciente da nossa incapacidade, que "sem ele, nada podemos fazer" (Jo 15:5), seja no trânsito, seja diante do computador, seja no serviço ou em casa.

B. O homem que teme a Deus ama a Palavra de Deus (v. 1b)

> [Ele] *se compraz* [muito] *nos seus mandamentos.*

A palavra "compraz" significa ter prazer, alegrar-se, amar, deleitar-se.[2] Quem anda com Deus, ouve a sua Palavra e obedece a ela. Assim, Deus nos guia pelos labirintos dessa vida. O texto nos lembra do que Jesus falou em João 14:21: *Aquele que tem os meus mandamentos e os guarda, esse é o que me ama...* (Cf. Sl 1:1,2; Js 1:8; 1Pe 2:2; Dt 6:4-9).

O homem de Deus, líder de família, é um homem da Palavra e lidera sua família na busca por Deus em sua Palavra. É um praticante, e não somente ouvinte da Palavra (Tg 1:22).

C. O homem que teme a Deus abençoa o povo de Deus (v. 4,5,9)

> *Ao justo, nasce luz nas trevas; ele é benigno, misericordioso e justo. Ditoso o homem que se compadece e empresta; ele defenderá a sua causa em juízo* [...] *Distribui, dá aos pobres; a sua justiça permanece para sempre, e o seu poder se exaltará em glória.*

Esse homem vive sua vida para servir e abençoar. O homem de verdade não procura ser servido, mas servir e proteger aqueles ao seu redor. Essa é a vida de Cristo em nós (Mc 10:45; cf. Pv 31:8,9). O texto destaca essa qualidade de vida em três versículos:

- Ele é benigno, misericordioso e justo (4b) (lit., gracioso, compassivo, justo).
- Ele se compadece, empresta e defende os indefesos (5).
- Ele distribui aos pobres (9a).

---

[2] BDB, s. v. חָפֵץ

Essa generosidade se transmite como legado aos filhos, como o salmo mostrará. Nosso alvo é que nossos filhos sejam uma bênção aonde quer que forem, que não vivam sua vida para si mesmos, mas para abençoar outros — a vida "outrocêntrica" de Jesus (Mc 10:45)! Homens tendem a ser egoístas, vivendo para si mesmos. Mas a vida do homem de Deus, especialmente no contexto do lar, é um sacrifício vivo (Ef 5:25-33).

O homem que deseja deixar um legado eterno anda na presença do Senhor, ama sua Palavra e abençoa aqueles ao seu redor. Ele tem paixão pelo Pai, paixão pela Palavra e paixão por pessoas.

Essa vida é possível somente em Cristo. Foi por isso que Jesus foi para a cruz — para que a vida dele fosse a nossa vida (Gl 2:20).

2. Os resultados de quem teme a Deus: um legado!

O salmo destaca a bênção desfrutada por aqueles que andam com o Senhor, que confiam nele, que amam cada palavra que sai da sua boca e que se preocupam em abençoar a outros. São seis resultados que valem mais que ouro e prata.

A. O homem que teme a Deus tem filhos abençoados (v. 2)

> *A sua descendência será poderosa na terra; será abençoada a geração dos justos.*

Um dos principais privilégios de um legado são descendentes abençoados e piedosos. Não existe bênção maior nesta vida que ver nossos filhos abençoados e andando na verdade (3Jo 4). Vale a pena lembrar que nosso maior legado são os filhos que enviaremos para um mundo que nós mesmos provavelmente não conheceremos. É o que vamos deixar de mais precioso.

> "Não se preocupe tanto com o mundo que vamos deixar para nossos filhos, mas com os filhos que vamos deixar no mundo."

Os filhos do homem (e mulher) que temem a Deus são influentes, e não influenciados. Abençoam aqueles com quem convivem. Esse fruto delicioso de uma longa vida vivida na presença do Senhor vem da sua graça (Sl 127:3-5; 128; Pv 20:7).

B. O homem que teme a Deus é próspero (em termos relativos e eternos — v. 3a)

Na sua casa há prosperidade e riqueza.

Embora a teologia da prosperidade tenha distorcido o ensinamento bíblico sobre bênçãos e maldições na vida do cristão, existe um sentido em que a vida piedosa traz grandes recompensas também nesta vida. O livro de Provérbios nos ensina esse princípio. O estilo de vida do justo leva a mais prosperidade, porque o sábio evita vícios, não desperdiça seus bens de forma frívola; não gasta além do que suas condições permitem, evita dívidas, é diligente, bom administrador e contente com o que tem. Esse homem repassa uma herança aos filhos e netos (Pv 13:22) e, acima disso, um legado de fidelidade a Deus para seus descendentes.

C. O homem que teme a Deus tem um legado eterno (3b,6b,9b)

A sua justiça permanece para sempre.
Será tido em memória eterna.
A sua justiça permanece para sempre.

O centro teológico do salmo enfatiza o que motiva homens a buscarem a Deus. Teremos um legado perpétuo para a glória de Deus! Note como o salmo destaca essa ideia em três versículos:

- *Sua justiça permanece para sempre* (v. 3b).
- *Será tido em memória eterna* (v. 6b).
- *Sua justiça permanece para sempre* (v. 9b).

A ideia de um legado sempre foi forte motivação de vida. Os homens constroem suas lápides com granito, e não papelão (veja Sl 49:11-17)! Nas Escrituras, ter seu nome preservado está entre as maiores honras. Por isso, nosso maior legado consiste em ter o *nome* escrito no livro da vida (cf. Hb 6:10; Mc 9:41; 1Co 15:58). Por outro lado, morrer no anonimato nas Escrituras significa perder seu nome, ser esquecido para sempre.[3]

---

[3] Alguns exemplos incluem: a esposa de Ló; a esposa de Jó; o homem rico em Lucas 18 em contraste com o pobre Lázaro (Lc 16:19ss).

D. O homem que teme a Deus tem direção de vida (v. 4a)

Ao justo, nasce luz nas trevas.

Podemos parafrasear: "Para o justo, há luz no final do túnel!" O homem de Deus tem a orientação de Deus. Ele tem o mapa do labirinto em que vive. Ouve a voz do bom pastor conduzindo-o para os pastos verdejantes. Não fica perdido ou confuso. Ele mesmo serve de guia aos cegos!

E. O homem que teme a Deus tem estabilidade, apesar das más notícias (v. 6-8) (cf. 111:8; Pv 12:3; Is 26:3)

*Não será jamais abalado; será tido em memória eterna. Não se atemoriza de más notícias; o seu coração é firme, confiante no S*ENHOR*. O seu coração, bem firmado, não teme, até ver cumprido, nos seus adversários, o seu desejo.*

Quatro frases caracterizam o homem de Deus como sendo alguém que não vacila, mesmo em tempos e circunstâncias adversas. Note que o homem não está isento de receber más notícias, mas, quando elas chegam, não o abalam, pois seu coração descansa no Senhor!

- *Não será jamais abalado* (v. 6a).
- *Não se atemoriza de más notícias* (v. 7a).
- *Seu coração é firme* (v. 8a).
- Não teme os adversários (cf. v. 8b).

F. O homem que teme a Deus recebe honra (9c)

O seu poder se exaltará em glória.

A palavra traduzida por "poder" é, literalmente, "chifre". "Seu *chifre* será exaltado em glória."

O texto projeta a imagem de um animal vitorioso depois de uma batalha, que balança a cabeça e chifres sobre o seu inimigo vencido. Ou seja, o homem que teme a Deus receberá honra e reconhecimento como vitorioso. Não que ele procure essa glória — tudo é fruto da bondade e graça de Deus (1Co 4:7). Mas Deus honra aqueles que o honram.

Conclusão

O salmo termina abruptamente com um forte contraste no último versículo: *O perverso vê isso e se enraivece; range os dentes e se consome; o desejo dos perversos perecerá* (v. 10). Ou seja, tudo que o justo recebe, escapa do alcance dos perversos. Eles perecem sem esperança, sem memória, no anonimato. Perecem, e são eternamente frustrados (rangem os dentes).

A história de Mordecai no livro de Ester ilustra esse princípio. O contraste no texto entre sua vida e a vida do inimigo do povo de Deus, Hamã, mostra de forma gráfica os resultados de bênção e maldição para aqueles que temem (ou não) a Deus. Como diz Provérbios 10:7, *A memória do justo é abençoada, mas o nome dos perversos cai em podridão.*

| A grande ideia |
O temor do Senhor produz um legado eterno.

Para discussão

1. Se você já recebeu a bênção de um legado de temor ao Senhor, como foi sua experiência? Quando começou o legado espiritual da sua família? Se não teve esse privilégio, qual o seu sonho para um legado na vida dos seus descendentes?

2. Dos três requisitos citados para ser um homem de Deus (andar com Deus, amar a Palavra de Deus, abençoar o povo de Deus), qual apresenta o maior desafio para a sua vida?

3. Dos cinco resultados que geralmente acompanham a vida do homem de Deus, qual é mais atraente para você e por quê?

13

Salmos do lar: construindo a casa ou um lar?

(Sl 127)

Se o Senhor não edificar a casa, em vão trabalham os que a edificam; se o Senhor não guardar a cidade, em vão vigia a sentinela. Inútil vos será levantar de madrugada, repousar tarde, comer o pão que penosamente granjeastes; aos seus amados ele o dá enquanto dormem.

Herança do Senhor são os filhos; o fruto do ventre, seu galardão. Como flechas na mão do guerreiro, assim os filhos da mocidade. Feliz o homem que enche deles a sua aljava; não será envergonhado, quando pleitear com os inimigos à porta.

Um adesivo de carro nos adverte sobre prioridades confusas, ao declarar: "Nenhum sucesso na vida compensa o fracasso no lar". Ele resume o que Salmo 127 também diz. Como tão facilmente nos esquecemos do que realmente tem valor em meio ao corre-corre da vida moderna! Como se o lema da vida fosse: "Quem morre com mais brinquedos, ganha".

A busca desenfreada por sucesso, *status*, bens e fama acaba vendando nossos olhos para os maiores presentes que Deus nos concede, que se encontram na nossa sala de estar. O que adianta construir casas quando falhamos na edificação de um lar? Por que trabalhar incansavelmente sem curtir o fruto do nosso trabalho em companhia dos nossos amados?

Esse salmo nos alerta para o perigo de prioridades invertidas. Sua simplicidade nos lembra que Deus nos presenteia com a família, que precisa ser valorizada e bem cuidada, na dependência total dele. Em vez de sermos "trabalhólatras", devemos ser responsáveis e diligentes no serviço, mas sem perder de vista o propósito do trabalho. Ou seja, devemos trabalhar para viver, e não viver para trabalhar. Trabalhamos para poder glorificar a Deus e também curtir a nossa família. Deixar de curtir a família para poder trabalhar é um contrassenso.

Contexto

Salmos 127 e 128 são salmos de peregrinação. Juntos, descrevem as bênçãos de uma família centrada no Senhor e na sua aliança. Trabalho excessivo, especialmente quando feito com um espírito de autossuficiência, independência e avareza culmina em frustração. Mas uma vida equilibrada, em que o Senhor constrói a "casa" e preserva seus frutos, desfruta das bênçãos dele. Riqueza verdadeira ("herança" e "galardão", v. 3) manifesta-se em filhos da mocidade (127:3-5; 128:3b), uma esposa frutífera (128:3a) e netos (128:6).

Os salmos de peregrinação (Sl 120—134) faziam parte da coleção sagrada de hinos de Israel, usados em períodos quando o povo subia os montes sagrados de Jerusalém para celebrar o Senhor e lembrar-se da sua aliança e das suas obras de bondade para com Israel. Três vezes por ano, famílias inteiras viajavam juntas em caravanas, cantando esses salmos de louvor e de exortação.

Não deve nos surpreender o fato de o hinário de Israel incluir pelo menos cinco "salmos do lar". Seria estranho se Deus não tratasse de assunto do coração como amor, casamento, família e filhos. Assuntos sentimentais como esses apelam para a linguagem poética a fim de adequadamente expressar suas emoções.

O Salmo 127 se divide facilmente em duas partes, mas com uma mensagem sutil que as une. A primeira revela a futilidade de construir um lar com autossuficiência, e não na dependência do Senhor; a segunda lembra os pais de que uma das formas principais pela qual Deus nos abençoa são os filhos. A mensagem nos lembra de que não podemos perder de vista a razão por que trabalhamos arduamente: para levantar uma geração de filhos fiéis ao Senhor, adoradores em espírito e em verdade, que para sempre estarão conosco ao redor do trono de Deus. Esse é nosso verdadeiro legado.

1. O fruto da avareza: a futilidade da autossuficiência

> Se o SENHOR não edificar a casa, em vão trabalham os que a edificam; se o SENHOR não guardar a cidade, em vão vigia a sentinela. Inútil vos será levantar de madrugada, repousar tarde, comer o pão que penosamente granjeastes; aos seus amados ele o dá enquanto dormem (v. 1,2).

A palavra que traduz a expressão "em vão" e a palavra "inútil" descrevem o que é "vazio, vão, sem sentido" — ou seja, fútil, frustrante, que não leva ao fim desejado.[1] O texto destaca três ocupações humanas que são fúteis sem o envolvimento do Senhor (v. 1,2):

- Construir a casa/lar.
- Guardar a cidade.
- Trabalhar duro sem depender do Senhor.

Para peregrinos que deixaram suas casas, aldeias e campos durante uma semana ou mais para subir a Jerusalém e adorar ao Senhor, essa lembrança de que ele guardava suas habitações e cidades seria particularmente encorajadora.

O salmista condena a avareza que culmina no menosprezo do lar, algo extremamente comum nos dias de hoje. Egoísmo leva ao menosprezo de filhos, pois os pais muitas vezes se interessam mais pelo seu próprio bem-estar, prazer, divertimento e carreira do que pela criação de filhos. Cobiça e avareza são pecados relacionados ao egoísmo e influenciam decisões quanto à paternidade também.

A. Construção vã

A construção em vista pode ser de uma casa física ou a própria edificação de um lar. Mas a primeira opção parece mais viável. O texto traz a ideia de um serviço pesado, de labor e fadiga que não chega a nada quando feito na autossuficiência.[2]

---

[1] שָׁוְא (šāw'), BDB.
[2] עָמָל ('āmāl)

B. Vigilância vã

O texto literalmente diz: "Se o SENHOR não guardar a cidade, futilmente fica acordado o guarda". Sem Deus como nosso protetor, não existe guarda humano que consiga garantir segurança. Sistemas sofisticados de alarmes, cercas elétricas, propriedades monitoradas por câmera, carros rastreados por satélite — tudo isso, à parte do Senhor, é vão. O fruto do nosso muito labor pode ser dissipado num instante.

C. Trabalho vão

O terceiro "vão" do texto descreve o trabalho duro de se arrastar da cama antes do nascer do sol, ficando até depois que todos os outros trabalhadores já foram para casa.[3]

Somos lembrados de que a bênção de Deus que é o nosso pão de cada dia (veja Ec 2:23,24) se mistura com o gosto amargo quando produzido em meio à ansiedade e à autossuficiência. *Comer o pão que penosamente granjeastes* faz alusão ao texto fascinante de Gênesis 3 e ao oráculo de disciplina contra o casal. A expressão "penosamente granjeastes" traduz uma palavra que foi usada acerca da dor de Eva na gravidez, e não de Adão no cultivar do solo (Gn 3:16).[4] Talvez seja uma transição para a segunda parte do salmo, que tratará da bênção que são os filhos, mas somente quando criados e cuidados na dependência do Senhor.

A última linha do versículo 2 já causou dificuldades na tradução. Veja a seguir como algumas versões têm traduzido o versículo:

> ARA: *Aos seus amados ele o dá enquanto dormem.*
> NVI: *O SENHOR concede o sono àqueles a quem ele ama.*[5]
> ARC: *Pois assim dá ele aos seus amados o sono.*

A melhor tradução parece ser "pois ele dá sono aos seus amados".[6] Deus concede descanso e paz (e, por implicação, sustento) aos seus filhos

---

[3] Essa é a ideia da expressão מְאַחֲרֵי־שֶׁבֶת , traduzida por "repousar tarde". A ideia é a de ficar no serviço "depois", demorar para sair e voltar para casa.
[4] עֶצֶב
[5] A *NVI* insere uma nota de rodapé que dá a alternativa "concede sustento aos seus amados enquanto dormem".
[6] כֵּן יִתֵּן לִידִידוֹ שֵׁנָא:

que dependem dele para realizar nele e por meio dele o que eles não conseguiriam fazer sozinhos (construir, guardar, trabalhar).

Deus quer que o lar seja um lugar de tranquilidade, paz e alegria. No final de um texto que regulamentava o divórcio em Israel, Deus diz:

> *Homem recém-casado não sairá à guerra, nem se lhe imporá qualquer encargo; por um ano ficará livre em sua casa e promoverá felicidade à mulher que tomou* (Dt 24:5).

O livro de Eclesiastes, que destaca a futilidade da vida sem Deus debaixo do sol, nos lembra de que trabalhar, comer, beber e desfrutar da família são presentes de Deus:

> *Nada há melhor para o homem do que comer, beber e fazer que a sua alma goze o bem do seu trabalho. No entanto, vi também que isto vem da mão de Deus, pois, separado deste, quem pode comer ou quem pode alegrar-se?* (Ec 2:24,25).

> *Desfruta a vida com a mulher que amas todos os dias desta vida de ilusão, que Deus te deu debaixo do sol, sim em todos os dias da tua vida de ilusão. Porque essa é a tua recompensa nesta vida pelo trabalho que fazes debaixo do sol. Tudo quanto te vier à mão para fazer, faze-o com todas as tuas forças, porque na sepultura, para onde vais, não há trabalho, nem projeto, nem conhecimento, nem sabedoria* (Ec 9:9,10, A21).

O salmista também ensina que Deus quer que a paz, e não o estresse, reine no lar. Tudo que rouba essa paz — dívidas, fruto de cobiça e indisciplina; excesso de trabalho; falta de coerência e disciplina dos filhos — tudo isso deve ser afastado do lar onde Deus reina.

É comum na criação de filhos perder-se de vista o padrão bíblico de santidade e paz no lar. De tempos em tempos, ficamos insensíveis ao padrão divino e experimentamos tensão no lar. Nessas horas, precisamos clamar a Deus por sabedoria para resgatar seu padrão e experimentar paz em nosso lar.

Contudo, será que esses versículos eliminam a responsabilidade humana de trabalhar? Certamente não. A advertência é contra o excesso de trabalho a custo do que é mais precioso, nesse caso a família. Mas também teria aplicação especial para os peregrinos que iriam "sacrificar" uma semana ou mais de trabalho para cultuar o Senhor em Jerusalém. Trabalhar sem parar, sem curtir os benefícios vindos da mão graciosa de Deus, como se tudo dependesse de nós, no fim leva a nada.[7]

Faremos bem ao refletir sobre as nossas prioridades. Fomos feitos para trabalhar, mas como forma de adorar a Deus (Gn 2:15-20) — a prioridade divina. Que tragédia quando perdemos de perspectiva a razão pela qual fomos criados e corremos atrás de vaidades que logo se derreterão (2Pe 3:10,11)! Ou seja, alguém pode gastar toda a sua energia, tempo e bens para construir casas lindas, ao mesmo tempo que destrói seu lar.

2. O fruto da graça: a bênção do Senhor em família

> Herança do SENHOR são os filhos; o fruto do ventre, seu galardão. Como flechas na mão do guerreiro, assim os filhos da mocidade. Feliz o homem que enche deles a sua aljava; não será envergonhado, quando pleitear com os inimigos à porta. (v. 3-5)

A segunda parte desse salmo muda o foco da construção da casa para a construção do que é mais precioso dentro dela — os filhos! Assim como a perspectiva do salmista (e de Deus) sobre trabalho foi radicalmente diferente da perspectiva do mundo nos primeiros versículos, ele corrige a maneira com que o mundo (e muitos entre nós) encara os filhos nos versículos 3-5.

O relacionamento com filhos na nossa sociedade reflete um cenário "amor-ódio". Um ditado americano afirma: "Crianças devem ser vistas, e não ouvidas".

Apesar de comemorações nacionais como o "Dia das Crianças", a sociedade vem adotando uma atitude cada vez mais hostil para com a criação de filhos. Filhos interrompem, muitas vezes, carreiras promissoras. Bagunçam o orçamento familiar. Alteram radicalmente nosso estilo de vida. E, depois de dar tanto trabalho, nem sempre saem do jeito que

---

[7] Mais uma vez, encontramos equilíbrio nas Escrituras entre responsabilidade humana e soberania divina. O homem foi feito para trabalhar (Gn 2:15-20), e quem não trabalha também não deve comer ou ser suprido de comida (2Ts 3). Mas o excesso de trabalho feito com autossuficiência revela um coração egoísta e incrédulo.

esperávamos. E se saem, muitas vezes vão embora sem dizer sequer um "Obrigado, papai", "Obrigado, mamãe!" Será que vale a pena ter filhos?

Há várias evidências de atitudes prejudiciais a filhos na nossa sociedade: o alto índice de aborto; planejamento familiar que adia indefinidamente a paternidade ou a anula; maus-tratos a crianças; pedofilia; diminuição do tamanho da família pós-moderna; negligência de filhos; criação "terceirizada" a babás, avós, creches.

Ao mesmo tempo que alguns encaram crianças como uma inconveniência, ou pior, uma praga, outros na nossa cultura tendem para outro extremo, que podemos chamar de "filholatria". Quem manda em casa é o Júnior! Ai dos pais que tentam contrariar esse pequeno "mandachuva".

Hoje vemos pais com medo de contrariar ou disciplinar seus filhos, que permitem que o filho seja o centro das atenções, tendo precedência ao relacionamento marido-esposa. Há uma abundância de propagandas voltadas para um consumismo jovem; e vários dias de festas e feriados, como o Dia das Crianças, *Halloween* e Natal.

Há uma tendência muito forte em nossos dias de tornar os filhos o centro do universo familiar. Em seu livro sobre paternidade *Educação de filhos à maneira de Deus*, os autores Gary e Anne Marie Ezzo afirmam que "filhocentrismo" menospreza o relacionamento marido-esposa, tornando os filhos o "eixo" da família, e não o relacionamento conjugal.[8] Isso acaba minando o alicerce da família. Em vez disso, os filhos devem ser considerados membros bem-vindos ao círculo familiar, e não o centro da atenção. O casal precisa cultivar seu relacionamento como "melhores amigos", o que servirá como base de segurança e confiança para os filhos.[9]

Esse quadro de "amor-ódio" reflete uma situação ambígua em que desejamos ter filhos, pois eles são uma extensão de nós mesmos, e ao mesmo tempo sentimos as dificuldades de criá-los e prepará-los para a vida.

---

[8] Ezzo, Gary e Anne Marie. *Educação de filhos à maneira de Deus*. 5. ed. Pompeia, SP: Universidade da Família, 2002, p. 35-38.

[9] É interessante notar que nas ordens que o apóstolo Paulo dá às mulheres mais velhas em termos da instrução das mais jovens, "o amor pelo marido vem antes do amor pelos filhos [...] Colocar o amor ao marido em primeiro lugar é importante, pois permite que os pais apresentem aos filhos um modelo de relacionamento conjugal bíblico e saudável (cf. Pv 14:26). Além disso, se o casal não cuidar de seu relacionamento conjugal, é provável que a educação dos filhos e toda a dinâmica familiar sofram as consequências" (KÖSTENBERGER, p. 117).

À luz da Palavra de Deus, filhos devem sempre ser uma bênção, mas, de forma especial, os "filhos da mocidade". São filhos nascidos quando os pais ainda são suficientemente jovens para treiná-los, acompanhá-los e ainda ver sua posteridade por novas gerações. Os pais jovens ainda têm energia e disposição suficientes para acompanhar a educação e a disciplina de seus filhos. Têm a vantagem de ainda lembrar como eram crianças. Também têm maior probabilidade de algum dia ver seus netos e bisnetos. Esse fato não menospreza aqueles que, por qualquer motivo, tiverem filhos mais tarde na vida, pois, à luz do salmo, filhos sempre são uma bênção. Mas o ideal é que os pais tenham tanto tempo quanto possível para curti-los!

Mary A. Kassian e Nancy Leigh DeMoss ressaltam o valor das crianças aos olhos de Deus e o privilégio de ser pais:

> Ter e criar filhos é precioso aos olhos da Bíblia. Um dos alvos mais sublimes do casamento é ter e criar filhos para a glória de Deus. Ser esposa e mãe é um chamado nobre e santo, e temos de continuar incentivando as mulheres que aceitam a incumbência do casamento e da maternidade como um meio de glorificar a Deus e expandir seu reino. A Bíblia toda ensina que os filhos são bênçãos. Deus ama as crianças! Se você tem uma atitude negativa para com elas, então o seu coração não está no compasso do coração de Deus.[10]

Nestes tempos em que tantas crianças são abortadas, abandonadas e entregues a paternidades artificiais, precisamos de uma visão renovada dos privilégios e das responsabilidades da criação de filhos. Como Köstenberger ressalta, "Os dois Testamentos ensinam que os filhos são bênção de Deus (Sl 127:3-5; Mc 10:13-16) e consideram particularmente hediondo matar crianças (Êx 1:16,17, 22; Lv 18:21; Jr 7:31,32; Ez 16:20,21; Mq 6:7; Mt 2:16-18; At 7:19).[11]

A Bíblia destaca o valor da criança na segunda parte do Salmo 127, mas também pressupõe que os pais treinam os filhos para serem uma bênção. O texto não simplesmente exalta a produção desenfreada de bebês. A sombra de textos como Deuteronômio 6:4-9 e Salmo 78:1-8 paira sobre

---

[10] KASSIAN e DEMOSS, p. 189.
[11] KÖSTENBERGER, p. 128 (cf. Sl 139:13-16).

as figuras que descrevem o valor da criança. As crianças precisam ser resgatadas das garras de Satanás (Pv 22:15) por pais diligentes no ensino fiel das Escrituras e no exemplo de amor por Deus. Caso contrário, os filhos criados para serem uma bênção se tornarão uma praga e causa de enorme tristeza para os pais (Pv 10:1).

Antes de analisarmos as seis descrições da bênção dos filhos aos olhos de Deus, cabe aqui uma palavra para aqueles casais que ainda não puderam ter filhos. A ausência de filhos não pode ser interpretada como uma "maldição" sobre esses. Não entendemos os propósitos eternos de Deus. Muitos casais nas Escrituras passaram anos ou até mesmo décadas na esperança da bênção dos filhos. A infertilidade precisa ser enfrentada com confiança no Senhor por parte dos casais sem filhos e com compaixão sábia por parte das pessoas que os cercam, evitando piadas sem graça e perguntas sem tato, do tipo: "Vocês não encomendaram um bebê ainda?"[12]

A. Filhos são herança

Herança do SENHOR são os filhos (Sl 127:3a). Na Bíblia, o termo "herança"[13] representa segurança, força e sensação de permanência. Assim, os filhos conservam o nome da família e garantem a continuação dos valores que lhe são caros. O mistério da concepção pode ser examinado, dissecado e até certo ponto manipulado pelo homem, mas a criança vem do Senhor. Deus é o autor da vida, e é ele quem dá à família ou dela retém a bênção dos filhos.

Filhos são nossa herança ou "porção" dada pelo Senhor. Não há maior bênção que a continuidade do nome familiar em descendentes piedosos (3Jo 4). Note que o Senhor concede a bênção da fertilidade.

B. Filhos são fruto[14]

"Fruto" é resultado da bênção divina nas Escrituras. Provérbios 29:17 nos lembra de que filhos são "delícias" para os pais, quando bem corrigidos: *Corrige o teu filho, e te dará descanso, dará delícias à tua alma.* A palavra

---

[12] A questão sobre se é válido ou não um casal decidir *não* ter filhos foi tratada no primeiro capítulo.
[13] נַחֲלַת
[14] פְּרִי הַבֶּטֶן

"delícias" foi usada somente duas outras vezes no Antigo Testamento, ambas com a ideia de comidas finas ou um banquete real (Gn 49:20; Jr 51:34).[15]

C. Filhos são uma recompensa

Salmo 127:3 também diz que o filho é um "galardão" do Senhor.[16]

O termo "galardão" era usado em relação ao salário recebido pelo trabalho de servos, soldados ou pastores, e como prêmio por fidelidade.[17] Ou seja, o trabalho duro que o vento dissipou (v. 1; cf. Ag 1:9; 2:16) agora recebe um salário digno — filhos preciosos!

Aquelas vidas preciosas concedidas a um casal como fruto de seu amor são tesouros muito mais valiosos que os bens materiais. Hoje, quando tantos buscam por estes e se desesperam com o custo de manter uma família, convém lembrar que Deus vê os filhos como tesouro incalculável. Que pai trocaria um precioso filho por uma montanha de prata? E muitos casais sem filhos dariam uma montanha de ouro por uma única criancinha.

D. Filhos são flechas[18]

Como flechas na mão do guerreiro, assim os filhos da mocidade (Sl 127:4).

Flechas representavam não somente uma linha de defesa (veja v. 5), mas também uma forma de adquirir alimento (pela caça). Talvez uma ideia por trás da metáfora seja o fato de que flechas precisam ser retas e direcionadas para o alvo, enfatizando o papel dos pais em modelar e atirar os filhos pelo discipulado e pela disciplina.

Não sabemos quantas flechas enchiam uma "aljava". Sabemos que um dos propósitos principais de Deus para a família é o de "multiplicar" adoradores verdadeiros sobre a face da terra (Gn 1:28; 9:1,7). No Novo Testamento, esse papel estende-se à igreja, que tem como Grande Comissão *fazer discípulos de todas as nações* (cf. Mt 28:18-20). Mas nada

---

[15] מַעֲדָן (*ma'ădān*), "delícias". BDB, Hiphil 628.
[16] שָׂכָר
[17] Veja como o termo hebraico foi usado com Abrão em Gênesis 15:1, quando ele tanto desejava um descendente e achava que Deus o tinha esquecido. Deus o encoraja, dizendo: ... *Não temas, Abrão, eu sou o teu escudo, e teu* GALARDÃO *será sobremodo grande.* O texto que segue renova a ideia de que Deus iria dar a Abrão uma descendência (galardão) tão numerosa como as estrelas no céu (v. 5).
[18] חִצִּים

nas Escrituras sugere que a tarefa de encher a terra com filhos fiéis e adoradores verdadeiros já foi cumprida.

A decisão sobre quantos filhos os pais devem ter parece ser mais uma daquelas encruzilhadas em que a soberania de Deus e a responsabilidade humana se encontram. À luz do ensino de outros textos, como Deuteronômio 6:4-9 e Salmo 78:1-8, podemos entender que o casal deve ter tantos filhos que consiga criar no temor do Senhor.

Os pais precisam avaliar cuidadosamente se estão sendo dirigidos por uma perspectiva cultural e egoísta ou por uma perspectiva bíblica sobre os filhos.

Como flechas, os filhos precisam ser direcionados. Pressupõe-se que a família esteja deixando Deus edificar a casa — que ele seja o edificador do lar e que dê os filhos para serem direcionados ao alvo certo. A família edificada sobre outro fundamento vai ter problemas sérios. Não terá disciplina no lar, não fará qualquer esforço para inculcar valores bíblicos no decorrer dos acontecimentos do dia a dia, nem investirá tempo e atenção nessas pequenas vidas. Flechas sem rumo frequentemente voltam, ferindo o coração dos próprios pais.

E. Filhos são uma bênção

Uma palavra-chave descreve o homem (ou mulher) que tem filhos: feliz![19] *Feliz o homem que enche deles a sua aljava* (Sl 127:5a). "Feliz" significa "abençoado". Filhos são as manifestações concretas da bênção de Deus na nossa vida e uma fonte de grande alegria, apesar da maldição do pecado.

O termo descreve tanto a prosperidade material quanto a espiritual, enfatizando o bem-estar geral do casal com filhos. Cada filho é uma nova fonte de vida para os pais, de alegria, proteção e santo orgulho. Cada filho é uma nova representação da imagem de Deus na terra, uma imagem que deve ser protegida e criada com todo o cuidado.

Apesar de ser difícil criar filhos em nossa sociedade, Deus quer que os filhos sejam criados para ser uma bênção para todos ao seu redor. A tendência que muitos hoje têm de vê-los como "inconvenientes", "acidentes biológicos" ou "ameaça ao contentamento pessoal" deve ser vigorosamente combatida por um exército de pais dedicados e realizados.

---

[19] אַשְׁרֵי

F. Filhos são um testemunho ao caráter dos pais

Não será envergonhado, quando pleitear com os inimigos à porta (Sl 127:5b).

A flecha era o meio principal de defesa nos tempos antigos. E, como as flechas, filhos representavam uma forma de proteção aos pais — uma defesa contra a solidão, um auxílio na enfermidade, um socorro presente na velhice.

O salmo conclui com uma descrição poética da razão de uma "aljava cheia" de filhos ser uma bênção. Há pelo menos duas possibilidades de interpretação: 1) Nossos filhos constituem nossa primeira linha de defesa, "testemunhas do caráter" dos pais quando sua reputação é atacada "nas portas da cidade" (lugar onde disputas legais eram resolvidas). O texto pressupõe que os pais sejam íntegros e piedosos e que os filhos, que os conhecem melhor do que todos, testemunhem livremente esse fato. 2) Os filhos de pais que confiam no Senhor terão um caráter tão digno que não pode haver acusação legítima levantada contra eles em disputas legais.

Os filhos servem como defesa do caráter dos pais. São testemunhas vivas da vida piedosa dos pais. Também atestam a integridade deles. Quase não importa o que os outros dizem sobre nós, se os filhos testemunham nosso caráter irrepreensível. Isso pelo fato de que em casa somos o que realmente somos.

Os filhos ainda representam a melhor defesa contra os males da velhice — solidão, pobreza, depressão — e devem ser nossa maior alegria (3Jo 4).[20]

CONCLUSÃO E APLICAÇÕES

Em vez de "dar graças por tudo", muitos pais murmuram e fofocam contra seus filhos, como se ser pai ou mãe fosse a pior coisa que já aconteceu em sua vida. É pecado, sim, manter uma atitude contrária ao que a Bíblia ensina sobre os filhos. Como pais, somos responsáveis diante de Deus pelo ambiente do nosso lar. Temos de clamar a Jesus pela graça de transformar uma situação difícil em uma oportunidade para a graça dele operar.

---

[20] Uma das principais qualificações de um líder espiritual no Novo Testamento é seu "pastoreio" dos filhos (Tt 1:6; 1Tm 3:4,5). Pela graça de Deus, o sacerdócio do lar autentica um ministério mais abrangente.

Se você tem caído na tentação de murmurar contra seu filho ou difamá-lo, esquecendo-se da perspectiva bíblica sobre a paternidade em meio a tantas lutas, arrependa-se, confessando seu pecado. Clame a Deus por refrigério de espírito e de corpo, para resgatar a perspectiva bíblica. Leia Provérbios 29:17 e peça a Deus a graça de ter filhos que lhe darão descanso (paz) e delícias (prazer).

À luz do Salmo 127, podemos sugerir outras aplicações:

1. Devemos reconhecer que o tesouro maior que Deus nos deu é nossa família.
2. Devemos desafiar a perspectiva cultural sobre filhos que os trata como pequenos deuses ou como pragas.
3. Casais sem filhos devem considerar a possibilidade de adoção; crianças sempre são uma bênção nas Escrituras.
4. Todos devem investir na vida preciosa da próxima geração.
5. Devemos parar de trabalhar tanto e aproveitar a vida com nossa família — seja com filhos, pais, avós, parentes, seja com a família da fé.

A pessoa que edifica seu lar na dependência do Senhor e, em vez de dedicar sua vida à busca de tesouros materiais, cria vidas preciosas, essa, sim, é verdadeiramente abençoada em tudo que realizar. Podemos dizer que o sucesso no lar, pela graça de Deus, compensa todo e qualquer suposto "fracasso" na vida. Não é quem morre com mais brinquedos que ganha, nem quem morre com mais filhos. Mas aquele que valoriza seus filhos, evita a autossuficiência e mantém seus valores focados naquilo que representa um legado eterno é realmente abençoado.

| A grande ideia |

A bênção do Senhor paira sobre aqueles que dependem exclusivamente dele para investir na vida preciosa dos filhos.

Para discussão

1. Pense em situações que exigem que a família tome decisões entre trabalho e família. Quais são alguns princípios que podem ser

aplicados ao tomar essas decisões difíceis? Por exemplo, quando devemos recusar uma promoção? Quantas horas de trabalho por semana são suficientes?

2. Como o Salmo 127 influencia a decisão de ter filhos ou não? Será que ajuda na decisão sobre *quantos* filhos um casal deve ter? Existem outros fatores nas "entrelinhas" que influenciam questões de planejamento familiar? O Salmo 127 traz algumas aplicações para casais que consideram a adoção?

3. O que o cristão deve fazer para promover a ideia de que filhos são uma *bênção*, e não uma *maldição*: na igreja, na comunidade, entre amigos?

14

Salmos do lar: a bênção divina

(Sl 128)

> Bem-aventurado aquele que teme ao SENHOR e anda nos seus caminhos! Do trabalho de tuas mãos comerás, feliz serás, e tudo te irá bem. Tua esposa, no interior de tua casa, será como a videira frutífera; teus filhos, como rebentos da oliveira, à roda da tua mesa. Eis como será abençoado o homem que teme ao SENHOR! O SENHOR te abençoe desde Sião, para que vejas a prosperidade de Jerusalém durante os dias de tua vida, vejas os filhos de teus filhos. Paz sobre Israel!

"Bênção, pai! Bênção, mãe!"

Pedir a bênção dos pais na despedida ou na hora de dormir é uma tradição antiga, especialmente entre os católicos no Brasil, mas que tem algum respaldo bíblico. Porém, melhor que pedir a bênção dos pais é receber a bênção de Deus. No Salmo 128, os dois conceitos (a bênção dos pais/avós e a bênção de Deus) estão ligados. A bênção de Deus acompanha os pais cuja vida temente a Deus estabelece um legado de bênção para seus filhos.

O Salmo 128 caminha junto com o Salmo 127 como salmos de romagem (120—134), cantados pelo povo de Israel enquanto suas caravanas subiam de todos os cantos de Israel a Jerusalém, três vezes ao ano. Esse par de salmos descreve a bênção que acompanha a família quando o Senhor fica no centro do lar e os pais o temem. Enquanto o Salmo 127 enfatiza a bênção que os filhos representam na família, o Salmo 128 expande a visão para incluir a esposa e os netos. Todos se beneficiam quando o temor do Senhor fundamenta o lar.

Juntos, Salmos 127 e 128 apresentam dois lados da mesma moeda. Observe os paralelos entre eles, assim como a maneira pela qual se complementam:

Salmo 127	Salmo 128
Frustração e inutilidade como resultado do trabalho desenfreado e autossuficiente (v. 1,2).	Bênção, alegria e realização como resultado do temor do Senhor (v. 1,2).
Descanso dado por Deus para aqueles que descansam nele (v. 2b).	Bênção dada por Deus àqueles que andam com ele (temem o Senhor) (v. 1,4).
	A esposa como videira frutífera abençoando o lar (v. 3a).
Filhos (em abundância) reconhecidos como maior dádiva de Deus (v. 3-5).	Filhos (em abundância) reconhecidos como grande dádiva de Deus (v. 3b).
A guarda da cidade em vão, à parte da proteção do Senhor (v. 1b).	A cidade (Jerusalém) abençoada por Deus (v. 5).
	Netos como sinal da bênção de Deus (v. 6).

Observe o contraste entre 127:1,2 e 128:1,2. No primeiro texto, trabalhar com autossuficiência leva à futilidade (127:1,2). Mas o segundo salmo descreve a prosperidade que normalmente atende aqueles que temem o Senhor (confiam nele). Seu trabalho é frutífero (128:2). O tema "bênção" ou conceitos relacionados permeia esse salmo (v. 1,2,4,5).[1]

O Salmo 128 também tem paralelos estreitos com o Salmo 112, o qual já estudamos:

Salmo 112	Salmo 128
Bem-aventurado o homem que teme ao Senhor e se compraz nos seus mandamentos. (v. 1).	Bem-aventurado aquele que teme ao Senhor e anda nos seus caminhos! (v. 1).
A sua descendência será poderosa na terra. (v. 2a).	Teus filhos, como rebentos da oliveira, à roda da tua mesa. (v. 3b).
Na sua casa há prosperidade e riqueza. (v. 3a).	Do trabalho de tuas mãos comerás [...] e tudo te irá bem. (v. 2).
A sua justiça permanece para sempre [...] será tido em memória eterna [...] a sua justiça permanece para sempre... (v. 3b,6,9).	O Senhor te abençoe [...] para que [...] vejas os filhos de teus filhos. (v. 5,6).

---

[1] Nos versículos 1 e 2, aparece a palavra אַשְׁרֵי, que é traduzida por "bem-aventurado" (v. 1) e "feliz" (v. 2). Os versículos 4 e 5 usam a palavra בָּרַךְ, que significa "abençoar".

A bênção de Deus realmente acompanha os pais cuja vida temente a Deus estabelece um legado de bênção para seus filhos, como diz Provérbios 14:26: *No temor do S*ENHOR*, tem o homem forte amparo, e isso é refúgio para os seus filhos.* O Salmo 128 pode ser dividido em três partes:

1. A condição para a bênção (v. 1).
2. As características da bênção (v. 2-4).
3. O clamor pela bênção (v. 5,6).

1. A condição para a bênção (v. 1)

> *Bem-aventurado todo aquele que teme ao S*ENHOR *e anda nos seus caminhos!*

Em contraste com o homem que trabalha com sua própria força e colhe o fruto da futilidade (127:1,2), o homem que teme a Deus (vive em sua presença, com obediência e louvor) é abençoado. As duas ideias de bênção e temor abrem e fecham os versículos 1-4.

O temor do Senhor funciona como pré-requisito para as bênçãos que seguem, e é um conceito muito desenvolvido em Provérbios (Pv 1:7; 9:10). Como já vimos no Salmo 112, o temor do Senhor envolve reverência santa por um Deus transcendente que é totalmente "outro", majestoso e maravilhoso, mas também inclui a ideia de intimidade com um Amigo pessoal e presente. O temor do Senhor significa viver à luz da perspectiva divina, tomando decisões em todos os caminhos de acordo com a sua vontade. Esse homem terá êxito no labirinto da vida. Não pode haver felicidade verdadeira (bênção) para a família senão mediante um relacionamento de reverência íntima com o Senhor!

"Andar com Deus" resume o propósito pelo qual Deus criou o homem. Fomos feitos para refletir a glória de Deus como adoradores em comunhão com ele. A Queda criou o abismo que afastou o homem de Deus. Mas, como aprendemos no Novo Testamento, Jesus constrói uma ponte que une os dois lados novamente (Ef 2:14). "Andar nos caminhos do Senhor" significa viver em constante comunhão com Deus, sendo ele nosso companheiro em todas as atividades e em todos os nossos pensamentos. Paulo ecoa a mesma ideia, quando diz: *Ora, como recebestes Cristo Jesus, o Senhor, assim andai nele* (Cl 2:6). Assim como "fazer tudo em nome de Jesus" significa "viver conforme Jesus viveria", quem anda com Deus segue a direção de Deus revelada em sua Palavra em todos os momentos do dia. Andar com

Deus já é seu próprio galardão, mas vem acompanhado do "bônus" da bênção do Senhor sobre nossa família também.

2. As características da bênção (v. 2,3)

> Do trabalho de tuas mãos comerás, feliz serás, e tudo te irá bem. Tua esposa, no interior de tua casa, será como a videira frutífera; teus filhos, como rebentos da oliveira, à roda da tua mesa.

A. Realização (v. 2a)

> Do trabalho de tuas mãos comerás.

O resultado de uma vida temente ao Senhor contrasta com a vida daquele que tenta construir sua casa, guardar a cidade e fazer seu trabalho em sua própria força e acaba frustrado (Sl 127:1,2). Ele encontra realização no trabalho e come do seu fruto. Nesse sentido, o temor do Senhor representa uma reversão dos efeitos da Queda, em que o trabalho virou frustração e angústia (Gn 3:17-19). Como é bom desfrutar de um trabalho feito "em nome do Senhor"!

B. Felicidade e prosperidade (v. 2b)

> Feliz serás, e tudo te irá bem.

O texto junta na mesma linha mais duas descrições que caracterizam o homem temente a Deus como tendo a boa mão do Senhor pairando sobre sua vida (veja Sl 112:3).

C. Uma esposa frutífera (produtiva — v. 3a)

> Tua esposa, no interior de tua casa, será como a videira frutífera.

A esposa do homem que teme a Deus contrasta com a mulher sensual que é apaixonada e inquieta, cujos *pés não param em casa; ora está nas ruas, ora, nas praças, espreitando por todos os cantos* (Pv 7:11,12). A frase descreve contentamento e realização, segurança e tranquilidade nas partes mais protegidas da casa.[2]

---

[2] A palavra בְּיַרְכְּתֵי traz a ideia de "recintos interiores", distantes de perigos e ameaças.

A descrição dela como "videira frutífera" ensina que, por ter um marido temente a Deus, recebe a bênção de ter muitos filhos tementes a Deus. Ela também fica livre para criar os filhos, desenvolver um caráter piedoso e ainda abençoar o lar financeiramente, assim como a mulher virtuosa em Provérbios 31:10-31.

D. Filhos prósperos (v. 3b)

> *Teus filhos, como rebentos da oliveira, à roda da tua mesa.*

Não somente a esposa, mas os filhos também, gozam de prosperidade como fruto do temor do Senhor dos pais (veja Sl 112:2). A figura de "rebentos da oliveira" retrata vitalidade, crescimento, longevidade e produtividade. O fato de que o homem tem filhos "à roda da mesa" denota que ele também tem muitos filhos, assim como a aljava cheia de Salmo 127:5.

Seria difícil superestimar tamanha bênção concedida por Deus à família de quem teme ao Senhor!

3. O clamor pela bênção (v. 5,6)

O salmo conclui com uma oração para que a bênção que paira sobre a família de quem teme a Deus se estenda à comunidade também:

> *O Senhor te abençoe desde Sião, para que vejas a prosperidade de Jerusalém durante os dias de tua vida, vejas os filhos de teus filhos. Paz sobre Israel!*

Observe como prosperidade se define no último versículo em termos de um legado piedoso que acaba abençoando a comunidade e a nação. Famílias fortes não somente significam igrejas fortes; fortalecem a sociedade também! O mundo hoje mede sucesso em termos bem diferentes que o salmista (e Deus!).

O salmista clama pela bênção de Deus usando termos já vistos na bênção aarônica de Números 6:24-26:

> *O Senhor te abençoe e te guarde; o Senhor faça resplandecer o seu rosto sobre ti e tenha misericórdia de ti; o Senhor sobre ti levante o seu rosto e te dê a paz.*

Certa vez alguém disse que o verdadeiro teste do nosso sucesso na paternidade não são nossos filhos, mas nossos netos. Eles são a prova viva de que o temor do Senhor transmitido de pai para filho foi passado adiante, pelo fato de que o filho, por sua vez, cria seus filhos no temor do Senhor. O resultado é uma sociedade abençoada por Deus.

O salmo se refere à bênção de ser avô. Embora não haja muitos textos bíblicos diretamente relacionados à vida do avô, dois em Provérbios nos chamam a atenção:

> *O homem de bem deixa herança aos filhos de seus filhos,*
> *mas a riqueza do pecador é depositada para o justo* (Pv 13:22).

> *Coroa dos velhos são os filhos dos filhos;*
> *e a glória dos filhos são os pais* (Pv 17:6).

Ter *filhos da mocidade* (Sl 127:4) significa poder curtir a vida dos netos e ver seu legado sendo repassado de geração a geração.

Para os peregrinos em sua jornada a Sião (Jerusalém), esse salmo expressava o desejo do coração dos pais para sua família, comunidade e nação. Para nós, peregrinos na jornada para a Nova Jerusalém, esse salmo continua expressando o desejo do nosso coração por um legado piedoso, pela graça de Deus.

"Bênção, Pai" deve ser o clamor de todo filho de Deus, enquanto teme a Deus e anda com ele.

| A grande ideia |

O temor do Senhor produz bênçãos para a família
e a sociedade que se estendem de geração a geração.

PARA DISCUSSÃO

1. Quais os paralelos que você encontra entre os Salmos 127 e 128? Consegue sugerir algumas lições práticas que surgem desses paralelos?
2. Será que essas bênçãos são garantias (promessas) que *sempre* se aplicam, ou princípios que *normalmente* se aplicam?
3. Quais os paralelos que você encontra entre os Salmos 112 e 128?
4. Como pode o "temor do Senhor" ser desenvolvido no contexto da família?

15

A família em Provérbios: a família ideal[1]

(Pv 14:26)

> *No temor do* SENHOR, *tem o homem forte amparo, e isso é refúgio para os seus filhos.*

No mundo moderno, temos expressões proverbiais como "Filho de peixe, peixinho é" e "Tal pai, tal filho". Resumem em pouco espaço observações comprovadas ao longo dos séculos. Mesmo não sendo *sempre* assim, reconhecemos que preservam a essência da sabedoria popular.

O livro de Provérbios também preserva para nós pepitas de ouro sapiencial. O livro foi escrito em grande parte para treinar gerações futuras de líderes para a nação de Israel. Mas seu foco principal é o treinamento de jovens (4:1-4). Essa coleção de sabedoria espiritual e prática deve ser repassada de pai para filho, de líder para discípulo, de geração a geração. A expressão "filho meu" se repete mais de vinte vezes no livro e reflete esse propósito paterno.[2] Provérbios 4:1-4 ilustra essa preocupação paterna com o legado da sabedoria. Dentro de uma ótica que entende autoria salomônica dessa parte de Provérbios, o texto inclui o testemunho de Salomão sobre o ensino cuidadoso que recebeu do seu pai, o rei Davi, um exemplo que o autor quer imitar ao passar sabedoria ao seu filho.

O livro de Provérbios "preenche os espaços" sobre os detalhes de uma vida sábia. Esboça os aspectos fundamentais dos relacionamentos marido-esposa, pai-filho e até mesmo avô-neto. Mesmo assim, a ênfase do livro recai sobre a paternidade.

---

[1] Esse estudo inclui uma adaptação de uma série de mensagens pregadas pelo saudoso dr. Carlos Osvaldo Pinto, na Estância Palavra da Vida, Atibaia, SP (s.d.).
[2] Veja 1:8,10,15; 2:1; 3:1,11,27; 4:1,10,20; 5:1,20; 6:3,20,21; 7:1,24; 23:15-19,21,26,27; 31:1-3.

A responsabilidade dos pais em Provérbios é dupla, e pode ser descrita em termos atuais como:

1. Discipulado e
2. Disciplina

A formação espiritual de discípulos ou aprendizes de Cristo envolve *treinar* e *manter* os filhos no caminho em que devem andar. Em termos de discipulado, Provérbios requer que os pais treinem ou dediquem[3] seus filhos nesse caminho para fazer com que nunca saiam das veredas da sabedoria.[4] Como um manual de formação espiritual, Provérbios dá substância a esse currículo geral com matérias bem específicas de instrução paterna. Os apelos de pai a filho ("filho meu") incluem instrução sobre tópicos tão diversos como: finanças, trabalho, sexualidade, casamento, liderança, família e comunicação.

Ainda mais importante que o conteúdo específico dos provérbios individuais sobre a criação dos filhos ou vida familiar, é o contexto interpretativo pelo qual compreendemos o livro. Sem uma hermenêutica centrada na pessoa de Cristo, em que a "Lei" (no sentido genérico, incluindo Provérbios) expõe a necessidade profunda do coração humano, impelindo-nos até a cruz, o livro de Provérbios nada mais será do que um manual legalista ou moralista do tipo "faça isto, não faça aquilo".

Com essas ideias em mente, o que segue é um esboço dos pontos altos do livro de Provérbios no que diz respeito a temas relacionados à família.[5]

---

[3] Veja o estudo sobre Provérbios 22:6. O verbo hebraico חָנַךְ (*chanak*) foi traduzido por "treinar" ou "ensinar" somente em Provérbios 22:6. Suas outras ocorrências (normalmente com objetos inanimados) transmitem a ideia de "dedicar" ou "consagrar" algo (um altar, uma casa, um muro ou o templo) para o uso do Senhor (Dt 20:5; Ne 12:27; 2Cr 7:9; Sl 30:1; Nm 7:10). Quando a forma de adjetivo é aplicada a homens em Gênesis 14:14, o termo se refere aos jovens soldados *treinados* (e comissionados?) para a guerra. Parece melhor em Provérbios 22:6 manter ambos os aspectos do termo: dedicação/consagração junto com ensino e treinamento formal (HILDEBRANDT, 1995, p. 277-292). Veja a lição sobre Provérbios 22:6 para uma explicação mais detalhada.

[4] Veja a lição sobre Provérbios 22:6 para uma explicação de que o texto trata de um princípio, e não de uma promessa.

[5] O esboço a seguir lista as responsabilidades da família e é baseado num estudo desenvolvido pelo prof. Carlos Osvaldo Pinto sobre "A família ideal", com acréscimos e adaptações do autor.

A FAMÍLIA IDEAL

Não é preciso ser um especialista para perceber que a família está em crise em nossa sociedade. O número de pessoas que prefere uniões alternativas do tipo casamento por contrato ou o brasileiríssimo amigar-se cresce a cada dia. Jovens entrevistados declaram abertamente que não consideram o casamento formal uma necessidade. Por outro lado, o número de divórcios cresce assustadoramente em relação ao número de casamentos, mesmo entre os evangélicos. Casais que permanecem juntos depois de quinze anos de casados já começam a se tornar espécie em extinção.

O que é mais trágico é que a igreja de Jesus Cristo está aceitando passivamente esse triste estado e pouco ou nada faz para impedir que ele se instale em seu meio. Cresce o número de líderes cuja vida familiar está destroçada, cujo relacionamento conjugal nem de longe serve como exemplo do relacionamento entre Jesus Cristo e a igreja; aumenta o número de filhos de líderes que repudiam a fé em favor de uma vida de contestação com o uso de drogas, com a promiscuidade sexual e um estilo de vida em que Deus não tem vez.

Haverá esperança? Será possível virar o jogo? De modo genérico, a resposta é não. Essa degeneração na sociedade é um sinal do fim dos tempos (2Tm 3:1-5). Na igreja, todavia, particularmente na igreja local, temos ainda esperança, pois Deus nos capacitou para vencermos o egoísmo criminoso que destrói lares a torto e a direito neste mundo. Ele nos deu o Espírito Santo para nos guiar e capacitar na prática da verdade; ele nos deu a sua Palavra para nos fornecer princípios que dirijam nossas decisões e emoções na vida em família.

Assim, se você deseja ser um fator de sucesso em seu casamento, quer ele já esteja em andamento, quer seja apenas um plano ou mesmo um sonho, olhe para o que o livro de Provérbios nos apresenta sobre a vida em família.

1. Maridos e pais

O livro de Provérbios pinta um retrato digno de ser imitado, mas muito além daquilo que nossa natureza humana é capaz de realizar. Apresenta um ideal que nenhum de nós, maridos, jamais conseguirá reproduzir fielmente. Nosso esforço, todavia, não deve ser menor por isso; quem nos

ajuda é Cristo, que nos deu o seu Espírito para nos capacitar a, gradativamente, incorporarmos em nossa vida os princípios de sua Palavra.
O marido e pai ideal, conforme Provérbios...

- Teme a Deus (Pv 14:11,26; 15:16,17).
- Está inteiramente comprometido com sua esposa e a valoriza como presente de Deus (Pv 27:8; 18:22; 5:15-19; 6:32).
- Treina seus filhos sabiamente (1:10; 4:3,4,11; 22:6; 29:17).
- Disciplina seus filhos (veja o capítulo sobre disciplina a seguir).
- Providência para sua família (13:22; 21:20; 28:20).

2. Esposas e mães

As últimas décadas assistiram a uma das mais notáveis modificações sociais pelas quais o mundo já passou. Como resultado de diversos fatores espirituais, educacionais, econômicos e até mesmo políticos, as mulheres assumiram maior visibilidade e participação em todo o processo social. Um movimento muito agressivo, representado por uma série de organizações, se propôs a lutar pelos direitos da mulher em todas as frentes. Apesar de sua filosofia e seus métodos serem radicalmente contrários à Palavra de Deus, alguns de seus alvos eram e são muito dignos (certamente porque se ajustam aos princípios fundamentais da dignidade humana encontrados nas Escrituras). Entre eles estão a eliminação da violência contra as mulheres, salários iguais para tarefas iguais, oportunidades de estudo e serviço — em suma, direitos iguais para as mulheres. A maneira pela qual isso foi conseguido, todavia, parece distorcida. O movimento feminista (inclusive no âmbito evangélico) dizia estar lutando por direitos iguais, mas no fundo lutava por papéis iguais, e até por uma inversão de papéis. É interessante que nem Deus escapou da fúria das feministas. Algumas faixas desse amplo movimento chamado Nova Era reivindicam a feminilidade de Deus e oram à grande deusa mãe.

A realidade é que algumas das bandeiras do feminismo estão sendo recolhidas à medida que as mulheres percebem que, exceto no caso em que a sobrevivência física da família dependia de seu trabalho fora do lar, o preço da sua "afirmação pessoal" foi o esfacelamento da família, a insegurança dos filhos e a perda de sua própria identidade.

Será que é esse o caminho que Deus tem para suas filhas? Será que Deus só quer a mulher trabalhando na cozinha e na lavanderia? Será que Deus é machista? Ao observarmos o livro de Provérbios, descobrimos que a resposta a todas essas perguntas é um sonoro *não*! Afinal, quem é a esposa ideal de Provérbios?

Há pelo menos dois ditados famosos sobre a mulher. "A mão que balança o berço dirige o mundo" nos fala da importância do papel de mãe. "Por trás de cada homem bem-sucedido, há uma esposa dedicada." Este nos fala do papel crucial da esposa.

Neste breve esboço, destacamos o valor de uma esposa e mãe temente a Deus. Satanás tem vendido a ideia de que a mulher só pode ser realizada se lançar fora os padrões de Deus, seu Criador. A quem você vai ouvir? Em quem você vai confiar? De que forma você vai investir sua vida e a bênção divina de ser mulher?

A esposa e mãe ideal, conforme Provérbios...

- Constrói seu lar com sabedoria, no temor do Senhor (14:1; 19:14; 31:30).
- Está inteiramente comprometida com seu marido (2:16,17; 12:4; 31:11,12).
- Tem um "jeitão" simpático (19:13; 21:9,19; 27:15).
- É uma professora criativa (6:20,23; 31:26).
- É uma trabalhadora diligente (31:14,15,18-21).[6]

3. Casamento

Provérbios se preocupa mais com o relacionamento pai-filho do que com o relacionamento marido-esposa. Mesmo assim, nas instruções dadas ao filho, o pai adverte contra um casamento precipitado e ensina quanto às características de um casamento saudável. No processo, descobrimos a definição bíblica de casamento (aliança), o ideal divino para o casamento (amizade) e a principal ameaça que enfrenta (adultério).

O casamento ideal conforme Provérbios...

- Tem seus alicerces no compromisso com a aliança matrimonial (2:16,17; cf. Ml 2:14,15; Gn 1:27; 1Co 6:19,20; Mt 5:31,32).
- É caracterizado por amizade íntima (2:16,17; 31:11,12,23,28,29).

---

[6] Veja o estudo sobre a mulher virtuosa (Pv 31:10-31) para um desenvolvimento maior das qualidades de esposa e mãe sábia.

- Resiste às tentações da imoralidade (adultério) (2:16-19; 5:3-19; 6:24-35; 7:4-27; 9:17,18; 23:27,28; 27:4,14; 29:3; 30:20; 31:1-3; cf. Hb 13:4; 1Co 7:3-5; Cântico dos Cânticos).
- Cultiva o prazer sexual (5:15-19; cf. Ct 2:16; 6:3; 7:19).

4. Filhos

O poeta brasileiro dizia: "Filhos, melhor não tê-los...".[7] Um ditado americano afirmava: "Crianças devem ser vistas, e não ouvidas". Isso reflete uma situação ambígua em que desejamos os filhos, pois eles são uma extensão de nossa vida, e ao mesmo tempo sentimos as dificuldades que criá-los e prepará-los para a vida nos trazem.

A sociedade em que o livro de Provérbios foi escrito não ficava nada a dever à nossa em termos de problemas sociais. Muitas vezes ouvimos os pais reclamarem de como é difícil criar filhos em nossos dias. Será que há, realmente, tanta novidade no que diz respeito a problemas de criação de filhos? Veja os problemas que os pais enfrentavam no tempo de Provérbios: no capítulo 1, encontramos o problema das gangues e da violência urbana; nos capítulos 4—7, o problema da imoralidade; no capítulo 6, o ócio e a inatividade; no capítulo 23, o problema dos vícios; no capítulo 24, o problema da desobediência civil. Será que teria sido tão mais fácil naquela época?

Criar filhos não é brincadeira! Todavia, é um relacionamento que pode nos trazer grande alegria e realização. Lembremo-nos de que o relacionamento entre a primeira e segunda pessoas da Trindade é descrito como o amor entre Pai e Filho. Filhos são flechas que nos cabe disparar em direção à glória do Pai celeste. Não podemos retê-los, nem desperdiçá-los, deixando-os ao léu.

Filho, sua responsabilidade é aceitar seus pais como instrumentos de Deus. Rebelar-se contra eles é rebelar-se contra Deus. Temor a Deus significa submissão aos pais. Se você aceitar isso, Deus lhe promete sucesso. A quem você vai ouvir?

O que nos apresenta o livro de Provérbios sobre os filhos? O filho (ou filha) ideal conforme Provérbios...

---

[7] MORAES, Vinicius de. "Poema enjoadinho", em *Antologia poética*. Rio de Janeiro, 1960, p. 195. Disponível em: <http://www.releituras.com/viniciusm_enjoado.asp>. Acesso em: 31 mar. 2017.

- Teme a Deus (3:5,6; 23:24; 24:21; 28:7; 29:3).
- Recebe a disciplina dos pais (3:11,12; 5:23; 15:5,32; 22:25).
- Busca conselho sábio (13:10; 15:22).
- É diligente (10:4,5; 28:24).
- Respeita seus pais (17:6; 19:26,27; 20:29; 22:28; 23:22; 30:17).

5. Avós

Ser avô é sinal da bênção de Deus (Sl 128:5,6). Viver o suficiente para curtir a vida dos seus netos é somente parte da bênção. Netos bem criados são a prova concreta de que a nossa paternidade "deu certo" e que fomos bem-sucedidos no repasse do legado da fé.

Provérbios fala pouco sobre ser avô, mas o que fala é marcante. O avô ideal conforme Provérbios...

- **Deixa uma herança para os netos (13:22)**
  Na dispensação da Lei e dentro do contexto da aliança palestiniana, os avós piedosos prosperariam o suficiente para deixar uma herança não somente para os filhos, mas também para os netos. Na era da igreja, entendemos um sentido também espiritual, em que os avós deixam um legado espiritual que se transmite por múltiplas gerações.

- **Encontra satisfação em netos piedosos (17:6)**
  A verdadeira prova de que a nossa "fé" pegou em nossos filhos é se eles a transferem para *seus* filhos, ou seja, nossos netos. Talvez a única coisa que traga mais prazer do que ver seus filhos andando na verdade (3Jo 4) é ver os netos desenvolvendo uma vida piedosa.

| A grande ideia |

> Deus graciosamente instrui seu povo com princípios de vida para que a família desfrute das bênçãos da vida no temor do Senhor.

Para discussão

1. Em que sentido o livro de Provérbios tira uma radiografia do coração humano? Como aponta Cristo e a cruz como a solução?

2. O que adianta ensinar uma criança no caminho em que deve andar *antes* mesmo de ela conhecer Cristo? Sem a presença do Espírito, que diferença faz?
3. Até que ponto é possível ter uma família "ideal" conforme Provérbios? Como devemos lidar com nossas muitas imperfeições?

16
A família em Provérbios: pureza sexual

(Pv 2:16-19; 5:1-23; 6:20-35; 7:1-27; 23:26-28)

Conta-se a história infantil clássica do Coelhinho Peter, no jardim do sr. McGregor.¹

> Era uma vez quatro coelhinhos que moravam debaixo de uma grande árvore com sua mãe, dona Coelha. Um dia, ela os enviou para colher amoras, advertindo-os de nunca, nunca mesmo, brincar no jardim do sr. McGregor. Foi ali que o pai deles havia sofrido um acidente horrível, e foi colocado numa torta da dona McGregor. Três dos coelhinhos obedeceram à sua mãe e foram para o quintal apanhar amoras. Mas Peter cavou um buraco debaixo da cerca do sr. McGregor e entrou no seu jardim. Comeu tanta verdura que começou a passar mal. Foi então que ele se encontrou com — você já adivinhou — o sr. McGregor! Ele correu atrás do Peter, que fugiu de forma tão desesperada que perdeu seus sapatos novos. Mas escapou, somente para ficar preso numa rede que o jardineiro havia colocado perto da cerca. Na hora em que o sr. McGregor aproximou-se dele, Peter conseguiu escapar outra vez, perdendo sua roupa na rede e se perdendo no jardim. Finalmente, com o sr. McGregor logo atrás, conseguiu sair por um buraco debaixo da cerca e correu até a sua casa. Quando Peter chegou em casa, sua mãe queria saber o que havia acontecido com toda a sua roupa. Ela o mandou diretamente para a cama sem comer, porque Peter estava se sentindo muito mal. Mas os outros coelhinhos deliciaram pão, leite e amoras em seu jantar.

---
[1] POTTER, Beatrix. *The tale of Peter Rabbit.* New York: Scholastic Books, 1902.

O Coelhinho Peter nos fornece uma alegoria daquilo que acontece com as pessoas que passam pelas cercas de proteção contra a imoralidade e alimentam-se no jardim dos outros. O risco é enorme e os benefícios, transitórios, mas mesmo assim dentro de cada um de nós existe o espírito de Peter. É aquela parte de nós que luta com os desejos impuros, que nos atraem para outros jardins. Chamamos essa atração de "tentação sexual", ou, como o décimo mandamento a descreve, "cobiça". Culmina no pecado que Augustus Nicodemus define como "querer ter agora e da sua maneira aquilo que Deus lhe daria no tempo certo com a pessoa certa".[2]

A sexualidade é uma das principais frentes de ataque usada por Satanás para derrubar os filhos de Deus e a igreja de Jesus Cristo. Viver no mundo hoje implica correr o risco de cair em emboscadas preparadas diariamente pelo inimigo da nossa alma; implica enfrentar diariamente um bombardeio contra nossa pureza. Como filhos de Deus, precisamos decidir, pelo poder do Espírito, não entrar no jardim do vizinho.

O livro de Provérbios mostra como as decisões tomadas na área da sexualidade refletem o verdadeiro estado do nosso coração. Provérbios fala mais sobre a tentação sexual do que qualquer outro assunto. O pai fala em claro e bom som, quando adverte seu filho contra as armadilhas sensuais que inevitavelmente serão postas diante dele.

Escrito como manual de treinamento de jovens, Provérbios mostra que a sabedoria significa adquirir a perspectiva do alto na área da sexualidade. "Sabedoria" (*chocma*) na Palavra de Deus significa adquirir habilidade especial, um "jeitão" de viver com perícia. A sabedoria é a habilidade de encarar toda a vida no temor do Senhor, ou seja, de caminhar pelo labirinto da vida orientado pela perspectiva do alto.

Contexto

Depois do "preâmbulo", que define o propósito do livro, o pai em Provérbios faz uma série de discursos nos capítulos 1—4 em que clama pela atenção do seu filho. O brado "Filho meu" (בְּנִי — *beni*) delineia cada um desses discursos em que o pai apela para o filho abraçar seu ensino, gravar suas palavras na tábua do coração, cultivar uma fome pela sabedoria divina e rejeitar o conselho dos ímpios.

---

[2] Lopes, Augustus Nicodemus. *A supremacia e a suficiência de Cristo: a mensagem de Colossenses para a igreja de hoje*. São Paulo: Vida Nova, 2013, p. 91.

Quando chegamos nos capítulos 5—7, o pai aplica suas lições para descobrir se o filho realmente aprendeu. Das duas principais tentações que o jovem enfrenta — dinheiro fácil e sexo fácil —, o pai escolhe a segunda como a maior prova de se o filho abraçou ou não a sabedoria divina. A decisão de abrir mão de prazeres momentâneos em troca dos benefícios de longo prazo revela um coração sábio. Por isso, cinco vezes no livro o autor propõe que a maior marca dessa sabedoria divina na vida do jovem são suas decisões diante da forte pressão da tentação sexual (2:16-19; 5:1-23; 6:23-35; 7:6-27; 23:26-28). A maior marca de grife do jovem sábio é sua decisão de adiar prazeres sexuais momentâneos por uma vida de satisfação encontrada em Deus e, no caso de alguns, no seu futuro cônjuge.

Vamos usar o texto do capítulo 5 como a base para estudar o que o pai ensina a seu filho sobre pureza sexual em Provérbios. Os outros textos que tratam do assunto serão considerados à luz do que descobrimos no texto-base.

Um bom resumo da lição desses textos sobre a sexualidade humana, parafraseando o missionário e mártir Jim Elliot, é: "É tolo aquele que dá o que deve guardar para ganhar o que certamente vai perder".

Encontramos no texto pelo menos seis muros de proteção que o pai constrói para o filho contra a sensualidade e que precisamos construir para protegermos nosso casamento e o casamento dos nossos filhos.

1. Precisamos seguir o conselho dos sábios (5:1,7,20; 6:20; 7:1,24; 23:26)

O primeiro muro é implícito e faz parte do propósito do livro de Provérbios. Constitui uma das principais ênfases do livro e serve como uma medicina preventiva. O jovem precisa ouvir e seguir o conselho dos seus sábios conselheiros, que incluem os pais, líderes espirituais e pessoas sábias da sua comunidade.

Encontramos esse clamor do pai ao filho não menos que sete vezes logo antes de ele dar orientação sexual: 5:1,7,20; 6:20; 7:1,24; 23:26:

Filho meu, atende à minha sabedoria;
à minha inteligência inclina o teu ouvido (5:1).

> Agora, pois, filhos,³ deem-me ouvidos,
> e não se desviem das palavras da minha boca (5:7).
>
> Por que, filho meu, andarias cego pela estranha
> e abraçarias o peito de outra? (5:20)
>
> Filho meu, guarda o mandamento de teu pai,
> e não deixes a instrução de tua mãe (6:20).
>
> Filho meu, guarda as minhas palavras
> e conserva dentro de ti os meus mandamentos (7:1).
>
> Agora, pois, filhos,⁴ deem-me ouvidos,
> e sejam atentos às palavras da minha boca (7:24).
>
> Dá-me, filho meu, o teu coração,
> e os teus olhos se agradem dos meus caminhos (23:26).

O jovem precisa respeitar a sabedoria do seu pai ao tratar de questões sexuais, prestando atenção ao seu ensino nessa área vital. E os pais precisam abraçar a responsabilidade de advertir, informar, exortar e proteger seus filhos nessa área. "[O pai] encara o desafio de fazer seu filho sentir a sedução da mulher, mas de tal modo que ela se torne inteiramente repugnante para ele."⁵

Um tempo atrás, realizamos uma pequena pesquisa entre cem jovens seminaristas. Uma das perguntas foi se os pais haviam ensinado sobre sexualidade no lar. Infelizmente, 65% dos alunos responderam que nunca receberam uma orientação sexual dos pais. A maioria (50%+) indicou que seus colegas serviram como fonte principal do seu conhecimento, enquanto 30% afirmaram que seu conhecimento da área sexual veio em primeiro lugar por experiência pessoal.

Certamente os pais têm falhado muito na educação sexual dos filhos. Precisam abrir o jogo com seus filhos nessa área tão importante.

---

³ Infelizmente, a ARA traduz o plural "filhos" (בָּנִים) aqui e em 7:24 (veja 4:1) como se fosse o singular, "filho". A mudança de "filho meu" para o plural, "filhos", talvez seja uma referência a gerações posteriores cujo futuro dependa da atenção dada pelo filho a esse clamor. Waltke afirma que "*Filhos* [...] se refere diacronicamente à linhagem de descendentes do pai, a perspectiva apropriada numa seção que trata de manter a força econômica e social da família acumulada ao longo das gerações" (p. 400).

⁴ Veja a nota anterior.

⁵ WALTKE, vol. 1, p. 464.

Provérbios 5—7 faz exatamente isso. O pai leva a sério sua responsabilidade de orientar seu filho sobre questões sexuais e especialmente sobre o perigo da mulher sensual.

Você se lembra do Peter? Sua mãe o advertiu sobre o jardim do sr. McGregor, mas ele escolheu ignorar aquele conselho. É interessante observar que ele seguiu o mau exemplo do seu pai, que morreu naquele jardim.

2. Precisamos fugir da tentação sexual (5:8; 6:24,27-29; 7:5,8,25)

> *Afasta o teu caminho da mulher adúltera*
> *e não te aproximes da porta da sua casa.* (5:8)

O conselho unânime das Escrituras em termos da tentação sexual é: *Fuja!*

> Os impulsos biológicos de um homem e suas responsabilidades sociais estão em conflito; seus impulsos inatos devem ser canalizados dentro dos padrões corretos, da mesma maneira que a locomotiva de um trem funciona melhor nos trilhos.[6]

Para muitos, o versículo 8 parece ultrapassado: o velho pai não deve entender os tempos em que vivemos. Mas esse é o problema. Enganamo-nos quando imaginamos que podemos chegar tão perto quanto possível do pecado sexual, sem sermos afetados negativamente. Mas isso só mostra a profundidade da nossa ingenuidade quanto à tentação sexual. Seu propósito é justamente nos atrair pouco a pouco, até nos captar numa rede, da qual é quase impossível escapar.

O texto de 5:8 usa o paralelismo sinonímico para enfatizar a necessidade de manter distância — de fugir, como José diante da esposa de Potifar. "Afasta o teu caminho" e "não te aproximes da porta" mostram a urgência de construirmos muros de proteção ao redor da nossa vida sexual.

No capítulo seguinte, encontramos as perguntas retóricas:

> *Tomará alguém fogo no seio,*
> *sem que as suas vestes se incendeiem?*

---

[6] Ibidem, p. 400.

> Ou andará alguém sobre brasas,
> sem que se queimem os seus pés? (Pv 6:27,28).

Provérbios 7:25 acrescenta:

> não se desvie o teu coração para os caminhos dela,
> e não andes perdido nas suas veredas. (veja 1Co 6:18).

Não podemos brincar com o poder dos nossos impulsos sexuais, aproximando-nos da fonte de tentação!

Um tempo atrás, um pastor amigo contou que ele estava no processo de aconselhamento do oitavo caso de adultério na sua igreja de cinquenta membros! Uma vez ele descobriu que dois homens da sua igreja quase bateram seus carros, um entrando e outro saindo do estacionamento de um motel em São Paulo! Vivemos em dias de epidemia imoral.

Poucos "caem" em pecado sexual de uma hora para outra. Há um processo de dessensibilização — acesso cada vez maior à pornografia na internet, um olhar prolongado no serviço, uma conversa ou toque inapropriado. Parece que nós, seres humanos, somos os únicos que brincam com o perigo, só para ver até que ponto podemos chegar sem sermos machucados. O animal foge assim que sente o cheiro do caçador. Mas não o homem. Assim que ele sente o perfume da caçadora, sai ao encontro dela. Somos ingênuos, pensando que podemos brincar com a tentação sexual e que não cairemos!

Como podemos pôr esse conselho em prática?

1. Não permitir que sejamos dessensibilizados quanto ao pecado sexual: quando assistimos dia após dia todo tipo de promoção de fornicação, adultério, traição e outras formas de imoralidade nas conversas, nos filmes e na internet, nos aproximamos da tentação.
2. Desviar os olhos. Jó 31:1 diz: *Fiz aliança com meus olhos; como, pois, os fixaria eu numa donzela?* Precisamos fazer tal aliança e fazer um voto de não cobiçar por meio do segundo olhar.
3. Fugir de situações que comprometam a integridade moral. *Fugir!*
4. Não jogar indiretas, charme, ou ser provocante no seu comportamento e traje.
5. Ter uma ou mais pessoas a quem prestar contas nessa área.

6. Manter um relacionamento de intimidade sexual com seu cônjuge (Pv 5:15-19).

Você ainda se lembra do Peter? Havia uma cerca em volta daquele jardim, mas Peter foi tolo ao passar pelas barreiras e entrar no jardim proibido.

3. Precisamos reconhecer as características e sutileza da tentação

O pai sábio chega suficientemente cedo e com a experiência dos anos para advertir o filho quanto à armadilha da tentação sexual. O pai que consegue abrir o jogo com seus filhos na área da tentação sexual ganha seus ouvidos para a vida toda. O capítulo 7 desmascara o perfil da sedutora:

> [O pai] [...] apresenta o argumento na forma de uma narrativa autobiográfica dramática (7:6-23; cf. 4:1-9). Nela o pai caracteriza o vestido, os motivos ardilosos, a natureza essencial ("turbulenta", "rebelde", "sempre fora de casa") e as ações agressivas (agarrar, beijar etc.) da mulher. Atenta, acima de tudo, para seu discurso que rivaliza com o discurso paterno em sua tentativa de atrair o filho para longe da sabedoria que ele herdou, apresentando-lhe possibilidades luzentes.[7]

Veja as descrições vívidas e reais que o pai dá ao filho, para que este já ande preparado para identificar as armadilhas preparadas diante dele e retrair-se diante da ousadia da mulher sensual.

As características da pessoa imoral incluem:

1. **Fala suave** (5:3; 6:24; 7:5,14-18,21)

   Porque os lábios da mulher adúltera destilam favos de mel,
   e as suas palavras são mais suaves do que o azeite. (5:3)

   Para te guardarem da vil mulher
   e das lisonjas da mulher alheia. (6:24)

---

[7] WALTKE, vol. 1, p. 465.

Para te guardarem da mulher alheia,
da estranha[8] que lisonjeia com palavras. (7:5; cf. 7:14-18)

Seduziu-o com as suas muitas palavras,
com as lisonjas dos seus lábios o arrastou. (7:21)

2. **Beleza (superficial)** (6:25a)

   Não cobices no teu coração a sua formosura. (6:25a)

3. **Olhar sensual** (6:25b)

   Nem te deixes prender com as suas olhadelas.[9] (6:25b)

4. **Vida inconsequente** (5:6)

   Ela não pondera a vereda da vida;
   anda errante nos seus caminhos e não o sabe. (5:6)

5. **Ignorância** (5:6b)

   Anda errante nos seus caminhos se não o sabe. (5:6b)

Waltke resume: "Ela não tem instrução exterior nem consciência interior, de modo que não é mais capaz de distinguir entre o certo e o errado".[10]

6. **Disponibilidade** (7:10)

   Eis que a mulher lhe sai ao encontro. (7:10a)

7. **Roupa sensual** (7:10)

   Eis que a mulher lhe sai ao encontro, com vestes de prostituta... (7:10)

---

[8] מֵאִשָּׁה זָרָה — "O termo pode significar uma mulher não israelita (como Rute, em Rt 2:10) ou (como em Pv 2:16; 5:3,20; 7:5; 22:14; 23:27) uma mulher que por causa da sua imoralidade ficava fora do círculo das relações normais dela." BUZZELL, S. S. "Proverbs", in: WALVOORD, J. F. e ZUCK, R. B., eds. *The Bible knowledge commentary: an exposition of the scriptures*. Wheaton, IL: Victor Books, 1983, p. 910.
[9] BDB, עַפְעַף — pálpebra = uso dos olhos de forma sedutora por mulheres estranhas.
[10] WALTKE, vol. 1, p. 399.

8. Esperteza (7:10; 23:28)

*Eis que a mulher lhe sai ao encontro,
com vestes de prostituta e astuta[11] de coração.* (7:10)

*Ela, como salteador, se põe a espreitar
e multiplica entre os homens os infiéis.* (23:28)

9. Inquietação — vida nas ruas (7:11,12)

*É apaixonada[12] e inquieta,[13] cujos pés não param em casa; ora está nas ruas,
ora nas praças, espreitando[14] por todos os cantos.* (7:11,12)

10. Ousadia e indiscrição (7:13)

Aproximou-se dele, e o beijou, e de cara impudente[15] lhe diz. (7:13)

11. Hipocrisia (falsidade) (7:14)

*Sacrifícios pacíficos[16] tinha eu de oferecer;
paguei hoje os meus votos.* (7:14)[17]

12. Sensualidade (cheirosa, atraente) (7:16,17)

*Já cobri de colchas a minha cama, de linho fino do Egito, de várias cores;
já perfumei o meu leito com mirra, aloés e cinamomo.* (7:16,17)

---

[11] BDB, נָצַר — guardar, manter em sigilo = misterioso.
[12] BDB, הָמָה — murmurar, rosnar, rugir, ser barulhento; da mulher sem vergonha = turbulenta, barulhenta. Waltke observa que "sua disposição e comportamento são exatamente o oposto de uma mulher tranquila, prezada pela sabedoria (cf. 1Pe 3:1-6)" (p. 474).
[13] BDB, סָרַר — ser teimoso, rebelde; da mulher imoral = desviada, rebelde.
[14] BDB, אָרַב — preparar uma emboscada.
[15] הֵעֵזָה פָנֶיהָ significa literalmente que ela "faz ousado (fortalece) seu rosto". Ela é ousada.
[16] זִבְחֵי שְׁלָמִים — Refere-se à oferta pacífica em que o ofertante participava do que sobrava depois da oferta, uma demonstração de gratidão a Deus e celebração de comunhão com ele (Lv 7:11-38). Pelo fato de que não havia refrigeração, e que a carne teria que ser consumida até o próximo dia (Lv 7:16,17), muitas vezes haveria uma festa depois do culto. A mulher adúltera usa o pretexto de comunhão com Deus e a necessidade de comer a carne que sobrou para atrair o jovem ingênuo (BUZZELL, p. 920).
[17] Há debate sobre se a mulher se refere a votos dentro da fé israelense, ou se trata de um culto pagão de fertilidade que incluía o pagamento de "votos" sexuais com um parceiro masculino. Waltke comenta que seu "sacrifício de comunhão [...] acrescenta ironia dramática à narrativa, pois essa mulher não sabe coisa alguma sobre comunidade e verdadeira comunhão" (p. 476). Veja Êxodo 32:1-6; Números 25:1,2.

13. Infidelidade (traiçoeira) (2:16,17; 7:19,20,22,23)

> *Para te livrar da mulher adúltera, da estrangeira,*
> *   que lisonjeia com palavras,*
> *a qual deixa o amigo da sua mocidade*
> *   e se esquece da aliança do seu Deus.* (2:16,17)

> *Porque o meu marido não está em casa,*
> *   saiu de viagem para longe.*
> *Levou consigo um saquitel de dinheiro;*
> *   só por volta da lua cheia ele tornará para casa.* (7:19,20)

> *E ele num instante a segue,*
> *   como o boi que vai ao matadouro;*
> *como o cervo que corre para a rede,*
> *   até que a flecha lhe atravesse o coração;*
> *como a ave que se apressa para o laço,*
> *   sem saber que isto lhe custará a vida.* (7:22,23)

Waltke expõe a ironia na oferta da mulher que o jovem inexperiente não consegue decifrar:

> A tentadora promete amor sexual sem inibição erótica, mas se recusa a assumir o compromisso fundamental da entrega de si mesma ao amante, um requisito do verdadeiro amor. Seu tipo de erotismo traz complicações, até mesmo a morte, de modo que deve ser rejeitado. "Dizer fisicamente 'estou me entregando a você' e, ao mesmo tempo, guardar a si mesmo emocional e espiritualmente do compromisso pactuado é, na verdade, viver uma mentira — uma divisão na personalidade que, por fim, se mostra estressante e destrutiva."[18]

4. Precisamos contemplar as trágicas consequências do pecado sexual (5:9-14,22,23; 6:26-35; 7:22-27; 23:27,28)

O pai adverte seu filho contra as consequências trágicas da imoralidade. Veja a lista de resultados trágicos que o jovem pode evitar seguindo o caminho da sabedoria:

---

[18] WALTKE, vol. 1, p. 481, citando ATKINSON, *Proverbs* (Leicester, Eng e Downers Grove, IL: InterVarsity, 1997), p. 77.

1. Infâmia (5:9a,14; 6:33)

Para que não dês a outrem a tua honra.[19](5:9a)
Quase [logo] *que me achei em todo mal
que sucedeu no meio da assembleia.* (5:14)[20]
Achará açoites e infâmia,[21] *e o seu opróbrio*[22] *nunca se apagará.*[23] (6:33)

As advertências são severas: pecado sexual mancha uma reputação quase irreparavelmente. Mais cedo ou mais tarde, o pecado torna-se público (veja Nm 32:23). Mesmo assim, nunca podemos esquecer de que onde o pecado abundou, superabundou a graça (Rm 5:20). Não se surpreenda tanto com o pecado, mas, sim, com a graça de Deus que restaura. Não importa quão longe você foi, a graça sempre é maior que o pecado.[24]

O texto deve ser equilibrado com a doutrina da obra final de Deus em Cristo que nos faz novas criaturas (2Co 5:17). Sem diminuir a força da advertência dos textos — o fato de que alguns aspectos da ignomínia que resulta do adultério —, reconhecemos o poder libertador da graça de Deus. Ele *vos deu vida* [...] *perdoando todos os nossos delitos; tendo cancelado o escrito de dívida, que era contra nós e que constava de ordenanças, o qual nos era prejudicial, removeu-o inteiramente, encravando-o na cruz* (Cl 2:13,14). Paulo expressa a mesma verdade em 1Coríntios 6:9-11: *Ou não sabeis que os injustos não herdarão o reino de Deus? Não vos enganeis: nem impuros* [...] *nem adúlteros, nem efeminados, nem sodomitas* [...] *herdarão o reino de Deus. Tais fostes alguns de vós; mas vós vos lavastes, mas fostes santificados, mas fostes justificados em o nome do Senhor Jesus Cristo e no Espírito do nosso Deus.* Em Cristo, não há mais condenação dos nossos pecados (cf. Rm 8:1).

---

[19] BDB, הוֹד — esplendor, majestade, vigor. Waltke afirma que o termo designa uma dignidade real, elevada ou grandiosa, e também pode ser traduzida por "majestade", "dignidade", magnificência" ou "pompa" (p. 401).
[20] A ideia parece ser que a reputação dele foi irreparavelmente danificada diante de todos. A tradução "quase" da palavra בִּמְעַט (de מְעַט — *mĕ'aṭ* — pouco, por pouco) seria melhor "logo" ou "rapidamente" (veja Sl 2:12; 81:4); Waltke, vol. 1, p. 406.
[21] BDB, קָלוֹן — ignomínia, desonra; cf. Provérbios 3:35; 6:33; 9:7; 11:2; 12:16; 13:18; 18:3; 22:10.
[22] BDB, חֶרְפָּה — reprovação, condição de vergonha, especialmente por conduta sexual inapropriada.
[23] BDB, מָחָה — O verbo traz a ideia de "apagar, extinguir".
[24] Lucas Carvalho.

Reconhecemos que, mesmo sendo perdoados, ainda há consequências dos nossos pecados – no caso de pecado sexual, consequências sérias e duradouras nesta vida.[25]

2. **Vida abreviada/morte** (2:18,19; 5:9b; 5:22,23; 6:26,34; 7:22,23,26,27; 23:27,28)

> Porque a sua casa [da mulher adúltera] se inclina para a morte,
> e as suas veredas, para o reino das sombras da morte;
> todos os que se dirigem a essa mulher não voltarão
> e não atinarão com as veredas da vida. (2:18,19)

> Para que não dês [...] os teus anos, a cruéis.[26] (5:9b)

Os capítulos seguintes revelam que o marido vítima do adultério tratará o jovem adúltero com essa crueldade (veja Pv 6:29,33-35; 7:19).

> Quanto ao perverso, as suas iniquidades o prenderão,
> e com as cordas do seu pecado será detido.
> Ele morrerá pela falta de disciplina,
> e, pela sua muita loucura, perdido, cambaleia. (5:22,23)

> Por uma prostituta o máximo que se paga é um pedaço de pão,
> mas a adúltera anda à caça de vida preciosa. (6:26)[27]

> Porque o ciúme excita o furor do marido;
> e não terá compaixão no dia da vingança. (6:34)[28]

> E ele num instante a segue,
> como o boi que vai ao matadouro;

---

[25] É importante ressaltar que filhos que são fruto do adultério ou da promiscuidade ainda são bênçãos e herança do Senhor (Sl 127:3-5).

[26] BDB, אַכְזָרִי ('akzārî). A tragédia é que, além de perder sua reputação e a força vital da sua vida, o adúltero fica à mercê de "pessoas insensíveis e sem misericórdia que propositada, deliberada e impiedosamente infligem dor a outros" (WALTKE, p. 402). Veja Provérbios 11:17; 12:10; 17:11; Isaías 13:9; Jeremias 6:2,3; 30:14; 50:42.

[27] Waltke explica: "O Novo Testamento adverte com sobriedade que os indivíduos que se envolvem com a prostituição participarão da ira de Deus, e não de sua vida (1Co 6:13-20; Gl 5:19-21; Ef 5:5; 1Ts 4:1-8). Porém, o adultério é pior, pois envolve a quebra do voto matrimonial (veja 2:17), danos ao cônjuge, a destruição do lar e, como é argumentado aqui, uma dívida que foge ao controle" (vol. 1, p. 451-452).

[28] De acordo com Deuteronômio 22:22, adultério seria castigado com a morte tanto do homem como da mulher.

como o cervo que corre para a rede,
até que a flecha lhe atravesse o coração [lit., "fígado"];
como a ave que se apressa para o laço,
sem saber que isto lhe custará a vida. (7:22,23)[29]

Porque a muitos feriu e derrubou;
e são muitos os que por ela foram mortos.
A sua casa é caminho para a sepultura
e desce para as câmaras da morte. (7:26,27)

Pois cova profunda é a prostituta,
poço estreito, a alheia.
Ela, como salteador, se põe a espreitar
e multiplica entre os homens os infiéis. (23:27,28)

3. **Pobreza** (5:10; 23:28)

Para que dos teus bens não se fartem os estranhos,
e o fruto do teu trabalho não entre em casa alheia. (5:10)

Ela, como salteador, se põe a espreitar
e multiplica entre os homens os infiéis. (23:28)

Waltke observa que:

> Em vez da riqueza ficar dentro da linhagem dos sábios, ela é passada para a família de um estranho em razão do erro numa fase da vida [...] O castigo autoinfligido de se envolver com a esposa lasciva é tão terrível quanto ter a casa saqueada por estrangeiros [...] Embora a imoralidade sexual nos dias de hoje possa não resultar em escravidão, ela ainda traz o pagamento de pensões para o cônjuge e para os filhos, lares despedaçados, dor, ciúmes, pessoas solitárias e doenças sexualmente transmissíveis.[30]

---

[29] O jovem é comparado a um animal inconsequente: "Os animais estultos não veem nenhuma ligação entre as armadilhas e a morte, da mesma maneira como pessoas moralmente estúpidas não veem nenhuma ligação entre seu pecado e a morte (cf. 1:17,18; Os 7:11)". (WALTKE, vol. 1, p. 485).
[30] WALTKE, vol. 1, p. 402-403.

4. Ressentimento e mágoas (5:11-13)

E gemas[31] no fim de tua vida, quando se consumirem a tua carne
e o teu corpo, e digas: Como aborreci o ensino!
E desprezou o meu coração a disciplina!
E não escutei a voz dos que me ensinavam,
nem a meus mestres inclinei os ouvidos! (5:11-13)

5. Castigo certo e severo (6:27-29,34,35)

Tomará alguém fogo no seio, sem que as suas vestes se incendeiem?
Ou andará alguém sobre brasas, sem que se queimem os seus pés?
Assim será com o que se chegar à mulher do seu próximo;
não ficará sem castigo todo aquele que a tocar. (6:27-29)[32]

Porque o ciúme excita o furor do marido;
e não terá compaixão no dia da vingança.
Não se contentará com o resgate, nem aceitará presentes,
ainda que sejam muitos. (6:34,35).

Waltke resume essa consequência para o adúltero: "O preço do adultério é severo, inevitável e interminável (v. 26-31), porque o marido traído, ardendo de ciúmes, não aceitará nenhuma indenização pelo mal que lhe foi feito senão a destruição total do adúltero (v. 32-35)".[33]

6. Ruína (6:29-33)

Assim será com o que se chegar à mulher do seu próximo;
não ficará sem castigo todo aquele que a tocar.
Não é certo que se despreza o ladrão,
quando furta para saciar-se, tendo fome?
Pois este, quando encontrado, pagará sete vezes tanto;

---

[31] נָהַם (*nāham*), palavra que ocorre somente cinco vezes no AT, três para descrever o rugir de um leão (Pv 28:15; Is 5:29,30) e duas, um gemido de profunda angústia (Ez 24:23; Pv 5:11).
[32] "Por fim, a argumentação ressalta que o adultério é como brincar com fogo [...] Todo aquele que toca essa mulher 'quente' queima muito mais que a ponta dos dedos" (WALTKE, p. 452-453).
[33] WALTKE, vol. 1, p. 449.

> entregará todos os bens de sua casa.
> O que adultera com uma mulher está fora de si;
> só mesmo quem quer arruinar-se é que pratica tal coisa.
> Achará açoites e infâmia,
> e o seu opróbrio nunca se apagará. (6:29-33)

Bruce Waltke afirma: "Em resumo, o adúltero é descuidado, é desajuizado e provoca a própria destruição [...] [Opróbrio] se refere à desgraça indelével que a sociedade coloca sobre aquele que tentou desintegrar seus alicerces e sua coerência social".[34]

Depois das descrições detalhadas do pai, que pinta o cenário da tentação sexual (veja 7:6ss), o filho fica sem desculpa se cair na armadilha da mulher imoral. Quem tem ouvidos, ouça!

5. Precisamos achar satisfação sexual no casamento (5:15-20)

> Bebe a água da tua própria cisterna
> e das correntes do teu poço.
> Derramar-se-iam por fora as tuas fontes,
> e, pelas praças, os ribeiros de águas?
> Sejam para ti somente
> e não para os estranhos contigo.
> Seja bendito o teu manancial,
> e alegra-te com a mulher da tua mocidade,
> corça de amores e gazela graciosa.
> Saciem-te os seus seios em todo o tempo;
> e embriaga-te sempre com as suas carícias.
> Por que, filho meu, andarias cego pela estranha
> e abraçarias o peito de outra?

Os versículos 15-20 usam uma série de metáforas para descrever a satisfação sexual no casamento. Seus comentários aplicam-se igualmente a homens e mulheres, embora direcionados aos homens. No contexto, uma resposta à tentação sexual na praça é prazer pleno no lar. Não há nada melhor que um banquete em casa para fazer o homem ou a mulher

---
[34] Ibidem, p. 454.

abster-se de comer comida estragada na rua. "O prazer revigorante de fazer amor com a própria esposa oferece uma proteção concreta contra a esposa lasciva."[35]

Sid Buzzel explica as metáforas:

> Todos os termos usados — cisterna, correntes, fontes, ribeiros, manancial — descrevem recursos que guardam e canalizam água, para não ser dissipada nas ruas [...] (Ct 4:12,15). A ideia é que o desejo sexual deve ser controlado e canalizado dentro do casamento, e não desperdiçado conforme descrito em Provérbios 5:7-14.
>
> Assim como uma pessoa não iria buscar água na cisterna do seu vizinho porque ele tem sua própria cisterna (2Rs 18:31), da mesma maneira o homem deve ter suas necessidades físicas realizadas pela sua própria esposa, e não pela esposa do vizinho.[36]

A exortação do pai ao filho é a de esperar o momento certo para beber das fontes do prazer sexual matrimonial que quase não têm limite. A água que corre pela sarjeta é poluída e nojenta. Mas as "correntes" no lar — que seriam suficientes para satisfazer um exército de homens sedentos — são reservadas exclusivamente ao marido. "O pai ora para que seu filho tenha uma esposa que possa saciar essa sede quantitativamente, a todo o tempo, e qualitativamente, da maneira mais satisfatória possível."[37]

Aqui o texto combate o mito de que sexo com um parceiro só durante uma vida inteira é quadrado, cansativo e monótono. Muito pelo contrário! O relacionamento íntimo entre um homem e uma mulher só deve crescer enquanto seu amor aumenta no decorrer dos anos. Nada se compara com a alegria profunda de um relacionamento sexual com alguém que conhece tudo a seu respeito — o bem e o mal — e mesmo assim se entrega a você com amor incondicional!

O jovem que insiste em descobrir as fontes sexuais antes da hora (ou seja, no matrimônio, conforme Gn 2:24, Ct 4:16; 5:1; Hb 13:4) corre o grande risco de estragar seu prazer sexual depois. "Quanto mais agora, menos depois!"

---

[35] Ibidem, p. 407.
[36] BUZZELL, p. 915.
[37] WALTKE, vol. 1, p. 410.

Vez após vez, temos visto as tristes evidências dessa realidade em casamentos onde o desenvolvimento de uma vida sexual precoce estragou a festa da intimidade depois do matrimônio. Certamente a graça de Deus é capaz de reverter esses efeitos do pecado também, mas a mesma graça está disponível para o jovem *antes* do casamento e o protegerá de muitos desencontros sexuais depois.

Outra implicação desse texto seria não namorar até ter condições de pensar no casamento, e não demorar demais esperando casar-se. Primeira aos Coríntios 7:5,9 aconselha o casamento nestes termos: *Não vos priveis um ao outro, salvo talvez por mútuo consentimento, por algum tempo, para vos dedicardes à oração e, novamente, vos ajuntardes, para que Satanás não vos tente por causa da incontinência* [...] *Caso, porém, não se dominem, que se casem; porque é melhor casar do que viver abrasado.*

A verdadeira sabedoria significa colocar uma cabeça velha sobre ombros jovens — ou seja, adquirir uma maturidade precoce que faz com que tome decisões à luz das implicações das decisões a longo prazo. O jovem sábio diz "não" aos seus impulsos sexuais hoje, vislumbrando uma vida de prazer para a glória de Deus.

Você se lembra de Peter? Comeu alface no jardim dos outros, quando em sua casa havia fartura de pão, leite e amoras. Não soube esperar o banquete que teria mais tarde. Quase lhe custou sua vida.

6. Precisamos nos lembrar da onipresença de Deus (5:21-23)

Porque os caminhos do homem estão perante os olhos do Senhor,
e ele considera todas as suas veredas.
Quanto ao perverso, as suas iniquidades o prenderão,
e com as cordas do seu pecado será detido.
Ele morrerá pela falta de disciplina,
e, pela sua muita loucura, perdido, cambaleia (Pv 5:21-23).

O pai usa mais um argumento contra sensualidade e pecado sexual. Explica o fato de que não há nada que escape da atenção de Deus. Deus contempla e considera todos os nossos caminhos. Sua onipresença e onisciência, ou seja, o temor do Senhor, devem nos afastar da imoralidade.

Waltke afirma que "na conclusão, o pai fundamenta seu ensino na teologia, isto é, na onisciência (v. 21) e na justiça (v. 22,23) do Senhor".[38]

O jovem simples e tolo se perde no lugar errado, na hora errada e com a mulher errada (7:8,9). Acha que a escuridão cobrirá suas ações (veja os quatro termos para descrever escuridão em 7:9: à tarde do dia, no crepúsculo, na escuridão da noite, nas trevas).

O adúltero acredita equivocadamente que pode agir na escuridão sem que ninguém perceba (7:19,20; Jó 24:15), mas o Senhor, que vê todas as coisas (2Cr 16:9; Jó 34:21; Sl 33:13-16; Pv 15:3,11; 24:12; Jr 16:17; 32:19...), deixa que o pecado castigue a si mesmo (cf. 1:31,32).[39]

Como seria bom se lembrássemos deste princípio! Se na hora de cada tentação, lembrássemos do fato de que, para onde formos, Deus já está lá; o que fazemos, ele vê. Como Moisés advertiu ao povo de Israel no deserto: ... o *vosso pecado vos há de achar* (Nm 32:23).

No caso de Peter, foi a presença do sr. McGregor que o deveria ter incentivado a manter uma distância do jardim proibido. No nosso caso, é a presença do Senhor Deus e do seu Espírito Santo sempre conosco. Peter perdeu muito naquele jardim — e não somente sua roupa. Perdeu o privilégio de desfrutar do banquete no seu próprio lar. Perdeu sua saúde e quase a sua vida.

Não se esqueça: "É tolo aquele que dá o que deve guardar para ganhar o que certamente vai perder".

Conclusão

Somente a vida de Cristo em nós é capaz de nos capacitar a dizer "não" à tentação sexual tão forte em nossos dias. Sem ele, nenhum de nós será capaz de passar no exame final da sabedoria bíblica.

Mark Driscoll oferece este comentário sobre o desafio da pureza sexual: "Os cristãos cultuam um homem solteiro que morreu virgem. Talvez deva ser alistado entre seus muitos milagres".[40] Esse milagre de pureza sexual Jesus pode realizar em cada um de nós.

---

[38] Ibidem, p. 414.
[39] Ibidem, p. 415.
[40] DRISCOLL, Mark. *Dating, relating and fornicating*. Disponível em: <http://pastormark.tv/2011/10/26/dating-relating-and-fornicating>. Acesso em: 16 jan. 2012.

A FAMÍLIA EM PROVÉRBIOS: PUREZA SEXUAL 253

| A grande ideia |
O sábio foge da tentação sexual.

PARA DISCUSSÃO

1. Avalie a declaração: "A maior marca de grife do jovem sábio é sua decisão de adiar prazeres sexuais momentâneos".
2. Quais os passos práticos para o jovem fugir da tentação sexual?
3. Até que ponto a tentação sexual no contexto do namoro e noivado deve influenciar na decisão de quando casar?

17

A família em Provérbios: ensina a criança[1]

(Pv 22:6)

Ensina a criança no caminho em que deve andar, e, ainda quando for velho, não se desviará dele.

Qualquer pai que já ensinou seu filho a andar de bicicleta reconhece a tensão entre segurar a bicicleta e proteger o filho, enquanto ele dá as primeiras pedaladas, e soltar as mãos enquanto o filho começa a andar sozinho. Saber quando segurar e quando soltar também representa um dos nossos maiores desafios na educação dos filhos.

O livro de Provérbios está seriamente preocupado com a natureza e o conteúdo desse ensino pai-filho. Esse "Manual de Instrução Familiar" apela principalmente aos filhos, mas, ao mesmo tempo, fornece o conteúdo essencial que os pais usam na educação moral dos filhos. De todos os textos sobre instrução familiar em Provérbios, nenhum tem sido mais trabalhado (e talvez mal compreendido) que Provérbios 22:6.

Fee e Stewart comentam sobre a universalidade de ensino pai-filho, que caracteriza a maior parte do livro de Provérbios:

> Os pais modernos ensinam aos seus filhos todos os tipos de sabedoria [...] todos os dias, sem percebê-lo. Sempre quando os pais dão aos filhos regras para a vida, desde "Não brinquem na rua" ou "Procurem escolher bons amigos", até "Cuidem de vestir-se suficientemente contra o frio", os pais realmente estão ensinando a sabedoria. Qualquer pai quer que

---

[1] Muitas ideias neste capítulo foram adaptadas do artigo de Ted Hildebrandt, "Proverbs 22:6a: Train Up a Child?", in: Zuck, Roy B. *Learning from the Sages: Selected Studies on the Book of Proverbs* (Grand Rapids: Baker Books, 1995), p. 274.

seus filhos sejam felizes, autossuficientes e de benefício para os outros. Um bom pai dedica tempo para moldar o comportamento dos seus filhos nessa direção, falando-lhes regularmente sobre como comportar-se [...] Nenhum pai quer que seu filho cresça infeliz, decepcionado, solitário, socialmente rejeitado, com problemas diante da lei, imoral, inapto, ou sem recursos. Não é nem egoísta nem irrealista para um pai desejar para o filho um nível razoável de sucesso na vida — inclusive a aceitação social, a necessidade de liberdade e a retidão moral.[2]

Diante da sua importância estratégica, vamos analisar Provérbios 22:6 detalhadamente, na tentativa de chegar a uma compreensão mais exata do que ele ensina e não ensina. Como de costume, depois da explicação do texto, vamos apontar aplicações práticas.

Contexto

Bruce Waltke situa o texto no centro de uma perícope maior que destaca a soberania de Deus sobre riqueza e pobreza em Provérbios 22:1-9.[3] Todos os versículos antes e depois dos versos 5 e 6 incluem termos diretamente relacionados a questões financeiras:

- v. 1 — riquezas, prata, ouro
- v. 2 — rico, pobre
- v. 3 — pena (= "multa")
- v. 4 — galardão, riquezas
- v. 7 — rico, pobre, emprestado
- v. 8 — males (no contexto, a recompensa por uma vida de injustiça)
- v. 9 — generoso, pobre

À luz do contexto, parece que os versículos centrais (5 e 6) que tratam de dois "caminhos" (do perverso no v. 5 e da criança no v. 6) se preocupam em mostrar a necessidade de educar os jovens no "caminho" que leva à riqueza verdadeira (o "bom nome" do v. 1) em contraste com o caminho perverso que leva à ruína.[4]

---

[2] Fee, Gordon e Stewart, Douglas. *Entendes o que lês?* 2. ed. São Paulo: Vida Nova, 1997, p. 199, 206.
[3] Waltke, Bruce. *The book of Proverbs, Chapters 15–31.* Grand Rapids: Eerdmans, 2005, vol. 2, p. 198-210.
[4] Waltke, vol. 2, p. 203.

Os versículos 5 e 6 têm dois paralelos linguísticos que os unem: a ideia do "caminho" e a palavra "dele(s)" ("longe deles" e "desviará dele"). Waltke observa: "[Os pais] protegem os jovens do caminho fatal do perverso quando os consagram no início da vida no caminho que é oposto à sua estultícia natural".[5] Podemos resumir a mensagem implícita nas entrelinhas dos dois versículos assim: "O pai que dedica (inaugura) o filho no caminho certo desde o início da sua vida, ajuda-o a evitar o caminho perverso e perigoso".

Versões

A seguir, algumas das versões bíblicas mais populares do texto em português:

ARA:

> Ensina a criança no caminho em que deve andar,
> e, ainda quando for velho, não se desviará dele.

NVI:

> Instrua a criança segundo os objetivos que você tem para ela,[6]
> e mesmo com o passar dos anos não se desviará deles.

ARC:

> Instrui o menino no caminho em que deve andar,
> e, até quando envelhecer, não se desviará dele.

---

[5] Ibidem.
[6] A tradução da *NVI* é a que difere mais das outras, principalmente o final da primeira linha, "segundo os objetivos que você tem para ela", uma interpretação um pouco livre do termo דַּרְכּוֹ — "caminho dele". Parece que os tradutores da *NVI* entenderam o sufixo pronominal "dele" como sendo objetivo, ou seja, "caminho para ele". O acréscimo de "*objetivos que você tem* para ele" entende que os pais direcionam o crescimento do filho e, como consequência, iniciam e acompanham o filho nesse caminho, e que a tendência do filho será continuar no mesmo caminho para o resto da sua vida. O maior problema com essa interpretação, que não está distante da conclusão a que vamos chegar, é que pode sugerir que os "objetivos" vêm dos pais, e não de Deus, ou seja, os pais estabelecem suas próprias prioridades para o desenvolvimento dos filhos, sejam esses de acordo com os caminhos divinos ou não.

NVT:

Ensine seus filhos no caminho certo,
e, mesmo quando envelhecerem, não se desviarão dele.

A21:

Instrui a criança no caminho [lit., "no seu caminho"] em que deve andar,
e mesmo quando envelhecer não se desviará dele.

NTLH:

Eduque a criança no caminho em que deve andar,
e até o fim da vida não se desviará dele.

BV:

Ajude seu filho a formar bons hábitos enquanto ainda é pequeno.
Assim ele nunca abandonará o bom caminho, mesmo depois de adulto.

Tradução literal:[7]

Consagre o jovem de acordo com o caminho [apropriado] dele,
[e] mesmo quando ele for velho, não se desviará dele.[8]

OBSERVAÇÕES INICIAIS

Antes de analisar o texto frase por frase, precisamos fazer algumas observações fundamentais sobre ele:

- **Gênero literário.** Uma questão polêmica que deve ser tratada logo no início é a natureza do gênero literário dos provérbios. Os provérbios não são promessas ou garantias absolutas, mas princípios que fielmente indicam o que é normalmente verdade, embora exceções sejam possíveis. Os provérbios são condensações de largas experiências de vida em pouco espaço, sem notas de rodapé, contando todas as possíveis exceções. (Talvez seja por isso que o livro de Provérbios em nossas Bíblias encontre-se no meio de dois outros livros de sabedoria — Jó e Eclesiastes — que nos lembram de que a vida é imprevisível,

---

[7] חֲנֹךְ לַנַּעַר עַל־פִּי דַרְכּוֹ גַּם כִּי־יַזְקִין לֹא־יָסוּר מִמֶּנָּה׃
[8] O versículo 6 está faltando na *Septuaginta*.

Deus é soberano e que existem exceções divinamente orquestradas que fogem até mesmo da sapiência proverbial.)[9]

Gleason Archer ressalta que:

> O princípio geral (como todas as máximas generalizadas de Provérbios com respeito à conduta humana, que não são garantias absolutas e que não admitem exceção) [é] que, quando um pai piedoso dá a atenção devida ao treinamento do seu filho para que assuma a responsabilidade de adulto e viva uma vida bem ordenada [...] então esse pai pode confiantemente esperar que o filho [...] nunca será capaz de se desviar por completo do ensino paterno e do exemplo de um lar temente a Deus [...] É mais que duvidoso que o autor inspirado hebraico quisesse indicar uma promessa absoluta que se aplicaria em todos os casos.[10]

Köstenberger ressalta uma aplicação importante dessa distinção:

> Uma implicação importante do fato de que Provérbios 22:6 não constitui uma promessa divina é que se, depois de adulto, um filho não escolher

---

[9] Veja o que alguns autores conservadores têm falado sobre a natureza do provérbio como gênero literário:
As máximas deste livro são dadas como princípios gerais, não como fórmulas mecânicas de causa e efeito. Declaram como Deus normalmente trabalha ou reage a pessoas, o que a insensatez geralmente produz, e as recompensas geralmente conseguidas em virtude da sabedoria e da justiça. Esses princípios, entretanto, não são inflexíveis, mas envolvem muitas vezes exceções em suas aplicações universais. (ELLISEN, Stanley. *Conheça melhor o Antigo Testamento*. São Paulo: Vida, 1991, p. 187.)
As máximas de Provérbios não são promessas absolutas, mas princípios gerais baseados na observação cuidadosa da experiência humana. (HILL, Andrew e WALTON, J. H. *Panorama do Antigo Testamento*. São Paulo: Vida, 1991, p. 290.)
Muitas das máximas proverbiais devem ser reconhecidas como diretrizes gerais, e não como observações absolutas; não são promessas couraçadas. (BUZZELL, p. 904.)
Não há garantia, naturalmente, de que a vida sempre irá bem para um jovem. O que Provérbios diz é que, todas as outras coisas sendo iguais, há atitudes e padrões básicos de comportamento que ajudarão a pessoa a crescer até ser um adulto responsável [...] Um provérbio é uma expressão breve e específica de uma verdade. Quanto mais breve é uma declaração, tanto menos provável é que seja exata e universalmente aplicável [...] O provérbio não é uma promessa categórica, sempre aplicável, revestida de aço, mas, sim, uma verdade mais geral. (FEE e STEWART, p. 206, 209.)

[10] ARCHER JR., Gleason L. "Proverbs 22:6 and the Training of Children", in: ZUCK, Roy B. *Learning from the Sages: Selected Studies on the Book of Proverbs*. Grand Rapids: Baker Books, 1995, p. 274.

seguir a Cristo, essa escolha não pode ser interpretada como se Deus tivesse quebrado sua promessa. Também não há uma relação direta de causa e efeito entre a educação que os pais dão e o que será dos filhos mais tarde. Nem toda decisão errada que os filhos tomam pode ou deve ser atribuída a um erro dos pais.[11]

- **Paralelismo**. Provérbios 22:6 está escrito em paralelismo sintético formal. A segunda linha apresenta uma consequência da primeira, embora o contrário não seja necessariamente verdade. Ou seja, o resultado esperado do treinamento e da consagração do jovem é que será fiel àquele treinamento durante toda a sua vida. Mas isso não significa que podemos necessariamente concluir que um filho que se desvia do caminho do Senhor o faz pela delinquência dos pais no ensino do lar. Provérbios foi direcionado tanto para pais como para jovens que, em última análise, têm a principal responsabilidade pelas decisões morais que tomam durante a vida.

- **Tom**. Existe a possibilidade de que o tom do texto seja de sarcasmo, ou seja, o versículo ironicamente observa que, quem dedica o jovem de acordo com seu caminho natural, *tolo,* irá confirmá-lo nesse caminho até o final da sua vida.[12] Um problema com essa

---

[11] KÖSTENBERGER, p. 106.
[12] Essa é a perspectiva de Douglas K. Stuart, em seu artigo "The cool of the day" (Gn 3:8) and "The way he should go" (Pv 22:6), *Bibliotheca Sacra,* 171 (July-September, 2014), p. 259-273. O autor oferece uma defesa bem argumentada de que a história de tradução do versículo tem sido equivocada e que o verdadeiro significado é "Treinar um adolescente de acordo com seu próprio caminho, e quando for velho, não vai se desviar dele", no sentido de confirmar um jovem no caminho da sua tolice. Ou seja, o versículo apresenta de forma negativa o que acontece quando os pais não disciplinam o jovem para tirá-lo do caminho mau. Os argumentos que ele usa incluem:
1. O termo נַעַר (*na'ar*) deve ser traduzido por "adolescente" ou "jovem", e não por "criança". Ele observa que, em Provérbios, o *na'ar* normalmente é um tolo (1:4; 7:7; 20:11,13,15; 22:15).
2. O coração do problema é a tradução de עַל־פִּי por "de acordo com", e de דַרְכּוֹ, por "seu próprio caminho", que devem ser entendidos como "crie uma criança de acordo com seu próprio caminho". Stuart cita o fato de que o "caminho" da criança em Provérbios muitas vezes é o caminho da estultícia (veja 22:15) e que cerca de metade das ocorrências de דֶרֶךְ (*derek*) são negativas no livro. Dos textos nos quais "caminho" aparece (1:15,31; 2:12,13; 3:31; 4:14,19; 7:25,27; 8:13; 10:9; 12:15,26; 13:5; 14:2,12,14; 15:9; 16:29; 21:8; 22:5; 28:6,10,18; 30:20) ele destaca 14:12,14; 19:3; 21:2 e 28:6 como descreverem "seu caminho" no sentido pejorativo.

interpretação, como bem observa Bruce Waltke, é que Provérbios normalmente associa velhice com sabedoria, e não tolice (20:29).[13] Além disso, como veremos mais adiante, o verbo "ensinar" ("dedicar, consagrar, inaugurar") tem uma conotação altamente positiva nos outros textos onde foi usado. Então, o tom do versículo parece ser positivo, incentivando os pais a investir no treinamento moral do filho, que será um antídoto ao caminho do perverso do versículo anterior (v. 5).

Análise e aplicação

Como poesia, os provérbios incluem várias figuras de linguagem, especialmente quando se examina o texto original. Para entender a mensagem do versículo, precisamos analisar essas figuras. Também precisamos fazer um estudo cuidadoso dos vocábulos usados para compreender o significado do texto dentro do contexto esboçado anteriormente. Vamos analisar o versículo palavra por palavra enquanto extraímos aplicações relevantes para o contexto atual de educação de filhos.

---

3. A história da tradução do versículo, partindo da *Septuaginta*, passando pela *Vulgata* e finalmente a *KJV* (*King James Version*), fixou uma perspectiva equivocada do texto na mente do povo que poucos têm coragem de mudar agora. Stuart nota que Provérbios 22:6 não ocorre na maioria das versões da *Septuaginta*; São Jerônimo compensou pela ausência do texto com o acréscimo das palavras "É um provérbio:". Sua tradução não se posiciona claramente sobre o significado: *Proverbium est: Adulescens iuxta viam suam: etiam cum senuerit non recedet ab ea* ("É um provérbio: Um jovem, segundo seu caminho, mesmo quando velho, não se desviará dele"). Por isso, os tradutores da *KJV* tentaram fazer sentido do que entenderam ser o verdadeiro significado do texto, resultando na perspectiva "positiva" do versículo que tem se fixado na maioria das traduções desde então.
4. Essa perspectiva, de que o texto trata de forma negativa a formação do jovem "relegado a seu próprio caminho" já tem uma longa história, começando com Saadia ben Yosef, do século X, incluindo outros eruditos da Idade Média até os dias de hoje.
No fim, embora a perspectiva seja diametralmente oposta à tradição de interpretação normal, a diferença não é tão grande, pois o versículo estaria dizendo quase a mesma coisa de forma oposta. Ainda discordamos dessa interpretação por duas razões: 1) o termo "ensinar" (consagrar) tem uma conotação sempre positiva de dedicação *ao Senhor* e 2) em Provérbios, o caminho do tolo culmina em sua morte prematura — ele não chega à velhice!

[13] Waltke, vol. 2, p. 205.

1. A ordem

Ensina...

O verbo hebraico[14] não é o mais comum para descrever instrução.[15] O autor poderia ter usado um desses outros termos, mas fez questão de usar o verbo *chanak* (חָנַךְ), que aparece somente cinco vezes na sua forma verbal no Antigo Testamento. Hildebrandt imagina que esse fato levou vários intérpretes a enfatizar demais a etimologia e o uso de termos cognatos na tentativa de descobrir o significado do termo em Provérbios 22:6.[16]

Alguns têm proposto uma etimologia do verbo voltada à palavra חֵךְ (*chēk*) com o significado de "paladar". Outros apontam para uma palavra cognata árabe que descreve a prática de uma mãe que preparava geleias saborosas que esfregava na gengiva ou no paladar do recém-nascido para estimular o apetite.[17] A implicação em Provérbios 22:6 seria que os pais devem estimular o "paladar espiritual" do filho para as coisas do Senhor.

Infelizmente, esse apelo a palavras cognatas não é necessário quando temos ampla evidência no Antigo Testamento do uso do termo como verbo, substantivo e adjetivo. Veja como *chanak* e seus derivados aparecem no Antigo Testamento:

Como verbo (חָנַךְ — *chanak*): "consagrar, inaugurar, iniciar"
- Deuteronômio 20:5 — *Qual o homem que edificou casa nova e ainda não a* CONSAGROU?
- 1Reis 8:63; 2Crônicas 7:5 — CONSAGRARAM *a Casa do* SENHOR

Como substantivo (חֲנֻכָּה — *chanukkah*): "dedicação/consagração"
- Números 7:10 — *Ofereceram os príncipes para a* CONSAGRAÇÃO *do altar*
- 2Crônicas 7:9 — *por sete dias, já haviam celebrado a* CONSAGRAÇÃO *do altar*
- Neemias 12:27 — *na* DEDICAÇÃO *dos muros de Jerusalém*
- Salmo 30:1 (título) — *Cântico da* DEDICAÇÃO *da casa* (templo)

---

[14] חָנַךְ (*chanok*). "É interessante notar que a palavra para a festa judaica de Chanucá é derivada da mesma raiz e enfatiza a celebração dos macabeus do uso inicial/rededicação do Segundo Templo depois de ser profanado por Antíoco Epifânio." HILDEBRANDT, Ted. "Proverbs 22:6a: Train Up a Child?," in: ZUCK, p. 281.

[15] Como, por exemplo, *lamad, masar, shama', ou yada'*. Veja HILDEBRANDT, p. 280.

[16] HILDEBRANDT, p. 278.

[17] Ibidem, p. 279.

Como adjetivo (חָנִיךְ — *ḥānîk*): "treinado, experimentado"
• Gênesis 14:14 — *homens dos* MAIS CAPAZES (treinados)

Hildebrandt observa que os outros usos do termo (com exceção do adjetivo em Gn 14:14) envolvem a iniciação (primeiro uso) de um prédio ou outra construção, normalmente acompanhada de festa e grande celebração.[18] O termo traz uma conotação de construção seguida por dedicação. Archer concorda: "Normalmente o verbo significa 'dedicar' uma casa ou um templo (Dt 20:5; 1Rs 8:63; 2Cr 7:5) ou uma oferta de dedicação".[19] O único lugar no Antigo Testamento onde *chanak* foi traduzido por "ensinar" ou "treinar" é Provérbios 22:6.[20] A tradução não está necessariamente errada, pois instrução e treinamento certamente estão em vista, mas é incompleta. "Consagração" ou "dedicação" implicam um período razoável de construção — um grande esforço para lapidar e montar as pedras no edifício. Nota-se nos textos citados que muitas vezes a consagração envolvia uma cerimônia de entrega e dedicação.

Seria difícil imaginar um termo mais apropriado para o processo de educação familiar. *Chanak* inclui vários elementos que outros verbos de ensino não têm:

• O ensino como um processo de construção e lapidação, muitas vezes durante muito tempo;
• a preparação para um uso sagrado e específico;
• um momento de consagração ou dedicação em que a "construção" está pronta para o propósito para o qual foi preparada.

Reconhecemos que Provérbios 22:6 é o único texto em que o termo se refere a algo pessoal, e não a um objeto inanimado (como muros, casa, altar), e certamente isso pode influenciar sua interpretação. Mas existem exemplos na literatura extrabíblica em que o mesmo termo em aramaico foi aplicado para descrever a "inauguração" do sumo sacerdote e a "iniciação" de Isaque na aliança no oitavo dia.[21]

---

[18] Ibidem, p. 280-281.
[19] ARCHER, p. 273.
[20] O adjetivo relacionado foi usado uma vez com referência a pessoas em Gênesis 14:14, referindo-se aos "cadetes" de Abraão, ou seja, os 314 jovens soldados "treinados/equipados/preparados".
[21] HILDEBRANDT, p. 282, citando JASTROW, Marcus. *A dictionary of the targumim, the talmud babli and yerushalmi and the midrashic literature*. New York: G.P. Putnam's Sons, 1903, p. 483ss.

Quando aplicado a crianças/jovens, como aqui, a ideia parece incluir conceitos como ensino, formação de caráter e a consagração. Pode também incluir a ideia de algum rito de passagem em que o jovem seria introduzido à comunidade de adultos responsáveis (assim como acontece ainda hoje na cultura judaica com o *bar mitzvah* e *bat mitzvah*).

Aplicações

1. Ser pai significa ser um construtor e orientador; os pais lapidam o caráter do filho conforme o modelo traçado pelo Espírito na Palavra, que é a imagem de Jesus.
2. O processo da paternidade envolve acompanhamento que concede privilégios à medida que o filho se mostra responsável; o ideal seria sempre ir em direção a mais e mais liberdade que corresponde a mais e mais responsabilidade.
3. A dedicação da criança no caminho do Senhor pode incluir um ato específico de consagração inicial (como na apresentação de crianças num culto da igreja), mas certamente não se limita a isso. Nossas "festas de debutante" ainda preservam um pouco desse ideal, mas deveriam ser repensadas para enfatizar ainda mais os valores da sabedoria divina destacados em Provérbios.
4. A dedicação da criança implica uma vida inteira dedicada ao seu treinamento.
5. Em algum momento, os pais podem promover um momento especial de celebração como rito de passagem em que o filho jovem será reconhecido como membro responsável da comunidade de fé.

2. A audiência

a criança...[22]

Trata-se de um termo abrangente que pode incluir qualquer dependente, desde um feto (Jz 13:5,7,8,12) ou recém-nascido (1Sm 4:21), um infante (Êx 2:6, referindo-se a Moisés com 3 meses de idade) ou até mesmo um jovem como Ismael, com 16-17 anos (Gn 21:12), Isaque (Gn 22:5,12) ou José (Gn 37:2).[23] A presença do artigo definido *o* ou *a* ("o jovem" ou "a criança") pode indicar que uma criança específica está em vista e que o

---

[22] נַעַר (*na'ar*).
[23] Em Provérbios, o termo aparece em 1:4; 7:7; 20:11; 22:6,15; 23:13; 29:15.

treinamento precisa ser individualmente esculpido para a natureza única daquela criança.²⁴ Podemos concluir que o "ensino" dos pais provavelmente engloba todo o tempo em que o jovem está sob seus cuidados. Esse ensino deve ser sensível à natureza individual da criança, e não padronizado, "um tamanho para todos".²⁵

APLICAÇÕES

1. Enquanto a criança está conosco (na nossa casa), temos o direito e a responsabilidade de encorajá-la nos caminhos do Senhor. Espera-se que depois de sair de sob a nossa autoridade ela continue buscando nosso conselho.
2. O filho talvez precise de mais orientação dos pais na juventude do que na infância, por ser a época em que as decisões mais difíceis da sua vida são tomadas. Os pais não devem abandonar sua responsabilidade só pelo fato de que a lei civil decreta que o filho seja maior de idade.

3. O ensino

... no caminho em que deve andar...

Traduz um conjunto de palavras no original que literalmente diz "de acordo com a *boca* do caminho dele".²⁶ A figura traz a ideia de iniciação ou inauguração desde cedo na vida, algo bem coerente com o imperativo traduzido por "ensinar" ("inaugurar"). A ideia é de um treinamento apropriado, *conforme* a necessidade do momento (que é a estultícia inata no coração da criança; cf. 22:15).

Hildebrandt esboça pelo menos cinco maneiras pelas quais a expressão tem sido interpretada:²⁷

1. A perspectiva vocacional: os pais consagram o filho na vocação que deve seguir.

---

²⁴WALTKE, p. 205.
²⁵Hildebrandt alega que o termo *não* deve ser traduzido por "criança", citando os outros textos em Provérbios nos quais נַעַר foi usado. São sete textos: 1:4; 7:7; 20:11; 22:6,15; 23:13; 29:15, que ele diz que "certamente se referem a adolescentes ou jovens adultos" (p. 287). Mas vários desses textos não somente *podem* se referir a crianças, mas *provavelmente* descrevem alguém na primeira infância, especialmente em 20:11 e 22:15.
²⁶עַל־פִּי
²⁷HILDEBRANDT, p. 287-289.

2. A perspectiva de aptidão: os pais observam os interesses do filho e conduzem-no de forma coerente com suas capacidades (por exemplo, esportes, música, arte etc.).
3. A perspectiva de *status*: os pais treinam o filho de acordo com a posição que ocupará na sociedade.
4. A perspectiva de rebeldia: de forma irônica, o texto diz que a criança a quem é permitido seguir seu próprio caminho (pecaminoso) — ou seja, que é consagrada naquele caminho — nunca se desviará dele. (Veja a explicação na nota de rodapé anterior sobre "Tom".)
5. A perspectiva moral: os pais educam e consagram o filho no único caminho em que deve andar — o mesmo apontado pelo livro de Provérbios.

À luz do propósito de Provérbios, o significado dos vocábulos do texto e o contexto imediato, adotamos a última perspectiva: "Seu caminho" significa "o caminho apropriado para ele"[28] no sentido moral, e não "de conformidade com seus dons, talentos, interesses e capacidade" — um conselho prático para os pais, mas não a ênfase aqui.

A palavra "caminho"[29] descreve a vida como uma jornada, com todas as suas decisões e seu potencial para o bem ou para o mal. Há basicamente dois caminhos em Provérbios: o do sábio e o do tolo. O "caminho" que o pai ensina em Provérbios é normalmente o caminho de *Deus*,[30] embora o termo possa se referir, às vezes, aos "caminhos" peculiares de algumas criaturas (cf. o "caminho" da cobra numa pedra, Pv 30:19). O caminho natural da criança é estultícia e vergonha (22:15; 29:15), e o perigo do caminho perverso do versículo anterior serve como contraste com o caminho aqui. Por isso, o texto não ensina que os pais devem seguir as inclinações naturais da criança, ou seja, que devem "respeitar o jeitão dela", mas que devem contrariar o caminho natural dela, para colocá-la no caminho do Senhor.

APLICAÇÕES
1. O caminho da criança não é o mais natural para ela, mas, sim, o que é contra sua natureza pecaminosa — uma vida "outrocêntrica", que é a vida de Cristo sendo vivida nela.

---

[28] ARCHER, p. 274.
[29] דֶּרֶךְ
[30] Provérbios 3:17; 4:11; 8:32; 21:16; 23:19,26.

2. O livro de Provérbios define "o caminho" e como achá-lo — envolve o temor do Senhor, um relacionamento de profunda adoração e intimidade com o Criador.

4. O resultado

... e, ainda quando for velho, não se desviará dele[31]

Representa a época da vida quando os pais não estão mais por perto, vigiando a conduta e olhando por cima dos ombros do jovem para corrigir qualquer desvio do caminho. Diferentemente do que alguns alegam, o versículo *não diz* que é de imaginar que o jovem se desvie do caminho do Senhor, mas que um dia voltará. "Ainda que" (veja 14:13) contraria a interpretação equivocada de que talvez haja um lapso moral entre a dedicação e a velhice. O ponto é que mesmo quando o jovem atinja a velhice, ele não se desviará do percurso escolhido.[32]

Mesmo sendo um *princípio*, e não uma *promessa absoluta*, o texto oferece esperança maior para os pais (e filhos): o jovem continuará "no caminho" mesmo quando (ou "até quando") for velho e os pais não conseguirem mais acompanhar cada passo que ele der. Se o jovem for velho, os pais provavelmente já faleceram — mas ele continuará nos caminhos do Senhor!

Waltke adverte contra a interpretação que diz que os pais são, em última análise, os únicos responsáveis pela conduta do filho. Esse texto trata de *um* elemento envolvido na educação do jovem, e não o elemento exclusivo. À luz do texto de Provérbios, são os jovens que têm a principal responsabilidade de escolher o caminho que vão trilhar (veja Ez 19:20; Pv 1:1-6; 2:11-15).[33] Mas os pais têm grande oportunidade e responsabilidade ao encaminhar o filho na direção em que deve andar.

Pais que alcançam o coração do filho com os princípios da Palavra de Deus desde cedo, têm a grande esperança de que o filho continuará nesse caminho até morrer. Que esperança para os pais! Que privilégio para os filhos!

---

[31] גַּם כִּי־יַזְקִין לֹא־יָסוּר מִמֶּנָּה
[32] WALTKE, p. 205-206.
[33] Ibidem, p. 206.

Aplicações

1. Se ganharmos nosso filho enquanto criança, ele é "nosso" para a vida inteira. Algumas estatísticas apontam para o fato de que a maioria dos crentes se converte a Cristo dentro da "Janela 4-14", ou seja, entre 4 e 14 anos de idade.[34]
2. Não há promessas ou garantias de "lavagem cerebral"; a criança tem sua própria vontade e precisa escolher também os caminhos do Senhor.
3. O alvo: os pais visam alcançar o coração do filho (Pv 4:23; 23:26), tirando a estultícia inata (22:15), a ponto de que não mais precisarão vigiar sua conduta!

Uma visualização

Podemos visualizar o processo de ensino/construção e entrega/consagração como uma linha de pedreiro esticada no chão, amarrada à distância na Palavra de Deus. Os pais são os construtores, que cavam a valeta (trilha) em que o filho precisa andar — o caminho do Senhor como traçado pela Palavra.

No início do processo, a valeta está rasa e a criança consegue se desviar dela com certa frequência. Nessas ocasiões, os pais de crianças menores aplicam a vara da correção para que o filho volte correndo para o caminho do Senhor.[35]

Os pais continuam cavando (ensinando), e a valeta fica cada vez mais funda — e mais difícil para o filho escapar. Depois de poucos anos, não é mais necessária uma disciplina física, pois o filho consegue associar os desvios do caminho com as consequências dolorosas na vida. Os pais ensinam o filho a seguir o "norte" da Palavra, e logo o filho adota essa bússola para direcionar o resto de sua vida.

À medida que cresce, os pais dão cada vez mais liberdade para o filho que se mostra responsável e capaz de continuar no caminho do Senhor — mesmo quando os pais não estejam vigiando cada passo dele. Eventualmente, o filho pode até ultrapassar os pais nessa "valeta" do Senhor. Um dia, se Deus assim permitir, o filho encontrará uma companheira

---

[34] Para mais informações, veja o *site*: <http://414familychallenge.com/history-portuguese.asp>. Acesso em: 3 nov. 2017.
[35] Veja o capítulo sobre disciplina no livro de Provérbios.

que tem o mesmo norte, o mesmo Mestre, a mesma missão na vida, e juntos continuarão cavando o caminho do Senhor para seus filhos. Mesmo quando eles forem velhos, e os pais não mais presentes, continuarão nesse caminho.

Há exceções a esse princípio? Sim. Um filho bem encaminhado pode mais tarde decidir por conta própria desviar-se do caminho do Senhor? Claro que sim. Mas a existência de exceções não anula a regra. Não podemos forçar o gênero literário de "provérbio" a assumir a categoria de "promessa", muito menos inverter o versículo e concluir que pais com filhos desviados "obviamente" não os conduziram nos caminhos do Senhor.

Esses pais experimentam o que o apóstolo João disse sobre seus filhos na fé: *Não tenho maior alegria do que esta, a de ouvir que meus filhos andam na verdade* (3Jo 4). Provérbios ecoa a mesma ideia: *Corrige o teu filho, e te dará descanso, dará delícias à tua alma* (Pv 29:17).

Conclusão

Os pais têm a responsabilidade dada por Deus para serem os principais agentes formativos na educação dos seus filhos; precisam "construir" o caráter temente a Deus na vida deles, guiando-os diligentemente nos caminhos da sabedoria desde a infância até a idade adulta, confiantes de que a graça soberana de Deus é capaz de resgatar a alma deles e conduzi-los nesse caminho, mesmo quando seus pais e outros modelos não estiverem mais por perto.

"Ensinar a criança" não significa descobrir os gostos, talentos e o "jeitão" particular dela e encorajá-la a continuar nesse caminho. Não significa enviar o filho para a escola bíblica dominical e outros programas da igreja, sem um acompanhamento espiritual por perto dos pais.

Os pais facilitam o crescimento espiritual de seus filhos quando os dedicam ao Senhor e acompanham-nos no caminho da sabedoria divina, até que eles sejam capazes de continuar a jornada sozinhos.

Podemos sugerir uma paráfrase do texto como segue:

> Consagre o jovem (depois de anos de instrução) no caminho (do Senhor), e mesmo quando for velho (e os pais não mais estiverem vigiando sua conduta), não vai se desviar dele.

A FAMÍLIA EM PROVÉRBIOS: *ENSINA A CRIANÇA*   269

| A grande ideia |

Deus chama os pais para treinarem diligentemente seus filhos HOJE *nos caminhos da sabedoria para que fiquem* PARA SEMPRE *naqueles caminhos.*

PARA DISCUSSÃO

1. Provérbios 22:6 nos dá licença para concluir que um jovem (ou adulto) rebelde *não* foi criado "no caminho em deveria andar" pelos seus pais?

2. Até que ponto Provérbios 22:6 nos encoraja como pais a respeitar os interesses, as habilidades, os talentos e os dons únicos do filho?

3. Quais seriam maneiras práticas para "consagrar" o jovem que já se mostrou ser seguidor do Caminho?

18

A família em Provérbios: princípios de disciplina

O ano era 1979, e eu estava num lugar onde nunca tinha imaginado chegar. Havia viajado com um time evangélico de futebol para jogar contra várias aldeias do interior da Costa do Marfim, África. Ao mesmo tempo, iríamos pregar o evangelho nas igrejas locais. Como jovem de 20 anos, eu iria pregar pela segunda vez na minha vida, com a ajuda de *dois* intérpretes — do inglês para o francês, e do francês para o dialeto local. Mas não foi nada disso que me impressionou naquele dia, e sim o meu auditório. Meus ouvintes eram pessoas leprosas.

Nunca vou me esquecer da senhora que entrava na igreja engatinhando nos cotovelos e joelhos (faltavam-lhe braços e pernas). A imagem do pastor daquela igreja está para sempre gravada na minha mente: um senhor quase cego, também faltando-lhe braço e pernas, mas que fielmente pregava Jesus.

Depois daquela experiência, pesquisei um pouco sobre a doença da lepra (hoje conhecida como "hanseníase") e descobri que os danos pessoais que o leproso experimenta não são causados pela doença em si, mas como consequência indireta dela. Simplificando, a lepra causa uma insensibilidade à dor, levando a pessoa atingida a não perceber feridas e outros problemas físicos. Por exemplo, uma pessoa com hanseníase cuja sensibilidade das mãos foi afetada poderia encostar num fogão quente e não perceber as queimaduras até que fosse tarde demais. Sem esse sinal de dor, o corpo é prejudicado, a tal ponto que a pessoa perde dedos, pés, braços, orelhas. Uma coisa tão simples como a falta de circulação no pé, que faz com que uma pessoa normal sinta formigamento, pode levar à morte circulatória do pé da pessoa leprosa.

A dor do leproso, ou melhor, a falta de dor, causa grandes prejuízos físicos. Mas a minha experiência naquela vila africana me fez pensar em outro prejuízo. A Palavra de Deus nos diz: *Filho meu, não rejeites a* disciplina do SENHOR, nem te enfades da sua repreensão. Porque o SENHOR repreende a quem ama, assim como o pai, ao filho a quem quer bem (Pv 3:11,12). A disciplina bíblica, produto do amor de um pai, visa providenciar "nervos espirituais" para o filho. A dor artificial ajuda o filho a entender que desobediência, rebeldia, mentira e outros pecados são altamente prejudiciais para sua saúde espiritual. O pai que recusa disciplinar seu filho torna-se cúmplice de criar um leproso espiritual.

Algumas pessoas têm a impressão de que o livro de Provérbios só fala do uso da vara na disciplina de crianças. Com certeza, Provérbios recomenda o uso da vara, mas pressupõe certos cuidados e muito bom senso. Também não é o único método recomendado. A Bíblia fala de exortação e admoestação (advertência — Ef 6:4) e consequências naturais (Pv 19:19), entre outras técnicas.

Infelizmente, muitos pais são mais influenciados pelas recomendações do *expert* "X" ou socióloga "Y" do que pela própria Palavra de Deus.

Por isso, Provérbios também nos alerta: *A estultícia está ligada ao coração da criança, mas a vara da disciplina a afastará dela* (22:15).

O pai que ama sua popularidade mais que ao filho; o pai inseguro, que teme perder o amor do filho; o pai contagiado por conceitos antibíblicos; o pai que nunca teve o privilégio de uma instrução bíblica sobre correção no lar; o pai ausente ou negligente — todos esses que deixam de corrigir seus filhos correm o risco de criar leprosos espirituais. Provérbios nos alerta de que *O que retém a vara aborrece a seu filho, mas o que o ama, cedo, o disciplina* (13:24). Por isso, pais, temos que disciplinar nossos filhos. Por isso, jovens, precisamos receber a instrução e crescer em sabedoria.

Os pais que não seguem o conselho divino sobre criação de filhos também põem seus filhos em grande perigo de morte prematura, tanto física como espiritual: *Não retires da criança a disciplina, pois, se a fustigares com a vara, não morrerá. Tu a fustigarás com a vara e livrarás sua alma do inferno* (Pv 23:13,14; cf. 19:18). Há precedente suficiente nas páginas da Bíblia para nos alertar sobre essa possibilidade. Eli, Samuel e Davi, conhecidos como líderes espirituais, perderam seus próprios filhos justamente pelo fato de não tê-los disciplinado biblicamente. Os filhos morreram como leprosos espirituais porque nunca tiveram a expressão de amor paterno por meio da administração cuidadosa da vara e da repreensão.

Sem dúvida alguma, o alto índice de mau tratamento de crianças deve nos assustar e nos deixar alertas. Mas disciplina bíblica com a vara não significa espancar uma criança. A vara não deve ferir, mas, sim, arder (geralmente no bumbum, o local propício, por ter "forro" suficiente para proteger a criança).

O fato de que algumas pessoas abusam do princípio bíblico não deve nos levar a jogar fora o princípio. Se algumas pessoas são comilonas, não significa que eu vou parar de comer. Se um amigo meu morreu num acidente de carro, ainda vou dirigir meu carro, só que com mais cuidado. Não disciplinar seu filho somente porque algumas pessoas abusam do princípio bíblico simplesmente não faz sentido.

O resultado da disciplina bíblica não pode ser superestimado. *Corrige o teu filho, e te dará descanso, dará delícias à tua alma* (Pv 29:17). Quando foi a última vez que você viu um pai que não disciplinou seus filhos descansando? Infelizmente, a criança não disciplinada — que já é difícil enquanto pequena — cresce voluntariosa e torna-se insuportável mais tarde. Como Provérbios diz: ... *a criança entregue a si mesma vem a envergonhar a sua mãe* (29:15).

Contudo, a criança disciplinada biblicamente *dará delícias* aos pais. É interessante notar que a palavra "delícias" foi usada em relação a comidas finas e requintadas, a comida de reis (Gn 49:20; Lm 4:5). Quem começa cedo a corrigir seu filho e prossegue firme com esse intento, participará de um banquete real como convidado de seus próprios filhos.

Resumo

Um número limitado de textos em Provérbios estabelece que o ensino bíblico principal sobre a importância da disciplina dos filhos é aliado íntimo do ensino (discipulado) deles. Provérbios 3:11,12 e 13:24 estabelecem o tom para os outros textos. Descrevem o castigo como sinal de amor paterno. O autor de Hebreus cita Provérbios 3:11,12 para encorajar seus leitores a perseverar debaixo da disciplina divina, sabendo que ela sinaliza o amor paterno (divino) e produz uma colheita farta de justiça e paz.

O mesmo princípio se repete em Provérbios 22:15, uma lembrança de que a natureza dos filhos é pecaminosa e corrupta e precisa ser cuidadosamente esculpida. De acordo com 29:15, esse processo disciplinar não somente retira a estultícia, como também dá sabedoria ("jeitão para viver bem"), enquanto sua negligência traz vergonha aos pais.

Provérbios 23:13,14 sugere que a disciplina apropriada não vai machucar a criança, mas pode evitar uma morte prematura.[1] Provérbios 19:18 ecoa essa ideia. A segunda linha literalmente diz: "para matá-lo, não levantarás a sua alma". A ideia parece ser que a *falta* (não o excesso) de disciplina leva a uma morte prematura, por causa da sua teimosia e rebeldia. Essa advertência teria sido entendida claramente na comunidade da aliança palestiniana, pelo fato de que textos como Deuteronômio 21:18-21 faziam provisão para a morte de crianças corruptas e incorrigíveis.

Além de demonstrar amor, dar sabedoria e esperança, tirar a estultícia e evitar a morte prematura, a correção bíblica também dá paz e deleite aos pais (Pv 29:17).

Os pais demonstram amor e preocupação com o bem-estar futuro dos filhos quando praticam uma disciplina consistente, coerente e desde cedo. Essa disciplina dá sabedoria, paz e esperança enquanto retira da criança sua estultícia e protege-a da vergonha e da morte prematura.

ANÁLISE DE TEXTOS PRINCIPAIS

A seguir, analisamos cada um dos principais textos de Provérbios que tratam da disciplina dos filhos:

1. A disciplina é uma prova de amor — de Deus e dos pais
- 3:11,12;

> *Filho meu, não rejeites a disciplina do* SENHOR,
> *nem te enfades da sua repreensão.*
> *Porque o* SENHOR *repreende a quem ama,*
> *assim como o pai, ao filho a quem quer bem.*

Na sequência de exortações ao filho ("Filho meu") que caracterizam os discursos do pai nos capítulos 1—9, o apelo é para que o filho valorize a disciplina como fruto do amor paterno. C. S. Lewis observa em seu livro *The problem of pain* [O problema da dor] que, quando nos queixamos dos nossos sofrimentos (que podem ser uma forma de disciplina divina),

---

[1] "Morte" (Sheol) aqui provavelmente se refere não tanto à morte espiritual, mas física, embora no progresso da revelação fique claro que morte espiritual também pode acompanhar a negligência por parte dos pais na disciplina dos filhos.

estamos pedindo que Deus nos ame *menos*, e não *mais*, ou seja, que Deus não nos leve tão a sério como seus filhos.² No mesmo livro, encontramos a declaração clássica de Lewis: "Deus sussurra para nós nos nossos prazeres, fala conosco em nossa consciência, mas grita em nossa dor. É seu megafone para acordar um mundo surdo".³

O texto lembra o filho de que a disciplina (מוּסָר , *mûsār* — correção) do Senhor sempre evidencia o amor dele por seus filhos legítimos. Por isso, não deve ser rejeitada — o verbo "rejeitar" (מָאַס , *mā'as*) traz a ideia de dissociação completa ou até desprezo. O paralelismo sinonímico da segunda linha ecoa de forma enfática a ideia de não sentir desgosto diante da disciplina.⁴ "Não te enfades" traduz o verbo קוּץ (*qwṣ*), que significa detestar ou tratar como repugnante⁵ a "repreensão" do Senhor.⁶

O versículo 12 dá a razão por que a disciplina deve ser valorizada: Deus repreende⁷ seus amados. O paralelismo emblemático da segunda linha (que emprega o símile para fazer a comparação) prepara o caminho para os outros textos sobre disciplina paterna no livro. O bom pai, que ama seu filho, precisa disciplina-lo porque deseja o bem para ele. Está implícita a ideia de que essa disciplina tem como fonte principal o próprio Deus.

O autor de Hebreus cita esse texto quando exorta seus leitores a uma vida de perseverança, mesmo debaixo da disciplina divina, e depois acrescenta:

> *É para disciplina que perseverais* (Deus vos trata como filhos); *pois que filho há que o pai não corrige? Mas, se estais sem correção, de que todos*

---

² Citado em Waltke, vol. 2, p. 330; Lewis, C. S. *The problem of pain*. Londres: Geoffrey Bles and Centenary, 1940, p. 30-33.
³ Lewis, C. S., *The Problem of Pain*, p. 91.
⁴ O texto original emprega o quiasmo para enfatizar o elemento central de "não desprezar" a disciplina divina:

"A disciplina do Senhor, meu filho, não rejeites/E não desprezes sua correção".

⁵ Waltke define o termo como "sentir uma reação emocional profunda que resulta em repulsa" (vol. 2, p. 329). Veja Gênesis 27:46; Levítico 20:23; Números 21:5; 1Reis 11:25; Provérbios 3:11.
⁶ תּוֹכַחַת (*tôkaḥat*) é um termo judicial que pode ser traduzido por "repreensão" ou "argumentação" no sentido de confrontação de ações inapropriadas para "estabelecer o que é certo" (Waltke, vol. 2, p. 329-330; veja Is 29:21; Am 5:10).
⁷ יָכַח (*yā·ḵaḥ*) é outro termo com conotação judicial, mas que traz a ideia no contexto de "convencer" de erro, reprovar, confrontar.

se têm tornado participantes, logo, sois bastardos e não filhos. Além disso, tínhamos os nossos pais segundo a carne, que nos corrigiam, e os respeitávamos; não havemos de estar em muito maior submissão ao Pai espiritual e, então, viveremos? Pois eles nos corrigiam por pouco tempo, segundo melhor lhes parecia; Deus, porém, nos disciplina para aproveitamento, a fim de sermos participantes da sua santidade. Toda disciplina, com efeito, no momento não parece ser motivo de alegria, mas de tristeza; ao depois, entretanto, produz fruto pacífico aos que têm sido por ela exercitados, fruto de justiça (Hb 12:7-11).

Princípios

Alguns princípios iniciais sobre repreensão paterna vêm à tona nesses primeiros versículos sobre disciplina no livro de Provérbios e preparam o palco para os textos a seguir:

1. A disciplina precisa ser aceita para poder gerar seu fruto desejado. A desvalorização da disciplina, seja de Deus (como no texto anteriormente citado) ou dos pais (nos textos a seguir) condena o filho às consequências naturais da tolice.
2. A disciplina tem suas raízes no próprio Senhor (veja Gn 3:14-24).
3. O segredo da perseverança, mesmo em meio à disciplina, é o reconhecimento de que esta é fruto do amor.
4. A disciplina faz parte de um processo que produz o "bem" no filho. Os pais são obrigados a confrontar o mal e acertar o que está torto no filho. "Se alguém não toma providências para fazer o que é certo, ele é cúmplice do malfeitor."[8]

- **13:24:**
  O que retém a vara aborrece a seu filho,
  mas o que o ama, cedo, o disciplina.

O pai que está mais interessado em alguns momentos de paz, sossego, tempo precioso ou conforto, e que por isso deixa de confrontar seu filho e corrigi-lo, mostra que ama a si mesmo mais do que ao seu filho. Ironicamente, como resultado, esse pai pode acabar perdendo o que mais

---
[8] WALTKE, vol. 2, p. 330.

deseja. Mas o pai que corrige seu filho *agora* receberá descanso e paz mais tarde e encontrará um verdadeiro banquete de alegria por mais tempo depois (Pv 29:17).

Hoje, muitos pais confundem disciplina com punição. Disciplina visa a restauração; punição representa vingança. A disciplina bíblica requer amor — o "outrocentrismo" que considera o bem-estar do filho acima do seu próprio conforto.

A ausência de disciplina, que o mundo promove como se fosse uma marca de amor, é sinônimo de omissão, passividade e, conforme esse texto, ódio. Infelizmente, muitos pais hoje têm orgulho da sua tolerância da tolice e desobediência dos filhos. Acham graça no fato de os filhos serem respondões, baterem nos pais e ignorarem instruções. Esse é o triste paradoxo de um mundo pós-moderno onde o mantra é que "é proibido proibir".

> Os pais têm esse receio enorme de desagradar, um medo de perder o amor dos filhos. Sempre foi o oposto. Era o temor dos pequenos de perder o afeto dos mais velhos que permitia muitas vezes que fossem educados, deixando de fazer várias besteiras [...] A fragilidade dos laços afetivos hoje é algo que nos assombra [...] Estamos lançando sobre os filhos essa expectativa. Com isso, o que temos visto, em geral, são os pais superobedientes. Loucura, não?[9]

O termo "aborrece" pode parecer forte demais — como que o simples ato de administrar a disciplina física (a ideia da "vara" será considerada na análise de Pv 22:15) representasse ódio à criança?[10]

Parte da resposta reside no fato de que Provérbios ensina que a falta de disciplina pode levar o filho a uma morte prematura (Pv 19:18). As consequências trágicas de ser omisso nessa área aumentam a seriedade do envolvimento paterno na educação disciplinar dos filhos.

A palavra traduzida por "cedo" está relacionada a um substantivo que significa "o amanhecer". Como verbo, muitas vezes traz a ideia de "buscar

---

[9] Rosely Sayão, entrevistada por Daniel Bergamasco e Fabiana Futema. "Só os pais obedecem", *Veja*, 2 de agosto, 2017, p. 18.
[10] WALTKE (vol. 2, p. 707) lista os outros textos em Provérbios em que golpes (normalmente com a vara) servem a um propósito didático: jovens (22:15; 23:13); o filho (13:24); o escarnecedor (19:25); o insensato (18:10; 26:3) e o falto de senso (10:13).

cedo e diligentemente" (cf. Pv 1:28; 7:15; 8:17).[11] O pai que ama seu filho busca discipliná-lo com diligência. A figura provavelmente inclui um conjunto de ideias, como: "logo cedo", "sem demora", "diligentemente" ou talvez "no início da vida".

Encontramos vários exemplos de pais nas Escrituras que deixaram de corrigir seus filhos "ao amanhecer"; esses pais exemplificaram uma forma de ódio que muito complicou a vida de muitas pessoas:

- Jacó com Simeão (Gn 34:5ss)
- Eli (1Sm 3:12,13)
- Davi (2Sm 13:21)

Waltke resume o texto dizendo que

> O método bíblico de educação dos filhos é amá-los, o que implica o uso de disciplina rigorosa e a valorização da criança como uma dádiva de Deus [...] Os ensinos do Novo Testamento não anulam nem substituem esse método, que não deve ser abandonado na igreja como algo antiquado [...] nem justificado como algo culturalmente condicionado.[12]

Disciplina diligente prova o amor dos pais para com seus filhos.

Princípios

1. A disciplina com a vara é um sinal de amor; deve ser administrada com amor, nunca com ira ou visando vingança.
2. A falta de disciplina implica egoísmo e falta de consideração dos frutos maléficos de uma vida indisciplinada.
3. A correção exige diligência e trabalho!
4. A correção vai logo ao encontro da ofensa; normalmente não espera outro momento supostamente mais oportuno ("Espera seu pai chegar!").
5. A disciplina começa cedo na vida (assim que a criança exibir sua natureza pecaminosa), não desiste apesar do desânimo (porque crê nos resultados benéficos) e sacrifica conforto pessoal em prol do bem maior, que é a salvação da criança.

---

[11] BDB, s.v. שָׁחַר — Piel 1007; cf. Hebreus 12:5-12; Provérbios 3:11,12.
[12] WALTKE, vol. 2, p. 707.

2. A disciplina salva da morte prematura

- **19:18:**

    Castiga a teu filho, enquanto há esperança,
    mas não te excedas a ponto de matá-lo.

A disciplina deve ser exercida "enquanto" ou "porque" existe esperança.[13] A segunda linha do provérbio apresenta mais dificuldade. A questão gira em torno do tipo de paralelismo do texto e o significado da figura de linguagem da segunda linha.

A tradução "mas não te excedas a ponto de matá-lo" sugere que os pais precisam equilibrar sua disciplina para não maltratar a criança. Mas essa preocupação parece ser mais um sintoma da nossa sociedade, em que pais omissos e passivos na disciplina diligente acabam com os nervos à flor da pele e exageram na disciplina dos filhos. Essa tradução representa um paralelismo antitético, em que a segunda linha contrasta com a primeira. Em vez de dar esperança de vida, a disciplina excessiva pode levar à morte. Mas a ideia de disciplina excessiva parece ir longe demais do significado literal da frase, que é "não levantarás a tua alma". Além disso, não há nenhum exemplo bíblico de pais que exageraram na disciplina a ponto de matar um filho (mas veja Dt 21:18-22).

O texto literalmente diz: "E para sua morte, não levantarás a tua alma".[14] "Alma", aqui, provavelmente significa "desejo"[15] e traz a ideia de "Não coloques o teu desejo na sua morte".

"Levantar a alma" seria melhor entendido como "tornar-se cúmplice". Nesse caso, o paralelismo é sintético; a segunda linha completa a ideia da primeira, mostrando o resultado de quem não disciplina o filho no momento certo: o pai se torna cúmplice na sua morte prematura.

À luz do contexto do Antigo Testamento, parece muito mais provável que o texto advirta contra a *ausência* da disciplina do que contra o *excesso* de disciplina. Obviamente, o amor e a ternura dos pais faz de tudo para não prejudicar a criança, inclusive por meio da disciplina injusta

---

[13] A palavra כִּי, aqui, admite as traduções "enquanto" (ideia temporal) ou "porque" (ideia causal). Na última análise, a diferença é pequena, pois a primeira enfatiza o tempo em que a disciplina ainda pode surtir efeito, e a segunda afirma que ela vai surtir efeito.
[14] וְאֶל־הֲמִיתוֹ אַל־תִּשָּׂא נַפְשֶׁךָ
[15] WALTKE, vol. 2, p. 164; cf. BDB, s.v. נֶפֶשׁ

ou excessiva. Mas parece que esse tipo de disciplina é mais um produto do mundo maldoso e perverso em que vivemos do que uma preocupação dos tempos antigos. Os pais que se recusam a disciplinar os filhos de acordo com as diretrizes bíblicas (com paciência, amor, logo após a ofensa, em particular, com diligência etc.) correm maior risco de espancar o filho quando perdem a paciência com suas aprontações.

Os pais diligentes na disciplina evitam exagero e injustiça, mas também oferecem esperança de vida ao filho.

Se [os pais] não empregam os meios da repreensão verbal concedidos por Deus, para evitar atos de estultícia, e a disciplina física, para evitar sua repetição, eles se tornam involuntariamente participantes do pior de todos os castigos, a morte do filho.[16]

Princípios
1. O castigo dos filhos visa à correção e à educação.
2. Há tempo em que pode ser tarde demais para disciplinar.
3. A disciplina dá esperança de vida ao filho.
4. O pai que não disciplina seu filho pode ser cúmplice de sua morte prematura.

- **23:13,14:**
    Não retires da criança a disciplina,
        pois, se a fustigares com a vara, não morrerá.
    Tu a fustigarás com a vara e livrarás a sua alma do inferno.

Esses versículos ecoam o texto de Provérbios 19:18. A disciplina (apropriada) com a vara não vai (e não deve) matar ou ferir a criança. Pelo contrário, pode ser a chave para livrá-la de uma morte prematura.

"Não retires" é a forma negativa de dizer "seja diligente", "continue firme". Sabemos que é grande a tentação dos pais de relaxar na educação dos filhos, especialmente nos primeiros anos, quando parece que a única coisa que os pais falam é "não".

O mandamento da primeira linha (v. 13a) é explicado nas próximas três: A disciplina, mesmo que severa (o verbo "fustigar", נָכָה — *nākâ* — é

---
[16] Ibidem, citando BRANSON, R. D., *TDOT*, 6:132, s.v. *yasar*.

comum e muitas vezes descreve uma batida forte) visa salvar a vida do jovem de um mal muito pior — a morte.

Alguns confundem o sentido da segunda linha, como se dissesse "se a fustigares com a vara, suas batidas não vão matá-lo", quando de fato o paralelismo com o versículo que segue leva à interpretação "se a fustigares com a vara, ele não vai morrer por causa da sua estultícia".[17]

A palavra "inferno" (שְׁאוֹל — šě'ôl) provavelmente representa em seu contexto veterotestamentário a ideia do sepulcro, ou seja, uma morte prematura, e não o que muitas vezes entendemos como *inferno*. Mas, no progresso de revelação e à luz do Novo Testamento, entendemos que a disciplina amorosa que revela ao filho a carência do seu coração e o conduz à cruz de Cristo pode salvar sua alma da morte eterna.

Nos dias em que vivemos, em que a maldade, a perversidade e a crueldade de alguns pais extrapolam a ponto de ferir e matar os próprios filhos, precisamos dessa voz de equilíbrio que encontramos em Provérbios 23:13,14. A disciplina bíblica, quando praticada conforme os princípios claros da Palavra de Deus, não vai machucar a criança, mas educá-la. "Os pais que tratam seus filhos com brutalidade não podem usar a vara de Provérbios como justificativa."[18]

Algumas sugestões podem ajudar os pais a não exagerar na disciplina dos filhos, mas também a continuar firmes e perseverantes:

- A disciplina bíblica deve ser sempre particular, e não em público. Nosso alvo não é envergonhar a criança, mas restaurá-la.
- A disciplina bíblica física não deve ser praticada com ira, pois traz grandes perigos de espancamento da criança.
- A disciplina bíblica pode (deve) ser dividida entre os pais para nenhum deles perder a paciência e o controle.

Princípios

1. A vara não deve ser objeto de ferir (prejudicar), mas, sim, de resgatar a criança.

---

[17] WALTKE, vol. 2, p. 327, explica: "O detalhamento [...] mostra que *ele não morrerá* [...] indicando que ele não morrerá justamente pelo fato de ter sido fustigado, e não que a fustigação não causará a sua morte (i.e., que ele sobreviverá à disciplina física)".
[18] WALTKE, vol. 2, p. 327.

2. O resultado de disciplina no lar é salvação de uma morte prematura e a possibilidade da salvação eterna.

3. A disciplina ajuda a evitar a repetição do pecado
- **19:19:**

> *Homem de grande ira tem de sofrer o dano;*
> *porque, se tu o livrares, virás ainda a fazê-lo de novo.*

Note o contexto (v. 18), que também trata da disciplina. O versículo 19 continua essa linha de pensamento e descreve a pessoa iracunda que precisa ser disciplinada (de preferência, à luz do v. 18, diligentemente!). Essa pessoa tola não tem controle das suas emoções, explode e causa grande prejuízo, em contraste com a pessoa descrita no versículo 11 do mesmo capítulo: *A discrição do homem o torna longânimo, e sua glória é perdoar as injúrias.*

Quando os pais ou outras pessoas na sociedade sempre livram a pessoa (criança?) das consequências do seu comportamento, acabam condenando-a a repetir as mesmas ações para o resto da vida; e condenam a si mesmos a pagar o preço pelas suas ações. Mais cedo ou mais tarde, o estrago será grande.

O texto fala de "dano" como resultado da ira; não fala do uso da vara como outros textos de Provérbios. A palavra "dano" é literalmente "multa", termo usado em relação a tributo imposto a uma terra conquistada (2Rs 23:33; 2Cr 36:3) e também em relação a uma forma de castigo monetário, ou seja, uma multa (Êx 31:22; Dt 22:19; Pv 17:26; 21:11; 22:3; Am 2:8).

Waltke afirma:

> O irascível deve ser corrigido mediante o pagamento de uma indenização, a fim de reparar de algum modo o dano que causou em sua agitação intensa [...] O pai sábio não interfere na operação do sistema de causa e consequência da ordem moral corretiva e penal divinamente estabelecida. Por ironia, a pessoa que "resgata" o iracundo é envolvida na dinâmica doentia do seu modo de vida.[19]

---
[19] Ibidem, p. 165.

A ideia do texto ecoa o que diz Eclesiastes 8:11: *Visto como se não executa logo a sentença sobre a má obra, o coração dos filhos dos homens está inteiramente disposto a praticar o mal.* Ou seja, a impunidade gera mais crime. Quando tudo "termina em *pizza*", o mal se alastra. Nesse caso, o pai terá que comprar muita *pizza* enquanto o filho não aprende que o "crime" tem consequências.

O texto no contexto (o v. 18 trata do castigo da criança) deixa claro que há múltiplas formas de disciplina que permitem que o "iracundo" sofra as consequências das suas ações. Os pais que não permitem ou proporcionam essas consequências podem condenar seu filho a repetir os mesmos erros, com repercussões muito mais graves no futuro.

O gráfico a seguir resume como a disciplina física deve diminuir com a idade da criança e seu desenvolvimento de raciocínio capaz de associar o pecado e suas consequências. A admoestação verbal junto com outras formas de advertência e consequências estruturadas cresce em importância, especialmente depois dos 8 anos de idade.

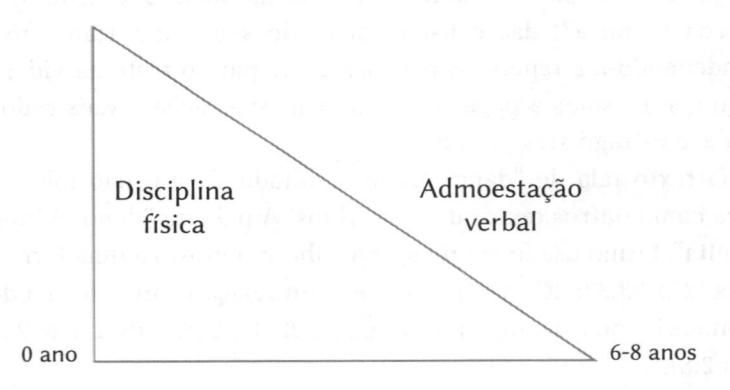

Figura: Disciplina física x Admoestação verbal[20]

Podemos imaginar um filho que insiste em chutar sua bola de futebol num lugar indevido. Num momento de raiva, dá um chute e quebra uma janela na casa do vizinho. O que fazer? Os pais sábios levam seu filho até o vizinho para pedir perdão; depois, insistem em que o filho faça serviços em casa para pagar pela troca do vidro. Atitudes assim são raras hoje

---

[20] Cox, David. *Lar cristão*, apostila não publicada. Atibaia, SP: Seminário Bíblico Palavra da Vida.

em dia e explicam por que temos tantos jovens inconsequentes e tanta impunidade na sociedade.

Os pais podem estruturar consequências lógicas depois que os filhos atingiram a idade em que sua capacidade de raciocínio abstrato permita que associem consequências não físicas com seu pecado. Algumas consequências estruturadas podem incluir:

- Trabalho.
- Multas.
- Pedidos de perdão (não "desculpas" quando o dano foi intencional ou causado por tolice).
- Perda de privilégios.
- Consequências naturais (em que talvez não seja necessário aplicar outra disciplina).

Princípios

1. Consequências naturais ou estruturadas, especialmente em forma de multas, podem ser aplicadas como forma de disciplina.
2. Os pais que poupam seus filhos das consequências das suas ações condenam-nos a repetir os mesmos erros.

4. A disciplina expõe o coração — e leva a Cristo

- **20:30:**

    Os vergões das feridas purificam do mal,
    e os açoites, o mais íntimo do corpo.

- **22:15:**

    A estultícia está ligada ao coração da criança,
    mas a vara da disciplina a afastará dela.

Esses dois versículos constam entre os textos evangelísticos mais estranhos nas Escrituras. Como feridas e açoites purificam do mal? Como a vara afasta a natureza pecaminosa da criança?

A resposta é que esse conceito não é tão estranho como parece. O evangelho de boas-novas nas Escrituras sempre começa com as más notícias de que o homem é pecador miserável que está longe de atingir o padrão de perfeição que Deus exige (Mt 5:48). O livro de Romanos, que apresenta o evangelho verdadeiro de forma ordenada, começa com três capítulos sobre a condenação de todos diante de Deus. Só depois de esclarecer que todos estão condenados, Paulo apresenta as boas notícias de salvação em Cristo.

A disciplina física da criança, administrada com todos os cuidados citados nesse capítulo, tem como alvo expor para a criança a verdadeira carência de seu coração. Podemos dizer que cria nervos espirituais no filho que se estendem até o coração e revelam a estultícia inata dela.

No texto de Provérbios 20:30, aprendemos que disciplina é como a faca na mão do cirurgião — causa dor, mas é uma dor homeopática (saudável) que culmina em cura. Mesmo que o versículo não se refira explicitamente à disciplina doméstica, certamente figura entre os textos sapienciais que tratam da importância genérica da disciplina. No contexto de um livro escrito para instruir o filho, entendemos uma aplicação clara nesse contexto.

A expressão "vergões das feridas" significa "batidas fortes que ferem".[21] Provérbios 27:6 utiliza a mesma palavra "feridas" para descrever as feridas fiéis de quem ama, em contraste com os beijos hipócritas de quem odeia. Essas feridas "purificam do mal" no sentido de remover imperfeições que mancham o caráter.[22] Vem à mente o texto messiânico sobre o Servo do Senhor que tomou sobre si o castigo que merecíamos: *Mas ele foi traspassado pelas nossas transgressões e moído pelas nossas iniquidades; o castigo que nos traz a paz estava sobre ele, e pelas suas pisaduras fomos sarados* (Is 53:5).

A segunda linha de 20:30 é paralelismo sinonímico: *E os açoites* [purificam] *o mais íntimo do corpo*. "Açoites" é um termo comum para batidas disciplinares, não necessariamente com chicote.[23] O efeito positivo de

---

[21] חַבֻּרֹת פֶּצַע ocorrem juntos pelo menos três vezes nas Escrituras (Gn 4:23; Êx 21:25; Is 1:6). חַבּוּרָה (ḥabbûrâ), "batidas", um termo relativamente raro, ocorre somente sete vezes no AT: Gênesis 4:23 (em que Lameque se vinga de um jovem que o "pisou" [bateu]); Êxodo 21:25 (2 vezes); Salmos 38:6; Isaías 1:6 e 53:5 (do Servo do Senhor). פֶּצַע (peṣaʿ), "ferida, contusão", foi usado oito vezes (Gn 4:23; Êx 21:25; Jó 9:17; Pv 20:30; 23:29; 27:6; Is 1:6).

[22] תַּמְרוּק (tamrûq) é um termo raro também que ocorre somente aqui em Provérbios e mais três vezes no livro de Ester para descrever os tratamentos cosméticos que Ester e as outras mulheres do harém receberam antes de se apresentarem ao rei (Et 2:3,9,12). O termo provavelmente se refere à ação de massagear ou "raspar" imperfeições da pele.

[23] מַכָּה (makkâ).

cura mencionado na primeira linha é especificado na segunda: as feridas penetram até o fundo do ser. A palavra traduzida por "o mais íntimo do corpo" descreve um quarto escondido ou bem protegido dentro de uma casa.[24] Ou seja, a disciplina física tem o poder de expor o que está escondido bem no íntimo e assim conduzir a pessoa (o filho) à saúde espiritual.

Provérbios 22:15 é um texto clássico na antropologia bíblica. Entendemos por esse versículo que a natureza da criança não é uma "tábula rasa" conforme ensinou o filósofo John Locke. Assim como Davi afirmou em seu salmo de confissão: *Eu nasci na iniquidade, e em pecado me concebeu minha mãe* (Sl 51:5), desde o momento da nossa concepção a natureza pecaminosa nos acompanha. Ou seja, apesar da opinião popular que muitas vezes afirma a "inocência" das crianças, todas nascem com saldo moral negativo, e não com uma índole boa.

Esse fato traz tremendas implicações para pais e educadores. Filosofias de educação como o construtivismo, que permite que a criança "construa" por si mesma sua aprendizagem, assim como o behaviorismo, em que condicionamos a criança pela manipulação do seu ambiente, falharão no treinamento moral da criança. Tentar educar uma criança sem levar em conta sua carência moral, ou seja, encher o cérebro sem alcançar o coração, significa criar um diabo mais esperto.

Em Provérbios, "estultícia" equivale a pecado e inclui a ideia de insolência e rebeldia.[25] Crianças nascem com uma natureza pecaminosa herdada de Adão e transmitida de pai para filho (veja Rm 5) e que é "amarrada" no coração delas.[26]

A segunda linha é paralelismo antitético e descreve como essa natureza tola pode ser distanciada[27] da criança — por meio da disciplina física

---

[24] חֶדֶר (*ḥeder*) foi usado múltiplas vezes no AT para descrever um quarto particular. De forma figurativa, aparece várias vezes em Provérbios para descrever as partes interiores da pessoa (Pv 18:18 = 26:22; 20:27,30). O penúltimo texto, somente três versículos antes, diz: *O espírito do homem é a lâmpada do* SENHOR, *a qual esquadrinha todo O MAIS ÍNTIMO do corpo.*

[25] אֱוִיל (*'ĕwîl*) é um de múltiplos termos que descrevem pessoas com caráter torto. A descida para o porão da maldade começa com o "simples" (*petî*), depois o "tolo" (*kĕsîl*) e o "estulto" (*'ĕwîl*) e culmina no escarnecedor (*lēṣ*).

[26] קָשַׁר (*qāšar*) é um termo comum para descrever uma coisa que é amarrada ou ligada a outra, usado em alguns textos clássicos de Deuteronômio e Provérbios para descrever figurativamente conceitos morais de "amarrar" o ensino do pai e da Palavra no coração ou em outros membros do corpo (veja Dt 6:8; 11:18; Pv 3:3; 6:21; 7:3).

[27] רָחַק (*rāḥaq*) traz a ideia de pôr grande distância entre um objeto e outro.

(supostamente administrada pelos pais na vida dos filhos). A "vara da disciplina"[28] representa o instrumento mais eficaz para alertar o menino quanto à sua natureza pecaminosa e assim, como o Novo Testamento claramente ensina, encaminhá-lo como tutor para Cristo (veja Gl 3:22-24).

Alguns têm questionado se a "vara" não seria uma figura para descrever outras formas de disciplina. Muito embora Provérbios inclua outras formas de disciplina (veja Pv 19:19 acima onde "multas" são implementadas), o livro de Provérbios usa o termo para disciplina doméstica em pelo menos três outros textos (todos tratados nesse capítulo: 13:24; 23:13,14; 29:15) com conotações claramente físicas.[29]

Waltke resume dizendo que:

> Este provérbio procura proteger os jovens da morte eterna por meio da dor relativamente leve causada pelo pai [...] O ferimento físico cura a corrupção moral interior [...] O pai não deve subestimar a dificuldade de sua tarefa, pois luta contra uma perversidade inata e obstinada.[30]

Se a nossa preocupação principal na educação do filho é melhorar sua autoimagem, promover maior autoestima ou fazer com que a criança se sinta bem consigo mesma, corremos o risco de perdê-la para a eternidade.

Temos, porém, de entender que esse versículo só apresenta metade da história, as más notícias. Pelas Escrituras, entendemos que esse "pré-evangelismo" é o primeiro passo para apontar à criança a direção da cruz de Cristo. O papel dos pais é apontar o pecado inato no coração da criança, mas também apontar a solução em Cristo (veja esse modelo em Hb 4:12-16).

Princípios

1. A natureza da criança desde seu nascimento até sua juventude (pelo menos) é estultícia.
2. O remédio para a estultícia é a disciplina administrada pela vara. A vara alerta a criança da sua natureza pecaminosa.

---

[28] שֵׁבֶט מוּסָר

[29] O termo שֵׁבֶט (šēbeṭ) foi usado figurativamente em relação a "tribos", ou seja, ramificações de um galho genealógico. Também descreve o "cetro" de um rei em vários outros textos.

[30] WALTKE, vol. 2, p. 286.

3. Disciplina física apropriada faz com que a criança na idade que ainda não tem raciocínio abstrato reconheça o que é pecado, para que associe pecado com dor.
4. A vara leva a criança a procurar esperança na provisão misericordiosa de Deus na cruz de Cristo. Afasta a estultícia da criança quando leva a criança até Cristo.

5. A disciplina dá sabedoria

- **29:15:**
  A vara e a disciplina dão sabedoria,
  mas a criança entregue a si mesma vem a envergonhar a sua mãe.

Um dos últimos versículos sobre disciplina em Provérbios resume sua importância no desenvolvimento de uma vida sábia, que é o foco do livro. Mais uma vez, a vara, que representa disciplina física, faz parte do processo educativo da criança. A disciplina física *junto com* a repreensão (termo que traz conotações jurídicas, ou seja, um processo em que o jovem é confrontado com os argumentos que apontam suas falhas morais)[31] produz um efeito singular: sabedoria.

A sabedoria divina significa adquirir a perspectiva divina sobre tudo que acontece na vida e viver de acordo com a vontade de Deus.[32] A disciplina sabiamente administrada pelos pais conduz o filho para uma vida sábia vivida na presença de Deus. Alerta o filho às áreas onde está aquém do que Deus espera dele e encontra uma vida bem-sucedida, pelo menos aos olhos de Deus e à luz da eternidade.

O contraste (paralelismo antitético) da segunda linha ensina que a criança "solta"[33] (não disciplinada, que não tem limites, tem liberdade

---

[31] תּוֹכַחַת (*tôkaḥat*). Veja a discussão sobre Provérbios 3:11,12 acima. O termo ocorre múltiplas vezes em Provérbios: 3:11; 5:12; 6:23; 10:17; 12:1; 13:18; 15:5,10,31,32; 19:1.

[32] חָכְמָה (*ḥokmâ*). Em textos com uso não abstrato, o termo foi usado em relação a: execução habilidosa do tabernáculo (Êx 31:3,6; 35:10,25,26,31,35; 36:1,2,4,8); navegação de marinheiros (Ez 27:8); fabricação de ídolos (trabalho em ouro, artesanato etc. — Jr 10:9; Is 40:20); discernimento legal (administrativo — 1Rs 3:28). Quando aplicado à vida, a ideia é de uma vida vivida com grande habilidade, perícia ou esperteza (no sentido positivo) pelo fato de ser vivida no temor do Senhor (Pv 1:7; 9:10), ou seja, da perspectiva divina sobre tudo que fala, faz ou pensa.

[33] מְשֻׁלָּח — "entregue a si mesma" = "solta" ou "enviada" (deixada para se virar na vida). A criança/jovem abandonada à sua própria estultícia será uma vergonha para os pais.

precoce e não sabe o significado da palavra "não") acaba gerando uma situação de vergonha para os pais. (O fato de que a mãe é mencionada, e não o pai, não significa que só ela é afetada pela indisciplina do filho. Provavelmente sugere que o comportamento do filho, que ficava sob a supervisão principal da mãe, pelo menos nos primeiros anos de vida, refletiria mal sobre ela — veja tb. Gn 3:16a.) A criança que não aprende limites por meio da disciplina dos pais inevitavelmente acaba criando situações de grande constrangimento para eles. "A sabedoria protege a mãe da desonra humilhante, e um filho cujos pais o deixam correr solto não aprende a se sujeitar à ordem moral estabelecida por Deus."[34]

Muitos pais erram ao querer ser o "amigão" do seu filho nos primeiros anos de sua vida, em vez de ser a autoridade amorosa conforme o plano de Deus. Em vez de estabelecer limites saudáveis num contexto de amor incondicional, soltam seus filhos de forma precoce. Em alguns casos, os pais reagem contra as "surras" que receberam na infância. Querem fazer o oposto para tornarem-se os "amigões" do filho, quando, na verdade, "surrar" o filho e ser "amigão" do filho são erros iguais. A Bíblia traz um padrão equilibrado entre disciplina, amizade e autoridade.[35]

Alguns fazem isso imaginando que a ausência de limites significa estimular a criatividade dos filhos, conforme a psicologia popular. Mas nada poderia ficar mais longe da verdade. Quantas crianças com quartos cheios de brinquedos reclamam de que "não têm nada a fazer", enquanto crianças da roça com uma latinha de sardinhas conseguem criar uma pista de Fórmula 1 e se divertir por horas?

Gary e Anne-Marie Ezzo denominam esse equívoco na educação de filhos de o "erro do funil".[36] À luz de Provérbios 29:15, em vez de soltar a criança, os pais estabelecem e limitam os parâmetros de liberdade desde cedo. A criança aprende que os pais são autoridades em sua vida e que limites trazem benefícios de segurança e sabedoria. Uma vez que o filho aprende a obedecer e respeitar a autoridade e os limites, os pais podem conceder mais e mais liberdade, *com* maior responsabilidade. De vez em quando, os pais podem testar o coração dos filhos, dando uma ordem ou fazendo uma escolha para o filho a fim de verificar se ele continua

---

[34] WALTKE, vol. 2, p. 549.
[35] Lucas Carvalho.
[36] Frase sugerida pelos autores Gary e Anne-Marie Ezzo.

submisso e obediente. Eventualmente, podem voltar um pouco atrás em termos de algumas liberdades já concedidas. Mas, em geral, os pais querem estar na posição de autoridades amorosas que sempre dão mais e mais liberdade responsável, até chegar o momento em que o filho jovem se mostre maduro e responsável para andar com as próprias pernas.

No primeiro modelo a seguir, do funil errado, os pais acordam algum dia com um filho rebelde e indisciplinado e que foi solto cedo demais. Os pais desesperados então procuram baixar um monte de regras, mas é tarde demais. O filho pula fora do funil (e da autoridade dos pais) quando o funil é apertado, e os pais terminam o processo como adversários dos seus filhos.

No segundo modelo, o filho quase não lembra os anos em que sua liberdade ficou mais restrita, e termina o processo como o melhor amigo dos seus pais "libertadores".

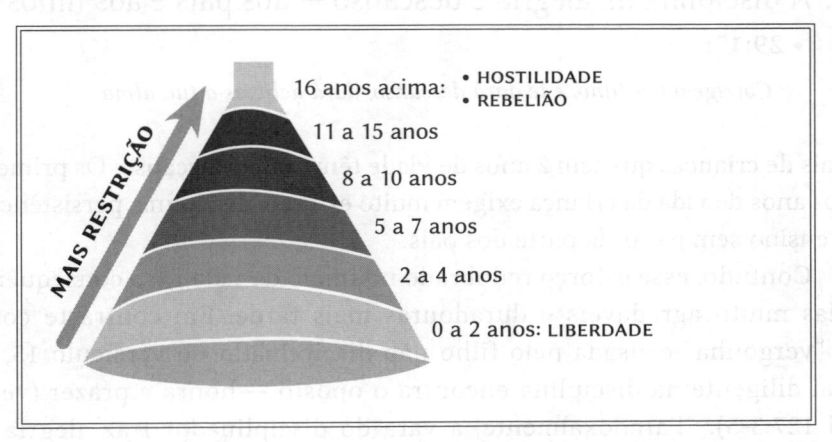

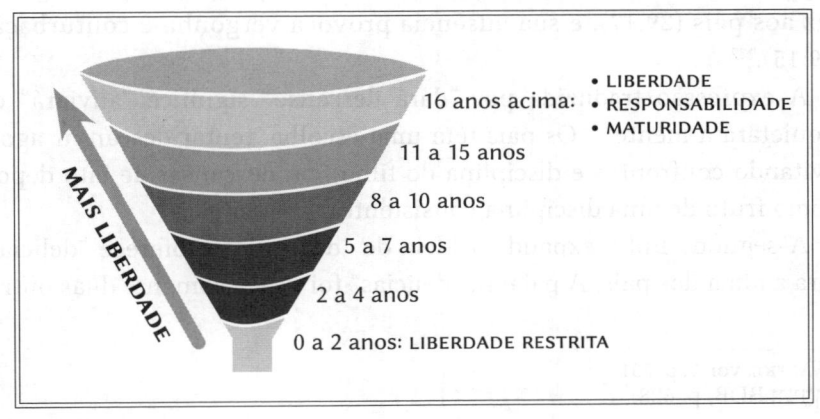

MAIS RESTRIÇÃO

16 anos acima: • HOSTILIDADE
• REBELIÃO
11 a 15 anos
8 a 10 anos
5 a 7 anos
2 a 4 anos
0 a 2 anos: LIBERDADE

MAIS LIBERDADE

16 anos acima: • LIBERDADE
• RESPONSABILIDADE
• MATURIDADE
11 a 15 anos
8 a 10 anos
5 a 7 anos
2 a 4 anos
0 a 2 anos: LIBERDADE RESTRITA

Princípios

1. O produto esperado do castigo e correção (repreensão) é sabedoria — a capacidade de dirigir bem a vida.
2. O oposto à disciplina da criança é "soltar" a criança para se virar na vida.
3. O resultado de soltar a criança e não ensiná-la e corrigi-la é que ela acabará envergonhando os seus pais.
4. A criança acaba refletindo o que os pais realmente são em termos do lar.
5. A criança "solta" não será bem-sucedida.
6. A disciplina torna gostosa e bem-sucedida, aos olhos de Deus, a vida da criança.

6. A disciplina dá alegria e descanso — aos pais e aos filhos

- **29:17:**

  Corrige o teu filho, e te dará descanso, dará delícias à tua alma.

Pais de crianças que têm 2 anos de idade têm pouco descanso. Os primeiros anos de vida da criança exigem muito esforço, disciplina, persistência e ensino sem parar da parte dos pais.

Contudo, esse esforço redobrado no início da vida gera consequências muito agradáveis e duradouras mais tarde. Em contraste com a "vergonha" causada pelo filho não disciplinado no versículo 15, o pai diligente na disciplina encontra o oposto — honra e prazer (veja Sl 127:3-5). "Paradoxalmente, a vara do disciplinador traz alegria e paz aos pais (29:17), e sua ausência provoca vergonha e conturbação (29:15)."[37]

A expressão traduzida por "dará descanso" significa "aliviará" ou "aquietará a mente".[38] Os pais têm uma escolha: tentar descansar agora (evitando confrontos e disciplina do filho), ou descansar de fato depois (como fruto de uma disciplina consistente e coerente).

A segunda linha expande a ideia de "descanso" e oferece "delícias" para a alma dos pais. A palavra "delícias" foi usada somente duas outras

---

[37] WALTKE, vol. 2, p. 551.
[38] וִינִיחֶךָ BDB, p. 628.

vezes no Antigo Testamento, ambas com a ideia de comidas finas e/ou reais (Gn 49:20; Lm 4:5).[39]

Um filho disciplinado (para não ser egoísta) é um filho alegre e satisfeito (pois cumpre o propósito pelo qual foi criado). O filho indisciplinado (egoísta) vive chorando — nunca satisfeito, sempre descontente, pedindo, reclamando, choramingando. O benefício da disciplina se sentirá tanto pelos pais como pelos filhos!

Que privilégios Deus oferece aos pais fiéis na disciplina dos seus filhos! Descanso e delícias acompanharão esses pais diligentes, por muito mais tempo que o trabalho de corrigi-los no início. Mas quanto desgaste e desgosto para os pais que se recusam a disciplinar seus filhos cedo na vida. O texto ecoa o princípio que o apóstolo João declara sobre seus filhos na fé: *Não tenho maior alegria do que esta, a de ouvir que meus filhos andam na verdade* (3Jo 4).

Princípios
1. A disciplina no lar talvez dê trabalho no início, mas depois trará um lar tranquilo.
2. A disciplina agora poupa muito trabalho depois!
3. A disciplina agora não traz somente descanso, mas também bênçãos inesperadas quando o filho se torna uma fonte de bênção para outros.

Resumo dos princípios de disciplina em Provérbios

Podemos resumir o que aprendemos sobre disciplina da seguinte maneira:

- A disciplina é uma expressão de amor.
- A disciplina tem que ser administrada com diligência e coerência.
- A disciplina visa restauração e correção, e não punição.
- A disciplina segue a instrução.
- A disciplina deve ser administrada com a vara nos primeiros anos da vida e com outros métodos depois.
- A disciplina é necessária por causa da natureza pecaminosa da criança.
- A disciplina física não prejudicará a criança.

---

[39] מַעֲדָן (*maʿădān*).

- A disciplina pode levar a criança à fé e livrá-la do inferno.
- A disciplina proporciona uma vida gostosa e bem-sucedida à criança e aos pais.

O processo de disciplina

Provérbios não traça os passos específicos que a disciplina bíblica deve seguir. Mas queremos sugerir elementos que podem e devem fazer parte, se não de todo caso de disciplina, pelo menos de muitas ocasiões em que a correção se torna necessária. Não desanime, pensando que nunca será capaz de fazer tudo isso. Lembre-se de que a criação de filhos é um processo, e não um evento.

1. Ensinar os limites com ordens e proibições claras, em tom normal de voz, sem repetição e sem ameaça. ("Ameaça" significa uma consequência prometida que os pais não pretendem cumprir. Advertir o filho sobre consequências que ele pode esperar se continuar na desobediência não constitui uma ameaça.)
2. Esperar uma resposta verbal do filho ("Sim, mamãe") depois de ter dado uma ordem. Exija obediência bíblica, ou seja, imediata, inteira (por completo) e interna.
3. Depois da ofensa, verificar com calma se houve mesmo desobediência e esclarecer a natureza da ofensa com a criança, em particular. Trabalhe a questão da raiz do pecado, e não somente o comportamento. (Por exemplo, egoísmo, cobiça, ódio etc.) Essa é uma boa oportunidade para apontar para a pessoa e obra de Jesus Cristo na cruz como solução para o problema do pecado em nós.
4. Explicar as consequências do pecado. Na medida do possível, devem ser diretamente ligadas à ofensa, para que a criança associe o "crime" ao castigo. Quando isso não for possível, os pais devem providenciar explicações claras do motivo da disciplina.
5. Administrar a disciplina de forma apropriada, sem gritaria, ira ou excesso.
6. Verificar que a criança aceite a disciplina sem resmungar, espernear ou resistir. Permitir que ela chore, mas que expresse seu remorso ou tristeza de forma não escandalosa.
7. Esperar por um pedido de perdão (não "desculpas"). Os pais terão de ensinar a diferença (perdão se pede por ofensas propositais e

pecaminosas; desculpas se pedem por acidentes) e também ensinar a importância de arrependimento e reconstrução de relacionamentos. O verdadeiro arrependimento virá acompanhado por restituição pelos danos provocados pela desobediência. Insista em que seu filho restitua de forma justa os estragos de tempo, propriedade, reputação etc. que provocou.
8. Expressar seu amor pelo filho de forma apropriada (um abraço, um tempo juntos etc.).
9. Orar com seu filho.
10. Esquecer-se da ofensa e restaurar sua comunhão.

Sugestões:
Podemos oferecer mais algumas sugestões práticas para os pais na disciplina dos seus filhos:

- Ensinar os limites.
- Distinguir entre irresponsabilidade e rebeldia.
- Disciplinar a rebeldia.
- Ensinar quando houver irresponsabilidade.
- Demonstrar amor e graça.
- Não permitir que ele resista à vara e chore sem motivo etc.
- Não permitir que ele responda de forma negativa ao ser disciplinado.
- Disciplinar atitudes, e não somente ações.
- Ficar aberto para as explicações que ele der, desde que forem expressas de forma correta.
- Prestar atenção para ver se ele sabe aceitar a correção, ou se sempre tem que ter a última palavra.
- Aprender, você mesmo, a pedir perdão a ele quando errar e também a aceitar correção quando ele apontar um erro seu.

Conclusão

Quando visitei aquela colônia de leprosos, tive muita pena das pessoas que já haviam perdido partes do corpo pela falta de sensibilidade nervosa. Hoje tenho bem mais pena de crianças cujos pais se recusam a infligir dor espiritual para que não sejam leprosos espirituais. Os resultados dessa insensibilidade são eternos.

| A grande ideia |

Disciplina diligente é um companheiro essencial do discipulado diligente no processo de criar filhos piedosos.

PARA DISCUSSÃO

1. Qual o propósito da disciplina? Como esse propósito se reflete na disciplina eclesiástica do Novo Testamento (veja Mt 18:15-20)?
2. Quando devo começar a disciplinar os meus filhos? Quando devo parar de disciplina-los? Quando devo parar de usar a vara?
3. Como devo disciplinar? Com a mão, com um objeto neutro, com um cinto? Onde devo bater? Quantas vezes?
4. Há outras formas de disciplina apropriadas?

19

A família em Provérbios: a mulher virtuosa[1]

(Pv 31:10-31)

Ivone Boechat, em sua poesia "Que mulher é essa?", destaca o valor da mulher e mãe:

> Que mulher é essa que não se cansa nunca,
> que não reclama nada, que disfarça a dor?
> Que mulher é essa que contribui com tudo,
> que distribui afeto, tira espinhos do amor?
> Que mulher é essa de palavras leves,
> coração aberto, pronta a perdoar?
> Que mulher é essa que sai do palco,
> ao terminar a peça, sem chorar?
> Essa mulher existe, sua doçura resiste
> às dores da ingratidão,
> resiste à saudade imensa,
> resiste ao trabalho forçado,
> resiste aos caminhos do não!
> Essa mulher é MÃE, linda, como todas são.[2]

---

[1] Muito deste estudo foi derivado de três fontes: McCreesh, Thomas P. "Wisdom as wife: Proverbs 31:10-31", in: Zuck, Roy B. *Learning from the sages: selected studies on the book of Proverbs*. Grand Rapids: Baker Books, 1995; Riggle, James R. *Proverbs 31:10-31 — The virtuous woman: an interpretative key to the book of Proverbs* (Th.M. thesis, Baptist Bible Seminary, Clarks Summit, PA, 1999); Waltke, Bruce K. *The book of Proverbs, chapters 15—31*. Grand Rapids: Wm. B. Eerdmans Publishing Company, 2005, vol. 2.

[2] Boechat, Ivone. *Que mulher é essa?* Disponível em: <http://uneversos.com/poesias/15735>. Acesso em: 2 abr. 2017.

Talvez o retrato mais completo da mulher de honra encontre-se em outra poesia muito mais antiga, o poema acróstico sobre a mulher virtuosa que encerra o livro de Provérbios. Muitas das características louváveis da sua vida centram-se no lar, por isso o texto consta entre as passagens bíblicas sobre a família abordadas aqui. Mas essa linda poesia, um dos textos mais conhecidos e citados de Provérbios, tem uma função maior dentro do propósito do livro como um todo. McCreesh afirma: "Provérbios 31:10-31 junta aos temas principais [...] e ideias do livro uma declaração final que resume o que o livro fala sobre sabedoria sob a imagem de uma mulher diligente, criativa e altruísta".[3]

Por isso, depois de algumas observações iniciais, e antes de trabalhar o texto versículo por versículo, vamos destacar a função literária do poema da mulher virtuosa.

PERGUNTAS DESAFIADORAS NA INTERPRETAÇÃO DO TEXTO

Tom Hawkins levanta algumas das perguntas que enfrentam o intérprete em Provérbios 31:10-31:

> A descrição [da mulher virtuosa] se refere a uma esposa e mãe que de fato viveu, ou a passagem descreve qualidades que toda mulher deve aspirar a alcançar, ou será que a "mulher virtuosa" é uma personificação da sabedoria, ou será que ela representaria o auge da sabedoria?[4]

James Riggle acrescenta outras perguntas importantes:[5]

1. Como o texto de 31:10-31 funciona no contexto maior do livro?
2. Por que terminar o livro com ênfase numa mulher, quando a ênfase da maior parte de Provérbios está na vida do jovem (o "filho meu") e seu pai?
3. Por que o autor emprega a técnica literária do acróstico para concluir o livro?
4. Será que a mulher virtuosa está relacionada à senhora Sabedoria que encontramos nos capítulos 1—9?

---

[3] McCreesh, p. 392.
[4] Hawkins, Tom R. "The Wife of Noble Character in Proverbs 31:10-31", *Bibliotheca Sacra*, 153 (January-March, 1996), p. 12.
[5] Riggle, p. 15, com pequenas adaptações e acréscimos.

5. Por que os primeiros quatro poemas de sabedoria que têm imagens femininas (1:20-33; 3:13-20; 8:1-31; 9:1-18) são interpretados figurativamente, como personificação, enquanto o último é interpretado literalmente?[6]

Observações iniciais

1. Há vários poemas acrósticos nas Escrituras: Salmos 9; 10; 25; 34; 111; 112; 119; Lamentações 1; 2; 3; 4. Seus propósitos provavelmente incluem:

   - Facilidade de memorização;
   - mostrar o "A a Z" do assunto sendo tratado;
   - recapitulação de ideias e princípios.

2. O ponto de partida para uma vida sábia é o temor do Senhor — um relacionamento de intimidade com Deus por meio de Jesus. Ninguém será capaz de viver uma vida sábia sem Jesus! Note que o livro termina como começou, com o temor do Senhor: ... *a mulher que teme ao Senhor, essa será louvada* (Pv 31:30; cf. Pv 1:7; 9:10; Sl 112:1). Em outras palavras, ela tem um relacionamento íntimo com Deus que inclui temor e amor, transcendência e imanência, reverência e carinho. A pessoa que teme a Deus vive ciente da sua presença em tudo o que faz (cf. Pv 3:5,6). Ela adquiriu a perspectiva do alto, por isso toma decisões acertadas.

3. Destaca-se na vida da mulher (pessoa) sábia seu "outrocentrismo", a característica principal da vida de Jesus. Observe que ela vive para abençoar, assim como Jesus (Mc 10:45). Nele se ocultam todos os tesouros da sabedoria (Cl 2:3). Jesus personifica a sabedoria de Deus (1Co 1:30,31). A vida de Cristo não busca seus próprios interesses (Fp 2). Sem ele, nada podemos fazer (Jo 15:5).

4. Provérbios 31:10-31 encontra seu paralelo no Salmo 112, um salmo acróstico que descreve o "homem virtuoso". Note alguns paralelos entre os dois textos:

---

[6] Hawkins, p. 15.

Salmo 112	Provérbios 31:10-21
Poemas "acrósticos" ("A" a "Z" no alfabeto hebraico)	
O temor do Senhor (Sl 112:1 e Pv 31:30)	
22 linhas de descrição das virtudes	
112:1,5 — abençoado e louvado	31:10,28-31 — louvada e abençoada
112:2 — descendência abençoada	31:23 — família abençoada
112:3 — prosperidade em casa	31:21,22 — prosperidade em casa
112:4,5,9 — generoso	31:20 — generosa
112:6 — não teme, confia no Senhor	31:21,25b — não teme a neve ou o dia de amanhã

5. É fascinante observar que, na maioria das Bíblias hebraicas, nos Escritos, o livro de Rute vem logo após o livro de Provérbios e antes do Cântico dos Cânticos. Conforme Dillard e Longman, "Essa disposição unifica Provérbios 31, o poema da mulher virtuosa, Rute e o Cântico dos Cânticos. Esses três textos louvam personagens femininos".[7] House acrescenta:

> Sendo o livro seguinte a Provérbios, [Rute] apresenta uma mulher que incorpora a descrição da esposa virtuosa mostrada em Provérbios 31 [...] Rute é descrita trabalhando sempre de maneira diligente, sendo notada e elogiada pelos outros. Ela encarna o trabalho moral, central à descrição do justo em Provérbios.[8]

Propósito literário

A interpretação tradicional do texto enfatiza sua aplicação na vida da mulher que deseja ser "virtuosa". Isso seria coerente com alguns outros textos ao longo do livro que exaltam o valor dessa mulher e a contrasta com a mulher insensata:

---

[7] Dillard, Raymond B. e Longman III, Tremper. *Introdução ao Antigo Testamento*. São Paulo: Vida Nova, p. 125.
[8] House, Paul. *Teologia do Antigo Testamento*. São Paulo: Vida, 2005, p. 582-583, 587. Note que Rute é descrita como "mulher virtuosa" (אֵשֶׁת חַיִל) por Boaz em Rute 3:11.

- Provérbios 12:4 — *A mulher virtuosa é a coroa do seu marido, mas a que procede vergonhosamente é como podridão nos seus ossos.*
- Provérbios 14:1 — *A mulher sábia edifica a sua casa, mas a insensata, com as próprias mãos, a derruba.*

Alguns também aplicam o texto indiretamente aos jovens à procura de uma esposa ideal:

- Provérbios 18:22 — *O que acha uma esposa acha o bem e alcançou a benevolência do Senhor.*
- Provérbios 19:14 — *A casa e os bens vêm como herança dos pais; mas do Senhor, a esposa prudente.*

No entanto, a função literária da poesia no contexto maior do livro propõe que seu propósito vai além dessas aplicações.

Proposta: Propósito literário
O POEMA ACRÓSTICO SOBRE A MULHER VIRTUOSA, ALÉM DE EXALTAR AS VIRTUDES DA SABEDORIA NO DIA A DIA DA MULHER, RECAPITULA OS ATRIBUTOS PRINCIPAIS DA SABEDORIA E OS PERSONIFICA DE FORMA MEMORÁVEL E MEMORIZÁVEL.

Evidências/Argumentos

1. O poema acróstico com os 22 versículos do alfabeto hebraico resume os 22 capítulos de características da sabedoria divina na vida humana.
2. Há muitas repetições verbais e conceituais quando se compara a mulher virtuosa do capítulo 31 com as características da "senhora Sabedoria" dos capítulos 1—9, envolvendo uma *inclúsio* (moldura) no texto entre os capítulos 1—9 e 31:10-31. A mulher virtuosa talvez seja uma personificação da sabedoria encontrada ao longo do livro.[9]
3. O poema resolve a tensão levantada no capítulo 9, onde a prostituta Insensatez e a senhora Sabedoria se colocam à disposição do jovem. A dúvida que paira sobre os capítulos 10—31 é: qual das duas mulheres

---

[9] Hawkins, p. 16. Ele lista uma série de paralelos verbais entre os dois textos. Veja também Riggle, p. 33.

o filho escolheu?[10] O poema da mulher virtuosa (a senhora Sabedoria?) parece dizer que o jovem casou-se com a sabedoria! Nas palavras de um comentarista, "O retrato de Sabedoria convidando aqueles que atendem a seu chamado a fazer sua casa com ela no capítulo 9 é completado com o retrato da mulher acomodada em casa com sua família no capítulo 31".[11]

4. Outro exemplo dessa técnica literária é Efésios 6:10-20, onde a figura da armadura de Deus recapitula os conceitos principais desenvolvidos por Paulo ao longo do livro.
5. As qualidades da sabedoria amplamente desenvolvidas no livro todo reaparecem nesse grande final do livro (diligência, economia, família, generosidade, compaixão, discernimento etc.; veja o quadro a seguir).

Recapitulação no poema acróstico da mulher virtuosa[12]

Texto (Pv 31:10-31)	Tópico/Termos	Paralelos em Provérbios
31:10	Virtuosa	14:1
31:10	Rara	1:28; 3:13; 4:22; 8:17,35
31:10	Preciosa	3:13; 12:4; 16:16; 18:19; 21:15
31:11	Fiel	3:1-6; 3:6,8,9,23; 20:9
31:13,27b	Diligente (não preguiçosa)	6:6-11; 26:13-16
31:16	Planejadora	1:4
31:17	Forte	24:5
31:18	Próspera	3:10; 13:9
31:20	Generosa	3:27; 11:45; 14:21
31:21	Preparada	1:26,27; 30:25
31:26	Sábia	8:14,32
31:30	Temente a Deus	1:7

---

[10] RIGGLE, p. 37.
[11] McCREESH, p. 396.
[12] WALTKE, vol. 2, p. 513.

A vida da mulher parece fornecer uma plataforma perfeita para descrever, metaforicamente, as características da sabedoria divina. O "dia a dia" da mulher exemplifica bem as variadas facetas da sabedoria divina em ação. Nota-se também que a palavra *chocma* no hebraico é feminina.

Resumo

A "mulher virtuosa" é a personificação conclusiva do livro de Provérbios, em que os conceitos abstratos de sabedoria são concretizados por meio da analogia com a mulher virtuosa, *que é a sabedoria*.[13] Carlos Osvaldo Pinto diz que "o que o texto retrata é a corporificação da sabedoria por meio da imagem da mulher madura, cujos filhos já são ouvidos na comunidade".[14]

A metáfora da mulher sábia resume os conselhos do livro tanto para mulheres como para homens e serve como modelo prático dos ideais da sabedoria divina no temor do Senhor, resultando numa vida completa ("A a Z") e vivida com habilidade. O texto personifica esses atributos da sabedoria e os preserva numa forma memorável por meio do poema acróstico que conclui o livro. A mulher virtuosa representa o ideal que toda mulher deve aspirar a imitar, cuja vida "outrocêntrica" emana a sabedoria divina a partir do lar.

Implicações práticas

1. Provérbios 31 não é *somente* um "paradigma" para a mulher moderna.
2. O texto não é uma "lista de compras" e exigências para ser usada pelo homem à busca de uma esposa.
3. A poesia da mulher virtuosa ilustra como os princípios da sabedoria podem funcionar na vida da mulher.
4. *Todos* devem encarnar essas qualidades de caráter, a vida de Cristo (Gl 2:20; Cl 2:3).

---

[13] Riggle explica que "a ideia por trás de personificação é a necessidade de ilustrar conceitos abstratos para que a pessoa comum consiga entender e aplicar princípios à vida. A sabedoria, como tantos outros conceitos, é abstrata e difícil de definir e comunicar. Portanto, personificação é uma técnica literária usada para tornar concreto e definido o que é abstrato" (p. 19).
[14] PINTO, Carlos Osvaldo, *Subsídios*, p. 152.

Hawkins conclui:

> É brilhante como [o autor] espera até o final do livro para oferecer seu retrato mais convincente de como viver de forma sábia. Então ele junta os temas principais [...] sobre mulheres e concretiza o conceito da sabedoria numa declaração resumida final, por meio de um retrato verbal de uma mulher que encarna a essência do que significa viver de forma sábia. Embora ela represente a sabedoria numa forma feminina, os traços de caráter que ela demonstra servem como exemplos tanto para homens como para mulheres.[15]

ANÁLISE: PROVÉRBIOS 31:10-31

Provérbios 31:10-31 pode ser analisado expositivamente (em ordem bíblica, versículo por versículo) ou topicamente (de acordo com os assuntos tratados). Conforme a ênfase desse livro, faremos a abordagem expositiva.

O contexto do poema são as palavras da mãe de um desconhecido rei Lemuel (que alguns atribuem a Bate-Seba, mãe de Salomão) que advertem contra dois males que poderiam prejudicar um rei e seu reino: um envolvimento com uma mulher errada, que pode sugar sua força (*chayil* — חַיִל — Pv 31:1-3) e a bebedice, que pode perverter o juízo de um rei outrora sábio (Pv 31:4-9). Existe uma ponte linguística entre a palavra força (*chayil* — חַיִל) e a mulher virtuosa ou "forte" (*chayil* — חַיִל).[16]

No texto, encontramos uma declaração do valor inestimável da mulher virtuosa (31:10-12), seguida por uma descrição detalhada desse valor em termos do seu trabalho diligente em casa e na sociedade (v. 13-27), seguida por declarações do seu louvor (v. 28-31).[17] Ao todo, 26 verbos descrevem o que essa mulher forte faz.[18]

1. Seu valor inestimável (31:10-12)

Quais as características da pessoa sábia com a qual o livro se encerra? Além de ter um relacionamento íntimo com Deus, a perspectiva do alto e uma vida "outrocêntrica" (características da verdadeira sabedoria

---

[15] HAWKINS, p. 19.
[16] RIGGLE, p. 10.
[17] Veja WALTKE, vol. 2, p. 515ss.
[18] RIGGLE, p. 11.

divina), encontramos pelo menos cinco pinceladas num retrato da pessoa virtuosa. (Observe que cada vez que falamos da "mulher" virtuosa, entendemos uma aplicação em primeiro lugar à vida da mulher, mas também a todas as pessoas que abraçam a sabedoria como plano de vida.)

A. Valiosa porque é rara (v. 10)

> Mulher virtuosa, quem a achará?
> O seu valor muito excede o de finas joias.

A mulher virtuosa (חַיִל — chayil) é "forte" (Pv 12:4; Sl 84:8), competente e digna (cf. Pv 31:17). Hawkins observa que a palavra חַיִל admite vários significados, entre outros: "força física (Nm 24:18), riqueza (Jó 20:15) [...] e integridade ou força de caráter (Gn 47:6; Êx 18:21,25)".[19]

McCreesh observa que, fora do livro de Provérbios,[20] a expressão "mulher virtuosa" só ocorre uma única vez, em Rute 3:11, onde é usada por Boaz para descrever Rute, que agiu com coragem, lealdade e ousadia.[21] Rute fornece uma ilustração fascinante da mulher virtuosa. Veja alguns dos paralelos apontados por McCreesh:[22]

Virtudes	Rute	A mulher virtuosa
Lealdade e fidelidade	Abandona casa e religião para servir à sogra, Noemi.	Atenção altruísta em que serve à sua família.
Criatividade e diligência	Ceifa incansavelmente para suprir as necessidades da família.	Trabalha incessantemente para suprir as necessidades da família.
Vida centrada no lar	Conclusão da história focando seu casamento e nascimento do filho, construindo uma casa para sua família pela sua sabedoria e virtude.	Suas muitas atividades concentram-se no lar onde seu marido e filhos desfrutam do seu serviço.

---

[19] HAWKINS, p. 13.
[20] A expressão ocorre uma outra vez em Provérbios 12:4: *A mulher virtuosa é a coroa do seu marido, mas a que procede vergonhosamente é como podridão nos seus ossos.*
[21] MCCREESH, p. 403.
[22] Ibidem, p. 403-404.

| Louvor em reconhecimento da sua virtude | Seu marido, Boaz, a declara abençoada e mulher virtuosa (3:10,11). | Seu marido e seus filhos a louvam (31:28,29). |

A pergunta "Quem achará?" sugere que vale a pena procurar por essa mulher. Embora ela seja rara, o poema nos leva a entender que é possível encontrá-la. Ela tem valor inestimável: rara, preciosa e atraente. Investe sua vida abençoando outros (uma manifestação da essência da vida cristã — veja Mc 10:45). Ela é presente de Deus (19:14).

B. Valiosa para o marido (v. 11,12)

O coração do seu marido confia nela,
  e não haverá falta de ganho.
Ela lhe faz bem e não mal,
  todos os dias da sua vida.

O texto destaca o valor dessa mulher para o seu marido, que "confia" nela. Nas Escrituras, confiar em pessoas normalmente é condenado. A mulher virtuosa traça uma exceção à regra. Pelo fato de que a mulher virtuosa confia em Deus (v. 30), ela se torna uma pessoa confiável. Por isso, não faltam "espólios" (שָׁלָל — *šālāl*), termo que traz uma conotação de conquista militar, ou seja, ela consegue suprir a família por meio de "estratégia, força e risco no mundo caído".[23]

O versículo 12 faz um resumo do bem que ela faz ao marido durante toda a vida. Os próximos versículos detalham mais especificamente *como* ela faz isso. Há uma ênfase nas vantagens econômicas que ela traz para o marido e sua família. Em todos os momentos da vida, ela abençoa seu marido.

A sabedoria traz benefícios financeiros para o lar. A prosperidade não vem como garantia ou promessa, mas como uma probabilidade na vida da pessoa sábia. A pessoa que segue o conselho de Provérbios, de ser um trabalhador diligente, normalmente prospera mais que a pessoa preguiçosa, avarenta, viciada etc.

---

[23] WALTKE, vol. 2, p. 522.

O valor econômico da pessoa sábia
• Vale mais que finas joias (v. 10,11).
• Trabalha diligentemente com as mãos (v. 13,18,27).
• Economiza nas compras (v. 14).
• Vigia a sua casa (mordomia) (v. 15,27).
• Investe para gerar lucro (v. 16).
• Faz compras com discernimento (v. 16).
• Compadece-se dos pobres (v. 20).
• Faz projetos manuais (v. 21,22).
• Produz bens em casa para venda (v. 24).

2. Seu trabalho (31:13-27)

O texto passa do geral (v. 12: *Ela lhe faz bem*) ao específico, listando as atividades dessa mulher forte e valiosa. Os círculos em que ela anda experimentam as ondas de bênção que sua vida "outrocêntrica" traz. Ela abençoa o marido, os filhos, os mercadores e os pobres. O trabalho dela em casa, e a partir da casa, possibilita que o marido exerça uma influência de liderança na comunidade e nação.

Quando Jesus reina na vida da mulher, os primeiros a se beneficiarem são as pessoas mais próximas dela — sua família (cf. Sl 112). O foco da mulher virtuosa está na edificação de um lar temente a Deus, suprido por Deus (Sl 127:1,2): *A mulher sábia edifica a sua casa, mas a insensata, com as próprias mãos, a derruba* (Pv 14:1).

Além de Gênesis 1 e 2, vários textos bíblicos destacam o papel e o valor da mulher no plano de Deus, centrado principalmente no lar.[24] O poema acróstico sobre a mulher virtuosa recapitula a mensagem de todos esses outros textos.

O texto *descritivo* da mulher idônea e virtuosa tem um papel *normativo* na literatura sapiencial, servindo como retrato da mulher piedosa. Ao mesmo tempo, tomemos cuidado para não "estereotipar a mulher".

---

[24] Salmo 128:3; Provérbios 14:1; 18:22; 19:14 etc.

"Seria injusto exigir aquele padrão de desempenho social de uma jovem mãe de três crianças na primeira infância."[25]

Resumindo o poema, podemos dizer que o papel da mulher à luz de Provérbios é ser uma *bênção* para todos ao seu redor, pela diligência, mordomia e piedade exemplificadas em sua vida sábia. "Todos são servidos, ajudados e ministrados pela esposa: sua própria casa (v. 12,15,21,27) e até os pobres e necessitados (v. 20)."[26] Ela é uma encarnação dos princípios da sabedoria e talvez um retrato da "senhora Sabedoria" que encontramos com frequência nos primeiros capítulos do livro (Pv 1—9). Veja a seguir o breve resumo do trabalho dessa mulher em casa e na comunidade.

A. Centrada em casa (v. 13-19)

Hawkins observa que, "embora a mulher de caráter nobre seja vista como expandindo seus horizontes além do lar, todos os empreendimentos externos são focalizados na questão maior de suprir as necessidades da sua família, enquanto a renda extra que gera vem de atividades centradas no lar como base".[27]

1. Produz roupa (v. 13)

Busca lã e linho e de bom grado trabalha com as mãos.

Seu trabalho diligente (o processo de buscar lã, fazer linho e fazer roupa) é demorado e difícil, mas é feito com prazer (חֵפֶץ — *hēpeṣ*).

2. Providencia o melhor para sua casa (v. 14,15)

É como o navio mercante: de longe traz o seu pão.
É ainda noite, e já se levanta,
e dá mantimento à sua casa e a tarefa às suas servas.

---

[25] PINTO, Carlos Osvaldo, "Paulo e a mulher", p. 152. Continua comentando: "O que o texto retrata é a corporificação da sabedoria por meio da imagem da mulher madura, cujos filhos já são ouvidos na comunidade. A mulher que já exerceu seu tremendo papel de engenheira doméstica, facilitadora educacional, administradora e gerente de pessoal, consultora financeira, assistente social voluntária e motivadora do bem, e agora aumenta o patrimônio da família com sua criatividade e tino comercial. Não tenho dúvida de que algumas das prescrições de Paulo nas epístolas pastorais foram influenciadas pela [...] 'mulher de valor' de Provérbios 31".
[26] MCCREESH, p. 394.
[27] HAWKINS, p. 22.

A produção de roupa de qualidade possibilita a compra do que tem de melhor no mercado para sua família. A comparação com "navios mercantes" sugere que essa mulher é prudente, planejadora, diligente e criteriosa nas muitas compras que faz, sempre visando suprir sua família com o melhor.

O versículo 15 diz que ela não mede esforços no cuidado da sua casa. Ela é como uma leoa que sai à caça à noite para trazer alimento ("presa" — טֶרֶף — *ṭerep*) para casa. Mais uma vez, sua diligência, força e preparação estão em vista. Ela também sabe delegar, distribuindo o serviço da casa às servas.

3. Trabalha diligentemente (v. 16-18)

> *Examina uma propriedade e adquire-a;*
> *planta uma vinha com as rendas do seu trabalho.*
> *Cinge os lombos de força e fortalece os braços.*
> *Ela percebe que o seu ganho é bom;*
> *a sua lâmpada não se apaga de noite.*

A mulher avalia terras, considerando e preparando uma estratégia (זָמַם — *zāmam*) de compra. Depois de considerar todos os ângulos do "negócio", executa o plano com coragem, provavelmente usando a renda que recebeu pela produção de roupas (v. 13). Mas ainda não terminou! Ela trabalha a terra com as próprias mãos, provavelmente supervisionando a remoção de pedras, o cultivo do campo e o plantio de uvas (v. 16). Ela se prepara para "dar duro" ("cinge os lombos" — veja 1Rs 18:46; 2Rs 4:29; Êx 12:11 — e "fortalece os braços"), mostrando que não está acima do trabalho manual (v. 17).

Como resultado, ela percebe claramente que o fruto do seu esforço vale a pena. O saldo é positivo, e traz o bem (veja v. 10) para sua família (v. 18).

"Sua lâmpada não se apaga de noite" não significa que ela nunca dorme (cf. Sl 127:2), mas que a prosperidade dela é contínua (13:9; 20:20; 24:20). À luz do paralelismo, nunca falta o que é necessário (óleo) para sua casa, porque o ganho dela é muito bom. Seu trabalho diligente garante que haja um saldo positivo para eventuais necessidades ou emergências.

B. Na sociedade (v. 19,20): mãos diligentes e generosas

Estende as mãos ao fuso,
mãos que pegam na roca.
Abre a mão ao aflito;
e ainda a estende ao necessitado.

A mulher "virtuosa" não se limita a abençoar a sua própria família, embora seja a ênfase desse texto. Ela também abençoa os necessitados ao seu redor.

O versículo 19 volta à ideia da produção de roupa (v. 13), enfatizando sua diligência e envolvimento pessoal no trabalho do lar. O versículo faz uma ponte para a próxima descrição da influência da mulher virtuosa na sociedade por meio de um jogo de palavras (quiasmo) entre os versículos 19 e 20:

Estende as mãos ao fuso (v. 19a)
mãos que pegam na roca (v. 19b)
Abre a mão ao aflito (v. 20a)
e ainda a estende ao necessitado (v. 20b)

As mesmas mãos que se estendem para produzir, estendem-se para providenciar! Provérbios descreve o sábio/justo que se preocupa com as necessidades da comunidade.[28]

---

[28] Provérbios descreve o sábio/justo que se preocupa com as necessidades da comunidade. Provérbios desenvolve o tema da generosidade na comunidade:
- O crente não deve recusar ajuda ao seu próximo quando tem o poder de fazê-lo (Pv 3:27,28; 11:24,26; cf. Mt 5:40-42).
- O crente não deve fechar seus olhos e se manter propositadamente ignorante quanto à situação do pobre, das suas condições e das necessidades na sua comunidade.
- Tapar os ouvidos ao clamor do pobre implica não ser ouvido na sua hora de necessidade (21:13).
- Fechar os olhos implica acumular maldições contra si mesmo (28:27).
- O justo procura informar-se sobre a causa dos pobres, enquanto o perverso não quer nem saber (29:7).

Compare com o Salmo 112, em que o homem que teme a Deus também abençoa os necessitados.

C. Em casa (v. 21-27)

Mais uma vez, o texto volta a tratar da atividade da mulher em casa e dos benefícios que ela traz a todos ao seu redor.

1. Preparação excelente para sua família (v. 21)

No tocante à sua casa, não teme a neve,
pois todos andam vestidos de lã escarlate.

A mulher não somente cuida dos seus (veja 1Tm 5:8), mas o faz com excelência. Ela "não teme" o perigo da neve (na época de novembro a fevereiro) porque já preparou toda a sua casa para enfrentá-la. E eles se vestem de escarlate, uma referência ao que era de melhor e mais elegante da época. A família da pessoa sábia desfruta dos benefícios dos seus empreendimentos!

2. Provisão digna pessoal (v. 22)

Faz para si cobertas, veste-se de linho fino e de púrpura.

Além de tudo mais, a mulher virtuosa também se apresenta com dignidade e elegância. Ela faz cobertas para sua cama (veja 7:16 — a ideia parece ser uma cama confortável e atraente) e roupas que também são de primeira linha.

3. Marido "liberto" para influenciar a nação (v. 23)

Seu marido é estimado entre os juízes,
quando se assenta com os anciãos da terra.

Pelo fato de ter se casado com alguém tão capaz, o marido da mulher sábia fica menos preocupado com os negócios do lar e mais livre para atender às necessidades da comunidade maior. Esse fato faz com que ele mesmo seja estimado (lit., "conhecido" ou "renomado") como homem sábio (se só pelo fato de ter se casado tão bem?) e capaz de decidir casos na sociedade. Os anciãos sentavam-se na entrada das cidades para julgar casos que lhes eram apresentados.

4. Provisão de produtos de qualidade para o mercado (v. 24)

Ela faz roupas de linho fino, e vende-as, e dá cintas aos mercadores.

Mais uma vez, o texto volta a tratar da diligência da mulher virtuosa na área da produção de tecidos, mas expande a ideia para incluir a qualidade do linho que ela faz, a ponto de poder "exportá-lo" para os mercadores locais. Eles também são abençoados pelo trabalho dela.

5. Planejamento prévio baseado em caráter digno (v. 25)

A força e a dignidade são os seus vestidos,
e, quanto ao dia de amanhã, não tem preocupações.

Usando um jogo de palavras, o texto associa o caráter dela com a roupa que produz. Os "vestidos" dela são força e dignidade. Esse é seu verdadeiro caráter. A palavra "dignidade" (הָדָר — *hādār*) significa "majestade", "elegância" que a distingue. Waltke cita Meinhold, que diz que "o louvor dessa mulher não poderia ser mais alto: atribui a ela as vantagens tanto da juventude (força) como da velhice (dignidade)".[29]

Por causa dessas virtudes, a mulher anda despreocupada quanto ao futuro, pois já fez todos os preparativos necessários.

6. Sabedoria e graça no falar (v. 26)

Fala com sabedoria, e a instrução da bondade está na sua língua.

Assim como todo o livro de Provérbios encoraja, quando essa mulher abre a boca, sai sabedoria divina, porque dela o seu coração está cheio. A "lei da graça" (תּוֹרַת־חֶסֶד — lit., a *torah* da *chesed*, uma justaposição no mínimo chamativa — cf. 1:8; 3:3; 5:13; 13:14) está na sua boca. Quando ela fala, ministra o "amor fiel" de Deus aos ouvintes. Seu ensino segue o modelo da sua vida: "outrocentrismo" e bondade. Seu ensino segue o conteúdo de Provérbios!

---

[29] WALTKE, vol. 2, p. 531.

Essa mulher conhece a Palavra de Deus, mas também conhece seu Autor, e, quando abre a boca, seus conselhos sábios e graciosos ministram àqueles ao seu redor.

Sabedoria no uso da língua caracteriza a sabedoria divina no livro de Provérbios. Uma língua convertida é sinal de um coração transformado. Não é de estranhar que o livro de Lucas diga sobre Jesus: *Todos lhe davam testemunho, e se maravilhavam das palavras de graça que lhe saíam dos lábios...* (Lc 4:22).

O texto nos lembra Efésios 4:29: *Não saia da vossa boca nenhuma palavra torpe; e sim unicamente a que for boa para edificação, conforme a necessidade, e, assim, transmita graça aos que ouvem.*

Sabedoria revela-se nas palavras! A boca fala do que está cheio o coração. Será impossível domar a língua se Jesus não domar o coração.

7. Mordomia diligente (v. 27)

Atende ao bom andamento da sua casa e não come o pão da preguiça.

Mais uma vez, o texto destaca sua diligência ("não come o pão da preguiça" significa que ela trabalha diligentemente, evitando os excessos dos tolos). Como administradora fiel, sempre abastece os seus. Ela vigia ("atende" traz a ideia de supervisão cuidadosa) tudo que acontece em sua família.

A sabedoria da mulher temente a Deus traz benefícios enormes e permanentes para toda a família. Se precisasse de somente uma justificativa para o desempenho do papel de esposa e mãe, seria em termos das bênçãos que essa mulher traz para sua própria família. Ficamos a perguntar se movimentos feministas em nossos dias não têm trazido muito mais dano para a família do que benefício para a mulher.

3. Seu louvor (31:28-31)

Essa mulher que faz bem a todos também recebe o reconhecimento devido, vindo das pessoas mais próximas e que a conhecem melhor. Seu louvor começa em particular, mas chega até a praça da cidade. Todos reconhecem as virtudes dessa mulher sábia que abençoa todos com quem se encontra. Três vezes em quatro versículos a palavra "louvor" aparece para designar o fruto da sua vida.

Waltke cita vários paralelos no texto entre os versículos 28-31 e o corpo do poema, em que o que ela semeou, também colheu:[30]

Ela abençoa sua casa e seu marido (v. 11,12,15, 20,21,23).	Seus filhos e marido a abençoam (v. 28).
Ela dá o fruto do seu trabalho a outros (v. 16,24).	Ela recebe o fruto das suas mãos (v. 31).
Ela levanta (v. 15) para trabalhar.	Sua família "levanta" para louvá-la (v. 28).
O marido foi abençoado publicamente (v. 23).	Ela é abençoada publicamente (v. 31).
Ela não teme o mal (v. 21).	Ela teme ao Senhor (v. 30).

A. Louvada pela família (v. 28,29)

> Levantam-se seus filhos e lhe chamam ditosa;
> seu marido a louva, dizendo:
> Muitas mulheres procedem virtuosamente,
> mas tu a todas sobrepujas.

Os filhos e o marido declaram a dignidade da sua mãe e esposa, mais uma vez exaltando seu valor como alguém extremamente raro (note a *inclúsio* com o v. 10); mesmo se a mulher virtuosa fosse tão rara como joias preciosas, ela é ainda mais preciosa, pois é única entre as joias! Ela ultrapassa todas as outras. Os filhos e o marido levantam em sua presença como forma de respeito.

A sabedoria é sua própria recompensa. Observe o *gran finale* do livro, que destaca pela última vez como a vida sábia será galardoada.

Ela será recompensada:

1. Pelos filhos (v. 28a) — chamam a mãe de "ditosa".
2. Pelo marido (v. 28b) — que tem o maior prazer em elogiar o caráter da esposa.
3. Diante de outras mulheres "seculares" (v. 29,30) — enquanto outras mulheres se preocupam com a aparência externa, que no máximo

---
[30] Ibidem, p. 533.

dura alguns poucos anos, o louvor da mulher que desenvolve o "ser interior" é duradouro!
4. Com a alegria de deliciar (ver) o fruto (resultado) do seu esforço (v. 31; cf. 3Jo 4). Ela receberá do Senhor o fruto de uma vida investida na sabedoria divina, e será reconhecida publicamente!

B. Louvada por todos (v. 30,31)

> Enganosa é a graça, e vã, a formosura,
>   mas a mulher que teme ao SENHOR, essa será louvada.
> Dai-lhe do fruto das suas mãos,
>   e de público a louvarão as suas obras.

O livro termina como começou: mostrando o valor inestimável de um relacionamento de temor (reverência/medo com amor/atração) ao Senhor (cf. 1:7; 9:10). O temor do Senhor é algo eterno, enquanto a aparência física, muito temporária e potencialmente enganosa, não reflete a dignidade de caráter interior. Um relacionamento íntimo com o Senhor receberá sua justa recompensa (cf. Ec 12:13,14) diante de todos, inclusive de Deus.

A exortação final serve como a grande motivação em termos de uma vida dedicada à busca da sabedoria divina pelo temor do Senhor. Quem achará a mulher virtuosa? Quem achará a sabedoria? A resposta é que será difícil, mas possível. E como vale a pena a busca! Seus benefícios se manifestarão diante de todos![31] A pessoa sábia que abençoa a todos pela vida "outrocêntrica" acaba recebendo o que tanto deu: bênção!

As Escrituras testemunham que a mulher que teme a Deus acaba sendo uma bênção em esferas concêntricas, que começam no lar, mas que se estendem até a comunidade.[32] Ela faz bem a todos ao seu redor. Focaliza sua energia e talentos no contexto do lar, mas é impossível que não influencie pessoas em esferas cada vez maiores.

---

[31] RIGGLE, p. 76.
[32] Cabe aqui uma palavra de incentivo às solteiras: elas não precisam ser casadas para ministrar nas mesmas esferas de atuação, a partir do lar, como a mulher virtuosa. Primeira Timóteo 5, por exemplo, exorta as filhas de viúvas a cuidarem da sua mãe (5:16), assim aliviando a igreja dessa responsabilidade. Tudo indica que essa preocupação com o bom andamento do seu lar de origem também seja a oportunidade dada por Deus para ganhar credibilidade, experiência e autoridade para ministrar em esferas maiores.

Um caso com a mulher insensata talvez dê algum prazer momentâneo, mas um casamento com a senhora Sabedoria dará uma vida inteira — e uma eternidade — de alegria. Embora a senhora Sabedoria seja um modelo para todos seguirem, de forma especial traça um objetivo de vida de cada mulher de Deus transformada pela graça de Jesus. Não é virtual, mas real. Não é virtual, mas virtuosa.

| A grande ideia |

O temor do Senhor revela-se numa vida "outrocêntrica" que abençoa outros.

PARA DISCUSSÃO

1. Até que ponto a mulher/esposa/mãe hoje deve zelar por ser como a mulher virtuosa de Provérbios 31:10-31?
2. Como explicar o fato de que boa parte do livro de Provérbios fala direta e especificamente para o "filho", mas termina com uma poesia sobre as virtudes de uma mulher?
3. À luz desse texto e outros que vêm à mente, é válido ou não a mulher (esposa/mãe) trabalhar *fora de casa* para ajudar a sustentar a família?

20
Cântico dos Cânticos: seu uso e sua interpretação

Um livro como esse, que pretende expor os principais textos da Palavra de Deus que se referem à família, deve um destaque todo especial ao livro de Cântico dos Cânticos. Deus achou por bem reservar um dos 66 livros da sua Palavra exclusivamente para o assunto do amor romântico que une homem e mulher, o qual elabora de forma poética o que já foi declarado em Gênesis 1 e 2. Como Carr afirma,

> Em um sentido, o Cântico é um comentário estendido sobre a história da criação — uma expansão do primeiro cântico de amor na História. *E disse o homem: Esta, afinal, é osso dos meus ossos e carne da minha carne; chamar-se-á varoa, porquanto do varão foi tomada* (Gn 2:23).[1]

Contudo, o livro de Cântico dos Cânticos talvez seja o mais difícil de interpretar e o mais mal interpretado de todas as Escrituras. Gordon Johnston cita o erudito judeu Saadia, que lamentou o fato de que o livro de Cântico dos Cânticos se assemelhava a um cadeado para o qual as chaves se perderam e que o livro, assim como o "jardim fechado" da Sulamita, tinha seus segredos trancados e inacessíveis para seus muitos amantes.[2]

Pelo fato de que esse livro ocupa um lugar central na teologia bíblica da família, e por ter sido tão mal interpretado e aplicado ao longo da vida

---

[1] CARR, Lloyd G. *The Song of Solomon: An introduction and commentary*, The Tyndale Old Testament Commentaries. Downers Grove, IL: InterVarsity Press, 1984, p. 35. Parsons propõe que Cântico dos Cânticos pode ser considerado um comentário bíblico sobre Gênesis 1:27 e 2:24,25, ou uma aplicação prática de Provérbios 5:15-20 e Eclesiastes 9:9.
[2] JOHNSTON, Gordon H. "The enigmatic genre and structure of the Song of Songs, Part 1", *Bibliotheca Sacra*, 166 (January-March, 2009), p. 36.

da igreja, dedicamos não menos que oito capítulos à sua exposição. Espera-se que eles encorajem pastores, líderes, casais e jovens a novamente encontrarem no livro um antídoto para a perversidade e a distorção do relacionamento entre os sexos que predominam no mundo hoje.

Deus fala

Enquanto o mundo fala muito sobre a paixão e o amor verdadeiro, alguns acham que Deus tem vergonha da sexualidade humana. Nada pode ser mais distante da verdade! Deus não somente fala sobre a paixão romântica, mas foi ele quem a criou e abençoou. Não é de estranhar que ele tenha dedicado um livro inteiro da Bíblia para tratar desse assunto — Cântico dos Cânticos, também conhecido como Cantares de Salomão. G. Lloyd Carr comenta: "Se Deus está preocupado com a nossa condição humana — e a encarnação deixa claro que sim —, então sua revelação ficará preocupada com todo aspecto dessa condição. E isso inclui a sexualidade humana".[3]

É interessante notar o tema de nudez presente na narrativa da criação e queda da raça humana em Gênesis 1—3. O casal que estava nu e não se envergonhava (cf. Gn 2:25) encontrou-se nu e envergonhado depois da Queda (Gn 3:7). O livro de Cântico dos Cânticos serve como complemento a essa história, demonstrando como o casal casado pode retornar, pelo menos até certo ponto, ao estado original — uma sexualidade plena, abençoada por Deus, redimida e sem vergonha.

> O retrato do amor sexual em Cântico dos Cânticos resgata essa cena em que o homem e a mulher se deleitam plenamente no corpo um do outro, e o fazem sem sentir vergonha. Essa é, portanto, a maneira de Deus recuperar tanto a fidelidade quanto a unidade e a intimidade do casamento, que o inimigo tentou roubar do povo de Deus ao fazer o sexo parecer algo excitante fora do casamento ou algo vergonhoso e não mencionável dentro dele. O autor inspirado de Cântico dos Cânticos tem uma perspectiva diferente.[4]

---

[3] Carr, p. 9.
[4] Fee, Gordon e Stuart, Douglas. *Como ler a Bíblia livro por livro*. São Paulo: Vida Nova, 2013, p. 194.

Alguns na história da igreja têm alegorizado esse livro (imaginando que sua mensagem só fale do amor de Deus a Israel, ou da "paixão" entre Cristo e sua igreja). Outros, como São Jerônimo, se assustaram tanto com seu conteúdo escancaradamente sexual que sugeriram que ninguém o lesse antes dos 30 anos de idade! Mas nada é mais normal do que uma palavra divina sobre o mais importante dos relacionamentos humanos. Deus se interessa, sim, pelo desenvolvimento do amor matrimonial, inclusive o "namoro", as núpcias, a lua de mel e o cotidiano da vida a dois. Deus fala, sim, sobre amor e paixão, e não gagueja!

Esta mensagem do livro, pelo menos, fica clara: Deus criou e abençoou o amor verdadeiro entre um homem e uma mulher. Mas quais as características desse amor? Como identificá-lo? Como distinguir entre "paixão" superficial e amor genuíno? Essas perguntas perturbam adolescentes e jovens à procura do seu "príncipe encantado", complicam a vida dos pais que desejam orientar seus filhos nos caminhos sinuosos do amor e levantam perguntas para os casados: como manter acesa a chama desse amor? Como superar os obstáculos inevitáveis, as *raposinhas* (2:15) que tentam devastar as florzinhas do amor?

A EXPOSIÇÃO DE CÂNTICO DOS CÂNTICOS

Alguns questionam se é válido no contexto eclesiástico expor um livro tão franco e de conteúdo tão delicado. Por exemplo, Parsons afirma que "pregar Cântico dos Cânticos seria inapropriado na maioria dos contextos congregacionais por causa da sua linguagem franca e conteúdo especializado".[5] Certamente, pregar Cântico dos Cânticos no contexto geral da igreja levanta questões filosóficas e ministeriais importantes, que, embora não possam ser respondidas exaustivamente neste trabalho, certamente merecem alguma consideração. Cabe aqui algumas reflexões importantes e relevantes em termos do uso do livro de Cântico dos Cânticos nos dias atuais.

1. Todo o desígnio de Deus

A pergunta sobre o contexto e a legitimidade da exposição bíblica de Cântico dos Cânticos toca numa questão maior: há livros bíblicos que

---
[5] PARSONS, Greg W. "Guidelines for understanding and utilizing the Song of Songs", *Bibliotheca Sacra*, 156 (October-December, 1999), p. 399-422, citando HUBBARD (*Ecclesiastes, Song of Solomon*, p. 160).

não devem ser ensinados publicamente, mas somente particularmente ou em grupos específicos? É válido pregar Cântico dos Cânticos para a igreja toda? Ou será que ele deve ser reservado apenas para encontros ou retiros de casais? Ou talvez para encontros de aconselhamento pré-nupcial?[6] O apóstolo Paulo disse aos presbíteros de Éfeso: *Jamais deixando de vos anunciar coisa alguma proveitosa* [...] *publicamente e também de casa em casa* (At 20:20) Ele prosseguiu: ... *jamais deixei de vos anunciar* TODO O DESÍGNIO DE DEUS (At 20:27). Será que seu ministério de exposição bíblica incluiu o livro de Cântico dos Cânticos? É este "proveitoso" para toda a igreja ou somente para alguns?

Entendemos que o livro de Cântico dos Cânticos não somente *pode*, mas *deve* ser exposto a toda a igreja. Mas existem considerações homiléticas e pastorais que o expositor sensível deve considerar para não ofender desnecessariamente a audiência e para manter o bom gosto que o próprio livro exemplifica. Mesmo um estudo superficial de Cântico dos Cânticos revela um desafio assustador: o que fazer com os textos "sensíveis", ou seja, que tratam de assuntos íntimos como a relação sexual do casal e descrições do corpo humano?

Em primeiro lugar, notamos que a Palavra de Deus quase sempre usa a figura de linguagem conhecida como "eufemismo" para tratar de assuntos de natureza íntima e sexual. Eufemismo vem do grego αὐφημισμός (*aufēmismos*), de εὐφημίζειν (*euphēmizein*), que, por sua vez, vem de εὐ (*eu*), bem, e φημί (*phēmi*), dizer. Bullinger define eufemismo como uma substituição em que uma expressão áspera [...] cede lugar a outra menos ofensiva.[7]

O livro de Cântico dos Cânticos é campeão de eufemismos, pois trata de assuntos que consideramos sensíveis ou até mesmo pesados com muito decoro. O expositor deve seguir seu exemplo. Gledhill afirma que o expositor nunca deve violar o modelo de Cântico dos Cânticos, que expressa o fascínio sensual dos amantes sem se tornar pornográfico.[8] Leland Ryken enfatiza que "O modo simbólico de Cântico dos Cânticos, em que consumação sexual, por exemplo, é retratada na figura de possuir

---

[6] Parsons propõe alguns usos *fora* do contexto normal de exposição nos encontros eclesiásticos, inclusive em sermões de casamento, classes de casais, retiros de casais, classes de adolescentes e jovens e no aconselhamento pré-nupcial (p. 419-421).
[7] BULLINGER, p. 684.
[8] GLEDHILL, *The message of the Song of Songs*, p. 29-30, citado em PARSONS, p. 420.

um jardim [...] tem embutido em si mesmo certa reserva que mantém o poema longe de ser pornografia".⁹

Parsons acrescenta:

> O expositor deve exercer grande cuidado ao explicar as metáforas de Cântico dos Cânticos que contêm possíveis eufemismos ou termos de duplo sentido (como em 7:2) para evitar ofender os ouvintes ou até levá-los a cair em pensamentos impuros, por ser explícito demais na explicação do seu significado sexual.[10]

Carlos Osvaldo Pinto conclui:

> O Cântico dos Cânticos nunca é vulgar ou grosseiro em sua linguagem. Sua sexualidade é clara, mas não explícita; é exposta, mas dignificada; é cativante, mas tímida. Contribui para o amor ao invés de ser seu centro. Assim, o Cântico contribui para a revelação de Deus ao exaltar o tipo de amor que segue o padrão criativo de Deus e evita aquelas distorções das quais a própria Escritura dá amplo testemunho.
>
> Em um mundo em que tais perversões praticamente se tornaram a norma, o Cântico dos Cânticos é ao mesmo tempo contemporâneo e relevante.[11]

Cremos que o expositor criativo e sensível não somente pode, mas deve ensinar esse livro dentro da dieta bíblica que oferece à igreja. Mas, além do ministério de púlpito, o livro pode ser usado em encontros de casais, classes de escola bíblica ou grupos pequenos, no ministério com adolescentes e jovens (observando as cautelas mencionadas aqui), no aconselhamento pré- e pós-nupcial, no aconselhamento bíblico de casais e de forma devocional pelos próprios casais.

2. Pregação cristocêntrica?

Quase todos hoje reconhecem os exageros e enganos do método alegórico de interpretação aplicado ao longo dos séculos no estudo de Cântico

---

⁹ RYKEN, Leland. *Words of delight: a literary introduction to the Bible*. Grand Rapids: Baker Book House, 1987, p. 287.
[10] PARSONS, p. 420.
[11] PINTO, Carlos Osvaldo, *Foco*, p. 580.

dos Cânticos. Mas resta uma dúvida: é possível pregar o livro com uma perspectiva cristocêntrica quando nem sequer menciona Cristo? Caso sim, de que forma? Sem ser simplista demais, adotamos como modelo o método desenvolvido pelo autor Bryan Chapell em seu livro *Pregação cristocêntrica* e que pode ser resumido na tarefa homilética de identificar:

1. **A necessidade do homem**. Chapell chama essa necessidade de o Foco na Condição Decaída (FCD), mas talvez seja melhor reconhecer que o homem redimido também precisa ser mais parecido com Jesus. Toda a Escritura inspirada por Deus visa algum aperfeiçoamento no ser humano que somente Cristo Jesus é capaz de suprir. Esse é o alvo da vida cristã (Rm 8:29; Gl 4:19). Basta o expositor identificar o aspecto da imagem de Cristo que o texto revela para que o homem ou a mulher de Deus seja *perfeito e perfeitamente habilitado para toda boa obra* (2Tm 3:17), ou seja, a área onde ainda carece da vida de Cristo sendo vivida nele (Gl 2:20).

2. **A provisão em Cristo**, ou seja, como a obra final de Jesus na cruz e na ressurreição manifesta-se através do livro numa vida redimida.[12]

Esse método tenta reconhecer o lugar que cada livro bíblico tem no desenrolar da história da redenção, ao mesmo tempo que interpreta o texto com integridade e pela ótica litero-histórico-gramatical, dentro do seu contexto e do propósito e argumento do A(a)utor, conforme teria sido entendido pelos leitores originais.

No caso de Cântico dos Cânticos, entendemos que, embora o livro exalte o matrimônio e a relação íntima entre homem e mulher, é muito mais que "um manual canônico do sexo".[13] O expositor/intérprete tem como tarefa mostrar como Cântico dos Cânticos se encaixa na corrente da história da redenção. Nesse sentido, existe ampla precedência de informação bíblico-teológica, como já desenvolvemos ao longo deste livro. Conforme Parsons afirma,

> Lido à luz do todo o cânon — começando com Gênesis 2 e 3 (incluindo temas como o jardim) — Cântico dos Cânticos contribui muito para uma

---

[12] CHAPELL, Bryan. *Pregação cristocêntrica: restaurando o sermão expositivo, um guia prático e teológico para a pregação bíblica.* São Paulo: Cultura Cristã, 2002.
[13] PARSONS, p. 421, citando DILLARD e LONGMAN, *Introduction to the Old Testament,* p. 265.

teologia da "sexualidade redimida" [...] Reafirma a análise divina em Gênesis 1:26-31 de que toda a criação dele (inclusive, o sexo) é "muito boa" [...] O modelo pós-Queda continua oposto à homossexualidade, ao adultério e à bestialidade.[14]

A exposição cristocêntrica de Cântico dos Cânticos não precisa desfazer as pétalas das flores do jardim de amor do casal para achar tipos de Cristo. Não deve fantasiar associações com Cristo e a igreja baseadas nos detalhes dos encontros do casal para justificar sua pregação. Certamente podemos usar Cântico dos Cânticos para ilustrar muitos aspectos do tipo de amor que Deus tem por Israel e Jesus pela igreja. Mas o foco cristocêntrico e redentivo do livro pode e deve destacar:

- A importância que o casamento tem no plano divino da redenção (Gn 1:27; 2:24; Ef 5:22-33; Ap 20—22).
- A dignidade da sexualidade humana como reflexo da intimidade da própria Trindade (Gn 1:27; Hb 13:4).
- A distorção da *imago Dei* como resultado da Queda, e como afetou o casamento e os relacionamentos familiares (Gn 3). Desde Gênesis 3:16, não somos mais capazes de ter um casamento que reflete a plenitude da glória de Deus como antes. Por causa de Gênesis 3:16, precisamos de João 3:16!
- A pureza sexual que faz parte do plano de Deus antes e depois do casamento (Gn 2:24; 1Co 7:1-5; 1Ts 4:3-8).
- O prazer físico que Deus abençoa e usa como selo da aliança matrimonial ao longo da vida como casados (Gn 2:24).
- A redenção do próprio casamento e da sexualidade humana que somente se experimenta quando os casados encontram a redenção na obra final de Cristo na cruz (Sl 127; 1Pe 3:1-7).
- A possibilidade de renovação — da pureza sexual, dos votos conjugais, da amizade matrimonial — que encontra-se em Cristo (2Co 5:17).
- O amor de Deus demonstrado na cruz de Cristo como fundamento do lar e da reversão dos efeitos do pecado experimentados no lar (Sl 127:1; Jo 3:16; Rm 5:8; 1Jo 4:7,8).

---

[14] Ibidem.

Essa lista é só o começo, e as exposições que seguem mostrarão outras maneiras pelas quais a pregação de Cântico dos Cânticos não precisa cair em moralismo, legalismo ou alegorização, para expor a necessidade do coração humano e a provisão final feita por Cristo Jesus.

3. Métodos de interpretar Cântico dos Cânticos

Cântico dos Cânticos tem sido considerado por alguns como o "patinho feio" das Escrituras.[15] Durante um tempo, constava na lista de livros proibidos, ou *antilegomena* (lit., "falando contra"). Explica em parte por que judeus e cristãos relegaram sua interpretação durante séculos à técnica alegórica.

Mesmo assim, o livro sempre foi intrigante para os intérpretes. Glickman afirma que mais de quinhentos comentários foram escritos sobre Cântico dos Cânticos nos primeiros 1:700 anos da história cristã,[16] muitos com interpretações totalmente diferentes e conflitantes com os outros.

Há boa razão por trás dessas dificuldades de interpretação do livro, assim como encontramos em livros como Ezequiel e Eclesiastes. O uso extensivo de figuras de linguagem num contexto poético e distante da nossa realidade complica, às vezes demais, a tarefa do intérprete. Precisamos reconhecer que, embora a mensagem central do livro fique clara, há muitos detalhes do livro que exigem boa dose de humildade por parte do intérprete.

Carlos Osvaldo Pinto ecoa essa observação quando diz que "o Cântico dos Cânticos trava uma séria disputa com Eclesiastes pelo título de livro mais profundamente mal interpretado das Escrituras. O Cântico, todavia, deixa Eclesiastes bem para trás quando se trata da variedade de abordagens e de interpretações resultantes".[17]

Embora haja quase tantas interpretações como intérpretes do livro, vamos resumir as maneiras principais pelas quais Cântico dos Cânticos tem sido interpretado e, no final, propor o método que vamos seguir nesta série de exposições.[18]

---

[15] Carlos Osvaldo Pinto, áudio, maio-junho de 2011.
[16] GLICKMAN, p. 173.
[17] PINTO, Carlos Osvaldo, *Foco*, p. 578.
[18] Para um breve resumo das formas de interpretar Cântico dos Cânticos, veja PARSONS, *Bibliotheca Sacra*; PATTERSON, Paige. *Song of Solomon*. Chicago: Moody Press, 1986, p.

A. Interpretação alegórica

Alegoria foi o método predominante durante quase dois milênios de interpretação do Cântico (do II ao XIX século), tanto por judeus como por cristãos. A tensão criada pela linguagem sensual explícita no livro causava não pouca consternação entre os intérpretes, especialmente aqueles influenciados pelas escolas platônicas dualistas e gnósticas, que supervalorizavam o não material (espiritual) e menosprezavam o carnal (corporal): "A interpretação alegórica muitas vezes é baseada numa 'aceitação implícita da crença platônica ou gnóstica de que coisas materiais, especialmente aquelas relacionadas à sexualidade, são intrinsecamente más'."[19] Tanner relata que o método alegórico foi tão forte que qualquer outra interpretação (por exemplo, a perspectiva literal, de que o livro relata o relacionamento romântico e sexual de um casal casado) foi considerada herética pelo Segundo Concílio de Constantinopla em 553 d.C.![20]

A interpretação alegórica de Cântico dos Cânticos entende o livro como sendo uma série de descrições poéticas do amor de Deus por Israel (no caso dos judeus) ou do relacionamento entre Cristo e a igreja (no caso dos cristãos). Um dos maiores argumentos contra esse método é a tremenda falta de concordância entre as interpretações oferecidas, por total falta de controle hermenêutico. Por exemplo, os judeus entendiam a referência ao umbigo da Sulamita (7:2) como uma alusão a Jerusalém, como situada no centro do mundo. Os rabinos Rashi e Ibn Ezra entenderam os dois seios da mulher como referências aos querubins situados sobre o propiciatório no Santo dos Santos e que o saquitel de mirra (1:13) como se referindo à *Shekinah*, a coluna de nuvem representando a presença e a glória de Deus que pairava sobre os querubins (Êx 25:17-22; 40:34-38; Nm 7:89).[21]

A incoerência e a subjetividade do método alegórico se mostram, por exemplo, quando Bernardo de Claraval interpretava as menções aos seios da Sulamita como referências ao monte Sinai e ao monte Calvário.

18ss; DEERE, J. S. "Song of Songs", in: WALVOORD, J. F. e ZUCK, R. B., eds. *The Bible knowledge commentary: an exposition of the scriptures*. Wheaton, IL: Victor Books, 1985, vol. 1, p. 1008-1025.
[19] PARSONS, p. 402, citando CARR, p. 286-287.
[20] TANNER, J. Paul. "The history of interpretation of the Song of Songs", *Bibliotheca Sacra*, 154 (January-March, 1997), p. 39. Veja também FEE e STUART, p. 193.
[21] CARR, G. Lloyd. "Song of Solomon", in: RYKEN, Leland e LONGMAN III, Tremper, eds. *A complete literary guide to the Bible*. Grand Rapids: Zondervan, 1993, p. 282-283.

Orígenes entendeu que o fato de a Sulamita ser morena (1:5,6) significava que a igreja está contaminada pelo pecado, mas que sua beleza se refere à beleza espiritual depois da conversão. Outros diziam que a voz da rola (2:12) representava a pregação dos apóstolos![22]

Outro argumento contra o método inclui o fato de que as alegorias bíblicas sempre são claramente identificadas assim (cf. Ez 16; Os 1—3; Is 5:1-7). Além disso, a Bíblia evita usar imagens explicitamente sexuais para descrever o relacionamento de Deus com o povo da aliança.[23] O método alegórico caiu em desfavor no século XIX.[24]

B. Interpretação tipológica

O método tipológico entende a "linha melódica" de Cântico dos Cânticos de forma literal, mas como sendo um *tipo* ou figura do amor de Jesus à igreja. Os detalhes da história não são interpretados de uma maneira espiritual, como no método alegórico, mas prefiguram em linhas gerais princípios posteriores. A tipologia reconhece a legitimidade do registro veterotestamentário em si mesmo, mas depois encontra naquele registro uma ligação clara e paralela com algum evento ou ensinamento no Novo Testamento, que o Antigo Testamento prefigura.[25]

Esse método foi comum entre intérpretes conservadores do século XX. Evita a subjetividade da alegorização, pois a história é para ser entendida literalmente. Mas a tendência é que, ao abordar o texto, a dimensão espiritual tipológica afogue o significado da mensagem original para os ouvintes.[26]

Alguns problemas com esse método:

- Salomão com suas muitas esposas seria um péssimo exemplo do amor de Cristo.
- Nada no livro sugere essa interpretação tipológica.
- O Novo Testamento não cita nem faz alusão ao livro.[27]

---

[22] DEERE, p. 1009.
[23] PARSONS, p. 402; veja JOHNSTON, Gordon H. "The enigmatic genre and structure of the Song of Songs – Part 2", *Bibliotheca Sacra*, 166 (April-June, 1999), p. 166-167.
[24] PINTO, Carlos Osvaldo, *Foco*, p. 578, para uma avaliação maior do método alegórico.
[25] CARR, *The Song of Solomon*, p. 24.
[26] PARSONS, p. 402.
[27] Ibidem, p. 403.

C. Interpretação dramática

A possibilidade de que o livro seja um drama, nos moldes dos dramas greco-romanos, ganhou força nos séculos XIX e XX. Essa leitura de Cântico dos Cânticos normalmente vê no texto um enredo com vários atores e um coro feminino.

Duas alternativas clássicas dessa interpretação encaram duas ou três personagens como os atores principais.

Três personagens

Esse "drama" encara o livro como um triângulo amoroso em que os atores principais são um pastor de ovelhas, que é praticamente invisível, mas o amado da Sulamita; uma pastora (a Sulamita); e o próprio Salomão, normalmente encarado como o vilão que tenta seduzir a Sulamita e acrescentá-la ao harém dele.[28] O problema com essa interpretação são os textos que precisam ser forçados para encaixar no modelo.

Duas personagens

Essa perspectiva dramática encara a história dentro do gênero de histórias tipo Cinderela. Tem sido muito mais comum entre os intérpretes.[29] Nessa interpretação, o triângulo amoroso é substituído pelo "cone amoroso", em que o pastor (Salomão?) e a pastora (a Sulamita) se aproximam um do outro enquanto se aproximam do próprio Deus (cuja voz se ouve em 5:1).

O problema principal com a interpretação dramática do livro é que não existe nenhuma evidência da existência de drama como gênero literário entre os semitas antigos. Também há pouca ação no livro, e há mais monólogo do que diálogo. Além disso, a teoria exige muitas suposições e imposições no texto.

D. Poesia lírica

Fee e Stuart resumem esse método:

> Embora possa ter se originado como vários poemas românticos distintos [...] sua forma canônica pretende que ele seja lido como vários episódios/

---

[28] O método alegórico com três personagens entende o pastor como Jesus, a pastora como a igreja, e Salomão como o diabo.
[29] PARSONS, p. 403.

cenas de um poema, tratando-se, portanto, de uma "narrativa" apenas no sentido de que tal poesia está buscando retratar determinado quadro.[30]

Essa perspectiva encara o Cântico como uma poesia que conta uma história, seja verídica (a perspectiva adotada aqui), seja fictícia — não necessariamente associada a eventos na vida de Salomão. Sendo assim, descreve um amor romântico ideal com referências ao rei Salomão e à Sulamita; ou descreve um amor ideal fictício, com linguagem figurativa que utiliza imagens reais (o rei Salomão, a corte) para idealizar um relacionamento amoroso. Nesse caso, seria uma ficção literária usando símbolos reais.

J. Paul Tanner defende uma perspectiva literal do livro como sendo a forma de interpretação mais natural. Ele afirma:

> Um dos princípios básicos de hermenêutica é que, para qualquer passagem, o sentido claro, normal, deve ser escolhido, a não ser que haja evidência clara ao contrário. Que Cântico dos Cânticos deve ser entendido literalmente como descrevendo o relacionamento romântico e sexual entre dois amantes [...] tem sido a perspectiva menos popular.[31]

Existe evidência desse tipo de literatura no Egito. Esse método de interpretação não necessariamente entra em conflito com outros. O maior problema com a segunda alternativa (poesia lírica simbólica/fictícia) é a ausência de indicadores no texto de que as referências ao rei e à corte sejam meros símbolos.

Se Salomão for reconhecido como figura literal dentro da "narrativa" do Cântico, essa interpretação tem muitas vantagens, como explica Carlos Osvaldo Pinto:

> Resta ao intérprete, portanto, uma alternativa simples, tomar o Cântico dos Cânticos como uma unidade a ser interpretada normalmente, percebendo um padrão de intimidade crescente entre um homem e uma mulher que se amam (que, no referencial ético das Escrituras, nada mais podem ser que a princípio comprometidos e, por fim, casados), cujo

---
[30] Fee e Stuart, p. 191.
[31] Tanner, p. 24.

relacionamento é descrito em uma linguagem pastoril, idílica e altamente figurativa.[32]

E. Antologia de cânticos românticos ou matrimoniais

Muitos estudiosos, como Leland Ryken, entendem que o livro não traça nenhuma linha narrativa, mas simplesmente registra uma série de cânticos românticos não relacionados entre si. Ryken defende a ideia de que o livro seja uma coleção (antologia) de poesias líricas, mas não em forma de narrativa. Ou seja, não há movimento linear de progressão narrativa, mas, sim, um movimento cíclico no livro. Aponta o fato de que o livro deve ser lido de forma natural como poesias que exaltam o amor romântico entre um homem e uma mulher e nada mais. Nessa leitura, não é tão importante a identificação dos oradores em cada texto e não é necessário (nem recomendado) traçar uma cronologia no relacionamento do casal. O importante é experimentar as emoções que a poesia promove.[33] Se há estrutura no livro, é cíclica, girando em torno da poesia central que é a consumação do casamento pelo casal.

Gordon H. Johnston concorda com essa perspectiva e mostra como o livro é estruturado com vários refrãos e painéis paralelos. Adverte contra a tentativa de forçar o livro dentro de paradigmas dramáticos ou narrativos.

> Os refrãos poéticos e painéis paralelos sugerem que o Cântico não é um drama literário ou narrativa poética, mas uma coleção de poemas de amor artisticamente desenhada. Sensibilidade à sua textura literária deve advertir os intérpretes a não forçar um enredo de narrativa artificial no livro. O leitor pode se contentar com cada poema individual pelos próprios méritos, assim como o vaivém dos temas recorrentes que voltam vez após vez.[34]

Uma das principais vantagens dessa perspectiva do livro é que ajuda a explicar textos problemáticos que não parecem encaixar-se na

---

[32] PINTO, Carlos Osvaldo, *Foco*, p. 579.
[33] RYKEN, p. 271ss.
[34] JOHNSTON, Gordon H. "The enigmatic genre and structure of the Song of Songs — Part 3", *Bibliotheca Sacra*, 167 (July-September, 1999), p. 305.

interpretação lírica linear. Ou seja, quando opta por uma certa arbitrariedade sequencial do livro, não há dificuldade em tratar de textos que aparentemente descrevem intimidade precoce entre Salomão e a Sulamita, momentos que não se enquadram confortavelmente em uma perspectiva que vê uma progressão cronológica no relacionamento dos dois (veja, por exemplo, 1:2,4,16,17; 2:5,6,17; 3:1-4).

Um problema com esse método interpretativo é distinguir exatamente onde um poema termina e outro começa — algo fundamental para o expositor/leitor compreender sua mensagem. Outra dificuldade é discernir uma mensagem clara como resultado dessas poesias diversas. Sem progressão cronológica na história do casal, o intérprete encontra uma colcha de retalhos com significado muito mais sujeito às fantasias do leitor. Além disso, esse método ignora uma clara progressão na história do casal que muitos intérpretes têm reconhecido, mesmo que haja dificuldade na interpretação de alguns textos.

Uma alternativa dessa interpretação vê Cântico dos Cânticos como uma série de poesias usadas em cerimônias matrimoniais, segundo o modelo de casamentos sírios (conhecidos como *wasfs*). Mas não existe nenhuma evidência desse tipo de cerimônia no Israel antigo, e os paralelos são tênues na melhor das hipóteses.

Esse método de interpretar Cântico dos Cânticos, bem como a perspectiva lírica (cronológica), parecem-nos igualmente atraentes, e as exposições que seguem trabalharão as duas possibilidades, mesmo favorecendo levemente a ótica cronológica do texto.

F. Interpretação analógica

Esse método, adotado nas exposições aqui, segue em linhas gerais a perspectiva "d" acima — que interpreta Cântico dos Cânticos como uma poesia lírica literal, retratando o relacionamento real entre o rei Salomão e uma jovem, a Sulamita. Mas vai além ao reconhecer um uso analógico do livro, que identifica sua função no cânon bíblico como exaltando o amor, o casamento e o sexo não como fins em si mesmos, mas como reflexos de um amor maior. Mesmo que o leitor prefira a interpretação antológica (que normalmente não vê uma progressão cronológica no relacionamento do casal, mas, sim, uma série de poesias de amor entre os dois), o uso analógico do livro se mantém viável.

Esse método hermenêutico em Cântico dos Cânticos reconhece elementos didáticos no desenvolvimento do livro. "O Cântico parece comunicar uma lição sobre o amor conjugal que vai mais profundo. Por isso, o Cântico é didático, assim como literal."[35] Esse fato nos leva a sugerir que o livro contribui algo mais para o cânon bíblico, pois analogicamente aponta para o maior amor do universo, base para todo amor humano, o amor de Cristo.

> O Cântico, sim, celebra a dignidade e a pureza do amor humano. Esse é um fato que nem sempre tem sido enfatizado suficientemente. O Cântico [...] é didático e moral em seu propósito. Vem para nós neste mundo de pecado, onde lascívia e paixão estão por todos os lados, onde tentações ferozes nos assolam e tentam nos desviar do propósito divino do casamento. E nos lembra, numa maneira excepcionalmente linda, de quão puro e nobre é o verdadeiro amor. Contudo, mesmo assim, não esgota o propósito do livro. Não somente se refere à pureza do amor humano; mas, pela própria inclusão no cânon, nos lembra de um amor que é mais puro que o nosso.[36]

Em outras palavras, uma interpretação literal da poesia figurativa do livro não descarta uma contribuição analógica do livro. Em termos da analogia bíblica, o cântico pode ser usado para ilustrar o relacionamento entre Cristo e sua igreja. Esse método entende que o livro de Cântico dos Cânticos é poesia bíblica que apresenta um desenvolvimento progressivo (enredo) no relacionamento entre Salomão e a Sulamita como forma de instruir os leitores sobre a importância que o matrimônio tem aos olhos de Deus. Mas à luz das Escrituras como um todo, e dentro da história da redenção, reconhece que o casamento tem esse valor justamente porque foi criado por Deus como reflexo de verdades maiores. Ou, como já vimos, o casamento não é um fim em si mesmo, mas existe para espelhar e espalhar a glória de Deus. Para o intérprete cristão, isso inclui o aspecto analógico do relacionamento entre Cristo e a igreja.

---

[35] TANNER, "History", p. 44.
[36] YOUNG, E. J. *Introduction to the Old Testament*. Grand Rapids: Eerdmans, 1964, p. 336, citado em TANNER, "History", p. 44.

Se o Cântico apresenta o amor e o relacionamento matrimonial nos maiores níveis de exercício e devoção, então certamente pode ser usado para exemplificar o que é transcendentemente verdadeiro no elo que existe entre Cristo e a igreja.[37]

Resumo

Assim como em tantas controvérsias teológicas, existe valor em estudar as diversas maneiras pelas quais o livro tem sido interpretado. O próprio fato de que depois de 3.000 anos ainda não há consenso sobre a interpretação já deve nos alertar para o fato de que talvez existam elementos verídicos nos vários métodos que contribuirão de alguma forma para a interpretação do livro. Isso não significa que existem múltiplas interpretações do livro, mas que cada modo de interpretar o livro oferece *insight* valioso que pode nos ajudar de alguma maneira na interpretação dele.

Por exemplo, quase todos hoje rejeitam o método alegórico de encarar o livro. Mas existe uma linha de argumentação válida e benéfica na interpretação dele que o reconhece como parte da corrente da revelação bíblica (a história da redenção) e que nos leva a entender um uso analógico. *O casamento tem valor pelo fato de que Deus o investiu com poderes refletivos de realidades infinitamente maiores que ele!* Rejeitamos categoricamente a alegorização, mas reconhecemos que demonstra uma sensibilidade louvável à importância que o matrimônio tem na história da redenção.

Outros métodos de interpretação também contribuem para nossa compreensão da sua mensagem. Por exemplo, a perspectiva majoritária hoje, de que o livro é uma antologia ou coleção de cânticos sem enredo dramático ou cronológico, nos adverte contra a tendência de forçar a história dentro de um suposto enredo que talvez não exista no texto; também nos lembra de que o Cântico é, sim, uma coleção de poesias românticas unidas em um cântico.

A perspectiva dramática que encara o livro como um drama chama atenção para o contexto agrícola que cerca toda a história e a importância de interpretar com sensibilidade as figuras de linguagem dentro desse contexto.

---

[37] CARR, *The Song of Solomon*, p. 23.

A interpretação que encara o Cântico em termos de casamentos sírios também nos alerta da realidade de que o livro apresenta, sim, uma cerimônia de casamento nos moldes do antigo Oriente Médio (veja tb. Sl 45), algo que pode nos resguardar de falácias anacrônicas em que impomos nossos conceitos das bodas sobre a cultura do texto.

Observação
Figuras de linguagem e o contexto agrícola de Cântico dos Cânticos

Basta uma última observação dentro da questão hermenêutica de Cântico dos Cânticos. Esse livro pertence ao gênero literário *poético*. Leland Ryken afirma que "Cântico dos Cânticos é o livro mais inteiramente poético na Bíblia".[38] A própria natureza de romance e amor faz brotar poesia e canto, fenômeno histórico e mundialmente conhecido. "Frequentemente, quando alguém experimenta beleza excepcional, descobre que palavras comuns são inadequadas para descrevê-la."[39] Por isso, o poeta lança mão de figuras de linguagem, que pintam retratos que valem mil palavras.

Como poesia, o livro inclui um número substancial de figuras de linguagem que soam estranho para o ouvido contemporâneo, especialmente para aqueles não acostumados ao contexto agrícola do livro.

O intérprete precisa examinar (e explicar para seus ouvintes no contexto expositivo) essas figuras com muito cuidado. Muitas vezes, o ponto principal da comparação não é visual, mas emotivo. Por exemplo, comparar a amada a uma égua (1:9) não parece nada louvável para a maioria das mulheres hoje. Mas, quando se considera toda a figura — uma égua entre as carruagens do faraó — e se entende que as carruagens do faraó normalmente eram puxadas por cavalos —, fica mais fácil entender o ponto de comparação: A Sulamita tinha um poder provocativo extraordinário, como se uma égua de repente aparecesse no meio da multidão de cavalos nos estábulos do faraó. Em Cântico dos Cânticos, as figuras (em sua maioria, agrícolas) são comparações que evocam emoções mais do que imagens.

---

[38] Ryken, p. 289.
[39] Glickman, p. 14.

As figuras de linguagem [...] são abundantes. Seus pontos de referência são ocasionalmente estranhos para nossa sociedade não agrária, e parecem rústicos e pouco elogiosos, mas no contexto de uma sociedade pastoril seriam adequados e bem aceitos. Tais figuras devem ser interpretadas mais em termos de valor e emoção do que em termos de comparação estrita.[40]

4. Unidades de exposição

Existe uma diversidade enorme na maneira com que Cântico dos Cânticos tem sido esboçado ao longo dos séculos (ou *não* esboçado, conforme aqueles que veem nele uma antologia desconexa de poemas românticos, sem nenhum argumento ou desenvolvimento linear). Faz sentido, então, que a divisão do livro em unidades de pensamento para exposição também represente um desafio gigantesco para o pregador.

Mesmo assim, quando se compara os diversos esboços sugeridos para o livro, especialmente aqueles que o encaram como um cântico unido e com um desenvolvimento linear central, chega-se à conclusão de que existe, sim, um certo consenso quanto ao enredo do livro. Com pequenas modificações, a exposição do livro divide-se em unidades que encaram o livro como a sequência que segue:[41]

1. A expectativa do amor (namoro e noivado — 1:1—3:5).
2. A expressão do amor (casamento — 3:6—5:1).
3. A expansão do amor (conflito conjugal — 5:2—7:10).
4. A explicação do amor (a moral da história — 7:11—8:14).

Mesmo que o livro seja entendido ciclicamente, os elementos apresentados acima ainda aparecem ao longo do livro, por isso cremos ser válida essa forma de expor seu texto.

Outros fatores contextuais ditarão o número de mensagens que poderão constituir uma série em Cântico dos Cânticos. Por exemplo, o livro poderia ser exposto em quatro mensagens durante o "mês da família" no calendário eclesiástico (maio, na maioria das denominações no Brasil). Mas quatro mensagens nos parece pouco para realmente exprimir a

---

[40] PINTO, Carlos Osvaldo, *Foco*, p. 580.
[41] Esboço de Carlos Osvaldo Pinto numa série de exposições no Seminário Bíblico Palavra da Vida, maio-junho de 2010.

riqueza que há no texto, pois as mensagens terão que abordar unidades grandes demais para uma exposição mais detalhada.

Os capítulos que seguem dividem o texto em oito mensagens expositivas conforme o esboço que segue:

Mensagem 1: *Introdução e panorama*
(O amor verdadeiro conforme Cântico dos Cânticos — 1:1).

1. A expectativa do amor (namoro e noivado: Paciência — 1:2—3:5).
   Mensagem 2: Despertamento (1:2-11).
   Mensagem 3: Paciência (1:12—2:7).
   Mensagem 4: Renovação (2:8—3:5).

2. **Mensagem 5**: A expressão do amor (Casamento: Pureza — 3:6—5:1).

3. A expansão do amor (Perseverança — 5:2—8:7).
   Mensagem 6: Perseverança (5:2—6:3).
   Mensagem 7: Perdão (6:4—7:10).

4. **Mensagem 8**: A explicação do amor (Recapitulação — 7:11—8:14).

5. Pregação tópica em Cântico dos Cânticos

Um último assunto que cabe aqui na consideração de como Cântico dos Cânticos pode ser usado na exposição cristã envolve a possibilidade de usar temas do livro para pregações ou estudos tópicos. Encaramos exposição tópica como uma metodologia válida para abordar assuntos destacados na teologia bíblica de um livro, desde que se respeite a interpretação litero-histórico-gramatical.

Assim como muitos têm demonstrado, Cântico dos Cânticos inclui elementos comuns à literatura sapiencial das Escrituras (com Jó, Provérbios, Eclesiastes e alguns outros textos como Gênesis 37—50). Esse gênero literário didático, que responde às grandes dúvidas da alma humana (Por que o justo sofre? Como ter uma vida bem-sucedida? Qual o significado da vida? Como encontrar um amor verdadeiro?) muitas vezes pode ser estudado de forma temática, visando reunir em um lugar uma coleção completa das "pepitas" da sabedoria divina espalhadas na superfície (e debaixo da superfície) de um livro bíblico.

O livro de Provérbios encoraja esse tipo de "garimpo" (veja Pv 2:1-5) em que textos que tratam do mesmo tema são juntados para poder desenvolver uma "teologia bíblica" daquele assunto. Certamente o livro de Provérbios rende grandes resultados homiléticos quando estudado e pregado dessa maneira. Mas o livro de Cântico dos Cânticos também oferece joias preciosas ao expositor diligente que consegue reunir alguns temas que se repetem ao longo do livro. Por exemplo, o expositor poderia desenvolver o tema da exclusividade do amor verdadeiro, baseado no refrão em 2:16; 6:3 e 7:10 ("o meu amado é meu, e eu sou do meu amado"). Outro tema trataria da paciência na espera pelo "príncipe encantado" e para a consumação física do amor (2:7; 3:5; 8:4: *não acordeis, nem desperteis o amor, até que este o queira*). Mais uma mensagem poderia abordar as tensões que surgem no relacionamento a dois, à luz dos efeitos desastrosos da Queda em Gênesis 3, usando a ideia das "raposinhas" citadas em 2:15.

OBSERVAÇÃO FINAL

Ecoamos as palavras de Paige Patterson, quando diz: "A mensagem sem preço desse livro precisa ser exposta nas igrejas hoje. Minha oração é que [...] pregadores em todo lugar farão o impensável — pregar todo o livro de Cântico dos Cânticos".[42]

Nossa esperança também é que mais e mais pastores tenham coragem para abordar de forma expositiva, sensata e relevante o livro esquecido de Cântico dos Cânticos, disponibilizando assim sua riqueza para um mundo e uma igreja desesperadamente carentes das suas águas cristalinas. Oferecemos aqui um guia que esperamos ser útil nessa tarefa de resgatar o namoro, noivado e casamento das mãos sujas e pervertidas do mundo ao nosso redor, para a glória de Jesus.

Nas palavras de Greg Parsons, nosso desejo é que:

> Essas diretrizes ajudem o jardineiro bíblico iniciante a arrancar as ervas daninhas de erros hermenêuticos e cultivar uma compreensão correta do jardim de metáforas em Cântico dos Cânticos. Nesta era de perversão sexual e compreensões distorcidas de amor, que cada leitor encontre em Cântico dos Cânticos o solo fértil para cultivar e celebrar casamentos crescentes assim como Deus os planejou.[43]

---

[42] PATTERSON, p. 9.
[43] PARSONS, p. 422.

21
Introdução e panorama: o amor verdadeiro segundo Cântico dos Cânticos

(Ct 1:1)

Introdução[1]

Craig Glickman conta a história de dois ladrões que invadiram uma loja, mas não roubaram nada. Em vez disso, trocaram todas as etiquetas de preços na mercadoria da loja. No dia seguinte depois da invasão, você pode imaginar o caos que resultou: uma simples bijuteria estava marcada com o preço de R$ 2.000,00 enquanto um relógio dourado Bulova custava apenas R$ 1,99.

Quando olhamos para o mundo ao nosso redor, é essa inversão de valores que percebemos. O mundo está de ponta-cabeça, especialmente no que se refere a relacionamentos entre os sexos.[2] A confusão e o caos reinam. Papéis são invertidos; a pureza, poluída; o caráter, corrompido. Parece que a sexualidade humana constitui uma frente de ataque estratégica na guerra espiritual.

Ironicamente, às vezes estranhamos (ou até nos chocamos) quando alguém ousa falar sobre amor e sexo no contexto da igreja, mesmo que a semana toda escutemos músicas populares que só falam de

---

[1] As exposições que seguem foram grandemente influenciadas pelo nosso amigo e saudoso colega Carlos Osvaldo Pinto, em duas fontes principais (usadas com permissão da sua esposa, Ártemis Pinto): *Foco e desenvolvimento no Antigo Testamento*. 2. ed. revisada e atualizada. São Paulo: Hagnos, 2014, p. 577-588; *Cantares: o amor verdadeiro* — mensagens pregadas na capela do Seminário Bíblico Palavra da Vida, Atibaia, SP, maio-junho de 2010.
[2] Glickman, p. 33-34.

relacionamentos ilícitos, assistamos a programas de TV e filmes que oferecem um cardápio cheio de adultério, homossexualidade e sexo fora do casamento, e ouçamos piadas no serviço que barateiam e zombam daquilo que Deus santificou. Em tudo isso, bebemos de fontes poluídas, em que a perspectiva bíblica e sadia da sexualidade humana é pervertida e distorcida. "O amor romântico verdadeiro não é a invenção nem a propriedade de Hollywood, mas o dom e a criação de Deus."[3]

Que pena que alguns tenham tentado emudecer o próprio Deus em questões de intimidade conjugal. Foi Deus que inventou o amor romântico, e não o diabo! A Bíblia começa e termina falando do casamento, que é a maior e mais bela ilustração do amor de Deus para seu povo, e do amor que Deus compartilha consigo mesmo na Trindade. Uma das metáforas favoritas para o relacionamento entre Deus e seu povo é o relacionamento entre marido e esposa.[4]

> O propósito do livro é exaltar o amor humano e o casamento. Embora no início talvez pareça estranho, após a reflexão não surpreende que Deus tenha incluído no cânon bíblico um livro homologando a beleza e a pureza do amor matrimonial. Deus criou homem e mulher (Gn 1:27; 2:20-23) e estabeleceu e consagrou o casamento (Gn 2:24). Pelo fato de que o mundo encara o sexo de forma promíscua e pervertida e o explora tão persistentemente, e pelo fato de que tantos casamentos estão se desfazendo por falta de amor, compromisso e devoção, é vantajoso ter um livro na Bíblia que dá o aval de Deus ao amor matrimonial como saudável e puro.[5]

Deus fala, e não gagueja, quando trata desses assuntos. E temos que falar! Temos de mostrar para nossos jovens (e para nós mesmos) que o amor romântico que une um homem e uma mulher durante uma vida é belo, puro e abençoado por Deus; que Deus tem um plano para o matrimônio; que Deus é glorificado pelo casal que conduz seu relacionamento conforme a vontade dele!

Estudar Cântico dos Cânticos é como tomar banho em águas cristalinas depois de horas mergulhando no rio Tietê.

---

[3] Ibidem, p. 127.
[4] Jeremias 2:2; Ezequiel 16; 23; Isaías 54:5,6; Oseias 2:19,20; Efésios 5:23-25; 1Coríntios 11:2,3; Apocalipse 19:7-9; 21:9.
[5] DEERE, p. 1009-1010.

Num mundo inundado com os detritos de lares desfeitos, espíritos esmagados e sonhos fraturados, o povo de Deus precisa da mensagem de Cântico dos Cânticos como nunca antes. O Cântico é um antídoto para a sociedade libertina que prostituiu a natureza sagrada do amor humano. Esperança emana das suas páginas.[6]

Temos de beber dessas fontes puras e bíblicas para entender quanto as águas do mundo são turvas.

De todos os livros do cânon bíblico, Deus reservou um livro inteiro para tratar dos assuntos do amor romântico e da sexualidade humana dentro do seu plano.

Não deve ser considerado obsceno o fato de que pelo menos um livro da Bíblia seja dedicado à celebração de uma das realidades centrais da nossa existência como criaturas. "O Cântico realmente celebra a dignidade e a pureza do amor humano. Esse é um fato que nem sempre tem sido suficientemente enfatizado. O Cântico, portanto, é didático e moral em seu propósito. Chega até nós neste mundo de pecado, onde cobiça e paixão estão por todos os lados, onde tentações ferozes nos assolam e tentam nos desviar do padrão divino para o casamento. E nos lembra, de forma especialmente linda, como puro e nobre é o amor verdadeiro."[7]

O campo de batalha da sexualidade humana precisa ser reconhecido e enfrentado como realmente é: um ponto de ataque estratégico na guerra espiritual.

Por ser tão importante no plano de Deus para a humanidade, Deus reservou esse livro para tratar do assunto (assim como designou um livro — Provérbios — para tratar da questão da educação dos filhos!)

O livro de Cântico dos Cânticos acaba sendo o comentário divino sobre a primeira instituição divina — o casamento — e os textos fundamentais de Gênesis 1:27 e 2:24. Como observam Fee e Stuart, "Esse poema deve ser lido à luz de Gênesis 1 e 2".[8] A bênção de Deus recai sobre o matrimônio, não como um fim em si mesmo, mas por ele ser a expressão máxima divina para ilustrar a glória dos inter-relacionamentos

---

[6] PATTERSON, p. 9.
[7] TANNER, "History", p. 35-36, citando YOUNG, p. 354.
[8] FEE e STUART, p. 193.

entre a Trindade e refletir o seu amor para com seu povo, primeiro Israel e, depois, a igreja. À luz do ensino bíblico, somente as águas puras da fonte divina satisfazem o coração humano. A alma sedenta por satisfação sexual fora dos parâmetros divinos só encontra frustração — como a pessoa que procura saciar sua sede bebendo água salgada do mar. No fim, só consegue aumentar sua sede e nunca se satisfaz.⁹

Ao iniciarmos uma série de mensagens sobre Cântico dos Cânticos, cabe uma palavra pastoral sobre sua mensagem e a exposição dela. Talvez alguns estejam pensando: "Mas eu achei que Cântico dos Cânticos fosse só para os casados" ou "Não sou casado e acho que esse livro não tem nada a ver comigo". Mas, como vamos descobrir, o ministério de todo o desígnio de Deus tem aplicações diretas e indiretas, com implicações para todos. Só para ilustrar, listamos algumas áreas onde o livro toca em nossa vida:

1. Estabelece o ideal de Deus para o relacionamento conjugal.
2. Fornece um padrão para pais na preparação dos filhos para um possível casamento.
3. Insiste na beleza da pureza no relacionamento amoroso entre os sexos e no relacionamento heterossexual.
4. Combate os padrões profanos de sexualidade como propagados pela mídia.
5. Fornece uma ilustração do profundo e puro amor de Jesus por sua igreja.

Antes de traçarmos os grandes movimentos no enredo desse cântico matrimonial, precisamos tratar do livro como um todo, começando com seu título e o primeiro versículo. Também há muitas questões difíceis de interpretação a serem tratadas antes de trabalhar o texto em si.

1. O título (1:1a)

O nome do livro no texto hebraico é "Cântico dos Cânticos".¹⁰ Infelizmente, o título "Cantares de Salomão", em algumas versões em português, sugere uma coleção de cânticos, enquanto o hebraico enfatiza

---

⁹ GLICKMAN, p. 118.
¹⁰ שִׁיר הַשִּׁירִים A *Vulgata* deu o nome *Canticum canticorum*, "Cântico dos Cânticos" em latim.

um cântico, o melhor de todos que o autor havia composto, ou talvez o melhor de *todos* os cânticos. A ideia da expressão original é de um cântico acima de todos os outros, o cântico por excelência, assim como encontramos em expressões bíblicas semelhantes, como "Santo dos Santos" (Êx 26:33ss; cf. tb. 29:37), "Senhor dos senhores" e "Rei dos reis".

Mas surge a pergunta: se Salomão compôs 1.005 cânticos, o que faz com que *esse* seja *o* cântico dos cânticos? Pelo menos dois outros salmos (cânticos) salomônicos (72 e 127) e talvez um terceiro (45) foram incluídos no cânon bíblico. Mas o que faz esse cântico excepcional? A resposta se encontra no fato de que é singular entre todos os outros, uma melodia única entre os livros da Bíblia, que expressa a beleza do amor conjugal e que, por analogia, sugere a doçura e a intimidade do amor de Cristo pelo seu povo.

Aplicação

O próprio título sugere a importância que Deus dá ao casamento e à beleza da intimidade entre dois que se tornam um (Gn 2:24). Precisamos exaltar o ideal divino para o relacionamento entre os sexos, mesmo ministrando a graça de Deus àqueles que já falharam em termos desse ideal.

Uma grande porcentagem das músicas populares ao longo dos séculos tenta "poetizar" os profundos sentimentos associados ao amor romântico. O mundo tenta desesperadamente alcançar esse ideal, mas sempre falha. A música popular, mesmo sem querer, reflete essa frustração. É só escutar a sequência de seleções de rádio para ouvir uma música que fala do "amor eterno" e, logo em seguida, outra que trata da amargura de um relacionamento que foi eterno somente enquanto durava.

2. O autor (1:1b)

Há muito debate sobre a autoria do livro, mesmo que o versículo 1 pareça identificar Salomão como o autor. Acontece que a expressão "de Salomão" (Cântico dos Cânticos de Salomão) traduz uma preposição hebraica que admite outras interpretações, inclusive "para Salomão" ou "em benefício de Salomão".[11] Por isso, muitos estudiosos consideram o livro como anônimo.

---

[11]: אֲשֶׁר לִשְׁלֹמֹה

O sobrescrito (1:1) é bastante ambíguo no hebraico, já que a preposição *lᵉ* pode tanto ser possessiva (como na *NVI*) quanto uma forma de dedicação a Salomão como aquele que originariamente comissionou o Cântico para um dos seus casamentos — mas com a intenção de que ele pudesse encorajar o amor puro em qualquer outro casamento.[12]

Mesmo sendo possível que Cântico dos Cânticos fosse comissionado por ou dedicado a Salomão, as evidências do próprio livro apontam fortemente em direção à autoria salomônica.

Carlos Osvaldo Pinto defende a autoria salomônica com os seguintes argumentos:

1. Embora seja possível entender a preposição "de" Salomão como "para" Salomão, como se o livro fosse dedicado para ele, é mais provável que "de" (como autoria) seja o significado.
2. Salomão é mencionado várias vezes no livro: 1:1,5; 3:7,9,11; 8:11,12.
3. Há várias referências ao "rei" (1:4,12; 3:9,11; 7:5) e à carruagem esplêndida (real?) com atendentes valentes (3:7-10).
4. Salomão compôs 1.005 cânticos (1Rs 4:32); somente três constam no cânon bíblico: Cântico dos Cânticos; Salmos 72 e 127.
5. O conteúdo do livro revela um estilo de vida opulento numa época de tranquilidade — coerente com o que sabemos da era áurea de Salomão (Ct 3:7-10).
6. O autor revela conhecimento amplo da flora e fauna de Canaã, assim como Salomão tinha (cf. 1Rs 4:33).[13]
7. A geografia da Palestina é bem conhecida pelo autor — do extremo norte ao extremo sul —, também coerente com o que se espera de um governador da terra.
8. Os argumentos linguísticos contra a autoria salomônica são tênues na melhor das hipóteses (a influência de idiomas estrangeiros em Israel, por exemplo, era comum).[14]

Salomão foi o terceiro rei de Israel e reinou de 971 a 931 a.C. Sua habilidade literária era sem igual — além dos 1.005 cânticos, ele escreveu

---

[12]Fee e Stuart, p. 192.
[13]Note que há referência a 21 espécies de plantas e 15 de animais no livro, que coincide com o que sabemos de Salomão (1Rs 4:32).
[14]Pinto, Carlos Osvaldo, *Foco*, p. 577.

3.000 provérbios (1Rs 4:32) — e a poesia de Cântico dos Cânticos atesta uma capacidade extraordinária de redação.¹⁵

Já no primeiro versículo, enfrentamos um dos maiores desafios de interpretação do livro. Presumindo a autoria salomônica, sobra uma dúvida: como pôde Salomão, homem promíscuo, que se gabava de 700 esposas-rainhas e, se não fosse suficiente, mais 300 concubinas (1Rs 11:3), escrever um livro exaltando o ideal divino monogâmico? Embora a pergunta toque em outras questões hermenêuticas a serem consideradas depois, basta aqui algumas reflexões.

Primeiro, a escolha de Salomão como autor do livro pode bem seguir os parâmetros de autoria do livro de Eclesiastes. Salomão foi o homem mais qualificado para responder à pergunta "O que realmente tem significado nesta vida?" pelo fato de que ele, acima de todos os outros homens antes ou depois dele, tinha condições de afirmar o que *não* trazia significado verdadeiro. De forma análoga, o homem que havia experimentado o "amor" de 1.000 mulheres teria condições de afirmar o que *não* satisfazia num relacionamento amoroso e o que realmente traz significado. Deus comissionou um homem que havia experimentado os dois lados do "amor" — a fidelidade monogâmica singular e a promiscuidade barata – a escrever um livro exaltando um em detrimento do outro.¹⁶

Segundo, alguns têm sugerido outras explicações que defendem a autoria salomônica, apesar da aparente contradição com a vida promíscua de Salomão:¹⁷

1. O livro poderia ter sido escrito *cedo* na vida de Salomão, antes que seu coração tivesse se desviado para outras mulheres (6:8 menciona somente 60 rainhas e 80 concubinas na altura em que o livro foi escrito; veja abaixo para uma possível explicação daquele versículo).
2. A Sulamita poderia ter sido a primeira esposa e o único verdadeiro amor da sua vida; é possível que ela tenha falecido e que Salomão gastou o resto da sua vida procurando um amor como encontrara com ela.

---
¹⁵Deere, p. 1010.
¹⁶Glickman, p. 179.
¹⁷Veja Glickman, p. 179ss, para mais explicação sobre algumas dessas sugestões.

3. Salomão e sua promiscuidade serviam de contraste com o amor fiel da Sulamita, que é a verdadeira heroína no livro.
4. Alguns afirmam que o Cântico é simplesmente uma poesia romântica descrevendo o ideal romântico, e não necessariamente a própria experiência do autor, assim como músicas contemporâneas sobre romance, amor, casamento, divórcio não necessariamente refletem a experiência do compositor.
5. O harém descrito em 6:8 pode ter sido do pai dele, o qual deixou no palácio depois da sua morte (cf. 1Rs 11:3).
6. As 60 rainhas (6:8) poderiam ter sido as esposas dos 60 homens valentes que o acompanharam como padrinhos no cortejo matrimonial (3:7).

Aplicação

Apesar das nossas falhas, frustrações e fracassos românticos, a graça de Deus e o ideal de Deus continuam intactos. Somente pela sua infinita graça é que podemos recomeçar quando erramos. Somente pelo seu poder é que podemos perseverar na fidelidade conjugal "até que a morte nos separe". Graças a Deus pela misericórdia dele — seu "amor fiel" — que se renova a cada manhã (Lm 3:22,23). Graças a Deus por Jesus querer viver sua vida de amor fiel em e por meio de nós, capacitando-nos para sermos espelhos vivos do seu amor para com a igreja (Gl 2:20; Ef 5:32,33).

3. Panorama do livro

Para apreciarmos o livro e sua mensagem, e antes de mergulharmos em sua exposição, será proveitoso examinar alguns fatos interessantes e traçar o desenvolvimento e a mensagem do livro como um todo.

A. Fatos interessantes

- O livro tem somente 117 versículos e 2.021 palavras na língua original, o hebraico. Quatrocentos e setenta palavras hebraicas diferentes são usadas; dessas, 47 ocorrem somente em Cântico dos Cânticos.[18]

---

[18] CARR, *The Song of Solomon*, p. 41. Das palavras que aparecem em outros livros do AT, 51 ocorrem 5 vezes ou menos, 45 entre 6 e 10 vezes, e 27 entre 11 e 20 vezes, deixando somente 300 palavras comuns no livro.

- O nome de Deus é mencionado somente uma vez (dependendo de como entendemos 8:6; veja o comentário a seguir); o livro não fala do culto em Israel, e não faz alusão a qualquer outro livro do Antigo Testamento. O Cântico omite quase todas as palavras principais do culto em seu vocabulário.[19]
- O livro faz parte da terceira divisão da Bíblia hebraica, os "Escritos" (*Kethubim*), que incluem: Daniel, Crônicas, Esdras e Neemias; os livros poéticos de Jó, Salmos e Provérbios; e os cinco rolos conhecidos como *Megilloth* (com Rute, Lamentações, Eclesiastes e Ester), que eram lidos pública e particularmente nas várias festas de Israel.
- Foi um dos *antilegomena* não aceito no cânon bíblico por muito tempo (pela suposta ausência do nome de Deus, assim como no livro de Ester, e talvez pelo assunto constrangedor); não há nenhuma citação clara do texto no Novo Testamento.[20]
- A identificação do orador é normalmente feita pelos pronomes pessoais usados no texto original.
- Doze vezes o amado, Salomão, declara que a amada é formosa.
- A mulher se refere ao homem 31 vezes como "meu amado".
- O livro se refere a 21 espécies de plantas, 15 espécies de animais e 15 lugares geográficos desde o Líbano, no norte, até o Egito, no sul.[21]

B. Estrutura

Há muito debate sobre a estrutura (ou aparente falta de estrutura) no livro. Mesmo entre aqueles que encaram Cântico dos Cânticos como uma coleção de poesias românticas, há a perspectiva de que existe um arranjo muito cuidadoso dos poemas.[22] Esse fato se demonstra pelas repetições de refrãos no livro. Gordon H. Johnston aponta várias repetições que dão evidência de uma forma final orquestrada e detalhada do livro:[23]

- O refrão da paciência ("Não acordar nem despertar o amor até que este o queira"): 2:7; 3:5; 8:4.

---

[19] CARR, *The Song of Solomon*, p. 43.
[20] PARSONS, p. 399.
[21] WILKINSON, Bruce e BOA, Kenneth. *Talk thru the Bible*. New York: Thomas Nelson, 1983, p. 177-178.
[22] CARR, *A complete literary guide to the Bible*, p. 291.
[23] Adaptado de JOHNSTON, Gordon H. "The enigmatic genre and structure of the Song of Songs — Part 2", *Bibliotheca Sacra*, 166 (April-June, 1999), p. 178-180.

- O refrão da posse mútua (*O meu amado é meu, e eu sou do meu amado*): 2:16; 6:3; 7:10.
- O refrão do abraço ("A sua mão esquerda esteja debaixo da minha cabeça, e a direita me abrace"): 2:6; 8:3.
- O refrão de interrogação ("Que é isso que sobe do deserto?"): 3:6; 8:5.
- O refrão de admiração ("Eis que és formosa"): 1:15; 4:1; 6:4.
- O refrão das gazelas: 2:17; 8:14.

Muitos intérpretes destacam uma estrutura quiástica no livro (ABCB'A'), em que tudo gira em torno do elemento central, o casamento do casal e sua consumação nas núpcias (3:6—5:1). Quiasmo é um termo que deriva da letra grega *chi* (χ), em que elementos literários são expressados sequencialmente até certo ponto central e repetidos em ordem invertida até o final.[24] A ênfase recai sobre o elemento central.

Há evidências de que Cântico dos Cânticos tem certa estrutura quiástica. A ênfase central está na união sexual do casal, que ressalta a mensagem de que "a sexualidade humana é uma dádiva de Deus que deve ser celebrada e curtida".[25] Mas há dificuldade em forçar uma estrutura totalmente simétrica e quiástica no livro, como evidenciado pela falta de concordância entre aqueles que assim interpretam o livro.[26]

Carr observa que o texto da consumação (4:16—5:1) encontra-se no exato centro do livro no texto original, com 111 linhas de texto hebraico antes (60 versículos mais o título — 1:2—4:15) e 111 linhas de texto hebraico depois (55 versículos — 5:2—8:14).[27]

A existência, porém, de uma estrutura quiástica com um elemento culminante central não elimina a possibilidade de um desenvolvimento sequencial por meio de uma "linha melódica" no livro que inclui alguns elementos de *flashback*, ou seja, recordações de momentos anteriores.

O livro pode ser descrito como se fosse uma coleção de "fotos" num álbum da história de amor do casal.[28] Assim como acontece quando se olha num álbum de fotos, em qualquer momento o casal poderia avançar ou retornar para rever fotos e experiências.

---

[24] CARR, *A complete literary guide to the Bible*, p. 291.
[25] Ibidem, p. 293.
[26] JOHNSTON, Gordon H. "The enigmatic genre and structure of the Song of Songs — Part 2", *Bibliotheca Sacra*, 166 (April-June, 1999), p. 170ss.
[27] CARR, *The Song of Solomon*, p. 127.
[28] GLICKMAN, p. 29.

Embora a abordagem do livro de forma cíclica tenha algumas vantagens, em termos gerais não elimina elementos de progressão linear nos elementos poéticos do livro. Nas exposições a seguir, seguiremos essa perspectiva de desenvolvimento linear do livro, ao mesmo tempo apontando como a perspectiva mais cíclica entenderia a passagem.

C. Versículo(s)-chave

Alguns candidatos como versículo-chave incluem:

- 2:7 — *Conjuro-vos, ó filhas de Jerusalém, pelas gazelas e cervas do campo, que não acordeis, nem desperteis o amor, até que este o queira* (cf. 3:5; 8:4).
- 2:16a — *O meu amado é meu, e eu sou dele; ele apascenta o seu rebanho entre os lírios* (cf. 6:3, 7:10).
- 8:7 — *As muitas águas não poderiam apagar o amor, nem os rios, afogá-lo; ainda que alguém desse todos os bens da sua casa pelo amor, seria de todo desprezado.*

Juntos, esses três textos resumem os temas principais do livro: a paciência do amor; a pureza do amor; a perseverança do amor. Os primeiros dois são refrãos repetidos exatamente três vezes ao longo do livro, mas o último versículo aparece no desfecho (clímax) do livro e parece resumir melhor a mensagem do livro como um todo.

D. Propósito e mensagem[29]

A compreensão da mensagem central do livro e seu propósito tem sido resumida por muitos. Por exemplo, Parsons declara que o propósito do livro é:

---

[29] Alguns têm questionado a unidade do livro debaixo de um único autor. Alguns argumentos em prol da unidade do livro incluem:
1. O título aponta para um único cântico, e não uma antologia (coleção) de cânticos.
2. As mesmas personagens aparecem em todo o livro.
3. Refrãos são repetidos ao longo do livro (p. ex., 2:7; 3:5; 8:4).
4. A estrutura defende um autor (ou editor) único (progressão lógica com assunto central, revelando crescimento da intimidade entre os amantes — veja PINTO,Carlos Osvaldo, *Foco*, p. 578).
5. Muitos têm reconhecido uma estrutura quiástica no livro (veja TANNER, p. 153).
6. Há *inclúsio* que une o início e o fim do livro, onde se fala da vinha, dos irmãos e do trabalho da Sulamita nela.

Celebrar a beleza de amor virtuoso entre homem e mulher.[30]

Fee e Stuart identificam a função do livro no cânon bíblico assim:

> Cântico dos Cânticos entra na história bíblica como um lembrete de que o amor sexual que o Senhor criou é bom, e deve ser abraçado em fidelidade e deleite dentro da vontade de Deus.[31]

Carlos Osvaldo Pinto declara o propósito de Cântico dos Cânticos assim:

> Exaltar o valor do amor conjugal como uma preciosa dádiva divina que deve ser obtida em pureza e preservada com perseverança.[32]

S. Craig Glickman entende a mensagem central do livro assim:

> O amor não pode ser comprado, mas pode ser dado por Deus por providência (8:8,9), trabalhando com responsabilidade pessoal (8:10) que culmina na entrega mútua de uma pessoa à outra (8:11,12).[33]

Para nossos propósitos, vamos adotar a seguinte declaração da mensagem central do livro de Cântico dos Cânticos:[34]

| A grande ideia |

> O verdadeiro amor reflete o amor sobrenatural
> de Deus quando une aqueles que a ele se entregam
> em paciência, pureza e perseverança.

Conclusão

Quando entendemos a importância que o casamento tem no plano de Deus para a humanidade; quando reconhecemos seu papel como reflexo dos relacionamentos interpessoais da própria Trindade; quando

---

[30] Parsons, p. 412.
[31] Fee e Stuart, p. 196.
[32] Pinto, Carlos Osvaldo, Foco, p. 581.
[33] Glickman, p. 186.
[34] Adaptado de Pinto, Carlos Osvaldo, Foco, p. 585.

apreciamos o fato de que serve como espelho do amor de Deus para com o seu povo, então entendemos por que o livro de Cântico dos Cânticos foi incluído no cânon bíblico.

O casamento nunca deve ser um fim em si mesmo. Sua importância vem por tabela, assim como a lua não tem luz própria, mas serve para refletir a luz do Sol. Cântico dos Cânticos nos lembra que o casamento que agrada a Deus é construído sobre o alicerce da aliança (compromisso mútuo), desenvolve-se com paciência, pureza e perseverança, desfruta de romance, paixão e intimidade, e supera os obstáculos de conflitos causados pelo egoísmo da natureza humana.

Seria impossível ouvir a mensagem do Cântico e não pensar no amor de Jesus por sua igreja. O apóstolo Paulo usa esse relacionamento entre Cristo, o noivo, e sua noiva, a igreja, para desafiar esposa e marido sobre seus respectivos papéis no lar (Ef 5:22-33; Cl 3:18,19). O papel exigido do marido é especialmente marcante à luz do livro de Cântico dos Cânticos, pois o marido é chamado para amar a esposa da mesma maneira que Cristo amou a igreja, entregando-se por ela, purificando-a, protegendo-a e pastoreando-a. Todas essas tarefas vemos também exemplificadas no livro de Cântico dos Cânticos.

Quando refletimos na mensagem da Bíblia, reconhecemos que a graça de Deus pode restaurar o que foi perdido na Queda. Para aqueles que já erraram, ainda há esperança de renovação de pureza e de votos. Deus é o único capaz de reparar os danos feitos pelo pecado no jardim do amor, e ele faz isso pela obra final de Cristo na cruz.

O que concluímos, então, é que sem Jesus, nada podemos fazer (Jo 15:5)! Ele quer construir nosso lar, mas baseado em sua presença, seu poder e sua Palavra.

Princípios (aplicação final)

1. O amor conjugal é, acima de tudo, um dom de Deus, ordenado por Deus, abençoado por ele, que reflete seu ser e é precioso aos seus olhos (Hb 13:4; Gn 1:28).
2. O relacionamento entre marido e esposa deve ser íntimo, paciente, perseverante, puro e fiel, assim como a aliança entre Deus e seu povo.
3. O verdadeiro amor manifesta-se em desejo físico, emoção forte e pensamento puro.

4. A sexualidade humana, na hora certa com a pessoa certa, é abençoada por Deus (Gn 1:28; Hb 13:4).
5. O amor manifesta-se em palavras e ações.
6. O conflito é comum depois da Queda e deve ser tratado com paciência, perdão e rapidez (Ef 4:26), voltando ao primeiro amor (6:4ss), e com manifestações de carinho, tanto verbais como físicas (7:1ss).
7. O marido tem o papel estratégico de elogiar (honesta e publicamente) a esposa (2:4), de proteger a esposa (2:3; 3:8), e acalmá-la com paciência e afeto (4:8bss), dando-lhe segurança (7:10).
8. O papel da esposa é responder apropriadamente aos avanços amorosos do marido, elogiá-lo (honestamente) e completá-lo (note: a Sulamita é o complemento feminino de Salomão na língua hebraica).

Para discussão

1. Por que o livro de Cântico dos Cânticos é tão importante para nós hoje?
2. Até que ponto é válido aplicar o livro de Cântico dos Cânticos ao relacionamento entre Deus e Israel e/ou Cristo e a igreja?
3. Como Deus permitiu que o livro da Bíblia que mais exalta a beleza do amor comprometido, monogâmico e fiel fosse escrito (ou pelo menos autorizado/dedicado) pelo rei Salomão, com 1.000 mulheres no harém dele (1Rs 11:3)?
4. Como o livro de Cântico dos Cânticos deve ser ministrado na igreja hoje: em pregações sequenciais do púlpito para todos; em ministério restrito para grupos específicos (classe de casais, aconselhamento pré-nupcial); ou em momentos específicos (retiros e encontros de casais)?

22
A expectativa do amor: despertamento

(Ct 1:2-11)

O advento de diversas formas de mídia social transformou a vida de muita gente num livro aberto. Seja pelas *selfies* postadas no Instagram, seja nos álbuns de fotos no Facebook, não é difícil traçar os eventos principais (e também não tão principais!) de uma pessoa na internet.

Nos dias de Salomão e da Sulamita, personagens principais no livro de Cântico dos Cânticos, não existiam álbuns de fotos, muito menos internet. Mas o livro serve a um propósito semelhante. Cântico dos Cânticos preserva o que se assemelha a um álbum de fotos que capturam os momentos principais no relacionamento de dois apaixonados, prestes a se casar, mas ainda não casados. Depois mostra os eventos que os levam às núpcias e o realismo do primeiro conflito sério entre eles até sua resolução. Encontramos uma série de "fotos" que revelam uma linda história de amor, mesmo que ainda faltem alguns detalhes.

O livro abre com uma cena que oferece várias lições sobre a importância da paciência no desenvolvimento de relacionamentos duradouros. Encontramos já no início do livro a mistura de emoções tão comuns entre pessoas apaixonadas — interesse mútuo, insegurança, interferência de terceiros e, finalmente, o investimento que leva à resolução das pequenas "crises" que ameaçam o início do relacionamento.

O livro utiliza a metáfora do jardim para descrever o amadurecimento do amor, que nunca é da noite para o dia. Também vemos que o crescimento de relacionamentos saudáveis inclui ventos adversos, que fazem com que as raízes do amor se aprofundem no solo da confiança mútua. Tudo depende de que tipo de árvore o casal quer plantar no jardim — um carvalho, capaz de resistir às tempestades inevitáveis da vida, ou um pé de mamão, que cresce rápido, mas também desaparece com facilidade.

Mesmo que o namoro como nós o conhecemos só tenha começado a existir nos últimos cem anos, facilmente nos identificamos com as experiências e com os sentimentos do casal no texto. Mas tudo faz parte de um processo, um processo que envolve tempo e paciência, mesmo em meio a grande expectativa. Como alguns têm dito, "Tempo é o maior aliado em relacionamentos duradouros".[1]

O Cântico é uma verdadeira história tipo Cinderela: a amada (Sulamita) encontrava-se numa família disfuncional (meios-irmãos autoritários), pai distante ou falecido, num emprego sem futuro, num lugar escondido (norte de Israel, região rural e longe do centro econômico, social e religioso do país), com aparência menos que perfeita, quando, de repente, o príncipe encantado a encontrou *no tempo certo* (8:10-12)!

Todos os relacionamentos amorosos passam por fases. Há aventura e mistério nisso — mesmo que os cônjuges mudem ao longo dos anos (e certamente mudam). O relacionamento baseado em aliança e compromisso até que a morte os separe supera e ainda cresce como resultado disso. Os casais que desistem do relacionamento no primeiro sinal de dificuldade, infelizmente sacrificam a aventura e o crescimento que os ciclos de vida do matrimônio proporcionam.

Uma lição que aprendemos diante da importância da paciência sob a soberana mão de Deus tem a ver com a própria solteirice. Erramos quando tratamos os solteiros como cidadãos de segunda classe. O casamento não é o objetivo da vida. Sexo não é o auge da experiência humana. Tudo no nosso mundo diz o contrário, especialmente quando se trata do sexo. O apóstolo Paulo queria que todos fossem solteiros e celibatários como ele era — se disso viesse a resultar o bem do Reino.

Obviamente, uma vida de celibato como solteiro não é para todos (1Co 7). Mas a mensagem de Cântico os Cânticos à luz das Escrituras nos lembra de que Deus é soberano em questões de amor e casamento; que podemos buscar condições e circunstâncias favoráveis para encontrar o amor da nossa vida, mas que devemos descansar na bondade e soberania

---

[1] Para um desenvolvimento maior dos temas "namoro e noivado", veja os livros do autor junto com o pr. Alexandre Mendes, *O namoro e noivado que Deus sempre quis* e *Perguntas e respostas sobre o namoro*, publicados pela Editora Hagnos Ltda.

de Deus. Todos os não casados devem avaliar seriamente se Deus os está chamando para uma vida de dedicação a ele sem as preocupações que o amor e o casamento trazem. Nosso primeiro objetivo com nossos jovens não deve ser casá-los, mas ajudá-los a descobrir como Deus quer que o sirvam hoje. Como diz Eclesiastes, há tempo para tudo. Mas não sabemos quando será o tempo de Deus. *Tudo fez Deus formoso no seu devido tempo...* (Ec 3:11).

No entanto, também existe a paciência *no* amor. Vivemos numa sociedade do apressado em que há pressão desde o berço para "namorar". Um jovem sem experiência sexual é considerado extraterrestre. Mas, como diz o ditado, "O apressado, come cru". Não devemos queimar etapas, mas curtir cada estação no ciclo de amor como sendo dádiva de Deus. Essa é uma das principais mensagens do livro.

Vamos traçar o desenvolvimento desse tema no início do livro, observando as etapas comuns no despertar do amor verdadeiro: interesse, interferência, insegurança, interferência (novamente) e, finalmente, a resolução que vem pelo investimento no relacionamento.

1. Interesse mútuo (v. 2-4a)

> *Beija-me com os beijos de tua boca; porque melhor é o teu amor do que o vinho. Suave é o aroma dos teus unguentos, como unguento derramado é o teu nome; por isso, as donzelas te amam. Leva-me após ti, apressemo-nos. O rei me introduziu nas suas recâmaras.*

O texto começa de forma abrupta com a Sulamita expressando, em forma de monólogo, a profunda paixão que sente pelo rei.[2] Talvez tivéssemos esperado algo um pouco mais suave, menos agressivo — afinal, essa é a *Bíblia*! Mas o realismo do texto ilustra a atração normal que dois noivos sentem um pelo outro. Mas uma observação cuidadosa do texto revela

---

[2] Alguns alegam que o livro não apresenta um desenvolvimento linear, ou seja, cronológico, e que é uma coleção de poesias sem ligação entre elas. Sendo assim, a primeira cena do livro poderia tratar de um relacionamento íntimo do casal, mesmo que a consumação do casamento seja o assunto principal somente alguns capítulos depois. Tanner identifica o princípio hermenêutico central em jogo quando afirma: "A questão a ser resolvida, então, é se a 'sexualidade aberta' dos primeiros capítulos representa experiência real, ou desejos pela experiência sexual (i.e., desejos que não encontrarão sua realização até depois do casamento)" (Tanner, "History", p. 40). Nesta série de exposições, entendemos que o livro abre com a mulher expressando seu desejo por algo que ainda não está ao seu alcance.

que o desejo dela por Salomão é muito mais que físico. Está arraigado no caráter dele, que, ao que tudo indica, ela já conhece razoavelmente bem.[3]

A primeira cena do livro revela o casal já adiantado em seu relacionamento. Alguns, que interpretam o livro como uma coleção não necessariamente cronológica de poemas românticos, entendem essa cena como a expressão de paixão entre um casal casado. Outros encaram-na com realismo, uma expressão de desejo entre noivos que só será satisfeita nas núpcias.

Podemos questionar se, naquela cultura, seria possível um casal verbalizar seus desejos pela intimidade física de forma tão escancarada durante o noivado (um período de compromisso pactual em todos os sentidos, menos a consumação sexual) como encontramos no início de Cântico dos Cânticos. Mas a pergunta revela certa dose de ingenuidade, pelo fato de que a atração física sempre foi e será assunto de conversas e, como no livro de Cântico dos Cânticos, sonhos.

Jack Deere nota a progressão no relacionamento íntimo do casal no decorrer do livro e a mensagem que isso comunica aos leitores:

> Embora essa parte do livro (1:2—3:5) transborde de expressões de desejo sexual, grande autodisciplina é exercida pelo casal. Porém, depois do cortejo matrimonial (3:6-11) observa-se uma ausência notável de restrição sexual em Cântico dos Cânticos. Então essa primeira parte aponta para o fato de que na corte romântica deve haver autodisciplina.[4]

Pelas entrelinhas do livro (lembrando que se trata de um álbum de fotos, e não um diário de todos os acontecimentos), podemos reconstruir o início do relacionamento. O final do livro (8:11,12) parece ser um *flashback* que recorda esse primeiro encontro, que provavelmente aconteceu no norte de Israel, na região de Baal-Hamom, perto do Líbano (8:11), onde Salomão tinha uma vinha (veja Ec 2:7). Poderia ter sido um refúgio de veraneio quando Salomão inspecionava seus campos de tempos em tempos — uma vinha arrendada para guardas que tinham a responsabilidade de entregar-lhe mil peças de prata no final da ceifa.

---

[3] O final do livro é uma *inclúsio* em que a Sulamita olha para trás e revê o primeiro encontro do casal perto da casa da mãe dela (8:11,12).
[4] DEERE, p. 1011.

Numa dessas visitas, o rei notou uma jovem camponesa com sotaque de nortista que o encantou. Salomão, talvez vestido com roupa de campo (e não com as vestes reais), abordou a jovem e, a partir daquele momento, algo brilhou nos olhos de ambos. Pelo que eles falam no livro, podemos imaginar um diálogo do tipo: "Onde você estava esse tempo inteiro?"[5]

No versículo 2, ela expressa o desejo intenso de ser beijada pelo amado. O termo "amor" e seus derivados ocorrem mais vezes em Cântico dos Cânticos do que em qualquer outro livro do Antigo Testamento, com 39 do total de 61 ocorrências, e tendem a descrever a intimidade do amor, muitas vezes manifestado em expressões físicas como carícias.[6]

Uma perspectiva do livro que encara o poema de forma linear entende o desejo dela pela manifestação física do carinho como uma das tensões do livro entre o "já" e o "ainda não" do relacionamento romântico. O desejo já existe, mas ainda não pode ser consumado. O livro começa, então, com uma declaração coerente com a teologia bíblica do casamento e da sexualidade (Gn 2:24; Hb 13:4). A declaração de que o amor dele era melhor que o vinho significa que a afeição física dele foi suave, refrescante e grande fonte de alegria.[7] "Para a Sulamita, não havia nenhum evento social, não importando o prazer ou a alegria, que se igualava às expressões tenras do amor de Salomão pelas quais ela ansiava."[8]

Mas esse desejo precisava esperar o momento certo (*não acordeis nem desperteis o amor!*, 2:7). Paciência e pureza precisam caracterizar o relacionamento entre os sexos (1Ts 4:3-8)!

Depois, ela elogia seu perfume — a fragrância dele quando entrava no quarto já a deixava fraca (cf. 2:5). Mas a segunda linha do versículo 3 faz um jogo de palavras em que a ideia literal do perfume passa a descrever o *nome* do amado. O nome, conforme amplamente testemunhado nas Escrituras, representa o *caráter* dele (veja Êx 34:5-7; 2Sm 7:9), que era atraente, digno e nobre. O rei reunia uma aparência física impressionante com um caráter doce (veja Ec 7:1; Pv 22:1). Não era de admirar que

---

[5] Carlos Osvaldo Pinto. Pregação, áudio da capela do Seminário Bíblico Palavra da Vida, maio-junho de 2011.
[6] דּוֹד
[7] DEERE, p. 1011.
[8] PATTERSON, p. 32. A palavra "amor" (*dôd*) indica a expressão *física* do amor, diferente da palavra mais abrangente, *ahav*. É usada aqui no plural e reaparece em 4:10.

ele fizesse o coração das virgens derreter!⁹ As "donzelas" são jovens da corte ou da cidade de Jerusalém — possivelmente as "filhas de Jerusalém" (veja 1:5). A palavra é traduzida por "virgem" no texto conhecido de Isaías 7:14 e foi usada somente uma outra vez em Cântico dos Cânticos (6:8) para se referir às jovens solteiras do palácio.¹⁰ Com essas características, não é de admirar que o rei tenha sido "amado" por elas.¹¹

Por isso ela implora que ele a leve para a casa dele (v. 4), onde o relacionamento teria mais tempo e oportunidade de amadurecer. O desejo de ser atraído pelo amado encontra eco no amor de Javé por seu povo (Jr 31:3; Os 11:4)¹² e também na obra de Jesus na cruz que atrai todos os homens para si mesmo (Jo 12:32), analogias importantes na aplicação do livro.

Se o casal ainda está no período de noivado, então o versículo 4 pode ser traduzido como um pedido, como na *Almeida Século 21: Leva-me contigo! Corramos! Leve-me o rei para os seus aposentos*,¹³ possivelmente a expressão de um desejo pela chegada do dia do casamento e a consumação dos seus votos. Mas a palavra "aposentos" provavelmente estaria no singular se indicasse o quarto particular dele (veja a única outra ocorrência da palavra em 3:4). No plural, a ideia parece ser que ele a levou até o palácio, onde ela também teria oportunidade de conhecê-lo no contexto dele. O rei "deu um jeito" para que eles pudessem estar juntos.¹⁴

Já encontramos algumas lições sobre o relacionamento entre duas pessoas apaixonadas, ilustradas na história de amor de Salomão e a Sulamita. Primeiro, a presença de paixão e desejo físico entre o casal é algo saudável, criado por Deus e abençoado por ele, mas sempre precisa esperar o momento certo (Gn 1:27; 2:24; Hb 13:4). Segundo, a atração entre o casal precisa ir além do físico e ser baseada no caráter de ambos. Construir o relacionamento sobre a areia movediça da aparência física só destina o relacionamento ao fracasso. Os ventos do tempo logo dissipam a beleza externa, mas a nobreza de caráter permanece. Terceiro, de

---

⁹ Carr (*The Song of Solomon*) comenta que o todo da personalidade dele era tão atraente que outras além da amada foram atraídas para ele (p. 74).
¹⁰ עֲלָמָה
¹¹ A palavra traduzida por "amar" (אָהֵב) aqui é diferente do termo usado como substantivo no versículo 2 (דּוֹד) e 39 vezes no livro.
¹² PATTERSON, p. 34.
¹³ Bíblia Sagrada, *Almeida Século 21*. Veja DEERE, p. 1012. A palavra חֶדֶר no singular foi usada muitas vezes para descrever um quarto, lugar íntimo e particular.
¹⁴ GLICKMAN, p. 30.

passagem, podemos dizer que é importante o casal conhecer, na medida do possível, cada um o contexto de vida do outro — a família de origem, os amigos, classe social, costumes, comida predileta — tudo isso facilita consideravelmente o período de adaptação pós-nupcial.

Até aqui, tudo vai muito bem. Mas, logo em seguida, o texto apresenta o primeiro problema a afligir o casal.

2. Interferência 1 (v. 4b)

> Em ti nos regozijaremos e nos alegraremos; do teu amor nos lembraremos, mais do que do vinho; não é sem razão que te amam.

De repente, logo após o monólogo da Sulamita, há uma mudança no texto, da primeira pessoa do singular para a primeira pessoa do plural. Um grupo começa a falar, ecoando os louvores já falados sobre o rei, mas representando também a primeira ameaça ao relacionamento. Alguns sugerem que esse grupo, mais tarde identificado como as "filhas de Jerusalém" (1:5; cf 2:7; 3:5,10; 5:8,16; 8:4), representa as rainhas e concubinas do rei (6:8). Mas, pelo que falam no restante do livro, fica difícil concordar com essa identificação.[15] Parece melhor entender a voz como um coro que funciona no livro como testemunhas do relacionamento e que serve para reforçar conceitos-chave no livro.[16]

Nesse primeiro momento, em que a Sulamita é apresentada no palácio pela primeira vez (v. 4a), as mulheres da corte representam uma ameaça para ela. Talvez constem como as primeiras "raposinhas" que devastavam as florzinhas iniciais do vinhedo (2:15).

Há discordância entre algumas traduções sobre o destinatário dessa afirmação — se é Salomão ou a Sulamita. A versão *Almeida Século 21* inclui a explicação "Das mulheres para *a amada*", enquanto outras versões identificam o rei como sendo o alvo da declaração. Entendemos, pelos pronomes da segunda pessoa do singular usados ("em ti", "do teu amor", "te amam"), que elas em coro se referem ao próprio amado,

---

[15] Deere, p. 1012, nota que várias sugestões sobre a identidade das "filhas de Jerusalém" foram dadas, entre elas: convidadas à festa matrimonial; atendentes da corte; ou concubinas no harém do palácio. Sugere que era mais provável serem moradoras de Jerusalém, frequentemente considerada a "mãe" dos seus habitantes (cf. Is 51:18; 60:4; Ez 19:2,10; Os 2:2,5).
[16] Veja também 5:2,9; 6:1,3; 8:5,8,9.

em termos demasiadamente íntimos para se referirem à Sulamita, que provavelmente já se sentia intimidada por elas. A impressão é que algumas delas, pelo menos, já haviam experimentado algo do "amor" do rei — a mesma palavra íntima que a Sulamita usou no versículo 2 — e que tinham saudades dele.[17]

A última frase, "não é sem razão que te amam", ecoa o que a própria Sulamita já tinha falado (v. 3: ... *por isso, as donzelas te amam*). Mas, na boca de outras, representa certa ameaça para ela. Elas confirmam o que a amada suspeitava. Ela está "competindo" com muitas outras mulheres que tinham em Salomão seu ideal do "príncipe encantado". A tentação ao desespero seria grande enquanto a Sulamita contemplava a cena da corte, a grandeza do rei, as mulheres da elite, todas suspirando por causa dele, e ela recém-chegada do campo.

Mais uma vez, o texto bíblico é realista. Quem já não se sentiu intimidado quando conheceu a família e o contexto de vida do namorado pela primeira vez? Quem já não se sentiu indigno de conquistar o homem ou a mulher dos sonhos? Quem já não foi tentado a desistir do relacionamento depois de se encontrar com ex-namorados ou de ouvir tantas outras elogiando o seu amado?

Essa primeira interferência de terceiros já leva à expressão de insegurança por parte da Sulamita.

3. Insegurança (v. 5-7)

> *Eu sou morena e formosa, ó filhas de Jerusalém, como as tendas de Quedar, como as cortinas de Salomão. Não olheis para o eu estar morena, porque o sol me queimou. Os filhos de minha mãe se indignaram contra mim e me puseram por guarda de vinhas; a vinha, porém, que me pertence, não a guardei. Dize-me, ó amado de minha alma: onde apascentas o teu rebanho, onde o fazes repousar pelo meio-dia, para que não ande eu vagando junto ao rebanho dos teus companheiros?*

Logo após a exclamação do coro de mulheres de Jerusalém, afirmando que o rei realmente era desejável para todas na corte, a Sulamita começa

---

[17] Algumas versões, como a A21, entendem o versículo 4b como as mulheres de Jerusalém elogiando a Sulamita, e não a Salomão, mas parece melhor no contexto entender o coro como ecoando a perspectiva dela sobre ele, mas em competição com ela.

a expressar sentimentos de insegurança pela sua suposta inferioridade. Sua presença como camponesa entre as mulheres sofisticadas do palácio gerou conflito interno que somente será resolvido pelas próprias afirmações do seu amado. Ela descobre que a vida na capital era bem mais complexa do que no campo.

Ela se descreve com desprezo, como sendo "morena" (lit., "negra" ou "escura"),[18] sugerindo que na corte ser branca era valorizado. Mas também é formosa (v. 5).[19] Ela tem uma aparência naturalmente linda, mas é humilde — uma atitude que provavelmente foi refrescante para o rei, cercado de mulheres vaidosas da cidade.[20]

A comparação com as "tendas de Quedar" é uma referência à cor escura, preta, característica bem conhecida das moradias dos nômades do norte de Israel, terra da Sulamita.[21] A expressão paralela, "como as cortinas de Salomão", é a segunda vez no livro em que ele é mencionado por nome e traz a comparação de algo conhecido da terra dela para algo familiar na casa dele.

No versículo 6, ela explica a razão de ter ficado tão escura: fora bronzeada pelo sol quente enquanto trabalhava longas horas na vinha, que a família provavelmente havia arrendado, talvez do próprio rei (veja 8:11,12). Por ser ela tão diferente das mulheres finas da corte, sentia-se inferior a elas, e pede que não olhem para ela (supostamente, para desprezá-la). Ela era como uma trabalhadora comum, mas com uma beleza natural muito atraente para o rei, acostumado com as damas da corte que o cercavam.

Encontramos aqui algo parecido com a história de Cinderela. A Sulamita explica que os irmãos (ou meios-irmãos)[22] dela a haviam forçado a

---

[18] שְׁחֹר
[19] נָאוֶה — Essa palavra só ocorre dez vezes no Antigo Testamento e mais quatro vezes em Cântico dos Cânticos, onde descreve a beleza do rosto dela — 2:14; da sua boca — 4:3; e da cidade de Jerusalém, à qual ela é comparada — 6:4). O significado de "apropriado, conveniente" predomina em outros textos (Sl 33:1; 147:1; Pv 17:7; 19:10; 26:1).
[20] PATTERSON, p. 36.
[21] Deere (p. 1013) comenta que o povo de Quedar eram nômades do norte da Arábia, descendentes de Ismael (Gn 25:13), conhecidos como arqueiros (Is 21:16,17) e pastores (Is 60:7; Jr. 49:28,29; Ez. 27:21; veja Sl 120:5; Is 42:11; Jr 2:10).
[22] A maneira pela qual ela se refere aos irmãos como "filhos de minha mãe" (בְּנֵי אִמִּי) pode significar que eram meios-irmãos, como muitos comentaristas observam. Mas a frase também pode indicar irmãos mesmo, conforme o uso do termo em outros textos: Gênesis 27:29; Deuteronômio 13:6; Salmo 50:20.

cuidar das vinhas familiares. Carr observa que há um jogo de palavras no texto, pois a palavra "indignaram-se" tem o significado de "queimaram" ou "ficaram quentes"²³ — assim como o sol que a queimava.²⁴ Alguns supõem, pela ausência de qualquer referência ao pai dela no livro, que ele havia falecido e que os irmãos haviam assumido a direção da família (veja 8:8,9).²⁵ Por alguma razão, eles haviam se indignado com ela, e parte da disciplina era o trabalho duro do campo.

Parte da razão pela insegurança dela era o fato de que, com tanto trabalho no campo, ela não havia cuidado de si própria. Essa é a ideia da última cláusula do versículo 6: ... *a vinha, porém, que me pertence, não a guardei*. A figura significa que, diferente das damas da corte, ela não tinha tempo para se arrumar e cuidar. Por isso ela se sentia intimidada no meio de um estilo de vida e classe social mais altos.

Sua insegurança diante de tantos estranhos leva a Sulamita a buscar a presença do seu amado. Aparentemente, depois de levá-la até o palácio (v. 4a), ele havia saído, talvez para atender a questões do reino ou até mesmo para verificar o estado dos seus rebanhos (veja Ec 2:7; cf Pv 24:27). A ausência dele só aumentava a insegurança dela. Nesse momento em que ele provavelmente estava ocupado com mil e uma responsabilidades do reino, ela precisava de atenção. Afinal de contas, ele foi a razão por que ela se encontrava naquele lugar, tão distante de tudo que lhe era familiar.

No versículo 7, ela fala em voz alta, como se fosse falar para ele, embora estando ausente. Manifesta o intenso desejo que tinha de estar novamente com ele: *Dize-me, ó amado de minha alma: onde apascentas o teu rebanho [...]?*

As palavras dela dão a entender que ela não queria dar um mau testemunho como "mulher de rua", dando em cima do amado. Por isso pergunta casualmente: ... *onde apascentas o teu rebanho, onde o fazes repousar pelo meio-dia [...]?* Ela queria encontrá-lo novamente, mas temia sair à caça dele e ser encarada como prostituta, vagueando de acampamento em acampamento de pastores como faziam as "mulheres de programa" da época (cf. Gn 38:14-23).²⁶

---

²³ חָרָה

²⁴ CARR, *The Song of Solomon*, p. 79.

²⁵ Ibidem.

²⁶ A tradução "para que não ande eu vagando" é, literalmente, "para que eu não seja como mulher coberta" (de véu —כְּעֹטְיָה), que provavelmente se refere às prostitutas (veladas

Uma observação parentética: fica nítido no texto que o rei era o líder do relacionamento.[27] Ela não se via num papel agressivo, mas esperava a aproximação dele a ela. Mas, no livro, ela fala mais que ele. Dos 117 versículos no livro, 55 vêm diretamente da boca da Sulamita e mais 19 podem ser atribuídos a ela.[28]

Embora ela tivesse forte atração por ele, não rompia com o decoro da época e mantinha a dignidade de ser uma mulher de honra (veja 8:9,10, em que ela se descreve como "muro" que não deixava qualquer um entrar e aproveitar dela). Ela não era "fácil", fato que a tornava mais preciosa e atraente para o próprio rei.

Também notamos que, em meio à insegurança gerada pelas circunstâncias, ela não entrou num bate-boca com a mulherada da corte. Ela procurou por meio da comunicação direta resolver a questão junto ao namorado. Chega de intrigas, fofocas, manipulações e outras jogadas tão comuns nos estágios iniciais de um relacionamento romântico. Comunicação direta, com sabedoria e discrição, sempre é o melhor caminho.

4. Interferência 2 (v. 8)

Se tu não o sabes, ó mais formosa entre as mulheres, sai-te pelas pisadas dos rebanhos e apascenta os teus cabritos junto às tendas dos pastores.

Pela segunda vez no texto, há uma interferência por parte de terceiros, que falam diretamente à Sulamita.

Mais uma vez, há debate sobre quem fala no versículo 8 — é Salomão, ou as filhas de Jerusalém, que fala(m) à Sulamita? Parece estranho o rei pedir à Sulamita sair vagueando à procura dele — exatamente o que ela declarou que não queria fazer (v. 7). Entendemos as palavras como sendo uma segunda interferência da parte das filhas de Jerusalém, em tom sarcástico.

— Gn 38:14,15) e que "atendiam clientes" entre os nômades, andando de acampamento a acampamento e de tenda a tenda. A Sulamita quer preservar o testemunho dela (e do rei) e por isso precisa saber exatamente onde ele estaria. Deere (p. 1013) levanta uma outra interpretação possível a respeito do véu, a de que ela ficaria triste — velada como uma mulher de luto — se não encontrasse o amado (cf. Ez 24:17,22).
[27] GLICKMAN, p. 29.
[28] CARR, *The Song of Solomon*, p. 88.

Três vezes no livro a expressão "mais formosa entre as mulheres" é usada; nas duas outras vezes, foi claramente usada pelas mulheres de Jerusalém (cf. 5:9; 6:1). Aqui, elas desafiam a amada a fazer exatamente o que ela não queria fazer: procurar pelo amado entre as tendas dos pastores. Podemos parafrasear o que dizem assim: "Se você não sabe onde está seu 'amado', dona Formosa, é problema seu. Por que não voltar ao campo onde você realmente pertence e procurá-lo entre os seus?"

Infelizmente, nessa altura, a Sulamita não encontra apoio nenhum entre as "concorrentes" do palácio. Mas o amor verdadeiro, se for florescer, precisa continuar paciente, puro e perseverante.

5. Investimento (a resolução: v. 9-11)

> Às éguas dos carros de Faraó te comparo, ó querida minha. Formosas são as tuas faces entre os teus enfeites, o teu pescoço, com os colares. Enfeites de ouro te faremos, com incrustações de prata.

Finalmente, o rei encontra a amada e resolve a primeira crise do casal, causada pelo fato de que ele a abandonou no palácio entre as filhas de Jerusalém nada amigáveis. Nesse momento, ele precisava investir no relacionamento. E o investimento dele de repente muda a perspectiva da amada e das filhas de Jerusalém.

As palavras suaves dele a consolam e assentam a poeira de dúvida, confusão, inferioridade e interferência. A mudança de gênero dos pronomes sinaliza que é Salomão que está falando à amada. Assim como ela já o fez (1:2,3), ele elogia tanto a aparência física como a dignidade de caráter dela.

No versículo 9, Salomão fala pela primeira vez e a elogia chamando-a de "querida minha", ou seja, "minha amiga".[29] O versículo 9 tem causado confusão entre os intérpretes, alguns dos quais equivocados, ao supor que uma égua forte, linda e majestosa puxava a carruagem do rei do Egito.[30] Mas a figura é ainda mais impressionante que isso.

---

[29] O termo "querida minha" (רַעְיָתִי) é abrangente e se refere a ela como a "companheira" ou "amiga" dele. É um dos termos prediletos que o rei usa para a Sulamita (veja 1:15; 2:2,10,13; 4:1,7; 5:2; 6:4).

[30] A comparação faz sentido quando lembramos de que Salomão amava cavalos e importava cavalos do Egito e outros lugares (2Cr 9:28; 1Rs 10:26).

Tudo indica que somente cavalos, e não éguas, puxavam os carros do faraó.[31] A tradução melhor indica que ela era como égua *entre* as carruagens do faraó. A presença de uma única égua entre todos os cavalos do exército do faraó iria causar grande confusão! "O ponto de 1:9 não é somente que ela era singularmente linda como uma égua entre muitos cavalos de carruagem, mas talvez que ela também era atraente e causava distração como uma égua solitária faria entre os cavalos."[32] Salomão a descreve como uma mulher que deixava todos os homens "doidos"! É como se ela fosse a única mulher num mundo cheio de homens![33]

Depois, no versículo 10, ele acrescenta mais duas descrições dela, que também fazem com que ela descanse no amor dele. O pescoço dela — símbolo de dignidade e nobreza (veja tb. 4:4), ou seja, seu caráter — está adornado de forma perfeita com colares. O versículo 10 é a primeira de muitas vezes no livro em que ele a chama de "formosa" ou "bela" (cf. v. 15 — 2 vezes; 2:13; 4:1 — 2 vezes; 4:7; 6:4; 7:1,6). Novamente, o rei está dirigindo elogios honestos à mulher para ela entender a importância que tem na vida dele — lição importante para todos os homens.

Resumindo, pelo fato de que ela se sentia constrangida pela sua aparência, ele elogia sua beleza, fato que força as outras mulheres a concordarem com ele. É exatamente isso que a voz do coro (note a primeira pessoa do plural novamente) faz no versículo 11: *Enfeites de ouro te faremos, com incrustações de prata.*[34]

Percebemos aqui uma mudança radical por parte das filhas de Jerusalém. Elas tomam as palavras finais do rei, que descreveram o pescoço (caráter) adornado da Sulamita, e de repente se oferecem a fabricar outras joias para embelezá-la ainda mais (cf. 3:10). Influenciadas pela atitude do rei encantado, percebem que devem ficar do lado certo das questões do palácio. Aquelas que eram "do contra" de repente são a favor do relacionamento. O investimento dele a exaltou e deu-lhe uma posição de honra que fez com que as outras pessoas fizessem o mesmo.

---

[31] PARSONS, p. 416.
[32] Ibidem.
[33] DEERE, p. 1013.
[34] Ibidem.

Conclusão

Quando encaramos o início do Cântico, reconhecemos a triste realidade de que o ser humano hoje realmente carece muito da graça e da glória de Deus (Rm 3:23). A *imago Dei* foi impactada pela entrada do pecado na raça humana, e gerou confusão, insegurança, vergonha, medo e fuga no relacionamento entre Deus e o homem e entre o homem e sua esposa (e filhos). Elogios (por exemplo, do marido à esposa ou da esposa ao marido) podem restaurar uma porção da sua segurança, mas, sem uma obra maior e profunda no coração de ambos, não passarão de curativos sobre feridas fatais da alma. O que o casamento mais precisa — o que os indivíduos mais precisam — é de um transplante de coração e da renovação da imagem de Deus em sua vida. Deus quer construir o lar (Sl 127:1), e isso ele faz por meio da obra de Cristo. Aquele que bradou da cruz, *Tetelestai* — "Está consumado" ou "pago" — consegue transformar corações e casamentos para sua glória.

Há várias outras lições que podemos aprender desse texto sobre a natureza do amor verdadeiro:

1. Precisa haver paciência para desenvolver relacionamentos duradouros e comprovar primeiras impressões.[35]
2. O relacionamento crescente entre pessoas do sexo oposto que visam o casamento deve incluir atração física, assim como apreciação pelo caráter um do outro (v. 2,3,9,10).
3. O desejo pela consumação física do relacionamento precisa aguardar o momento certo: os votos conjugais (Hb 13:4; Ct 2:7).
4. Todo relacionamento íntimo entre dois seres humanos desde Gênesis 3 incluirá tensões, ambiguidades, conflitos e interferência de terceiros que terão que ser superados para que a intimidade aumente (v. 4b,8).
5. O casal não pode permitir que terceiros interfiram no desenvolvimento da sua amizade (v. 4b, 8).
6. A mulher tem um papel de seguir a liderança do homem enquanto manifesta seu interesse por ele (v. 2-4,7).
7. Deve haver cuidados com o testemunho do casal para não dar impressões falsas de sensualidade (v. 7).

---

[35] Carlos Osvaldo Pinto, áudio, maio-junho de 2011.

8. O homem tem um papel especial de *verbalizar* sua apreciação pela beleza interior e exterior da amada, sem ultrapassar os limites de decoro, honestidade e sensibilidade (v. 9,10).
9. A beleza do relacionamento crescente e íntimo entre homem e mulher serve como reflexo da beleza da glória de Deus refletida quando dois se tornam um (Gn 1:27; 2:24).
10. O ideal divino para os casais é um relacionamento de paciência e pureza; mas existe graça renovadora para aqueles que já se precipitaram em relacionamentos. Há chance de começar de novo, demonstrar pureza e paciência num relacionamento crescente para a glória de Deus.

| A grande ideia |

O amor verdadeiro cresce, apesar da interferência de terceiros, com paciência e afirmações de amor.

Para discussão

1. Quais os sinais de que o relacionamento entre o casal nesse texto já estava bem adiantado, e não nos primeiros momentos?
2. Quais são alguns motivos de insegurança que podem abalar o relacionamento de um casal?
3. Que tipo de interferência um casal de namorados pode sofrer e que ameaça o relacionamento? Até que ponto essas manifestações podem servir para advertir contra possíveis perigos? Quais interferências podem complicar o relacionamento de casais já casados?
4. Como a Sulamita tomou cuidado com seu testemunho diante de outros (v. 7)? Como o casal hoje pode proteger seu testemunho?
5. Como o "namorado" (ou noivo) lidou com as inseguranças da amada (v. 9,10)? Até que ponto é válido o uso de elogios em casos assim? Quais os perigos?

23

A expectativa do amor: **paciência**

(Ct 1:12– 2:7)

Dennis Rainey em seu livro *Ministério com famílias do século XXI* esboça os vários estágios na vida familiar:[1] o período como recém-casados; com filhos pequenos; com filhos na idade escolar; depois, filhos adolescentes; o ninho vazio; a aposentadoria e a viuvez. Todo relacionamento passa por várias dessas estações, e cada uma tem suas próprias características. Nem sempre é fácil navegar com segurança por essas etapas, e há desafios particulares para cada uma delas.

O amadurecimento de um relacionamento entre homem e mulher no período que nós conhecemos como namoro e noivado serve como uma miniatura do que o casal experimentará ao longo de sua vida. Há desafios particulares em cada estágio, e os obstáculos podem contribuir para o aprofundamento do relacionamento ou o fim dele.

Na introdução do Cântico, Salomão e sua amada expressaram desejo mútuo e apreciação um pelo outro. Apesar da insegurança da Sulamita, que se sentia como peixe fora d'água, como camponesa na capital, e mesmo com a possível interferência de terceiros, o casal conseguiu superar os obstáculos e crescer em amor.

A próxima fase no desenvolvimento do relacionamento envolve um aprofundamento do amor entre eles, com expressões cada vez mais íntimas (embora ainda reservadas) em que trocam elogios mútuos (1:12—2:7). Podemos chamar esse intercâmbio de elogios de o "DNA do amor". À medida que o amor cresce, aumenta o "outrocentrismo", que manifesta a vida de Jesus na vida conjugal.

---

[1] RAINEY, Dennis. *Ministério com famílias do século XXI*. São Paulo: Vida Nova, 2001.

1. Elogios pela Sulamita (1:12-14)

> Enquanto o rei está assentado à sua mesa, o meu nardo exala o seu perfume.
> O meu amado é para mim um saquitel de mirra, posto entre os meus seios.
> Como um racimo de flores de hena nas vinhas de En-Gedi, é para mim o meu amado.

Agora, com sua confiança renovada e segura no amor do amado, em resposta aos elogios dele (1:9,10), a Sulamita repete sua apreciação por Salomão. O contexto é uma refeição, provavelmente no palácio. Mesmo em meio a muitas pessoas, ele para ela é o único presente.

O foco está no aroma suave do amor (v. 12,13). Ela, aproveitando a ideia de perfume, diz que ele não somente cheirava bem, mas que ele mesmo era como perfume personificado, atraente em todos os sentidos (v. 13a). A ideia de "saquitel de mirra[2] entre os seios" reflete o costume de usar um sachê perfumado pendurado no pescoço para exalar uma boa fragrância o dia todo. Ou seja, ela o descreve como sendo o perfume predileto da vida dela, e a fragrância dele não saía de sua memória.[3] Ele continuava em todos os pensamentos dela, assim como o bom perfume permeia todo o ambiente em que se encontra.

O versículo 14 descreve o amado como um buquê de flores no meio do deserto, trazendo refrigério e beleza para a vida dela. En-Gedi era um oásis no deserto, na costa oeste do mar Morto, verdejante em meio à monotonia das montanhas de areia e rochas. Foi o lugar para onde Davi fugiu quando escapou do rei Saul (1Sm 23:29; 24:1). Ou seja, para ela, todos os outros homens eram como tanta areia.[4] Mas ele se destacava como um oásis de vida em meio ao deserto.[5]

Existe um paralelo fascinante na maneira como os dois se descrevem. Ele já falou que ela era como égua entre as carruagens de Faraó, ou seja, única, excitante, sem par. Ela, por sua vez, o descreve como um oásis no meio do deserto — único, refrescante, lindo. Para cada um, o outro era único, um sentimento romântico que a poesia e a música popular ecoam até hoje.

---

[2] Outras menções de mirra no livro se encontram em 3:6; 4:6,14; 5:1,5 (2 vezes),13.
[3] Carlos Osvaldo Pinto, áudio, maio-junho de 2011.
[4] DEERE, p. 1013-1014.
[5] GLICKMAN, p. 37.

Pelas descrições idílicas que os dois fazem, seria fácil imaginar que o casal era fisicamente perfeito, ambos excepcionalmente atraentes. Mas será que esse elevado padrão de aparência física é pré-requisito para um relacionamento duradouro? Provavelmente não. Já descobrimos que a Sulamita tinha defeitos à luz do padrão de beleza da sua cultura. Então, qual a lição para nós? Talvez que a beleza seja *aos olhos do amado*. Ou seja, o amor verdadeiro cria uma paixão pelo amado como se fosse o único na face da terra. Mais tarde, o livro destacará essa exclusividade do amor verdadeiro: *O meu amado é meu, e eu sou dele...* (2:16).

2. Elogios por Salomão (1:15)

> *Eis que és formosa, ó querida minha, eis que és formosa; os teus olhos são como os das pombas.*

No intercâmbio de elogios, chega a vez do rei. Duas vezes ele a descreve como "formosa" no versículo,[6] mas menciona seus olhos cativantes pela primeira vez (veja tb. 4:9). A tradução que acrescenta "como" (*os teus olhos são COMO os das pombas*) deixa a desejar. Em vez de símile, o texto usa uma metáfora direta e diz "teus olhos *são* pombas".[7] A diferença é sutil, mas importante. Ele não está descrevendo os olhos dela como redondos e pretos. A imagem da pomba traz a ideia de tranquilidade e paz, características que têm mais a ver com o caráter do que com a aparência dela.[8] Ela se contrasta com a infame mulher rixosa de Provérbios que só irrita e provoca todos de sua casa (Pv 19:13; 27:15).

Os olhos de uma pessoa podem refletir paz (como da pomba) ou ira, raiva, tensão e estresse. Os olhos são a janela da alma, refletida por meio deles (veja Mt 6:22,23). Não é errado ser atraído pelo físico, mas é secundário para a beleza interior. Devemos tomar cuidado para não focar tanto o exterior, que perderá sua beleza pouco a pouco ao longo dos anos.

---

[6] יָפָה — Esse termo, mais comum que aquele usado em 1:5 para descrever beleza, aparece doze vezes no livro em referência à Sulamita: 1:8,15; 2:10,13; 4:1,7; 5:9; 6:1,4,10 (três vezes pronunciado pelas "filhas de Jerusalém") e somente uma vez para descrever o amado (1:16).

[7] עֵינַיִךְ יוֹנִים

[8] Deere cita um ensino rabínico de que a noiva com olhos bonitos refletia um caráter bonito (p. 1014). A imagem de pombas aparece muitas vezes no livro: 2:12,14; 4:1; 5:2,12; 6:9.

3. Elogios pela Sulamita (1:16,17)

Como és formoso, amado meu, como és amável! O nosso leito é de viçosas folhas, as traves da nossa casa são de cedro, e os seus caibros, de cipreste.

Mais uma vez, a Sulamita fala, ecoando os elogios dele e descrevendo-o como belo (formoso) e amável. A palavra "amável", usada treze vezes no Antigo Testamento, descreve o que é prazeroso, confortável e que traz deleite.[9] Ou seja, ele era bonito e gentil, atraente por dentro e por fora.

Depois ela descreve o lugar em que se encontravam. Quem entende o livro como uma coleção de poesias, vê uma possível cena erótica aqui. Mas, se a interpretação do Cântico como uma poesia lírica for a mais correta, então o texto descreve um passeio fora do palácio, num contexto com que ela se identificava com maior facilidade — o bosque. O ponto de encontro deles era um pasto verdejante em meio ao bosque, com cedros cujos galhos fossem como as vigas da sua "casa". Se ela descreve o lugar onde primeiro se conheceram ou se retrata um passeio fora da corte e do palácio, não fica claro no texto.

Em tudo descobrimos a importância do diálogo, dos elogios, da apreciação mútua, da gratidão de um pela vida do outro e, acima de tudo, do caráter transformado por Deus.

4. Monólogo pela Sulamita (2:1)

Eu sou a rosa de Sarom, o lírio dos vales.

Nesse lugar rural, ela faz uma declaração um tanto quanto enigmática. Diz que ela se identificava com uma flor do vale. A palavra traduzida por "rosa" só ocorre uma outra vez no Antigo Testamento (Is 35:1), onde é traduzida por "narciso" na *Almeida Revista e Atualizada*.[10] Sarom foi uma planície fértil na costa do norte da Palestina.

Deere observa que ela se identifica humildemente com uma flor comum, linda por sua vez, mas um tanto quanto corriqueira — um lírio

---

[9] נְעִים — Veja também 2Samuel 1:23; 23:1; Jó 36:11; Salmos 16:6,11; 81:3; 133:1; 135:3; 147:1; Provérbios 22:18; 23:8; 24:4.
[10] חֲבַצֶּלֶת

entre tantos outros.[11] Note que a Sulamita se refere a si mesma como sendo uma flor selvagem do vale, com beleza mais parecida com a vegetação natural do que com os jardins cuidadosamente plantados e cuidados no palácio.[12] Sua declaração reflete um contraste significante com sua avaliação pessoal anterior como morena (queimada; veja 1:5,6), talvez um reflexo do amor que ele lhe deu (1:9,10,15). Agora ela se vê pelos olhos dele (cf. Pv 31:29-31)![13]

É importante observar que absolutamente nada nesse texto, nem no Novo Testamento, identifica a flor com Jesus; é a *noiva*, e não o *noivo*, que se descreve como "flor de Sarom". O texto a retrata, sim, como humilde e atraente, descrições que se aplicam a Jesus (veja Mt 11:28-30), mas que dificilmente refletem a intenção do autor bíblico aqui.

5. Elogio por Salomão (2:2)

Qual o lírio entre os espinhos, tal é a minha querida entre as donzelas.

Aproveitando a metáfora das flores, Salomão responde corrigindo-a carinhosamente. Para ele, ela não é uma flor qualquer entre tantas outras. Ela é única (veja 1:9), *sui generis*, uma flor solitária entre todas as outras mulheres, que eram espinhos em comparação. Essa descrição nos faz lembrar do que ela falou sobre ele, quando o descreveu como um buquê de flores no meio do deserto (1:14) e da primeira descrição dela como "égua entre as carruagens do faraó" (cf. 1:9). Agora, ele aumenta o elogio; se antes ela era como égua entre muitos cavalos de guerra (homens), agora ela é uma flor entre tantos espinhos (mulheres). Isso nos lembra do que o marido da mulher virtuosa fala em Provérbios 31:29: *Muitas mulheres procedem virtuosamente, mas tu a todas sobrepujas.* Podemos dizer que nessa altura, pelo menos, cada um só tinha olhos para o outro.

---

[11] DEERE, p. 1014. Segundo Patterson (p. 45), o "lírio dos vales" é uma flor branca com seis folhas e seis pétalas, que pode crescer até 1 metro ou mais, bem delicada e cuja imagem era gravada nos pilares do templo e outros enfeites dos móveis do templo (1Rs 7:19,22,26) e associada a festas nupciais (veja Sl 45, em que o título do salmo designa o plural do termo *Shoshannim* para se referir a essa flor em festas matrimoniais). Lírios também são mencionados muitas vezes no livro: 2:1,2,16; 4:5; 5:13; 6:2,3; 7:2.
[12] PATTERSON, p. 45.
[13] DEERE, p. 1014; GLICKMAN, p. 39.

6. Elogio e apelo pela Sulamita (2:3-6)

> *Qual a macieira entre as árvores do bosque, tal é o meu amado entre os jovens; desejo muito a sua sombra e debaixo dela me assento, e o seu fruto é doce ao meu paladar. Leva-me à sala do banquete, e o seu estandarte sobre mim é o amor. Sustentai-me com passas, confortai-me com maçãs, pois desfaleço de amor. A sua mão esquerda esteja debaixo da minha cabeça, e a direita me abrace.*

Esse texto chega ao seu ápice com a intensificação dos elogios e expressões de paixão da parte dela. Isso se manifesta pela linguagem enfaticamente poética cheia de figuras de linguagem.

O versículo 3 descreve o *descanso* e a *proteção* que ela encontrava no amor dele. Pela segunda vez, ela o destaca como sendo único entre todos os homens, assim como uma árvore frutífera (macieira) no meio de uma floresta (v. 3). Ou seja, entre árvores que só davam folhas, ele dava fruto! Todo homem deve almejar ser esse tipo de pessoa, pelo menos na avaliação da própria esposa. Como o apóstolo Paulo apontaria mais tarde, somos quem somos no contexto do lar, e, se a própria família atesta nosso caráter digno (mesmo que não perfeito), podemos ter certeza de que a nossa fé realmente funciona (Ef 5:18—6:9; 1Tm 3:1-5).

O desejo intenso dela era o de descansar à sombra dele e desfrutar das delícias do seu fruto doce. Existia uma confiança e dependência mútua entre o casal. Patterson comenta: "O amor sexual, se vai ser tudo que Deus tencionou, precisa ser construído sobre tais qualidades como admiração sincera (1:3), confiança absoluta e dependência".[14]

A Sulamita, que no passado havia trabalhado tanto debaixo de um sol escaldante, agora descansava à sombra protetora do amado e se deleitava do "fruto" dele.

No versículo 4, ela aprecia o fato de que o amor dele para com ela não era como um namoro escondido. Ele tinha orgulho dela, e queria que todo mundo soubesse da sua paixão pela amada, levando-a à sala real de banquetes como convidada de honra dele.

A tradução "sala do banquete" é um pouco livre, pois o texto literalmente diz "casa do vinho", expressão que ocorre somente aqui no

---
[14]PATTERSON, p. 47.

Antigo Testamento.¹⁵ Carr sugere duas possibilidades para a expressão: 1) pode representar a vinha, o lugar de onde procede o vinho, imagem bem coerente com a figura de vinhas e jardins no livro, ou 2) pode se referir ao lugar onde o vinho era servido, que seria a sala do banquete.¹⁶ Em ambos os casos, o paralelismo com a ideia do estandarte na segunda linha sugere um lugar aberto, público e visível.

Ela descreve o amor dele como se fosse um *banner* ("estandarte")¹⁷ erguido e declarando seu amor por ela. O estandarte era um símbolo visível usado para reunir as tribos de Israel, como uma bandeira (cf. Nm 2:3,10,18,25; 10:14,18,22,25). Também descreveu um *banner* usado pelo exército, sinalizando o lugar onde as tropas deveriam congregar em meio à batalha. Indicava posse e proteção, às vezes sendo pendurado no muro de uma cidade, identificando sua lealdade e garantindo sua proteção. A ideia é que ela encontrava segurança e exclusividade no amor dele.¹⁸

Conquanto esse versículo tenha sido aplicado ao relacionamento entre Jesus e a igreja, não é esse o foco. Entendemos que um dia Jesus nos levará para um banquete na casa do Pai — as Bodas do Cordeiro — e que o amor dele foi publicamente declarado na sua morte na cruz (Jo 3:16; Rm 5:8), mas nesse texto o foco é a afirmação aberta, corajosa, orgulhosa e generosa do amor que o rei tinha pela Sulamita. Diferentemente de alguns casaizinhos que escondem seu "amor" (que não passa de paixão egoísta), o relacionamento deles não tinha nada a esconder.

Nos próximos versículos, a Sulamita quase desfalece de amor, por isso apela por sustento para não desmaiar.¹⁹ É difícil saber se o pedido dela por passas e maçãs no versículo 5 era literal, para sustentação física, ou figurativo, referindo-se à presença sustentadora dele que trazia refrigério para ela (veja v. 3b, em que o fruto dele era doce ao paladar). É possível que a palavra "passas" deva ser traduzida por "bolo de passas".²⁰ O termo ocorre somente quatro vezes no Antigo Testamento (2Sm 6:19; 1Cr 16:3; Os 3:1) em textos associados a festas religiosas e, às vezes, com

---

¹⁵ בֵּית הַיָּיִן
¹⁶ CARR, *The Song of Solomon*, p. 90.
¹⁷ דֶּגֶל
¹⁸ PATTERSON, p. 47.
¹⁹ חָלָה
²⁰ אֲשִׁישָׁה

conotações afrodisíacas (veja tb. 1Cr 12:40).²¹ De qualquer forma, a ideia é que ela quase desmaiava pela paixão que sentia por ele.

Finalmente, no versículo 6 encontramos novamente uma descrição da intimidade do casal. Se for traduzido no presente do indicativo, "A sua mão esquerda está debaixo da minha cabeça, e a direita me abraça", parece descrever o casal no início de uma relação sexual. Mas, à luz da tradução do versículo anterior como um desejo, e dentro do contexto maior do livro, parece melhor entender o versículo 6 como expressando um desejo (ainda não realizado) também. — "Que a sua mão esteja..." Ela não vê a hora de estar novamente com o amado, só que como a esposa dele, para ser envolta em seus braços. O termo "abraçar" no final do versículo foi usado treze vezes no Antigo Testamento acerca de pessoas que "agarraram-se" mutuamente, e em Provérbios 5:20 foi usado em referência à união sexual.²² Nesse caso, o próximo versículo faz mais sentido como um apelo às amigas para ajudá-la a *não* ser precoce na intimidade mas, sim, esperar o momento certo.

Aplicação

Jack Deere resume o texto e aponta algumas implicações dele em termos do relacionamento conjugal:

> Primeiro, ela se sentiu protegida por ele. Sentar à sua sombra era uma metáfora para proteção não somente na Bíblia, mas também na literatura do antigo Oriente Médio. Ela tinha trabalhado debaixo do sol (1:6), mas agora gozava de descanso sob a proteção dele. Segundo, eles haviam cultivado o tipo de relacionamento que permitia que se conhecessem intimamente. A palavra "paladar" expressa um conhecimento de alguém por meio de experiência pessoal [...] (cf. Sl 34:8 [...]). Terceiro, a amada aprecia o fato de que Salomão deixava que outros observassem o amor dele por ela. Assim como um estandarte (*banner*) era facilmente visto pelas tropas enquanto marchavam, o amor de Salomão por ela foi facilmente visto por qualquer um que observava o relacionamento. Ele não tinha vergonha dela; ao invés disso, deleitava-se nela, e esse fato ficou evidente para os outros [...]. Essas três qualidades — proteção pelo

---

²¹ Deere, p. 1014; Carr, *The Song of Solomon*, p. 92.
²² חָבַק

amado, intimidade com ele e demonstrações óbvias de amor — são fatores cruciais que permitem que a mulher desenvolva um senso de segurança [...] e curta um casamento estável.²³

7. Refrão: O apelo por paciência (2:7)

> *Conjuro-vos, ó filhas de Jerusalém, pelas gazelas e cervas do campo, que não acordeis, nem desperteis o amor, até que este o queira.*

Pela primeira de três vezes, a amada clama às filhas de Jerusalém para não serem precipitadas no amor, mas na realidade isso serve como uma forma de autoconfrontação. Diante da ardente expectativa de consumar seu amor com o amado, mas sabendo das limitações saudáveis divinas, ela reitera o desejo de se manter paciente (e pura) até o dia em que sua paixão será liberada. Ou seja, *há um momento para o amor se concretizar, e há um momento em que ainda não deve ser concretizado.*²⁴ Esse refrão constitui um dos polos teológicos do livro de Cântico dos Cânticos.

Ela faz as filhas de Jerusalém jurarem "pelas gazelas e cervas do campo" (cf. v. 17; 3:5; 4:5; 7:3; 8:14) — criaturas delicadas, tímidas e lindas, que talvez representem a beleza do amor no tempo de Deus, que não deve ser apressada e espantada (cf. Ec 3:11).

É fascinante observar os momentos em que o refrão se repete no livro. Em 2:7 e 3:5, aparece como forma de autoaconselhamento para abafar o fogo do desejo sexual que só se intensificava antes do casamento. Ryken diz que "a forma da declaração é de uma ordem, efetivamente sendo uma autorrepreensão, visando a paciência (mesmo sendo direcionada às filhas de Jerusalém).²⁵ Depois, em 8:4, o refrão se repete depois das núpcias — o conselho de uma mulher já experiente e casada, que oferece esse conselho às jovens, enfatizando como era importante ser paciente no amor (8:7ss).

O apelo às filhas de Jerusalém para não acordar nem despertar o amor até a hora certa tem sido interpretado de outras maneiras. Alguns, que entendem que o livro apresenta uma série de poesias desconexas, acham que o apelo é para ninguém interferir na intimidade da relação do casal,

---

²³Deere, p. 1014.
²⁴Carlos Osvaldo Pinto, áudio, maio-junho de 2011.
²⁵Ryken, p. 286.

acordando o amado antes da hora, uma interpretação que parece no mínimo forçada.

O apelo serve a um propósito didático no livro, lembrando o leitor de que o amor não pode ser forçado e precisa ser esperado pacientemente, debaixo da soberania de Deus (veja Ec 3:1-11).[26]

A ideia de não acordar o amor é de não apressar o relacionamento, desfrutando de privilégios e direitos que somente pertencem aos casados (Gn 2:24; 1Ts 4:3-8; Hb 13:4). Apressar o amor seria como tentar forçar uma flor a abrir, descascando as pétalas antes da hora. No fim, a beleza da flor e as próprias pétalas se destroem.

A princípio, não é fácil entender por que o juramento é feito "pelas gazelas e cervas do campo". Certamente a imagem campestre predominava na mente da amada. Ryken sugere que o apelo por esses animais é porque tendem a ser criaturas tímidas e, sendo assim, apropriadas para um apelo à paciência e não agressividade no relacionamento amoroso.[27]

O refrão marca uma transição no texto entre o aprofundamento do amor (1:12—2:7) e o amadurecimento do amor (2:8—3:5) que nos levará à porta do casamento.

Conclusão

Neste mundo devastado pelos resultados do pecado, cada casal enfrentará desafios tremendos na tentativa de cultivar um relacionamento saudável e que glorifica a Deus. Em cada etapa do relacionamento, os desafios serão diferentes. Infelizmente, conforme observou o reformador João Calvino, o coração humano é uma fábrica de ídolos. A tentação de erguer o cônjuge, o casamento, a família e os filhos como ídolos também precisa ser evitada.

As ameaças ao relacionamento a dois incluem impaciência e imoralidade. Em nós mesmos, somos alvos fáceis para os dardos inflamados do inimigo, o diabo. Mas em Cristo é possível resistir à tentação de correr na frente no relacionamento, ignorando o palpite de conselheiros sábios, amigos e autoridades em nossa vida, desconsiderando as luzes vermelhas que se apresentam. Em Cristo, encontramos a força para dizer "não" ao pecado e "sim" ao Espírito ao negarmos os desejos da carne. A nossa nova

---

[26] Deere, p. 1015.
[27] Ryken, p. 286.

posição e identidade em Cristo faz com que morramos para as paixões da carne e revivamos para novidade de vida (Ef 4:20-24).

Fazemos bem lembrar que o amor bíblico é um refúgio de proteção para o amado. O homem deve ser protetor da esposa. A mulher deve oferecer um "porto seguro" para o marido. Como vimos na história de Adão e Eva no jardim do Éden, Adão não protegeu sua esposa, mas a culpava e expunha à morte fulminante, e isso para ele salvar a própria pele. Eva, por sua vez, falhou como auxiliadora idônea e incitou seu marido a pecar.

Graças a Deus que em Cristo encontramos o modelo e o poder do amor verdadeiro. Ele, que estendeu seus braços na cruz do Calvário para proteger a amada igreja, hoje chama homens para serem o Adão que Adão nunca foi. Em Cristo, a mulher pode também ser a Eva que Eva nunca foi. Até os casais de namorados e noivos podem experimentar as primícias desse tipo de amor paciente e protetor, que visa o bem-estar mútuo.

Aplicações

1. O amor supera as ambivalências e inseguranças de forma verbal e honesta, sem bajulação.
2. O amor considera o outro como alguém único entre todos os outros "concorrentes". "A beleza está nos olhos de quem vê!"
3. Atração física é importante, mas não é tudo. A "lei da velhice" é universal![28] Se o relacionamento não for baseado em atração pelo interior — pelo caráter —, terá dificuldade em superar as crises da vida.
4. O homem sábio proporciona proteção, descanso e segurança para sua amada. Deixa evidente para todos que ele somente tem olhos para ela. Em Cristo, o Último Adão, o marido cristão pode ser o protetor da sua esposa que o primeiro Adão nunca foi (cf. Gn 3:12).
5. A mulher sábia descansa e confia no amado e também o elogia por sua aparência e seu caráter.
6. O amor verdadeiro não se apressa. Paciência na pureza é uma fórmula para o sucesso em relacionamentos sérios. O tempo é o maior aliado em relacionamentos duradouros.

---

[28] Carlos Osvaldo Pinto, áudio, maio-junho de 2011.

| A grande ideia |
O relacionamento cresce através de afirmações "outrocêntricas" de amor genuíno.

PARA DISCUSSÃO

1. Avalie a declaração: "Beleza está nos olhos de quem vê". Até que ponto é verdadeira? Será que Salomão e a Sulamita eram tão fisicamente perfeitos assim? Ou há outra mensagem importante para nós em termos de como encaramos a pessoa amada?
2. Quais são maneiras práticas em que o homem pode demonstrar as qualidades da amada?
3. Qual a importância de elogios verbais no relacionamento a dois? É mais importante para o homem ou para a mulher? Quais os perigos?
4. Comente sobre o equilíbrio entre demonstrações de amor (verbais e físicas) e a paciência (2:7). Como o casal se mantém puro? Como casais hoje podem desenvolver um relacionamento sadio e de intimidade crescente, sem ferir princípios bíblicos de pureza?

24

A expectativa do amor: **renovação**

(Ct 2:8—3:5)

No clássico de C. S. Lewis *Cartas do inferno*, o autor cataloga uma série de correspondências fictícias entre um demônio chamado Screwtape e seu sobrinho aprendiz chamado Wormwood. O demônio mais experiente doutrina o jovem nos métodos e nas estratégias de tentação dos seres humanos. Uma das suas cartas esclarece a natureza divina do prazer e ressalta uma das mensagens mais importantes do livro de Cântico dos Cânticos. A sexualidade humana é invenção de Deus, e não do diabo:

> Meu caro Wormwood:
> Nunca se esqueça de que quando estamos lidando com qualquer forma de prazer sadio e qualquer forma de satisfação normal, de certa forma estamos pisando no terreno do Inimigo. Eu sei que nós temos alcançado muitas almas por meio dos *prazeres*; mas não nos esqueçamos que todo *prazer* é invenção dele! Ele criou todos os *prazeres*; toda nossa pesquisa através dos séculos não foi capaz de criar uma única forma de *prazer*. Tudo que podemos fazer é encorajar os seres humanos a tomar os prazeres que o Inimigo criou de formas ou intensidades que ele mesmo tenha proibido.
> Toda vez que tentamos trabalhar usando condições naturais de qualquer *prazer* que seja no mínimo natural, o mesmo começa a exalar aquele cheiro abominável do seu Criador, como nos lembrando que *pertence a ele*. Um aumento considerável no desejo pela obtenção cada vez menor do prazer relacionado é a fórmula! Isto dá mais resultado, e é portanto o melhor estilo a adotarmos. Conseguir a alma do homem dando a ele *nada*

em troca — é o que realmente aquece o coração de Nosso Pai Lá de Baixo.
E os caminhos são o tempo para o começo do processo.

Seu afetuoso tio
SCREWTAPE[1]

O livro de Cântico dos Cânticos exalta a boa dádiva de Deus que é o amor romântico entre um homem e uma mulher durante uma vida e dentro do plano do Criador. Como já vimos, o tempo é o maior aliado em relacionamentos duradouros. As sementes do amor precisam germinar, crescer e dar fruto, e isso inevitavelmente envolve paciência e tempo. A diferença entre um pé de mamão e um carvalho é tempo — e qualidade!

Depois de um período de espera, o amor do casal amadureceu com a renovação da estação da primavera, a época do despertamento do amor, em que Salomão busca novamente a Sulamita e a convida a passear com ele (2:8-14).

É fascinante observar que o povo judeu lê o livro de Cântico dos Cânticos durante sua celebração de *Pessach* (Páscoa), que no hemisfério norte cai na primavera. Tanner sugere que a razão de Cântico dos Cânticos ser lido nessa festa é que o Targum judaico interpreta esse livro como um retrato da história de Israel iniciada no Êxodo, evento associado com a festa da Páscoa (Êx 12).[2] Outros fatores incluem o detalhe de que o texto menciona o faraó e suas carruagens (1:9) e o renascimento do amor e da esperança (cf. 2:8-14). A interpretação alegórica do livro associa o amor romântico e o amor de Deus por Israel demonstrado no êxodo do Egito (veja especialmente 2:10).

Contudo, nesse contexto, o casal reconhece novamente os efeitos da Queda em relacionamentos humanos, pois "raposinhas" — tensões, ambiguidades e conflitos — ameaçam o avanço do amor. A convicção do compromisso mútuo (*O meu amado é meu, e eu sou dele...* — 2:16) vai longe na tentativa de afastar as "raposinhas".[3] Nesse contexto, o casal

---

[1] Lewis, C. S. *Cartas do inferno*. São Paulo: Vida, carta número 9.
[2] Tanner, "History", p. 54.
[3] Algumas "raposinhas" que interferem na vida do casal ao longo do livro incluem:
- Concorrência (1:4; 6:8).
- Insegurança (1:5; 2:1).
- Ausência (1:7; 3:1-4).
- Pressa (2:7; 3:5).
- Inverno/separação (2:11).
- Rotina (5:2-8).

experimenta um dos desafios que todo relacionamento terá de enfrentar: a ausência de um ou outro, a solidão e as decorrentes (3:1-4). Essa raposinha se afasta quando o casal se junta novamente, mas ainda debaixo das restrições de pureza moral antes do compromisso final de casamento (3:5; 1Co 7:1-5; Hb 13:4).

Encontramos no texto dois passos no avivamento do amor do casal: a renovação do amor depois de um intervalo (tempo) e as ameaças ao amor (as "raposinhas").

1. A renovação do amor (2:8-14)

No texto anterior, o amor do casal se aprofundou enquanto cada um expressava sua apreciação pelo outro, principalmente o fato de que considerava o outro único entre tantos outros candidatos para o amor. Tanto a aparência física como o caráter nobre foram destacados como sendo ingredientes para o amor. O texto terminou com um apelo para as filhas de Jerusalém cooperarem no esforço da Sulamita de não apressar o amor antes da hora determinada por Deus, ou seja, as núpcias (2:7).

A próxima estrofe do Cântico terminará com esse mesmo apelo às filhas de Jerusalém, logo antes do cortejo matrimonial (3:5). Entre os dois refrãos, percebemos um intervalo que contribui para o amadurecimento do amor. Como já mencionamos, "o tempo é o maior aliado em relacionamentos duradouros".

Se as cenas anteriores aconteceram principalmente no ambiente onde Salomão se sentia mais à vontade — na corte e no palácio (com possíveis exceções em 1:14; 2:1-3,16b,17), agora o cenário muda drasticamente para o campo, a terra natal da Sulamita. No texto, a intensidade do desejo de estarem juntos cresceu.[4] Agora é primavera, estação historicamente associada com o despertar do amor.

A. A nova primavera do amor (2:8,9)

> Ouço a voz do meu amado; ei-lo aí galgando os montes, pulando sobre os outeiros. O meu amado é semelhante ao gamo ou ao filho da gazela; eis que está detrás da nossa parede, olhando pelas janelas, espreitando pelas grades.

---

[4] Deere, p. 1015.

A primavera é a estação dos namorados: tudo é novo, refrescante, intoxicante. Tudo tem uma nova perspectiva. O inverno tem seu lugar. Prepara o caminho para a primavera.[5] Mas novo amor traz nova vida.

Aparentemente, houve um intervalo de tempo no texto e no relacionamento. Ela estava com saudades e queria muito ouvir a voz dele (v. 8). No namoro, temos tanto desejo de ouvir a voz do amado que, mesmo que fosse ler uma bula de remédio ou lista telefônica, iria encantar!

O versículo 8 é quase cômico. A Sulamita chama atenção para a cena: "Vede!", diz às amigas.[6] Descreve o amado como um animal recém-solto depois de um inverno inteiro trancado num celeiro. Ele vem saltando, pulando, mal conseguindo se conter pela alegria de encontrá-la novamente. A nova vida da primavera está pulsando pelas suas veias, e sua primeira aventura será visitar a amada.

No versículo 9, pela segunda vez, ela chama atenção para quem queira ouvir: "Vede!" Agora descreve cada passo da chegada dele para visitá-la. Ora atrás do muro, ora olhando pelas janelas, tentando conseguir um vislumbre da sombra dela. O uso do plural "janelas" e "grades" talvez sugira que ele esteja passando de um para o outro, esperando alguma chance de vê-la.[7] A comparação com o gamo ou com o filho da gazela traz a ideia de ousadia misturada com timidez, força e beleza, junto com as marcas da inexperiência.[8] Tudo isso faz o coração da donzela também cantar e pular de alegria.

B. O convite do amado (2:10-14)

> O meu amado fala e me diz: Levanta-te, querida minha, formosa minha, e vem. Porque eis que passou o inverno, cessou a chuva e se foi; aparecem as flores na terra, chegou o tempo de cantarem as aves, e a voz da rola ouve-se em nossa terra. A figueira começou a dar seus figos, e as vides em flor exalam o seu aroma; levanta-te, querida minha, formosa minha, e vem. Pomba minha, que andas pelas fendas dos penhascos, no esconderijo das rochas escarpadas, mostra-me o teu rosto, faze-me ouvir a tua voz, porque a tua voz é doce, e o teu rosto, amável.

---

[5] N. C. Wilson, em seu livro *Notas da xícara maluca* diz: "Deixe o inverno vir. É o único caminho para a primavera" (Brasília: Monergismo, 2017, p. 70).
[6] A **ARA** traduz הִנֵּה por "Ei-lo" no versículo 8 e "eis" no versículo 9.
[7] Carr, *The Song of Solomon*, p. 96.
[8] Carlos Osvaldo Pinto, áudio, maio-junho de 2011.

Finalmente, o amado chega na casa da Sulamita, provavelmente um lugar no norte de Israel, perto do Líbano. No início e no final do texto, ele a convida para um passeio: *Levanta-te* [...] *e vem* (v. 10,13).

Todo o texto pulsa com a energia renovada dele, simbolizada também pelo advento da primavera. Não menos de cinco vezes o texto mostra os sinais da primavera. Como Deere comenta,

> A descrição detalhada da primavera provavelmente foi feita para fazer mais do que simplesmente enfatizar a beleza do cenário. É provável que também descreva o relacionamento deles. Num sentido, quando alguém se apaixona, o sentimento é como primavera, pois tudo parece refrescante e novo. O mundo é visto de uma outra perspectiva, que é como Salomão sentiu quando estava com a amada.[9]

Os sinais da primavera no texto incluem:

1. O inverno passou e as chuvas pararam (v. 11). (O termo usado para inverno aparece somente aqui no Antigo Testamento e se refere à época das nuvens e chuvas de março e abril.)[10]
2. As flores apareceram novamente (v. 12a).
3. As aves voltaram a cantar (v. 12b). O "rolo" parece ser um pássaro migratório cuja presença anunciava o retorno da primavera (cf. Sl 74:19; Jr 8:7).
4. A figueira começou a dar os frutos (que podem ser figos do ano anterior que permaneceram nos galhos e que amadureceram na primavera, ou até mesmo brotos comestíveis que apareciam em março — v. 13a).[11]
5. O cheiro suave das flores das vinhas espalhava-se pelo ar (v. 13b).

O texto vibra com o despertamento dos sentidos! Então, o amado repete seu convite: ... *levanta-te, querida minha, formosa minha, e vem* (v. 13).

Finalmente, no versículo 14, ele a persuade a deixar sua casa confortável para passear com ele. Compara-a novamente à pomba (veja 1:15; 4:1; 5:2,12; 6:9), que gosta da segurança e proteção do conhecido — as

---

[9] Deere, p. 1015.
[10] סְתָיו — Deere, p. 1015.
[11] Deere, p. 1015.

fendas das rochas e esconderijos. Mas ele está pronto para aventuras, e a maior aventura é ver a amada e ouvir a voz dela. A palavra traduzida por "rosto" deve ser entendida como "aparência", ou seja, ele quer ter a visão dela por completo.[12] Entendemos pelas entrelinhas que ele acabou vencendo as inibições dela e que ela sai para caminhar com ele.

Algumas aplicações surgem desse primeiro passo de amadurecimento do amor:

1. O desenvolvimento do amor exige tempo juntos.
2. É fácil e natural, quando duas pessoas se amam, querem ouvir a voz do amado. Infelizmente, com o passar do tempo, esse desejo pode diminuir. Casais precisam cultivar o hábito — com prazer — de conversar em níveis mais profundos. Um ambiente familiar em que a graça de Deus reina e garante aceitação incondicional dentro de um compromisso inviolável para com o pacto conjugal proporciona segurança e liberdade. Permite um aprofundamento em intimidade na esfera do coração em que ninguém precisa usar máscaras.
3. O amor passa por estações que exigem renovação e que trazem alegria e expectativa.

2. As ameaças ao amor (2:15—3:5)

Em meio a tanta euforia pela chegada da primavera e, ainda mais, pela chegada do amado na casa da Sulamita, uma nota de realismo entra nessa sinfonia de amor. O texto continua levantando dois grandes desafios ao pleno amadurecimento do amor: as chamadas "raposinhas", que representam todas as dificuldades e interferências que ameaçam o casal; e a própria solidão, causada pela ausência de um ou outro. Nisso, o texto também repete dois conselhos que constituem a melodia central do livro: a exclusividade do amor (*O meu amado é meu, e eu sou dele...* — 2:16) e a paciência do amor (*... não acordeis, nem desperteis o amor, até que este o queira* — 3:5).

A. O primeiro desafio: as raposinhas (2:15)

Apanhai-me [nos] *as raposas, as raposinhas, que devastam os vinhedos, porque as nossas vinhas estão em flor.*

---

[12] מַרְאֶה — Carr, *The Song of Solomon*, p. 101.

Dois versículos antes, o texto notou um dos sinais da primavera (e da renovação do amor): as vides em flor. Mas no versículo 14 a noiva foi reticente, como uma pomba escondida na segurança das rochas. Agora entendemos por quê.

Esse, um dos textos mais conhecidos e citados do livro, fala de uma realidade mais sombria: raposinhas que devastam os vinhedos em flor (2:15). Aprendemos outra lição: todos os relacionamentos passam naturalmente, desde a Queda, por altos e baixos. Não é de assustar quando as raposinhas aparecem no relacionamento.

Quase todos os comentaristas reconhecem nessa declaração uma figura que representa os problemas que ameaçam o relacionamento. Naquela época, raposas eram comuns na Palestina e bem conhecidas pela sua capacidade de destruição das plantações. A amada clama na segunda pessoa do plural: "Apanhai para nós as raposas". Não se sabe por certo para quem ela fala. Alguns sugerem que apela ao próprio amado para tomar a frente na resolução desses problemas. Outros, que se refere novamente às filhas de Jerusalém. Notável no texto é o pronome pessoal "nós" ("apanhai-nos [...] as nossas vinhas estão em flor"), que mostra que a resolução dos problemas, grandes e pequenos, é de interesse de ambos.[13]

Essa é a primeira menção direta da possibilidade de dificuldades entre o casal. Mas há outras no livro. Tanner sugere que a própria existência de outras mulheres na corte — as "filhas de Jerusalém" (que alguns identificam com as rainhas e concubinas de Salomão em 1:3,5,6; 6:8; cf. 1Rs 11:3) — talvez seja a principal tensão.[14]

Há outras possíveis identificações dessas raposinhas? S. Craig Glickman, num texto clássico, sugere alguns problemas que facilmente se levantam e afastam o casal um do outro.

> As raposas representam os muitos obstáculos ou tentações que afligiram os amantes pelos séculos. Talvez seja a raposa do desejo desenfreado que afasta o casal pela culpa. Talvez a raposa de desconfiança e ciúmes que quebra o elo de amor. Ou talvez a raposa de egoísmo e orgulho que faz com que um se recuse a reconhecer suas falhas diante do outro. Ou talvez

---

[13] A *ARA* diz: "Apanhai-*me*" as raposas, mas o texto original diz: "apanhai para *nós*" as raposas — אֶחֱזוּ־לָנוּ
[14] TANNER, p. 149.

um espírito magoado que não aceita o pedido de perdão do outro. Essas raposas têm devastado as vinhas há anos e o fim do seu trabalho ainda não foi visto.[15]

Para entender melhor a presença de "raposinhas" devastando o jardim do amor, basta voltar para o primeiro jardim, o do Éden. Lá, as investidas de Satanás sujaram o espelho da imagem de Deus refletida no relacionamento a dois (Gn 1:27). Os efeitos imediatos da Queda foram sentidos no relacionamento do casal. Subversão dos papéis (Gn 3:1-6); vergonha pela nudez (inocência perdida — Gn 3:7); cumplicidade na fuga do Criador (3:8); culpa e acusação mútua (3:12) e conflito conjugal (3:16b) entraram no mundo como resultado da entrada do pecado na nossa história. A única solução naquele momento, e ainda hoje, foi a promessa do Redentor, Semente da mulher, Jesus, que esmagaria a cabeça de Satanás — e das raposinhas no jardim de amor (Gn 3:15).

Como lidar com as raposinhas? O texto traz algumas soluções. Mas entendemos à luz das Escrituras que somente a graça de Cristo que concede perdão aos pecadores é capaz de transformar pecadores em perdoadores. A parábola que Jesus contou do servo malvado, que recusou-se a perdoar uma dívida insignificante em comparação com o perdão da sua dívida enorme, ilustra o princípio de que grande graça requer grande graciosidade. Para matar as raposinhas da mágoa e da falta de perdão, precisamos do amor de Cristo e de um coração sempre ciente da sua própria miséria e do perdão do Senhor (Mt 18:21-35).

B. A resolução: a exclusividade do amor e a renovação do compromisso (2:16,17)

O meu amado é meu, e eu sou dele; ele apascenta o seu rebanho entre os lírios. Antes que refresque o dia, e fujam as sombras, volta, amado meu; faze-te semelhante ao gamo ou ao filho das gazelas sobre os montes escabrosos.

Logo após o apelo para "dar um jeito" nos problemas que eventualmente surgem entre o casal, a Sulamita toma alguns passos nessa mesma direção. Primeiro, ela reafirma sua confiança no compromisso mútuo do

---
[15] GLICKMAN, p. 49-50.

casal. Esse é o segundo refrão repetido três vezes no decorrer do livro, mas com diferenças sutis e gradativamente mais maduras: *O meu amado é meu, e eu sou dele...* (2:16).[16] Ela começa falando que possui o amado e que ele lhe pertence. Depois das núpcias, sua declaração será: *Eu sou do meu amado, e o meu amado é meu...* (6:3).[17] Primeiro ela diz que pertence ao amado e, somente depois, que o possui. Finalmente, na plena maturidade do amor, ela nem sequer menciona a sua posse do amado, mas simplesmente diz: *Eu sou do meu amado...* (7:10).[18] Essa progressão ilustra a beleza de um amor cada vez mais maduro por ser cada vez mais "outrocêntrico" — como o amor de Cristo!

O refrão em si talvez seja o princípio mais importante na resolução dos problemas inevitáveis que surgem quando dois pecadores crescem em intimidade — o compromisso indissolúvel que mostra *perseverança* (veja Gn 2:24). Todo casal enfrenta raposinhas. Aqueles que desistem facilmente nunca chegarão ao pleno amadurecimento do amor. Mas outro fim aguarda aqueles que não veem outra opção que não seja enfrentar juntos seus problemas, estender o perdão um ao outro, contar com o Senhor para edificar sua casa (Sl 127:1), sem sequer contemplar a separação ou o divórcio. Esse compromisso com os votos conjugais já traz glória para Deus! Podemos resumir, dizendo que compromisso vence conflitos, sempre!

Mais uma vez, o texto destaca a mutualidade num contexto de exclusividade: "o meu amado é meu, e eu sou dele". É importante observar que, à luz da nossa interpretação da progressão do Cântico, os dois ainda não se casaram. A noiva fala da exclusividade do seu amor, guardado *antes* da consumação do casamento. Ela se preservou exclusivamente para o amado. Reconhece a importância de manter a pureza, sabendo que seu coração já pertence a outro. Jovens solteiros hoje precisam respeitar esse mesmo princípio. Mesmo que ainda não tenham encontrado o "amado" ou a "amada", se for da vontade de Deus que algum dia se casem, seu coração não lhes pertence. O nome do príncipe encantado ou da princesa encantada já está escrito em seu coração. Por isso não devem se entregar de corpo e alma até o dia das núpcias.

---

[16] דּוֹדִי לִי וַאֲנִי לוֹ
[17] אֲנִי לְדוֹדִי וְדוֹדִי לִי
[18] אֲנִי לְדוֹדִי

O amor verdadeiro é exclusivo, pois crê que o plano divino inclui *um* homem para *uma* mulher enquanto os dois vivem para glorificar a Deus pela sua união.

Poucas pessoas no mundo hoje pensam desse jeito, mas, o que parece ser ainda mais triste, muitos na igreja também não concordam. Mas nada na Bíblia nos dá base para pensar que a fidelidade conjugal começa somente *depois* do casamento.

O princípio não pode ser mais claro no plano perfeito de Deus: *Eu não sou meu. Eu pertenço a outro*! Cântico dos Cânticos usa a figura de um jardim para descrever a noiva que soube guardar seu coração até o casamento: *Jardim fechado és tu, minha irmã, noiva minha, manancial recluso, fonte selada* (Ct 4:12). Mais tarde o texto a descreve como sendo um muro, resistente às seduções, em contraste com uma porta que deixa qualquer um entrar (Ct 8:8-10). A questão é que, mesmo antes de conhecer seu amado, ela se reservou exclusivamente para ele.

O Novo Testamento aplica essa verdade ao contexto do casal casado, em que o corpo de cada um pertence ao outro: *A mulher não tem poder sobre o seu próprio corpo, e sim o marido; e também, semelhantemente, o marido não tem poder sobre o seu próprio corpo, e sim a mulher* (1Co 7:4). O apóstolo Paulo faz questão de romper com a cultura machista da época e insistir no "outrocentrismo" conjugal que caracteriza o matrimônio cristão. Na passagem anteriormente citada, Paulo veta o celibato dentro do casamento e enfatiza que o corpo de cada um não lhe pertence, mas ao cônjuge.

> As Escrituras deixam claro que a segurança propiciada por um relacionamento conjugal exclusivo e vitalício é justamente o que permite a satisfação e a realização sexual tanto do homem quanto da mulher. Libertos do egocentrismo do pecado e do desejo de manipular o cônjuge para ver as próprias necessidades supridas, marido e mulher têm liberdade de amar o cônjuge com uma atitude de total desprendimento e, portanto, podem desfrutar um do outro sem medo de rejeição, abuso ou dominação. O amor conjugal revela-se, desse modo, como realização do sonho de todo homem e de toda mulher, mas não passa de ilusão para aqueles que não foram renovados e transformados pelo Espírito Santo mediante o arrependimento e a fé em Cristo.[19]

---

[19] KÖSTENBERGER, p. 46-47.

Depois dessa declaração de compromisso e exclusividade, a Sulamita acrescenta: *ele apascenta o seu rebanho entre os lírios* (2:16b). A metáfora pastoral já apareceu no livro (1:7,8) e aqui parece se referir ao descanso que eles encontravam juntos e sob a proteção que o compromisso indissolúvel proporciona.[20] Antes no livro, ela mesma foi identificada como "lírio" (2:1,2).

Finalmente, como parte da solução, ela mais uma vez expressa o intenso desejo que tem em relação à consumação do relacionamento — um desejo que ainda tem de ser refreado até o casamento (3:5). Apesar dos possíveis problemas que surgirão entre o casal, ela mantém o compromisso exclusivo com ele, que um dia no futuro próximo (veja 3:6—5:1) será consumado. A restauração do relacionamento baseado no compromisso mútuo e no perdão de Cristo sinaliza-se pela união física deles.

Ela prevê o momento em que eles poderão passar a noite toda juntos ("antes que refresque o dia, e fujam as sombras"). Naquele dia ele será semelhante a um cervo ou filho da corça que sobe e brinca nos montes. Há diferença de opinião sobre a identificação dos montes. Alguns traduzem o texto por "sobre os montes de Beter" (*A21*) e outros por "sobre os montes escabrosos" (*ARA*), "colinas escarpadas" (*NVI*) ou "montes da separação" (*NVI*, margem). No último caso, a referência talvez seja um eufemismo para descrever os seios dela, os "montes da separação" (veja tb. 8:14). Ou seja, ela quer que ele consume quanto antes o relacionamento.

C. O novo desafio: solidão e saudades (3:1-4)

> *De noite, no meu leito, busquei o amado de minha alma, busquei-o e não o achei. Levantar-me-ei, pois, e rodearei a cidade, pelas ruas e pelas praças; buscarei o amado da minha alma. Busquei-o e não o achei. Encontraram-me os guardas, que rondavam pela cidade. Então, lhes perguntei: vistes o amado da minha alma? Mal os deixei, encontrei logo o amado da minha alma; agarrei-me a ele e não o deixei ir embora, até que o fiz entrar em casa de minha mãe e na recâmara daquela que me concebeu.*

A divisão entre os capítulos aqui é um pouco infeliz, pois o texto continua falando sobre ameaças ao relacionamento do casal. Agora, a cena

---

[20] Deere, p. 1016.

muda e a Sulamita relata o que alguns comentaristas alegam ser um sonho (pesadelo) que ela teve. Mas as evidências de ser um sonho aqui são tênues na melhor das hipóteses. O texto descreve uma causa de angústia comum entre os casais — a separação que cria saudades e deixa um sentimento de solidão.

É importante observar a crescente intimidade do casal. Quatro vezes em quatro versículos, ela se refere a ele como "aquele que minha alma ama". Essas reafirmações do compromisso mesmo em meio à separação refletem a declaração de exclusividade anterior: *O meu amado é meu, e eu sou dele...* (2:16).

Os estudiosos que não entendem um desenvolvimento linear na história do casal em Cântico dos Cânticos, e sim uma coleção de poesias congregadas em volta do parágrafo central das núpcias, veem nesse episódio uma experiência do casal já casado. Outros, contra a unanimidade do ensino bíblico sobre a sexualidade, sugerem que o casal já estava tendo relações antes do casamento. Aqui, entendemos que a Sulamita relata um episódio que refletia seus temores da separação. Seja um momento mais tarde em seu relacionamento, seja um pesadelo antes, o ponto central trata do temor da separação — outra ameaça a todos os relacionamentos.

Depois do reencontro da primavera (2:8-14), ela teme um novo momento de separação. O aumento da alegria na presença do rei se transformou no aumento da tristeza na ausência dele.

"De noite, no meu leito" indica que ela estava dormindo. Ela buscou o amado, mas não o encontrou (v. 1). Presumivelmente, ele havia voltado para Jerusalém depois do encontro na terra natal dela.

Na angústia de não encontrar o amado, ela saiu à busca dele, mas também não o encontrou (v. 2). Perguntou aos guardas da cidade (v. 3), que também aparentemente não sabiam do paradeiro do amado. Finalmente, ela mesma encontrou Salomão e, com desespero, agarrou-se a ele sem sequer pensar em soltá-lo outra vez (v. 4). Quando ela encontra o amado, é óbvio que o relacionamento entre eles já se aprofundou muito, a ponto de ela não querer soltá-lo outra vez.

Então ela o levou para o lugar mais seguro que conhecia — a própria casa da mãe — e para o lugar mais íntimo que ela conhecia — o quarto onde ela mesma fora concebida. Ela o leva até a "recâmara",[21] que

---

[21] חֶדֶר

normalmente se refere a um quarto interior, particular, às vezes um quarto de núpcias (veja 1:4; Gn 24:67 registra um evento semelhante entre Isaque e Rebeca). A ênfase está na unidade da família, na convivência familiar e na intimidade de um lugar muito especial na história de vida da Sulamita — o lugar onde a vida dela começou.[22]

Ou seja, a solidão causada pela separação fez com que ela voltasse com o amado para um lugar de proteção, segurança e intimidade. Apesar das crises e da angústia de períodos de separação, o casal precisa sempre renovar seu compromisso de juntar-se novamente (veja 1Co 7:5).

D. A resolução: o apelo por paciência (3:5)

> *Conjuro-vos, ó filhas de Jerusalém, pelas gazelas e cervas do campo, que não acordeis, nem desperteis o amor, até que este o queira.*

Mais uma vez, o refrão marca uma divisão de estrofes no Cântico. O apelo da Sulamita às filhas de Jerusalém é igual ao que já vimos (veja 2:7) e chega logo após a maior expressão de desejo pela consumação do relacionamento. O pedido é força para resistir à tentação de consumar o relacionamento antes da hora. A próxima estrofe já avançará em direção ao casamento e à consumação dele na relação íntima do casal. Grande recompensa aguarda o casal que se mantém puro durante todo o período pré-nupcial!

Há muitas estrofes no Cântico dos Cânticos, mas somente duas frases repetidas três vezes como refrão no livro. São espalhadas no início, meio e fim do livro. Servem como "coros" que ecoam a mensagem do livro.

O primeiro refrão simplesmente diz "não acordeis, nem desperteis o amor, até que este o queira". Como já vimos, a frase aparece pela primeira vez em 2:7: *Conjuro-vos, ó filhas de Jerusalém, pelas gazelas e cervas do campo, que não acordeis, nem desperteis o amor, até que este o queira*. Mais tarde se repete em 3:5 e 8:4.

Três vezes, em momentos de intensa paixão entre a noiva e o noivo, ela exorta suas amigas sobre a natureza do amor verdadeiro. Este sabe esperar, por isso pode desfrutar ao máximo as delícias que Deus sempre intentou para o casal. O amor verdadeiro não é precipitado, precoce, adiantado ou impaciente. Não precisa manipular as circunstâncias

---

[22]PATTERSON, p. 61.

para "ganhar" o amor. Não precisa seduzir para chamar atenção para si mesmo. Não precisa "se entregar" com medo de perder o amado.

É interessante notar que a mensagem do nosso mundo é exatamente o contrário: o amor é precipitado, apressado, forçado até o ponto em que a pessoa que espera o tempo de Deus seja considerada ultrapassada, estranha, talvez até mesmo com algum defeito sexual. Que engano de Satanás! Que tristeza quando crianças de 8, 10 ou 12 anos "namoram", até pelo incentivo de seus pais. Que pena quando adolescentes que não "ficam" são considerados caretas pelos colegas. Que tragédia quando jovens universitários ainda virgens são marginalizados como "extraterrestres"! Pior ainda quando as críticas vêm de pessoas dentro da própria igreja!

A mensagem de Cântico dos Cânticos é simples e clara: *Deus reserva os maiores prazeres matrimoniais e amorosos para aqueles que sabem esperar o tempo dele! Mas mágoas e ressentimentos esperam os que adiantam o tempo de Deus nos relacionamentos românticos.*

Tudo isso confere com o texto clássico do amor bíblico, 1Coríntios 13:4,5,7, que descreve o amor verdadeiro assim: *O amor é paciente [...] não arde em ciúmes [...] não se conduz inconvenientemente, não procura os seus interesses [...] tudo sofre, tudo crê, tudo espera, tudo suporta.*

O livro de Hebreus bate na mesma tecla: *Digno de honra entre todos seja o matrimônio, bem como o leito sem mácula; porque Deus julgará os impuros e adúlteros* (Hb 13:4).

Deus tem, sim, um plano maravilhoso para a nossa vida. Mas o medo de ficar solteiro ou solteira às vezes leva a relacionamentos precipitados. A pressão de colegas também faz com que abaixemos nosso padrão. Quando esquecemos que Deus tem tudo sob controle, que ele quer nosso bem e que desperta o amor na hora certa, é fácil cair na tentação de tomar a situação nas próprias mãos.

Eclesiastes 3:1,5,11 afirma: *Tudo tem o seu tempo determinado, e há tempo para todo propósito debaixo do céu [...] tempo de abraçar e tempo de afastar-se de abraçar [...] Tudo fez Deus formoso no seu devido tempo...*

Como aplicar esse princípio do amor que espera?

Para jovens:
1. Espere o amor verdadeiro! Não ceda às pressões de ser precipitado no ficar, no namorar, no noivar, no casar. É difícil esperar, às vezes

parece difícil demais, mas Deus não permitirá que você seja tentado além da sua capacidade de suportar.
2. Confie na soberania de Deus. Ele tem tudo sob controle e um tempo determinado para você. Não pense que você será um "encalhado" ou "encalhada" para o resto da vida se não "fizer a coisa acontecer".

Para pais:
1. Leve em conta a seriedade das emoções e dos sentimentos de seus filhos. São verdadeiros, mesmo que às vezes impensados.
2. Mantenha portas abertas para conversar, aconselhar e dialogar com seus filhos sobre relacionamentos românticos, especialmente sobre a pureza moral.
3. Proteja o coração dos seus filhos! Seja o "guardião da porta" do jardim deles (Ct 4:12). Saia com seus filhos em particular para conversar e *ouvir* sobre questões do coração.

Aplicações

1. Há estações no amadurecimento do amor que exigem tempo juntos e, de tempos em tempos, renovação. (Para casais casados, a participação de encontros e retiros de casais pode ser um bom recomeço! Veja 2:8-14.)
2. O prazer de ouvir a voz do outro, ou seja, de *comunicar*, precisa ser cultivado em todos os casamentos (2:8,14).
3. Todos os relacionamentos desde a entrada do pecado na história da raça humana, mas especialmente o relacionamento mais íntimo entre os casais, sofrem de problemas e passam por altos e baixos. Não devemos nos assustar quando problemas começam a aparecer. Não deve ser causa de angústia, mas de renovação do compromisso mútuo (2:15).
4. O perdão que nós mesmos encontramos na graça de Cristo deve ser estendido a nosso cônjuge. Devemos adotar a atitude ensinada por Jesus (Mt 18:21-35) e ilustrada por Paulo (1Tm 1:15), de que primeiro sou um miserável pecador que peca contra meu amado e que somente depois disso sou alguém contra quem a outra pessoa pecou.
5. A reafirmação do compromisso de exclusividade ("O meu amado é meu, e eu sou dele") é básico para a resolução de problemas entre o casal (2:16).

6. A entrega física à pessoa amada sinaliza a restauração do relacionamento e o perdão pedido e concedido (2:17).
7. Solidão e saudades fazem parte de todo relacionamento e precisam ser superadas pelo novo ajuntamento do casal (3:1-4).
8. Tempo, paciência e pureza continuam sendo compromissos essenciais para relacionamentos saudáveis, e são recompensados pelo pleno desfrute do amor na hora certa (3:5).

| A grande ideia |

Deus reserva os maiores prazeres românticos para aqueles que sabem aguardar o tempo dele!

Para discussão

1. Quais as evidências no texto de que algum tempo já passou?
2. Qual o significado da primavera no texto? Quais os sinais de que a primavera chegou? Qual a importância disso no relacionamento deles?
3. Quais as "estações" pelas quais o relacionamento a dois passa? Como ajudar os casais a reconhecer que é normal passarem por essas estações?
4. Quais são algumas "raposinhas" que podem estragar a beleza do relacionamento a dois (2:15)?
5. Como o compromisso exclusivo de um com o outro serve de segurança ao combater as "raposinhas" (2:16)?
6. Qual o papel do perdão em relacionamentos duradouros?
7. Como o casal deve lidar com períodos de separação (solidão e saudades)?
8. Avalie a declaração: "O tempo é o maior aliado de relacionamentos duradouros".

25

A expressão do amor: pureza (a noite de núpcias)

(Ct 3:6—5:1)

Poucos momentos na vida são tão esperados como o dia do casamento. Seria bom se os casais investissem uma fração do tempo gasto na recepção e planejamento da festa no aconselhamento pré-nupcial e no preparo para o resto de suas vidas juntos. Mas cerimônias lindas de casamento têm algum respaldo nas Escrituras, especialmente quando servem de reflexo da seriedade com que o casal está levando o matrimônio.

O cerne do livro de Cântico dos Cânticos, visto por todos os ângulos, é o casamento do casal de amados. Depois de muita espera, finalmente chegou o dia tão esperado. Era a hora de despertar e acordar o amor!

O final do capítulo 3 trata do cortejo que trazia o noivo-rei até sua noiva (conforme o costume da época). O capítulo 4 relata novamente uma troca de elogios do casal que culmina no convite da noiva para o noivo consumar o relacionamento. No fim, uma voz misteriosa, que entendemos ser a voz divina, anuncia sua aprovação do casal e do relacionamento (5:1).

Por trás de tudo, identificamos uma teologia do casamento e da família que começou em Gênesis e encontra seu ápice nas Bodas do Cordeiro em Apocalipse. Deus exalta a instituição do casamento porque ele o criou para sua própria glória! A inclusão de Cântico dos Cânticos no cânon bíblico justifica-se pelo fato de que foi Deus quem criou o homem e a mulher e os juntou como uma só carne como reflexo da sua imagem (Gn 1:27; 2:24). Foi Deus quem atribuiu a tarefa de espalhar a glória do seu amor para com seu povo. Assim como em Gênesis 2, o ponto alto no livro de Cântico dos Cânticos é o casamento.

Há muito debate hoje sobre a importância (ou não) das cerimônias de casamento. Há aqueles que menosprezam o casamento em si como obsoleto e nem se preocupam com a oficialização da união. Outros acham que uma boa mordomia cristã dita que a cerimônia e a recepção sejam o mais simples possível. Afinal de contas, aquele dinheiro poderia ser usado para alimentar os pobres ou sustentar missionários! E existem aqueles que, com grande ostentação, gastam dezenas e até centenas de milhares de reais em festanças luxuosas. Quem tem razão?

Podemos afirmar, à luz de Cântico dos Cânticos e outros textos bíblicos, que um meio-termo é o ideal. Não devemos baratear o que Deus valoriza. A dignidade da cerimônia e o nível de celebração devem corresponder à seriedade com que Deus (e o casal) encara o matrimônio. Mas grandes demonstrações de ostentação também não condizem com o estilo de vida simples e humilde do mordomo de Deus.

O coração do livro de Cântico dos Cânticos, que muitos estudiosos entendem como o centro de uma estrutura quiástica no livro,[1] aponta justamente para a importância do casamento no plano de Deus. Festa, alegria, prazer, realização e união sob o olhar do Pai devem caracterizar a cerimônia e a consumação da relação.

O texto central do livro passa por duas etapas: o cortejo e a consumação do casamento.

1. O cortejo (3:6-11)

> Que é isso que sobe do deserto, como colunas de fumaça, perfumado de mirra, e de incenso, e de toda sorte de pós aromáticos do mercador? É a liteira de Salomão; sessenta valentes estão ao redor dela, dos valentes de Israel. Todos sabem manejar a espada e são destros na guerra; cada um leva a espada à cinta, por causa dos temores noturnos. O rei Salomão fez para si um palanquim de madeira do Líbano. Fez-lhe as colunas de prata, a espalda de ouro, o assento de púrpura, e tudo interiormente ornado com amor pelas filhas de Jerusalém. Saí, ó filhas de Sião, e contemplai ao rei Salomão com a coroa com que sua mãe o coroou no dia do seu desposório, no dia do júbilo do seu coração.

---

[1] Quiasmo é uma técnica literária que reflete um padrão mais ou menos complexo do tipo "A-B-C-B'-A'" em que o elemento central ("C") é o foco.

Depois do segundo apelo por paciência no amor feito pela Sulamita (3:5), finalmente chegou a hora da recompensa pela espera do casal. O texto traça a chegada do rei Salomão em glória e esplendor.

Diferentemente da nossa cultura, em que o foco em cerimônias de casamento é a noiva, no antigo Israel o noivo procurava a noiva num momento inesperado, junto com um cortejo que o conduzia até a casa dela. Lá, ela e suas atendentes estariam prontas para serem conduzidas com grande pompa até a casa do noivo, a cerimônia do casamento e a celebração das núpcias (veja Mt 25:1-13; Jo 14:1-6).

Como rei apaixonado, Salomão não poupou esforços na preparação da sua comitiva, honrando assim a sua noiva e exaltando a instituição do matrimônio. Tudo era do bom e do melhor, simbolizando a importância do evento, mas também a maneira pela qual o amor bíblico provoca melhoras na vida de cada cônjuge. S. Craig Glickman sugere a aplicação: "O amor é a mãe da virtude e o pai da maturidade [...] O teste é se a pessoa que você ama faz de você uma pessoa melhor".[2]

A Sulamita começa no versículo 6 observando e chamando atenção para o cortejo enquanto se aproximava, vindo do deserto. Havia colunas de fumaça (incenso) e perfumes dos mais variados sinalizando a chegada do grande dia. (Parecia que o noivo havia passado pela loja *Duty Free* e comprado todos os perfumes a que ele tinha direito!)[3]

Ela faz a identificação: é a liteira do rei Salomão, o noivo, acompanhado de não menos que sessenta padrinhos armados (v. 7,8)![4] Existe a possibilidade de que a liteira fora *enviada* pelo rei para buscar a noiva; outros sugerem que a perspectiva do texto seja dos espectadores em Jerusalém observando a liteira do rei chegando com a Sulamita. Mas, à luz dos costumes da época e o que nos parece ser a leitura mais natural do texto, entendemos que é Salomão chegando para buscar a sua noiva.

É um casamento militar com ênfase na força e habilidade do noivo para proteger e prover para a noiva.[5] A descrição dos homens guerreiros serve para destacar a segurança que a comitiva teria ao prosseguir até a casa (palácio) do rei. Provavelmente, havia viajado de longe (de Jerusalém para o Líbano?), e o noivo não iria arriscar qualquer possibilidade de

---

[2] GLICKMAN, p. 57.
[3] Carlos Osvaldo Pinto, áudio, maio-junho de 2011.
[4] גְּבֹרִים
[5] GLICKMAN, p. 56.

algo que poderia estragar o grande dia. A Sulamita não teria nenhuma razão de temer na noite das núpcias,[6] pois o guarda real estava lá para confortá-la e protegê-la no caminho para Jerusalém. Ela seria muito bem cuidada por ele, do início ao fim.

É importante observar que Deus fez o homem como *protetor* da esposa. Adão foi designado como guardião do jardim do Éden, que incluía tudo nele, inclusive Eva. Foi ele a quem Deus responsabilizou pelo cumprimento das ordens dele (Gn 2:16,17) e a quem Deus abordou depois do pecado (Gn 3:9,11). No Novo Testamento, o apóstolo Paulo ecoa essa ideia do papel protetor que o homem tem no lar quando chama os maridos a amarem sua própria esposa, entregando-se por elas como Cristo fez à igreja, amando a mulher "como ao próprio corpo" (cf. Ef 5:25-30). Pedro diz que o homem cuida da mulher como vaso mais fraco (1Pe 3:7). É a maior tragédia quando aquele que foi chamado para proteger a esposa é justamente o que a machuca emocional, verbal, física ou sexualmente.

Depois o texto descreve o luxo da liteira que levaria o casal até o palácio. Mais uma vez, o rei não poupou dinheiro ou esforço para honrar sua noiva e o casamento deles. A liteira foi feita de madeira da região dela, o Líbano (v. 9; cf. 4:8,15). Tinha colunas de prata, espalda (encosto) dourada, almofadas forradas de púrpura (sinal de grande luxo) e um interior cuidadosamente revestido pelas próprias filhas de Jerusalém (v. 10).

Pela segunda vez, a Sulamita clama para as atendentes observarem o espetáculo que o noivo preparou para ela (v. 11). O relacionamento do casal foi uma bênção não somente para eles, mas para todos ao redor:

> Não foi somente o dia de alegria para o rei, mas também para aqueles que compartilharam sua alegria [...] O amor deles se transformou numa fonte da qual todos poderiam experimentar a doçura da sua alegria. Sem dúvida, é desejo do Criador da vida que todo romance seja uma fonte da qual todos possam beber.[7]

Uma boa pergunta para os casais de namorados, e uma que ajuda a discernir se o relacionamento deve continuar, é se o relacionamento em

---

[6] O versículo 8 descreve os *temores noturnos* (מִפַּחַד בַּלֵּילוֹת). O "temor" (פַּחַד) se refere àquilo que causava medo e terror.
[7] GLICKMAN, p. 58.

si é uma bênção para aqueles ao redor. É doentiamente egocêntrico ou focado nos outros? Existe para tornar Deus mais famoso ou para exaltar o casal?

Observe como ele vem com uma coroa de valor sentimental, presente da mãe no momento outrora mais significante na vida dele até então — uma coroa que sua própria mãe lhe deu no dia em que foi coroado como rei em Israel. Todo casamento é uma coroação de um novo rei e de uma nova rainha do lar (veja Is 61:10).

Aplicação

Seria difícil superestimar a importância que o texto dá não somente ao casamento, mas para a preparação e a cerimônia em si. Guardadas as devidas proporções, é um momento que merece o maior cuidado, a maior preparação, honra aos cônjuges e, acima de tudo, a Deus, que é o Criador do matrimônio e cujo amor e fidelidade são refletidos nele. As cerimônias de casamento têm um valor de testemunho, lembrança e memorial para todos os casados e também para os solteiros presentes.

Jack Deere comenta sobre a importância da cerimônia do casamento naqueles dias e hoje:

> A pompa e a beleza do cortejo foram totalmente apropriadas à luz da significância do evento. As Escrituras ensinam que o casamento é um dos eventos mais importantes na vida de alguém. Por isso, é apropriado que a união do casal seja comemorada de maneira especial. A prática contemporânea em que casais moram juntos sem os elos matrimoniais demonstra como caiu de moda o compromisso genuíno conjugal na nossa sociedade. Isso viola a santidade do casamento e é contrário ao padrão divino de pureza.[8]

2. A consumação: as núpcias (4:1—5:1)

A segunda etapa depois do cortejo são as núpcias — a consumação tão esperada do casamento em si. O texto não elabora sobre a festa, que costumeiramente durava até sete dias, mas passa diretamente ao que interessa: a celebração da união do casal.

---

[8] Deere, p. 1017.

Embora a noiva fale quase duas vezes mais que o noivo no livro todo, nesse momento tão significativo na vida deles ele assume a liderança e fala quase exclusivamente. Primeiro ele elogia a beleza dela (4:1-7). Depois a convida, gentilmente, a deixar seu lar (e os perigos da região onde ela morava — v. 8). Volta a elogiá-la, em particular, destacando suas carícias (v. 9-11) e sua pureza (v. 12-15). Finalmente, ela fala, convidando-o a entrar no jardim do amor dela e consumar o relacionamento (4:16; 5:1). A voz de Deus, o misterioso e sempre presente Oficiante de todo casamento, põe o selo de aprovação sobre tudo (5:1).

A. A beleza da amada (4:1-7)

Como és formosa, querida minha, como és formosa! Os teus olhos são como os das pombas e brilham através do teu véu. Os teus cabelos são como o rebanho de cabras que descem ondeantes do monte de Gileade. São os teus dentes como o rebanho das ovelhas recém-tosquiadas, que sobem do lavadouro, e das quais todas produzem gêmeos, e nenhuma delas há sem crias. Os teus lábios são como um fio de escarlata, e tua boca é formosa; as tuas faces, como romã partida, brilham através do véu. O teu pescoço é como a torre de Davi, edificada para arsenal; mil escudos pendem dela, todos broquéis de soldados valorosos. Os teus dois seios são como duas crias, gêmeas de uma gazela, que se apascentam entre os lírios. Antes que refresque o dia, e fujam as sombras, irei ao monte da mirra e ao outeiro do incenso. Tu és toda formosa, querida minha, e em ti não há defeito.

Numa noite em que a noiva poderia sentir insegurança e medo do desconhecido, longe de casa e num ambiente estranho, o noivo suavemente a elogia e acalma. Ele usa imagens derivadas quase exclusivamente do contexto pastoral que ela tão bem conhecia.[9] Em todo o texto, ele só usa a primeira pessoa do singular ("eu") uma vez (*irei ao monte* — v. 6). Tudo o mais está focado nela — uma boa lição para todos os casais que desejam uma vida sexual plena e satisfatória. O foco cristocêntrico faz com que cada um procure o prazer do outro em primeiro lugar (veja 1Co 7:1-5) e que se esqueça de si mesmo no processo.

---

[9] Mais tarde, na plena maturidade do relacionamento, depois que ela se acostumar à vida "real" do palácio, Salomão empregará imagens derivadas tanto do palácio como do contexto pastoril para louvar a beleza dela (7:1-9). (DEERE, p. 1018.)

Duas vezes no primeiro versículo e uma vez no versículo 7, ele declara que ela é formosa (veja 1:15). Depois verbaliza diante dela sete destaques (o número da perfeição) da fisionomia dela que o encantavam: olhos, cabelos, dentes, lábios, faces, pescoço e seios. O desfecho do parágrafo, no versículo 7, declara que ela não tem nenhum defeito (lit., "mancha").

Mais uma vez, precisamos perguntar: será que a Sulamita era mesmo *perfeita*? Já descobrimos no início do livro que ela desprezava sua própria aparência (1:5). Ressaltamos que a mensagem do texto tem mais a ver com a maneira pela qual cada um encarava o outro do que a aparência física em si. "A beleza está nos olhos de quem vê!" Ninguém é capaz de atingir a beleza perfeita conforme é definida culturalmente. Mas podemos encontrar no verdadeiro amor o encantamento mútuo.

Os olhos dela mais uma vez são comparados a pombas — transmitiam paz e tranquilidade (veja 1:15). É notável que não é só a aparência física que o cativava, mas o caráter dela também.

A descrição dos cabelos nos soa estranho — um "rebanho de cabras descendo do monte de Gileade" — mas naquela cultura a imagem comunicava algo da beleza ondulante e sinuosa, quase hipnótica, do cabelo dela, com o reflexo do pôr do sol sobre o rebanho descendo da montanha.

Depois ele fala da beleza dos dentes dela, simétricos, brancos e que, junto com o sorriso dela, provocavam nele um sorriso também. A ocasião de tosquiar as ovelhas era festiva, juntando pessoas dos arredores. Os dentes são descritos como ovelhas recém-tosquiadas que saem do rio, cada uma se sacudindo, numa cena que provoca risos e humor! Ele diz que o sorriso dela é lindo e o faz também sorrir![10]

O versículo 3 descreve os lábios finos, mas coloridos, como escarlate — uma boca formosa não somente porque era bonita, mas porque foi usada para falar de forma saudável. A descrição nos lembra da mulher virtuosa de Provérbios 31, que fala com sabedoria e a "lei da graça"[11] está nos lábios dela (Pv 31:26).

A descrição das faces como semelhantes à romã provavelmente se refere à cor rosada das bochechas, atraentes, saudáveis, brilhantes por trás do véu matrimonial.

---

[10] S. Craig Glickman, entrevista por Stanley Toussaint no programa de rádio *Dallas Today*, Dallas Theological Seminary, p. 4.
[11] תּוֹרַת־חֶסֶד

A descrição do pescoço dela também parece estranha para nós, como se fosse uma girafa (v. 4). Temos de lembrar que o pescoço representa o caráter no Antigo Testamento. Por exemplo, o povo de Israel foi descrito como sendo de *dura cerviz* (Êx 32:9; 33:3; 33:5). Provérbios associa o pescoço com qualidades de caráter de benignidade e fidelidade: *Não te desamparem a benignidade e a fidelidade; ata-as ao teu pescoço...* (Pv 3:3).[12] Ou seja, a maneira pela qual ela se comportava refletia seu caráter. A comparação com a torre de Davi, forte e enfeitada com mil escudos, trata da nobreza e dignidade dela, e não da extensão do pescoço em si. Ela impunha respeito, tanto pelo caráter como pelos adornos. Inspirava coragem no amado. Ou seja, ele não só se impressionava pela aparência dela, mas também pelo seu caráter.[13]

É fascinante observar que quase todos os elogios destacam não somente a aparência externa, mas o caráter interno da amada. Os dois parecem entrelaçados. Uma palavra de cautela para os que têm ouvidos: Cuidado para verificar *antes* do casamento como é o caráter da pessoa amada, para que a princesa não se revele como bruxa e o príncipe encantado como um dragão depois que seja tarde demais![14]

No versículo 5, a intensidade da sua paixão aumenta. As descrições do noivo vinham descendo de cima para baixo, até chegar no pescoço dela. Agora, na intimidade das núpcias, ele descreve os seios dela, mas de forma suave e gentil, e não rude ou chula. Diz que são como duas crias de uma gazela, não em sua forma, mas, sim, em termos do que inspiravam nele — o desejo de passar a mão e acariciá-los. Com essa declaração, atende ao desejo dela já expresso em 2:17 (... *faze-te semelhante ao gamo ou ao filho das gazelas sobre os montes escabrosos*). O texto bíblico nos oferece um vislumbre da pureza cristalina de um relacionamento paciente e puro, e o pleno deleite como recompensa na noite do casamento.

Longe de ser um assunto de piadas de mau gosto, de duplo sentido ou que desumanizam o homem ou a mulher, a sexualidade humana exala o bom perfume da alegria e aprovação divinas. Provérbios 5:15-19 ecoa a mesma ideia:

---

[12] A palavra hebraica para "pescoço" é diferente da palavra usada em Cântico dos Cânticos 4:4 e 7:4, mas a ideia é a mesma.
[13] S. Craig Glickman, entrevista, p. 3.
[14] Carlos Osvaldo Pinto, áudio, maio-junho de 2011.

> Bebe a água da tua própria cisterna e das correntes do teu poço. Derramar-se-iam por fora as tuas fontes, e, pelas praças, os ribeiros de águas? Sejam para ti somente e não para os estranhos contigo. Seja bendito o teu manancial, e alegra-te com a mulher da tua mocidade, corça de amores e gazela graciosa. Saciem-te os seus seios em todo o tempo; e embriaga-te sempre com as suas carícias.

O noivo expressa o desejo de experimentar o amor até o amanhecer. Irá até os montes de mirra e incenso, que representam fragrâncias importadas e caras, ou seja, ao que para ele tinha muito valor.

Ele conclui essa parte do seu discurso, dizendo: *Tu és toda formosa, querida minha, e em ti não há defeito* (v. 7). O termo "sem defeito" é o mesmo usado em relação aos sacrifícios sem mancha para o tabernáculo e também ao caráter de Jó (Jó 31:7) e à aparência de Absalão (1Sm 14:25) e Daniel (Dn 1:4).[15]

B. O pedido do amado (4:8)

> Vem comigo do Líbano, noiva minha, vem comigo do Líbano; olha do cume do Amana, do cume do Senir e do Hermom, dos covis dos leões, dos montes dos leopardos.

O versículo 8 é de difícil interpretação, pois parece fora de sequência no enredo do livro. O amado faz um pedido para que a noiva deixe a região do Líbano, junto com seus perigos e onde fora criada, para acompanhá-lo até o palácio (implícito no texto). Mas o contexto anterior dá a entender que ela já havia voltado com ele no cortejo matrimonial.

Uma maneira de resolver o problema é entender que ele a convida a *esquecer* de tudo que ela conhecia, pelo menos naquele momento significativo, e focar única e exclusivamente nele e no seu amor. Menciona leões e leopardos que naquela época ocupavam a região montanhosa do Líbano. Ele a convida a perder-se no amor seguro do amado, esquecendo-se dos medos do passado para concentrar-se somente nele, como ele fazia com ela.[16] Ele quer mais que o corpo dela; deseja as emoções, os pensamentos e as paixões. É o apelo dele para os dois se tornarem um.

---

[15] מוּם
[16] GLICKMAN, p. 19.

A grande mentira do mundo de entretenimento hoje é que o sexo é para juntar corpos e conseguir o máximo de prazer a custo do outro. Mas a perspectiva bíblica da sexualidade é oposta. A intimidade do casal junta duas *pessoas*, e não somente dois *corpos*.

> Uma pessoa não pode dar com todo o seu coração enquanto metade do coração está sendo distraída pelos eventos de um dia ocupado, especialmente as atividades do dia do casamento. Um propósito das carícias, então, é permitir que ambos se esqueçam de tudo e somente pensem um no outro.[17]

Nesse versículo, ele a chama de "noiva minha",[18] termo que ocorre em cinco versículos consecutivos (4:8-12) e depois em 5:1.

C. As carícias da amada (4:9-11)

> *Arrebataste-me o coração, minha irmã, noiva minha; arrebataste-me o coração com um só dos teus olhares, com uma só pérola do teu colar. Que belo é o teu amor, ó minha irmã, noiva minha! Quanto melhor é o teu amor do que o vinho, e o aroma dos teus unguentos do que toda sorte de especiarias! Os teus lábios, noiva minha, destilam mel. Mel e leite se acham debaixo da tua língua, e a fragrância dos teus vestidos é como a do Líbano.*

O que nos chama a atenção novamente é o grau elevado da linguagem do noivo que é franca sem ser vulgar, recatada sem ser tímida, clara sem ser chula. O esposo volta a elogiar a esposa, dessa vez enaltecendo a beleza do amor que ela entrega a ele. Ela derrete o coração dele só com um olhar (v. 9).

Ao que tudo indica, a noiva atendeu ao pedido do rei (v. 8) e se entregou livre e espontaneamente aos braços dele. Dificilmente ele se contém ao descrever seu encanto diante da beleza e das carícias dela.

O versículo 9 repete duas vezes a ideia de que ela roubou o coração dele. O verbo traduzido por "arrebataste-me o coração" é uma palavra só e traz a ideia de que ela o "cativou" e "levou embora" o coração dele.[19] Com

---

[17] Ibidem.
[18] A palavra כַּלָּה também tem o significado de "nora". Nesse texto, refere-se à jovem logo antes do seu casamento.
[19] לִבַּבְתִּנִי

um único olhar, ela conseguiu transportá-lo para longe (cf. 1:15; 4:1). Ele não conseguia mais pensar direito e estava perdendo seu autocontrole. Talvez pudéssemos dizer que ela derreteu o coração dele.

Depois ele acrescenta que só o fato de fitar uma só joia dela (uma pérola) já era suficiente para fazer o mesmo. Ou seja, ele confessa estar perdidamente apaixonado por ela.

No versículo seguinte, ele chega ao ponto: o "amor" dela (*dōḏîm*; cf. 1:2 — palavra que se refere à intimidade física que ela lhe oferece) é algo tão realizador, satisfatório, que ultrapassa outros prazeres como o do vinho ou de finos perfumes. Estranhamos o fato de ele chamá-la na primeira de cinco vezes de "minha irmã" (4:9,10,12; 5:1,2), mas na cultura deles era um termo de carinho e intimidade para se referir a uma mulher com quem alguém tinha um relacionamento bem próximo.

O versículo 11 é ainda mais direto, embora ainda discreto, ao descrever os beijos dela, doces como mel, abundantes e prazerosos como o mel e leite que a terra prometida de Canaã oferecia ao povo do Êxodo (Êx 3:8). Há debate sobre se ele descreve somente os beijos dela, as palavras dela ou ambos. O foco nesse texto parece ser nos beijos, mas já vimos que ele a elogia pela elegância da sua fala também (veja 2:14; 4:3).

Finalmente, ele descreve o cheiro dos próprios vestidos dela, uma fragrância ao mesmo tempo encantadora e refrescante (como oriunda da terra dela, o Líbano, conhecido pelas árvores de cedro — veja 1Rs 5:6; Os 14:5,6).

Outra vez descobrimos a importância da comunicação verbal, especialmente da parte do homem, ao elogiar a esposa e deixá-la segura e confortável com seu amor. Também percebemos a importância que a intimidade conjugal tem ao unir duas pessoas "de corpo e alma". Os dois se perdem, cada um no outro, nesses momentos de arrebatamento apaixonado. Para ser um sucesso aos olhos de Deus, a relação íntima do casal tem que ser "outrocêntrica", com cada parceiro totalmente focado e "perdido" no outro. Não é bajulação para inflar uma suposta autoimagem ou autoestima, mas uma demonstração sincera de apreciação mútua.

D. A beleza e pureza da esposa são elogiadas (4:12-15)

Jardim fechado és tu, minha irmã, noiva minha, manancial recluso, fonte selada. Os teus renovos são um pomar de romãs, com frutos excelentes: a hena e o nardo; o nardo e o açafrão, o cálamo e o cinamomo, com toda sorte de árvores de incenso, a mirra e o aloés, com todas as principais especiarias. És fonte dos jardins, poço das águas vivas, torrentes que correm do Líbano!

O rei continua elogiando a noiva na noite de núpcias, dessa vez destacando sua pureza e o fato de que ela se guardou virgem só para ele. Ele amontoa descrição sobre descrição para tentar comunicar seu apreço pelo fato de que ela lhe oferece esse presente puro e valioso.

O texto outra vez usa eufemismos para descrever o prazer sexual. Assim como em Provérbios 5:15-19, várias metáforas associadas à água ilustram a capacidade de satisfação sexual que a amada possui.

O tema "jardim" se repete várias vezes no livro.[20] Aqui, como no final do livro, descreve sua virgindade. O jardim aberto seria um lugar pisado por todos, barato, fácil de entrar. O jardim fechado, porém, seria de grande valor.

Um jardim sugere um contexto de deleite, algo refrescante, natural. O manancial e a fonte sugerem satisfação de sede e refrigério. Idealmente, a sexualidade humana foi feita por Deus para suprir exatamente esses propósitos.[21] Um jardim fechado só daria acesso àquele que tinha a chave. A fonte selada teria uma marca de propriedade particular.

Ele a descreve novamente como "minha irmã" (veja, anteriormente, 4:10) e "noiva minha", que outra vez sinaliza o fato de que essa noite realmente descreve as núpcias.

O versículo 13 continua a metáfora do jardim e descreve a beleza dos frutos suculentos e dos aromas produzidos nele.

O versículo 14 descreve a fragrância agradável que o jardim produz, empilhando termos para diversos perfumes e incensos como se ela fosse o "Boticário" da vida dele.

Finalmente, volta à ideia das fontes, só que com uma progressão maior — ela é capaz de satisfazer uma região inteira com as fontes inesgotáveis do amor dela —, mas ela se reservou só para ele! Suas águas eram refrescantes e puras como rios de água cristalina descendo das montanhas (e não menos assim pelo fato de que ela se entregou sexualmente a ele).

---

[20] CARR, *The Song of Solomon* (p. 60) observa que imagens agrícolas como vinhas, vinhedos, jardins e pomares são mencionadas cerca de vinte vezes no livro.
[21] PATTERSON, p. 75.

A "fonte selada" [...] iria regar um jardim no máximo. Mas ele a compara a uma fonte que regava muitos jardins. Depois ele a considera um poço de água viva, que poderia suprir uma cidade inteira; ainda mais, correntes fluindo do Líbano poderiam fazer prosperar uma região inteira. Tão grande é o refrigério que ela lhe traz que pode ser comparado a ribeiros dos montes que dão vida para uma região inteira.[22]

APLICAÇÕES

Podemos deduzir do texto algumas aplicações práticas. Primeiro, nada dá mais segurança para a mulher do que saber que ela é mais que suficiente para seu homem. Em dias em que um em cada três homens brasileiros casados trai a esposa ao longo do casamento (e um número semelhante de mulheres também trai o esposo), é fundamental que o casal manifeste seu contentamento exclusivo um com o outro.

O texto também ecoa o princípio claro das Escrituras de que a intimidade sexual é somente para os casados. A virgindade tem um valor incalculável para Deus e para o cônjuge. Isso não significa que a pessoa que já se entregou precipitadamente caiu em desgraça diante de Deus. Entendemos pelo Novo Testamento que a graça renovadora de Cristo nos faz "novas imagens" (2Co 5:17). Quem confessa e deixa seu pecado alcança misericórdia (Pv 28:13; cf. 1Jo 1:9). Jamais podemos presumir que essa graça nos dê o direito de pecar (Rm 6:1,2), e certamente há consequências que terão que ser enfrentadas por quem peca sexualmente. Mas fazemos bem em lembrar que nada no texto sugere que Salomão era virgem, e sim a Sulamita.[23] Mesmo assim, Deus lhe proporcionou o privilégio de um romance exemplar, talvez uma chance a uma virgindade secundária pela graça de Deus.

O presente da virgindade na noite de núpcias não tem preço. Então um conselho para jovens (e para seus pais, que são guardiões do coração dos filhos): não se ofereça facilmente! Guarde-se puro para a pessoa amada. Não desperdice suas carícias. Espere o momento e a pessoa especial. O texto como um todo apresenta um argumento assustadoramente claro a favor da monogamia e fidelidade absoluta entre os parceiros.[24]

---

[22] GLICKMAN, p. 24.
[23] Já houve pelo menos uma indicação de que Salomão já tivera suas experiências amorosas com algumas mulheres da corte — Cântico dos Cânticos 1:4b.
[24] PATTERSON, p. 76.

Mas o que fazer se o "jardim" já foi invadido e bagunçado? A resposta é: recorrer ao Único capaz de restaurar os muros rompidos, transplantar novas flores e transformar o que foi pisado em algo lindo outra vez. Sabemos que Cristo é o único capaz de fazer isso, e foi justamente por essa razão que ele veio.[25]

Uma palavra de esclarecimento também cabe aqui. Muitos acham que o casamento se resolve na primeira noite. Podem até se decepcionar se as núpcias não forem tudo que os filmes e a música popular (e até o livro de Cântico dos Cânticos) apresentam. Em certo sentido, à luz do que a Bíblia ensina sobre a sexualidade, a primeira experiência sexual do casal casado deve ser somente uma "prévia" do que os aguarda durante o restante da vida — pelo fato de que o conhecimento mútuo ao longo da vida de ambos deve fazer com que a relação só melhore com o passar do tempo. Essa ideia está *bem* distante da ideia popular de que o sexo praticado com a mesma pessoa depois de muitos anos vira tédio, e que tem que haver sempre novidades exóticas ou a relação cairá na mesmice e estagnação. O próprio livro de Cântico dos Cânticos já desmente essas ideias, pois a próxima vez em que relata a intimidade do casal (depois da resolução de um conflito posterior) há evolução significativa na intimidade conjugal.

Finalmente, é interessante observar que os elogios verbais nessa altura das núpcias são de via única, do noivo para a noiva. Ele a acalma e assegura do amor dele. Mas, nesse momento, não é tão necessário que ela corresponda aos elogios dele. (Como o saudoso prof. Carlos Osvaldo observou, ver o gorila pelado na frente dela não era a imagem mais animadora — pelo menos por enquanto — para a mulher!) Mais tarde, depois das adaptações ao casamento, ela fará os elogios a ele também (7:9-13).[26]

E. A consumação do casamento sob a bênção de Deus (4:16—5:1)

> Levanta-te, vento norte, e vem tu, vento sul; assopra no meu jardim, para que se derramem os seus aromas. Ah! Venha o meu amado para o seu jardim e coma os seus frutos excelentes! Já entrei no meu jardim, minha

---

[25] Glickman, entrevista, p. 6.
[26] Carlos Osvaldo Pinto, áudio, maio-junho de 2011.

irmã, noiva minha; colhi a minha mirra com a especiaria, comi o meu favo com o mel, bebi o meu vinho com o leite. Comei e bebei, amigos; bebei fartamente, ó amados.

Finalmente a noiva fala. A última vez que ela disse alguma coisa foi quando descreveu a chegada da liteira matrimonial de Salomão na casa dela (3:11). Depois disso, foi só o noivo que fez seu maior discurso de amor no livro inteiro (4:1-15). Mas as palavras dele também derreteram o coração dela, que agora transborda de segurança, paixão e amor. Ela responde e o convida a consumar o relacionamento deles, pondo assim o selo final que os constituirá marido e esposa (Gn 2:24).

No discurso dela, ela personifica os ventos e os chama para espalhar o aroma do seu amor para que o amado seja guiado portas adentro do seu jardim. Os ventos do leste frequentemente eram quentes e áridos; os do oeste traziam tempestades do mar. Mas os do norte e os do sul eram refrescantes.[27]

Note o intercâmbio no versículo 16 entre "meu jardim" e "seu jardim" — mais uma vez reparamos na mutualidade que já se introduziu no refrão *O meu amado é meu, e eu sou dele* (2:16). Esse momento é uma dobradiça na história deles — o momento da entrega em que o que era dela será entregue para ele.

Esse convite "suave" se intensifica logo em seguida, mas ainda de forma elegante. Ela chama o amado para entrar no jardim para degustar as delícias (sexuais) que ela oferece.

Mais uma vez, chama-nos a atenção a beleza, pureza e dignidade com que o texto trata de assuntos tão delicados. Num mundo atolado na perversidade sexual, obcecado pelo sexo, mas nunca satisfeito por ele, as núpcias do casal são refrescantes e cristalinas. Que diferença faz quando o casal segue o padrão divino! Que oportunidade de espelhar a glória de Deus na relação conjugal! Que figura linda do amor de Jesus para sua igreja!

No ponto central do livro (5:1),[28] ouvimos novamente a voz do marido, que transmite calma, realização e satisfação. Ele testemunha o fato de que entrou no jardim e desfrutou ao máximo de tudo que ele tinha a oferecer — seus aromas, seus frutos, seu vinho e seu leite.

---

[27] PATTERSON, p. 77.
[28] Infelizmente, a divisão de capítulo em versículos veio cedo demais; 5:1 teria ficado melhor como o último versículo do capítulo 4.

Uma voz misteriosa é a última a falar no final do versículo 1. Mas quem fala? Há pelo menos três possibilidades:

1. A voz representa o vento personificado.
2. A voz representa os "amigos do casal" (convidados à festa) ou talvez as "filhas de Jerusalém".
3. A voz é do próprio Deus.

Mesmo que fosse o vento, o vento só poderia falar as palavras prescritas pelo seu Criador. Seria muito estranho se os amigos do casal estivessem presentes como testemunhas da consumação do casamento. Na análise final, essa deve ser a voz do Criador, o maior Poeta, o Convidado mais íntimo de todos, Aquele que preparou esse lindo casal para essa noite dentro do seu propósito.[29]

A declaração coloca o selo de aprovação divina sobre o relacionamento. Duas *pessoas* que se entregam uma à outra, em pureza e paciência, fazem parte do propósito de Deus para o universo. "O casal nesse cântico experimentou uma linda noite de núpcias porque foi preparado para isso por um lindo namoro."[30]

Aplicação

Note o caminho saudável que o casal trilhou para chegar a esse ponto — o caminho da paciência, exclusividade e pureza. Só deixaram sentimentos e memórias doces e agradáveis. Nada de amargura, culpa ou ressentimento. Como é grande o contraste com relacionamentos que não passam por esse caminho, como, por exemplo, Amom e Tamar (2Sm 13).[31]

Utilizamos como "grande ideia" a frase de Carlos Osvaldo Pinto:[32]

| A grande ideia |

O amor verdadeiro encontra sua
expressão ideal na autoentrega mútua
e pura debaixo da bênção de Deus.

---

[29] GLICKMAN, p. 25.
[30] GLICKMAN, p. 26.
[31] PATTERSON, p. 80-81.
[32] PINTO, Carlos Osvaldo, *Foco*, p. 586.

Para discussão

1. Qual a importância da cerimônia de casamento na vida conjugal? Como definir os limites entre uma cerimônia linda e digna que corresponda à seriedade da instituição do matrimônio e a opulência e o desperdício de recursos para fazer um *show*?

2. Qual a importância de verbalizações da apreciação que cada um tem pelo outro num relacionamento saudável?

3. Quais as evidências no texto de que a noiva tinha preservado sua virgindade para o amado e que a pureza moral tem um alto preço?

4. Como a graça de Deus pode fazer com que pessoas com experiência sexual prévia reconquistem a pureza moral ("virgindade secundária")?

5. Se Deus realmente for aquele que faz a declaração de aprovação da intimidade sexual do casal em 5:1b (*Comei e bebei, amigos; bebei fartamente, ó amados*), que lições importantes isso nos ensina?

26

A expansão do amor: **perseverança**

(Ct 5:2—6:3)

Certa vez alguém comparou o casamento às moscas na tela da janela da cozinha: as que estão fora querem entrar, e aquelas que estão dentro querem sair. Para evitar o segundo quadro, e facilitar que o primeiro aconteça sem maiores prejuízos, Deus nos deu o livro de Cântico dos Cânticos. Ele traça poeticamente a história do amor de forma romântica, mas também realista, de um casal que passou pelos mesmos altos e baixos que caracterizam todos os relacionamentos humanos desde Gênesis 3.

A próxima foto no álbum da história do seu amor começa após a lua de mel do casal encantado. Mas a dura realidade é que o rotineiro desafia o romântico. O primeiro conflito entra na história de amor. O que fazer agora? O que fazer quando parece que o romance desapareceu?

Ao que tudo indica, o casal, especialmente a esposa, entra numa espécie de rotina que traz um desafio ao relacionamento. Algum tempo já passou depois das núpcias. Isso se evidencia pelo fato de que ele não mais a chama de "noiva minha", como fez nas núpcias pelo menos seis vezes (4:8,9, 10,11,12; 5:1). Pela descrição do texto, o marido passou um tempo fora — talvez uma viagem oficial para cuidar de questões administrativas do reino, ou talvez uma inspeção dos seus campos. Mas, mesmo distante, seu coração continuava com a amada (1Pe 3:7). Pensava nela durante toda a viagem de volta para casa. Mas chega tarde ao palácio, com o orvalho da noite no cabelo e desesperado por um reencontro com ela.

O texto trata da realidade da vida conjugal de todos os casais. Como lidar com o rotineiro? Como perseverar no amor?

O oposto de amor não é ódio, mas indiferença. Se alguém o odiar, pelo menos o considera uma pessoa significante. Mas, se o trata com indiferença, o considera como "zero" [...] A indiferença sinalizou uma quebra no relacionamento deles.[1]

É pelo menos um pouco irônico o fato de que, antes das núpcias, também em sonho, ela não suportava a possibilidade da ausência do marido. Fez de tudo para agarrar-se a ele e não deixá-lo ir embora (3:1-4). Como o tempo muda as coisas! Agora ela não se dá ao trabalho de levantar da cama para abrir a porta para ele!

A importância da perseverança no compromisso conjugal ocupa a atenção do Cântico até o final do livro. Nessa primeira parte, encontramos a causa do conflito no amor adormecido e os primeiros passos para sua resolução, o amor despertado.

1. A causa do conflito: o amor adormecido (5:2-8)

> *Eu dormia, mas o meu coração velava; eis a voz do meu amado, que está batendo: Abre-me, minha irmã, querida minha, pomba minha, imaculada minha, porque a minha cabeça está cheia de orvalho, os meus cabelos, das gotas da noite. Já despi a minha túnica, hei de vesti-la outra vez? Já lavei os pés, tornarei a sujá-los? O meu amado meteu a mão por uma fresta, e o meu coração se comoveu por amor dele. Levantei-me para abrir ao meu amado; as minhas mãos destilavam mirra, e os meus dedos, mirra preciosa sobre a maçaneta do ferrolho. Abri ao meu amado, mas já ele se retirara e tinha ido embora; a minha alma se derreteu quando, antes, ele me falou; busquei-o e não o achei; chamei-o, e não me respondeu. Encontraram-me os guardas que rondavam pela cidade; espancaram-me e feriram-me; tiraram--me o manto os guardas dos muros. Conjuro-vos, ó filhas de Jerusalém, se encontrardes o meu amado, que lhe direis? Que desfaleço de amor.*

O texto abre com a Sulamita naquele momento em que não sabia se estava acordada ou dormindo.[2] Alguns questionam se os eventos descritos

---

[1] GLICKMAN, p. 61.
[2] Como muitos têm observado, Cântico dos Cânticos parece traçar pelo menos dois momentos semelhantes (3:1-5; 5:2-8). Tanner (p. 146-147) identifica cinco elementos em comum em ambos:

aconteceram só no sonho (que alguns acreditam ser o caso em 3:1-4) ou se ela estava sonhando e de repente acordou com a chegada do amado. De qualquer jeito, a descrição de eventos é muito parecida com a realidade experimentada por todos os casais e foi registrada para nosso benefício (Rm 15:4), para aprendermos do casal não somente sobre o que aconteceu, mas o que acontece.

Todo casamento passa por altos e baixos, e não foi diferente com Salomão e a Sulamita. A evidência disso se manifestou no relacionamento íntimo do casal, mas, como quase sempre é o caso, a crise na área da sexualidade foi resultado de outros problemas mais profundos. Aprender a lidar com os desencontros na vida faz parte do amadurecimento do amor e, no fim, aproxima o casal ainda mais. Se as palavras-chave antes do matrimônio foram "paciência" e "pureza", a mais importante agora será a "perseverança" no amor. Como observa Carlos Osvaldo Pinto, "Os conflitos são resolvidos quando a disposição continua mesmo que não haja correspondência".³

Enquanto ela dormia, ouviu a voz do amado à porta, batendo e pedindo entrada. Talvez estranhemos o fato de o marido não ter a chave do próprio quarto, mas na cultura deles, especialmente no palácio, era comum o casal ter aposentos separados. A porta estaria trancada, talvez fechada com uma grande barra, por dentro.

O clamor dele à esposa mostra que ele não perdera nada da sua paixão. Em nenhum outro lugar no Cântico ele usa tantos termos de afeição.⁴ "Suas palavras funcionam somente para servir de contraste eloquente à resposta apática da sua esposa."⁵ Ele a chama de *minha irmã* (4:9), *querida minha* (cf. 1:9,15; 2:2,10,13; 4:1,7; 6:4), *pomba minha* (2:14; 6:9), *imaculada minha* — a primeira e única vez que ele usa essa descrição!⁶ Seria impossível não sentir a paixão e também reconhecer as intenções dele.

---

1. Começam mencionando que ela dormia.
2. A noiva sai à noite para buscar o noivo, mas não consegue encontrá-lo (3:1; 5:6).
3. Encontra os guardas (3:3; 5:7).
4. Ambos concluem falando com as filhas de Jerusalém (3:5; 5:8).
5. Os dois cercam o relato do casamento (3:6—5:1).

³ Carlos Osvaldo Pinto, áudio, maio-junho de 2011.
⁴ אֲחֹתִי רַעְיָתִי יוֹנָתִי תַמָּתִי
⁵ GLICKMAN, p. 62.
⁶ O mesmo termo para *imaculada minha*, ou "perfeita, sem defeito" (תַמָּתִי), foi usado com referência a Jó (Jó 1:1,8; 2:3).

Contudo, já era tarde. Talvez ele fosse um pouco inconveniente, pelo menos da perspectiva dela, procurando-a de forma tão inesperada, tão tarde, ainda com o orvalho da noite sobre sua roupa e cabeça. Pode ser que ele tenha apressado sua viagem de volta para casa a fim de surpreendê-la, pensando em seu reencontro a viagem toda, só para ser rejeitado na chegada. Mas o bonito na história, como ela perceberá depois, é que ele continua apaixonado por ela. Ela, por sua vez, demonstra uma insensibilidade total à fragilidade do ego masculino na questão de rejeição sexual.

Infelizmente, ela não está tão disposta. Começa a dar infindáveis desculpas, como descobrimos nas linhas e entrelinhas do versículo 3. Ela já tinha completado todos os preparativos de beleza antes de ir para a cama, e já estava praticamente dormindo e descalça; o chão estava frio e sujo, e seria esforço demais ter que colocar algum roupão e chinelo, atravessar o quarto e abrir a porta para ele. Resumindo, em linguagem contemporânea, ela estava com "dor de cabeça".

Glickman aponta o maior defeito dela nesse momento: "Ela se esquecera de que o propósito principal de todos os tratamentos de beleza antes de dormir era para ele, e que à parte dele não havia razão de se preparar".[7]

Nessa hora, ela percebe que o marido, em seu desespero, tentava abrir a porta ele mesmo, passando a mão pela grade para tentar abrir a porta por dentro, mas sem sucesso (v. 4a).

Nisso, o coração dela finalmente se comoveu (4b; o termo hebraico significa que ela sentiu profunda compaixão por ele; cf Is 16:11; Jr 31:20[8]), e ela levanta para abrir a porta, mesmo a contragosto (v. 5a). Ao colocar a mão na maçaneta, descobre que ele havia deixado uma lembrança — a maçaneta estava coberta de mirra (perfume caro, às vezes associado à intimidade sexual: Pv. 7:17; Ct 4:6; 5:13)! Ele havia se preparado para esse momento de reencontro, mas ela, não.

Infelizmente, já era tarde. Rejeitado, o amado decide deixá-la em paz, e se retira (v. 6). Ele tinha outras opções. Como rei e marido, poderia ter insistido, até com indignação, até que ela abrisse a porta. Mas sua ira somente teria confirmado que ele era igual a todos os outros homens e talvez justificado a resposta dela. Mas o contrário acontece: a paciência e

---

[7] GLICKMAN, p. 65.
[8] הָמָה

a sensibilidade dele despertam o amor nela.⁹ Ele realmente era diferente dos outros homens!

A paciência dele, sua paixão por ela e a gentileza com que a tratou (por não "forçá-la" a atendê-lo naquele momento inoportuno) combinaram para quebrar — e despertar — o coração apático e indiferente dela. Talvez ela tenha começado a pensar: "Ele trabalhou o dia inteiro; precisa de companhia; tem tantas opções de lazer, no entanto *me* procurou". Depois ela se lembra de que o havia considerado como sachê de perfume entre os seios — ele era o perfume da vida dela — e ele até deixou a lembrança de que continuava disposto a ser o que sempre era.¹⁰

Agora ela experimenta as emoções mistas de tristeza pelo erro, pânico pela dor que causou a Salomão e confusão sobre como responder. A letargia se transforma imediatamente em ação: ela o chama, o busca, mas descobre que era tarde demais (v. 6).

Nisso, a amada sai à procura dele. Mas essa vez é diferente da primeira, quando saiu (pelo menos em sonho) atrás do amado e foi encontrada pelos guardas da cidade (3:1-4). Naquela noite, ela foi cordialmente atendida. Dessa vez, a identidade dela passa despercebida pelos guardas, que veem o véu dela e imaginam que ela seja um bandido ou talvez uma "mulher da noite" (veja 1:7). Ela foi espancada e ferida e despida do véu (v. 7).¹¹

Finalmente, ela apela às "amigas", as mesmas filhas de Jerusalém, por socorro. Entrega-lhes um recado de amor numa espécie de correio elegante: "Falem que desfaleço de amor" (a mesma frase que usou em 2:5, antes do casamento).

APLICAÇÕES

1. Todo casamento desde Gênesis 3 passará por problemas! Entre eles, a indiferença, o egoísmo, o orgulho e as mágoas. Mas as tempestades podem fazer com que as raízes do casal se entrelacem no solo da graça e do compromisso indissolúvel. Muito melhor as palmeiras plantadas e arraigadas na praia do que aquelas em canteiros rasos dentro do *shopping*, que o primeiro vento adverso derruba. Os casais

---

⁹ GLICKMAN, p. 64.
¹⁰ Carlos Osvaldo Pinto, áudio, maio-junho de 2011.
¹¹ É difícil dizer se há paralelos entre essa história e a de José, que perdeu sua túnica nas mãos da esposa de Potifar (Gn 39:12).

sábios se preparam para essas tempestades, aprendendo como lidar com tensão e conflitos no lar: com respostas brandas (Pv 15:1); ira resolvida cedo (Ef 4:26); comunicação direta (Mt 18:15-20; Gl 6:1); perdão (Mt 18:21-35).

2. Os maridos precisam da maturidade "outrocêntrica" de Cristo para reagir com perdão, e não com mágoas, diante da rejeição. O orgulho dele poderia ter sido ferido, e ele poderia ter cultivado mágoas (Cl 3:19), mas, em vez disso, ele partiu, deixando um presente e não tentando "forçar" o amor. Que exemplo do sacrifício de Cristo (Ef 5:25-33)!

3. Esposas (e maridos) precisam tomar muito cuidado para que não se envolvam tanto nas tarefas do dia a dia que se esqueçam do cônjuge.

4. O marido teria algumas opções quando rejeitado pela esposa, mas somente a última a seguir reflete o amor de Cristo:

   a. Cultivar mágoas — "Ela não me dá o que preciso; então, vou procurar o que quero em outro lugar" (pornografia, adultério, prostituição).
   b. Insistir com a mulher contra a vontade dela.
   c. Perseverar no amor, continuar no romantismo e esperar mudança na esposa.

2. A resolução do conflito: o amor acordado (5:9-16)

Que é o teu amado mais do que outro amado, ó tu, a mais formosa entre as mulheres? Que é o teu amado mais do que outro amado, que tanto nos conjuras? O meu amado é alvo e rosado, o mais distinguido entre dez mil. A sua cabeça é como o ouro mais apurado, os seus cabelos, cachos de palmeira, são pretos como o corvo. Os seus olhos são como os das pombas junto às correntes das águas, lavados em leite, postos em engaste. As suas faces são como um canteiro de bálsamo, como colinas de ervas aromáticas; os seus lábios são lírios que gotejam mirra preciosa; as suas mãos, cilindros de ouro, embutidos de jacintos; o seu ventre, como alvo marfim, coberto de safiras. As suas pernas, colunas de mármore, assentadas em bases de ouro puro; o seu aspecto, como o Líbano, esbelto como os cedros. O seu falar é muitíssimo doce; sim, ele é totalmente desejável. Tal é o meu amado, tal, o meu esposo, ó filhas de Jerusalém.

Os primeiros passos da reconciliação já foram traçados. Ele não insistiu no que tanto queria, mas deixou para ela uma lembrança carinhosa da sua afeição e o fato de que ele pensava nela enquanto estava viajando. Ela se arrependeu da indiferença e foi atrás dele para consolá-lo. Agora o texto traça outros passos na reconciliação do casal.

A. O desafio (v. 9)

Depois de apelar às filhas de Jerusalém para entregarem um recado para o amado (v. 8), ela é desafiada a pensar como ele era diferente de outros "amados" pelas próprias amigas (v. 9). Podemos imaginar o desafio mais ou menos assim: "O que é tão especial sobre seu marido, Sulamita? Você acha que ele é diferente? Esqueça! Todos os homens são iguais. Só querem uma coisa. É problema dele. Deixa pra lá".

A resposta dela está nos versículos 10-16.

B. A resposta (v. 10-16)

A resposta às filhas de Jerusalém, resumidamente, é que ele é totalmente desejável (v. 16). Ela lista uma série de qualidades tanto externas como internas que distinguem Salomão de todos os outros. Mais uma vez, devemos lembrar que, embora ela certamente tivesse razão, e Salomão fosse de fato bonito, esbelto e gentil, dificilmente ele era perfeito. Mas o ponto principal é que, *para a amada*, ele era perfeito. Essa recordação daquilo que a atraiu ao amado no início conduz o casal de volta ao primeiro amor.

Aprendemos uma lição importante para casais em meio ao conflito: um passo em direção à restauração é focar as virtudes, e não os defeitos do outro. A tendência com o passar do tempo é refletir no negativo, e não nas atraentes qualidades de caráter no início do relacionamento.

Veja as descrições que ela usa para despertar o amor novamente. Em termos populares, ela o via como "sarado":

1. Ele era alvo e rosado (v. 10). Parece uma contradição, mas a ideia da palavra "alvo" é "brilhante", como traduz a *Almeida Século 21* (*O meu amado brilha e está moreno*) e a *Nova Versão Internacional*, um pouco mais livremente (*O meu amado tem a pele bronzeada*).[12]

---

[12] צח

"Rosado"¹³ (lit., "vermelho") também foi usado para descrever Davi, pai de Salomão (1Sm 16:12 — *ruivo, de belos olhos e boa aparência*).¹⁴ Para ela, o rei se destacava como único entre dez mil outros homens.

2. A cabeça era como ouro refinado, com cabelos pretos e ondulados (v. 11). Talvez pareça outra contradição, mas a ideia não é que ele tinha pintado o cabelo de louro (dourado) e preto ao mesmo tempo, mas que sua cabeça era nobre, digna e valiosa, coberta de muito cabelo preto.
3. Os olhos eram como pombas (a mesma descrição feita acerca dela — 1:15; 4:1) e traziam paz e tranquilidade (v. 12). O branco dos seus olhos servia como pano de fundo perfeito para acentuar a beleza dos olhos dele.
4. As faces (bochechas? barba?) eram fragrantes e atraentes (v. 13a).
5. Os lábios eram atraentes, tanto pela aparência como pelo que falavam (v. 13b).
6. Os braços eram fortes, lindos e valiosos (v. 14a).
7. A cintura (barriga/abdômen) era lisa e forte (v. 14b).
8. As pernas também firmes, fortes e valiosas, colunas de mármore sobre bases de ouro refinado (v. 15a).
9. A aparência dele em geral tinha um efeito encantador, pois lembrava a Sulamita da sua terra natal na região do Líbano, terra dos cedros majestosos (v. 15b).

Finalmente, ela descreve a boca dele, mas parece que a ênfase agora está na fala, pois dela só sai doçura (v. 16). A palavra traduzida por "boca" é literalmente "paladar" e foi usada para representar a fala em outros textos (6:30; 31:30; Pv 5:3; 8:7).

Resumindo sua resposta para as filhas de Jerusalém, o amado era, sim, diferente dos demais, pois ele era totalmente desejável — um bom modelo para os homens almejarem. Ela foi encorajada a catalogar as virtudes dele, e isso renovou seu amor por ele. (No aconselhamento conjugal, essa é uma ótima tarefa — pedir para cada um preparar uma

---

¹³אָדֹם

¹⁴Carr propõe que o termo está relacionado à palavra hebraica para "homem" e que a ideia seria a de que ele era um "homem de verdade", "macho" (p. 139-140).

lista das qualidades que aprecia no outro, assim fugindo da "síndrome de Éden", em que cada um culpa o outro pelos problemas.)

Contudo, no final do seu discurso, a Sulamita acrescenta algo novo. Ela diz: "Tal é o meu amado, tal, o meu esposo", em que a palavra "esposo" é mais bem traduzida por "amigo".[15] A ideia abrangente do termo nos lembra que o casamento é muito mais que atração física. É companheirismo. É ferro que com ferro se afia (Pv 27:17). É comunhão, parceria e sociedade (2Co 6:14ss). "A abrangência do termo sugere que, em qualquer casamento bem-sucedido, existe amizade genuína, assim como romance."[16] Esse aspecto do casamento também é ressaltado em Provérbios 2:16,17 e Malaquias 2:14. Carr conclui: "Existe franqueza refrescante na identificação do amado como sendo também seu 'amigo' — amizade vai muito mais profundo que mera compatibilidade sexual e excitação. Feliz o homem ou a mulher cujo cônjuge também é seu amigo".[17]

Aplicações

1. Infelizmente, às vezes, quando grupos de homens ou mulheres se formam, seja em grupos pequenos, seja em encontros sociais ou em outras ocasiões, o assunto se volta para um assassinato do caráter dos cônjuges. Essas rodas de escarnecedores (veja Sl 1:1) só servem para aumentar os conflitos normais entre os casais. Melhor é seguir o exemplo da Sulamita, que, tendo oportunidade, só elogiou o marido. O marido sábio faz a mesma coisa com sua esposa, e faz questão de elogiá-la publicamente (veja Pv 31:28-31).

2. Um passo para a renovação do primeiro amor é a recordação daquilo que nos atraiu um ao outro no início do relacionamento. Às vezes, conselheiros bíblicos podem ajudar um casal em crise dando a ambos a tarefa de listar os atributos do cônjuge que o atraíram (e ainda o atraem).

3. O casamento bíblico é baseado nos votos incondicionais de exclusividade e fidelidade, mas cresce em direção ao ideal de Deus pela amizade.

---

[15] רֵעִי
[16] PATTERSON, p. 93.
[17] CARR, The Song of Solomon, p. 144.

C. A indagação (6:1)

Para onde foi o teu amado, ó mais formosa entre as mulheres? Que rumo tomou o teu amado? E o buscaremos contigo.

As filhas de Jerusalém falam novamente, diante da descrição impressionante do amado feita pela esposa. Agora elas querem achá-lo também! Há ironia aqui. Antes, a desafiaram a provar que o amado era alguém especial a ponto de justificar uma procura tão urgente (5:8,9); agora, elas também querem encontrar esse "gatão".

D. A segunda resposta (6:2,3)

O meu amado desceu ao seu jardim, aos canteiros de bálsamo, para pastorear nos jardins e para colher os lírios. Eu sou do meu amado, e o meu amado é meu; ele pastoreia entre os lírios.

A Sulamita responde, dizendo onde ela acha que o amado foi depois do desencontro com ela. Há outras interpretações da resposta dela, que, em vez de descrever o jardim onde ele se encontrava, entendem que o texto usa de eufemismo para descrever a reconciliação e uma nova relação sexual do casal. Mas a menção do "jardim" nesse texto parece ser literal, e a relação ainda será descrita em breve.

Parece que ela desconfiava de que ele fosse para um lugar favorito, um jardim especial que representava para ele paz e tranquilidade, especialmente nesses momentos em que havia experimentado rejeição e indiferença (v. 2).

Nessa altura, ela repete um dos refrãos do livro, só que com uma mudança significativa: "Eu sou do meu amado, e o meu amado é meu". Antes do casamento, ela disse: "O meu amado é meu, e eu sou dele", enfatizando em primeiro lugar a posse *dela* do amado. Mas agora, depois do conflito e sinalizando o amadurecimento do amor, ela inverte as frases, dando ênfase ao fato de que ela pertencia a *ele*![18] (Pode ter sido como um alerta às filhas de Jerusalém de que o amor deles era exclusivo.)

Isso nos lembra da instrução do apóstolo Paulo aos casais em Cristo: *O marido conceda à esposa o que lhe é devido, e também, semelhantemente,*

---

[18] Veja as notas de rodapé sobre 2:16.

a esposa, ao seu marido. A mulher não tem poder sobre o seu próprio corpo, e sim, o marido; e também, semelhantemente, o marido não tem poder sobre o seu próprio corpo, e sim a mulher (1Co 7:3,4). A vida "outrocêntrica" de Jesus deve caracterizar o relacionamento do casal, inclusive na entrega mútua dos seus corpos visando a plena satisfação do outro. Mais tarde haverá ainda outra mudança no refrão que reflete a progressão do amor. Ela simplesmente dirá: "Eu sou do meu amado", sem sequer mencionar "e ele é meu" (7:10).

O texto ressalta uma mensagem unânime nas Escrituras sobre a natureza do casamento como *compromisso*. Muito acima da paixão ou até mesmo da amizade e da intimidade, o casamento bíblico edifica-se sobre o alicerce do compromisso mútuo baseado nos votos conjugais. Dentro desse compromisso, os desafios, as desavenças e os desapontamentos da vida podem ser enfrentados com coragem e graça. Sem isso, qualquer dificuldade será motivo suficiente para procurar um escape.

Entendemos que o ponto de partida para manter esse tipo de fidelidade à aliança conjugal tem que ser a aliança que temos primeiro com Deus por meio de Jesus. S. Craig Glickman resume a lógica por trás desse raciocínio:

> Nosso caráter é moldado pelo nosso relacionamento com Deus. Quanto mais entendemos Deus e o conhecemos pessoalmente, e quanto mais aceitamos seu amor por nós e reconhecemos que é um amor ciumento, perseverante e de valor incalculável, tanto mais seremos capazes de expressar esse amor ao nosso cônjuge [...].
>
> Essencialmente, a chave do casamento é o compromisso de um para com o outro. É isso que tem que ser o fundamento. O Cântico de Salomão nos oferece um modelo onde vemos que o fundamento do relacionamento do casal é um compromisso do tipo que Deus faz conosco. Sobre esse fundamento pode ser construído um relacionamento cheio de romance e beleza, mas não sem aquele fundamento.[19]

A Sulamita termina repetindo a frase "ele pastoreia entre os lírios" para chamar a atenção para a natureza paciente e gentil dele que tanto

---
[19] Glickman, entrevista, p. 11.

a atraiu no início. Ou seja, o segredo de um amor maduro não é tanto possuir, mas pertencer![20]

APLICAÇÕES

1. O compromisso indissolúvel do casal mediante os votos conjugais faz com que este encontre soluções para seus conflitos, custe o que custar. Como Glickman comenta: "A grande vantagem do compromisso matrimonial que não aceita o divórcio como opção é que estabelece limites firmes dentro dos quais os problemas podem ser resolvidos".[21]
2. Talvez uma mulher venha a pensar: "Claro, se eu tivesse um marido tão perfeito como Salomão, eu teria a mesma reação". Mas havia um tempo em que seu marido era assim — o homem mais maravilhoso no mundo. Mas encanto e arrepio viraram ingratidão e tédio ao longo dos anos. "O coração de ingratidão tinha que ser transformado em um coração de apreciação."[22]
3. No namoro, acima de tudo queremos possuir. Mas, na maturidade, pertencer é melhor do que possuir.
4. "A habilidade do casal de ser bem-sucedido em seu casamento é igual à habilidade do casal de perdoar e aceitar o perdão."[23]

| A grande ideia |

A resolução de conflito conjugal começa com o retorno ao primeiro amor num contexto em que pertencer é mais importante que possuir, e perdoar, mais presente do que culpar.

PARA DISCUSSÃO

1. Como a rotina pode matar o casamento? À luz do texto, quais são maneiras práticas para voltar a experimentar a primavera do amor?

---

[20] Carlos Osvaldo Pinto, áudio, maio-junho de 2011.
[21] GLICKMAN, p. 70.
[22] Ibidem, p. 68.
[23] Ibidem.

2. É possível identificar erros da parte tanto da esposa como do marido que contribuíram para o conflito entre o casal? Quais os passos que cada um deve dar para facilitar uma reconciliação?
3. Em que situações os cônjuges hoje são tentados a falar mal do outro parceiro? Qual a lição que podemos aprender da maneira pela qual cada um fala do outro nesse texto, apesar do conflito?
4. Avalie a declaração: "A habilidade do casal de ser bem-sucedido em seu casamento é igual à habilidade do casal de perdoar e aceitar o perdão".
5. Como o casal pode crescer em amizade ao longo do casamento?
6. Na evolução de um relacionamento, qual a importância de passar da fase de "possuir" para a fase de "pertencer" ("Eu sou do meu amado...")?

27

A expansão do amor: **perdão**

(Ct 6:4—7:10)

Qual a marca que mais identifica casais saudáveis? A ausência de conflito? Filhos felizes? Uma vida sexual dinâmica e criativa?

Nenhuma dessas características reflete o ideal bíblico. Se tivéssemos que resumir a qualidade que melhor caracteriza casais (e famílias) saudáveis, seria o perdão. Todo relacionamento humano está sujeito a altos e baixos, vitórias e derrotas, conquistas e crises. Se todos nós somos pecadores; se pecadores pecam e ferem as pessoas ao seu redor, então precisamos aprender a lidar com crises e conflitos, ou nossos relacionamentos serão destinados ao fracasso.

Depois das núpcias, Salomão e a esposa enfrentaram o primeiro grande desafio do seu casamento — o rotineiro que criou indiferença e levou a esposa a rejeitar os avanços românticos do rei. Mas, diante da gentileza dele, que não insistiu com ela, mas conquistou-a novamente pela sua bondade (5:2-4), e mediante a renovação do amor dela enquanto lembrava de tudo que fazia do amado um homem amável e único (5:10-16), o marido agora fala e deixa claro que tudo foi perdoado e que ele continuava tão disposto a amá-la como nas núpcias.

No texto, encontramos a declaração de amor (e, por implicação, do perdão) do marido (6:4-10); a reconciliação do casal (6:11-13), em que a amada é chamada de "Sulamita" (forma feminina no hebraico de "Salomão" — ou seja, o complemento perfeito dele); e, finalmente, a renovação da relação do casal (7:1-9) com uma declaração culminante que faz o desfecho perfeito da história: *Eu sou do meu amado, e ele tem saudades de mim* (7:10).

1. Declaração de amor (perdão) (6:4-10)

> *Formosa és, querida minha, como Tirza, aprazível como Jerusalém, formidável como um exército com bandeiras. Desvia de mim os olhos, porque eles me perturbam. Os teus cabelos descem ondeantes como o rebanho das cabras de Gileade. São os teus dentes como o rebanho de ovelhas que sobem do lavadouro, e das quais todas produzem gêmeos, e nenhuma delas há sem crias. As tuas faces, como romã partida, brilham através do véu. Sessenta são as rainhas, oitenta, as concubinas, e as virgens, sem número. Mas uma só é a minha pomba, a minha imaculada, de sua mãe, a única, a predileta daquela que a deu à luz; viram-na as donzelas e lhe chamaram ditosa; viram-na as rainhas e as concubinas e a louvaram. Quem é esta que aparece como a alva do dia, formosa como a lua, pura como o sol, formidável como um exército com bandeiras?*

Depois da declaração da esposa de que ela pertencia ao amado e ele, por sua vez, pertencia a ela, o Cântico passa para um outro momento em que ambos crescerão em maturidade e intimidade.

O marido agora fala, mas, em vez de culpar a esposa pelos problemas no relacionamento (como fez Adão em Gn 3:12), ele passa por cima do seu orgulho (e talvez do seu ego masculino), que foi ferido pela rejeição, e renova suas declarações de amor incondicional por ela. É notável que o marido fale muitas das mesmas palavras para ela que falou nas núpcias deles. Para ele, nada mudou! Ele ainda a amava como antes; ela ainda era a mesma jovem com quem ele se casou.

No entanto, há diferenças em suas declarações de amor — curiosamente, ele omite as descrições que havia feito antes e que tinham conotações mais sensuais. Por exemplo, ele não se refere dessa vez aos lábios ou aos seios dela, nem menciona as pernas/quadril. Até pede para ela desviar os olhos dele para não deixá-lo confuso. O sexo não é o foco do casamento, mas uma celebração e símbolo do seu propósito. "Ele quer assegurá-la do amor que tem por ela, mas sabiamente se resguarda de um possível mal-entendido [...] a ideia de que a única razão que o levava a se ajustar com ela era para fazer amor."[1] Mas o rei acrescenta outros elogios que omitira nas núpcias. Ou seja, em vários aspectos o amor deles é mais maduro agora.

---
[1] Glickman, p. 72.

As primeiras palavras que ele diz para ela não são de acusação ou culpa, mas de louvor e carinho (6:4). Esse é um exemplo do que Cristo fez por nós, e o que Paulo, pelo Espírito, requer de maridos cristãos. Adão culpou sua esposa para salvar sua própria pele (Gn 3:13). Jesus tomou sobre si a nossa culpa, sendo ele inculpável (2Co 5:21). Maridos cristãos são chamados a seguir o exemplo de Jesus, que se entregou pelo bem da igreja, protegendo-a e purificando-a. Nesse momento, pelo menos, o rei foi um bom exemplo do amor de Cristo que transforma homens egoístas e autoprotetores em maridos abnegados e "outrocêntricos".

O marido a descreve como "querida" pela terceira vez (veja 1:9; 4:1) — usando a forma feminina da palavra "amigo" (5:16). "Formosa és, querida minha", como a cidade linda de Tirza que seria a capital de alguns reis do norte (Israel — 1Rs 15:21,33; 16:8,15,23), aprazível como a cidade santa, Jerusalém (capital do Sul, Judá), e formidável como um exército marchando para a guerra com suas bandeiras anunciando sua chegada. A palavra "formidável",[2] usada somente três vezes no Antigo Testamento (Ct 6:4,10; Hc 1:7 — acerca do exército babilônico, "temido e terrível"), descreve o que é assustador e poderosamente influente. Esse era o efeito que ela produzia sobre ele: ele tem profundo respeito por ela!

Depois, num versículo parentético mais revelador, ele clama para que ela desvie dele os olhos, pois mexiam tanto com ele que não conseguiria terminar seu pequeno "discurso" (v. 5; cf. 1:15; 4:1). Os olhos dela o "perturbavam", palavra rara que traz a ideia de que criaram tempestades de confusão dentro dele.[3] Já é a terceira vez que ele menciona os olhos dela, que deviam ser encantadores. Implícito está o fato de que ele não quer ser desviado para outros interesses, mas quer terminar de dizer o que estava em seu coração.

A partir desse momento, ele volta a repetir três dos mesmos elogios que declarou a ela nas núpcias (v. 5b-7; cf. 4:1-4), falando do cabelo, dos dentes e das faces (bochechas; veja anteriormente, para uma explicação de cada descrição):

> Essa é a maneira de ele declarar: "Você é a mesma pessoa com quem eu me casei". Esse é um contraste grande com o que muitos homens diriam:

---

[2] אָיֹם
[3] רָהַב

"Nunca imaginei que estava me casando com alguém assim". Então é uma maneira artística de dizer: "Eu te perdoo. Eu te aceito como estás".[4]

Os versículos 8 e 9 já são mais complicados. Pela primeira vez, o rei menciona outras rainhas e concubinas e virgens no palácio. Sabemos que, até o final de sua vida, Salomão teria um harém que incluía setecentas esposas (rainhas) e trezentas concubinas (1Rs 11:3). Já encontramos as "filhas de Jerusalém" várias vezes no livro, mas nunca pareciam constituir uma ameaça real à amada. O ponto de comparação aqui está no versículo 9 — ela excede *a todas* a ponto de ser louvada por todas ao seu redor.

Uma das melhores e maiores formas de elogio é contar a uma pessoa os elogios que *outras* pessoas fazem a ela. Ele diz que a própria mãe dela a reconhecia como irrepreensível; as amigas a chamavam ditosa; até as outras mulheres da corte — as rainhas e concubinas — não paravam de louvá-la.

Mas fica a pergunta: nessa altura, Salomão já tinha outras mulheres? Caso sim, esse fato não minaria a mensagem do livro? Já tratamos um pouco dessa questão na introdução ao livro. É possível que Salomão se refira a outras esposas e concubinas, fato que não mudaria a mensagem do livro, que trata mais da perspectiva da Sulamita do que de Salomão.

No entanto, outras explicações também são possíveis para a identificação dessas rainhas e concubinas. Três sugestões principais têm surgido:

1. O harém descrito em 6:8 pode ter sido do pai dele que foi deixado depois da sua morte (cf. 1Rs 11:3).
2. As sessenta rainhas (6:8) poderiam ter sido as esposas dos sessenta homens valentes que acompanharam a liteira do rei como guardas e talvez padrinhos no cortejo matrimonial (3:7). Nesse caso, Salomão se refere às mulheres da corte como as "belezas" do palácio, mas não necessariamente sendo as esposas dele, e que ela superava a todas.
3. A Sulamita poderia ter sido o primeiro verdadeiro amor na vida de Salomão, e as outras mulheres na corte, meros símbolos de poder e/ou alianças políticas feitas por meio do matrimônio.

---

[4] Glickman, entrevista, p. 8.

O versículo 10 termina o diálogo de reconciliação dele. Ele conclui onde começou, dizendo que ela era *Formosa* [...] [e] *formidável como um exército com bandeiras* (6:4). Na primeira vez, ele disse que ela era formosa como duas cidades lindas de Israel. Agora ele sobe mais alto: ela é formosa como a lua e pura (brilhante) como o sol!

2. A reconciliação do casal: vamos passear! (6:11-13)

> *Desci ao jardim das nogueiras, para mirar os renovos do vale, para ver se brotavam as vides, se floresciam as romeiras. Não sei como, imaginei-me no carro do meu nobre povo! Volta, volta, ó sulamita, volta, volta, para que nós te contemplemos. Por que quereis contemplar a sulamita na dança de Maanaim?*

Após a declaração de amor (e perdão implícito) pelo marido, ela responde, ainda de forma poética, usando várias figuras da primavera que expressam seu desejo de renovação do seu amor assim como a primavera (veja 2:8-14). Ela sabia que ele havia descido ao seu jardim (6:2) e agora ela também desceu para ver se o amor dele continuava vivo, como o renovo da primavera.

Três figuras no versículo 11 apontam nessa direção. Ela foi para o jardim:

1. Para mirar os renovos do vale;
2. para ver se brotavam as vides;
3. para ver se floresciam as romeiras.

A resposta dela deixa claro que ela desejava um novo começo, um retorno ao primeiro amor.

O versículo 12 é um dos textos mais enigmáticos e difíceis de traduzir e interpretar em toda a Bíblia.[5] Isso fica evidente na comparação das versões:

- NVI: *Antes que eu o percebesse, você me colocou entre as carruagens, com um príncipe ao meu lado.*
- A21: *Antes de eu perceber algo, a minha imaginação me pôs nos carros do meu nobre povo.*

---

[5] לֹא יָדַעְתִּי נַפְשִׁי שָׂמַתְנִי מַרְכְּבוֹת עַמִּי־נָדִיב׃

- ARA: *Não sei como, imaginei-me no carro do meu nobre povo!*
- ARC: *Antes de eu o sentir, me pôs a minha alma nos carros do meu povo excelente.*
- NVT: *Antes que eu me desse conta, meu desejo me levou à carruagem de um nobre.*

A ideia do versículo parece ser que o rei honrou-a, colocando-a em sua carruagem à frente de um cortejo. Essa interpretação faz sentido à luz do versículo seguinte, 13, em que o povo clama para ela retornar,[6] para que eles possam contemplar a beleza dela tão elogiada pelo rei.[7]

É notável que nesse contexto de reconciliação a amada seja chamada de "Sulamita" pela primeira vez. "Sulamita"[8] é a forma feminina de "Salomão"[9] e sugere que ela era o complemento perfeito para ele. (Para nós, algo parecido seria um casal com os nomes Roberto e Roberta, Flávio e Flávia, Marcelo e Marcela.)

É fascinante o fato de que só agora ela seja identificada pelo nome. Por que aqui? Talvez pelo fato de que o amadurecimento do amor, apesar de e por causa dos conflitos, está tornando cada um o complemento perfeito do outro. Mas esse fato somente é destacado pelo jogo de palavras no contexto da reconciliação do casal. Parece que o autor quer transmitir a ideia de que o casamento está amadurecendo enquanto os dois se adaptam um ao outro e aprendem a conviver em harmonia e paz (o significado da raiz dos seus nomes).

Essa parte do Cântico termina com outra cláusula enigmática, que parece ser uma pergunta feita pelo coro ao povo, indagando por que eles queriam contemplar a Sulamita na dança de Maanaim, ou seja, a dança diante de dois acampamentos ou exércitos (sobre o que sabemos praticamente nada — cf. 2Sm 17:24). Talvez seja uma exortação aos outros — especialmente aos homens espectadores, pois a expressão "quereis contemplar" está na segunda pessoa do plural — não fitarem demais a Sulamita, porque ela já pertencia ao rei.

---

[6] שׁוּבִי שׁוּבִי הַשּׁוּלַמִּית שׁוּבִי שׁוּבִי
[7] O texto hebraico e a *Septuaginta* (grego) começam o capítulo 7 com 6:13.
[8] הַשּׁוּלַמִּית
[9] שְׁלֹמֹה

3. A renovação da relação (7:1-10)

Ao desfecho de todo o conflito que começou em 5:2 segue a reconciliação do casal. Eles saem da crise mais maduros, comprometidos e apaixonados. O amor deles está se aprofundando.

Pela segunda vez no livro, o casal celebrará a intimidade sexual, que é um dos frutos da sua reconciliação. Só que há diferenças marcantes entre a descrição do relacionamento nas núpcias e agora. As imagens são mais fortes e íntimas, e ele é mais ousado na declaração do seu amor e prazer que encontra nela. A conclusão do texto (7:10) também mostra amadurecimento na maneira pela qual a Sulamita, pelo menos, encara o relacionamento.

A. A preparação (v. 1-6)

> Que formosos são os teus passos dados de sandálias, ó filha do príncipe! Os meneios dos teus quadris são como colares trabalhados por mãos de artista. O teu umbigo é taça redonda, a que não falta bebida; o teu ventre é monte de trigo, cercado de lírios. Os teus dois seios, como duas crias, gêmeas de uma gazela. O teu pescoço, como torre de marfim; os teus olhos são as piscinas de Hesbom, junto à porta de Bate-Rabim; o teu nariz, como a torre do Líbano, que olha para Damasco. A tua cabeça é como o monte Carmelo, a tua cabeleira, como a púrpura; um rei está preso nas tuas tranças. Quão formosa e quão aprazível és, ó amor em delícias!

Depois da reconciliação, nada mais natural do que eles selarem o perdão novamente de forma física. O marido começa a descrever a amada, partindo dos pés e subindo até a cabeça, de forma apropriadamente sensual para um casal casado, mas ainda suave e sensível. A primeira vez que ele fez isso, nas núpcias, descreveu sete aspectos da sua aparência "perfeita". Agora ele aumenta a lista para dez! "Maior conhecimento produziu amor mais profundo."[10] Se há uma lição embutida aqui, é o fato de que o casamento deve melhorar com o tempo!

Ele começa com os pés (7:1a), descrevendo a graciosidade e elegância dos seus passos (Is 52:7; Rm 10:15). Depois descreve as curvas das suas pernas e quadris como sendo uma obra de arte (7:1b; cf. 5:6; Jr 31:19).

---
[10] GLICKMAN, p. 85.

O versículo 2 soa estranho para nós, como outras figuras de linguagem na poesia pastoril do Cântico. A descrição do umbigo como taça redonda não significa que ela estava gorda, mas que o corpo dela, especialmente o abdômen, o satisfazia muito — ele ficava intoxicado pelo amor dela. Se o umbigo dela era bebida suave, a barriga era comida para ele. Ela representava um banquete de amor!

Depois, ele volta a elogiar os seios dela que inspiravam o desejo de acariciá-los, assim como a "fofura" de pequenos filhotes de uma gazela, com sua pele macia (7:3).

O amado continua subindo, agora descrevendo o pescoço como "torre de marfim" — digno, valioso, nobre (7:4a). Os olhos cativantes dela são descritos pela quarta vez, como se fossem as piscinas na cidade de Hesbom, um lugar de refrigério, descanso e tranquilidade em meio à agitação das entradas da cidade (7:4b).

Falar hoje que o nariz da esposa parece uma torre é motivo suficiente para o marido dormir no sofá, mas naquela cultura a ideia era de dignidade e integridade (7:4c).

A cabeça dela é comparada ao monte Carmelo, uma das montanhas mais majestosas em Israel (7:5a; veja Is 35:2; Jr. 46:18) e o cabelo, como algo elegante e valioso — a púrpura. Assim como os olhos dela, as tranças o cativavam (7:5b).

O resumo da sua descrição está no versículo 6, e é semelhante ao que ela havia falado dele quando disse que *ele é totalmente desejável* (5:16). Aqui ele declara: *Quão formosa e quão aprazível és, ó amor em delícias!* (7:6).

B. A resolução: desejo renovado (v. 7-9)

> *Esse teu porte é semelhante à palmeira, e os teus seios, a seus cachos. Dizia eu: subirei à palmeira, pegarei em seus ramos. Sejam os teus seios como os cachos da vide, e o aroma da tua respiração, como o das maçãs. Os teus beijos são como o bom vinho, vinho que se escoa suavemente para o meu amado, deslizando entre seus lábios e dentes.*

Finalmente, eles estão prontos para renovar seu amor e selar o perdão fisicamente. Talvez a maior expressão do perdão e do amor "outrocêntrico" de Jesus seja a entrega sexual de um para o outro. O texto é explícito, mas ainda com bom gosto e sensibilidade. O marido está resoluto e declara que ela era como uma palmeira, alta, digna, linda, e que os seios dela eram como cachos no alto (7:7). A determinação dele aparece no versículo seguinte, onde a metáfora da palmeira é misturada com a ideia dos cachos de uvas. Ele está determinado a subir na palmeira e acariciar os "cachos da vide", os seios dela, enquanto a beijava e sentia a fragrância da sua respiração, doce e deliciosa, intoxicante como vinho suave.

A maioria dos comentaristas nota uma transição rápida e sutil entre os versículos 8 e 9. No meio da fala dele, ela o interrompe (note a referência ao "meu amado"), completando o que ele estava dizendo. O intercâmbio rápido de declarações de amor e prazer reflete bem o amadurecimento do seu amor e esse momento de intimidade renovada.[11]

C. Conclusão: a queda revertida (v. 10)

Eu sou do meu amado, e ele tem saudades de mim.

O texto passa rapidamente por cima dos detalhes da nova consumação da relação. As núpcias enfatizaram o propósito da relação para consumar o casamento; essa noite focaliza o propósito do sexo como a sustentação dele — o desfecho da reaproximação depois do conflito.

Ela expressa a segurança no amor do amado, que tem se aprofundado. Agora a posse *dele* é enfatizada (o foco dela está totalmente nele, e parece que ela se esquece de dizer que ele é dela também). *Ela se perdeu no amor dele!* Ou seja, no pleno amadurecimento do amor, é melhor pertencer do que possuir.

O acréscimo da frase "e ele tem saudades de mim" marca um novo ponto alto no relacionamento dos dois. Duas vezes antes a Sulamita comentou que o marido pastoreava entre os lírios depois de afirmar a posse mútua deles. Mas agora a ênfase está no fato de que:

1. Ela é possuída por ele (sem sequer mencionar que ele também pertence a ela).[12]
2. O "desejo" para controlar o marido, resultado da Queda, agora tornou-se um desejo da parte do marido para amar a esposa.

---

[11] Existem diferenças na tradução da última parte do versículo 9. O Texto Massorético diz: *deslizando entre os lábios daqueles que dormem* (שְׁנֵי — veja a A21); a NVI: *escorrendo suavemente sobre os lábios de quem já vai adormecendo*; a ARC: *que se bebe suavemente e faz com que falem os lábios dos que dormem*; a ARA traz: *deslizando entre seus lábios e dentes*.

[12] Veja as notas sobre 3:16.

(Infelizmente, um fenômeno cada vez maior em nossos dias de hiperssexualização e obcecação com a sensualidade é que cada vez menos homens procuram sua esposa. O sexo virtual está substituindo o sexo real — uma tragédia que fere os propósitos de Deus para o matrimônio.)

A palavra traduzida por "saudades"[13] é usada somente três vezes no Antigo Testamento: Gênesis 3:16b; 4:7; e aqui. Ela tem uma história interessante e provavelmente faz uma alusão à reversão dos efeitos do pecado no relacionamento conjugal, conforme Gênesis 3:16b. Em Gênesis, lemos que, como parte da disciplina divina e dentro do princípio da *lex talionis* (a lei da retribuição), a mulher iria sentir "desejo" (a mesma palavra traduzida por "saudades" aqui) de controlar o marido, mas é ele quem a dominaria. A ideia é que a mulher continuaria usurpando a autoridade e liderança do lar, enquanto o homem seria um opressor. Mas neste texto, lendo nas entrelinhas, entendemos que o ciclo se fechou, o casal se reconciliou, alguns dos efeitos naturais da Queda foram revertidos sobrenaturalmente, e o relacionamento do casal amadureceu muito. Glickman comenta: "Num casamento ideal, parte da maldição na humanidade é revertida".[14]

Köstenberger resume o profundo significado aqui:

> Em vez do desejo ilegítimo da mulher de controlar seu marido, antevê-se a restauração do estado original, no qual o desejo do marido será por sua esposa. Mais uma vez, a mulher descansa tranquilamente na certeza de que ela é do seu marido, e o marido não domina sobre a mulher, mas a deseja. Daí, "o amor ser experimentado como um retorno ao paraíso". Como no jardim original, o homem e a mulher poderão estar nus e não se envergonhar (cf. Gn 2:25). É importante observar, porém, que essa restauração do amor humano é baseada na vinda do rei messiânico, o filho de Davi e Salomão que é maior do que eles (cf., p. ex., Mt 1:1; 12:42). Os paralelos em simbolismo entre Cântico dos Cânticos e Gênesis 1—3, a tipologia que envolve o amor entre homem e mulher e o tema messiânico que se estende de Gênesis 3:15 até a figura de Salomão, filho de Davi, em

---

[13] תְּשׁוּקָה
[14] GLICKMAN, p. 87.

Cântico dos Cânticos e além, e o retrato idealizado nesse livro favorecem esse enfoque messiânico e escatológico de Cântico dos Cânticos.[15]

Conclusão

O perdão exige uma obra sobrenatural no coração humano que, uma vez ofendido, sempre tenderá para ressentimento, mágoas e vingança. Todos nós somos vítimas e também vitimizadores nos relacionamentos que nos cercam. Infelizmente, tendemos a ferir mais as pessoas mais próximas de nós.

Contudo, foi justamente por isso que Cristo invadiu nossa história. A graça infinita que ele oferece a miseráveis pecadores se transforma numa fonte de amor e perdão da qual outros possam beber. Quando entendemos quanto nós mesmos fomos perdoados por Cristo, ficamos livres para estender o mesmo perdão para outros. A história do servo malvado em Mateus 18:21-35 ilustra o outro lado dessa história: somente os perdoados conseguem perdoar. Grande graça requer grande graciosidade, começando no lar.

Aplicações

1. O conflito conjugal se resolve quando cada cônjuge cuida da *sua* parte do problema e oferece o mesmo perdão que primeiro recebeu do outro (veja Mt 5:23-26; 6:12,14,15; 18:21-35; Ef 4:31,32).

2. Dois problemas-raiz no relacionamento conjugal são ingratidão e orgulho.[16]

3. O perdão é algo sobrenatural que somente é possível quando entendemos quanto Deus nos perdoou (Mt 18:21-35).

4. Embora o conflito conjugal tenha se originado no pecado humano no jardim do Éden, Deus pode usá-lo para aprofundar e amadurecer o amor (Rm 8:28-30).

5. A resolução de conflitos inclui reafirmações do amor incondicional junto com a verbalização das razões pelas quais cada um aprecia o outro.

---

[15] KÖSTENBERGER, p. 46.
[16] Glickman, entrevista, p. 8.

6. Para resolver tensões familiares, é necessário que cada elemento envolvido se humilhe para pedir e/ou conceder perdão.
7. A base da resolução de conflitos é a exclusividade conjugal que não admite a possibilidade de separação ou divórcio (7:10).
8. O sexo não é o propósito do relacionamento conjugal, mas um reflexo da unidade em diversidade do casal. Não se usa o sexo como arma, muito menos como curativo para reparar defeitos no relacionamento. "A passagem indica que a intimidade sexual não é um meio para a resolução de problemas conjugais, mas a medida dessa resolução."[17]

| A grande ideia |

*Somente o perdão de Cristo é capaz
de reverter os efeitos desastrosos do
pecado nos relacionamentos familiares.*

PARA DISCUSSÃO

1. Avalie a declaração: "O perdão é algo sobrenatural que somente é possível quando entendemos quanto Deus nos perdoou".
2. Qual deve ser o foco de cada cônjuge quando o casal passa por conflitos? A culpa do outro? Ganhar a guerra? Como Salomão e a Sulamita deixaram um bom exemplo nesse sentido?
3. Como Deus pode usar conflitos conjugais para aprofundar e amadurecer o relacionamento?
4. Interaja com esta declaração: "A passagem indica que a intimidade sexual não é um meio para a resolução de problemas conjugais, mas a medida dessa resolução".

---
[17] PINTO, Carlos Osvaldo, *Foco*, p. 583.

28

A explicação do amor: **recapitulação**

(Ct 7:11– 8:14)

Uma tradição saudável que muitos casais praticam no dia do aniversário do seu casamento é rever o álbum e/ou assistir à gravação da cerimônia de casamento e talvez refazer alguns passeios realizados durante a lua de mel. A recordação faz bem no processo de manter viva a chama do amor. O "velho" ajuda a estimular o novo.

De todos os textos do livro, esse último parece ser o mais difícil de discernir uma estrutura ou argumento lógico. Mas podemos encarar o final do livro como uma série de vinhetas que recapitulam os pontos altos do Cântico e da experiência romântica do casal. Seria como se a última página do álbum de fotos fosse uma montagem de várias fotos e experiências do casal ao longo dos anos. Ou seja, a natureza do verdadeiro amor é recapitulada e explicada. Em tudo, o velho se mistura com o novo; as lembranças, com as expectativas; as saudades do passado, com a esperança pelo futuro.

Em todas as maneiras, percebemos o casamento maduro. Na experiência sexual mais íntima, na maior segurança da esposa, na liberdade que ela tem de iniciar a relação e finalmente na plenitude do relacionamento, o poeta pintou um retrato revelador desse casal-modelo.[1]

Leland Ryken descreve o *gran finale* do livro como sendo um caleidoscópio de fragmentos jogados juntos em sucessão rápida.[2] Carr comenta que encontramos na conclusão todos os participantes do Cântico

---

[1] GLICKMAN, p. 90.
[2] RYKEN, p. 282.

reunidos: os amados, os irmãos, a mãe, as filhas de Jerusalém.[3] Podemos entender que todas as testemunhas estão congregadas para ouvir a reafirmação do compromisso do casal.

Veja a sequência rápida de recapitulações e explicações sobre a natureza do amor que leva à conclusão do Cântico:

- A Sulamita convida Salomão para um encontro romântico no campo onde renovarão sua paixão junto com o renovo de mais uma primavera (7:11-13).
- A Sulamita expressa o desejo de poder voltar ao passado e que o amado fosse seu irmãozinho para que ela pudesse ter demonstrado afeição pública por ele mesmo na infância (8:1-3).
- A Sulamita repete o refrão para as filhas de Jerusalém, que foi o segredo do sucesso do seu relacionamento com Salomão: não apresse o amor! (8:4).
- O casal se lembra do momento do primeiro encontro deles na terra da Sulamita (8:5).
- A Sulamita oferece a lição moral de toda a história, descrevendo o poder invencível do amor e clamando que o amor do amado seja perseverante e protetor na vida dela (8:6,7).
- Os irmãos da Sulamita descrevem seu papel de proteção e preparação da irmãzinha para o casamento, e ela testemunha sobre sua virgindade (8:8-10).
- A Sulamita se lembra da ocasião em que se encontrou com Salomão na vinha do norte, arrendada para a família dela, e oferece os frutos (a vida dela!) de volta para ele (8:1,12).
- Salomão expressa o desejo de ouvir a voz dela (8:13).
- A Sulamita expressa o desejo de novamente se entregar sexualmente ao marido (8:14).

O final de Cântico dos Cânticos se assemelha ao poema do amor em 1Coríntios 13. Podemos resumir essa série de pequenos episódios como explicando a natureza do amor:

1. O amor se renova por meio de lembranças do passado e experiências novas no presente (7:11-13).

---

[3] CARR, Song of Solomon, p. 168.

2. O amor é demonstrado mediante o desejo por demonstrações públicas e particulares de afeição (8:1-3).
3. O amor espera o momento oportuno para ser consumado (8:4).
4. O amor recorda as alegrias e as dores do passado (8:5).
5. O amor persevera e vence todos os obstáculos (8:6,7).
6. O amor se prepara e se preserva puro para a pessoa amada (8:8-10).
7. O amor se lembra da soberania de Deus em sua história (8:11,12).
8. O amor traz alegria ao conversar com o amado (8:13).
9. O amor se renova e celebra por meio da intimidade sexual do casal (8:14).

1. Perdão consumado

O amor se renova por meio de lembranças do passado e experiências novas no presente (7:11-13)

> Vem, ó meu amado, saiamos ao campo, passemos as noites nas aldeias. Levantemo-nos cedo de manhã para ir às vinhas; vejamos se florescem as vides, se se abre a flor, se já brotam as romeiras; dar-te-ei ali o meu amor. As mandrágoras exalam o seu perfume, e às nossas portas há toda sorte de excelentes frutos, novos e velhos; eu tos reservei, ó meu amado.

O primeiro episódio na sequência de desfecho do Cântico apresenta a esposa pela primeira vez tomando a iniciativa para um retiro romântico no campo com o amado. Nas outras vezes, ela expressou esse desejo na terceira pessoa (1:2a; 2:6), mas agora fala diretamente ao amado. Nisso reconhecemos um amadurecimento no amor em que ela se sente muito mais à vontade para se expressar diretamente para ele.

O "campo" representa o lugar onde ela se sentia mais confortável, e também o lugar onde o amor deles brotou (veja v. 11,12; cf. tb. 1:16,17).

Mais uma vez, o tema da primavera entra no texto (v. 12; cf. tb. 2:10-13), simbolizando mais um recomeço no relacionamento. Eles investigarão os sinais de renovo nas vinhas e suas flores e nas romeiras, palavras que ao longo do livro simbolizavam a paixão dos dois. Ali, ela promete oferecer-lhe novamente o amor dela, referência direta à relação sexual. Podemos concluir que o amor verdadeiro deve ser caracterizado por inúmeros recomeços, como a primavera, se há de resistir às tempestades do tempo.

No versículo 13, ela menciona as mandrágoras, planta associada a poderes afrodisíacos (veja Gn 30:14-16).[4] Ela sutilmente o atrai com a promessa de excelentes frutos reservados somente para o amado, mais uma referência ao deleite que seu jardim de amor lhe oferece. Ela promete que o amor que já desfrutaram será multiplicado num contexto ainda mais prazeroso do que na capital.[5]

Observe a importância do velho e do novo no amor e na relação sexual. Sempre há novas descobertas a serem feitas, mas o casal não pode e não deve esquecer do tradicional. Ela expressa o desejo de continuar com o que é bom do romance deles do passado, mas com criatividade e novidade, evitando assim a mesmice e a monotonia.[6] Ela ainda tinha muito mais para dar para ele no amadurecimento do relacionamento dos dois. Também não há nenhuma necessidade de experiências exóticas, de filmes eróticos ou de estímulos externos para seu amor. A vida toda é pouco para o casal apaixonado explorar as profundezas da experiência sexual num relacionamento com compromisso.

Paige Patterson nos lembra de uma lição que resume muito do ensino do livro sobre a sexualidade conjugal:

> Sexo sem custo invariavelmente resulta em tristeza, desapontamento, culpa e frustração. Somente quando um homem se entrega à amada e os dois sacrificam tudo para o bem-estar do outro, é que as intimidades sexuais terão o significado que Deus queria.[7]

2. Recordação (imaginária) da infância
O amor é demonstrado mediante o desejo por demonstrações públicas e particulares de afeição (8:1-3)

Tomara fosses como meu irmão, que mamou os seios de minha mãe! Quando te encontrasse na rua, beijar-te-ia, e não me desprezariam! Levar-te-ia e te

---

[4] O termo somente aparece seis vezes no AT, todas em Gênesis 30:14-16, num texto que sugere o poder afrodisíaco do fruto, e aqui em Cântico dos Cânticos. Há um jogo de palavras envolvendo o termo, pois a palavra "mandrágoras" — דּוּדָי — soa como a expressão "meu amor" — דּדַי — no final do versículo.
[5] PATTERSON, p. 110.
[6] Ibidem, p. 111.
[7] Ibidem, p. 112.

> *introduziria na casa de minha mãe, e tu me ensinarias; eu te daria a beber vinho aromático e mosto das minhas romãs. A sua mão esquerda estaria debaixo da minha cabeça, e a sua direita me abraçaria.*

Depois do convite para um retiro romântico no campo, a Sulamita expressa um desejo que revela quanto ela continua apaixonada pelo rei. Uma vida inteira de casados era pouco para ela; ela queria ter conhecido o amado desde sua infância! Ela queria que ele fosse como o irmãozinho dela, para que pudesse ter demonstrado carinho a ele publicamente sem ser censurada por isso. Na cultura deles, demonstrações públicas de afeto entre todos, menos irmãos, era tabu. Se ele fosse o irmãozinho dela, ela poderia beijá-lo em público e ninguém daria a mínima (v. 1). Resumindo, uma vida inteira parecia pouco para o amor dela.

Aquele desejo hipotético continua sendo explicado no versículo seguinte. Se ele fosse o irmãozinho dela, ela poderia conduzi-lo.[8] Mas lá dentro da casa materna o papel iria mudar. Ela reconhece a grande sabedoria do amado e reflete sobre como teria sido bom se ele a ensinasse na própria casa da mãe.

Em troca, ela lhe daria de beber do fruto do seu amor (não mais se referindo a ele como irmãozinho, mas como amante — v. 2b,3). Ela repete o desejo que foi mencionado antes (2:6), referindo-se a uma posição de intimidade conjugal.

3. O amor espera o momento oportuno para ser consumado (8:4)

> *Conjuro-vos, ó filhas de Jerusalém, que não acordeis, nem desperteis o amor, até que este o queira.*

Apesar do desejo de ter conhecido o amado muito antes, ela reconhece que o amor vem na hora certa. Não há espaço para ressentimento na soberania de Deus!

Note que o refrão se repete novamente nesses momentos finais do livro, só que agora não é a Sulamita aconselhando a si mesma e solicitando o apoio das "amigas" para esperar o momento certo de consumar o amor.

---

[8] A palavra "conduzir" ou "introduzir" — נָהַג — sempre traz a ideia de alguém liderando outro, como, por exemplo, a mãe ao filho.

Agora ela fala como mulher casada e experiente. Mas o conselho dela agora assume outras dimensões. O que ela esperava no início, deu certo! Seu apelo serve como testemunho de que realmente vale a pena esperar, e não apressar o amor, especialmente as manifestações físicas dele.

O refrão também serve como cautela para os leitores do livro: depois de exaltar as grandiosas dimensões de um amor bíblico, a tentação poderia ser grande de sair correndo para procurar o amor da vida. Mas, novamente, é necessário ter paciência e fé na soberania e providência de Deus.

4. Recordação do primeiro amor
O amor recorda as alegrias — e as dores — do passado (8:5)

> Quem é esta que sobe do deserto e vem encostada ao seu amado? Debaixo da macieira te despertei, ali esteve tua mãe com dores; ali esteve com dores aquela que te deu à luz.

A inserção desse pequeno comentário serve para lembrar as múltiplas dimensões do amor depois da Queda. Ainda está cheio de deleite, mas também custa caro, e com ele vem muitas dores.

A primeira metade do versículo é falado por uma voz anônima, que vê o casal subindo do deserto (assim como o cortejo matrimonial no início — 3:6), a Sulamita encostada no amado. O termo "encostada" só aparece aqui no Antigo Testamento, e parece descrever uma intimidade própria dos casados.[9] A simbologia do deserto no Antigo Testamento é extensa e pode ter importância nesse texto. Deere comenta:

> O deserto tinha duas associações simbólicas no Antigo Testamento. Primeiro, o deserto foi associado ao período de provação de Israel durante quarenta anos. No caso do casal, seu amor tinha que superar provações que ameaçaram seu relacionamento (por exemplo, a insegurança dela, 1:5,6; as raposinhas, 2:15; e a indiferença, 5:2-7). Segundo, o deserto foi usado como reflexo da maldição divina (cf. Jr 22:6; Jl 2:3). O fato de o casal sair do deserto sugere que em certo sentido ele havia superado a maldição de desarmonia pronunciada sobre Adão e Eva.[10]

---
[9] הָמָה
[10] DEERE, p. 1024.

Logo em seguida, ela fala[11] e recorda do momento em que o amor "despertou" (cf. 8:4) entre eles. A cena muda rapidamente do deserto para o pomar. Foi um lugar romântico (a macieira era associada ao romance naquela cultura). Mas ela faz questão de incluir a ideia de que aquele mesmo lugar tinha uma associação com outros momentos agridoces de novos começos, pois foi o lugar onde ele havia nascido.[12] Duas vezes ela menciona as dores que acompanharam a chegada do amado neste mundo, texto que logo nos lembra Gênesis 3:16, que profetizou que dores iriam acompanhar todo o processo de "multiplicação" depois da Queda.

A lição parece ser o fato de que o amor é causa de grande alegria, mas há um preço a pagar, assim como no parto. Vale a pena, mas precisa estar disposto a pagar o preço.

5. Recordação dos votos:

O amor persevera e vence todos os obstáculos (8:6,7)

Em meio a essa sequência de vinhetas que recapitulam os temas principais do livro, a Sulamita tem o privilégio de anunciar seu tema central. Tanner afirma que "a noiva é a verdadeira heroína do livro, fato atestado pelo papel que ela tem no capítulo final quando entrega a lição sobre amor e seus ciúmes".[13] Mais uma vez ela expressa um desejo pelo amor comprometido dele e, no processo, revela a natureza do amor verdadeiro: persevera apesar de todos os obstáculos. O amor é muito mais que atração física ou relação sexual.

> *Põe-me como selo sobre o teu coração, como selo sobre o teu braço, porque o amor é forte como a morte, e duro como a sepultura, o ciúme; as suas brasas são brasas de fogo, são veementes labaredas. As muitas águas*

---

[11] O sufixo "te" no verbo "despertar" é segunda pessoa do singular, no gênero masculino: עוֹרַרְתִּיךָ

[12] Fica difícil imaginar que Bate-Seba tenha dado à luz seu segundo filho, Salomão, debaixo de uma macieira, mas é o que o texto sugere. Por isso alguns têm mudado a referência para ser à mãe *dela*, ou seja, que ele fala do lugar onde *ela* foi despertada ao amor, mas sem o respaldo da gramática do texto (veja a nota anterior).

[13] TANNER, "History", p. 46.

não poderiam apagar o amor, nem os rios, afogá-lo; ainda que alguém desse todos os bens da sua casa pelo amor, seria de todo desprezado.

Ela clama para que ele a faça como "selo" sobre o braço dela.[14] O selo tradicionalmente era uma pedra ou anel usado para estampar uma marca de autenticidade num objeto, assim "selando-o" como posse particular protegida (veja Gn 38:18; Ag 2:23; Jr 22:24). O selo em si era um bem precioso para o dono, e tinha de ser guardado a sete chaves. Ela pede que Salomão trate-a como um tesouro especial.[15] Nesse caso, ela quer que o selo fique sobre o coração (centro das emoções, intelecto, vontade) e o braço (símbolo de poder).

O final do versículo 6 e o versículo 7 oferecem uma descrição da natureza invencível do amor que persevera e conquista todos os obstáculos. Há seis afirmações sobre a natureza do amor que soam semelhantemente a 1Coríntios 13.[16]

1. A ideia do selo traz o conceito de "votos" e representa uma garantia do amor (8:6a).
2. O amor é tão irresistível como a morte (v. 6b). A morte conquista tudo e todos, mas amor também supera toda oposição. Como a morte, o amor verdadeiro é irreversível e permanente (veja a ilustração desse amor no livro de Oseias).
3. O amor é tão ciumento como o sepulcro (v. 6c).[17] Assim como o Sheol, o lugar dos mortos que não liberta os que ali entram, o amado não solta a amada. O amor é "duro"[18] ou "severo" nesse sentido. No texto bíblico, existem dois tipos de ciúmes — (1) o perverso e cobiçoso e (2) o zeloso. Os ciúmes de Deus são zelosos, pois Deus zela pela sua própria glória (Êx 20:5; Dt 4:24). O amor verdadeiro tem esse lado zeloso que deseja proteger o amado e o relacionamento em si (veja Pv 6:34).
4. O amor é como fogo e gerado por Deus (v. 6d). Fogo e amor são intensos e poderosos.[19] É possível que esse versículo tenha a única

---
[14]חוֹתָם
[15]TANNER, p. 158.
[16]PATTERSON, p. 116.
[17]קָשָׁה כִשְׁאוֹל
[18]קָשָׁה
[19]RYKEN, p. 288.

referência a Deus em todo o livro, mas há dúvidas sobre se a tradução deve ser "fogo de Deus" ou "chama de fogo, labareda flamejante".[20]

5. O amor não pode ser extinguido (v. 7a). Nenhum outro texto descreve em termos tão lindos a natureza perseverante do amor. Nem mesmo um *tsunami* será capaz de apagar o amor!

6. O amor vale mais que tudo (v. 7b). Amor verdadeiro é sem preço. Se alguém tentasse comprar o amor, seria ridicularizado, pois o amor comprado não é amor, mas prostituição.

> Salomão foi um homem de muitas amantes, e Cântico dos Cânticos é o relato de um dos relacionamentos que sobrepujou todos os outros [...] O pano de fundo deles foi notavelmente diferente. Ele cresceu nas cortes reais de Jerusalém, enquanto ela está acostumada ao trabalho duro das vinhas debaixo de um sol escaldante. Ele conhecia muitas mulheres [...] mas ela era virgem guardada debaixo do escrutínio dos irmãos.
>
> Salomão podia lhe oferecer uma vida nas cortes reais, mas ela tinha algo muito maior para oferecer a ele. Ela podia ensinar-lhe sobre um amor piedoso baseado em compromisso, um amor que precisava ser mutuamente exclusivo para experimentar seu ponto alto. Tal amor custaria caro (8:7). Era mais que dinheiro podia comprar, mais até do que Salomão podia oferecer. Então ela se torna a heroína do livro e ela (e não Salomão) apresenta a homilia moral na conclusão do livro.[21]

Aplicação

Uma pergunta que precisa ser respondida nessa altura do livro é: "Onde podemos conseguir um amor como aquele descrito no livro?" Sem ser simplista demais, a resposta é que Deus é a única possível fonte desse amor. É ele que pronuncia a bênção sobre o casal no ponto central do livro (5:1b). E ele é o único que capacita homens e mulheres falhos e

---

[20] שַׁלְהֶבֶתְיָה — Muitos entendem o sufixo "yah" no final da palavra "chama" (שַׁלְהֶבֶת) como sendo a única referência a Deus ("Yah" = YHWH = Yahweh ou Jeová/Javé) no livro (שַׁלְהֶבֶתְיָה); veja a nota na margem da *NVI*. Se for uma referência a Deus, o efeito seria o de transformar o termo num superlativo "chama de Yah" ou "chama poderosa" (veja BDB, s.v. שַׁלְהֶבֶת). A *Septuaginta*, a versão *Siríaca* e a *Vulgata* entendiam o sufixo como sendo a terminação da terceira pessoa do singular feminina num substantivo plural ("suas chamas"), e não uma abreviatura do nome divino "Yah" ou "chama de Yah".

[21] Tanner, p. 160.

fracos a se amarem mutuamente com amor "outrocêntrico". Como o apóstolo João nos lembra, Deus é amor (1Jo 4:16) e nós conseguimos amar porque ele nos amou: *Amados, amemo-nos uns aos outros, porque o amor procede de Deus; e todo aquele que ama é nascido de Deus e conhece a Deus* (1Jo 4:7; cf. 1Jo 3:1; 4:8,10,12,16,20; 5:1,3).

O auge da revelação do amor de Deus é a cruz de Cristo (Jo 3:16; Rm 5:8). Assim como o casal descreve a natureza do amor nesse texto, o amor que Cristo demonstrou é irresistível, ciumento (nos persegue até o fim — veja Os 11:4), gerado por Deus, não pode ser extinguido e vale mais que tudo. Mas o amor de Cristo também foi doloroso (8:5), pois custou-lhe sua própria vida.

Deus quer construir nosso lar (Sl 127:1) sobre o alicerce desse amor, capaz de reverter os efeitos da Queda entre nós.[22]

6. O amor se prepara e se preserva puro para a pessoa amada (8:8-10)

> *Temos uma irmãzinha que ainda não tem seios; que faremos a esta nossa irmã, no dia em que for pedida? Se ela for um muro, edificaremos sobre ele uma torre de prata; se for uma porta, cercá-la-emos com tábuas de cedro. Eu sou um muro, e os meus seios, como as suas torres; sendo eu assim, fui tida por digna da confiança do meu amado.*

O final do livro representa um *flashback* inesperado. De repente, uma nova vinheta apresenta o diálogo dos irmãos dela, provavelmente encarregados dos cuidados familiares (na ausência de qualquer pai na história) e especialmente da proteção da sua irmãzinha. Sabemos que o episódio representa uma recordação de algo muito tempo atrás porque eles se referem à Sulamita como sua *irmãzinha que ainda não tem seios* (v. 8).

Como o casal encontrou um amor tão forte? O texto responde que um amor assim não vem por acaso. Além da providência de Deus (que será vista nos v. 11,12), entendemos que parte da resposta é que vem:

- Pelas decisões da família em prol da pureza dela (Ct 8:8).
- Pela decisão dela, que escolheu o caminho mais difícil (8:10).

---

[22] Glickman, entrevista, p. 10-11.

Mais uma vez, encontramos nas Escrituras o tema duplo de soberania divina e responsabilidade humana.

Para encontrar um amor duradouro, o papel da "multidão de conselheiros" é muito importante. Na ausência do pai, os irmãos da Sulamita ocuparam esse papel. (Na ausência de uma família cristã, o jovem hoje pode contar com conselheiros sábios, líderes na igreja, pastores, presbíteros, amigos e amigas piedosos.)

A família da Sulamita se preocupou o suficiente com ela para discipliná-la e encorajá-la na direção certa. Os irmãos dela olharam para o futuro e fizeram provisão para a irmãzinha deles. Eles a prepararam para o casamento dela.[23]

O ponto desse pequeno diálogo é mostrar que a história do amor encantado do casal não aconteceu por acaso. Houve preparação e planejamento, e a família da amada assumiu, junto com ela, a responsabilidade para que ela chegasse ao altar matrimonial como mulher pura, virgem.

Os irmãos fazem uma pergunta retórica: "O que faremos", para reconhecer sua responsabilidade como protetores e guardiões da sua irmã. No versículo 9, eles resolvem vigiá-la e ao comportamento dela diante de duas opções figurativamente descritas: ela poderia ser um muro, ou seja, um "jardim fechado e selado" que não deixa ninguém entrar até o momento certo, ou poderia ser uma porta, que abre a qualquer hora para qualquer um. No primeiro caso, eles resolvem honrá-la, como se fossem construir uma torre de prata sobre ela. No segundo caso, eles iriam tomar providências para que a porta não se abrisse mais.

O versículo 10 faz um avanço rápido para o presente e explica o que realmente aconteceu. A Sulamita dá testemunho de ter sido um muro, seus seios como torres (protegidas, valiosas e nobres) que ninguém havia escalado antes do rei. Por isso, ela tinha um presente nobre para entregar a ele nas núpcias — sua virgindade. E esse fato fez com que o marido tivesse paz no relacionamento — talvez a ideia de total confiança nela, como a *ARA* traduz: "fui tida por digna da confiança do meu amado". Mas uma tradução mais literal diz: "então serei aos olhos dele como aquela que encontra (ou 'providencia') *paz*"[24] (veja tb. *NVI, ARC* e *A21*). Aqui encontramos um jogo de palavras sutil, mas fascinante. A palavra

---

[23] Patterson, p. 119.
[24] אָז הָיִיתִי בְעֵינָיו כְּמוֹצְאֵת שָׁלוֹם׃

hebraica para "paz" (*šālôm*) soa como os nomes de Salomão (*šelōmōh*) e Sulamita (*šulamît*), ou seja, o homem de paz encontra paz na mulher da paz pelo comportamento puro que ela demonstrou.

Glickman sugere que os irmãos foram muito espertos, oferecendo um prêmio pela obediência e um castigo pela desobediência, ou seja, colocando uma casquinha de sorvete na frente dela e um forcado atrás![25]

Aplicações

Há várias aplicações desse texto para nós:

1. A família tem grande responsabilidade na proteção do testemunho moral dos seus membros.
2. A pureza moral é um presente de valor incalculável para se entregar ao cônjuge nas núpcias e gera grande confiança entre o casal.
3. Existe a possibilidade de reconquistar a pureza moral mesmo depois de perdida (note que os irmãos iriam tomar providências caso descobrissem que a irmã fosse promíscua; de um jeito ou de outro, eles iriam fechar a porta).
4. Deus honra a paciência e a pureza em relacionamentos com o sexo oposto.

7. O amor se lembra da soberania de Deus em sua história (8:11,12)

> *Teve Salomão uma vinha em Baal-Hamom; entregou-a a uns guardas, e cada um lhe trazia pelo seu fruto mil peças de prata. A vinha que me pertence está ao meu dispor; tu, ó Salomão, terás os mil siclos, e os que guardam o fruto dela, duzentos.*

Toda história de amor é um testemunho à soberania e providência de Deus. "O amor não pode ser comprado, mas pode ser dado por Deus por providência (8:8,9), trabalhando com responsabilidade pessoal (8:10), que culmina na entrega mútua de uma pessoa à outra" (8:11,12).[26]

---

[25] GLICKMAN, p. 106.
[26] Ibidem, p. 186.

Numa espécie de *flashback*, a Sulamita recorda o início do relacionamento, talvez o primeiro encontro com o rei. O relacionamento com seu testemunho dado no início do livro fica óbvio. Lá ela explicou a razão de ficar tão morena: os irmãos, irados com ela por algum motivo, a haviam forçado a trabalhar como guarda das vinhas (1:6). Mas aquela experiência que poderia ter sido causa de mágoas e ressentimento, na providência de Deus acabou levando-a ao encontro inesperado com o dono das vinhas, Salomão. A história nos lembra da providência divina na vida de José depois de ser vendido por seus irmãos à escravidão. O que os outros intentaram contra ele para o mal, Deus transformou em bem (Gn 50:20).

Ela explica que o rei tinha a vinha na região de Baal-Hamon (região desconhecida hoje, mas provavelmente no norte de Israel). A vinha foi arrendada para a família da Sulamita (1:6), talvez entre outras, com a esperança de que cada um devolveria mil peças de prata (cerca de 12 quilos) no final da colheita. Fazendo a comparação com o início do livro, entendemos que foi justamente numa das visitas do rei à vinha que os dois se encontraram fortuitamente.

A mensagem para jovens (e seus pais) hoje não pode ser perdida. A Sulamita poderia ter achado que estava no fim do mundo, abandonada numa vinha, sem perspectivas, sem chance de encontrar o "príncipe encantado". Mas Deus é soberano, e, assim como José testemunhou para seus irmãos, o que eles haviam intentado para o mal, Deus o tornou em bem (cf. Gn 50:20; veja tb. Rm 8:28). A mensagem do livro reitera outra vez, em outras palavras: o amor tem que ser despertado e acordado por Deus!

Passando da vinha literal para a vinha figurativa (como a Sulamita também já o fez em 1:6), no versículo 12 ela coloca a vinha dela (que representa a sua vida) ao dispor do rei. E promete que ele receberá tanto ela como "fruto" como os mil siclos de prata também!

No final, ela até acrescenta que aqueles que guardavam o fruto da vinha, nesse contexto os próprios irmãos dela, iriam receber sua recompensa também — 200 siclos de prata. Ou seja, assim como José demonstrou graça e perdão aos irmãos dele porque acreditava na soberania de Deus em sua história, a Sulamita estende graça e gratidão aos irmãos dela.

Holmyard resume a beleza desse momento no final do livro:

> Assim como os guardiões das vinhas de Salomão lhe trouxeram mil siclos de prata para ele como o dono (v. 11), assim a Sulamita lhe ofereceu os

mil siclos de prata da vinha dela (v. 12). Os "guardiões" da vinha dela que mereciam os outros duzentos siclos de prata parecem ser os irmãos dela. Se o fato de ela ter que cuidar da vinha foi a estratégia dos irmãos para mantê-la pura, como 8:8,9 e 1:6 podem sugerir, então a razão de ela não ter guardado sua própria vinha (1:6) foi porque os irmãos dela haviam feito isso, com bons resultados. Mas, mesmo que a vinha fosse simplesmente propriedade dela, a questão ficaria evidente de que o que era dela pertencia, agora, a Salomão. Em vez de casar para ganhar as riquezas dele, ela casou para entregar-lhe suas riquezas.[27]

8. O amor traz alegria ao conversar com a pessoa amada (8:13)

Ó tu que habitas nos jardins, os companheiros estão atentos para ouvir a tua voz; faze-me, pois, também ouvi-la.

Há uma grande lição em como o livro termina. Muitas vezes, com o passar do tempo, há um esfriamento no amor. O marido, que antes ansiava por ouvir a voz da esposa (2:14), agora cansa de ter de conversar com ela. As demonstrações de afeto que ela ansiava dar a ele (1:2) se transformam em "dor de cabeça" e outras desculpas para não ter que se entregar novamente a ele. Mas os últimos dois versículos do texto mostram que é possível, sim, reverter esse quadro. Notamos uma ironia: ele quer conversar com ela, e ela quer oferecer intimidade a ele! Esse é o efeito sobrenatural da graça e do amor de Deus quando derramado no casamento.

Quando comparamos as palavras dele no final com o que disse no início do livro (2:14), é notável que revelam a mesma intensidade de desejo de crescer no conhecimento dessa mulher fascinante.[28] Esse é um dos papéis do homem refeito à imagem de Jesus. O apóstolo Pedro ressalta: *Maridos, vós, igualmente, vivei a vida comum do lar, com discernimento* [lit., "conhecimento"]; *e, tendo consideração para com a vossa mulher como parte mais frágil, tratai-a com dignidade, por isso que sois, juntamente, herdeiros da mesma graça de vida, para que não se interrompam as vossas orações* (1Pe 3:7).

---

[27] HOLMYARD III, Harold R. "Solomon's perfect one", *Bibliotheca Sacra*, 155 (April-June, 1998), p. 168.
[28] GLICKMAN, p. 111.

9. O amor se renova e celebra por meio da intimidade sexual do casal (8:14)

Vem depressa, amado meu, faze-te semelhante ao gamo ou ao filho da gazela, que saltam sobre os montes aromáticos.

Com o último versículo, o ciclo se fechou. O desejo pela intimidade física, que ela expressou no início, agora pode ser livre e espontaneamente realizado. Ela convida o marido a mais uma vez celebrar o amor deles, usando a mesma analogia dos cervos e filhotes de gazela, cheios de vigor e alegria, para saltar sobre os montes, que mais uma vez representam os seios dela (cf. 2:17).

Conclusão

É assim que o livro termina. Que mensagem importante para nós! Em dias em que a esperança para a família desvanece, existe a possibilidade de um relacionamento duradouro, maduro e ainda apaixonado.

A mensagem do livro fica clara e lindamente desenvolvida ao longo dele: o amor verdadeiro amadurece pelas etapas da vida com paciência, pureza e perseverança. O amor verdadeiro, como o amor de Deus, é "outrocêntrico" — sempre busca o que é interessante para o outro. "As últimas palavras do casal nos lembram que o romance do namoro continua no romance do casamento."[29]

> Cântico dos Cânticos mostra que sexo dentro do casamento não é "sujo". A atração física entre homem e mulher e a realização dos seus desejos no casamento são naturais e honrosas. Mas o livro faz muito mais que exaltar a atração física entre os sexos. Também honra as qualidades agradáveis na personalidade dos amantes. Ao mesmo tempo, a pureza moral antes do casamento é louvada (cf. 4:12). Sexo antes do casamento não tem lugar no plano de Deus (2:7; 3:5). Fidelidade antes e depois do casamento é exigida e honrada (6:3; 7:10; 8:12). Tal fidelidade no amor matrimonial retrata de forma linda o amor de Deus e seu compromisso com o seu povo.[30]

---

[29] Glickman, p. 112.
[30] Deere, p. 1025.

"O verdadeiro amor é um desejo interminável de suprir os anseios mais profundos do cônjuge."[31]

Pelo fato de que o desfecho do livro é uma recapitulação dos seus temas principais, não deve ser surpresa o fato de aqui encontrarmos novamente a lição principal do livro: *O verdadeiro amor une de forma profunda e crescente aqueles que a ele se entregam em paciência, pureza e perseverança, refletindo assim o amor sobrenatural de Deus para com o seu povo.*[32]

| A grande ideia |
Se alguma coisa for capaz de apagar o amor, não foi amor!

Para discussão

1. Como o texto ressalta uma das mensagens centrais do livro: a importância da paciência na procura de um cônjuge?

2. Quais as maneiras pelas quais a mensagem de 8:7 resume a ideia central do livro: "As muitas águas não poderiam apagar o amor"?

3. Quando se compara o início e o fim do livro (1:2-4; 8:11,12), qual a mensagem sobre a soberania e a providência de Deus que sobressai?

4. Até que ponto jovens (ou seus pais) devem ser "proativos" na procura de um cônjuge? Onde fica a linha entre descansar na soberania de Deus e exercer responsabilidade humana nessa busca?

5. Qual o problema quando tentamos "casar" os solteiros ou fazemos comentários do tipo "Você não se casou ainda?"

6. Qual o papel que a família deve ter na preparação do jovem para o futuro casamento?

---

[31] Pinto, Carlos Osvaldo, *Foco*, p. 584.
[32] Adaptado de Pinto, Carlos Osvaldo, *Foco*, p. 585.

29

Fidelidade pactual

(Ml 2:10-16)

Não temos nós todos o mesmo Pai? Não nos criou o mesmo Deus? Por que seremos desleais uns para com os outros, profanando a aliança de nossos pais? Judá tem sido desleal, e abominação se tem cometido em Israel e em Jerusalém; porque Judá profanou o santuário do Senhor, o qual ele ama, e se casou com adoradora de deus estranho O Senhor eliminará das tendas de Jacó o homem que fizer tal, seja quem for, e o que apresenta ofertas ao Senhor dos Exércitos. Ainda fazeis isto: cobris o altar do Senhor de lágrimas, de choro e de gemidos, de sorte que ele já não olha para a oferta, nem a aceita com prazer da vossa mão.
E perguntais: Por quê? Porque o Senhor foi testemunha da aliança entre ti e a mulher da tua mocidade, com a qual tu foste desleal, sendo ela a tua companheira e a mulher da tua aliança. Não fez o Senhor um, mesmo que havendo nele um pouco de espírito? E por que somente um? Ele buscava a descendência que prometera. Portanto, cuidai de vós mesmos, e ninguém seja infiel para com a mulher da sua mocidade. Porque o Senhor, Deus de Israel, diz que odeia o repúdio e também aquele que cobre de violência as suas vestes, diz o Senhor dos Exércitos; portanto, cuidai de vós mesmos e não sejais infiéis.

Apatia espiritual inevitavelmente manifesta-se nos casamentos e nas famílias, primeiro na sociedade maior, depois entre o povo de Deus. Uma das primeiras evidências de decadência é a desintegração de valores familiares. Vez após vez, esse cenário tem se repetido na história das grandes civilizações do mundo. Não é de admirar que a descrição que o apóstolo Paulo dá dos últimos tempos inclua muitos pecados que envolvem a família:

Sabe, porém, isto: nos últimos dias, sobrevirão tempos difíceis, pois os homens serão EGOÍSTAS, AVARENTOS, jactanciosos, ARROGANTES, blasfemadores, DESOBEDIENTES AOS PAIS, INGRATOS, irreverentes, DESAFEIÇOADOS, IMPLACÁVEIS, CALUNIADORES, SEM DOMÍNIO DE SI, CRUÉIS, inimigos do bem, TRAIDORES, atrevidos, ENFATUADOS, mais amigos dos prazeres que amigos de Deus, tendo forma de piedade, negando-lhe, entretanto, o poder. Foge também destes (2Tm 3:1-5).

A infidelidade conjugal evidencia a desestruturação da família. O pouco caso com que se trata a família revela a desintegração da sociedade. Mesmo tendo uma "forma de piedade", como disse Paulo, falta o poder de efetuar transformações verdadeiras. O aumento exponencial do adultério e do divórcio em nossos dias reflete essa espiritualidade morna.

Nos dias de Malaquias, as coisas andavam do mesmo jeito. Muitos anos depois do retorno do povo de Deus do exílio, mesmo havendo se livrado da antiga praga da idolatria, pairava sobre o povo uma apatia e letargia espiritual. Sua indiferença a Deus, apesar de uma aparente religiosidade, mas que era oca e rotineira, refletia um coração distante do seu grande Deus (Ml 1:11,14) e que precisava ser exposto por Deus.

Contexto

Malaquias representa Deus como Procurador que "processa" o povo de Deus por meio de uma série de interrogações visando acordá-lo da sonolência e restaurar seu fervor espiritual. O povo estava preocupado porque Deus havia retido a bênção, apesar da sua aparente religiosidade (cf. Ml 2:13; 3:11). Deus estava preocupado porque o povo servia a ele com uma ortodoxia morta, como se ele fosse um Deus morto, e não um grande Rei.

Malaquias 2:10-16 apresenta a terceira disputa de Deus com seu povo. Dois males matrimoniais e pactuais, não necessariamente diretamente relacionados, revelavam a baixa temperatura espiritual do povo. Casamentos mistos com pagãos e infidelidade conjugal manifestada em divórcio tinham como denominador comum a infidelidade às alianças que o povo tinha firmado com e diante de Deus.

O autor de Eclesiastes já havia advertido o povo de Deus quanto à seriedade de seus votos. Como Malaquias, ele lembra o povo de que Deus é um grande Deus, o Rei acima de todos os reis, e que promessas feitas diante dele tinham que ser cumpridas:

> Guarda o teu pé, quando entrares na Casa de Deus; chegar-se para ouvir é melhor do que oferecer sacrifícios de tolos, pois não sabem que fazem mal. Não te precipites com a tua boca, nem o teu coração se apresse a pronunciar palavra alguma diante de Deus; porque Deus está nos céus, e tu, na terra; portanto, sejam poucas as tuas palavras [...] Quando a Deus fizeres algum voto, não tardes em cumpri-lo; porque não se agrada de tolos. Cumpre o voto que fazes. Melhor é que não votes do que votes e não cumpras (Ec 5:1,2,4,5).

Em Malaquias 2:10-16, encontramos uma rodada de interrogações que focaliza a infidelidade de Judá às alianças com Deus. Esse adultério espiritual (veja Tg 4:4) foi evidenciado em casamentos mistos com idólatras (2:10-12). Mas também foi demonstrado em deslealdade à aliança matrimonial, especialmente no divórcio (2:13-16). Infidelidade conjugal e apatia espiritual estão ligadas nessa passagem que culmina na declaração de Javé de que odeia o repúdio (cf. 2:16).

1. Infidelidade à aliança divina: O jugo desigual (2:10-12)

> Não temos nós todos o mesmo Pai? Não nos criou o mesmo Deus? Por que seremos desleais uns para com os outros, profanando a aliança de nossos pais? Judá tem sido desleal, e abominação se tem cometido em Israel e em Jerusalém; porque Judá profanou o santuário do Senhor, o qual ele ama, e se casou com adoradora de deus estranho. O Senhor eliminará das tendas de Jacó o homem que fizer tal, seja quem for, e o que apresenta ofertas ao Senhor dos Exércitos.

Malaquias inicia essa terceira disputa com uma série de três perguntas retóricas no versículo 10.

A ideia parece ser assim: "Todos nós pertencemos à mesma família. Deus é nosso Pai. Ele nos criou como seu povo especial. Ele fez uma aliança conosco, para ser nosso Deus, e nós, o seu povo. Vocês não entendem que o pecado de um afeta todos? O casamento misto dilui a pureza do povo de Deus, da família de Deus e, no fim, anula o pacto com Deus".

O versículo 11 vai além e especifica a maneira pela qual o povo tinha sido "desleal"[1] — palavra-chave que liga tanto o problema do casamento misto com o do divórcio (veja v. 14): *Judá tem sido desleal, e abominação se tem cometido em Israel e em Jerusalém; porque Judá profanou o santuário do SENHOR, o qual ele ama, e* SE CASOU COM ADORADORA DE DEUS ESTRANHO.[2]

Então, o pecado do povo foi sua infidelidade em não seguir os termos da aliança mosaica, que estipulava bênçãos e maldições pela obediência e desobediência ao pacto (veja Lv 26; Dt 28). No tempo de Malaquias, o povo não entendia por que Deus não abençoava seus sacrifícios e rituais religiosos. Mas sua religião disfarçada era uma fachada que escondia um coração oco, incircunciso e distante de Deus.

Uma das estipulações fundamentais da aliança palestiniana feita no tempo de Moisés era a provisão para sua pureza em termos de casamentos com outros membros da comunidade pactual:

> *Abstém-te de fazer aliança com os moradores da terra para onde vais, para que te não sejam por cilada* [...] *para que não faças aliança com os moradores da terra; não suceda que, em se prostituindo eles com os deuses e lhes sacrificando, alguém te convide, e comas dos seus sacrifícios e tomes mulheres das suas filhas para os teus filhos, e suas filhas, prostituindo-se com seus deuses, façam que também os teus filhos se prostituam com seus deuses* (Êx 34:12,15,16; veja Js 23:12,13).

> *Não farás com elas* [as nações idólatras] [...] *nem contrairás matrimônio com os filhos dessas nações; não darás tuas filhas a seus filhos, nem tomarás suas filhas para teus filhos; pois elas fariam desviar teus filhos de mim, para que servissem a outros deuses* (Dt 7:2b-4a).

Vemos a seriedade com que Deus trata desse problema no livro de Neemias, contemporâneo de Malaquias:

---

[1] בָּגַד (*bāgad*). A ideia é de traição, alguém que engana outro e lhe dá uma "facada nas costas". Isaías 24:16 usa uma forma da palavra quatro vezes para descrever a traição que caracterizará os últimos dias do julgamento divino sobre a terra: ... *Os pérfidos tratam perfidamente; sim, os pérfidos tratam mui perfidamente*.

[2] A expressão "adoradora de deus estranho" é literalmente "filha de deus estranho" (בַּת־אֵל נֵכָר), isto é, o casamento foi com alguém intimamente relacionado com deuses estranhos.

Vi também, naqueles dias, que judeus haviam casado com mulheres asdoditas, amonitas e moabitas. Seus filhos falavam meio asdodita e não sabiam falar judaico, mas a língua de seu respectivo povo. Contendi com eles, e os amaldiçoei, e espanquei alguns deles, e lhes arranquei os cabelos, e os conjurei por Deus, dizendo: Não dareis mais vossas filhas a seus filhos e não tomareis mais suas filhas, nem para vossos filhos nem para vós mesmos. Não pecou nisto Salomão, rei de Israel? Todavia, entre muitas nações não havia rei semelhantes a ele, e ele era amado do seu Deus, e Deus o constituiu rei sobre todo o Israel. Não obstante isso, as mulheres estrangeiras o fizeram cair no pecado. Dar-vos-íamos nós ouvidos, para fazermos todo este grande mal, prevaricando contra o nosso Deus, casando com mulheres estrangeiras? (Ne 13:23-27; veja tb. Ed 9:1,2,10-12).³

O pecado de Israel no casamento desigual é chamado de "abominação".⁴ O termo trata de algo "repugnante" diante de Deus por ter ferido a unidade do seu povo ("Não temos nós todos o mesmo Pai? Não nos criou o mesmo Deus?") e por ter profanado a sua santidade.⁵

O versículo 12 termina com uma advertência em termos coerentes com a aliança: *O Senhor eliminará das tendas de Jacó o homem que fizer tal, seja quem for, e o que apresenta ofertas ao Senhor dos Exércitos*. "Ser eliminado" é literalmente "ser cortado" e envolve uma forma *da lex talionis*, em que o legado (a descendência) do homem deixaria de existir como resultado da sua deslealdade familiar no casamento misto. Na tentativa de preservar um legado do seu jeito, iria perder seu legado.⁶

Deus não iria abençoar aqueles que tratavam com tanto desdém o pacto que haviam firmado com ele. Como grande Rei, ele tinha que honrar aqueles termos, que garantiam maldição sobre os infiéis, mesmo

---

³ Veja também Neemias 10:30; 13:1-3.
⁴ תּוֹעֵבָה (*tôʿēbâ*).
⁵ קֹדֶשׁ (*qōdeš*) é literalmente "santidade". A referência pode ser ao santuário do Senhor como *loco* da sua presença santa, como também pode se referir no sentido mais genérico à profanação da identidade do povo de Deus como um povo à parte, que parece ser mais coerente com o argumento desse parágrafo.
⁶ De passagem, é interessante notar que, em 1Pedro 3:7, Deus também diz que o marido insensível à sua esposa terá suas orações "cortadas". ἐγκόπτεσθαι (*engkoptesthai*) — o verbo ἐγκόπτω, "impedir, restringir", inclui uma raiz com a ideia de "cortar". Como veremos mais adiante, não está claro em 1Pedro 3:7 se as orações do homem insensível não serão ouvidas, ou se as orações em conjunto *do casal* serão impedidas de acontecer. A primeira opção é a mais provável.

que continuassem apresentando ofertas e sacrifícios diante dele — atitude de extrema hipocrisia e incoerência espiritual. Como Samuel falara a Saul muitos anos antes, *Tem, porventura, o Senhor tanto prazer em holocaustos e sacrifícios quanto em que se obedeça à sua palavra? Eis que o obedecer é melhor do que o sacrificar, e o atender, melhor do que a gordura de carneiros. Porque a rebelião é como o pecado de feitiçaria, e a obstinação é como a idolatria e culto a ídolos do lar* (1Sm 15:22,23).

Aplicação

Mais de oitenta textos da Palavra de Deus advertem contra o chamado "jugo desigual". Começamos a entender a razão por trás dessas advertências quando compreendemos o propósito divino do casamento como reflexo da imagem de Deus e do amor de Jesus por sua igreja. Quando apreciamos a seriedade eterna de transmitir a fé à próxima geração, e quando compreendemos que a nossa salvação em Cristo constitui uma nova aliança selada em seu sangue (veja 1Co 11:25), percebemos a seriedade com que Deus trata o casamento. Diluir a perpetuidade da nossa aliança com Deus por meio de alianças entre luz e trevas (2Co 6:14) constitui um perigo não somente para o casamento, mas para todo o povo de Deus.

2. Infidelidade à aliança conjugal: divórcio (2:13-16)

A segunda grande queixa nessa disputa de Deus com seu povo também envolve infidelidade pactual. Dessa vez, trata-se de infidelidade para com a aliança matrimonial, selada com o cônjuge, mas também assumida diante de Deus. Nessa disputa, aprendemos algumas lições importantes sobre como Deus encara o casamento.

O parágrafo começa descrevendo a hipocrisia do povo (que liga o texto com o versículo anterior), que lamentava o fato de que Deus não aceitava seus sacrifícios.

A. A hipocrisia do povo (v. 13)

> *Ainda fazeis isto: cobris o altar do Senhor de lágrimas, de choro e de gemidos, de sorte que ele já não olha para a oferta, nem a aceita com prazer da vossa mão.*

O povo não entendia por que Deus não mais aceitava suas ofertas. Como ficou sabendo disso, o texto não nos informa, mas podemos especular que a falta de bênção sobre a pequena comunidade dos exilados de volta na terra apontava esse fato para ele. Por isso, apesar da sua aparente ortodoxia nas práticas religiosas, Deus retinha sua bênção, e eles choravam, lamentavam e clamavam a Deus. Mas seu choro foi hipócrita. "Os israelitas continuavam fazendo aquilo que era detestável aos olhos do Senhor e choravam, de uma forma hipócrita, como se não soubessem o que estava acontecendo. Mas Deus deixa claro por que estava rejeitando as ofertas deles."[7]

O texto ecoa o que Deus falou surpreendentemente no capítulo 1: *Tomara houvesse entre vós quem feche as portas* [do templo]*, para que não acendêsseis, debalde, o fogo do meu altar. Eu não tenho prazer em vós, diz o* SENHOR *dos Exércitos, nem aceitarei da vossa mão a oferta* (Ml 1:10).

Provérbios 19:3 trata de atitudes semelhantes quando diz: *A estultícia do homem perverte o seu caminho, mas é contra o SENHOR que o seu coração se ira.* Infelizmente, o ser humano demonstra sua estultícia quando comete o mesmo pecado inúmeras vezes, na expectativa de que *desta* vez o resultado seja diferente. Mas sabemos que *de Deus não se zomba; pois aquilo que o homem semear, isso também ceifará* (Gl 6:7).

Mesmo sendo um Deus misericordioso e gracioso, há limites para sua paciência. Provérbios 1 também denuncia os tolos que acham que podem tratar a sabedoria divina como se fosse uma prostituta — ignorada até a hora da necessidade e depois chamada conforme a vontade do tolo. O resultado é desastroso para o tolo:

> *Mas, porque clamei, e vós recusastes; porque estendi a mão, e não houve quem atendesse; antes, rejeitastes todo o meu conselho e não quisestes a minha repreensão; também eu me rirei na vossa desventura, e, em vindo o vosso terror, eu zombarei, em vindo o vosso terror como a tempestade, em vindo a vossa perdição como o redemoinho, quando vos chegar o aperto e a angústia. Então, me invocarão, mas eu não responderei; procurar-me-ão, porém não me hão de achar. Porquanto aborreceram o conhecimento e não preferiram o temor do* SENHOR*; não quiseram o meu conselho e desprezaram*

---

[7] Lucas Carvalho.

toda a minha repreensão. Portanto, comerão do fruto do seu procedimento e dos seus próprios conselhos se fartarão (Pv 1:24-31).

B. A resposta de Deus (v. 14-16)

Deus explica a razão da rejeição dos sacrifícios. Mais uma vez, ela está relacionada à mornidão espiritual manifestada na infidelidade pactual. Pela terceira vez em três versículos,[8] a insensibilidade espiritual do povo se destaca. Este não entendia por que Deus não o abençoava, mesmo que trouxesse suas ofertas religiosamente: *E perguntais: Por quê?* (v. 14a).

A resposta é que o Senhor foi a testemunha principal da aliança matrimonial feita entre os casais. Seu nome estava sendo desonrado quando o povo tratava aqueles votos de forma leviana. Deus tenta convencer o povo do absurdo que era tal prática com uma série de argumentos emotivos e lógicos que revelam o *status* exaltado que o casamento tem aos seus olhos. Podemos dividir a resposta de Deus sob três argumentos que explicam a razão por que ele rejeitava suas ofertas:

- Deus foi a verdadeira testemunha do pacto feito entre os cônjuges (v:14a).
- O casamento tem como natureza uma amizade pactual (v. 14b).
- O propósito do casamento é ser fonte de um legado perpétuo (v. 15,16).

1. Deus como testemunha da aliança (v. 14a)

E perguntais: Por quê? Porque o Senhor *foi testemunha da aliança entre ti e a mulher da tua mocidade, com a qual tu foste desleal, sendo ela a tua companheira e a mulher da tua aliança.*

Já vimos em Gênesis 2:24 que o casamento bíblico se define como aliança. A fidelidade aos pactos reflete a fidelidade de Javé, o Deus eterno, à sua Palavra. Esse atributo comunicável de Deus fica manchado quando votos são quebrados. Por isso, Deus trata com tanta seriedade a fidelidade à aliança conjugal.

---

[8] No final do versículo 12, Deus declara que iria eliminar o legado do povo que ainda apresentava ofertas; no versículo 13, eles lamentavam que Deus não aceitava as ofertas, mas não fizeram nada para mudar o quadro; no versículo 14, questionavam por que Deus não aceitava as ofertas.

A ideia de que casamento em sua essência constitui uma aliança ecoa nesse texto de Malaquias e também no livro de Provérbios:

Provérbios 2:17: *a qual deixa o amigo da sua mocidade e se esquece DA ALIANÇA DO SEU DEUS.*

Malaquias 2:14: ... *o SENHOR foi testemunha DA ALIANÇA ENTRE TI E A MULHER DA TUA MOCIDADE, com a qual tu foste desleal, sendo ela a tua companheira e A MULHER DA TUA ALIANÇA.*

Observe que essa aliança tem pelo menos duas dimensões:[9]

1. Com Deus — a implicação é que o próprio Deus é o Autor e a Testemunha de toda aliança matrimonial, a dimensão vertical da aliança.
2. Com o cônjuge — por duas vezes o texto enfatiza o aspecto horizontal da aliança como pacto feito entre o homem e a mulher, mas que foi violado pela deslealdade.

Esses dois textos de Provérbios 2:17 e Malaquias 2:14 estão relacionados de várias maneiras:

1. Ambos definem o relacionamento conjugal em termos de aliança.
2. Ambos descrevem o ideal para o casamento em termos de amizade (companheirismo).
3. Ambos alertam sobre o pecado de traição quando se trata com leviandade a aliança/amizade do casamento (adultério e divórcio).

Existe um jogo de palavras interessante no texto de Malaquias 2:14, que sutilmente junta as ideias de fidelidade à aliança e ao compromisso com a amizade conjugal. No texto hebraico, na frase que diz "sendo ela a tua *companheira*, e a mulher da tua *aliança*",[10] a palavra "companheira" חֲבֶרְתֶּךָ (*chaberetka*) e a palavra "aliança" בְּרִיתֶךָ (*beriyteka*) representam

---

[9] Talvez haja uma terceira dimensão implícita nos votos conjugais — a presença de *testemunhas*. Afinal de contas, sem a presença de testemunhas, não há provas de que um voto realmente foi assumido.
[10] הִוא חֲבֶרְתְּךָ וְאֵשֶׁת בְּרִיתֶךָ:

o que se chama de paronomásia, figura de linguagem em que "duas palavras semelhantes em som, mas não necessariamente em origem"[11] são ligadas, como se a intimidade do companheirismo fosse o resultado natural da aliança. "Ela é *chaberetka*, a esposa da *beriyteka*." Uma tentativa de expressar esse jogo em português resulta numa tradução como "Ela é tua aliada, a esposa da tua aliança".

Essa ideia nos leva naturalmente para a segunda razão por que Deus rejeitava os sacrifícios do povo: a natureza do casamento como uma amizade pactual, fato que aumentava a seriedade da traição representada pelo divórcio.

2. A natureza do casamento como amizade pactual (v. 14)

> *E perguntais: Por quê? Porque o* SENHOR *foi testemunha da aliança entre ti e a mulher da tua mocidade, com a qual tu foste desleal, sendo ela a tua companheira e a mulher da tua aliança.*

Malaquias caracteriza o casamento como sendo um relacionamento de companheirismo e intimidade que podemos chamar de amizade, fato que põe em relevo a incoerência chocante da traição do divórcio:

> ... *o* SENHOR *foi testemunha da aliança entre ti e a mulher da tua mocidade, com a qual tu foste desleal, sendo ela a tua* COMPANHEIRA *e a mulher da tua aliança* (v. 14).

No contexto, Judá tem sido infiel para com sua aliança com *Javé*, porque foi infiel para com sua aliança *diante* de *Javé*.

Outra vez, o casamento que é definido em termos de aliança, é descrito como amizade. O termo "teu companheiro" חֲבֶרְתֶּךָ (*chaberetka*) é diferente do termo "amigo" usado em Provérbios 2:16. Refere-se a um companheiro, alguém intimamente associado a outra pessoa, para o bem ou para o mal.[12] Em Juízes 20:11, foi usado para descrever os homens de Israel que foram "unidos" como se fossem um contra uma cidade.

Eclesiastes 4:9,10, um texto frequentemente aplicado ao casamento, mas que trata mais especificamente das vantagens do companheirismo

---

[11] BULLINGER, 1898, p. xxv.
[12] BDB 48, p. 288-289.

nas jornadas da vida, também usa a forma adjetiva do mesmo termo para descrever a vantagem de encontrar um parceiro (companheiro) em meio às dificuldades da vida:

> *Melhor é serem dois do que um, porque têm melhor paga do seu trabalho. Porque se caírem, um levanta o* COMPANHEIRO;[13] *ai, porém, do que estiver só; pois, caindo, não haverá quem o levante.*

É interessante notar mais uma vez os paralelos com Provérbios 2:16,17, que adverte contra a adúltera, que abandona o *amigo* da sua mocidade e se esquece da *aliança* que fez diante de Deus.

A palavra "amigo" (companheiro) descreve graficamente o ideal divino para o casamento. O termo "amigo" em Provérbios — אַלּוּף (*aluph*) — foi usado somente duas outras vezes no livro, com a ideia de "melhor" ou "mais chegado" amigo, um íntimo com quem alguém está totalmente à vontade e, por isso, completamente vulnerável (Pv 16:28; 17:9).[14]

Note alguns outros usos do mesmo termo no Antigo Testamento, que também refletem essas ideias de vulnerabilidade e traição:

- Jeremias 11:19: *Eu era como* MANSO *cordeiro, que é levado ao matadouro; porque eu não sabia que tramavam projetos contra mim...*
- Salmo 55:12,13: *Com efeito, não é inimigo que me afronta [...] nem é o que me odeia quem se exalta contra mim [...] mas és tu, homem meu igual, meu* COMPANHEIRO *e meu íntimo amigo.*
- Miqueias 7:5,6: *Não creiais no amigo, nem confieis no* COMPANHEIRO. *Guarda a porta de tua boca àquele que reclina sobre o teu peito. Porque o filho despreza o pai, a filha se levanta contra a mãe, a nora, contra a sogra; os inimigos do homem são os da sua própria casa.*

---

[13] Veja outros textos que empregam o termo:
- Juízes 20:11: ... *se ajuntaram [...] os homens de Israel,* UNIDOS *como um só homem.*
- Salmo 45:7: ... *por isso, Deus, o teu Deus, te ungiu com o óleo de alegria, como a nenhum dos teus* COMPANHEIROS.
- Salmo 119:63: COMPANHEIRO *sou de todos os que te temem...*

No sentido negativo, é usado acerca do companheiro mau: Cântico dos Cânticos 1:7; Isaías 1:23; Provérbios 28:24.

[14] O termo foi usado quase exclusivamente em contextos de traição, onde alguém que confiava completamente em um companheiro foi traído de morte (Jr 11:10; Sl 55:12,13; Mq 7:5).

- Provérbios 16:28: *O homem perverso espalha contendas, e o difamador separa os* MAIORES AMIGOS.
- Provérbios 17:9: *O que encobre a transgressão adquire amor, mas o que traz o assunto à baila separa os* MAIORES AMIGOS (cf. Jr 13:21).

O propósito da amizade à luz da Palavra de Deus — e também um dos grandes propósitos do casamento — é ser usado por Deus para esculpir a imagem de Cristo no companheiro. Esse também é um dos principais argumentos em prol do "jugo igual" de dois cristãos "con-jugados" no matrimônio com o mesmo Mestre e a mesma missão na vida (2Co 6:14-26):

> Qual é, então, a finalidade do casamento? É ajudar um ao outro a alcançar sua identidade gloriosa, a nova criação na qual Deus, a seu tempo, nos transformará [...].
> A maioria das pessoas, quando está à procura de um companheiro, quer encontrar uma escultura pronta, quando na verdade deveria estar procurando um bloco de mármore. Não para criar a pessoa que *você* quer, mas porque você vê o tipo de pessoa que Jesus está criando. Quando perguntaram a Michelangelo como ele esculpiu *Davi*, sua obra magnífica, conta-se que ele respondeu: "Olhei dentro do mármore e removi as lascas que não eram Davi".
> A Bíblia indica que seu cônjuge deve ser mais do que seu melhor amigo, mas não menos que isso.[15]

Deus não aceitava mais as ofertas hipócritas do povo quando este era infiel a ele como Testemunha do pacto conjugal e quando traía a amizade conjugal pelo divórcio.

O texto termina com uma terceira razão por que Deus rejeitava seus atos religiosos: eles feriram um dos principais propósitos do casamento sagrado, que era gerar uma descendência fiel a Deus.

3. O propósito do casamento como fonte de um legado eterno (v. 15,16)

> *Não fez o* SENHOR *um, mesmo que havendo nele um pouco de espírito? E por que somente um? Ele buscava a descendência que prometera.*

---

[15] KELLER, p. 146-147, 151.

> Portanto, cuidai de vós mesmos, e ninguém seja infiel para com a mulher da sua mocidade.
>
> Porque o SENHOR, Deus de Israel, diz que odeia o repúdio e também aquele que cobre de violência as suas vestes, diz o SENHOR dos Exércitos; portanto, cuidai de vós mesmos e não sejais infiéis.

O parágrafo conclui com uma última exortação para o povo se arrepender do pecado de infidelidade (a Deus e uns aos outros) no contexto matrimonial (o jugo desigual e o divórcio). Um dos propósitos do casamento era gerar uma descendência fiel a Javé (veja Gn 1:28; 9:7) para abençoar todas as famílias da terra (veja Gn 12:1-3; Sl 67). Mas o povo hipócrita minava esse propósito de duas maneiras: 1) seu mau exemplo de infidelidade pactual contaminava a próxima geração e 2) seus casamentos desfeitos dificultariam em muito a transmissão da fé para a próxima geração.

Esses dois versículos constam entre os mais difíceis de traduzir e entender no Antigo Testamento. Antes de entrarmos nos detalhes, podemos oferecer uma paráfrase que tenta captar o fluxo do argumento:

> Não fez o SENHOR, de dois, uma só carne, e lhes concedeu o seu Espírito? E por que somente um [de dois]? Porque ele buscava uma descendência fiel [como reflexo da sua própria fidelidade] de acordo com sua promessa. Portanto, tomem muito cuidado quanto a ninguém desonrar a Deus sendo infiel à esposa. Porque o SENHOR mesmo, o Deus que criou seu povo Israel, deixa claro que detesta o divórcio e também aquele que, em vez de ser fiel à sua aliança matrimonial, causa violência à sua esposa divorciada, diz [novamente] o SENHOR dos Exércitos; portanto, tomem muito cuidado de não serem infiéis!

Há dois passos no argumento do texto:

- Deus fez o casamento visando uma unidade conjugal que gerasse um legado fiel (v. 15).
- Deus detesta o divórcio porque, ao contrário de seu propósito de que o casamento reflita sua glória por meio de um relacionamento pacífico de unidade em diversidade, a separação causa violência (v. 16).

FIDELIDADE PACTUAL   463

Vamos analisar cada versículo cuidadosamente.

a. **Deus fez o casamento visando uma unidade conjugal que gerasse um legado fiel (v. 15)**

Para sentir a dificuldade de tradução do versículo 15, comparamos algumas versões bíblicas e oferecemos uma tradução literal do texto. A dificuldade maior é com a primeira metade do versículo:

Versão	Tradução
ARA	Não fez o Senhor um, mesmo que havendo nele um pouco de espírito? E por que somente um? Ele buscava a descendência que prometera. Portanto, cuidai de vós mesmos, e ninguém seja infiel para com a mulher da sua mocidade.
NVI	Não foi o Senhor que os fez um só? Em corpo e em espírito eles lhe pertencem. E por que um só? Porque ele desejava uma descendência consagrada. Portanto, tenham cuidado: Ninguém seja infiel à mulher da sua mocidade.
NVT	Acaso o Senhor não o fez um só com sua esposa? Em corpo e em espírito vocês pertencem a ele. E o que ele quer? Dessa união, quer filhos dedicados a ele. Portanto, guardem seu coração; permaneçam fiéis à esposa de sua mocidade.
A21	Não foi o Senhor que fez deles um só? Eles lhe pertencem em corpo e espírito. E por que um só? Porque ele queria uma descendência santa [de Deus]. Cuidai de vós mesmos, portanto, e que ninguém seja infiel para com a sua esposa desde a juventude.
Texto Massorético	¹⁵ וְלֹא־אֶחָד עָשָׂה וּשְׁאָר רוּחַ לוֹ וּמָה הָאֶחָד מְבַקֵּשׁ זֶרַע אֱלֹהִים וְנִשְׁמַרְתֶּם בְּרוּחֲכֶם וּבְאֵשֶׁת נְעוּרֶיךָ אַל־יִבְגֹּד׃
Tradução Literal	E não fez ele um? E [com uma] porção de E(e)spírito para ele? E por que um? [Porque] Deus buscava uma semente [fiel]. Portanto, guardai-vos em espírito e não sejais desleais para com a esposa da vossa mocidade.

Blaising analisa a primeira cláusula, que poderia ser traduzida por "Não foi *um* que os fez" ou "Não foi *ele* que fez um?"[16] A segunda cláusula pode descrever o Espírito Santo ou o espírito do homem, e pode se referir à fidelidade de Deus ao país (Israel — veja v. 10) ou à concessão do seu Espírito ao casal (veja v. 14). Em ambos os casos, o contraste é entre a fidelidade de Deus e a infidelidade do povo.[17] Blaising conclui que a melhor opção seria entender que Deus fez Israel como *um* povo da aliança e os fez seu remanescente fiel (depois do Cativeiro), visando levantar uma geração fiel, mas que sua infidelidade conjugal estava causando divisão novamente. Sendo assim, seria um desfecho do argumento iniciado nos versículos 10 e 11: *Não temos nós todos o mesmo Pai? Não nos criou o mesmo Deus? Por que seremos desleais uns para com os outros, profanando a aliança de nossos pais? Judá tem sido desleal...*[18]

Uma outra possibilidade, ecoada em algumas das versões anteriormente mencionadas, é que o texto se refere à instituição do casamento em Gênesis 1:27,28 e 2:24, em que Deus fez de dois, um, e lhes deu a ordem de ser frutíferos e encher a terra, buscando uma descendência (semente), motivo pelo qual a infidelidade conjugal seria a antítese dos propósitos divinos para a família. À luz do contexto, essa parece ser a melhor interpretação.

Resumindo, o povo estava lutando contra Deus e seus propósitos no casamento. Ele fez o casamento visando unidade em diversidade como reflexo da gloriosa Trindade e com o intuito de gerar adoradores em espírito e em verdade; mas a infidelidade do povo estragava tudo isso.

b. Deus detesta o divórcio porque, ao contrário de seu propósito de que o casamento reflita sua glória por meio de um relacionamento pacífico de unidade em diversidade, a separação causa violência (v. 16).

Mais uma vez, comparamos algumas versões e oferecemos uma tradução. Novamente, a dificuldade maior é com a primeira metade do versículo:

---

[16] Blaising aponta algumas opções para a interpretação da frase: 1) Deus fez uma esposa; 2) Deus fez um filho (legítimo) de Abraão (Isaque); 3) Deus fez o homem e a mulher como uma só carne; 4) Deus fez a nação da aliança, Israel. BLAISING, C. A. "Malachi", in: WALVOORD, J. F. e ZUCK, R. B., eds. *The Bible knowledge commentary: an exposition of the scriptures.* Wheaton, IL: Victor Books, 1983, vol. 1, p. 1581.

[17] BLAISING, p. 1581.

[18] Ibidem, p. 1581-1582.

Versão	Tradução
ARA	Porque o Senhor, Deus de Israel, diz que odeia o repúdio e também aquele que cobre de violência as suas vestes, diz o Senhor dos Exércitos; portanto, cuidai de vós mesmos e não sejais infiéis.
NVI	"Eu odeio o divórcio", diz o Senhor, o Deus de Israel, "e também odeio homem que se cobre de violência como se cobre de roupas", diz o Senhor dos Exércitos. Por isso, tenham bom senso; não sejam infiéis.
NVT	"Pois eu odeio o divórcio", diz o Senhor, o Deus de Israel. "Divorciar-se de sua esposa é cobri-la de crueldade", diz o Senhor dos Exércitos. "Portanto, guardem seu coração; não sejam infiéis."
A21	Pois eu odeio o divórcio e também odeio aquele que se veste de violência [lit., que cobre a sua veste com a violência], diz o Senhor Deus de Israel. Portanto, cuidai de vós mesmos, diz o Senhor dos Exércitos, e não sejais infiéis.
ACF	Porque o Senhor, o Deus de Israel, diz que odeia o repúdio, e aquele que encobre a violência com a sua roupa, diz o Senhor dos Exércitos; portanto guardai-vos em vosso espírito, e não sejais desleais.
BJ	Porque repudiar por ódio (diz Iahweh, o Deus de Israel), é estender a violência sobre sua veste, diz Iahweh dos Exércitos. Respeitai, portanto, vossa vida, e não cometais essa traição!
ESV	For the man who does not love his wife but divorces her, says the Lord, the God of Israel, covers his garment with violence, says the Lord of hosts. So guard yourselves in your spirit, and do not be faithless.* Tradução: Porque o homem que não ama sua esposa, mas a divorcia, diz o Senhor, o Deus de Israel, cobre sua roupa com violência, diz o Senhor dos Exércitos. Portanto, guardai-vos em vosso espírito, e não sejais infiéis.
Texto Massorético	‫כִּי־שָׂנֵא שַׁלַּח אָמַר יְהוָה אֱלֹהֵי יִשְׂרָאֵל וְכִסָּה חָמָס עַל־לְבוּשׁוֹ אָמַר יְהוָה צְבָאוֹת וְנִשְׁמַרְתֶּם בְּרוּחֲכֶם וְלֹא תִבְגֹּדוּ׃ ס‬ [16]
Tradução Literal	Porque ele odeia o divórcio, diz o Senhor Deus de Israel, e [ele odeia] o que cobre de violência suas vestes, diz o Senhor dos Exércitos; portanto, guardai-vos em vosso espírito e não sejais infiéis.

*The Holy Bible: english standard version. Wheaton, IL: Crossway Bibles, 2016.

O parágrafo conclui com a razão por que Deus tratava com tanta seriedade a pureza matrimonial e a fidelidade à aliança conjugal: ele detesta o divórcio. Duas vezes — no início e no fim — repete o fato de que essa é a posição do Senhor (Javé): Deus de Israel (autor da aliança e Pai do povo escolhido) e Senhor dos Exércitos (Deus tremendo e poderoso).

A palavra "odeia"[19] é muito forte e foi usada em referência a repugnância — ou seja, o desejo de não ter nenhum contato ou relacionamento com o objeto (ou pessoa!) odiado. Por isso Deus rejeitava as ofertas do povo. Para ele, relacionamentos valiam infinitamente mais que religiosidade.

Contudo, há um problema no texto como é tradicionalmente interpretado, que merece discussão, mesmo que envolva questões técnicas. Köstenberger observa que "a tradução tradicional de Malaquias 2:16, em que Deus afirma categoricamente que odeia o divórcio [...] exige a emenda do texto hebraico".[20] A emenda envolve uma mudança da vocalização do texto da terceira pessoa do singular, "ele odeia", para um verbo na primeira pessoa do singular, "eu odeio" — a tradução mais conhecida hoje.[21] A mudança é proposta para evitar a dificuldade de uma declaração na terceira pessoa que se refere a Deus, seguida por uma declaração de que é Deus que fala de si mesmo: "'Ele odeia o divórcio', diz o Senhor Deus de Israel".[22] Mesmo assim, parece melhor traduzir o texto como

---

[19] שָׂנֵא (śānēʾ).

[20] Köstenberger, p. 261. David J. Merkh Jr. ("Trabalho Exegético de Malaquias 2:16" — Seminário Bíblico Palavra da Vida, Atibaia, p. 3) nota que o editor da Biblia hebraica Stuttgartensia sugere que 3) שָׂנֵאms) provavelmente deveria ser lido como 1) שָׂנֵאתִיcs). Baseado em evidência externa (manuscritos), é muito difícil aceitar esta emenda, pois não há nenhum manuscrito que a inclui. Porém, internamente, a gramática ficaria muito mais fácil, e o versículo faria muito mais sentido com esta emenda. Porém, é possível que o texto tenha sofrido alterações cedo em sua transmissão na tentativa de melhor harmonizá-la com Deuteronômio 24:1. (Veja Baldwin, J. G. *Ageu, Zacarias e Malaquias: introdução e comentário*. São Paulo: Vida Nova, 1972, p. 202.)

[21] שָׂנֵא (TM) para שָׂנֵאתִי (proposta). Uma tradução alternativa, adotada pela versão popular em inglês, a *English Standard Version*, traduz o texto assim: *Pois o homem que não ama sua esposa, mas a divorcia, diz o Senhor, o Deus de Israel, cobre suas vestes com violência, diz o Senhor dos Exércitos.*

[22] Merkh Jr. comenta: O problema ainda é que Deus estaria falando (אָמַר יְהוָה אֱלֹהֵי יִשְׂרָאֵל), mas se referindo a si mesmo na terceira pessoa, ao invés de na primeira pessoa. Existem possíveis paralelos disto [...] (Ml 1:7-9) [...] No nosso texto abriria a possibilidade de que 'pois ele odeia o divórcio' seja um comentário do profeta se referindo a Deus. E a frase 'diz o Senhor Deus de Israel' é o carimbo divino sobre este comentário. Isto nos permitirá manter שָׂנֵא (3ms) sem modificar a vocalização do TM ('pois ele odeia o repúdio'), considerando que Deus seja o sujeito de 'odeia' (cf. BV, ACF e ARA)" (p. 4-5).

uma declaração do profeta sobre Deus ("ele odeia o divórcio") ou como uma declaração de Deus, em que ele se refere a si mesmo na terceira pessoa. Em ambos os casos, continua sendo uma declaração categórica de que Deus de fato detesta o repúdio.

A diferença entre as duas traduções é significante, por ser esse o texto mais forte em toda a Bíblia que expressa a perspectiva divina sobre o divórcio. A tradução tradicional é muito mais direta em termos da repugnância com que Deus encara o divórcio. A tradução alternativa implicitamente condena o ato de "odiar/divorciar" por ser um ato violento contra o cônjuge, mas dilui a relação entre Deus e o ato do divórcio.

A frase "aquele que cobre de violência as suas vestes"[23] provavelmente faz uma alusão à figura que simboliza o casamento como alguém estendendo sua veste sobre o (futuro) cônjuge, como em Rute 3:9 e Ezequiel 16:8.[24] Ironicamente, em vez de estender um manto de proteção sobre a esposa, os israelitas estavam expondo seus cônjuges (e suas famílias) a grandes perigos — violência severa[25] — por *retirar* delas a proteção matrimonial. Tudo isso era repugnante para Deus, e ele jamais poderia abençoar a pessoa que assim fazia, muito menos a nação que aprovava tal prática. Lucas Carvalho comenta:

> Aquele homem que larga sua mulher, que abandona sua esposa, comete um ato de violência contra a mesma. Comete um ato de covardia. A

---

[23] Merkh Jr. (p. 3) explica outra emenda proposta no texto em que וְכִסָּה (3ms perfeito do Piel) possivelmente deva ser lido como כְּכַסּוֹת (infinitivo construto com preposição — "como cobrir"). Assim, esta frase ("e violência cobre sua roupa") se tornaria um símile ("como cobrir sua roupa de violência") em vez de uma metáfora. A nota do aparato da *Bíblia hebraica Stuttgartensia* sugere outra proposta: וְכַסּוֹת (infinitivo construto — "e cobrir"). O infinitivo facilita transformar o "cobrir" no segundo objeto do "ódio" de Deus (supondo que שָׂנֵא seja emendado para שְׂנֹאתִי; cf. a nota sobre "odiar" acima). Deus então odiaria o repúdio (infinitivo construto) e o cobrir com violência (infinitivo construto). Não haveria nenhuma mudança consonantal, porém essas propostas não são necessárias. O texto é possível gramaticalmente da maneira em que se encontra.
[24] BLAISING, C. A. "Malachi", in: WALVOORD, J. F. e ZUCK, R. B., eds. *The Bible knowledge commentary: an exposition of the scriptures*. Wheaton, IL: Victor Books, 1985, vol. 1, p. 1581-1582.
[25] חָמָס (*ḥāmās*). A palavra *ḥāmās* no AT quase sempre foi usada em conexão com violência pecaminosa, e não com catástrofes naturais. Muitas vezes, descreve maldade extrema. Foi uma causa do Dilúvio (Gn 6:11,13). Veja HARRIS, R. L., ARCHER JR., G. L. e WALTKE, B. K., eds. *Theological wordbook of the Old Testament* (electronic ed., p. 297). Chicago: Moody Press.

exortação final é de que devemos ter bom senso. A infidelidade é um ato violento. Ser infiel é falta de bom senso. É uma violência contra o cônjuge e contra Deus. Deus odeia o divórcio e não tolera infidelidade. Por isso Deus estava rejeitando as ofertas dos israelitas.[26]

O texto trata especificamente da mulher pelo fato de que, na lei judaica de então, somente o homem podia iniciar o processo de divórcio. A frase pode ser entendida como sendo um segundo objeto direto: "Deus odeia [...] 1) o divórcio e 2) aquele que se divorcia e assim expõe a ex-cônjuge a uma vida violenta".[27] Sabemos que, num mundo sem maiores proteções sociais, como as da previdência social e dos órgãos de saúde pública, garantidos pelo Estado, para mulheres divorciadas e viúvas a vida, na época, era extremamente difícil (veja o livro de Rute).

Mas, mesmo nos dias de hoje, o divórcio causa muita violência não somente para os cônjuges, mas para seus filhos, pais, outros parentes, amigos, membros da sua comunidade de fé e da sociedade. Hernandes Dias Lopes expõe o problema:

> O divórcio e o novo casamento [...] acarretam inúmeras consequências para os cônjuges separados, como para os filhos. As reverberações desses danos atingem a família, os amigos, a igreja e a sociedade como um todo. A fragilidade da família desestabiliza todas as demais relações e abala os próprios alicerces da sociedade. Para muitos filhos, o divórcio dos pais é mais drástico do que a própria morte de um deles. Em alguns casos, o divórcio é um luto permanente de pais vivos.[28]

Argumentar em prol do divórcio como uma alternativa compassiva e graciosa muitas vezes ignora o efeito atômico destrutivo que tem na vida de muitos. O divórcio representa a antítese do caráter de Deus e do seu plano para o casamento. Em vez de dois se tornarem um, a união se rasga pelo meio.

---

[26] Lucas Carvalho, manuscrito não publicado sobre Malaquias.
[27] Mesmo que a tradução alternativa seja adotada, "Quem odeia e divorcia [...] cobre suas vestes com violência", o ato do divórcio se associa com a violência que causa. O texto enfatiza a condenação divina da infidelidade de quem pratica tais coisas.
[28] LOPES, Hernandes Dias. *Casamento, divórcio e novo casamento*. São Paulo: Hagnos, 2005, p. 120.

Nesse único versículo, encontramos um resumo da importância de uma teologia bíblica do casamento. Por ser um reflexo da própria imagem de um Deus triúno (e, mais tarde, do relacionamento entre Jesus e a igreja), o repúdio desfigurava a imagem e, em certo sentido, constituía uma blasfêmia à pessoa de Deus.

À luz desse texto, fica incompreensível por que alguém queria se colocar como defensor daquilo que vai totalmente contra o que Deus ordena. Mesmo em casos onde a dureza do coração humano exige uma separação ou divórcio (Dt 24:1-4), isso sempre deve ser feito visando a restauração dos laços matrimoniais. Tudo no texto e na Bíblia exige que façamos esse esforço em prol do casamento vitalício.[29]

Blaising conclui:

> Esse versículo é a declaração mais explícita no Antigo Testamento sobre a perspectiva de Deus sobre o divórcio. O divórcio era permitido, mas de fato as instruções naquele texto (Dt 24:1-4) foram dadas para proteger a esposa caso um divórcio acontecesse. Jesus ensinou que as concessões dadas por Moisés foram dadas por causa da dureza do coração do povo, mas ele enfatizou que Deus não aprova o divórcio (Mt 19:7-9).[30]

APLICAÇÕES

1. O ideal bíblico do casamento é intimidade total em que cada um está totalmente à vontade com o outro, exposto e vulnerável (no bom sentido).
2. O perigo da vulnerabilidade da intimidade é a possibilidade de traição, pois a vítima inocente não imagina que seu companheiro possa lhe fazer mal. Por isso, "Antes que cases, vê o que fazes!"

---

[29] Outra controvérsia de tradução envolve a palavra "divórcio". Alguns insistem numa distinção entre a palavra "divórcio" (onde havia um documento legal oficializando o divórcio e, teoricamente, permitindo o novo casamento) e o "repúdio" (que supostamente era um desligamento da esposa dos direitos matrimoniais, porém sem documento legal — expondo-a a uma vida na terra de ninguém).
A palavra "divórcio" vem de um verbo extremamente comum (mais de 800 usos no Antigo Testamento) e que significa "enviar" ou "mandar embora". Havia somente dois termos para descrever divórcio, mas são usados intercambiavelmente como sinônimos. A distinção entre os termos não se defende linguisticamente para justificar uma interpretação que afirma que Deus aceita o divórcio (legal), mas odeia quando o homem descarta a esposa. Veja AUSTEL, H. J. (1999). 2394 לְחֹשׁ. HARRIS, R. L., ARCHER, G. L. e WALTKE, B. K., eds. *Theological wordbook of the Old Testament* (electronic ed., p. 928). Chicago: Moody Press.
[30] BLAISING, p. 1581-1582.

3. Os cônjuges são companheiros, passando lado a lado pela jornada matrimonial como coerdeiros da graça da vida (1Pe 3:7) e prestando serviço mútuo para o reino de Deus.
4. O casamento bíblico baseado em aliança deve ser cultivado num ambiente de companheirismo e amizade.

Podemos sugerir algumas aplicações desse princípio para diversos grupos:

- *Jovens* precisam lembrar-se da seriedade de fidelidade mesmo *antes* do casamento. O jovem não deve ser precipitado em seus relacionamentos, desesperado para casar. É muito melhor ser solteiro e feliz no serviço de Jesus do que ser casado e miserável num jugo desigual. Confie na soberania de Deus, em que ele tem tudo sob controle.
- *Pais* precisam preparar seus filhos para o casamento, ensinando princípios de namoro, orando pelo futuro cônjuge de seus filhos, guardando o coração deles. Os pais devem conversar com eles sobre seus relacionamentos. Devem deixar um exemplo de amizade conjugal que eles poderão seguir.
- *Cônjuges* precisam cultivar sua amizade, protegendo sua intimidade contra terceiros, desenvolvendo transparência e vulnerabilidade por meio de conversa aberta. Também precisam passar tempo juntos e não permitirem que filhos, trabalho, lazer ou até mesmo ministério interfiram em seu relacionamento.

| A grande ideia |

O ideal divino para o casamento é amizade vitalícia baseada em fidelidade à aliança conjugal.

Para discussão

1. Quais passos práticos os pais, líderes de jovens e as igrejas podem dar para cultivar a ideia de "amizade-aliança" entre jovens contemplando o casamento?
2. O que casais podem fazer para cultivar compromisso e companheirismo mesmo depois de casados?
3. Amizade é um *pré-requisito* para casamento ou um *resultado* do casamento? Na cultura do antigo Oriente Médio, onde casamentos muitas vezes eram arranjados pelos pais, como teria sido?

30
Perdão em família
(Mt 18:21-35)

Uma reportagem intitulada "Comerciante surpreende ao perdoar o assassino do próprio filho" revela não somente um, mas muitos casos em que uma vítima perdoou um assaltante ou até mesmo um assassino. O mesmo artigo relata os perigos à saúde relacionados ao estresse de mágoas e ressentimentos, ou seja, à falta de perdão:

> A coordenadora do Departamento de Qualidade de Vida da Unifesp investigou o histórico de 600 pacientes internados em dois hospitais em São Paulo. Eles tinham diagnóstico de infarto ou insuficiência renal e a maioria relatou episódio marcante de estresse emocional com ressentimentos um ano antes da doença [...].
> "Nós temos desemprego, morte, mudança de residência, divórcio. Tem pesquisas que mostram que de seis meses a um ano e meio depois que você teve uma mágoa, um ressentimento de alguma forma, você tende a desenvolver um tumor", afirma Denise Pará Diniz, coordenadora do Departamento de Estresse e Qualidade de Vida da Unifesp [...].
> Para a ciência, perdoar e deixar a vida mais leve é um dos muitos segredos da felicidade.[1]

Embora o perdão tenha um efeito positivo e saudável na vida da própria pessoa que perdoa, esse não é o motivo bíblico pelo perdão, e sim o amor de Deus derramado em nossos corações e que nos proporcionou um perdão infinito que precisa ser repartido para outros.

---

[1] "Comerciante surpreende ao perdoar o assassino do próprio filho", edição de 01/11/2013, atualização em 02/11/2013, 00h27. Disponível em: <http://g1.globo.com/globo-reporternoticia/2013/11/comerciante-surpreende-ao-perdoar-o-assassino-do-proprio-filho.html>. Acesso em: 26 out. 2017.

É isso que o apóstolo Paulo diz em Efésios 4:31,32:

> *Longe de vós toda a amargura, e cólera, e ira, e gritaria, e blasfêmias, e bem assim toda malícia. Antes, sede uns para com os outros benignos, compassivos, perdoando-vos uns aos outros,* COMO TAMBÉM DEUS, EM CRISTO, VOS PERDOOU.

Voltamos nossa atenção para uma das parábolas mais marcantes que Jesus contou, que trata do perdão — Mateus 18:21-35. Mesmo que não seja um texto estritamente focado na família, tem múltiplas aplicações para a questão de atritos em relacionamentos e mágoas (que é o foco do texto).

Certa vez alguém comentou: "Guardar mágoas é como tomar veneno e esperar que seu inimigo morra...". Infelizmente, quem morre é a pessoa magoada, fato amplamente apoiado pela ciência.

Talvez alguém pense: "É fácil dizer, difícil fazer; você não sabe o que eu sofri. Como posso perdoar?"

Tem razão. O perdão não é nada natural para o ser humano. Já vimos isso desde cedo na história da raça humana. Basta olhar para a história de Lameque em Gênesis 4.

Somos todos vítimas do pecado de outros. Seja uma fofoca, mentira, traição (real ou virtual), uma separação ou divórcio, seja um filho rebelde, sejam maus-tratos na infância, abuso sexual, sogros intrometidos, um colega insuportável, patrão injusto, clientes inadimplentes, assaltantes, estupradores e assassinos. Como perdoar em situações tão difíceis como essas?

O perdão é algo *sobrenatural*, pois foge de todas as tendências naturais do ser humano, mas por isso constitui uma das evidências mais claras de uma vida transformada por Deus.

Existe um paradoxo triste quando se trata de mágoas. Normalmente sentimos mágoas de pessoas outrora amigas e até íntimas. Alguém pode ficar indignado diante de uma chacina no Rio de Janeiro ou de um atentado terrorista na Somália. Mas normalmente as pessoas não perdem o sono por causa disso. Mas basta um ex-cônjuge atrasar com o pagamento da pensão; um cunhado levar uma porção maior da herança que lhe é devida; um parente intrometer-se na educação dos filhos, e a pessoa fica horas a fio com a adrenalina pulsando pelas veias e os olhos fitos no teto até alta madrugada.

A dura realidade é que a família assemelha-se a uma toca de porcos-espinhos. Quanto mais se aproximam uns dos outros, mais alfinetadas levam. A intimidade implica vulnerabilidade. Se todos nós somos pecadores, e se pecadores fazem uma coisa com regularidade — pecar —, e se o pecado dói, chegamos a uma conclusão desafiadora: se não aprendermos a lidar com a dor do pecado, nossos relacionamentos serão destinados ao fracasso!

Talvez por isso Jesus tenha compartilhado a parábola do servo incompassivo (não perdoador) em Mateus 18:21-35. É a última de quatro vezes em Mateus que Jesus ensinou seus discípulos sobre o padrão de perdão em seu reino.

Contexto

O Evangelho de Mateus apresenta Jesus como o legítimo Rei não somente dos judeus, mas do mundo. Por meio de discursos reais intercalados com milagres surpreendentes, Mateus atesta a legitimidade de Jesus como Herdeiro do Trono de Davi. O clímax do livro, e versículos-chave, acentua essa mensagem quando o Cristo ressurreto declara: ... *Toda a autoridade me foi dada no céu e na terra. Ide, portanto, fazei discípulos* [i.e., súditos] *de todas as nações, batizando-os em nome do Pai, e do Filho, e do Espírito Santo* [...] *E eis que estou convosco todos os dias até a consumação do século* (Mt 28:18-20).

Uma das preocupações do livro diz respeito ao relacionamento entre os cidadãos do Reino, ou seja, irmãos em Cristo. Uma das principais marcas que distinguem um súdito do reino de Jesus e membro da família de Deus é o perdão.

Mateus 5:23-26. A primeira vez em que Jesus tratou do perdão foi no Sermão do Monte. Jesus deixa claro que, em seu reino, relacionamentos são mais importantes que religião. *Se, pois, ao trazeres ao altar a tua oferta, ali te lembrares de que teu irmão tem alguma coisa contra ti, deixa perante o altar a tua oferta, vai primeiro reconciliar-te com teu irmão; e, então, voltando, faze a tua oferta* (Mt 5:23,24).

O cenário que Jesus descreve retrata a oferta levada ao templo em Jerusalém três vezes ao ano. Deixar a oferta e voltar para pedir o perdão do irmão ofendido poderia significar dias ou até semanas de viagem de volta para casa.

A mensagem fica clara: relacionamentos valem mais que religião. O Deus soberano não precisa das nossas bugigangas religiosas, mas quer relacionamentos acertados entre seus filhos.

Dizer "Você me perdoa" fica entre as palavras mais difíceis na língua portuguesa. (Note que "pedir perdão" é muito mais difícil que "pedir desculpas", tanto emocional como linguisticamente. "Desculpa" se pede por acidentes, nos quais não havia intenção de pecar. "Perdão" se pede por pecado. Na família de Deus, pedir perdão é muito mais humilhante, mas por isso já faz parte do processo de restauração e de não repetição do erro.)

Mateus 6:12,14,15. A segunda vez que Jesus tratou do perdão, ainda no Sermão do Monte, foi na famosa Oração do Pai-Nosso. Inserida na Oração-Modelo, está a frase: *e perdoa-nos as nossas dívidas*. Receber o perdão do pecado constitui uma das maiores bênçãos possíveis para o ser humano, como afirmam os salmistas:

> *Bem-aventurado aquele cuja iniquidade é perdoada, cujo pecado é coberto. Bem-aventurado o homem a quem o* Senhor *não atribui iniquidade e em cujo espírito não há dolo* (Sl 32:1,2).

> *Bendize, ó minha alma, ao* Senhor *e não te esqueças de nem um só de seus benefícios. Ele é quem perdoa todas as tuas iniquidades* (Sl 103:2,3a).

Infelizmente, muitas pessoas passam rapidamente sobre a próxima frase do Pai-Nosso, que condiciona o pedido por perdão assim: *assim como nós temos perdoado aos nossos devedores* (Mt 6:12b). Ou seja, a medida do perdão solicitado é proporcional ao perdão concedido!

Talvez, por isso, Jesus anexe uma explicação como um "P.S." do Pai-Nosso. Depois do "amém" final (Mt 6:13), Jesus acrescenta: *Porque, se perdoardes aos homens as suas ofensas, também vosso Pai celeste vos perdoará; se, porém, não perdoardes aos homens* [as suas ofensas], *tampouco vosso Pai vos perdoará as vossas ofensas* (Mt 6:14,15). Longe de ensinar que o perdão (salvação) depende da obra de perdoarmos nossos devedores (que contrariaria Ef 2:8,9), o texto sugere que uma das principais evidências de uma conversão genuína é a prática do perdão.

Mateus 18:15-20. Jesus trata do perdão pela terceira vez quando esboça os passos de restauração (disciplina) de um irmão em pecado. O texto lida com uma situação invertida do que Jesus diz em Mateus 5:23-26. Neste texto, o ofertante lembra de que *ele* pecou contra seu irmão, por isso *ele* vai ao encontro do ofendido para pedir perdão. Só que, em Mateus 18, é a pessoa *ofendida* que toma a iniciativa. Parece-nos injusto: *Se teu irmão pecar [contra ti], vai arguí-lo entre ti e ele só. Se ele te ouvir, ganhaste a teu irmão* (Mt 18:15). Entendemos uma mensagem importante quando juntamos os dois textos: a primeira pessoa a reconhecer que existe um relacionamento fraturado na família [de Deus] deve procurar a outra para remover as barreiras. O resto do texto (v. 16-20) traça os passos de restauração caso aquele irmão não der ouvidos à repreensão.

Depois de todo esse contexto em que Jesus ressalta a centralidade do perdão em seu reino, finalmente chegamos ao texto principal sobre o assunto em Mateus 18:21-35, a parábola do servo não perdoador.

A história

> *Então, Pedro, aproximando-se, lhe perguntou: Senhor, até quantas vezes meu irmão pecará contra mim, que eu lhe perdoe? Até sete vezes? Respondeu-lhe Jesus: Não te digo que até sete vezes, mas até setenta vezes sete.*
> (Mt 18:21,22)

Depois de tanto ensino sobre o perdão, pelo menos um dos discípulos — Pedro — *acha* que ele já entendeu o recado. Percebemos em sua pergunta em 18:21 uma referência direta à última situação tratada por Jesus — um irmão que pecou contra mim: *Então, Pedro, aproximando-se, lhe perguntou: Senhor, até quantas vezes meu irmão* PECARÁ CONTRA MIM, *que eu lhe perdoe? Até sete vezes?*

Podemos imaginar Pedro, sorridente, esperando uma estrela dourada do seu Professor da escola bíblica dominical, Jesus. Afinal de contas, Pedro foi ao extremo quando sugeriu perdão por sete vezes, enquanto os rabinos ensinavam que o limite do perdão eram três vezes.[2]

---

[2] Parece que Pedro cita o número da perfeição, sete, para extrapolar o padrão do perdão da época. Os rabinos ensinavam, à luz de Amós 1 e 2, que o limite do perdão divino eram três vezes, porque oito vezes em Amós Deus diz: "Por três transgressões [de determinada nação], e por quatro, não sustarei o castigo". O pensamento comum era: "Se Deus só perdoa até três vezes, quem sou eu para perdoar mais?"

Diante do ensino de Jesus, Pedro entende a importância que o perdão tem em seu reino. Por isso ele dobra o padrão e ainda acrescenta um para chegar ao número da perfeição, enquanto espera o "parabéns" do Mestre.

Infelizmente, mais uma vez, a resposta para Pedro deixa muito a desejar. Jesus responde: ... *Não te digo que até sete vezes, mas até setenta vezes sete*.[3]

Jesus usa de hipérbole para mais uma vez ressaltar a seriedade do perdão. A ideia não é de numerar as ofensas: 488... 489... 490! Jesus nos ensina que o perdão tem que ser sem limite. Ou seja, se você está contando, não está perdoando!

O leitor cuidadoso do texto reconhece nele uma alusão às palavras perversamente poéticas de Lameque em Gênesis 4:24: *Sete vezes se tomará vingança de Caim, de Lameque, porém, setenta vezes sete.*

Jesus inverte a inclinação natural do ser humano de vingança ilimitada com sua mensagem sobrenatural de perdão ilimitado!

Tão difícil é para nós compreender tamanho perdão que Jesus acha por bem contar uma história, ou seja, uma parábola, que nos ajuda a passar da teoria do perdão para a prática. A palavra "parábola" literalmente traz a ideia de "lançar ao lado" de um conceito abstrato e invisível (aspectos do reino de Deus) algo concreto e palpável. Jesus conta a história do servo não perdoador justamente para pôr em relevo a medida sobrenatural do perdão, que é uma das principais evidências de um súdito perdoado. Assim como as outras parábolas, essa também inclui elementos surpreendentes que nos alertam para o seu significado.

1. O devedor e sua dívida impagável (Mt 18:23-26)

> *Por isso, o reino dos céus é semelhante a um rei que resolveu ajustar contas com os seus servos. E, passando a fazê-lo, trouxeram-lhe um que lhe devia dez mil talentos. Não tendo ele, porém, com que pagar, ordenou o senhor que fosse vendido ele, a mulher, os filhos e tudo quanto possuía e que a dívida fosse paga. Então, o servo, prostrando-se reverente, rogou: Sê paciente comigo, e tudo te pagarei.*

---

[3] Há dúvidas sobre a tradução do termo grego ἑβδομηκοντάκις, que pode se referir a setenta *ocorrências* mais sete, ou seja, 77 vezes, ou setenta *vezes sete*, ou seja, 490 vezes. Várias versões têm "setenta vezes sete" no texto e "setenta e sete vezes" na margem ou nota de rodapé (*NVI, NVT, A21*). Em ambos os casos, a ideia é a mesma: perdão sem limite.

A história começa relatando como um rei (que representa Deus) chama seus servos para prestarem contas de suas dívidas (pecados). Um servo (que nos representa) devia a soma astronômica de dez mil talentos. Esse é o primeiro fato surpreendente na história, que aponta para a primeira lição que Jesus quer ensinar: o pecado cria uma dívida impagável diante de Deus.

O talento era uma medida monetária variável (dependendo da época) calculada em peso de metal precioso — normalmente, prata ou ouro. Um talento pesava entre 26 e 36 quilos. Há várias maneiras de calcular o valor de 10 mil talentos, mas todas deixam claro que a dívida do servo era impagável e infinitamente maior que a dívida que seu conservo tinha com ele.

Por exemplo, 1Reis 10:14 diz que o tributo anual enviado dos países vizinhos de Israel para Salomão foi de 666 talentos de ouro. Alguns dicionários bíblicos informam que 1 talento de prata valia 6 mil denários e que o talento de ouro valia pelo menos trinta vezes isso, ou seja, 180 mil denários, quando 1 denário era o salário diário de um soldado romano. Ou seja, 10 mil talentos de ouro seriam o equivalente a 1 bilhão e 800 milhões de dias de trabalho (4:931:507 anos!).[4]

Observe que o castigo pela dívida impagável afetaria não somente o servo, mas toda a sua família (v. 25).

Diante de tão grande dívida, o servo cai diante do rei, desesperado e clamando por clemência (v. 26a). Infelizmente, o texto inclui um detalhe a mais: o servo acrescenta *e tudo te pagarei* (v. 26b) — uma declaração que revela ao mesmo tempo sua ignorância do real tamanho da dívida e sua perspectiva exagerada do seu próprio poder aquisitivo.

Os paralelos conosco na parábola são marcantes e apontam para a beleza do evangelho. Somos miseráveis pecadores, carentes da graça de Deus (Rm 3:23; Ef 2:1-3). Não temos mérito algum em nós mesmos; somos incapazes de pagar a nossa dívida infinita diante do Rei; só ele, pela sua graça, é capaz de perdoar nossa dívida (Ef 2:8,9). Somos ignorantes quanto ao real tamanho da nossa dívida para com ele, e isso nos faz demasiadamente confiantes em nossa própria habilidade de pagá-la.

---

[4] Louw, J. P. e Nida, E. A. *Greek-English lexicon of the New Testament: based on semantic domains* (electronic ed. of the 2nd edition). New York: United Bible Societies, 1996, vol. 1, p. 62.

2. O rei (Mt 18:27)

> *E o senhor daquele servo, compadecendo-se, mandou-o embora e perdoou--lhe a dívida.*

O que mais chama a atenção na história é a graciosidade do rei. Compassivo além da conta, seu coração se comove pelo pedido por clemência. As palavras do servo, "Sê paciente comigo", movem o coração do rei, que mais tarde explica: ... *perdoei-te aquela dívida toda porque me suplicaste* (v. 32). Parece que o rei passou por cima da declaração um tanto quanto arrogante (e ignorante) do servo, "e tudo te pagarei". Mesmo assim, ele perdoa a dívida, o que significa que ele mesmo absorve todo o prejuízo. Esse perdão da dívida ultrapassa todos os limites e é indescritivelmente gracioso. Como o apóstolo João afirma: *Porque todos nós temos recebido da sua plenitude e graça sobre graça* (Jo 1:16).

O rei é honrado quando seus súditos reconhecem que ele é o único capaz de atender às suas necessidades mais profundas de perdão. Graças a Deus por esse retrato da sua bondade, graciosidade, misericórdia e do seu amor (Ef 2:1-10)! Ele é um Pai compassivo que sabe e lembra de que somos pó (Sl 103:13,14). Basta o pecador clamar a ele com arrependimento e fé, pela salvação do seu pecado, pelos méritos de Jesus, e Deus promete que ele nasce de novo e se torna filho dele (Jo 1:12; At 16:31).

3. O conservo (Mt 18:28-31)

> *Saindo, porém, aquele servo, encontrou um dos seus conservos que lhe devia cem denários; e, agarrando-o, o sufocava, dizendo: Paga-me o que me deves. Então, o seu conservo, caindo-lhe aos pés, lhe implorava: Sê paciente comigo, e te pagarei. Ele, entretanto, não quis; antes, indo-se, o lançou na prisão, até que saldasse a dívida. Vendo os seus companheiros o que se havia passado, entristeceram-se muito e foram relatar ao seu senhor tudo que acontecera.*

Nessa altura, a história vai numa direção inesperada. Depois de tamanho perdão que o servo recebeu, esperava-se que saísse exultante da presença do rei, pronto para festejar e celebrar o perdão com todos os seus amigos, vizinhos e colegas. Mas algo gravemente errado no coração do primeiro servo se transforma no ponto principal da história.

Ele encontra um conservo — um colega que presta serviço ao mesmo rei — que lhe devia 100 denários. O valor é importante por pelo menos três razões:

1. *Representa um valor significativo, uma dívida substancial, especialmente para servos.* Como mencionado anteriormente, o salário de um soldado romano na época era 1 denário por dia de serviço. Cem denários representariam cem dias de trabalho (mais de três meses de serviço). Parece que Jesus quer deixar claro que pessoas nos devem e que suas dívidas são significativas. Somos, sim, vítimas do pecado de outros.
2. *Representa uma dívida pagável.* Diferentemente da dívida do primeiro servo, essa dívida era possível pagar.
3. *Representa um valor infinitamente menor do que a dívida do primeiro servo.* O contraste seria de cem dias de trabalho *versus* 4:931:507 anos de serviço!

A atitude do primeiro servo foge da compreensão por ser ilógica e repreensível. Agarrou e sufocou o conservo, exigindo-lhe o pagamento imediato da dívida (v. 28).

Ironicamente, o clamor do segundo servo, "Sê paciente comigo", repete as mesmas palavras do primeiro servo, cujo clamor moveu o coração do rei. Mas o apelo do segundo servo só endurece o coração do servo malvado. Assim como nós, ele queria misericórdia para si mesmo e justiça para todos os outros. Mas Tiago nos lembra: *Porque o juízo é sem misericórdia para com aquele que não usou de misericórdia...* (Tg 2:13).

Outra ironia no texto: O segundo servo é menos arrogante e mais ciente da sua possibilidade de pagar a dívida. Enquanto o primeiro falou arrogantemente "tudo te pagarei", o segundo servo só diz "te pagarei" (v. 29).

Em resposta, o servo malvado recusa-se a perdoar a dívida e lança seu colega na prisão (dando, assim, mais um calote em seu rei, que perde o serviço do segundo servo — mais uma marca de ingratidão).

Podemos especular sobre o que ficou por trás dessas atitudes de ingratidão, dureza e crueldade. Uma possibilidade é que o servo malvado nunca realmente abraçou o perdão do rei. Pode ser que tenha ficado desconfiado: "Afinal de contas, quem perdoa uma quantia tão grande? Quem sabe amanhã o rei não me chamará de volta e fará uma nova cobrança? É melhor eu me prevenir... Cadê aquele servo que me deve...?"

Por nunca ter experimentado de fato o perdão, o servo malvado era incapaz de perdoar. Continuava escravo da sua dívida.

Quando os companheiros ficam sabendo de tudo, ficam indignados e relatam tudo para o rei (v. 31).

4. A conclusão preocupante (Mt 18:32-35)

> *Então, o seu senhor, chamando-o, lhe disse: Servo malvado, perdoei-te aquela dívida toda porque me suplicaste; não devias tu, igualmente, compadecer-te do teu conservo, como também eu me compadeci de ti? E, indignando-se, o seu senhor o entregou aos verdugos* [torturadores], *até que lhe pagasse toda a dívida. Assim também meu Pai celeste vos fará, se do íntimo não perdoardes cada um a seu irmão.*

A história também termina de uma forma inesperada. Quando o rei soube do que acontecera, chamou o servo malvado de volta. Ele reafirmou a realidade do perdão: ... *Servo malvado, perdoei-te aquela dívida toda porque me suplicaste* (v. 32). Ele nunca nega que havia estendido o perdão a ele. Mas continua, explicando que o novo dever que aquele servo tinha diante dele não o de ocupar-se com 10 mil talentos, mas o *de perdoar! Não devias tu, igualmente, compadecer-te do teu conservo, como também eu me compadeci de ti?* (v. 33). A implicação é óbvia: a dívida dos perdoados é... *perdoar!*

O rei, indignado, então entregou o primeiro servo aos torturadores, *até que lhe pagasse toda a dívida* (v. 34). A pergunta é: que dívida? Os 10 mil talentos? Ou a dívida de perdoar o conservo? Entendemos que o texto aponta para a segunda opção. O próprio servo experimentaria uma vida de tortura até aprender a perdoar como foi perdoado.

O último versículo da história repete o que Jesus já falou no "P.S." do Pai-Nosso: a falta de perdão sinaliza uma pessoa que aparentemente nunca abraçou de verdade a oferta de perdão feita pelo Pai. Se alguém recusar-se a perdoar, ele mesmo pagará o preço de uma vida de tortura até descobrir que sua dívida ao Rei é perdoar seus irmãos assim como Deus o perdoou em Cristo.

Alguns esclarecimentos

Quando se trata do perdão, à luz desse e de outros textos, é preciso tomar cuidado para não cair em alguns equívocos:

1. "Perdoar e esquecer" é um mito. Quando Deus se "esquece" dos nossos pecados, ele *escolhe* não nos tratar como merecemos (Sl 103:10).
2. Perdoar não necessariamente significa que todo relacionamento voltará a ser o que era antes. Há necessidade de sabedoria bíblica, por exemplo, para saber lidar com a outra pessoa depois de casos de maus-tratos, abuso sexual, abuso de poder etc.
3. Nossa responsabilidade tem limites. Romanos 12:18 diz: *Se possível, quanto depender de vós, tende paz com todos os homens*. Uma pessoa que já buscou reconciliar-se com seu irmão, uma ou mais vezes, sem sucesso, não precisa andar debaixo de uma nuvem preta de culpa.
4. Não somos nós que "liberamos o perdão". Deus é quem libera o perdão. Nós agimos em resposta ao perdão que já nos foi concedido em Cristo Jesus (Ef 4:31,32).
5. Não há necessidade de vasculhar o passado à procura de sujeira para desenterrar. Precisamos, sim, lidar com o passado à medida que continua presente. Quando há lembrança de coisas ruins do passado que já foram tratadas e perdoadas, precisamos renovar nossa mente e pregar o evangelho do perdão para nós mesmos: *todos* os meus pecados foram perdoados em Cristo Jesus, por isso posso perdoar (novamente) meu irmão.

Aplicação final

Um dos maiores problemas que afligem relacionamentos familiares são as mágoas e a falta de perdão. Como porcos-espinhos que somos, precisamos viver o evangelho em nossos relacionamentos.

Hernandes Dias Lopes aplica a ideia à questão de separação e divórcio:

> O divórcio é um expediente amargo, que produz dor e decepção nos filhos e nos cônjuges [...] As perdas emocionais são imensas. Os reveses financeiros amargam ainda mais as pessoas feridas pelo abandono e pela separação [...] O caminho da reconciliação é melhor do que o atalho do repúdio. A reconciliação é mais segura e conduz a um destino mais feliz. A solução para um casamento em crise não é o divórcio, mas o arrependimento, o perdão e a reconciliação.[5]

---

[5] LOPES, Hernandes Dias, *Casamento*, p. 127.

Muitas vezes no aconselhamento bíblico de casais e famílias, notamos a tendência diabólica que começou no jardim do Éden logo após o primeiro pecado: um cônjuge culpa o outro e tenta salvar a sua pele. Mas, em vez de nos parecermos com o diabo — o acusador dos irmãos —, devemos imitar o amor de Jesus, perdoando-nos uns aos outros como também fomos perdoados (Ef 4:31,32).

Uma família cristã vive a vida e o perdão de Cristo diariamente em seus relacionamentos. Talvez doa, mas é a única esperança para construirmos famílias verdadeiramente cristãs.

Sem o perdão, ressentimentos e ira ficam submersos debaixo da superfície do lar. Assim como o *iceberg* que fez naufragar o Titanic, mais cedo ou mais tarde essas mágoas fazem a família afundar. Temos que aprender a perdoar por meio da experiência de sermos perdoados. Deus nos ensina a perdoar mediante o perdão que nos oferece em Cristo Jesus.

Como receber esse perdão?

1. *Reconhecer sua necessidade de perdão.* Quem anda curvado debaixo do peso do seu pecado, não consegue se erguer para perdoar aos outros. O padrão de Deus é alto. A Bíblia nos diz: ... *sede vós perfeitos como perfeito é o vosso Pai celeste* (Mt 5:48). Infelizmente, *todos pecaram e carecem da glória de Deus* (Rm 3:23). Pecar significa errar o alvo. Todos nós erramos o alvo de perfeição estabelecido por Deus. Quebramos a lei de Deus. Somos culpados. Experimentamos isso todos os dias na família.

2. *Reconhecer que se está perdido sem o perdão de Deus.* Deus também diz: ... *o salário do pecado é a morte...* (Rm 6:23). Infelizmente, muitas pessoas hoje estão mais preocupadas com paz, prosperidade e poder do que com o perdão dos seus pecados. São como passageiros de um navio descendo até o fundo do mar, preocupados em resgatar roupas, cosméticos e joias em vez de clamar por um salva-vidas! Sem o perdão de Deus, estamos perdidos, destinados à morte eterna.

3. *Somente por meio do sacrifício de Jesus é que somos perdoados por Deus.* É o que lemos nos seguintes textos: *Aquele* [Jesus] *que não conheceu pecado, ele* [Deus] *o fez pecado por nós; para que, nele, fôssemos feitos justiça de Deus* (2Co 5:21). *Porque Deus amou ao mundo de tal maneira que deu o seu Filho unigênito, para que todo o que nele crê não pereça, mas tenha a vida eterna* (Jo 3:16).

4. *Cristo Jesus não somente morreu por nós, mas vive por nós.* A morte não pôde segurar o Filho de Deus! Sua ressurreição prova de uma vez por todas que nossos pecados realmente foram perdoados: ... *Cristo morreu pelos nossos pecados* [...] *e ressuscitou...* (1Co 15:3,4). ... *Estou crucificado com Cristo; logo, já não sou eu quem vive, mas Cristo vive em mim* [...] *vivo pela fé no Filho de Deus, que me amou e a si mesmo se entregou por mim* (Gl 2:19,20).

5. *Somente quando confiamos exclusivamente em Cristo é que recebemos o perdão dos pecados.* Assim diz a Palavra: *Porque pela graça sois salvos, mediante a fé* [...] *não de obras...* (Ef 2:8,9). ... *Crê no Senhor Jesus e serás salvo...* (At 16:31). ... *todo o que nele crê não pereça, mas tenha a vida eterna* (Jo 3:16). Crer em Cristo significa lançar sobre ele todo o peso do seu pecado, e a sua esperança pelo perdão e um destino no céu; não somente acreditar que existe bote salva-vidas, mas entrar nele!

Cristo promete recebê-lo e abençoá-lo com vida eterna: ... *quem ouve a minha palavra e crê naquele que me enviou tem a vida eterna, não entra em juízo, mas passou da morte para a vida* (Jo 5:24).

E a família? Quem recebe o "dom gratuito" do perdão por meio de Cristo, ganha condições de viver em família como perdoado e perdoador. Não significa que, de repente, sua família ficará perfeita. Perfeita, não! Perdoada, sim. E capaz de perdoar os outros.

Quem nunca sondou as profundezas da sujeira do seu próprio coração; quem nunca se viu como miserável pecador; quem nunca experimentou o perdão total em Cristo Jesus, não será capaz de perdoar os outros. Será um juiz, intolerante, implacável, arrogante e orgulhoso. Mas aquele que vive como perdoado será capaz de estender perdão aos que convivem com ele.

Praticamos o perdão não por amor a nós mesmos (embora haja benefícios tangíveis físicos, emocionais e espirituais do perdão), mas por amor a Jesus, que nos perdoou uma dívida infinita de pecado.

| A grande ideia |

Grande graça exige grande graciosidade.
Somente os perdoados conseguem perdoar!

Para discussão

1. De que forma nós, às vezes, somos semelhantes ao servo perdoado que não quis perdoar?
2. Até que ponto é saudável desenterrar questões do passado?
3. O que fazer quando a pessoa que muito nos machucou se recusa a se arrepender ou reconciliar-se conosco?
4. Avalie a ideia do "perdoar e esquecer". É possível? O que significa?

31

Divórcio e novo casamento

(Mt 5:31,32; 19:1-12; Mc 10:1-12)

As estatísticas sobre o aumento exponencial de divórcios no Brasil e ao redor do mundo não mentem. Mas o problema não é novo. Já nos tempos de Jesus, o divórcio devastava as famílias enquanto era debatido pelos líderes religiosos.

Contudo, muito além das estatísticas frias, as vidas das pessoas são para sempre marcadas por casamentos traumáticos ou pelo divórcio. Para alguns, não existe dor maior do que aquela experimentada num casamento triste, abusivo ou marcado pela traição. Ainda pior é a tragédia da dissolução de um casamento feito para refletir a glória de Deus e o amor de Cristo pela sua noiva, a igreja.

Neste capítulo, trataremos de dois textos do Evangelho de Mateus que lidam com a difícil questão do divórcio e novo casamento. O primeiro, Mateus 5:31,32, situa-se no Sermão do Monte. O segundo, em Mateus 19:1-12, relata uma controvérsia com os fariseus sobre a posição de Jesus acerca do assunto e repete o conteúdo do primeiro texto (com pequenas variações). Por isso, os dois textos serão analisados sequencialmente neste capítulo, de *forma expositiva*, com foco em sua mensagem principal.[1]

Observa-se de antemão que o propósito dos textos não é responder a todas as perguntas sobre divórcio e novo casamento. O foco dos textos de Mateus não é a "cláusula de exceção", ou seja, como podemos "burlar" o sistema, mas, sim, o casamento vitalício e fiel. Nos Apêndices, esboçaremos uma resposta quanto às questões de divórcio e novo casamento.

---

[1] O terceiro texto, Marcos 10:1-12, é praticamente idêntico a Mateus 19:1-10, com exceção da "cláusula de exceção" (que será tratada nos Apêndices na discussão sobre divórcio e novo casamento) e outras mudanças pequenas.

MATEUS 5:31,32

Também foi dito: Aquele que repudiar sua mulher, dê-lhe carta de divórcio. Eu, porém, vos digo: qualquer que repudiar sua mulher, exceto em caso de relações sexuais ilícitas, a expõe a tornar-se adúltera; e aquele que casar com a repudiada comete adultério.

Contexto

Mateus 5:31,32 é o terceiro de seis argumentos no Sermão do Monte em que Jesus choca seus discípulos com o real padrão divino em áreas onde o legalismo havia barateado a santidade de Deus. Em cada caso, Jesus usa a lei para descortinar o coração dos seus ouvintes, elevando o padrão muito além do que imaginavam.

- Relacionamentos revelam o coração (ira/hipocrisia — 5:21-26).
- Desejos ilícitos revelam o coração (adultério — 5:27-30).
- Conflito conjugal revela o coração (divórcio — 5:31,32).
- Os votos revelam o coração (presunção/infidelidade — 5:33-37).
- Retaliação revela o coração (vingança/perdão — 5:38-42).
- Ódio revela o coração (inimizade — 5:43-48).

Assim como nas outras vezes em que Jesus fez uma declaração do tipo "Ouvistes que foi dito, mas eu vos digo", ele vai muito além das interpretações superficiais da lei.

O texto sobre divórcio liga os dois textos imediatamente antes e depois da declaração. Primeiro, Jesus mostra como o adultério começa no coração infiel. Depois, trata de como os votos revelam um coração infiel. A declaração sobre o divórcio serve como ponte entre ambas as declarações. Mostra que a maneira pela qual encaramos os votos matrimoniais e tratamos o cônjuge revela a natureza do nosso coração (Ml 2:14-16).

Tentaremos simplificar ao máximo essa discussão focando o que esse texto diz para depois tratar de assuntos mais polêmicos. Vamos analisar o texto frase por frase, respondendo a três perguntas básicas:

1. O que foi dito?
2. O que Jesus disse?
3. O que significa a "cláusula de exceção"?

DIVÓRCIO E NOVO CASAMENTO 487

1. O que "foi dito"?

Também foi dito: Aquele que repudiar sua mulher, dê-lhe carta de divórcio. (v. 31)

Jesus cutuca seus ouvintes citando o texto usado de forma equivocada pelos fariseus (cf. Mt 19:3-12). Ele se refere a Deuteronômio 24:1-4 a seguir, em que Deus regulou práticas abusivas do casamento por causa da dureza de coração do povo.

> *Se um homem tomar uma mulher e se casar com ela, e se ela não for agradável aos seus olhos, por ter ele achado coisa indecente nela, e se ele lhe lavrar um termo de divórcio, e lho der na mão, e a despedir de casa; e se ela, saindo da sua casa, for e se casar com outro homem; e se este a aborrecer, e lhe lavrar termo de divórcio, e lho der na mão, e a despedir da sua casa ou se este último homem, que a tomou para si por mulher, vier a morrer, então, seu primeiro marido, que a despediu, não poderá tornar a desposá-la para que seja sua mulher, depois que foi contaminada, pois é abominação perante o* SENHOR*; assim, não farás pecar a terra que o* SENHOR*, teu Deus, te dá por herança.*

Mesmo naquela época, havia duas escolas principais de interpretação sobre a legitimidade e as causas de divórcio com base neste texto e focando a expressão "coisa indecente" (עֶרְוַת דָּבָר — '*erwat dābār*), ou seja, "nudez de uma coisa" — Dt 24:1. O mesmo termo hebraico foi usado alguns versículos antes em Deuteronômio 23:14: *Porquanto o* SENHOR*, teu Deus, anda no meio do teu acampamento para te livrar e para entregar-te os teus inimigos; portanto, o teu acampamento será santo, para que ele não veja em ti* COISA INDECENTE *e se aparte de ti.*[2]

- A escola de Shammai entendia "coisa indecente" no sentido mais literal da frase — uma "exposição" ilegítima da nudez, ou seja, imoralidade sexual; por isso, só permitia o divórcio por imoralidade sexual. Os que advogavam esse pensamento eram os mais conservadores (radicais) da época.

---

[2] BDB, s.v. עֶרְוָה ('*erwâ*); עֶרְוַת דָּבָר, *nudez de uma coisa*, i.e., provavelmente *indecência, comportamento inapropriado* (Dt 23:14; 24:1).

- A escola de Hillel permitia o divórcio por muitas "indecências", entendendo a expressão "coisa indecente" como qualificada pela cláusula "se ela não for agradável aos seus olhos" (lit., se ela não achar favor aos seus olhos — אִם־לֹא תִמְצָא־חֵן בְּעֵינָיו). Seus representantes assumiam a posição mais liberal da época.³

É interessante notar como ambas as escolas recorriam às Escrituras para defender suas posições — e mesmo assim não conseguiram chegar a um acordo —, fato que ficará bem mais evidente no texto posterior de Mateus 19:1-12.

Na segunda parte do versículo 31, Jesus continua citando o que "foi dito", uma paráfrase de Deuteronômio 24:1 em que seus contemporâneos instruíam o homem que queria "repudiar sua mulher" (Ὃς ἂν ἀπολύσῃ τὴν γυναῖκα) a entregar uma "carta de divórcio" (ἀποστάσιον) a ela.⁴

Resumindo, Jesus cita (e logo em seguida confronta) as duas posições em sua época em termos do que deixaram a desejar na esfera do coração.

2. O que Jesus disse?

> Eu, porém, vos digo: qualquer que repudiar sua mulher, exceto em caso de relações sexuais ilícitas, a expõe a tornar-se adúltera; e aquele que casar com a repudiada comete adultério (v. 32).

De forma coerente com o contexto dessa parte do Sermão do Monte, Jesus expõe o coração humano colocando o padrão divino num patamar muito acima de qualquer uma das duas escolas. *Note que Jesus não fica com nenhuma das duas posições, mas vai além delas, expondo o coração dos ouvintes — e a natureza verdadeira do casamento!*

---

³ KÖSTENBERGER, p. 234.
⁴ Muito debate tem girado em torno dos termos usados aqui — não somente sobre a "coisa indecente", mas também sobre a palavra "repudiar" (ἀπολύσῃ) e "carta de divórcio" (ἀποστάσιον), que traduz o hebraico כְּרִיתֻת. Alguns têm proposto uma diferença entre "repúdio" (supostamente, uma separação sem carta de divórcio que expunha a mulher ao adultério e muita dificuldade econômica e na comunidade) e "divórcio" (uma separação "legal" que garantia os direitos da mulher) na tentativa de diminuir o impacto das palavras radicais de Jesus no versículo seguinte. Basta dizer que a evidência léxica de ambos os termos, no grego e no hebraico, junto com seu uso nos dois Testamentos, não justifica essa distinção léxica. A maioria dos comentaristas nem sequer menciona essa opção interpretativa por não ter base léxica.

Jesus choca seus ouvintes com a posição ultrarradical (aos olhos humanos) de que *Deus abomina tudo que afasta o casal um do outro*. Afirma que o divórcio e o novo casamento faziam parte de um processo que potencialmente culminava em um dos pecados mais detestáveis — o adultério.

Mais tarde no Evangelho, os líderes religiosos tentarão colocar Jesus em maus lençóis diante do povo, indagando-o com respeito à questão do divórcio e novo casamento (Mt 19:1-12). Neste texto, Jesus rejeita o uso equivocado de Deuteronômio 24 e volta para o "princípio" — o plano perfeito de Deus para o matrimônio, à luz de Gênesis 1:27 e 2:24. Ele deixa claro que a intenção de Deus desde o começo foi o casamento vitalício e que ele abomina tudo que separa o que ele juntou como expressão da sua imagem e da sua glória.

Começamos considerando o que Jesus disse sem a "cláusula de exceção": *... qualquer que repudiar sua mulher [...] a expõe a tornar-se adúltera; e aquele que casar com a repudiada comete adultério.*

Resumindo, Jesus diz que divórcio resulta em adultério (quando há um novo casamento) tanto para a pessoa que foi "repudiada" (divorciada pelo cônjuge) quanto para quem se casa com a "repudiada" (Mt 5:32; cf. 19:9b).[5]

Essas palavras de Jesus parecem radicais em qualquer época, pois aparentemente não dão margem para qualquer tipo de novo casamento (veremos a chamada "cláusula de exceção" a seguir). Mas são totalmente coerentes com a seriedade do pacto conjugal que temos observado em toda a teologia bíblica da família até aqui. O casamento é um reflexo da própria unidade em diversidade da Trindade (Gn 1:27). A união entre homem e mulher é mais forte que os elos genético-biológicos que unem pais e filhos (Gn 2:24). O casamento é uma aliança vitalícia que visa a glória de Deus e que também serve como vislumbre do amor do Noivo, Jesus, pela noiva, a igreja (Ef 5:31,32).

À luz do próprio contexto desse texto no Sermão do Monte, podemos extrair uma lição sobre o casamento: tudo que ameaça a unidade do casal é aberração da imagem e do plano de Deus para o casamento!

Qualquer atitude que barateie a santidade do casamento ou que afaste o casal um do outro revela um coração malvado e contrário a Deus. Isso

---

[5] No texto de Mateus 19:9a, Jesus torna explícito o que é implícito nesse texto, que a pessoa divorciada do **cônjuge** que casa novamente também se torna adúltera.

inclui conflito conjugal, ira, mágoas, falta de perdão, frieza, distância conjugal, o tratamento de silêncio, a intrusão de terceiros no matrimônio, segredos guardados, falta de transparência entre os cônjuges e muito mais.

Para aqueles que querem honrar a Deus, a palavra "divórcio" não deve entrar no vocabulário conjugal, nem estar no imaginário ou existir como possibilidade. Casamento é uma instituição divina, cujo propósito é refletir a glória da imagem de um Deus que vive fielmente em pacto e comunhão. O conflito conjugal muitas vezes revela um coração egoísta e infiel que precisa da vida "outrocêntrica" de Jesus para ser vencido. Divórcio é uma derrota para o evangelho!

3. O que significa a "cláusula de exceção"?

> *Eu, porém, vos digo: qualquer que repudiar sua mulher, exceto em caso de relações sexuais ilícitas, a expõe a tornar-se adúltera; e aquele que casar com a repudiada comete adultério* (v. 32).

Com esse entendimento da essência da passagem, podemos considerar brevemente a polêmica "cláusula de exceção":

> *... qualquer que repudiar sua mulher,* EXCETO EM CASO DE RELAÇÕES SEXUAIS ILÍCITAS...

CONSIDERAÇÕES INICIAIS

1. Mateus é o único livro do Novo Testamento que abre qualquer exceção na discussão sobre divórcio e novo casamento. Aparentemente, os leitores de Marcos, Lucas e das epístolas paulinas não teriam entendido que havia *qualquer* possibilidade de divórcio com novo casamento que não fosse adultério. Veja os textos:

> *Quem repudiar sua mulher e casar com outra comete adultério; e aquele que casa com a mulher repudiada pelo marido também comete adultério* (Lc 16:18).

> *Quem repudiar sua mulher e casar com outra comete adultério contra aquela. E, se ela repudiar seu marido e casar com outro, comete adultério* (Mc 10:11,12).

> *Ora, aos casados, ordeno, não eu, mas o Senhor, que a mulher não se separe do marido (se, porém, ela vier a separar-se, que não se case ou que se reconcilie com seu marido); e que o marido não se aparte de sua mulher* (1Co 7:10,11; cf. 1Co 7:39; Rm 7:1-3).

2. Se a imoralidade sexual (o termo usado aqui, πορνεία [*porneia*], será tratado a seguir) justifica a abolição do primeiro casamento e a autorização de outro, qual será o motivo?

   A resposta teria de ser que o ato sexual efetivamente dissolve a aliança matrimonial. Isso parece dar ao sexo um poder definitivo no estabelecimento do casamento. Mas será que as Escrituras ensinam isso? Entendemos que o casamento é muito mais que sexo. A expressão *tornando-se os dois uma só carne* (Gn 2:24) parece ser o símbolo da realidade do "deixar e unir", e não o ato definitivo do casamento.

3. À luz do reflexo que o casamento faz da Trindade e do amor fiel de Jesus para com a igreja, que lição Deus estaria transmitindo se permitisse divórcio/novo casamento depois do adultério? As próprias ilustrações do casamento de Deus com o povo de Israel incluíam divórcio, mas sem um recasamento, a não ser com o próprio povo novamente (veja Is 50:1; Jr 3:8; Oseias).

4. Alguns alegam que as "relações sexuais ilícitas" (*porneia*) mencionadas aqui devem se referir aos casos de incesto tratados no texto clássico de Levítico 18, que exclui parentes próximos de envolvimento sexual/casamento. Essa interpretação tem a vantagem de estar na proximidade contextual de Deuteronômio 24 e por isso na mente dos judeus da época. Nesse caso, Jesus estaria dizendo que o único casamento que podia ser anulado e o recasamento justificado (sem ser considerado adultério) seria quando o casal descobrisse, supostamente sem saber antes, que eram parentes chegados. O problema com essa interpretação é que fica difícil imaginar uma situação suficientemente comum na época em que duas pessoas podiam casar sem saber que eram parentes próximos.

Uma proposta

1. Mateus é o único livro do Novo Testamento que abre uma aparente exceção à lei do divórcio e novo casamento porque Mateus está lidando com uma situação peculiar à sua audiência, os judeus.

2. Jesus não usa a palavra comum para adultério — μοιχεία (*moicheia*) — quando cita a exceção; antes, a palavra mais genérica para imoralidade sexual — πορνεία (*porneia*). Sabemos que Mateus fazia distinção entre os dois termos porque usa ambos em Mateus 15:19.

3. À luz do contexto de Mateus e da sua audiência original, propomos que *a única exceção à regra do divórcio é quando a imoralidade é descoberta no período do noivado judaico*, que era considerado um "trato nupcial", mas ainda sem a consumação sexual. Jesus inclui essa exceção para esclarecer o que José estava prestes a fazer com Maria — ou seja, para não contrariar o que Mateus 1:19 já havia dito, de que José era um homem justo (mesmo querendo deixar Maria): *Mas José, seu esposo, sendo justo e não a querendo infamar, resolveu deixá-la secretamente.*

À luz dessa interpretação, concluímos que Jesus ensina que *nem o adultério é motivo suficiente para anular o casamento*, mas somente a fornicação pré-nupcial (durante o período de noivado judaico). Em qualquer outro caso, o recasamento constitui adultério por parte de todos os envolvidos.

Isso nos leva ao segundo texto em Mateus que inclui as "cláusulas de exceção".

MATEUS 19:1-12

Como o súdito de Jesus deve conduzir seu casamento e relacionamentos familiares? Essa é a pergunta que o texto de Mateus 19:1-12 responde, aproveitando a indagação dos fariseus hostis a Jesus. Köstenberger resume:

> Ao ser questionado sobre o divórcio, Jesus reafirmou de forma inequívoca o caráter permanente do casamento. Valendo-se dos dois textos básicos do Antigo Testamento, Gênesis 1:27 e 2:24, declarou: *Assim,* [marido e mulher] *não são mais dois, mas uma só carne. Portanto, o que Deus uniu o homem não separe.*[6]

---

[6] KÖSTENBERGER, p. 60.

Contexto

Neste seu quarto discurso em Mateus, Jesus trata de relacionamentos em seu reino, intercalando duas ênfases — humildade e fidelidade:

- *Fidelidade* às autoridades — como cidadãos exemplares (não escandalosos — 17:24-27).
- *Humildade* para com os pequeninos (não sendo orgulhosos — 18:1-10).
- *Fidelidade* aos desviados — os quais devem ser procurados e restaurados diligentemente (não com indiferença — 18:11-14).
- *Humildade* para perdoar os irmãos em pecado (sem fofocar ou guardar mágoas — 18:15-35).

Mateus já incluiu o ensinamento de Jesus sobre divórcio e novo casamento no Sermão do Monte em Mateus 5:31,32 (tratado anteriormente).

Mensagem

A ênfase dessa segunda exposição sobre o difícil assunto de divórcio e recasamento recai sobre o casamento vitalício. Podemos abordar o texto dentro do seu contexto, à luz de quatro argumentos em prol da indissolubilidade do casamento aos olhos de Deus.

Quatro argumentos em prol do casamento vitalício

Argumento 1: O exercício do perdão (Mt 18:21-35)

O que poucos têm reconhecido nas discussões sobre divórcio e recasamento é o contexto em que se situa Mateus 19, que é a lição que Jesus ensinou sobre o perdão nos versículos anteriores (veja o capítulo anterior desse livro, que é uma exposição de Mateus 18:21-35).[7]

Seria muito estranho se logo após ensinar sobre perdão sem limite, Jesus ensinasse que *um* pecado (adultério) fosse suficiente para justificar o rompimento de um relacionamento, sem a possibilidade de restauração. Em Cristo, os perdoados conseguem perdoar. E perdão em família talvez seja uma das consequências principais da obra final de Jesus na cruz:

---

[7] Uma exceção é LOPES, Hernandes Dias, *Casamento, divórcio e novo casamento*, p. 120ss.

Como crentes em Cristo, somos pecadores perdoados. O que isso significa para o casamento? Pode e deve fazer toda a diferença. Não precisamos sofrer para sempre as consequências dos erros do passado. Podemos e devemos perdoar uns aos outros como o Senhor nos instrui (Mt 6:14ss) e como Deus em Cristo nos perdoou (Ef 4:32). Reconhecemos que, sendo pecadores, precisamos do perdão dos outros, assim como de Deus, e pelo mesmo jeito precisamos perdoar nossos irmãos. E agora o perdão é possível [...] Reconciliação com Deus [...] leva consigo a reconciliação de uns para com os outros, um perdão ao qual mesmo os piores, mais profundos e mais largos conflitos humanos precisam se entregar. Não pode haver feridas mortais ou duradouras infligidas nos cônjuges que sabem que, como pecadores perdoados, também precisam perdoar [...] Isso torna uma união indissolúvel um alvo prático e atingível, mesmo para pecadores. A necessidade para uma concessão à dureza de coração não mais existe, pois os pecadores são pecadores perdoados.[8]

Baseado nesse contexto, podemos afirmar que nenhum pecado será capaz de dissolver a "supercola" da aliança conjugal! (cf. Rm 5:20). *Perdão e restauração sempre são a vontade de Deus para relacionamentos humanos.* Hernandes Dias Lopes afirma:

> Onde há perdão, não há necessidade de divórcio. O divórcio é a afirmação de que a ferida não tem cura. O divórcio é a desistência definitiva de um relacionamento machucado. O perdão, entretanto, cura a ferida, restaura o relacionamento e renova o casamento.[9]

Argumento 2: O plano original (Mt 19:3-6; Gn 1:27; 2:24)

Vieram a ele alguns fariseus e o experimentavam, perguntando: É lícito ao marido repudiar a sua mulher por qualquer motivo? Então, respondeu ele: Não tendes lido que o Criador, desde o princípio, os fez homem e mulher [Gn 1:27] e que disse: Por esta causa deixará o homem pai e mãe e se unirá a sua mulher, tornando-se os dois uma só carne? [...] Portanto, o que Deus ajuntou não o separe o homem [Gn 2:24] (Mt 19:3-6).

---

[8] BROMILEY, p. 47.
[9] LOPES, Hernandes Dias. *Casamento*, p. 121.

De forma surpreendente e contundente, Jesus responde aos fariseus levando-os de volta às bases do casamento, ou seja, à teologia bíblica da família. Luiz Sayão afirma:

> Jesus procura mostrar que Deus está mais interessado no casamento do que no divórcio. Por isso, volta a atenção da discussão para a teologia do casamento na criação. Sua postura era clara: o casamento é monogâmico e deve durar por toda a vida [...] Jesus corrige a teologia judaica, afirmando que a base teológica correta é "o princípio", e não "Moisés". Aqui vemos o ideal cristão de restauração de todas as coisas conforme o princípio.[10]

Em vez de responder de acordo com o texto citado por eles, no qual Moisés regulamentava a prática abusiva do divórcio (Dt 24:1-4), Jesus volta para o ideal divino, citando os textos de Gênesis 1:27 e 2:24. Burns comenta:

> Qual foi, então, o padrão bíblico para casamento desde o princípio? De acordo com Jesus, o Criador ordenou o casamento entre macho e fêmea para exemplificar seu compromisso trinitariano com seu povo (Mt 19:4-6). Gênesis 1:26-28 com 2:20-25 contém os ideais bíblicos para o casamento.[11]

"Não tendes lido?" Primeiro Jesus desafia seus ouvintes com sua ignorância bíblica por ter dado voltas à vontade clara de Deus. A pergunta certamente os ofendia — eles que se orgulhavam do seu conhecimento das Sagradas Escrituras. Mas suas ginásticas hermenêuticas efetivamente esvaziaram a Palavra do seu poder e da sua simplicidade e eficácia.

De forma extremamente importante, porém, a resposta de Jesus transcende as discussões legalistas entre as duas escolas rabínicas e atinge o cerne da questão. Valendo-se da habilidade do estilo rabínico, Jesus transfere, em essência, a fundamentação veterotestamentária de determinada

---

[10] SAYÃO, Luiz. *Divórcio e novo casamento*. Disponível em: <https://ibnu.com.br/divorcio--novo-casamento/>, 28 mai. 2014, p. 1. Acesso em: 5 jan. 2018.
[11] BURNS, p. 282.

passagem (Dt 24:1-5) para um conjunto anterior de passagens (Gn 1:27; 2:24) e, desse modo, relativiza (em termos cronológicos) a referência posterior, transformando-a em mera exceção e concessão que, de maneira nenhuma, atenuam o princípio estabelecido pelos textos fundamentais. Logo, ao focalizar o propósito original do casamento no plano de Deus, Jesus ensina a seus seguidores o verdadeiro significado da união conjugal. Além de enfatizar o caráter permanente do casamento como instituição divina, e não apenas humana, ele argumenta que o divórcio contradiz, essencialmente, o propósito de Deus na criação.[12]

"O que Deus ajuntou, não o separe o homem." Seria difícil imaginar uma declaração mais categórica para resumir a perspectiva de Jesus sobre o matrimônio. Alguns até tentam contornar essa declaração, propondo que *Deus* não juntou certos casais, por isso o divórcio é justificado. Mas tudo no texto aponta em direção oposta. Um casamento pode ser contra a vontade de Deus, precipitado e tolo, mas, uma vez declarados os votos e consumada a união, constitui uma união aos olhos de Deus que não deve ser rompida em hipótese nenhuma.

Argumento 3: A dureza do coração e o adultério (Mt 19:7-9)[13]

> *Replicaram-lhe: Por que mandou, então, Moisés dar carta de divórcio e repudiar?*
>
> *Respondeu-lhes Jesus: Por causa da dureza do vosso coração é que Moisés vos* PERMITIU *repudiar vossa mulher;* ENTRETANTO, NÃO FOI ASSIM DESDE O PRINCÍPIO. *Eu, porém, vos digo: quem repudiar sua mulher,* NÃO SENDO POR CAUSA DE RELAÇÕES SEXUAIS ILÍCITAS, *e casar com outra comete adultério* [*e o que casar com a repudiada comete adultério*].

Os fariseus, descontentes com a resposta de Jesus e querendo ainda defender sua posição equivocada, insistem em discutir com base no texto de Deuteronômio 24, que, de certa forma, repete-se hoje quando as pessoas focalizam as chamadas "cláusulas de exceção", e não a vontade ideal de Deus.

---

[12] KÖSTENBERGER, p. 239.
[13] Veja BROMILEY, p. 44ss.

Enquanto seus opositores interpretavam o que Moisés escreveu como sendo um *mandamento*,[14] Jesus esclareceu dizendo que Moisés *permitiu*[15] o repúdio. Köstenberger comenta:

> As estipulações mosaicas não devem ser tidas como sinônimo de aprovação tácita desses divórcios, mas apenas como forma de regulamentá-los. A tônica de Deuteronômio 24:1-4 é, portanto, descritiva, e não prescritiva, fato que os contemporâneos de Jesus parecem ter interpretado equivocadamente.[16]

Jesus esclarece a razão pela *permissão* do divórcio no texto de Deuteronômio: *a dureza do coração* do povo. Tudo indica que, apesar do ideal divino para o matrimônio claramente expresso em Gênesis 1 e 2, a prática do povo deixava muito a desejar. Sem uma legislação divina para proteger a instituição de abuso escancarado, haveria grandes abusos especialmente no caso das mulheres que tinham muito menos direito (e proteção) na cultura da época. Ou seja, a "cláusula de exceção" do Antigo Testamento foi a *permissão* de divórcio, mas sem o direito de retornar ao primeiro cônjuge no caso de novo casamento (Dt 24:4). Pode ser que Moisés assim evitasse uma espécie de "prostituição legalizada", em que um homem se desagradava da esposa, divorciava-se dela, casava com outra, ficava insatisfeito com ela, voltava para a primeira, e assim por diante. Para evitar o que efetivamente seria uma zombaria da instituição divina do casamento, Moisés regulamentou o divórcio.

Aprendemos uma lição importante sobre como lidar com polêmicas na área de divórcio e novo casamento, observando como Jesus tratou a questão: quando o ponto de partida no debate é a dureza do coração do homem, sempre vamos terminar onde começamos — com perspectivas antropocêntricas que normatizam a dureza do coração. Mas, se começarmos com o ideal de Deus, adotaremos uma perspectiva teocêntrica que reflete a sua glória no matrimônio.

---

[14] ἐντέλλομαι (*entellomai*).
[15] ἐπιτρέπω (*epitrepō*).
[16] KÖSTENBERGER, p. 234.

Argumento 4: A reação dos discípulos (Mt 19:10-12)

Disseram-lhe os discípulos: Se essa é a condição do homem relativamente à sua mulher, não convém casar. Jesus, porém, lhes respondeu: Nem todos são aptos para receber este conceito, mas apenas aqueles a quem é dado. Porque há eunucos de nascença; há outros a quem os homens fizeram tais; e há outros que a si mesmos se fizeram eunucos, por causa do reino dos céus. Quem é apto para o admitir admita.

O que mais impressiona no texto é a reação dos próprios discípulos diante da resposta de Jesus. Considerando as posições contemporâneas das escolas de Shammai (divórcio só por imoralidade sexual — a posição radical) e da escola de Hillel (divórcio por muitas "indecências" — a posição liberal), fica evidente que JESUS NÃO FICOU COM NENHUMA DAS DUAS POSIÇÕES POPULARES, MAS FOI ALÉM DELAS — ATÉ O CORAÇÃO DO CASAMENTO! *Disseram-lhe os discípulos: Se essa é a condição do homem relativamente à sua mulher, não convém casar* (Mt 19:10).

Prior chega a afirmar que "sabemos que os ensinamentos de Jesus eram totalmente diferentes das escolas rabínicas de Hillel e Shammai [...] e do próprio ensino contido no Antigo Testamento".[17] Köstenberger comenta sobre a resposta dos discípulos diante do ensino aparentemente radical sobre divórcio e novo casamento:

> Como a reação dos ouvintes de Jesus deixa claro, para eles as estipulações mosaicas haviam suplantado os propósitos originais de Deus na criação [...] Jesus afirma [...] que os estatutos mosaicos foram introduzidos não para substituir o plano original do Criador, mas apenas para reconhecer a realidade da dureza do coração humano (Mt 19:7,8; Mc 10:5; cf Mt 5:31,32). Na verdade, o casamento havia sido criado para ser a união fiel e vitalícia de um homem com uma mulher [...].
>
> Na opinião de alguns, a reação dos discípulos comprova que o padrão de Jesus devia ser extremamente elevado, ou seja, proibia o divórcio e o novo casamento, uma vez que a união conjugal fosse consumada. Se Jesus simplesmente se alinhou com o ramo mais conservador do judaísmo de sua época, por que seus seguidores se surpreenderam? Não, o padrão de

---

[17] PRIOR, David. *A mensagem de 1Coríntios*. São Paulo: ABU, 1993, p. 122.

Jesus devia ser ainda mais rígido do que a linha que permitia o divórcio somente em casos de adultério; a reação dos discípulos prova que Jesus defendia uma postura radical: "o divórcio é proibido, uma vez que o casamento foi consumado".[18]

A cláusula de exceção

Já analisamos a chamada "cláusula de exceção" no estudo de Mateus 5:31,32. Köstenberger resume o argumento apresentado naquela discussão:

> Argumenta-se que, ao incluir a cláusula de exceção, Mateus mostra como a atitude intentada por José correspondia à postura de um homem justo [...] Na sociedade judaica, os noivos já eram considerados "marido" e "mulher", de modo que o noivado, como o casamento, só podia ser rompido por meio de uma carta formal de divórcio [...] Somente um casamento ainda não consumado (ou seja, um noivado) pode ser rompido pelo "divórcio". O casamento consumado pela união sexual ainda existe aos olhos de Deus mesmo nos casos em que ocorre o adultério.[19]

Basta somente uma observação sobre o versículo 9, no qual acrescenta-se a ideia de que quem se divorcia do seu cônjuge e casa de novo também comete adultério: *... quem [...] casar com outra comete adultério [e o que casar com a repudiada comete adultério]* (Mt 19:9; cf 5:31,32).

Resumindo, o texto bíblico ensina que divórcio resulta em adultério quando há um recasamento nos seguintes casos:

1. Para a pessoa que foi "repudiada" (divorciada pelo cônjuge) (Mt 5:32).
2. Para quem se casa com a "repudiada" (Mt 5:32; 19:9b).
3. Para a pessoa que divorcia-se do seu cônjuge (Mt 19:9a).

Conclusão

Andreas Köstenberger resume os argumentos mais fortes usados para defender a posição de que a aliança conjugal é indissolúvel ("divórcio proibido, uma vez que o casamento foi consumado") e que o recasamento constitui adultério:

---

[18]KÖSTENBERGER, p. 235.
[19]Ibidem, p. 243-244.

1. A exegese saudável interpreta textos mais difíceis à luz dos mais claros, princípio que prioriza os muitos outros textos que proíbem o divórcio e o novo casamento e explicam as cláusulas de exceção que ocorrem somente em Mateus 5 e 19 à luz dos outros textos.
2. Somente Mateus inclui a cláusula de exceção, fato que sugere que ele trata de um caso específico de algum tipo.
3. A cláusula de exceção deve ser entendida dentro da defesa que Jesus faz do ideal bíblico de casamento vitalício (Mt 19:4-6).
4. A reação dos discípulos aponta para o fato de que a posição de Jesus sobre divórcio e novo casamento era ainda mais radical que ambas as escolas contemporâneas (Hillel e Shammai).
5. O alto valor que as Escrituras dão à permanência das alianças, especialmente da aliança entre Cristo e a igreja (ilustrada no casamento) aponta para o casamento indissolúvel.[20]

| A grande ideia |
O que Deus ajuntou não o separe o homem!

PARA DISCUSSÃO

1. Dos quatro argumentos em prol do casamento vitalício do texto exposto anteriormente, qual você acha mais forte e qual você considera mais fraco? Por quê?
2. Mesmo que alguém entendesse que a "cláusula de exceção" em casos de adultério possibilitaria o divórcio e novo casamento (talvez junto com o abandono do cônjuge incrédulo — 1Coríntios 7:11 — e possivelmente maus-tratos conjugais), como a igreja hoje tem ido muito além dessas situações para facilitar a dissolução de lares?
3. Como a família e a igreja podem criar uma cultura eclesiástica/familiar que defenda o casamento vitalício?
4. Em que sentido o casamento é e não é "para sempre"? Defenda sua resposta à luz do ensinamento de Jesus nesse texto e em Mateus 22:23-33.

---

[20] Ibidem, p. 241.

5. Você já tem uma posição pessoal quanto ao divórcio e ao novo casamento à luz das Escrituras? Consegue aplicá-la diante dos muitos casos e situações diferentes que acontecem hoje?
6. Como a igreja pode manter um alto padrão de seriedade do matrimônio enquanto pratica compaixão para com aqueles que já passaram pelo divórcio e novo casamento?

32

Casamento, sexo e celibato

(1Co 7:1-9)

Quanto ao que me escrevestes, é bom que o homem não toque em mulher; mas, por causa da impureza, cada um tenha a sua própria esposa, e cada uma, o seu próprio marido. O marido conceda à esposa o que lhe é devido, e também, semelhantemente, a esposa, ao seu marido. A mulher não tem poder sobre o seu próprio corpo, e sim o marido; e também, semelhantemente, o marido não tem poder sobre o seu próprio corpo, e sim a mulher. Não vos priveis um ao outro, salvo talvez por mútuo consentimento, por algum tempo, para vos dedicardes à oração e, novamente, vos ajuntardes, para que Satanás não vos tente por causa da incontinência. E isto vos digo como concessão e não por mandamento. Quero que todos os homens sejam tais como também eu sou; no entanto, cada um tem de Deus o seu próprio dom; um, na verdade, de um modo; outro, de outro. E aos solteiros e viúvos digo que lhes seria bom se permanecessem no estado em que também eu vivo. Caso, porém, não se dominem, que se casem; porque é melhor casar do que viver abrasado.

Qual seria seu conselho para as pessoas envolvidas em cada uma dessas situações:

1. O marido (engenheiro) é convocado para construir estradas novas em Angola e ficará longe da família por um tempo indeterminado, mas com um aumento salarial significativo.
2. A esposa (enfermeira) se voluntariou para uma viagem missionária à Venezuela durante três semanas.

3. O marido precisa terminar uma nova proposta para sua empresa e está trabalhando dezesseis horas por dia; perdeu o interesse e a energia para o relacionamento íntimo com sua esposa.
4. A esposa já não tem tanto interesse na relação conjugal e sempre reclama de dor de cabeça, cansaço...
5. A esposa está magoada com o marido e esquiva-se das investidas dele, usando o sexo como arma.
6. O casal se contenta a assistir a seriados, conversar em grupos de mídia social e jogar games no celular, cada um em seu mundo, mantendo relações sexuais raramente.

Seria difícil achar um assunto mais polêmico do que o sexo. Para alguns, sexo é um palavrão. Quanto menos se fala, melhor. Para outros, a palavra "sexo" atrai como ímã: colocá-la na capa de uma revista ou em luzes de néon chama a atenção de todos ao redor.

Vivemos num mundo de desequilíbrio sexual. Por um lado, somos sexomaníacos; por outro, sexofóbicos. Há dois extremos: libertinagem e legalismo. Alguns ficam com sexo na mente 24 horas por dia. Outros sentem repulsa — têm nojo do sexo — e adotam atitudes vitorianas em relação ao assunto.

O sexo também gera controvérsias em círculos religiosos. Em algumas religiões, o sexo se justifica somente pela reprodução da espécie, como se fosse algo "sujo" fora desse propósito. Historicamente, seitas e religiões pagãs têm feito do sexo uma parte integral de adoração aos deuses ou a um líder carismático.

A igreja evangélica, apesar da sua teologia geralmente sã com respeito ao sexo, tem sofrido golpe após golpe contra seu testemunho justamente por causa da promiscuidade e imoralidade de alguns de seus líderes, ou tem errado por omissão, gaguejando sobre sexo quando Deus fala clara e abertamente.

Uma situação semelhante era o clima sexual esquizofrênico que existia na igreja de Corinto. A cultura da cidade de Corinto, como a nossa, era extremamente sensual. As religiões falsas, idólatras e demoníacas da cidade promoviam prostituição cultual como forma de adoração aos ídolos. Sexo livre, prostituição e homossexualidade reinavam (veja 1Co 5; 6:16-20). O nome da cidade, "Corinto", foi transformado num verbo para descrever perversão moral. "Corintianizar" significava debochar.

Por outro lado, havia um grupo de cristãos naquela cidade, resgatados do lamaçal sexual e que repudiavam aquela velha vida. Mas alguns dos coríntios corriam o risco de levar o pêndulo para o outro lado. Estavam tendendo para um ascetismo que menosprezava a relação sexual, mesmo entre os casados. Reagiram contra os abusos sexuais pagãos, mas corriam o risco de desprezar algo que Deus havia criado para o homem, algo bom, puro e santo.[1]

Primeira aos Coríntios 7 foi escrito para corrigir essas tendências desequilibradas. Os leitores tinham dúvidas sobre uma sexualidade sadia numa cultura pervertida e aparentemente haviam escrito suas perguntas para o apóstolo (veja 1Co 7:1,25; 8:1; 12:1; 16:1,12). O capítulo 7 responde a uma série de dúvidas sobre solteirismo, casamento, celibato, divórcio, recasamento e viuvez. Paulo não escreve uma dissertação sobre a teologia bíblica da família, porque está respondendo a perguntas específicas dos leitores.[2] À luz da iminência do retorno de Cristo e dos tempos angustiosos em que viviam (veja 7:26,29), alguns poderiam ter questionado qual seria a necessidade de se casar e propagar a raça humana (veja Gn 1:28).[3] Mas suas palavras esclarecem muitas questões relacionadas à família.

Estrutura

Há várias maneiras legítimas de dividir o capítulo. Em termos genéricos, podemos dividi-lo em duas partes:

I. A manutenção do matrimônio (7:1-24).
II. A decisão do matrimônio (7:25-40).

Contudo, de forma mais específica, podemos trabalhar os vários assuntos matrimoniais como segue:

I. Casamento e celibato (7:1-9).
II. Casamento, divórcio e recasamento (7:10-16).
[Excurso: Permaneça no estado em que foi chamado: 7:17-24].

---

[1] Encontramos algo semelhante em 1Timóteo 4:1-4. Aparentemente, alguns falsos mestres proibiam o casamento, num falso ascetismo.
[2] ROBERTSON, Archibald e PLUMMER, Alfred. *A critical and exegetical commentary on the first epistle of St. Paul to the Corinthians*. Edinburgh: T &T Clark, 1911, p. 131.
[3] Ibidem, p. 132-133.

III. Casamento, solteirismo e o reino de Deus (7:25-38).
IV. Casamento, divórcio e viuvez (7:39,40).

Para fins de exposição, trabalharemos o texto inicial sobre o celibato no casamento antes de abordar os outros assuntos no capítulo seguinte.

I. CASAMENTO E CELIBATO

Encontramos pelo menos três princípios fundamentais sobre uma questão problemática que confundia a igreja de Corinto — o celibato no casamento.

1. O casamento não é para todos (pois pode desviar a atenção do reino) (7:1,7-9)

> Quanto ao que me escrevestes, é bom que o homem não toque em mulher [...] Quero que todos os homens sejam tais como também eu sou; no entanto, cada um tem de Deus o seu próprio dom; um, na verdade, de um modo; outro, de outro. E aos solteiros e viúvos digo que lhes seria bom se permanecessem no estado em que também eu vivo. Caso, porém, não se dominem, que se casem; porque é melhor casar do que viver abrasado.

Paulo começa respondendo a uma carta enviada pelos coríntios. Provavelmente a primeira pergunta feita por eles foi: "Paulo, não seria melhor nunca casar?" À luz dos assuntos tratados nos capítulos anteriores (incesto — 1Co 5; fornicação — 1Co 6:16-20), nada é mais natural que o apóstolo lidar com essa dúvida: "Tendo advertido os coríntios nos dois capítulos anteriores contra o perigo de licenciosidade gentia, aqui ele toma uma posição contra o espírito de ascetismo gentio".[4]

Sua resposta é clara e objetiva, mas reflete suas reservas: "Sim, é bom que o homem não toque em mulher".[5] O eufemismo "que não toque em mulher" é uma forma suave de dizer: "É bom manter uma vida de celibato como solteiro e não ter relações sexuais". Paulo concorda com a decisão de alguns de permanecer solteiros. Mas logo em seguida reconhece que essa decisão, embora moralmente nobre, envolve vários fatores importantes. E não significa que, uma vez casado, o celibato deve ser praticado!

---

[4] Ibidem, p. 132.
[5] καλὸν ἀνθρώπῳ γυναικὸς μὴ ἅπτεσθαι

Esse conselho pode parecer estranho quando nos lembramos do que Deus falou em Gênesis 2:18, 24: ... *Não é bom que o homem esteja só* [...] *Por isso, deixa o homem pai e mãe e se une à sua mulher, tornando-se os dois uma só carne*.[6] Mas Paulo estava escrevendo em meio a circunstâncias bem específicas. Há pelo menos três fatores que influenciaram essa resposta, razões que devem ser consideradas por alguém que avalia a possibilidade de se casar — ou não. São razões para não casar:

A. A difícil situação corintiana (7:26)

> *Considero, por causa da angustiosa situação presente, ser bom para o homem permanecer assim como está.*

Há debate sobre o significado da expressão "angustiosa situação presente",[7] que pode se referir à perseguição e outras dificuldades que os cristãos em Corinto enfrentavam (um problema local e ocasional);[8] ou ao *escaton* — o período de tempo dos "últimos dias" (veja 1Tm 4:1; 2Tm 3:1) antes do próximo evento no calendário profético — a volta de Cristo. De certa forma, a segunda opção engloba a primeira.

No primeiro caso, continuar solteiro seria a recomendação em situações de extrema pressão e perseguição de cristãos. No segundo, a preferência pelo solteirismo seria para todos, a fim de ter o mínimo de distrações enquanto a pessoa focava o serviço do reino.

B. Liberdade para servir ao reino de Deus (7:7-9,32-35)

A vida de solteiro traz grandes vantagens para quem serve ao reino. O interesse da pessoa não está dividido. De corpo e alma pode servir ao Senhor. Está livre para ir e vir, para estabelecer seus próprios horários, gastar seus bens, sacrificar a si mesmo, dedicar-se até a morte ao Senhor. Mas o casado tem outras obrigações, dadas por Deus, que acabam clamando por sua atenção.

---

[6] BARRETT, C. K. *The first epistle to the Corinthians.* New York: Harper & Row, 1817, p. 154.
[7] διὰ τὴν ἐνεστῶσαν ἀνάγκην. Veja Lucas 21:23; cf. tb. 2Coríntios 6:4; 12:10; 1Tessalonicenses 3:7.
[8] A palavra ἐνεστῶσαν pode indicar "presente" (1Co 3:22; Gl 1:4; cf. Rm 8:38; 2Ts 2:2) ou "iminente" (2Tm 3:1; cf. 1Co 7:29). Veja BOCK, 1Coríntios 7:26, p. 2. Robertson e Plummer dizem que "um perigo que é acreditado estar perto e certo já é uma aflição presente" (p. 152).

Os versículos 8 e 9 parecem ser uma *inclúsio*, encerrando a discussão que começou nos versículos 1 e 2. Ele fala diretamente para homens — os solteiros e viúvos. Mais tarde, a partir de 7:25, o problema das solteiras e viúvas será tratado. O resumo do argumento é que é melhor permanecer solteiro e focado no serviço do reino, a não ser que distrações sexuais ("viver abrasado") exijam o casamento.[9]

C. O dom de Deus (7:7)

O celibato não é a norma para o ser humano, muito menos para a sociedade. A ordem divina de multiplicar-se e encher a terra (cf. Gn 1:28) nunca seria cumprida, a não ser que a maioria casasse e tivesse filhos. Gênesis diz: *Não é bom que o homem esteja só* [...]. *Por isso, deixa o homem pai e mãe e se une à sua mulher, tornando-se os dois uma só carne* (2:18,24). O casal casado reflete a imagem de Deus, justamente em seu relacionamento conjugal, em que "dois em um" refletem "três em um". Isso é bom, puro e santo. É a norma. Mas há exceções.

O próprio apóstolo Paulo era uma exceção. Quando ele diz: *Quero que todos os homens sejam tais como também eu sou* (1Co 7:7), entendemos que ele era solteiro e que, à luz das circunstâncias da época e do seu chamado, era a melhor opção em termos do reino. (O versículo nos dá uma dica quanto ao estado civil de Paulo — provavelmente não era viúvo nem divorciado, porque dificilmente ele diria que queria que os leitores perdessem o cônjuge para a morte ou o divórcio!)[10]

Cada cristão tem um dom especial de Deus para servir a ele (veja Ef 4:7; 1Co 12:7). A palavra "dom"[11] usada no versículo 7 é a mesma usada quando a Bíblia se refere aos "dons espirituais" — uma capacidade sobrenatural, dada por Deus, para uma obra especial. "O ponto aqui parece ser que alguns têm o dom do celibato, enquanto outros que não têm esse dom, e por isso deveriam casar, têm outro dom ou dons que o compensam."[12]

---

[9] O texto contrasta o ato de casamento — um aoristo ingressivo — com o processo de queimar com desejo, tempo presente: γαμησάτωσαν, κρεῖττον γάρ ἐστιν γαμῆσαι ἢ πυροῦσθαι.
[10] Alguns alegam que, como membro do Sinédrio, Paulo teria sido casado. Mas a evidência citada do Talmude vem do século V e provavelmente não deve ser aplicada indiscriminadamente ao século I.
[11] Χάρισμα
[12] BARRETT, p. 158-159.

O "dom" resulta da graça de Deus na vida de um indivíduo. Algumas pessoas têm o "dom" do celibato, outras têm o "dom" do casamento — "um de um modo, outro de outro". É a graça de Deus que capacita um indivíduo para um ou outro estado civil. Por ser uma questão de "graça", não podemos nem devemos reclamar do nosso estado civil. A graça de Deus é suficiente para isso! Não temos que nos entregar às fantasias sexuais, práticas pervertidas da cultura, pornografia ou imoralidade.

Paulo diz que gostaria que todos fossem como ele era, ou seja, solteiro. A maioria pensa que Paulo foi casado, mas que era viúvo, ou talvez que sua esposa não crente o tivesse abandonado. De qualquer forma, ele permanecia nesse estado para melhor servir a Deus.

Cabe aqui uma palavra de exortação. Casados, cuidado para não presumir que seus amigos solteiros sejam "pobrezinhos"; que todos vivam esperando o dia em que finalmente poderão se casar e ser "inteiros"; que sejam desesperados, encalhados, não desejáveis ou que há algo de errado com eles. Sem saber, machucamos essas pessoas pela nossa insensibilidade e falta de tato. Em alguns casos, são pessoas mais completas do que aqueles que precisam se casar. Não devemos sair por aí como cupidos tentando casar todo mundo!

Cuidado, solteiros, para não viverem sua vida procurando a suposta grama mais verde chamada "casamento". Paulo exalta o celibato, o estado civil de solteiro, especialmente quando a pessoa aproveita os anos de solteirismo para investir no reino de Deus! Invista esses anos preciosos em serviço desimpedido à obra do Senhor. Cresça como pessoa. Desenvolva seus dons, suas habilidades, para ser uma pessoa cada vez mais atraente, mais piedosa, mais sensível, mais amável, não na esperança de um dia se casar, mas para ser um servo cada vez mais eficiente do verdadeiro Noivo, Jesus Cristo.

2. O casamento visa evitar imoralidade (para poder servir ao reino de forma não dividida) (7:2,8,9)

> *Mas, por causa da impureza, cada um tenha a sua própria esposa, e cada uma, o seu próprio marido [...] E aos solteiros e viúvos digo que lhes seria bom se permanecessem no estado em que também eu vivo. Caso, porém, não se dominem, que se casem; porque é melhor casar do que viver abrasado.*

Recentemente temos ouvido de muitos escândalos sexuais em religiões que recomendam o celibato para seus sacerdotes. Abuso de crianças e outros desvios sexuais são o resultado natural de uma doutrina falsa. Deus deu o casamento como a única expressão legítima, pura e santa da nossa sexualidade. *Digno de honra entre todos seja o matrimônio, bem como o leito sem mácula; porque Deus julgará os impuros e adúlteros* (Hb 13:4).

Paulo reconhece que o dom do celibato não é para todos, e que na verdade talvez seja para a minoria. A maioria das pessoas tem desejos e impulsos sexuais tão fortes (dados por Deus!) que o celibato não é uma opção. Seus desejos são como um vulcão pronto a entrar em erupção. Ainda mais em nossa cultura, que é extremamente sensual, somos cercados por tentações sexuais que nos preparam emboscadas todo o tempo. A internet, bancas de jornal, propagandas, outdoors, filmes, conversas, piadas, roupas indecentes, tudo pode ser uma armadilha para fazer-nos cair.

A razão citada nesse texto para justificar o casamento — para evitar imoralidade sexual — certamente não é a única nem a principal. "Paulo não diz que o único propósito do casamento é como prevenção de fornicação, mas ele certamente diz que serve, sim, a esse propósito."[13] Mas, dentro do contexto, figura como um motivo. "Por causa da impureza" é literalmente "por causa de impurezas" (plural).[14] Paulo reconhece as múltiplas manifestações de imoralidade numa sociedade entregue ao Maligno. "Impurezas" inclui qualquer ato sexual fora dos parâmetros estabelecidos por Deus.

A esses, Paulo diz que devem procurar meios legítimos para resolver suas frustrações. Em 6:18, ele fala que devemos fugir da imoralidade. Aqui, devemos fugir para o casamento. Deus deu o casamento como a única expressão legítima, pura e santa da nossa sexualidade.

Deus criou o sexo. Ao contrário da opinião popular, ele não é um desmancha-prazeres. Pode ter certeza de que ele tem um plano para o relacionamento sexual. Aqui aprendemos que o sexo não é só para procriação. Tem um propósito de prazer também.

Por isso Deus odeia aberrações sexuais. "Por causa do pecado, o ideal divino do casamento foi corrompido pela poligamia, pelo divórcio, pelo

---

[13] Barrett, p. 156.
[14] Πορνείας

adultério, pela homossexualidade, esterilidade e falta de diferenciação dos papéis de cada um."[15]

As aberrações são "aberrações" porque fogem do plano divino, sujam o "espelho" do casal e distorcem a imagem de Deus aqui na terra. A união sexual é algo misterioso, metafísico (que vai além do físico), pois toca no centro do nosso ser, na essência da nossa existência.

O plano de Deus permite que duas pessoas do sexo oposto, unidas por "aliança", se unam fisicamente para refletir a unidade em diversidade e o amor mútuo da Trindade. Qualquer relacionamento sexual que não seja entre um homem e uma mulher casados foge desse plano bíblico. Homossexualidade (unidade sem diversidade), fornicação (unidade sem aliança), masturbação[16] (falta de unidade e sem diversidade), pornografia (exploração), o "ficar" (exploração sem compromisso) e bestialidade (diversidade sem unidade) são todas aberrações que pervertem a imagem de Deus e seu plano para nossa sexualidade. Não é que Deus queira acabar com a "festa"; ele zela pela sua imagem e pelo bem do homem e da mulher.

O sexo é o auge da expressão de intimidade, da unidade em diversidade. Esse momento em que dois se tornam um é um momento de maior reflexo da imagem de Deus. Como Deus é bom! Nossa alegria faz parte da sua glória. Deus é mais glorificado em nós quando ficamos mais satisfeitos nele. Nunca esse fato se expressa tão claramente como no relacionamento conjugal, quando duas pessoas, unidas por aliança, desfrutam do relacionamento conjugal com exclusividade, fidelidade e intimidade.

---

[15] KÖSTENBERGER, p. 33.

[16] Köstenberger (p. 201) oferece uma ótima análise das razões pelas quais a masturbação é uma aberração do plano divino para a sexualidade:

> Apesar de não haver nenhuma passagem bíblica que proíba diretamente a masturbação, o sexo solitário e autoestimulado deve ser considerado moralmente errado, pois, como Daniel R. Heimbach (*True sexual morality: biblical standards for a culture in crisis*, Wheaton: Crossway, 2004) observa, "opõe-se a todas as características morais positivas reveladas como elementos essenciais do plano de Deus para o sexo": (1) o sexo faz parte de um relacionamento pessoal com outra pessoa; a masturbação é não relacional; (2) o sexo deve ser exclusivo; a masturbação costuma envolver pensamentos sexualmente impuros; (3) o sexo deve ser especial e íntimo; a masturbação é frequente e superficial; (4) o sexo deve ser frutuoso (produtivo); a masturbação trata o sexo como um bem a ser consumido; (5) o sexo deve operar no contexto do amor abnegado; a masturbação visa satisfazer o próprio indivíduo; (6) o sexo é multidimensional; a masturbação separa o aspecto físico de todo o resto; (7) o sexo deve ser complementar; a autoestimulação solitária não tem a função de unir (ou seja, não visa produzir união sexual entre dois indivíduos).

Por isso Deus é contra "porneia" — todas as expressões da nossa sexualidade que não refletem "dois em um" num relacionamento conjugal.

[...] cada um tenha a sua própria esposa, e cada uma, o seu próprio marido (v. 2).[17] Para evitar aberrações sexuais, e principalmente para evitar o estrago do testemunho da igreja e do reino, Paulo recomenda o casamento. O casamento não é um fim em si mesmo, mas um meio para promover um fim, a glória de Deus pela expansão do seu reino. O que justifica o casamento aqui é o melhor serviço ao reino de Deus, sem distrações, sem perversões, sem impureza. Case-se não somente para satisfazer seus desejos sexuais, mas para poder servir ao reino sem distrações. A ênfase não é tanto em direitos, mas em responsabilidades. Assumo a responsabilidade de usar meu corpo para agradar à esposa. (Repare na igualdade inédita para a época entre marido e esposa em termos sexuais. A mesma responsabilidade pertence a cada um.) Quando casamos, entramos numa aliança que tem como uma das suas condições o compromisso de fazer tudo possível para satisfazer os desejos legítimos sexuais do outro. Faz parte da aliança, e ferimos aquela aliança quando não satisfazemos regularmente os desejos do cônjuge.

Os versículos 8 e 9 encerram a discussão sobre "casar ou não casar" reiterando a ideia dos primeiros versículos: *E aos solteiros e viúvos digo que lhes seria bom se permanecessem no estado em que também eu vivo. Caso, porém, não se dominem, que se casem; porque é melhor casar do que viver abrasado.*

3. O casamento requer mutualidade sexual (7:3-5)

O marido conceda à esposa o que lhe é devido, e também, semelhantemente, a esposa, ao seu marido. A mulher não tem poder sobre o seu próprio corpo, e sim o marido; e também, semelhantemente, o marido não tem poder sobre o seu próprio corpo, e sim a mulher. Não vos priveis um ao outro, salvo talvez por mútuo consentimento, por algum tempo, para vos dedicardes à oração e, novamente, vos ajuntardes, para que Satanás não vos tente por causa da incontinência.

---

[17] Alguns encaram nesta declaração uma proibição pelo menos implícita da poligamia. Veja PRIOR, David. *A mensagem de 1 Coríntios* (São Paulo: ABU, 1993), p. 122. Veja tb. BARRETT, p. 155.

Caso restasse alguma dúvida para os coríntios, Paulo levanta mais uma situação ligada ao casamento, ao sexo e ao celibato. Casamento não é para todos. Casamento é bom, quando significa que poderemos ser mais focados no reino. Mas existia uma opção que precisava ser vetada: o celibato dentro do casamento. O celibato dentro do casamento é pecado, a não ser em situações extremas de doença, incapacidade etc.

Nos versículos 3 a 5, Paulo deixa claro que o celibato dentro do casamento é um desvio do plano de Deus e do seu propósito para o casamento. Essa situação pode ser insuportável, explorada por Satanás para danificar o testemunho e o ministério do reino!

A. A ordem

O marido conceda à esposa o que lhe é devido... — A palavra "conceda" no tempo presente trata de algo habitual, de um dever, obrigação ou dívida.[18] O termo é forte para deixar claro que existem obrigações de mutualidade no casamento. Uma vez casados, nossa primeira preocupação tem de ser o bem-estar do nosso cônjuge. O sexo no casamento não é um "mal necessário" para ser suportado, mas um dom de Deus para ser desfrutado.

Prior comenta:

> Em nível prático, esta é uma palavra muito desafiadora para todos os casais cristãos. Apresentam-se muitas razões para se negar o que é devido ao outro: cansaço, ressentimento, desinteresse, tédio etc. Para os maridos coríntios, tão apegados aos seus próprios direitos, esta instrução tão "mundana" deve ter sido um verdadeiro golpe frontal.[19]

Notável no versículo 3, como no versículo 4, é o fato de que Paulo começa exigindo que o homem suprisse o prazer à esposa, algo contracultural tanto no mundo romano como no judaico.[20] "O paralelismo exato chama atenção aqui. Direitos conjugais são iguais e recíprocos."[21]

---

[18] τὴν ὀφειλὴν
[19] PRIOR, p. 123.
[20] O texto é enfático, antecipando "à esposa" na ordem da sentença (lit., "à esposa, o homem o dever conceda"): τῇ γυναικὶ ὁ ἀνὴρ τὴν ὀφειλὴν ἀποδιδότω
[21] BARRETT, p. 156.

Seria difícil imaginar palavras mais contraculturais do que essas. Keller comenta:

> Numa época em que a esposa era considerada legalmente propriedade do marido, Paulo faz a declaração revolucionária de que *o marido não tem autoridade sobre o próprio corpo, mas, sim, a mulher* [...]. Essa colocação foi um golpe tremendo para o sistema tradicional de dois pesos e duas medidas, de acordo com o qual esperava-se e permitia-se que os homens tivessem várias parceiras sexuais, ao passo que, se a mulher fizesse o mesmo, era desprezada. Junto com a asserção anterior — de que o marido tem autoridade sobre o corpo da mulher — Paulo ensina que cada cônjuge, homem e mulher, tem o direito a relações sexuais mútuas. Essa era uma afirmação inédita para sua época.[22]

Alguns se casam por conveniência, ou egoísmo, procurando alguém para satisfazer todas as suas necessidades. Mas casamento não é sobre achar a pessoa certa, é sobre ser a pessoa certa. O casamento cristão, assim como a vida cristã, é sobre doar a nossa vida em serviço do outro, assim como Jesus, que *não veio para ser servido, mas para servir e dar a sua vida em resgate por muitos* (Mc 10:45).

Por isso os versículos 32 e 33 dizem: ... *Quem não é casado cuida das coisas do Senhor, de como agradar ao Senhor; mas o que se casou cuida das coisas do mundo, de como agradar à esposa*. Alguns tiram esses versículos do contexto, e justificam uma negligência do cônjuge em nome do reino de Deus. Mas não temos essa opção. Uma vez casados, o bem-estar do nosso cônjuge toma precedência sobre outras questões do reino de Deus. Não é uma questão alheia — o ministério entre cônjuges faz parte do ministério ao reino de Deus!

B. A explicação

A mulher não tem poder sobre o seu próprio corpo, e sim o marido... — Quando casamos, abrimos mão de um grande direito — o de autonomia sobre o que fazer e não fazer com nosso corpo. O casamento implica uma preocupação constante com os desejos sexuais do cônjuge. Como já vimos, é um dos fatores que justificam o casamento.

---

[22] KELLER, p. 281-282.

O princípio aqui vai além da mera satisfação sexual. Pressupõe um relacionamento de carinho, afeição e preocupação mútua. Alguns cônjuges têm usado o versículo 4 para justificar "sexo sob demanda", a qualquer hora, a qualquer momento. Mas se esquecem de que o texto enfatiza a mutualidade da intimidade — que cada um esteja pensando no bem do outro, e usando (ou não usando!) seu corpo da maneira que mais agrade ao cônjuge.

Tanto a mulher quanto o homem devem ser sensíveis às necessidades e aos desejos do outro. Às vezes significa que a esposa se entregará ao marido, mesmo quando não está a fim disso, e que o marido, de tempos em tempos, não insistirá numa relação sexual, pelo bem de sua esposa, e vice-versa.

> A grande preocupação de cada cônjuge não deve ser de obter prazer sexual, mas de proporcioná-lo. Em resumo, o maior prazer sexual deve ser o de ver seu cônjuge sentir prazer. Quando você atinge o ponto em que causar excitação no outro é o que mais excita você, está praticando esse princípio.[23]

Paulo não está dando um cheque em branco para os maridos escravizarem sexualmente sua esposa, fazendo demandas sexuais de hora em hora. Às vezes esses desejos e obsessões pelo sexo vêm porque são alimentados por maus hábitos e vícios em pornografia e sensualidade. Paulo não está advogando escravidão sexual, muito menos práticas sexuais que desumanizam, ou envergonham, ou causam nojo. A questão da mutualidade predomina.

> Esse conceito também tem implicações para um problema típico que muitos casais enfrentam, a saber, que um dos cônjuges deseja ter sexo com mais frequência que o outro. Se o objetivo principal dos dois ao fazer sexo é dar prazer, e não obtê-lo, então a pessoa que tem menos desejo sexual pode oferecê-lo à outra como presente. É um ato de amor legítimo, e não deve ser depreciado por observações do tipo: "Ah, não. Se você não está totalmente a fim, melhor não fazer". Faça-o como um presente.[24]

Hoje existem centenas de livros e revistas oferecendo conselhos para melhorar sua vida sexual. O sexo vende muito bem. Mas não precisamos

---

[23] KELLER, p. 282-283.
[24] Ibidem, p. 283.

ler todo esse material para termos uma vida sexual sadia. A Palavra de Deus, sempre suficiente para tudo que precisamos, oferece conselhos básicos e essenciais para uma vida sexual sadia. Perca-se na satisfação sexual do seu cônjuge! Procure o bem do outro em primeiro lugar, e seus desejos serão satisfeitos. Satisfaça-se com o amor e a intimidade do seu próprio cônjuge, num contexto de mutualidade.

É isso que Provérbios 5:15,17-19 recomenda...

> Bebe a água da tua própria cisterna e das correntes do teu poço [...] Sejam para ti somente e não para os estranhos contigo. Seja bendito o teu manancial, e alegra-te com a mulher da tua mocidade, corça de amores e gazela graciosa. Saciem-te os seus seios em todo o tempo; e embriaga-te sempre com as suas carícias.

O livro de Cântico dos Cânticos foi escrito para exaltar a beleza do amor romântico e sexual dentro do plano matrimonial de Deus. Seu texto certamente desmente a ideia de que o sexo por prazer está fora da vontade de Deus.

C. Uma exceção

Não vos priveis um ao outro, salvo talvez... — Existe uma única exceção. Parece que alguns em Corinto estavam caindo no erro do "celibato conjugal". Paulo proíbe a prática: "Parem de fazer isso!" Mas ele admite uma situação, rara talvez, em que o casal poderia ter um "jejum sexual". Ele estabelece quatro fatores que determinam quando e como:

a. **Por mútuo consentimento** — não é uma decisão unilateral! Não é a esposa que vai decidir que agora é hora de se abster de relações. Implícito aqui está o fato de que o casal conversa sobre seu relacionamento. Há abertura para discutir seus desejos, suas preferências.
b. **Por algum tempo** — a frase significa um tempo claramente delineado; não é algo em aberto, sem esperança de terminar, mas com começo e fim bem delimitados.[25]

---

[25] Bock et al. afirmam que, segundo a Mixná (Ketuboth 5:6), esse período de abstinência conjugal no judaísmo podia ser de uma semana a trinta dias (BOCK, Darrell. *Problems 1 Corinthians,* apostila não publicada da matéria "Practicum in 1 Corinthians". Dallas Theological Seminary, Dallas, TX, s.d., 1Coríntios 7:5, p. 4).

c. **Para vos dedicardes à oração** — embora o judaísmo enfatizasse períodos intensos para devoção a Deus, abstenção por outros motivos existiam no Antigo Testamento (veja Ec 3:5; Jl 2:16; Zc 12:12). Talvez possamos estender a exceção para incluir períodos em que os dois vão se concentrar em questões do reino de Deus, seu relacionamento com Deus, talvez seu serviço no reino. Juntos, concordam em não se juntarem durante esse tempo para poderem se dedicar de corpo e alma ao Senhor, como se fossem solteiros. Interessante a ênfase aqui em oração conjugal (cf. 1Pe 3:7) e sua prioridade na vida conjugal. Como ficamos distantes do plano divino!
d. **E, novamente, vos ajuntardes** — esse tempo claramente delineado tem seu fim numa celebração sexual. O casal se encontra novamente e curte seu relacionamento a dois.

De acordo com o versículo 6 (*E isto vos digo como concessão e não por mandamento*), entendemos que períodos de jejum sexual são opcionais, e não obrigatórios.

D. A razão

... *para que Satanás não vos tente por causa da incontinência* — Mais uma vez, a razão citada tem a ver com o reino de Deus. Estamos falando em guerra espiritual. Estamos falando sobre eternidade. Se o casamento visa afastar a impureza, não permita que o próprio casamento dê brecha para Satanás.

É impressionante como o inimigo, Satanás, perverte tudo o que é bom. Os melhores presentes que Deus nos dá ele tenta estragar. Usa dons espirituais para dividir igrejas. Usa a música para separar irmãos. Usa o sexo ilícito para sujar a imagem de Deus e causar culpa, doença e ressentimento.

David Prior observa:

> Se a verdadeira entrega mútua no ato sexual é a essência de uma união realizada por Deus, então Satanás fará de tudo para inibir, estragar, roubar a sua pureza e o seu potencial de concretização. Satanás está sempre interferindo em um casamento cristão, para esfriar a oração em conjunto e reduzir o prazer sexual a um nível indigno.[26]

---

[26] PRIOR, p. 126.

Finalmente, o versículo 6 indica que esse cenário não é obrigatório, mas, sim, uma concessão. Ninguém é obrigado a praticar o jejum sexual no casamento. É uma opção possível para aqueles que conseguem seguir essas diretrizes bem específicas.

Apesar de toda essa beleza no propósito de Deus para a sexualidade, temos de admitir que o sexo não é tudo na vida do cristão. Infelizmente, nosso inimigo, o sedutor de todo o mundo (Ap 12:9) tem logrado suas maiores vitórias contra a igreja de Jesus Cristo justamente nesse ponto. Temos engolido as propagandas, revistas, novelas e piadas sujas que o mundo circula, barateando uma das mais sublimes e belas criações de Deus. O sexo tem seu lugar, mas não ocupa todo lugar! Devemos louvar a Deus pela sua sabedoria e bondade em criar o sexo. Mas vamos manter equilíbrio, não sendo sexofóbicos, nem sexomaníacos. Vamos louvar ao Criador, e não à sua criação, *buscando em primeiro lugar o reino de Deus e a sua justiça* (cf. Mt 6:33).

| A grande ideia |

O relacionamento sexual do casal casado é uma prioridade que contribui para o avanço do reino de Deus.

PARA DISCUSSÃO

Pense nos cenários na introdução deste capítulo. Como cada casal deve responder nestas situações:

1. O marido (engenheiro) é convocado para construir estradas novas em Angola e ficará longe da família por um tempo indeterminado, mas com um aumento salarial significativo.
2. A esposa (enfermeira) se voluntariou para uma viagem missionária à Venezuela durante três semanas.
3. O marido precisa terminar uma nova proposta para sua empresa e está trabalhando dezesseis horas por dia; perdeu o interesse e a energia para o relacionamento íntimo com sua esposa.
4. A esposa já não tem tanto interesse na relação conjugal e sempre reclama de dor de cabeça ou cansaço.

5. A esposa está magoada com o marido e esquiva-se das investidas dele, usando o sexo como arma contra ele.

6. O casal se contenta em assistir a seriados, conversar em grupos de mídia social e jogar games no celular, cada um em seu mundo, mantendo relações sexuais raramente.

33

Casar ou não casar: eis a questão

(1Co 7:10-40)

Justamente na hora em que pensamos que "já vimos tudo" algo novo nos surpreende. Uma das mais novas modas matrimoniais chama-se "sologamia" — o ato de contrair casamento consigo mesmo. Trata-se de uma indústria que tem crescido exponencialmente nos últimos anos.[1]

Os adeptos defendem que a "sologamia" nada mais é do que o comprometimento com o amor-próprio, com os próprios interesses e a própria felicidade. Trata-se de um ato simbólico, na direção de permanecer solteiro ou solteira e não precisar se adequar às exigências sociais ou mesmo às outras pessoas para encontrar a felicidade.[2]

Fica difícil não perguntar: se alguém se casar consigo mesmo, mas de repente se apaixonar por um terceiro, precisará então se divorciar de si mesmo? Existe algum caso de alguém que pediu a si próprio em casamento e ouviu um não?[3]

Seria difícil imaginar algo mais absurdo, até que lembremos de como o mundo tem deturpado o verdadeiro significado e propósito do casamento. Como já vimos, o casamento foi investido por Deus com o poder

---

[1] Disponível em: <https://g1.globo.com/mundo/noticia/sologamia-por-que-cada-vez-mais-pessoas-estao-casando-consigo-mesmas.ghtml >. Acesso em: 5 abr. 2018.
[2] "Você sabe o que é sologamia?" Disponível em: <https://es.toluna.com/opinions/3293040/Voc-sabe-o-que-sologamia-Hoje-foi-a-primeira-vez-que-ouvi-essa-palavra-achei-um-tanto-quanto-estranha-mas-o-seu-significado-me-pareceu-ainda-mais-estranho>. Acesso em: 5 abril de 2018.
[3] Ibidem.

de refletir a beleza dos relacionamentos interpessoais da própria Trindade, e como metáfora do amor "outrocêntrico" que existe entre Cristo e a igreja. *A essência do casamento é o amor que exige um objeto por quem estamos dispostos a dar a própria vida.* "Sologamia" pode ser uma curiosidade do mundo pós-moderno, mas representa a antítese do casamento como criado por Deus.

A existência de aberrações matrimoniais sempre existiu e existirão até a consumação do casamento perfeito entre Cristo e a igreja. Nesse interregno, os ataques satânicos levantarão dúvidas e interrogações sobre a natureza do casamento.

No ministério com famílias, já respondemos a centenas de perguntas das mais cabeludas sobre questões relacionadas ao amor, sexo, casamento e família. Não foi muito diferente no século I. Os coríntios tinham muitas dúvidas sobre a interface entre sua nova fé e o relacionamento conjugal. Primeira aos Coríntios 7 registra algumas das respostas do apóstolo Paulo à carta que eles lhe escreveram (1Co 7:1); esse é o maior texto da Bíblia que trata de questões relacionadas ao casamento e cheio de princípios de sabedoria.

Contexto

O livro de 1Coríntios lida com o problema de divisões na igreja. Sua mensagem é "Uma igreja sem visão (do Cristo ressurreto e seu reino) é candidata à divisão".

A carta se divide mais ou menos facilmente:

I. Divisão na igreja (1Co 1—4).
II. Desordem na igreja (1Co 5—6).
III. Dúvidas da igreja (1Co 7—16).

A última parte (que representa metade do livro) lida com uma série de perguntas levantadas pelos coríntios sobre diversos assuntos que também estavam causando confusão e, talvez, divisão entre eles: casamento, liberdade cristã, dons espirituais, a ressurreição, ofertas.[4] O primeiro e principal assunto trata de questões relacionadas ao casamento.

---

[4] As perguntas são destacadas pela cláusula Περὶ δὲ — "agora acerca de..." (1Co 7:1,25; 8:1; 12:1; 16:1,12).

Estrutura

O capítulo enfatiza questões matrimoniais, mas não exclusivamente. Paulo inclui um "excurso" ("desvio do tema; digressão") nos versículos 17-24, em que ele defende a importância dos cristãos servirem a Deus no estado em que foram chamados (fato que tem aplicação também para o estado civil): circuncisos (ou não) — versículos 17-20; escravos ou livres (v. 21-24).

Como vimos no capítulo anterior, podemos esboçar a passagem conforme os assuntos relacionados ao casamento. Veja a seguir:

I. Casamento e celibato (7:1-9).
II. Casamento, divórcio e novo casamento (7:10-16).
III. Casamento misto (7:12-16).
[Excurso: Permaneça no estado em que foi chamado: 7:17-24].
IV. Casamento, solteirismo e o reino de Deus (7:25-38).
V. Casamento, divórcio e viuvez (7:39,40).

Mensagem

Assim como no restante da epístola, Paulo focaliza a atenção dos leitores em questões maiores que debates teológicos sobre solteirismo, casamento, divórcio e novo casamento. Cristo e seu reino têm toda a primazia. Essa mensagem traz equilíbrio quando se trata de uma teologia bíblica da família e do casamento. Embora o matrimônio seja instituído por Deus, sempre devemos nos lembrar de que ele não existe como um fim em si mesmo, mas como um meio que visa a glória de Deus e de Cristo. Em cada assunto destacado, exaltar a pessoa de Jesus e avançar na sua causa tomam precedência sobre preferências pessoais matrimoniais.

Podemos resumir a mensagem do capítulo no que diz respeito ao casamento e à família assim:

Cada cristão deve buscar o estado civil que mais lhe permita servir a Cristo e ao seu reino.

Já tratamos da questão de celibato e casamento, que inclui também a questão de solteirismo, nos primeiros nove versículos. Passemos agora a outras dúvidas dos coríntios respondidas por Paulo.

1. Divórcio e novo casamento (7:10-16)

> *Ora, aos casados, ordeno, não eu, mas o Senhor, que a mulher não se separe do marido (se, porém, ela vier a separar-se, que não se case ou que se reconcilie com seu marido); e que o marido não se aparte de sua mulher. Aos mais digo eu, não o Senhor: se algum irmão tem mulher incrédula, e esta consente em morar com ele, não a abandone; e a mulher que tem marido incrédulo, e este consente em viver com ela, não deixe o marido. Porque o marido incrédulo é santificado no convívio da esposa, e a esposa incrédula é santificada no convívio do marido crente. Doutra sorte, os vossos filhos seriam impuros; porém, agora, são santos. Mas, se o descrente quiser apartar-se, que se aparte; em tais casos não fica sujeito à servidão nem o irmão, nem a irmã; Deus vos tem chamado à paz. Pois, como sabes, ó mulher, se salvarás teu marido? Ou, como sabes, ó marido, se salvarás tua mulher?*

O novo assunto a partir do versículo 10 lida com as difíceis questões de divórcio e casamento misto — ou seja, o jugo desigual em que um cristão encontrava-se casado com um incrédulo. (Note que esses mesmos dois assuntos já apareceram juntos em Ml 2:10-16.)

Fica claro, com base nesses versículos, que, na perspectiva de Paulo, o estado mais abençoado é aquele do solteiro que não sente pressão para casar; menos desejável é o estado da pessoa que precisa expressar sua natureza sexual e assim o faz dentro do casamento; indesejável é o estado da pessoa que precisa do casamento para essa expressão, mas tenta (ou é forçada) a viver sem ela. Essa avaliação levanta uma dúvida. O que dizer daqueles que, sendo casados, sentem que não precisam do casamento? Devem dissolver sua união e viver à parte?[5]

Paulo informa que a primeira questão sobre o divórcio (v. 10,11) já foi tratada por Jesus em seu ministério na terra, provavelmente se referindo a textos como Mateus 19:1-12, Marcos 10:1-12 e Lucas 16:18. Depois trata de uma questão que Jesus não elaborou: *Aos mais digo eu, não o Senhor...* (v. 12; cf. v. 25). Por isso ele não quer dizer que suas palavras têm menos autoridade, só que Jesus não tratou do assunto em seu ministério.

Paulo deixa claro, de forma coerente com o restante da Bíblia, que separação e divórcio não devem acontecer no casamento cristão. Porém,

---
[5] Barrett, p. 161.

reconhecendo (como Jesus, em Mt 19:8, e Moisés, em Dt 24:1-4) que às vezes a dureza do coração humano torna impossível preservar o casamento, o versículo 11 enfatiza que a separação não autoriza o novo casamento. O irmão separado só tem duas opções: continuar sozinho, ou reconciliar-se com o cônjuge. Nenhuma exceção é citada no texto: *se, porém, ela vier a separar-se, que não se case ou que se reconcilie com seu marido*.[6]

Nos Apêndices, trataremos mais a fundo da questão de divórcio e novo casamento, mas cabe observar aqui o fato de que esse texto é um dos mais claros, categóricos e diretos que tratam do assunto nas Escrituras.

2. Casamento misto (7:12-16)

Aos mais digo eu, não o Senhor: se algum irmão tem mulher incrédula, e esta consente em morar com ele, não a abandone; e a mulher que tem marido incrédulo, e este consente em viver com ela, não deixe o marido. Porque o marido incrédulo é santificado no convívio da esposa, e a esposa incrédula é santificada no convívio do marido crente. Doutra sorte, os vossos filhos seriam impuros; porém, agora, são santos. Mas, se o descrente quiser apartar-se, que se aparte; em tais casos não fica sujeito à servidão nem o irmão, nem a irmã; Deus vos tem chamado à paz. Pois, como sabes, ó mulher, se salvarás teu marido? Ou, como sabes, ó marido, se salvarás tua mulher?

Abordando um assunto que Jesus não tratara diretamente, Paulo explica a vontade de Deus quanto à situação de um cristão casado com não crente. Mais uma vez, ele enfatiza que a vontade de Deus sempre é manter o casamento, mesmo numa situação menos que ideal (veja tb. 1Pe 3:1-6). O chamado "jugo desigual", que será tratado na exposição de 2Coríntios 6:14-16, afligia muitos novos convertidos no século I. A probabilidade desse fenômeno na igreja nessa época era muito grande, enquanto novos convertidos chegavam à igreja e seus cônjuges ainda não haviam decidido por Cristo.

Em casos assim, o cristão nunca deveria tomar a iniciativa de separar-se do cônjuge incrédulo. Mas também não deveria sentir-se obrigado a

---

[6] Barrett observa que o uso de duas palavras diferentes — "separar" (χωρίζω — *chōrizō* — usado em relação à esposa) e "divorciar" (ἀφίημι — *aphiēmi* — em relação ao marido) — talvez reflita o fato de que no judaísmo somente o marido tinha o direito ao divórcio. Mais tarde, no versículo 13, ele usa "divórcio" da esposa e no versículo 15 ele usa "separar" de ambos, marido e esposa (p. 162).

conviver num estado de conflito conjugal que anulava o próprio propósito do casamento como uma expressão de unidade em diversidade para a glória de Deus. Se o incrédulo desejasse continuar casado com o cristão, este nunca deveria iniciar uma separação.

O versículo 15 trata da questão oposta: o incrédulo que quer a separação. Paulo alivia o sentimento natural de culpa por parte do cristão em tais casos. Mesmo reconhecendo a profunda importância que o casamento tem aos olhos de Deus, o cristão também não deve carregar um peso na consciência quando o incrédulo simplesmente não quer continuar no casamento. Também não deve ser tratado como cidadão de segunda classe por outros irmãos da igreja, muito menos ser disciplinado pelo divórcio.

O texto levanta uma polêmica, quando diz: *em tais casos* [divórcio iniciado pelo descrente] *não fica sujeito à servidão nem o irmão, nem a irmã; Deus vos tem chamado à paz*. A frase "não fica sujeito à servidão" traduz οὐ δεδούλωται, verbo no perfeito passivo que enfatiza uma condição atual resultante de uma ação no passado. Alguns, inclusive Martinho Lutero, alegaram que a "escravidão" a que o texto se refere é o próprio casamento e, uma vez livre do casamento, a pessoa ficaria apta para casar-se de novo, desde que com um cristão. Mas essa posição ignora a diretriz clara no início do parágrafo (v. 11) que diz: *se [...] ela vier a separar-se, que não se case ou que se reconcilie com seu marido...*

Robertson e Plummer explicam:

> Não podemos argumentar com segurança conforme Lutero que οὐ δεδούλωται significa que o cônjuge cristão, quando divorciado pelo parceiro pagão, pode casar novamente [...] Tudo que οὐ δεδούλωται claramente significa é que ele ou ela não precisa se sentir tão preso pela proibição de Cristo do divórcio a ponto de ter medo de partir quando o parceiro pagão insistia na separação.[7]

No contexto, a "servidão" refere-se a um casamento misto mantido sob pressão pelo cristão e caracterizado por conflito. O final do versículo diz: *Deus vos tem chamado à paz*.[8] Com isso ele não quer dizer que

---

[7] ROBERTSON e PLUMMER, p. 143.
[8] "Em paz" ocorre em posição enfática no texto original: ἐν δὲ εἰρήνῃ κέκληκεν ὑμᾶς ὁ θεός

o cristão foi chamado para um novo casamento mais pacífico, mas que o cristão não deve sentir-se na obrigação de preservar um casamento misto a qualquer preço, contra a vontade do cônjuge incrédulo.[9] Deus deseja paz no relacionamento conjugal e, se o incrédulo não quer viver em paz, o cristão pode deixá-lo ir embora para manter a paz.

Paulo cita algumas razões para a não separação, quando possível, nos versículos 14 e 16:

1. Porque o cônjuge incrédulo é "santificado" pela união com o cristão (v. 14a).
2. Porque os filhos que têm pelo menos um pai crente são "santos" (v. 14b).
3. Porque na convivência do cristão com o incrédulo sempre existe a possibilidade da conversão do descrente (v. 16).

Algumas perguntas saltam desses versículos: em que sentido o incrédulo é "santificado" pelo cristão? Em que sentido os filhos são "santos"? A possibilidade de ver o cônjuge se converter justifica o namoro e noivado evangelísticos?

> Os coríntios provavelmente pensavam que a incredulidade de um cancelava a crença do outro. Paulo insiste exatamente no oposto: a crença de um leva o parceiro incrédulo a um relacionamento diferente com o Senhor.[10]

Primeiro, as palavras "santificado" (ἡγίασται) e "santos" (ἁγιά) admitem várias interpretações. A ideia básica da palavra "santificar" é de "tornar santo", que normalmente implica pureza de caráter, mas que também traz a ideia de separação para uso ou atuação especial. Tanto o cônjuge incrédulo como os filhos (possivelmente não crentes também) experimentam um benefício espiritual pela convivência com o cristão. Esses benefícios podem incluir o privilégio de ver o evangelho encarnado, possibilitando uma conversão futura (cf. v. 16); participação das bênçãos sobre a vida do cristão cuja sabedoria evita muitos males e

---

[9] ROBERTSON e PLUMMER, p. 143.
[10] PRIOR, p. 132.

abençoa os outros "por tabela"; uma atuação especial do Espírito Santo de Deus na vida daqueles que convivem com o cristão. Parece óbvio que o cristão é o membro mais importante no relacionamento pela influência e pelo ambiente espiritual que proporciona ao lar.[11]

Em segundo lugar, a possibilidade de uma futura conversão do cônjuge incrédulo nunca justifica o jugo desigual nas Escrituras. O texto aqui trata do caso de um casamento já constituído, provavelmente quando os dois cônjuges eram pagãos. A conversão de um deles criou o jugo desigual. No capítulo seguinte, examinaremos o que as Escrituras dizem a respeito de casamentos mistos, mas basta observar que nada no contexto de 1Coríntios 7 justifica o namoro ou noivado evangelísticos. Pelo contrário, como veremos, o versículo 39 limita o casamento somente "no Senhor".

[Excurso: Permaneça no estado em que foi chamado: 7:17-24]

Aproveitando o gancho deixado na discussão sobre estados civis (7:1-16), Paulo insere uma discussão sobre prioridades no reino junto com a declaração enfática bem no meio do capítulo: *Cada um permaneça na vocação em que foi chamado* (v. 20). Essa diretriz funciona como pivô de todo o capítulo.

Observe que tratamos desse texto como excurso em termos do assunto que é o foco deste trabalho — casamento e família. O texto encontra-se no exato centro de toda a discussão e ressalta sua mensagem central, o fato de que cada cristão deve viver em função de Cristo e seu reino na condição em que atualmente se encontra.

Em geral, e havendo possibilidade, a melhor opção para cada cristão é continuar no estado civil (solteiro, casado, separado), grupo étnico/classe social (circuncidado ou não) e vocação (escravo ou livre) em que se encontrava quando se converteu. Quando havia possibilidade de mudança a bem do reino (de casar ou livrar-se da escravidão), o cristão poderia aproveitar a oportunidade, mas isso não deveria se transformar no alvo da sua vida. "É o chamado de Deus, e não nossas circunstâncias físicas, que é importante na vida."[12]

---

[11] Bock, 1Coríntios 7:14, p. 4.
[12] Bock, 1Coríntios 7:17-24, p. 1.

3. Casamento, solteirismo e o reino de Deus (7:25-38)

Nos próximos parágrafos, Paulo responde a mais uma pergunta dos leitores, sobre o solteirismo e o casamento; mais uma vez reitera que mais importante que o casamento em si é a prioridade do reino de Deus. É importante guardar em mente a grande responsabilidade cultural que os pais tinham na escolha de um cônjuge para seus filhos.

A. Ser ou estar solteiro(a) (7:25-28)

> *Com respeito às virgens, não tenho mandamento do Senhor; porém dou minha opinião, como tendo recebido do Senhor a misericórdia de ser fiel. Considero, por causa da angustiosa situação presente, ser bom para o homem permanecer assim como está. Estás casado? Não procures separar-te. Estás livre de mulher? Não procures casamento. Mas, se te casares, com isto não pecas; e também, se a virgem se casar, por isso não peca. Ainda assim, tais pessoas sofrerão angústia na carne, e eu quisera poupar-vos.*

O foco do texto muda para as virgens — solteiras — e se deveriam procurar o casamento ou não.[13] A resposta de Paulo é que seria melhor, diante dos tempos turbulentos em que viviam e que incluíam perseguição de crentes, continuar solteiro a bem do reino.

Mais uma vez Paulo faz distinção entre o repassar de ensinamentos do ministério na terra de Jesus e a revelação nova que ele recebia como apóstolo do Senhor.

Talvez um pouco diferente do que teríamos esperado, à luz do padrão normal de casamento já apresentado em textos como Gênesis 1:27 e 2:24, Paulo encoraje o solteirismo. Seguindo o parágrafo anterior em que encorajou os leitores a não terem como prioridade de sua vida mudar sua posição social ou vocação (7:17-24), neste parágrafo ele acrescenta o estado civil. Os casados devem continuar casados, e os não casados devem permanecer solteiros.

Antes de dar seu parecer, Paulo apresenta a razão por que considera melhor não casar: *por causa da angustiosa situação presente* (v. 26).[14] Como

---

[13] Robertson e Plummer dizem: "Fica claro pelo uso de παρθένος (*parthenos*) nos v. 28, 34, 36, 37, 38 que a palavra aqui se aplica somente às mulheres" (p. 151).
[14] Veja a exposição anterior para uma explicação das opções de interpretação da frase.

dirá mais tarde (v. 29ss), o casamento exige cuidados do cônjuge que poderiam desviar a atenção do reino de Deus. Somado a esse fato, perseguição e tribulação em Corinto e no Império Romano dificultariam em muito a vida do cristão. Em situações assim, melhor ficar tão livre quanto possível.

Paulo está dizendo que o cristão deve viver à luz da esperança [do fim], uma esperança que o faz cuidadoso ao se envolver em questões terrestres, incluindo o casamento. Quanto menos envolvimentos assim ele tem, melhor será capaz de servir ao Senhor. À luz da perseguição que Paulo já havia experimentado e que havia ameaçado sua vida (1Co 4:9-13; 15:32), não seria bom ter de cuidar de questões familiares em meio a essa luta espiritual.[15]

Os versículos 27 e 28 têm sido muito debatidos na discussão sobre divórcio e novo casamento: *... Estás livre de mulher? Não procures casamento. Mas, se te casares, com isto não pecas...*

Alguns entendem que "estar livre de mulher" significa ser legitimamente divorciado, e que o versículo seguinte autoriza o recasamento, mesmo não sendo a preferência do apóstolo.

Há pelo menos dois problemas com essa perspectiva:

1. Contradiz o que Paulo categórica e claramente já disse no início do capítulo: *Ora, [...] se, porém [alguém] vier a separar-se, que não se case ou que se reconcilie com seu marido...* (1Co 7:11).
2. É dissonante com o contexto do parágrafo, que não está mais falando sobre divórcio e recasamento, mas, sim, se o solteiro deve casar-se ou não.

Parte do argumento gira em torno da expressão "estás livre" (λέλυσαι), verbo no perfeito passivo da palavra comum "λύω (luō)", "soltar", que pode significar que a pessoa era casada, mas que agora, não, ou que sempre esteve "livre" de cônjuge.

Robertson e Plummer esclarecem:

O tempo perfeito ["estás livre"] significa "Está no estado de liberdade de laços matrimoniais?" Não significa "Foi liberto de uma esposa por morte

---

[15] Bock, 1Coríntios 7:26, p. 3.

ou divórcio?" O verbo [λέλυσαι] foi escolhido por causa do termo λύσις (*lysis*) no versículo anterior, e solteiros e viúvos são o foco.[16]

Na dúvida, outros fatores não léxicos precisam determinar o significado, entre eles os dois argumentos contextuais anteriormente mencionados.

Uma objeção a essa interpretação de que o texto trata do casamento de solteiros, e não de divorciados, é a redundância da próxima frase: *... e também, se a virgem se casar, por isso não peca...* (7:28). Se a linha anterior já tratou do solteiro que casa, por que volta a repetir a mesma ideia? A resposta é que o primeiro versículo trata do homem solteiro: *Estás livre* DE MULHER? *Não procures casamento.* Assim como em todo o texto, Paulo deixa explícito que suas ordens servem tanto para homens como para mulheres, parecendo até um pouco redundante (veja 7:3,4,10-14,16,32-34). Aqui ele faz a mesma coisa: tanto o solteiro como a solteira virgens (ἡ παρθένος) podem casar sem pecar, mas seria melhor em termos do reino se ficassem sós.

Finalmente, toda essa interpretação ecoa o que Paulo já falou nos versículos 8 e 9: *E aos solteiros e viúvos* [não divorciados] *digo que lhes seria bom se permanecessem no estado em que também eu vivo. Caso, porém, não se dominem, que se casem; porque é melhor casar do que viver abrasado.*

Embora o casamento do solteiro não seja pecado, o casamento (pelo menos naqueles dias de tribulação) poderia gerar mais angústia e sofrimento do que alegria e contentamento.

B. Casamento e o reino

> *Isto, porém, vos digo, irmãos: o tempo se abrevia; o que resta é que não só os casados sejam como se o não fossem; mas também os que choram, como se não chorassem; e os que se alegram, como se não se alegrassem; e os que compram, como se nada possuíssem; e os que se utilizam do mundo, como se dele não usassem; porque a aparência deste mundo passa* (1Co 7:29-31).

O próximo passo no argumento do apóstolo parece enigmático, mas enfatiza mais uma vez que o foco da nossa existência tem que ultrapassar as circunstâncias em que nos encontramos. O problema dos coríntios,

---
[16]ROBERTSON e PLUMMER, p. 153.

que levava à divisão e confusão, é que haviam perdido seu foco em Cristo e seu reino. À luz da brevidade do tempo,[17] ou seja, o fato de que as oportunidades de servir ao Rei estavam se encerrando, a obrigação do cristão devia ser a de focar no reino eterno, e não nas circunstâncias efêmeras desta vida (veja Cl 3:1,2).

> Diante das boas-novas de Cristo e da esperança do reino futuro, o casamento deixou de ser um ídolo [...] Os cristãos que permaneciam solteiros mostravam que nosso futuro não é garantido pela família, mas por Deus.
>
> Os adultos cristãos solteiros davam testemunho de que Deus, e não a família, era sua esperança. Deus iria garantir seu futuro, dando-lhes, em primeiro lugar, a família mais verdadeira de todas — a igreja — para que nunca lhes faltassem irmãos, irmãs, pais e mães em Cristo.[18]

Paulo não diz que o casado deve viver como solteiro — isso já ficou claro em termos do celibato (7:1-5), do divórcio e novo casamento (7:10-16) e será esclarecido no versículo 33, que diz que o casado cuida de como agradar a esposa. A ênfase do texto, à luz dos outros paralelos (chorar/não chorar; alegrar-se/não se alegrar; comprar/não possuir; utilizar/não utilizar) recai sobre o fato de que o cristão precisa viver acima das emoções passageiras e das circunstâncias temporárias desta vida, por ter um chamado muito maior. O estilo de vida deste mundo já está passando, por isso devemos viver para o outro (veja Sl 90:10,12).[19]

Esse princípio norteia todo o texto: decisões sobre casar ou não casar, continuar casado ou não, concentram-se não na felicidade do homem, sua realização pessoal, prazer sexual ou companheirismo; acima de tudo, representam questões relacionadas à glória de Deus, o cumprimento da nossa missão de exaltar a Cristo e expandir seu reino até os confins da terra: "O cristão, com perigos ao redor e o advento [de Cristo] iminente, não deve ficar obcecado com o ambiente que o cerca, sabendo como é temporário".[20]

---

[17] ὁ καιρὸς συνεσταλμένος ἐστίν
[18] KELLER, p. 236-237.
[19] τὸ σχῆμα — Louw e Nida comentam: É possível traduzir a expressão em 1Coríntios 7:31 por "o estilo de vida deste mundo está passando".
[20] ROBERTSON e PLUMER, p. 155-156.

O homem casado precisa reconhecer que a instituição que permitiu moldar a sua vida [o casamento] pertence, apesar da sua ordenação divina, a uma ordem que está passando e em breve passará mesmo (porque o tempo é curto). Em pouco tempo, ele irá partilhar da vida celestial, onde não há casamento [...] (Mc 12:25) e seria bom para ele preparar-se para sua existência celestial agora — não divorciando-se da sua esposa, ou deixando de coabitar com ela (muito menos [...] deixando de amá-la [...]), mas reconhecendo que muito em breve seu relacionamento com ela terá uma base totalmente diferente.[21]

C. Casamento com propósito

O que realmente eu quero é que estejais livres de preocupações. Quem não é casado cuida das coisas do Senhor, de como agradar ao Senhor; mas o que se casou cuida das coisas do mundo, de como agradar à esposa, e assim está dividido. Também a mulher, tanto a viúva como a virgem, cuida das coisas do Senhor, para ser santa, assim no corpo como no espírito; a que se casou, porém, se preocupa com as coisas do mundo, de como agradar ao marido. Digo isto em favor dos vossos próprios interesses; não que eu pretenda enredar-vos, mas somente para o que é decoroso e vos facilite o consagrar-vos, desimpedidamente, ao Senhor (7:32-35).

Quando focalizamos Cristo e seu reino e vivemos para a eternidade, nosso alvo deve ser eliminar todas as possíveis distrações e causas de um coração dividido. Todo o capítulo, assim como o livro de 1Coríntios, gira em torno desse princípio:

- É melhor casar, se as distrações sexuais tiram nosso foco de Cristo (7:1,2,5).
- É melhor continuar solteiro, se conseguirmos servir a Cristo de corpo e alma (1Co 7:8,9).
- É melhor continuar casado, mesmo com o incrédulo, porque assim o cônjuge e os filhos são santificados (1Co 7:14).
- É melhor continuar no estado em que foi chamado (salvo) para não se distrair do reino tentando melhorar sua condição social (1Co 7:17-24).

---

[21]BARRETT, p. 177.

- É melhor não casar, por causa da perseguição da época, a fim de ficar livre para servir ao Rei (1Co 7:25ss).

Mais uma vez percebemos a tensão entre a *permissão* para casar e curtir a vida como casado e a *preferência* de ficar tão livre quanto possível a bem do reino.[22]

> A cultura ocidental nos induz a depositar nossas esperanças no "romance apocalíptico", em encontrar realização espiritual e emocional absoluta num companheiro perfeito [...]
>
> O casamento foi criado para refletir em nível humano nosso relacionamento último de amor e união com o Senhor. É um sinal e um antegosto do futuro reino de Deus [...]
>
> Os solteiros também precisam entender o caráter penúltimo do casamento. Se um cristão solteiro não desenvolver um relacionamento de amor profundamente satisfatório com Jesus, colocará pressão demais sobre o *sonho* de casar, o que também não é saudável [...] Rebaixe [portanto] o valor que o casamento e a família tem em seu coração, coloque Deus em primeiro lugar e desfrute a excelência da vida de solteiro.[23]

Um esclarecimento importante deve ser feito: Paulo não dá a opção para o casado viver como solteiro. Já tratou dessa questão no início do capítulo quando lidou com o celibato no casamento (1Co 7:1-5). Quando ele afirma que *o que se casou cuida das coisas do mundo, de como agradar à esposa*, não diz que isso é *errado*. Desde Gênesis 2, o primeiro ministério que os casados têm é o de um para o outro.

Contudo, é justamente por isso que Paulo encoraja aqueles que têm o dom do celibato — a capacidade de servir ao reino sem distrações na área de companheirismo ou sexualidade — a servir a Deus como solteiros. Ele resume dizendo que esse conselho visava o próprio bem-estar dos leitores — para não ficarem divididos (entre o cônjuge e o serviço a Jesus — v. 34), livres de preocupações desta vida (v. 32). Conclui dizendo que o alvo dele não era complicar a vida de ambos, mas o contrário

---

[22] "Essa é a terceira vez em que Paulo enfatiza que seu conselho é para o benefício dos leitores." (Bock, 1Coríntios 7:35, p. 7.)
[23] Keller, p. 239-240.

— simplificá-la para um rendimento maior para servir ao Senhor sem nenhuma distração ou obstáculo (v. 35).

D. Casamento e os filhos

> *Entretanto, se alguém julga que trata sem decoro a sua filha, estando já a passar-lhe a flor da idade, e as circunstâncias o exigem, faça o que quiser. Não peca; que se casem. Todavia, o que está firme em seu coração, não tendo necessidade, mas domínio sobre o seu próprio arbítrio, e isto bem firmado no seu ânimo, para conservar virgem a sua filha, bem fará. E, assim, quem casa a sua filha virgem faz bem; quem não a casa faz melhor* (7:36-38).

O penúltimo assunto tratado nesse capítulo de perguntas e respostas diz respeito aos pais e como deveriam proceder com suas filhas virgens (solteiras).[24] Diante dos argumentos apresentados pelo apóstolo Paulo no capítulo, um pai com filha solteira poderia ficar numa tensão complicada — entre os desejos da sua filha de se casar algum dia e a prioridade do serviço do reino, que seria mais bem executado se ficasse solteira.[25] Além disso, naquela cultura patriarcal, o casamento da filha traria algum benefício para a família pelo dote entregue pela família do futuro marido.

Mais uma vez, Paulo deixa claro que não há problema nenhum em promover o casamento da filha — quem casa a filha, faz bem (v. 38), mas quem *não casar* faz ainda melhor.

Infelizmente, muitas vezes a nossa cultura (e especialmente a cultura eclesiástica) faz muita pressão para o jovem solteiro casar-se, como se a decisão de permanecer solteiro ficasse em segundo plano. Keller combate essa tendência:

> Jesus Cristo [...] e Paulo [...] permaneceram solteiros a vida toda. Adultos solteiros não podem ser vistos como seres humanos menos inteiros e

---

[24] Alguns alegam que o texto trata de um noivo e se deveria ou não casar-se definitivamente com a noiva, mas essa interpretação exige que o verbo γαμίζω (*gamizō*) no versículo 38 seja traduzido por "casar", e não por "causar a casar" ou "dar em casamento", como o verbo sempre significa no NT (veja Mt 22:30; 24:38; Mc 12:25; Lc 17:27; 20:35). Veja ROBERTSON e PLUMMER, p. 159.

[25] Há dúvidas sobre se Paulo fala para um noivo ou para o pai de uma virgem (solteira). O resultado final é praticamente igual, seja qual for a interpretação: é melhor não casar (ou dar em casamento), mas não é pecado.

realizados do que os casados, pois Jesus Cristo, um homem solteiro, foi o homem perfeito (Hb 4:15; 1Pe 2:22). De acordo com a avaliação de Paulo em 1Coríntios 7, a vida de solteiro é uma situação boa, abençoada por Deus e, em muitas circunstâncias, melhor do que o casamento. Em decorrência dessas atitudes revolucionárias, como vemos na carta de Paulo, a igreja primitiva não fazia pressão para as pessoas se casarem e, como instituição, sustentava as viúvas para que não precisassem se casar novamente.[26]

4. Casamento, divórcio e viuvez (7:39,40)

A mulher está ligada enquanto vive o marido; contudo, se falecer o marido, fica livre para casar com quem quiser, mas somente no Senhor. Todavia, será mais feliz se permanecer viúva, segundo a minha opinião; e penso que eu também tenho o Espírito de Deus.

O texto termina com uma pequena mudança de ênfase e um resumo do espírito de toda a discussão.

Pela terceira vez no texto, Paulo ressalta que o casamento é vitalício:

- *Se [...] vier a separar-se, que não se case ou que se reconcilie com seu marido* (v. 11).
- *Estás casado? Não procures separar-te* (v. 27).
- *A mulher está ligada enquanto vive o marido* (v. 39).

Certamente esse texto merece destaque no debate sobre a legitimidade de recasamento depois de um divórcio — mesmo um divórcio que se enquadra nos termos bíblicos que justificam uma separação. Infelizmente, parece que a tendência é interpretar os textos claros das Escrituras à luz de textos bem mais difíceis, e não o contrário. Antes de apelar para as chamadas "cláusulas de exceção" em Mateus 5 e 19, seria bom partir de textos mais perspicazes como em 1Coríntios 7.

A única possibilidade de recasamento claramente apoiado pelas Escrituras é depois da morte do cônjuge. A preferência paulina, pelo menos para as viúvas mais velhas (veja 1Tm 5:14)[27] e talvez aquelas em situações

---

[26] KELLER, p. 236.
[27] Robertson e Plummer comentam: "Não há inconsistência entre esse versículo e 1Timóteo 5:14. As 'viúvas jovens' se encaixam na regra dada no versículo 9".

onde a perseguição era prevalecente, era que continuassem solteiras a bem do reino.

O texto ecoa outro, Romanos 7:1-3, usado como ilustração da vigência da lei na vida do cristão até sua "morte" e o advento da graça em sua vida:

> *Ora, a mulher casada está ligada pela lei ao marido, enquanto ele vive; mas, se o mesmo morrer, desobrigada ficará da lei conjugal. De sorte que será considerada adúltera se, vivendo ainda o marido, unir-se com outro homem; porém, se morrer o marido, estará livre da lei e não será adúltera se contrair novas núpcias* (Rm 7:2,3).

Se houvesse qualquer exceção ao princípio do casamento até a morte do cônjuge, todo o argumento de Paulo sobre o papel da lei na vida do cristão cairia por terra.

| A grande ideia |

Cada cristão deve buscar o estado civil que mais lhe permita servir a Cristo e ao seu reino.

PARA DISCUSSÃO

1. Até que ponto os conselhos de Paulo sobre "casar ou não casar" se aplicam hoje? Vivemos em *angustiosa situação presente* (v. 26) a ponto de desencorajar o casamento?
2. Como entender as recomendações de Paulo para não casar, se possível, à luz da teologia bíblica do casamento como reflexo da imagem de Deus e de Cristo e a igreja? Como conciliar esse conselho com a ordem de "multiplicar e encher a terra"?
3. Se o foco de vida do cristão deve ser Cristo e seu reino, como isso afeta a decisão de se casar ou não? Quais os fatores práticos que devem ser avaliados?
4. O que 1Coríntios 7 contribui para o debate sobre divórcio e novo casamento?
5. Como sua igreja lida com os solteiros? De forma equilibrada e bíblica? A cultura da igreja é favorável aos jovens solteiros, ou eles sentem-se pressionados a se casar para poder "servir a Deus"?

34

O jugo desigual

(2Co 6:14-16)

Não vos ponhais em jugo desigual com os incrédulos; porquanto que sociedade pode haver entre a justiça e a iniquidade? Ou que comunhão, da luz com as trevas? Que harmonia, entre Cristo e o Maligno? Ou que união, do crente com o incrédulo? Que ligação há entre o santuário de Deus e os ídolos? Porque nós somos santuário do Deus vivente, como ele próprio disse: Habitarei e andarei entre eles; serei o seu Deus, e eles serão o meu povo.

Um dos maiores desafios que o jovem enfrenta ao fazer uma prova tipo Enem ou outros vestibulares é lembrar como aplicar as muitas fórmulas matemáticas. Uma fórmula que não ajudará em nada nas provas, mas que pode fazer toda a diferença em sua vida, segue:

$$1 + 1 > 2$$

Um mais um tem que ser maior que dois! Quando se trata de relacionamentos que visam a glória de Deus, como amizades, namoro, noivado e casamento, somente essa fórmula funciona. Ou seja, o que justifica relacionamentos de parceria, intimidade e comunhão é o reforço mútuo que permite que a soma das suas vidas em conjunto seja maior que a contribuição de cada um à parte. A amizade bíblica, base para todos esses relacionamentos, significa que o relacionamento provoca melhoras na vida de cada um, a ponto de que suas vidas refletem ainda melhor a glória de Deus. Produzem mais fruto juntos do que poderiam fazer separados. Essa é a matemática divina de relacionamentos duradouros.

O dr. Paul Jehle comenta sobre a importância de o casal ministrar junto:

> É no ministério intenso com grande propósito que Deus quer que discirnamos nosso futuro cônjuge [...] Enquanto trabalhamos lado a lado com outro indivíduo em ministério, seu caráter, sua habilidade de ser coerente sob pressão e seus motivos são discernidos [...] Afinal de contas, o propósito principal de casar é realizar a expansão do reino de maneira melhor do que poderia fazer à parte [...] Casamentos que não começam em ministério normalmente não continuam em ministério.[1]

Se essa fórmula já é importante em amizades comuns, quanto mais no namoro visando o casamento![2] Um ótimo teste para esse namoro é a diferença que o relacionamento faz na vida de cada um em termos de caráter, santidade e envolvimento no reino de Deus. Enquanto o namoro progride, cada um deve avaliar se o relacionamento em si está sendo complementar no sentido de que as áreas fracas de cada um estão sendo fortalecidas, e vice-versa. E tudo isso à luz do propósito maior do relacionamento a dois, a glória de Deus.

Muitos princípios da Palavra de Deus caem facilmente no esquecimento. Esse texto nos dá uma boa lembrança. Casamento não é um fim em si mesmo. Existe um propósito maior, o reino de Deus. Deus usa uma figura agrícola, da zona rural, de um "jugo" ou "canga" para descrever seu ideal para o matrimônio.

Normalmente o texto de 2Coríntios 6:14-16 é abordado com jovens e adolescentes como advertência contra o namoro com incrédulos, ou talvez como advertência contra sociedade com não crentes no mundo dos negócios. A ênfase recai sobre o jugo *desigual*. Mas podemos encarar o texto por uma ótica oposta, ou seja, positiva, que reconhece no

---

[1] JEHLE, Paul. *Dating vs. Courtship: A vision for a generation who will build a new foundations of truth, love and purity*. Marlboro, NJ: Plymouth Rock Foundation, 1993, p. 65.
[2] A *Confissão de fé* de Westminster faz esta declaração sobre o casamento misto: "É dever dos cristãos casar somente no Senhor; portanto, os que professam a verdadeira religião reformada não devem casar-se com infiéis, papistas ou outros idólatras; nem devem os piedosos prender-se a jugo desigual por meio do casamento com os que são notoriamente ímpios em suas vidas, ou que mantêm heresias perniciosas". Veja *Confissão de fé de Westminster,1643-1646*, capítulo 24, seção 3. Disponível em: <http://pipg.org/Content/site/documentos/confissao-de-fe-de-westminster.pdf>. Acesso em: 5 jan. 2018.

jugo *igual* uma oportunidade de: sociedade, comunhão, harmonia, união e ligação, tudo visando a maior e melhor expressão da glória do Deus triúno, que existe em perfeita harmonia, "três em um". Vamos descobrir o ideal para um casamento como sendo um *jugo igual*.

Podemos afirmar uma lição principal sobre o casamento, que tem suas aplicações no período do namoro e noivado:

> *Namoro, noivado e casamento para o cristão*
> *representam parceria a bem do reino de Deus.*

Contexto

Nas epístolas de Paulo aos coríntios, ele fala mais sobre o relacionamento do cristão com não cristãos do que em qualquer outro lugar na Bíblia. Primeira aos Coríntios 5:9-13 diz que podemos nos associar com os incrédulos — caso contrário, teríamos de sair do mundo (veja tb. 1Co 10:25-33). Mas havia confusão na igreja de Corinto quanto a questões de liberdade cristã e até que ponto os cristãos poderiam participar de cultos pagãos. Embora o cristão não pudesse nem devesse sair do mundo (1Co 5:9,10), também não deveria se tornar participante ativo da idolatria e outras práticas pagãs (1Co 10:14-22).

Temos de reconhecer que o contexto de 2Coríntios não trata especificamente do namoro, nem do casamento. Mas entendemos que há implicações para amizades, namoro, noivado e casamento nessa série de perguntas retóricas.

De acordo com 2Coríntios 6:1-13, Paulo evitava colocar qualquer coisa ofensiva no caminho de outros, pois, se assim o fizesse, ele estaria minando a credibilidade do seu ministério. Nesse contexto, ele se direciona à congregação problemática dos coríntios, cuja prática de criar escândalos entre irmãos minava seu testemunho no mundo — pelo jugo desigual (ἑτεροζυγοῦντες), ou literalmente, tendo um outro tipo de jugo. O "jugo" ou "canga" era uma ferramenta usada para juntar dois bois para um propósito comum (cultivar um campo). O jugo *desigual* era a canga que unia dois animais diferentes e incompatíveis, seja de espécie, seja de índole.

Homem e mulher devem complementar-se mutuamente em serviço espiritual, unidos como uma só alma, enquanto "cultivam" os campos do mundo. A figura agrícola representa bem esse alvo do casamento (veja Gn 1:27,28; 2:15-18).

Alguns têm limitado a aplicação do texto de 2Coríntios 6:14-16 a questões cultuais (a participação dos coríntios em cultos pagãos e outras formas de idolatria). Mas nada no contexto imediato sugere que esse seja o único ou até mesmo o principal foco do texto, que parece ter pouca ligação com os parágrafos anteriores e posteriores. O texto aplica-se em muitas situações nas quais um cristão poderia ter vínculos fortes (aliança?) com incrédulos, pondo assim em risco seu testemunho e possivelmente neutralizando seu impacto para o reino de Deus.

Dois animais ligados por um jugo precisavam ir na mesma direção e fazer a mesma coisa. (Talvez por isso Jesus chame seus discípulos a tomar sobre si o jugo *dele* — *ele* estabelece a direção, *ele* carrega o peso e *ele* nos alivia — Mt 11:28-30).[3] Deuteronômio 22:10 adverte: *Não lavrarás com junta de boi e jumento*. Um jugo desigual entre animais de índole, força e disposição diferentes, levaria à confusão, tensão, brigas e um trabalho malfeito. Quando aplicado ao ideal divino para o casamento, cada parceiro deve fortalecer o outro em virtude do "jugo" de compromisso mútuo ligando os dois. Assim, reforçam as fraquezas mútuas, encorajando e levantando um ao outro.

Contudo, a união de um cristão cuja maior lealdade na vida é ao Senhor Jesus, com um incrédulo que não partilha e não consegue entender plenamente esse compromisso, inevitavelmente leva a confusão. Como água e óleo, não se misturam. Nunca serão verdadeiramente unidos.

Mesmo não tratando especificamente do casamento (o contexto trata de viajantes no Oriente Médio), Eclesiastes ecoa o mesmo princípio:

> *Melhor é serem dois do que um, porque têm melhor paga do seu trabalho. Porque se caírem, um levanta o companheiro; ai, porém, do que estiver só; pois, caindo, não haverá quem o levante. Também, se dois dormirem juntos, eles se aquentarão; mas um só como se aquentará? Se alguém quiser prevalecer contra um, os dois lhe resistirão; o cordão de três dobras não se rebenta com facilidade* (Ec 4:9-12).

Jesus disse que uma casa dividida contra si mesma não pode permanecer (Mt 12:22-32), e o profeta Amós indagou: *Andarão dois juntos, se não houver entre eles acordo?* (3:3).

---

[3] Algumas das ilustrações e referências desse capítulo vêm do nosso amigo e colega Steve Nicholes, em seu estudo sobre 2Coríntios 6:14.

No texto de 2Coríntios 6:14-16, encaramos uma série de palavras que descrevem a natureza ideal de alianças feitas entre duas ou mais pessoas. Note as palavras destacadas no texto a seguir:

> *Não vos ponhais em* JUGO *desigual com os incrédulos; porquanto que* SOCIE-DADE *pode haver entre a justiça e a iniquidade? Ou que* COMUNHÃO, *da luz com as trevas? Que* HARMONIA, *entre Cristo e o Maligno? Ou que* UNIÃO, *do crente com o incrédulo? Que* LIGAÇÃO *há entre o santuário de Deus e os ídolos?*

Todos os termos caracterizam a beleza da união de "um para o outro, ambos para Deus".

- SOCIEDADE (μετοχή),
- COMUNHÃO (κοινωνία),
- HARMONIA (συμφώνησις),
- UNIÃO (μερίς),
- LIGAÇÃO (συγκατάθεσις).

Enquanto a proibição contra parcerias íntimas com descrentes tem muitas aplicações, o texto aqui tem sido aplicado tradicionalmente ao jugo conjugal, e com razão. Não existe nenhum outro relacionamento humano em que duas pessoas se tornam *um* (Gn 2:24). Mas como podem duas pessoas que não partilham de intimidade no nível mais profundo de suas vidas serem um?

Paulo oferece uma série de cinco perguntas retóricas que levam à conclusão de que crente e descrente não têm nada em comum para justificar uma parceria ou sociedade. Sua união prejudica o testemunho e impacto do cristão em termos do seu serviço ao Rei e seu reino. Luz e trevas não se misturam.

Mesmo que o cristão ache que seu namorado ou sua namorada é uma pessoa "legal", "melhor que muitos outros cristãos", não existe a possibilidade de caráter digno à parte de Cristo (Is 64:6). Em termos do propósito divino para o casamento e para nossa vida, não é possível ter verdadeira comunhão.

Por que jugo igual? Porque o casamento visa serviço mútuo ao Agricultor e ao seu Campo! (Gn 2:15,18) O serviço não será feito quando não houver esse acordo ministerial. De fato, será atrapalhado.

O pr. Mark Driscoll cita três razões práticas de o jugo desigual atrapalhar o relacionamento conjugal:

1. O não cristão não tem a mínima condição de entender quem você é porque não conhece Jesus a quem você serve.
2. Pelo fato de que a Palavra de Deus é a autoridade máxima no casamento cristão, um relacionamento com alguém que não confia na Bíblia cria dois sistemas de valores no casamento que muitas vezes se contradizem.
3. Nos tempos difíceis (inevitáveis), o casal não terá um mecanismo mútuo de lidar com o pecado que interferirá no relacionamento.[4]

A ideia de "aliança" ou "acordo" está implícita no termo "jugo". Dificilmente um jugo ligava dois animais que não estavam dispostos e "de acordo".

Mesmo que esse texto tivesse sua aplicação principal em *outras* áreas de parceria desigual, há *muitos* outros textos que falam a respeito do casamento misto. O pano de fundo do Antigo Testamento nessa área é extensivo e unânime em sua condenação do jugo desigual conjugal. A seguir, alguns dos textos que abordam o assunto: Gênesis 6:13; 24:1-4; 26:34,35; Êxodo 34:12-16; Números 25:1-3; Deuteronômio 7:1-6; 21:10-14; Josué 23:12,13; Juízes 3:5-7; 14:1-4; 1Reis 11:1-4; 16:30,31; Esdras 9:1,2; Neemias 13:23-27; Salmo 106:23-41; Oseias 7:8.

O pr. Thiago Zambelli examinou múltiplos textos bíblicos que tratam desse tema.[5] Veja algumas das suas conclusões:

> Jugo desigual é um relacionamento consensual que envolve intimidade, afinidade e amizade entre um crente e um incrédulo, mas que compromete e deteriora a comunhão do salvo com o Salvador...[6]

> Todo o conteúdo [do Antigo Testamento] traz à luz princípios que devem ser observados pelos cristãos, pois apresentam o caráter imutável do único Deus. Além disso, Jesus ensinou que todo o [Antigo Testamento]

---

[4] DRISCOLL, Mark. *Dating, relating and fornicating*. Disponível em: <http://pastormark.tv/2011/10/26/dating-relating-and-fornicating>. Acesso em: 16 jan. 2012.
[5] ZAMBELLI, Thiago. *O jugo desigual em relacionamentos conjugais nas Escrituras*. Projeto final de mestrado em Ministérios (Atibaia, SP: Seminário Bíblico Palavra da Vida, 2010).
[6] Ibidem, p. 119.

tinha lições que convergiam em sua pessoa (Lc 24:27), cujos passos devem ser imitados (1Pe 2:21).

Muitas lições foram deixadas em cada trecho em que a Bíblia revelou algo sobre o tema jugo desigual. Algumas delas se repetem e outras são o foco do episódio...[7]

Contudo, 2Coríntios 6:14 não é o único texto do Novo Testamento que trata dessa questão. Primeira aos Coríntios 7:39 claramente proíbe o casamento misto de cristão com não cristão: *A mulher está ligada enquanto vive o marido; contudo, se falecer o marido, fica livre para casar com quem quiser, mas SOMENTE NO SENHOR.* Jesus deixou claro no Sermão do Monte que todos têm que escolher a quem servirão: *Ninguém pode servir a dois senhores; porque ou há de aborrecer-se de um e amar ao outro, ou se devotará a um e desprezará ao outro...* (Mt 6:24).

A seriedade do assunto se vê no texto de Esdras 9:1-3. Um tempo depois que Esdras e Neemias tinham trazido 50 mil exilados de volta da Babilônia para Judá, descobriram que muitos, inclusive alguns sacerdotes e príncipes do povo, haviam se casado com incrédulos. Esse foi um dos principais fatores que levaram o povo para a idolatria, que culminara no próprio Exílio, e que estava se repetindo outra vez!

> *... O povo de Israel, e os sacerdotes e os levitas não se separaram dos povos de outras terras com as suas abominações, isto é, dos cananeus, dos heteus, dos ferezeus, dos jebuseus, dos amonitas, dos moabitas, dos egípcios e dos amorreus, pois tomaram das suas filhas para si e para seus filhos, e, assim, se misturou a linhagem santa com os povos dessas terras, e até os príncipes e magistrados foram os primeiros nesta transgressão. Ouvindo eu tal coisa, rasguei as minhas vestes e o meu manto, e arranquei os cabelos da cabeça e da barba, e me assentei atônito* (Ed 9:1-3).

Os capítulos 9 e 10 de Esdras descrevem como ele e o povo lidaram com essa catástrofe por meio de separações obrigatórias.[8] O apóstolo Paulo também fala da difícil situação de casamentos mistos na igreja. Muitos dos novos convertidos em Corinto encontravam-se casados com

---

[7] Ibidem, p. 113.
[8] Trataremos da consequência do pecado do povo — o divórcio obrigatório — no Apêndice sobre Divórcio e novo casamento.

incrédulos. Como já vimos no capítulo anterior, a solução, diz Paulo, não era separação ou divórcio, a não ser que o descrente assim insistisse:

> ... se algum irmão tem mulher incrédula, e esta consente em morar com ele, não a abandone; e a mulher que tem marido incrédulo, e este consente em viver com ela, não deixe o marido. Porque o marido incrédulo é santificado no convívio da esposa, e a esposa incrédula é santificada no convívio do marido crente. Doutra sorte, os vossos filhos seriam impuros; porém, agora, são santos (1Co 7:12-14).

Pedro também exorta as esposas que já se encontravam no casamento misto:

> Mulheres, sede vós, igualmente, submissas a vosso próprio marido, para que, se ele ainda não obedece à palavra, seja ganho, sem palavra alguma, por meio do procedimento de sua esposa, ao observar o vosso honesto comportamento cheio de temor (1Pe 3:1,2).

Diante dessas realidades, alguns em Corinto poderiam ter concluído que não havia nenhum problema se o cristão casasse com um incrédulo. Mas Paulo deixa claro que existe uma grande diferença entre alguém se converter enquanto casado com um não crente e um cristão buscar um incrédulo para o casamento.

Quando um cristão casa-se com um incrédulo, uma de duas coisas normalmente acontecem: ou o cristão mantém seu cônjuge na periferia de sua vida, por não compartilhar da sua intimidade com Deus por meio de Jesus, ou seu relacionamento com Deus fica marginalizado, porque a pessoa coloca seu cônjuge descrente no centro de sua vida. Em ambos os casos, é impossível desenvolver a verdadeira intimidade com Deus *e* com o cônjuge. É longe do ideal divino para o casamento.

Conclusão

Thiago Zambelli resume algumas implicações do ensino bíblico sobre o jugo desigual:

> No passado, o jugo desigual foi tratado por Deus com muita severidade e seriedade. Algumas vezes ele foi mais tolerante do que outras, mas

nunca perdeu de vista a justiça prometida. A vontade de Deus sobre jugo desigual não mudou porque Jesus tornou possível a comunhão de Deus e dos homens. A justiça divina ainda é aplicada em nossos dias, todavia de diferente forma. É pouco provável que nos tornaremos escravos de outros povos por escolhermos equivocadamente os nossos cônjuges, mas será muito possível que nosso relacionamento com Deus se esfrie por nos tornarmos tolerantes às cosmovisões seculares, como também exemplificado na história de Israel. Ter nossa comunhão com Deus afetada é estarmos fora do propósito divino [...].

Como crentes e parte do corpo de Cristo (igreja), devemos entender que o erro de um dos membros causa dores e problemas para todo o corpo. A história também revelou que a má escolha por parte de um homem gerou graves consequências para toda a nação. Devemos, com amor e paciência, avisar nossos irmãos sobre os alertas de Deus em relacionamentos que o desagradam. Esta não é uma tarefa somente para pastores e líderes, mas para todos aqueles que zelam pela boa saúde da igreja.

Não sabemos ao certo quais serão as exatas consequências do cristão que escolhe o jugo desigual. Conhecemos, entretanto, que uma decisão como essa destina o crente à perda da possibilidade de plena comunhão com Deus. Sendo ele nossa primeira razão pela manutenção de nossas vidas (Cl 1:17), será que há pior resultado que não haver intimidade com Aquele que nos provê com a vida? É claro que não. Portanto, *guarde sempre a palavra de Deus para não pecar contra ele* (Sl 119:11).[9]

Resumo

1. A ideia de "aliança" está implícita no termo "jugo" (uma "canga" que liga dois animais para um serviço comum).
2. O propósito da aliança nesse jugo igual é o serviço do Agricultor.
3. Em termos do reino de Deus, o que justifica um relacionamento que culmina em casamento é que a soma das suas vidas em conjunto seja maior que a contribuição de cada um à parte.
4. Homem e mulher devem complementar-se mutuamente em serviço espiritual enquanto realizam a obra de Deus na terra.

---

[9] Zambelli, p. 125-126.

5. As Escrituras são unânimes em sua condenação do jugo desigual.
6. O jugo desigual une duas pessoas que pertencem a reinos diferentes, com objetivos diferentes e autoridades diferentes.
7. O jugo desigual é uma fórmula para desastre à luz dos propósitos principais pelos quais Deus fez o relacionamento a dois.

"Cristãos são claramente instruídos a casarem-se somente com cristãos [...] Essa direção especial [...] claramente adota e repete a lei do Antigo Testamento, a lei contra casamentos mistos."[10]

O que justifica o casamento é o reforço mútuo que permite que a soma das suas forças em conjunto para o reino seja maior que a soma da sua força à parte. Case se seu impacto para o reino for maior como casado do que como solteiro. Um mais um precisa ser maior que dois!

| A grande ideia |

> Na ausência de qualquer possibilidade de comunhão verdadeira entre cristãos e não crentes, relacionamentos íntimos entre duas pessoas (especialmente no casamento) devem ser exclusivamente entre cristãos.

PARA DISCUSSÃO

1. A proibição contra o jugo desigual aplica-se além da questão de sociedade entre crentes e não crentes? Em outras palavras, pode ter aplicação para dois crentes, mas que têm chamados diferentes ou maturidade espiritual diferente?
2. Como você responderia a alguém que afirma que precisa se divorciar de sua esposa porque eles se casaram quando ela era descrente, por isso o casamento nunca foi da vontade de Deus?
3. Se um membro da igreja insiste em casar-se com um não crente, é uma questão para disciplina eclesiástica?
4. Como você responderia ao argumento de um jovem que diz que namora descrentes como maneira de evangelizá-los?

---

[10]BROMILEY, p. 56-57.

35

Papéis no lar:
introdução

(Ef 5:15—6:9; Cl 3:16—4:1)

Quando chegamos aos textos principais do Novo Testamento que tratam da família, somos lembrados mais uma vez de que relacionamentos familiares, especialmente o casamento, representam uma metáfora ou lição objetiva em que verdades ainda mais profundas e eternas são refletidas. Ou seja, o casamento ilustra verdades sobre o relacionamento de Deus consigo mesmo e entre Cristo e a igreja. Longe de diminuir a importância do matrimônio, esse fato o enaltece: "O casamento tem uma alta dignidade pelo fato de que é ao mesmo tempo uma cópia do original cristológico e soteriológico e uma promessa do cumprimento escatológico".[1]

Bromiley faz uma boa recordação de como o casamento se encaixa no eterno plano de Deus:

> Aprendemos [...] que assim como Deus fez o homem à sua imagem, ele também fez o casamento terrestre à imagem do seu próprio casamento eterno com seu povo. O casamento, apesar de toda a sua falta de adequação, pode servir como comparação com o relacionamento de Deus com Israel e de Cristo com a igreja [...] Isso significa que não devemos entender a verdadeira realidade da união de Deus conosco em termos de casamento, mas vice-versa. Conhecemos a verdadeira realidade do casamento por meio da maneira com que Deus lida conosco e a comunhão interior e eterna que ele estabelece. O casamento na

---

[1] BROMILEY, p. 81.

situação atual de desordem humana não consegue alcançar a medida da intenção divina para ele. Mas a vontade de Deus expressada por Jesus é que assim faça.[2]

Efésios 5:22-33 aponta para a analogia entre Cristo e a igreja em não menos de cinco cláusulas de comparação ("como") e conclui dizendo que o verdadeiro significado dos papéis de marido e esposa diz respeito ao relacionamento entre Cristo e a igreja:

Ordem	Analogia
As mulheres sejam submissas ao seu próprio marido.	Como ao Senhor.
Porque o marido é o cabeça da mulher.	Como [...] também Cristo é o cabeça da Igreja.
As mulheres sejam em tudo submissas a seu marido.	Como a Igreja está sujeita a Cristo.
Maridos, amai vossa mulher.	Como também Cristo amou a igreja.
Maridos devem amar a sua mulher como ao próprio corpo.	Como também Cristo o faz com a igreja; porque somos membros do seu corpo.

Grande é este mistério, mas eu me refiro a Cristo e à igreja!

Knight aponta para esse significado do casamento como residente no plano de Deus desde o princípio:

> Desconhecido pelo povo no tempo de Moisés (foi um "mistério"), o casamento foi *projetado* por Deus desde o princípio como um retrato ou uma parábola do relacionamento entre Cristo e a igreja. No passado, quando Deus estava planejando como seria o casamento, ele o planejou com esse grande propósito: daria um lindo retrato terrestre do relacionamento que um dia existiria entre Cristo e sua igreja. Nada disso foi conhecido por muitas gerações, e é por isso que Paulo o chama de um

---
[2] Ibidem, p. 43.

"mistério". Mas agora, na era do Novo Testamento, Paulo revela esse mistério, e é assustador.

Isso significa que quando Paulo quis conversar com os efésios sobre o casamento, ele não simplesmente caçou algo que seria uma boa analogia e de repente teve a ideia de que "Cristo e a igreja" talvez fosse uma boa ilustração didática. Não, foi muito mais fundamental que isso: Paulo entendeu que, quando Deus criou o primeiro casamento, já estava pensando em Cristo e a igreja. Esse é um dos grandes propósitos de Deus para o casamento: retratar a relação entre Cristo e o seu povo redimido para sempre!

Mas, se é verdade, então a ordem que Paulo cita aqui (submissão e amor) não é acidental ou temporária ou culturalmente condicionada: faz parte da *essência do casamento*, parte do plano divino original para um casamento perfeito, sem pecado e harmonioso. Esse é um argumento poderoso para o fato de que uma liderança amorosa como a de Cristo e a submissão voluntária são arraigadas na criação e nos propósitos eternos de Deus, e não somente em modismos passageiros culturais.[3]

Os dois textos de Efésios 5:18—6:9 e Colossenses 3:16—4:1 foram mencionados antes quando tratamos da reversão dos efeitos da Queda, quando o Espírito de Deus usa a Palavra de Deus para resgatar relacionamentos dentro do plano divino. Sem uma obra sobrenatural para reverter o impacto da Queda na humanidade e especialmente na família, será impossível termos famílias saudáveis:

> Fundamentalmente, porém, o casamento não pode se fixar numa base realmente sólida, a não ser que a) o relacionamento original de homem e mulher com Deus seja acertado e b) esse relacionamento restaurado se torne a forma segundo a qual todas as relações humanas, inclusive do casamento, são reconstituídas e reformadas. Se o casamento irá gozar alguma medida de sucesso [...] teremos que colocá-lo na perspectiva não

---

[3] KNIGHT, G. W. "Husbands and wives as analogues of christ and the chruch: Ephesians 5:21-23 and Colossians 3:18,19", in: PIPER, J. e GRUDEM, W., eds. *Recovering Biblical Manhood and Womanhood: A Response to Evangelical Feminism*. Wheaton: Crossway, 1991, p. 175-176.

somente da sua origem divina, mas também da restauração divina do casamento subjacente entre Deus e nós.[4]

Efésios 5:18—6:9 e Colossenses 3:16—4:1 são textos paralelos. Os mesmos resultados acompanham a plenitude do Espírito (Ef 5:18) e a habitação da Palavra (Cl 3:16): edificação mútua, adoração, gratidão e submissão.[5] Nos dois textos, o resultado final dessa plenitude — submissão mútua — é manifestado principalmente no lar, onde os resultados da maldição foram primeiro experimentados. O marido se torna um líder que ama e serve sacrificialmente sua esposa (Ef 5:25-33; Cl 3:19); a esposa se submete de forma respeitosa ao seu marido e segue sua liderança (Ef 5:21-24; Cl 3:18); filhos honram e obedecem a seus pais (Ef 6:1-3; Cl 3:20); e os pais ensinam diligentemente seus filhos, disciplinando-os sem provocá-los ou desanimá-los desnecessariamente (Ef 6:4; Cl 3:21). Mesmo os relacionamentos de servo/senhor, tão comuns no contexto doméstico naquela cultura, são transformados quando o Espírito de Deus usa a Palavra de Deus para transformar o povo de Deus (Ef 6:5-9; Cl 3:22—4:1).

> O que é mais importante [...] a restauração do relacionamento conjugal entre homem e mulher, efetuada por cristãos comprometidos e cheios do Espírito que, no poder de Cristo, superam a luta por domínio e manipulação inerente à maldição [...] e se relacionam uns com os outros com a devida submissão e amor semelhante ao de Cristo.[6]

Não é possível fugir, como alguns têm tentado fazer, da ideia de autoridade na hierarquia funcional estabelecida por Deus no casamento antes e depois da Queda:

> De fato, o termo *kephalē* [cabeça] é encontrado em cerca de cinquenta contextos que se referem a pessoas que têm autoridade sobre outras e sobre

---

[4] BROMILEY, p. 78.
[5] No texto de Colossenses, "submissão" não aparece na lista dos outros resultados da habitação da Palavra na vida do cristão, mas surge um versículo depois na ordem às esposas (Cl 3:18). Os paralelos entre os dois textos são marcantes e claramente não são uma coincidência.
[6] KÖSTENBERGER, p. 64.

as quais elas são cabeça. Porém, nenhuma vez toma o significado de "fonte sem autoridade" como os igualitaristas querem fazer com que signifique.[7]

A mesma relação que existe entre Pai e Filho (1Co 11:3) tem seu espelho no relacionamento entre o marido e a esposa, e Cristo e a igreja:

> A relação de Cristo com a igreja, por sua vez, serve de padrão para o casamento cristão, no qual o marido é designado cabeça (como Cristo é o cabeça da igreja) e a esposa é instruída a se sujeitar ao marido (como a igreja, a Cristo) [...] Evidentemente, a identidade de Cristo como cabeça transmite, aqui, o conceito de autoridade suprema, e não apenas de fonte de provisão ou sustento, como às vezes se alega. Como Senhor exaltado, Cristo é o cabeça (*Kephale*) e todas as coisas estão sujeitas a ele (*hypotasso*).[8]

Ao mesmo tempo, precisamos reconhecer algo peculiar no discurso paulino sobre papéis no lar. Os "Códigos do Lar" que muitos têm focado nos últimos anos (Cl 3:18—4:1; Ef 5:21—6:9; 1Tm 2:8-15; 5:1,2; 6:1,2; Tt 2:1-10; 1Pe 3:1-7) não somente estabelecem a hierarquia funcional da casa, mas também elevam o *status* dos "subordinados". O fato de que Paulo fala diretamente para esposas, filhos e escravos foge do padrão dos outros códigos da época e dignifica essas pessoas enquanto sutilmente desafia o *status quo*.[9]

Estrutura

A segunda metade de Efésios estrutura-se ao redor de uma série de ocorrências do verbo "andar" em forma de imperativo, como metáfora dos hábitos de vida do cristão com posição "em Cristo" (caps:1—3).[10]

---

[7] GRUDEM, Wayne. *O feminismo evangélico*. São Paulo: Cultura Cristã, 2009, p. 166.
[8] KÖSTENBERGER, p. 63.
[9] Sandra L. Glahn, resenha de Margaret Y. MacDonald, *The power of children: the construction of christian families in the greco-roman world* (Waco, TX: Baylor University Press, 2014), *Bibliotheca Sacra*, 173 (Dallas: Dallas Theological Seminary; October-December, 2016), p. 493-494.
[10] περιπατέω (*peripateō*). Somente *um* imperativo aparece nos capítulos 1—3, mas *quarenta* nos capítulos 4—6. (Veja Romanos, onde há 13 imperativos nos capítulos 1—11 e 49 nos capítulos 12—16.)

PAPÉIS NO LAR: INTRODUÇÃO   551

4:1	Andeis de modo digno da vocação...
4:17	Não mais andeis como também andam os gentios...
5:2	Andai em amor...
5:8	Andai como filhos da luz...
5:15	Vede prudentemente como andais, não como néscios e sim como sábios.

Para Paulo, não era suficiente ter conhecimento doutrinário se não acompanhado por mudança de vida. Mas também procurar transformação de vida sem um alicerce doutrinário conduz ao legalismo e à superficialidade.

Observe como o texto de Efésios 4—6 segue uma estrutura já desenvolvida antes pelo autor: proibições e ordens seguidas por explicação. A própria estrutura do texto ecoa Efésios 4:17-24, em que o "velho homem" e o "novo homem" têm os seus respectivos comportamentos identificados. Toda a discussão sobre o lar cristão pode ser traçada até a ideia do "andar sábio" (5:15) como uma manifestação da nova vida em Cristo (o "novo homem", 4:17-24).

Cada ciclo de ordem e proibições revela um pouco mais sobre como esse andar sábio funciona na vida real:

1. Aproveitando cada oportunidade concedida por Deus para ministério (evangelismo) (5:16);
2. experimentando a vontade perfeita de Deus como revelada em sua Palavra (5:17) e
3. demonstrando uma vida controlada pelo Espírito de Deus, principalmente no contexto do lar (5:8— 6:9).

O argumento é como uma escada em que cada "degrau" leva ao próximo:

Andai em sabedoria (v. 15)

1. Não como néscios.
2. Mas como sábios.
   Maneira: Remindo as oportunidades (para evangelismo; veja Cl 4:5) (v. 16).

Compreender a vontade de Deus (v. 17)

1. Não como insensatos.
2. Mas compreendendo a vontade divina.

Enchei-vos do Espírito (v. 18-21)

1. Não controlado por vinho.
2. Mas cheio do Espírito.

Resultados (evidências) da plenitude do Espírito

1. Edificação congregacional.
2. Adoração pessoal (alegria).
3. Gratidão.
4. Submissão mútua (no lar)[11].

Nessa altura, o discurso paulino sobre o lar deslancha. Toda a conversa sobre papéis no lar deve ser subordinada às ideias anteriores sobre o andar sábio por meio de vidas controladas pelo Espírito. Hoehner observa:

> Infelizmente, muitas vezes 5:22—6:9 é isolado do contexto anterior. Interessantemente, nenhuma conjunção introduz essa perícope, que talvez

---

[11] Benjamin Merkle, em seu artigo "O início da instrução para esposas e maridos — Efésios 5:21 ou 5:22?", *Bibliotheca Sacra*, 174 (April-June, 2017), p. 179-192, faz uma análise léxica, sintática e gramatical de Efésios 5:21, junto com uma avaliação da história da divisão do texto em vários textos gregos e em inglês. Ele chega à conclusão de que o versículo funciona como uma ponte que conclui o que veio antes e inicia o que vem depois, mas que pertence mais ao parágrafo anterior por motivos sintáticos e gramaticais, e que não deve ser separado do parágrafo anterior como algumas versões contemporâneas têm feito.

indique que não é uma nova seção, mas uma continuação do pensamento de andar em sabedoria que começou em 5:15.[12]

Augustus Nicodemus Lopes resume o fluxo de pensamento do texto:

> O ensino de Paulo sobre o casamento e a família (e também sobre nossos relacionamentos no trabalho) é a continuação explicativa do mandamento "sujeitando-vos uns aos outros no temor de Cristo", que por sua vez é uma explicação do mandamento principal, "enchei-vos do Espírito".[13]

Alguns sugerem que Efésios 5:21, *sujeitando-vos uns aos outros*, efetivamente anula toda e qualquer doutrina de subordinação feminina ao marido. Mas o próprio texto não permite tal interpretação. Mesmo havendo um sentido em que todos nós nos submetemos uns aos outros (no sentido de preferir os outros acima de nós mesmos), Paulo esclarece exatamente o que tem em mente:

> A resposta clara [...] é *que as mulheres devem se submeter aos maridos* que são chamados de "cabeça" da mulher como Cristo é o cabeça da igreja [...] enquanto *os maridos devem amar a mulher com o amor sacrificial de Cristo*.[14]

No texto paralelo de Colossenses, vemos a mesma sequência, só que naquele texto relacionamentos saudáveis no lar são o resultado da habitação da Palavra. A palavra "habite" traz a ideia de "ficar em casa, à vontade". Novamente, uma reversão dos efeitos desastrosos da Queda está em vista. Quando o Espírito de Deus usa a Palavra de Deus para moldar o caráter dos filhos de Deus, seus lares voltam a parecer com o plano original para a família no jardim do Éden! O marido se transforma no Adão que o primeiro Adão nunca foi; a mulher se transforma na Eva que a primeira Eva nunca foi.

---

[12] HOEHNER, Harold W. *Ephesians: An exegetical commentary.* Grand Rapids: Baker Academic, 2002, p. 720. Ele cita Wallace (*Greek Grammar*, 659) que observa que essa é a primeira perícope principal desde 1:3 que não começa com uma conjunção.
[13] LOPES, Augustus Nicodemus, p. 17.
[14] KÖSTENBERGER, p. 66.

	Efésios 5:18—6:9 (CHEIOS DO ESPÍRITO)	Colossenses 3:16—4:1 (CHEIOS DA PALAVRA)
Ordem	Enchei-vos [sede controlados] do Espírito.	Habite, ricamente, em vós a palavra de Cristo.
Resultados	Adoração, exortação, gratidão, submissão.	Adoração, exortação, gratidão, submissão.
Evidências	Esposas submissas, maridos que amam, filhos obedientes, pais que treinam, trabalho diligente.	Esposas submissas, maridos que amam, filhos obedientes, pais que treinam, trabalho diligente.

1. Efeitos da cruz entre Deus e o homem (Ef 5:18-21)

A plenitude do Espírito (Ef 5:18). A segunda parte do versículo 18 dá a ordem positiva, em contraste com a proibição de não ser dominados pelo vinho conforme o "velho homem" e que produz uma vida totalmente desregrada, que "desperdiça seus recursos para gratificar seus desejos sensuais [...] É o oposto da vida sábia que aproveita ao máximo cada oportunidade (v. 15,16)".[15]

O "novo homem" em Cristo também perde controle de si, e é dominado por outro — o Espírito de Deus. Conforme o contraste com a bebedice, entendemos que a pessoa "cheia" do Espírito também é controlada por Outro. *A vida de Cristo vivida por uma pessoa controlada pelo poder do Espírito capacita-a a ter atitudes e comportamentos que nunca teria de outra forma.* Ser "cheio do Espírito" *não significa ter mais do Espírito, mas que o Espírito "tem mais de mim"*! A ideia de ficar "cheio" de algo ou alguém é que a pessoa que está cheia é caracterizada por aquilo que a enche, seja por frutos da injustiça ou da justiça (Fp 1:11) ou pelos atributos comunicáveis do Espírito.[16]

---

[15] HOEHNER, p. 701. A palavra ἀσωτία (*asōtia*) descreve uma vida fora de controle, dissoluta, desregrada, "selvagem". O substantivo ocorre somente duas outras vezes no NT: Tito 1:6 (acerca de filhos acusados de "dissolução") e 1Pedro 4:4 (que descreve a surpresa do mundo quando os cristãos não o acompanhavam em sua vida dissoluta). Como advérbio, o termo descreve o filho pródigo que desperdiçou todo o seu dinheiro vivendo de forma dissoluta (Lc 15:13).

[16] HOEHNER, p. 702-703. Entendemos que o "Espírito" aqui é o Espírito Santo, e não o "espírito" do homem. Como Hoehner destaca, Paulo usa a palavra "E(e)spírito" treze outras vezes em Efésios (1:13,17; 2:2,18,22; 3:5,16; 4:3,4,23,30; 6:17,18) e todas se referem a um espírito *fora* da pessoa. Duas outras vezes no NT (Lc 1:15; At 2:13-18) vinho e o Espírito Santo são contrastados.

O livro de Gálatas contrasta as obras da carne e o fruto do Espírito (Gl 5:19ss). Fica evidente que muitos (se não todos) os problemas que famílias enfrentam têm sua raiz em pessoas não controladas pelo Espírito e que não produzem o fruto do Espírito. Nas palavras de Augustus Nicodemus Lopes,

> Vemos que é da carne — termo predileto de Paulo para referir-se à nossa natureza corrompida e pecaminosa —que brotam os atritos, incompreensões e conflitos na vida do casal [...] Qual a razão pela qual deixamos de guardar os votos solenes feitos na hora do casamento, a não ser a nossa infidelidade e dureza de coração? [...] Paulo [...] vê o casamento como expressão da vontade de Deus, desenrolando-se num contexto espiritual. Fazemos bem em nos perguntar se a maior parte dos nossos conflitos no casamento, das nossas atitudes para com o cônjuge, para com os filhos, não seria resultado da nossa falta da verdadeira espiritualidade bíblica?[17]

No texto paralelo em Colossenses 3:16,17, a ordem é de ser cheio não do Espírito de Deus, mas da Palavra de Deus. Note que praticamente a mesma série de evidências dessa plenitude do Espírito que encontramos em Efésios acompanha a plenitude (habitação) da Palavra em Colossenses. O Espírito de Deus usa a Palavra de Deus para controlar o povo de Deus! Nunca devemos divorciar a atuação do Espírito de Deus da Palavra de Deus, da qual ele é o Autor! Ele não pode contrariar a si mesmo!

A palavra "reavivamento" traz a ideia de nova vida, com poder para viver a vida cristã (ou seja, a vida de Cristo em nós). Podemos entender que o controle do Espírito provocado pela habitação da Palavra no cristão caracteriza um verdadeiro "reavivamento". O que surpreende é que tanto Efésios quanto Colossenses dão uma série de evidências dessa plenitude, com ênfase no lar!

2. Efeitos da cruz na família (Ef 5:21—6:9)

Os efeitos da Queda são revertidos quando alguém (ou uma família) está "em Cristo"! Deus, pela sua infinita graça, pode dar um novo começo para a família. Repare quantas evidências da plenitude do Espírito e da Palavra

---
[17] LOPES, Augustus Nicodemus, p. 18-19.

nos dois textos estão voltadas para o lar. No lar, somos o que somos. Tiramos as máscaras, sentimo-nos à vontade e paramos o *show* de aparências.

Muitos comentaristas notam neste texto o que chamam de "Código do Lar"[18] ou "Código Doméstico", um fenômeno comum em culturas contemporâneas, e tentam traçar sua origem em outros textos do mundo antigo. No Novo Testamento, encontramos uma diversidade de textos, mas com unanimidade de ensinamentos sobre os comportamentos esperados de cada membro da casa (que incluía servos e amos): Efésios 5:22—6:9; Colossenses 3:18—4:1; 1Pedro 2:18—3:7; 1Timóteo 2:8-15; 6:1-10; Tito 2:1—10.[19] Parece melhor entender esses "Códigos do Lar" como distintamente cristãos.

Jack Gibson argumenta conclusivamente que o Código Doméstico proposto por Paulo era expressamente contracultura dentro dos padrões romanos e helenísticos e, até certo ponto, judaicos também. Ele analisa os costumes contemporâneos do matrimônio e conclui que nenhum deles propunha o tipo de unidade conjugal desenvolvida por Paulo em Efésios e Colossenses. Cita o fato de que, nas três culturas, o divórcio foi relativamente fácil, esposas eram insubmissas ao marido (ou permaneciam debaixo da autoridade dos próprios pais, até a morte) e maridos altamente egoístas exigiam sacrifícios em prol deles como "cabeças" do lar. Nesse contexto, Paulo foi iconoclasta — derrubando estruturas e normas sociais em favor de um novo padrão cristão caracterizado por unidade conjugal, à luz do princípio fundamental de Gênesis 2:24, citado em Efésios 5:31: *Eis por que deixará o homem a seu pai e a sua mãe e se unirá à sua mulher, e se tornarão os dois uma só carne.*[20]

Gibson relata como cada sociedade/cultura tentou lidar com a crescente crise conjugal do seu jeito. A legislação de César Augusto tentou forçar os cidadãos romanos a casarem-se assim que possível depois do divórcio — algo que aumentaria o índice de casamentos, mas não diminuiria o índice de divórcios. No mundo helenístico, o incentivo financeiro pela devolução do dote para a esposa daria maior segurança à mulher; o problema foi que normalmente o dote já teria sido entregue

---

[18] Conhecido na literatura pela palavra alemã *Haustafel*.
[19] Veja a longa discussão por Hoehner sobre os "Códigos Domésticos", p. 720ss.
[20] GIBSON, Jack J. "Ephesians 5:21-33 and the lack of marital unity in the roman empire", *Bibliotheca Sacra*, 168 (April-June, 2011), p. 162-177.

para o pai dela, fato que também faria pouca diferença na diminuição de divórcios. No mundo romano, o movimento de emancipação da "nova mulher", na tentativa de dar mais direitos à esposa, teve o efeito catastrófico de separar ainda mais marido e esposa. Gibson conclui dizendo que "A promoção de unidade conjugal simplesmente não parece ter sido uma preocupação de filósofos nem de legisladores".[21]

Neste mundo de casamento caótico, o Código Doméstico cristão propõe mudanças radicais:

- A submissão da esposa ao marido *versus* a emancipação da mulher romana (ou, em alguns casos, sua submissão vitalícia ao pai e não ao marido);
- o amor sacrificial do marido como cabeça *versus* o sacrifício do "corpo" (a mulher) em prol da cabeça.

Gibson resume:

> [Conforme] Paulo [...] [as mulheres] entrariam num tipo de casamento em que a mulher se submetia ao marido, e não mais ao seu pai, e em que ela não seguiria a tendência da "nova mulher" [...] emancipada, com uma identidade independente do marido [...] Ela deveria favorecer um relacionamento com seu marido que promovia unidade em vez de obstruí-la [...]
>
> Em vez de a esposa se sacrificar pelo marido [...] Paulo exortou o marido a se sacrificar por ela (v. 25) [...] Embora o marido fique numa posição de autoridade sobre sua esposa, é um tipo de autoridade jamais vista antes ou depois (à parte de Cristo) [...] Nenhuma exortação para maridos poderia ter sido mais contracultural para o homem romano, grego ou judeu [...] Em vez de focar os direitos de marido e esposa, ou os incentivos financeiros para [preservar] o casamento, Paulo foi direto ao coração da unidade conjugal, apresentando o sacrifício de Cristo na cruz como o modelo para o relacionamento entre o marido e sua esposa.[22]

A ordem de ficar cheio (controlado) pelo Espírito vem seguida por cinco gerúndios em português (particípios no texto original) que

---

[21] GIBSON, p. 174.
[22] Ibidem, p. 174-177.

descrevem as evidências ou resultados de alguém que realmente vive sob a influência do Espírito: *falando* [...] *entoando e louvando* [...] *dando sempre graças* [...] *sujeitando-vos*. São efeitos sobrenaturais (vão contra a natureza humana pecaminosa) que não são fabricados pelo homem, mas produzidos pela atuação do Espírito numa vida obediente à sua Palavra.[23]

O último resultado da plenitude do Espírito é a submissão mútua. Alguns afirmam que a hierarquia de papéis no lar se deve à Queda, e que quando tudo se faz novo "em Cristo" (2Co 5:17) não há mais "homem e mulher" (Gl 3:28). Mas os textos de Efésios e Colossenses mostram que essa perspectiva é equivocada. Veja o comentário de Geoffrey Bromiley:

> Homens e mulheres são todos um em Cristo, e o marido e a esposa são comprometidos com o serviço mútuo, mas homens ainda são homens e mulheres ainda são mulheres, maridos são maridos e esposas são esposas. Dentro do casamento, a diferenciação entre homens e mulheres, ou maridos e esposas, assume a forma de ordem, de uma igualdade ordenada em que não há superioridade ou inferioridade, mas em que um é primeiro e o outro segundo. Todos os textos relevantes fazem o mesmo ponto [...] Dificuldades se levantam dentro dessa ordem somente pelo fato de que o velho Adão e a velha Eva ainda se manifestam para interromper a harmonia [...] do casamento [...] Quando existe conflito de vontades [...] liderança parece como tirania e submissão parece escravidão, com o resultado de que há conflito.[24]

Em sua discussão, Paulo trata de três pares de relacionamentos (esposa/marido; filhos/pais; servo/senhor) e segue a mesma estrutura em cada. Paulo lida com o elemento subordinado primeiro e depois com a autoridade. Fala diretamente para as pessoas do grupo, dá um imperativo, explica a ordem e apresenta o motivo.[25]

Notável no texto é como, em Cristo, os efeitos da Queda são revertidos. Há um eco do texto de Gênesis 1—4:

- Submissão da esposa em lugar de "desejo para dominar" (Gn 3:16b);
- amor sacrificial do marido em lugar de *ele te governará* (Gn 3:16b);

---

[23] Veja HOEHNER, p. 706.
[24] BROMILEY, p. 60-61.
[25] HOEHNER, p. 728.

- filhos obedientes em lugar de assassinos fugitivos (Gn 4);
- pais que resgatam a imagem em seus filhos *versus* a maldição da dor (Gn 3:16a).

No final da sua discussão sobre os papéis da esposa e do marido, Paulo termina com uma declaração ao mesmo tempo chocante e gloriosa: *Grande é este mistério, mas eu me refiro a Cristo e à igreja* (Ef 5:32). Mais uma vez, reconhecemos o poder ilustrativo que o casamento tem no plano divino. Além de espelhar aspectos da imagem de um Deus triúno, também ilustra a profundidade do amor entre Cristo e a igreja.

A palavra "mistério" no texto não tem o significado atribuído a ela hoje — algo esotérico, escondido, desconhecido —, mas o oposto: uma verdade previamente escondida que agora é revelada.

Keller resume o argumento de Paulo em que o casamento é importante, mas não final, o que ele chama de "o caráter penúltimo do casamento", o *megamistério*:

> O casamento foi criado para refletir em nível humano nosso relacionamento último de amor e união com o Senhor. É um sinal e um antegosto do futuro reino de Deus [...]
>
> No entanto, essa visão sublime da união conjugal mostra que, na verdade, o casamento é o penúltimo. Ele aponta para o Verdadeiro Casamento do qual a nossa alma necessita, e para a Verdadeira Família para a qual o nosso coração foi criado. Os casados não se sairão bem na vivência do relacionamento conjugal se não entenderem essa condição penúltima. Nem mesmo o melhor casamento é capaz, por si mesmo, de preencher o vazio deixado por Deus em nossa alma.[26]

Reconhecemos que, sem uma obra sobrenatural do Espírito de Deus, ninguém será capaz de reverter os efeitos da Queda nos papéis familiares:

> Qual o homem que pode, por si mesmo, amar a sua esposa como Cristo amou a Igreja? Qual o marido que pode fazer isso na sua própria força humana e carnal? Qual a mulher que, nas suas próprias forças, se

---

[26] KELLER, p. 239.

submete ao seu marido no temor de Cristo, como a Igreja está submissa a Cristo? Quais os filhos que conseguem obedecer aos pais, nas suas próprias forças? Quais são os pais que conseguem criar os filhos, pelas suas próprias forças? [...] Somos filhos de Adão e Eva; herdamos a sua natureza; a nossa mente é obscurecida pelo pecado, a nossa vontade inclinada para o mal, o nosso coração endurecido [...] Precisamos ser pessoas cheias do Espírito Santo, controladas pelo Espírito Santo, capacitadas pelo Espírito Santo, para podermos obedecer a Deus no que diz respeito à família e consequentemente ter um lar feliz.[27]

Observamos que, no desenvolvimento dos papéis dos membros da família, Paulo (e Pedro) sempre começam com os deveres e responsabilidades dos que estão subordinados para depois tratar dos que estão em autoridade, talvez seguindo o raciocínio do versículo 21 que inicia a discussão, *sujeitando-vos uns aos outros no temor de Cristo*.[28] Essa sequência de desenvolvimento pode se acomodar aos conhecidos "códigos domésticos" da época que trabalhavam da mesma forma.

Köstenberger oferece o seguinte resumo do conceito de "iguais no ser, diferentes no fazer" que caracteriza os papéis no casamento cristão:

O modelo bíblico para o casamento é de complementaridade caracterizada pelo amor, na qual marido e mulher são parceiros que valorizam e respeitam um ao outro e na qual a esposa responde de forma inteligente à liderança exercida em amor pelo marido. Se Cristo escolhe submeter-se a Deus, o Pai, embora seja igual a ele em valor e pessoalidade, não parece haver nenhum motivo válido pelo qual Deus não poderia ter definido o relacionamento entre marido e mulher de forma que a mulher seja chamada a se submeter ao marido, embora seja igual a ele em valor e pessoalidade. Como Paulo escreve aos coríntios: *Quero, entretanto, que*

---

[27] LOPES, Augustus Nicodemus, p. 20-21. Kassian e DeMoss acrescentam: "Segundo a Bíblia, o relacionamento entre marido e mulher tem uma ligação fortíssima com a história de Cristo e sua noiva, a Igreja (veja Ef 5:25-33). Deus criou o homem e a mulher para prefigurarem e darem testemunho *deste* evento e relacionamento magníficos. Esse é um dos principais motivos de Deus nos ter criado homem e mulher e de ter instituído o casamento [...] Juntos, homem e mulher dão testemunho do caráter de Deus e representam a verdade mais importante de Cristo e a igreja" (p. 26-27).
[28] LOPES, Augustus Nicodemus, p. 31. É notável também que o texto segue a ordem do oráculo de disciplina em Gênesis 3.

saibais ser Cristo o cabeça de todo homem, e o homem, o cabeça da mulher, e Deus, o cabeça de Cristo (1Co 11:3).[29]

Como já vimos, a família é um campo de batalha em que o inimigo de Deus, Satanás, trava suas batalhas mais ferozes. Basta observar os ataques contra a imagem de Deus no casal já em Gênesis 3, junto com o desfecho do livro de Efésios, que trata da nossa luta não contra carne e sangue, mas contra forças espirituais. O contexto imediato da "armadura de Deus" e batalha espiritual é a discussão sobre os papéis de marido e esposa, pai e filho no contexto do lar!

Köstenberger ainda alerta sobre a importância desse assunto:

> É de esperar que Satanás, aquele que procura privar Deus de sua glória, ataque o casamento [...] Não há dúvidas de que a batalha espiritual em torno do casamento e da família é uma realidade, e a consciência desse conflito, bem como a aptidão para lutar nele, são fundamentais [...] A batalha espiritual faz parte da vida de casados e da educação dos filhos desde o início. A narrativa bíblica fundamental em Gênesis 3 relata como Satanás, o tentador, convenceu a primeira mulher a transgredir o mandamento de Deus e como o marido a seguiu e pecou também. Desde então, o casamento se parece mais com uma guerra pelo controle e uma série de tentativas, conscientes ou inconscientes, de manipulação do que um paraíso edênico. O primeiro caso de rivalidade entre irmãos do qual se tem conhecimento resultou no assassinato de Abel por seu irmão, Caim [...] O restante do Antigo Testamento relata diversas consequências do pecado nos relacionamentos conjugais e familiares desde a Queda.
>
> A mensagem do Novo Testamento não é diferente. Pode-se dizer que o texto mais importante a tratar sobre batalha espiritual é Efésios 6:10-20, uma passagem precedida de considerações sobre o casamento [...] e a educação dos filhos.[30]

---

[29] KÖSTENBERGER, p. 71.
[30] KÖSTENBERGER, p. 159-160.

| A grande ideia |

A manifestação mais clara da plenitude do Espírito e da habitação da Palavra são lares onde submissão mútua, amor, respeito, obediência e honra caracterizam os relacionamentos.

PARA DISCUSSÃO

1. Qual o relacionamento entre a plenitude do Espírito (Ef 5:18) e a habitação da Palavra (Cl 3:16) na vida do cristão? Quais as implicações práticas para a família cristã?

2. Como você entende submissão feminina e liderança masculina? Como ambas servem como reflexos tanto de relacionamentos na Trindade (1Co 11:3) como entre Cristo e a igreja?

3. Como Cristo reverte os efeitos desastrosos do pecado na vida familiar?

36

Papéis no lar: submissão feminina

(Ef 5:21-24; Cl 3:18)

Sujeitando-vos uns aos outros no temor de Cristo. As mulheres sejam submissas ao seu próprio marido, como ao Senhor; porque o marido é o cabeça da mulher, como também Cristo é o cabeça da Igreja, sendo este mesmo o salvador do corpo. Como, porém, a Igreja está sujeita a Cristo, assim também as mulheres sejam em tudo submissas ao seu marido (Ef 5:21-24).

Esposas, sede submissas ao próprio marido, como convém no Senhor (Cl 3:18).

Muitos têm debatido sobre de onde vem o poder cativante do retrato da *Monalisa*, de Leonardo da Vinci. O sorriso misterioso da mulher, talvez a possibilidade de que ela saiba algo que nós não sabemos. Da Vinci ficou famoso pela sua inovação de novas técnicas artísticas na *Monalisa*, especialmente pelo uso suave de cor e sombras, criando esse efeito misterioso, uma aura em volta da figura.

Quando Deus quis nos instruir sobre relacionamentos saudáveis no lar, começou com o retrato de uma mulher cujo valor é inestimável. Nela a vida de Cristo se manifesta, superando suas tendências naturais pela obra sobrenatural da graça. Essa mulher possui uma aura também, criada pelo uso suave do Espírito, de pinceladas que traçam a imagem de Cristo em seu caráter. Os textos bíblicos que revelam essa pintura são unânimes na descrição do ar misterioso que caracteriza essa mulher: chama-se um espírito manso e tranquilo, um coração submisso.

Infelizmente, se existe um "palavrão" na sociologia da família hoje, é o termo "submissão". A polêmica normalmente inclui debate entre dois extremos igualmente desequilibrados: alguns erram ao lado do feminismo radical, clamando por uma libertação generalizada da opressão feminina; outros erram num "neomachismo" que justifica um domínio masculino que também não encontra respaldo nas Escrituras. Como sempre, precisamos voltar à Palavra de Deus para um equilíbrio que permite que Deus tenha a última palavra.

Esse primeiro estudo sobre relacionamentos saudáveis no lar inicia-se onde os três textos clássicos sobre o assunto começam: com o papel da mulher no lar (Ef 5:22-24; Cl 3:18; 1Pe 3:1-6).[1]

Primeiro vamos preparar a tela, descobrindo o que a submissão da mulher *não* significa. Depois examinaremos a pintura bíblica do retrato dessa mulher valiosa.

O que a submissão *não* significa

1. Submissão não é uma responsabilidade exclusiva da mulher

Efésios 5:21 deixa claro que, como fruto da plenitude do Espírito em nossa vida (Ef 5:18), todos nós temos uma responsabilidade de submissão mútua: *Sujeitando-vos uns aos outros*. Todos nós vivemos debaixo de autoridade. O Espírito de Deus produz um "alinhamento" (sentido literal do verbo grego ὑποτάσσω — *hypotassō*) no Corpo de Cristo (e especialmente na família) por meio de autoridades em nossa vida, a quem nos submetemos. Somente quando todos nós "entrarmos na linha" é que haverá relacionamentos saudáveis no lar.

Assim como os vários anéis de uma dobradiça precisam ser encaixados para que uma porta abra e feche sem ranger, esposa, marido, pais e filhos precisam submeter-se a Deus e uns aos outros no desempenho de seus respectivos papéis no lar. Afirmar que submissão é uma "maldição exclusiva" da mulher ignora o ensino bíblico claro sobre o assunto.

No lar, existe um sentido em que nos submetemos uns aos outros. Mesmo que a submissão seja atividade específica exigida da mulher em relação ao marido, a submissão mútua de Efésios 5:21 tem múltiplas manifestações:

---

[1] HOEHNER, p. 729-730, observa que "A discussão sobre esposas em Efésios tem 41 palavras [no texto original], que é quatro vezes mais que Colossenses, mas menos que metade de 1Pedro 3:1-6, que usa 97 palavras".

A submissão mútua é vista como uma expressão de estar cheio do Espírito Santo. Marido e esposa cheios do Espírito Santo servem um ao outro. Eles se humilham e se rebaixam para que o outro seja exaltado. Acham maneiras de submeter as suas preferências imediatas em prol do conforto e da necessidade do outro.[2]

2. Submissão não significa inferioridade da mulher

Alguns, infelizmente, têm interpretado o ensino bíblico sobre submissão como se significasse inferioridade da mulher. Mas submissão feminina é, acima de tudo, uma questão *funcional*, e não essencial. Deus criou o homem e a mulher à imagem dele (Gn 1:27). Criou a mulher justamente para socorrer o homem e complementá-lo onde *ele* era fraco (Gn 2:15-18; veja Gl 3:28).

Na própria Bíblia encontramos mulheres mais corajosas que homens (Débora *versus* Baraque), mais capazes como comunicadoras da Palavra que seu marido (Priscila *versus* Áquila) e mais comprometidas com Jesus (Maria, Marta e outras mulheres *versus* os apóstolos na crucificação e ressurreição de Jesus).

Keller descreve a beleza e dignidade dessa hierarquia funcional da Trindade (veja 1Co 11:3) que é refletida no desempenho dos papéis do casal no casamento:

> O Filho se sujeita ao Pai e assume o papel subordinado. O Pai aceita esse presente, mas depois exalta o Filho à posição mais elevada. Cada um deseja exaltar o outro; cada um deseja agradar o outro [...] O Filho se sujeita à liderança do Pai com atitude desprendida, alegre e voluntária [...] O Filho assume o papel subordinado e, nesse movimento, mostra grandeza, e não fraqueza.[3]

Hoehner oferece ainda mais explicações:

> Embora todos sejam iguais diante de Deus, isso não exclui linhas de autoridade. Por outro lado, onde há linhas de autoridade numa estrutura

---

[2] Piper, *Casamento temporário*, p. 77.
[3] Keller, p. 210-211.

hierárquica, isso não nega igualdade. Por exemplo, os cidadãos de um país são iguais, mas também há muitos níveis diferentes na estrutura de poder do país. Não significa que aqueles em autoridade são cidadãos melhores do que aqueles que governam. Não há diferença qualitativa entre as pessoas da Divindade. Todas as três pessoas de Deus são qualitativamente iguais (Mt 28:19; 2Co 13:14; Ef 4:4-6; 1Pe 1:2; cf. tb. Jo 13:16; 18:21), mas mesmo assim o Filho é subordinado ao Pai (Mt 10:40; 26:39,42; Jo 8:29,42; 12:49), o Espírito Santo ao Pai (Jo 14:26; 15:26; 16:13-15) e o Espírito Santo ao Filho (Jo 16:7; cf. 14:26; 15:26). Portanto, subordinação nem sempre implica diferença qualitativa.[4]

Isso anula diferenças funcionais e práticas no bom andamento do lar? Não. Em sua infinita graça, Deus designou um membro do lar como líder, protetor e provedor, e outro como sua companheira, amiga e complemento, assim evitando muito conflito e atrito na família.

O conceito neotestamentário de submissão a alguém que está em autoridade não implica inferioridade do que se sujeita, nem superioridade do que está em autoridade. Trata-se de *funções*, e não de valor pessoal.[5]

3. A submissão da esposa não é para todos os homens em todos os contextos

Alguns homens falam como se todas as mulheres fossem subservientes a eles. Mas o texto bíblico é unânime e claro ao declarar não menos de *quatro* vezes que submissão é da esposa ao seu próprio marido (Cl 3:18; 1Pe 3:1; Ef 5:22; Tt 2:2-5). O jovem namorado não tem direito nem razão em exigir submissão da parte de sua namorada, assim como um homem não tem o direito de mandar na esposa de outro. A ênfase do texto é submissão no contexto do lar. Outros textos, nos quais a igreja local é considerada uma família, aplicam o mesmo princípio para a liderança da igreja (1Tm 2:11-15). Mas nada na Palavra justifica uma aplicação de submissão feminina ao contexto político, empresarial ou social. Tomemos cuidado para falar o que a Palavra fala, não mais nem menos.

---

[4] HOEHNER, p. 726.
[5] LOPES, Augustus Nicodemus, p. 33.

4. Submissão não significa escravidão

Jesus chamou o homem para liderar o lar com amor sacrificial e exemplificou essa liderança amorosa pela vida de servo. Infelizmente, o movimento feminista tem escravizado ainda mais as mulheres, "libertando-as" para uma vida em que não somente ganham o pão de cada dia, mas também continuam cuidando de boa parte do serviço da casa.

Alguns homens têm contribuído para esse quadro. Interpretam a expressão "auxiliadora idônea" de Gênesis 2:15-18 como se significasse "capacho eficiente", quando de fato significa que a mulher complementa o homem — que ela é "diferente, mas semelhante" ao homem, para socorrê-lo em suas horas de necessidade. Certamente não justifica um homem ficar deitado no sofá com o controle remoto na mão gritando para sua esposa atarefada trazer um refrigerante da geladeira com uma fatia de limão!

5. Submissão não implica autonomia masculina no lar

Submissão no lar não significa que o homem toma todas as decisões independentemente de qualquer consulta, palpite ou opinião dos outros membros da família. A razão para a criação da mulher foi justamente a necessidade que o homem tinha (e tem) de alguém ao seu lado como companheira, amiga, complemento e socorro. Que tolice abafar e anular os dons da pessoa que Deus colocou ao nosso lado para nos completar! Há homens que não permitem que sua esposa compre um pão sozinha, mas que saem para adquirir um novo carro, terreno ou apartamento sem sequer consultá-la! Esse não é o plano de Deus para relacionamentos saudáveis no lar.

O que a submissão significa

Então, o que significa submissão feminina? Vamos nos deter diante do retrato que o grande Artista pintou com cores suaves e sombras sutis. Ele usa pelo menos cinco toques de pincel no retrato da mulher valiosa, cada um acrescentando uma dimensão fantástica para nosso quadro.

1. A submissão se oferece pela mulher ao próprio marido

As mulheres sejam submissas ao seu próprio marido, como ao Senhor.

O primeiro "toque" do artista fala diretamente às esposas. Não diz: "Maridos, subjugai a vossa mulher!" Infelizmente muitos homens têm interpretado o texto assim, como se fosse a responsabilidade deles manter sua esposa na linha.

Esse tipo de submissão seria um contrassenso bíblico, uma contradição de termos. A própria natureza da submissão é que ela se oferece, e não exige. Seria como que alguém desse uma ordem: "Exijo que você me ame espontaneamente!", ou: "Vou fazer uma surpresa pra você amanhã, e quero que seja uma surpresa mesmo!"

Augustus Nicodemus Lopes comenta:

> A submissão [...] é absolutamente *voluntária e espontânea*. O verbo "submeter-se" traz uma ideia de voluntariedade. É a mulher quem se submete a si mesma [...] Nem Paulo nem nenhum outro escritor bíblico ordenam que o marido submeta a mulher à sua autoridade. A submissão exigida da esposa é voluntária.[6]

Submissão é algo *voluntário*, não no sentido de opcional, mas que tem de brotar no coração da mulher. É uma questão entre a mulher e Deus em primeiro lugar, ou seja, um alinhamento vertical com Deus. Como já vimos, a voz média do verbo original também aponta nessa direção de um exercício voluntário da mulher como agente livre.[7]

Teste para esposas:
Você entende que sua submissão ao marido é um ato de louvor a Deus? Você oferece a submissão como se fosse um presente, ou o faz por obrigação?

2. A submissão da esposa é uma ordem, e não uma opção

> *As mulheres sejam submissas ao seu próprio marido, como ao SENHOR.*

Nada no texto bíblico dá respaldo à ideia de que submissão seja uma opção. No texto original de Efésios 5:22, há dúvida sobre se o verbo

---
[6] LOPES, Augustus Nicodemus, p. 37.
[7] HOEHNER, p. 731.

"sujeitar" está presente ou não. A maioria dos manuscritos antigos e alguns dos melhores e mais velhos incluem o verbo em forma de imperativo, enquanto alguns poucos manuscritos mais antigos não têm nenhum verbo, que tem que ser suprido do versículo anterior.[8] O texto de Colossenses 3:18, porém, é claro e usa um imperativo no tempo presente, ou seja, exige uma submissão contínua, e não ocasional.

Alguns afirmam, nestes dias pós-modernos, que já foi mais que provado que a mulher não é inferior ao homem em nada, que uma ordem como essa deveria ter sido uma acomodação à cultura daquela época. O argumento não tem base. A submissão da mulher data desde a criação do homem e da mulher, antes da Queda. Foi ressaltada também depois da Queda, repetida antes da lei, depois da lei, antes da cruz e depois da cruz de Cristo. Em termos bíblicos, é uma ordem transcultural e transtemporal, com suas raízes na própria criação.

Tanto Paulo como Jesus eram extremistas em suas culturas em termos da liberdade e atenção oferecidas às mulheres. Jesus deu *muito* espaço para mulheres em seu ministério, a ponto de criar escândalos entre seus contemporâneos. Protegeu as mulheres, especialmente em contextos familiares e de divórcio quando praticamente proibia o homem de simplesmente mandar embora a esposa que não mais lhe agradava. Paulo também protegeu e elevou o *status* das mulheres por meio do seu ensino sobre a santidade do casamento, a preservação da dignidade sexual da mulher e sua igualdade em Cristo com o homem.

Embora a submissão seja uma marca do cristianismo, *em lugar nenhum do texto bíblico Deus ordena que o homem se submeta à mulher*. Existe um sentido em que há submissão mútua entre marido e esposa, por exemplo, nas relações sexuais, ensinamento claro (e contracultural) de 1Coríntios 7:1-5. Mas pouco tem a ver com o argumento aqui. Entendemos que Jesus, Paulo e Pedro foram "radicais" em suas posições contraculturais quanto à questão do papel da mulher, só não tão radicais (e antibíblicos) como os defensores hoje de posições feministas estranhas às Escrituras.

---

[8] Os manuscritos P[46] e B, junto com alguns pais da igreja, omitem o verbo, que aparece em lugares e formas diferentes no Texto Majoritário bizantino (Byz), assim como nos manuscritos א, A, D, F, G, I, P, vários manuscritos em latim e muitos pais. Alguns concluem que a ausência do verbo no texto deve ser original pelo fato de que a variedade na ordem do texto e as formas do verbo sugerem que copistas supriram um verbo que faltava no manuscrito que copiavam.

Keller levanta essa questão de submissão "mútua" e responde a ela:

> Será que Efésios 5:21 significa que cada cristão deve se sujeitar a todos os outros cristãos? Ou é uma afirmação "programática" que apresenta o que vem a seguir e, portanto, uma declaração geral de que todos os cristãos devem se sujeitar àqueles que têm autoridade sobre eles em seus diversos papéis e organizações sociais? [...] [A favor da segunda opção] [...] o versículo 21 é uma declaração resumida de abertura que Paulo desdobra ao fornecer instruções específicas para os relacionamentos entre cônjuges, pais e filhos, e senhores e servos. Por exemplo, o versículo 21 não apenas dá início à seção sobre maridos e mulheres (v. 22-32), mas também à seção sobre o relacionamento entre pais e filhos. O cerne da questão é que não devemos usar o versículo 21 para "homogeneizar" as distinções entre os deveres das mulheres e dos maridos, argumentando que são idênticos. Os maridos não se sujeitam às mulheres exatamente da mesma forma que as mulheres se sujeitam aos maridos.[9]
>
> [Submissão mútua] não é um significado viável do termo *hypotassō*, que sempre implica uma relação de submissão à autoridade. É usado em outras passagens do Novo Testamento, indicando a submissão de Jesus aos seus pais (Lc 2:51); dos demônios aos discípulos (Lc 10:17); dos cidadãos às autoridades do governo (Rm 13:1-5); do universo a Cristo (1Co 15:28); dos crentes aos líderes da igreja (1Co 16:15,16); das mulheres ao seu marido (Cl 3:18; Tt 2:5; 1Pe 3:5; Ef 5:22,24); da igreja a Cristo (Ef 5:24). Nenhuma dessas relações jamais se inverte; ou seja, os maridos jamais são exortados a ser submissos (*hypotassō*) à mulher, nem o governo aos cidadãos, nem os senhores aos escravos, nem os discípulos aos demônios, nem Cristo à igreja.[10]

Se o propósito da Palavra de Deus é nos dar tudo de que precisamos para uma vida piedosa (2Pe 1:3), parece muito estranho afirmar que Deus simplesmente "se acomodou" às limitações contextuais e culturais da época. Especialmente quando consideramos o fato de que tanto Jesus quanto Paulo foram iconoclastas na questão de gênero da sua sociedade,

---

[9] KELLER, p. 63.
[10] Ibidem, p. 383.

e o fato de que ambos não hesitaram em atacar instituições e práticas culturais que fugiam do plano de Deus. As implicações de simplesmente relegar texto após texto da Palavra de Deus às prateleiras da irrelevância mina a autoridade das Escrituras. E fica a pergunta: "Por que Paulo e Pedro, em quatro textos independentes, chamam a mulher à submissão ao próprio marido?"[11]

A chave para entender a importância da submissão na administração divina é o uso que o apóstolo Paulo faz da analogia entre Cristo e a igreja. Repetidas vezes em Efésios 5:22-33, ele invoca essa analogia para enaltecer a dignidade dos papéis de homem e mulher no lar. Submissão feminina no lar exalta a beleza do relacionamento existente entre a igreja e Cristo![12]

Em Efésios 5:22, a mulher se submete ao marido "como ao Senhor", ou seja, como um ato de obediência a Cristo — quer o marido seja merecedor da sua lealdade, quer não.

O serviço militar fornece uma ilustração da submissão bíblica. Um oficial do Exército, recém-formado, tem autoridade acima de qualquer soldado, mesmo que esse tenha décadas de experiência, conhecimento e tempo de serviço. Mas o sucesso de qualquer exército depende da submissão (alinhamento) imediata de soldados sob seus oficiais. O oficial sábio, porém jovem, faz de tudo para tirar proveito (no bom sentido) desse conhecimento do seu subordinado.

A criação da mulher como auxiliadora do homem *não* implica inferioridade, mas uma missão de complementaridade em que o análogo mais próximo é o socorro que Deus dá ao homem em tempos de necessidade ou crise. A tarefa da mulher nesse sentido é digna e exaltada, mesmo que seja subordinada à liderança masculina. Nada no texto justifica a opressão da mulher pelo homem, mas, sim, uma santa cooperação em que cada um desenvolve seus papéis como reflexo da própria Trindade. Outros textos mais adiante na Palavra de Deus esclarecerão a suprema importância do "jugo igual" no matrimônio, justamente para que ambos, marido e mulher, possam servir ao reino de Deus e exaltar o Filho de Deus pela complementaridade mútua dentro do mesmo compromisso espiritual.

---

[11] Note a ênfase em todos os textos à ideia "ao próprio marido" (τοῖς ἰδίοις ἀνδράσιν), e não a todos os homens em geral.
[12] Submissão feminina não significa que a mulher acata o abuso sexual, emocional ou físico, nem que obedece a ordens do marido que conflitam com a Palavra de Deus. Nesses casos, convém que obedeça a Deus, e não aos homens.

Teste para esposas:

Você está disposta a obedecer a *Deus* ao submeter-se ao seu marido? Entende que, quando se submete ao seu marido, está obedecendo a Deus?

Mas, exatamente *o que* Deus está exigindo da mulher? Mais uma vez, encontramos muita confusão sobre o verdadeiro significado do termo "submissão".

3. Submissão significa alinhar-se sob a autoridade do marido

> *Porque o marido é o cabeça da mulher, como também Cristo é o cabeça da Igreja, sendo este mesmo o salvador do corpo. Como, porém, a igreja está sujeita a Cristo, assim também as mulheres sejam em tudo submissas ao seu marido* (Ef 5:23,24).

O terceiro toque do artista define a submissão. Certamente não é uma "*sub*" missão, como se fosse menos importante que a do homem, mas é uma missão de apoio.

Certa vez alguém definiu submissão como "A arte de saber quando agachar-se para que Deus possa bater em seu marido!" Também não é isso que Paulo pede.

O verbo grego traduzido por "submissão" traz a ideia de "colocar-se em ordem debaixo de autoridade".[13] A forma verbal tanto no versículo 21 como no 24 pode estar na voz média ("sujeitem-se") ou passiva ("fiquem sujeitas"). Pelo contexto, parece melhor entender um ato voluntário da esposa, em obediência ao Espírito, de colocar-se debaixo da liderança do marido. O tempo presente enfatiza que essa atitude deve caracterizar o comportamento da mulher, pelo poder do Espírito.

A ideia de *alinhar-se* sob a liderança do marido, para o bom funcionamento do lar, não é porque a mulher é inferior, menos capaz ou menos perita. Não pode haver dois chefes decidindo tudo no lar. De novo, isso não significa autonomia do homem, mas que, em última análise, a responsabilidade de liderar e decidir é dele. A responsabilidade é dele, a culpa será dele, e a mulher fica protegida quando entra debaixo da autoridade dele.

---

[13] ὑποτάσσω (*hypotassō*).

Alguns alegam que "submissão" difere de "obediência", mas a primeira qualidade provavelmente inclui a segunda. Embora a palavra "obediência" não apareça em Efésios 5, é usada, sim, no texto paralelo de 1Pedro 3:5,6, no qual a obediência de Sara ao seu marido Abraão ilustra o princípio da submissão.[14] O versículo 24 acrescenta a expressão problemática "em tudo" para descrever como as esposas devem se submeter ao marido. Hoehner explica:

> O problema principal vem com as últimas duas palavras do versículo [24], ἐν παντί, "em tudo". Uma expressão parecida [...] é usada para a obediência de filhos (Cl 3:20) e dos servos aos senhores (Cl 3:22; cf. Tt 3:9). É difícil saber o significado exato disso. Certamente não significa que a esposa deve se submeter ao marido em qualquer coisa contrária aos mandamentos de Deus, porque precisamos obedecer a Deus mais que aos homens (At 5:29). Em outras palavras, a esposa não deve submeter-se ao marido em qualquer coisa pecaminosa, inclusive maus-tratos [...] Mais provavelmente, refere-se à submissão completa das esposas ao marido assim como a igreja é submissa a Cristo. O impacto dessas palavras não deve ser diminuído [...] Como a igreja se beneficia da sua submissão a Cristo, assim as esposas devem se beneficiar da sua submissão ao marido. Resumindo, há duas palavras de cautela. Primeiro, não há indicação de que a submissão da mulher deve ser baseada no grau em que seu marido demonstra o amor [...] Segundo, sua submissão deve ser de vontade própria, em obediência ao Senhor (5:22), e não por causa da exigência do marido.[15]

Elyse Fitzpatrick comenta sobre o papel da mulher em relação ao homem, sendo ambos imagem de Deus, mas diferentes na maneira em que se relacionam:

> Tanto Adão quanto Eva foram criados à imagem de Deus. Embora fossem iguais perante Deus, Eva foi criada com capacidades e chamados diferentes. Adão foi criado primeiro para refletir e adorar a Deus (tal como aconteceu com Eva); esta, no entanto, tinha também um chamado

---
[14] HOEHNER, p. 735.
[15] Ibidem, p. 746-747.

secundário — honrar Adão e ser uma auxiliadora. É devido a essa diferença em projeto e chamado que as mulheres pensam, desejam e pecam em maneiras particularmente femininas.[16]

No texto, a razão pela submissão da mulher ao marido é a analogia do relacionamento entre Cristo e a igreja. Como Hoehner observa, "é muito importante entender o significado de 'cabeça' em relação a Cristo e a igreja para entender claramente as implicações no relacionamento do marido como cabeça da esposa".[17] Apesar de muito debate sobre se "cabeça" significa "autoridade", "fonte" ou "membro proeminente", o que podemos afirmar à luz desse texto e dos outros que tratam do assunto é que submissão envolve igualdade no ser com diferença no fazer, ou seja, autoridade e liderança num contexto de igualdade essencial.

Vemos a mesma ideia no alinhamento dos pneus de um carro. Certa vez, quando moramos no estado do Texas, tivemos um "pequeno" acidente depois de uma tempestade de gelo. Nosso carro derrapou no gelo e girou uns 360 graus, até que bateu na mureta de proteção do acostamento. Ninguém se feriu, mas o carro nunca ficou igual. O chassis ficou danificado, a ponto de parecer com um siri, andando "torto". O eixo da frente ficou desalinhado com o eixo de trás. Então os pneus de trás pareciam que queriam andar numa direção enquanto os dianteiros queriam andar em outra. Foi um caos total.

Para o bom andamento do carro da nossa família, mesmo que todos os "pneus" sejam iguais (mesmo material, mesma fabricação), é necessário que alguns andem na frente e outros, atrás. Os da frente enfrentam os perigos da estrada primeiro, mas também estabelecem a direção. Os de trás evitam alguns dos "buracos da vida" (caso os "líderes" estejam desempenhando bem seu papel), mas às vezes não têm a mesma visão da estrada dos da frente.

Teste para esposas:

Você encoraja e apoia seu marido no cumprimento das tarefas que Deus deu a ele? Você avalia suas atitudes para ver se realmente está alinhada com Deus (e, por tabela, com seu marido)? Ou gasta sua energia avaliando

---

[16] FITZPATRICK, p. 143, nota de rodapé 11.
[17] HOEHNER, p. 739.

as atitudes dele e julgando as áreas onde ele está errado para ver se ele merece a sua submissão?

4. Submissão bíblica significa temer (respeitar) o marido

Já observamos que o termo "submissão" significa "alinhar-se sob a autoridade do marido". Mas fazer isso forçosamente, sem respeito, é opressão na melhor das hipóteses e escravidão nas piores.

Mais uma vez, descobrimos que Deus está preocupado com o coração da esposa. Submissão sem respeito é como obediência sem honra — oca, vazia, hipócrita.

Vemos isso na criação de nossos filhos. Infelizmente, muitos pais hoje se contentam com obediência, mesmo forçada, mesmo "da boca para fora". Mas Deus chama os filhos não somente para obedecer, mas também para honrar. A ponte que liga obediência e honra é a submissão. O pai quer que seus filhos não somente façam o que ele pede, mas que o façam de todo o coração. Deus não aceita outro tipo de obediência.

Da mesma forma, Deus pede que as mulheres alinhem-se sob a autoridade do marido, mas ele vai um passo além do mero ato ou fato de aceitar a palavra dele como final. Voltando à ilustração da dobradiça, um desalinhamento na dobradiça da porta soaria como uma porta sempre rangendo, irritando todos ao redor. Está mais ou menos alinhada, mas de forma desagradável. Há atrito, tensão e falta de paz. Talvez seja isso o que o autor de Provérbios chama de "gotejar contínuo". Conforme Salomão, seria melhor morar no canto do terraço da casa do que viver com uma mulher assim (cf. Pv 25:24; 21:9)!

A essência do conceito bíblico de submissão é uma decisão de respeitar o marido, não importando a dignidade dele.

Podemos resumir a ideia dizendo que a esposa deve ser a maior fã do marido dela. Mesmo que todos no mundo se virassem contra ele, o marido deveria ter a confiança de que pelo menos a esposa acredita nele.

Em Efésios 5:22-24,33, descobrimos que a submissão da mulher ao marido é paralela à submissão da igreja a Cristo. Certamente não é uma questão de obediência meramente formal, de liderança aceita, porém ressentida. *Da mesma forma que a Igreja deve ser submissa a Cristo, a esposa deve se submeter ao seu marido.*

Contudo, o versículo 33 nos esclarece esse aspecto interior que Paulo tem em mente, quando resume sua instrução com uma nova palavra:

"e a esposa *respeite* ao seu marido". A palavra "respeitar" literalmente significa "temer".[18]

Infelizmente, o feminismo escancarado e o machismo pouco iluminado têm criado um ambiente em que é difícil resgatar o equilíbrio bíblico sobre os papéis. Na tentativa de amenizar o choque de um termo como "temor" para descrever a atitude da esposa para com o marido, perdemos a beleza dessa nova descrição. A ideia já foi introduzida no início do texto (5:21: *sujeitando-vos uns aos outros no* TEMOR *de Cristo*), fato que constitui uma espécie de *inclúsio* que isola o texto de 5:21-33. Também nos dá uma dica do significado de "temor" para descrever o relacionamento conjugal. Faz-nos lembrar do "temor do Senhor", já tratado na exposição do Salmo 112 e que traz a ideia de "aproximar-se para contemplar, adorar, maravilhar". O "temor do Senhor" inclui submissão reverente à vontade do Senhor na atitude de um adorador verdadeiro.[19] Trata-se de uma expressão que significa relacionamento íntimo acompanhado de respeito profundo.

Hoehner comenta:

> Nos tempos modernos, as pessoas têm uma tendência de recuar da ideia mais forte de "temer". Às vezes, têm até dificuldade com o conceito mais brando de "respeitar". Porém, a evidência léxica dessa palavra nunca carrega a ideia de "respeitar", mas sempre a ideia de "temor". Mesmo assim, há tipos diferentes de temor [...].
>
> Com respeito à esposa, esse temor poderia ser definido como reverência pela posição do marido como cabeça do lar. Então, assim como os cristãos devem se submeter uns aos outros no temor de Cristo, assim a esposa deve submeter-se ao marido com temor.[20]

Teste para esposas:

Seu marido sente-se respeitado por você? Cite algo em que você é a maior fã dele. Seu marido sabe que você o respeita pelo tom de voz, pelos olhares e pela linguagem corporal?

---

[18] φοβέομαι (*phobeomai*).
[19] Ross, Allen, *Proverbs*, p. 902.
[20] HOEHNER, p. 784.

5. A submissão bíblica requer uma obra sobrenatural no coração da mulher

O último toque do Artista nos lembra de que a submissão deve ser praticada "como convém no Senhor". É uma frase superimportante. Lembra-nos de que o padrão é celestial, vem do Senhor. Afinal das contas, esta é a mensagem de Colossenses: Cristo, com toda a primazia, o propósito do universo, vivendo sua vida em nós (*Cristo em vós, a esperança da glória* — Cl 1:27). Cristo em nós, nós em Cristo.

Temos de admitir que tudo que Deus nos pede para o bom funcionamento de um lar onde Cristo reina está fora da nossa capacidade. Como veremos depois, não é natural para o homem amar sacrificialmente sua esposa. A natureza "normal" da criança não é de obedecer e honrar os pais. Tudo no texto exige uma capacitação sobrenatural.

No caso da mulher, Deus deixou muito claro desde o início que o efeito do pecado no relacionamento a dois estragaria o relacionamento de *complementaridade* (*auxiliadora idônea* — Gn 2:18), substituindo-o por *competição*. Gênesis 3:16 fala desse resultado da Queda: ... *o teu desejo será para o teu marido, e ele te governará*. Como já vimos, isso significa que a mulher teria a tendência *natural* de querer sobrepujar o marido, subjugá-lo, resistir à sua liderança e afirmar sua própria independência. Também diz que o homem, *como resultado da Queda*, "governará" sobre a mulher, uma palavra que no texto sugere não uma liderança benéfica, mas opressiva.

Então, se a tendência natural da mulher é resistir à liderança do marido, e se a tendência natural do homem é subjugar a mulher, como voltar ao padrão bíblico de complementaridade, harmonia e paz nos papéis do lar? A resposta está no poder sobrenatural e espiritual vindo como fruto da obra de Cristo.

O ponto de partida para relacionamentos resgatados no lar começa com a plenitude (controle) do Espírito e a habitação plena da Palavra em nossa vida. Efésios 5:18 ordena a nos enchermos do Espírito, com o resultado prático entre as esposas de submissão mútua, ou seja, uma reversão da tendência natural da mulher. Pelo Espírito, pela nova capacitação vinda da obra da cruz de Cristo, ela se torna uma nova criatura. Pode resgatar o que foi perdido na Queda! Essa é a única esperança para o lar — uma obra sobrenatural, em que a vida de Cristo Jesus está sendo reproduzida dia após dia na vida do homem e da mulher. A mulher se torna a Eva que a Eva nunca foi.

Teste para esposas:
Você depende, humildemente, do poder do Espírito para realizar essa obra em sua vida?

PARA REFLEXÃO

À luz desses textos, algumas perguntas podem surgir sobre a aplicação prática de submissão em questões difíceis:

1. **O que a esposa deve fazer quando o marido aparentemente não merece respeito** (talvez por abusar do álcool ou das drogas, ou por ter tido "casos" extraconjugais, ser mentiroso etc.)?

O texto não qualifica esse respeito conforme os méritos do marido, mas conforme os méritos de Cristo. É uma questão de alinhamento em primeiro lugar com o cabeça, Cristo. Jesus não exige que a mulher respeite o pecado de um homem que é bêbado, teimoso, preguiçoso, perverso, imoral, sujo, que abusa dela ou a maltrata e não faz nada que o amor bíblico requer do marido. É uma questão de respeito pela *posição* que o marido ocupa, e esta dada por Cristo Jesus, e não tanto pela *pessoa*.

Por exemplo, vemos a mesma coisa em textos que lidam com o cristão e o governo. Temos que obedecer e respeitar (honrar) os líderes constituídos por Deus, pelo fato de que são constituídos *por Deus* (1Pe 2:11-17). Em respeito e honra a Deus, submetemo-nos a governantes que sabemos ser corruptos. Mesmo assim, fazemos todo possível para tentar melhorar o quadro.

Uma exceção óbvia desse padrão de submissão seria quando houver perigo para a mulher ou os filhos, ou quando o marido exigir algo expressamente proibido pelas Escrituras. Mesmo assim, existem maneiras de "desobedecer respeitosamente".

2. **E quando o marido é descrente?**

Primeira Pedro 3:1-6 trata justamente dessa situação. A esposa deve respeitar o marido e submeter-se a ele, seguindo a liderança do marido enquanto ele deseja continuar casado com ela (1Co 7:12-16).

3. **E quando o marido exige algo contrário à Palavra de Deus?**

Colossenses 3:18 e Efésios 5:22 qualificam a submissão dizendo "como convém no Senhor" e "como ao Senhor". Obviamente existe uma ordem superior, de lealdade e submissão a Cristo; a esposa tem a obrigação de desobedecer ao marido quando ele exige algo que a Palavra de Deus *claramente* proíbe. Mas, cuidado, pois muitas vezes confundimos entre o que a Palavra claramente ordena e áreas cinzentas, da nossa própria interpretação. Por exemplo, a Bíblia diz que não devemos deixar de congregar-nos com os santos, mas não estipula quando e quantas vezes.

4. **E quando o marido não lidera?**
Mesmo assim, a mulher deve fazer tudo que puder para mostrar que considera o marido o verdadeiro líder do lar e encorajá-lo (sem chantagem, manipulação ou insistência demasiada) a assumir a liderança efetiva do lar.

Ao mesmo tempo, se ele se recusar a tomar a frente, existem áreas onde ela terá que entrar na brecha. Se ele se recusar a envolver-se no treinamento espiritual dos filhos, a mãe deve fazê-lo. Se uma decisão precisa ser tomada e ele se recusa a fazê-lo, talvez ela tenha de entrar em jogo.[21] Acima de tudo, precisa orar para que ele comece a viver a vida comum do lar e assumir suas responsabilidades como líder.

| A grande ideia |
Cristo é exaltado no lar quando a mulher submete-se ao próprio marido de todo o seu coração.

PARA DISCUSSÃO

1. Por que "submissão", entendida biblicamente, não se trata de inferioridade?
2. Como a esposa cristã pode demonstrar que ela é a maior "fã" do seu marido?
3. Como o marido cristão pode criar situações favoráveis para sua esposa ser submissa?

---

[21] Vemos um exemplo disso na atuação da mãe Eunice e da avó Loide na formação de Timóteo (veja 2Tm 1:5).

37

Papéis no lar: **liderança amorosa masculina**

(Ef 5:25-33)

Maridos, amai vossa mulher, como também Cristo amou a Igreja e a si mesmo se entregou por ela, para que a santificasse, tendo-a purificado por meio da lavagem de água pela palavra, para a apresentar a si mesmo Igreja gloriosa, sem mácula, nem ruga, nem coisa semelhante, porém santa e sem defeito. Assim também os maridos devem amar a sua mulher como ao próprio corpo. Quem ama a esposa a si mesmo se ama. Porque ninguém jamais odiou a própria carne; antes, a alimenta e dela cuida, como também Cristo o faz com a Igreja; porque somos membros do seu corpo. Eis por que deixará o homem a seu pai e a sua mãe e se unirá à sua mulher, e se tornarão os dois uma só carne. Grande é este mistério, mas eu me refiro a Cristo e à Igreja. Não obstante, vós, cada um de per si também ame a própria esposa como a si mesmo, e a esposa respeite ao marido.

Jeremy Glick foi um homem de verdade. Tudo indica que ele e mais dois passageiros do seu voo de Newark para Los Angeles nos EUA, impediram que os sequestradores daquele avião no dia 11 de setembro de 2001 causassem uma tragédia ainda maior, como os outros naquele dia fatídico. Numa ligação por telefone celular momentos antes de morrer, Glick falou para sua esposa, Lyzbeth, em Nova York, que o avião fora sequestrado, que sabiam o que já havia acontecido nas duas torres do World Trade Center e que ele e mais dois passageiros iriam pôr fim ao projeto sinistro, sabendo que iriam morrer. Depois falou para ela curtir o resto da vida e cuidar da filha deles de 3 meses. Durante uma luta para recuperar a aeronave, esta caiu em um campo em Stonycreek Township, perto de Shanksville, na Pensilvânia, matando todos os 33 passageiros e sete tripulantes a bordo. Pelo seu ato de heroísmo, Jeremy foi considerado um herói, um "homem de verdade".

Como será que Deus define um "homem de verdade"? Alguns até morreriam num grande ato heroico no final de sua vida, mas a definição bíblica do homem verdadeiro vai além — é um homem tão seguro, tão forte, tão servo, que não somente está disposto a *morrer* pela sua família, mas também *viver* para servir a ela.

"Cristo em nós" nos torna novas criaturas (2Co 5:17). Descobrimos que essa novidade de vida manifesta-se no lugar onde realmente somos o que somos — no lar, onde tiramos as máscaras e abrimos a cortina do nosso coração. Descobrimos que Deus pede algo sobrenatural da mulher — submissão ao seu próprio marido. Da mesma maneira, Deus pede que o homem em Cristo aja contrariamente à sua natureza egoísta e soberba. Pede que ele seja o líder amoroso do lar, que viva sua vida para abençoar, proteger, santificar e cuidar da sua esposa.

Por que Deus deu justamente essa ordem aos homens? Talvez pela mesma razão que destinou a palavra "submissão" às mulheres. Paulo (pelo Espírito Santo) sabia que os homens lutam muito nessa área. Desde Gênesis 3:16, quando Deus declarou que, como resultado da Queda, o homem iria "governar sobre a mulher" (expressão que traz a ideia de oprimir), a tendência masculina tem sido a de oprimir, e não a de amar a esposa.

Esse é o maior texto que fala das responsabilidades do marido. "O espaço dedicado ao assunto, junto com a analogia com o amor de Cristo, aponta para a importância da responsabilidade dos maridos para com sua esposa."[1]

Colossenses 3:19, junto com Efésios 5:25-33, descreve o que o verdadeiro homem faz em relação à sua esposa e também como não deve tratá-la. Deus, e não os produtores da Globo ou de Hollywood, define o que é um homem de verdade.

"Amor", a palavra-chave, aparece seis vezes (5:25 — 2 vezes; 5:28 — 3 vezes; 5:33). O verbo no tempo presente descreve o processo contínuo

---

[1] HOEHNER, p. 746. Hoehner observa que em Colossenses 3:19 Paulo usou somente 10 palavras (no texto original); em 1Pedro 3:7, Pedro usa 25 palavras; mas aqui Paulo usa 116 palavras *versus* 41 palavras que usou em relação às mulheres.

de buscar sempre o bem maior da esposa, de forma incondicional.² "Essa exortação aos maridos para amar sua esposa é única. Não se encontra na literatura rabínica do Antigo Testamento ou nos códigos do lar da era greco-romana."³

Antes de analisar o texto, seria bom fazer algumas observações iniciais importantes sobre o papel do homem:

1. **O amor bíblico é oferecido pelo marido, e não exigido pela esposa.** O texto fala diretamente aos homens e não autoriza as mulheres a serem como policiais para vigiar se seu marido o faz ou não. O amor sacrificial é um presente que o homem dá à sua esposa.

> Os maridos são exortados a amar sua esposa incondicionalmente, não somente se a esposa é submissa. Pelo contrário, os maridos devem amar sua esposa em obediência ao Senhor e por causa do exemplo do amor de Cristo. Não é a obrigação da esposa falar para o marido amá-la. É obrigação dele diante do Senhor amá-la.⁴

2. **O amor bíblico do marido é uma ordem, e não uma opção.** O verbo "amai" é imperativo presente, ou seja, uma responsabilidade constante do homem no lar. Não há desculpas para não amar — mas Efésios 5:21 deixa claro que esse é um alinhamento *vertical* em primeiro lugar, entre o homem e Deus.

3. **O amor bíblico exige uma obra sobrenatural do Espírito Santo, produzindo a vida de Cristo no marido (Ef 5:18-21).** Somos responsáveis, mas não podemos produzir esse amor por nós mesmos. Vai contra nossa natureza. Nós amamos por que ele primeiro nos amou. Somente aquele que vive seguro no amor eterno de Deus, que conhece sua posição em Cristo, é capaz de dar amor à esposa com o próprio amor de Cristo.

4. **O amor bíblico é uma escolha, e não uma emoção.** Há muita confusão no mundo hoje sobre essa perspectiva bíblica. Tudo na

---

² Hoehner, p. 747.
³ Ibidem, p. 748.
⁴ Ibidem, p. 764.

cultura popular aponta para a ideia de que o amor verdadeiro é um sentimento, um conjunto de hormônios que arrepiam e que é "eterno enquanto dure". Mas o amor bíblico é uma escolha de amar e buscar o bem do outro acima do seu próprio.

> Popularmente acredita-se que é o amor que mantém o casamento. Gostaríamos de discordar e afirmar que é exatamente o contrário: é o casamento que mantém o amor [...] Os autores bíblicos nunca colocam o amor como condição para que duas pessoas se casem.[5]

Vamos analisar os textos que descrevem e ampliam nossa definição do amor verdadeiro e do homem verdadeiro conforme Deus. Vamos imaginar que Deus seja o Escultor-mor e que o homem seja um bloco de granito ou mármore que precisa ser esculpido à imagem de Cristo Jesus. No texto, ele dá três batidas com a talhadeira divina, cada uma esculpindo um pouco mais a estátua do homem verdadeiro, caracterizado pelo amor bíblico.

1. O amor bíblico do marido segue o padrão do sacrifício de Cristo (Ef 5:25)

> *Maridos, amai vossa mulher, como também Cristo amou a igreja e a si mesmo se entregou por ela.*

Efésios 5:25 nos lembra de que o padrão do nosso amor segue o padrão do amor de Jesus (veja Ef 5:2).

> O marido é chamado para liderar como Jesus que é o Leão de Judá (Ap 5:5) e o cordeiro de Deus (Ap 5:6) — ele tinha o coração de leão e o comportamento de cordeiro, forte e manso, duro e tenro, agressivo e sensível, ousado e quebrantado. Ele estabelece o padrão para a masculinidade.[6]

Qual foi exatamente o padrão de amor de Cristo? Todos nós já sabemos que o amor de Cristo foi sacrificial, mas precisamos parar para refletir nas implicações sérias desse mandamento. Até que ponto estamos

---

[5] LOPES, Augustus Nicodemus, p. 103.
[6] PIPER. *Casamento temporário*, p. 73-74.

dispostos a abrir mão de confortos e privilégios, negar nossos instintos naturais de egoísmo, contrariar nosso desejo de ser servido em vez de servir? Uma coisa é morrer por alguém. Outra coisa é viver para alguém!

O verbo "amar" implica *dar*, sacrificar tudo para promover o bem-estar do outro. É o padrão que encontramos no texto tão conhecido de João 3:16: *Porque Deus AMOU ao mundo de tal maneira que DEU...* Romanos 5:8 ressalta que esse é um amor incondicional: *Mas Deus prova o seu próprio amor para conosco pelo fato de ter Cristo morrido por nós, sendo nós ainda pecadores.*[7]

Primeira aos Coríntios 13, o famoso capítulo do amor, nos ajuda ainda mais a entender exatamente o que Deus está pedindo do homem. Veja como fica a substituição da expressão "o marido" no lugar de "o amor":

> *O marido é paciente,*
> *o marido é benigno,*
> *o marido não arde em ciúmes,*
> *o marido não se ufana, não se ensoberbece,*
> *o marido não se conduz inconvenientemente,*
> *o marido não procura os seus interesses, não se exaspera, não se ressente do mal;*
> *o marido não se alegra com a injustiça, mas regozija-se com a verdade;*
> *o marido tudo sofre, tudo crê, tudo espera, tudo suporta.*

Podemos dizer que o marido é líder conforme o estilo de liderança de Jesus em João 13, em que ele lavou os pés dos seus seguidores e nos deu ordem de imitá-lo. O líder do lar é o servo do lar. "O líder que não serve, não serve!"[8]

A liderança bíblica apresenta-se como uma pirâmide invertida, em que o líder, em vez de ficar "lá em cima" sendo suprido e servido por todos abaixo dele, fica na ponta da pirâmide invertida. Sua responsabilidade é garantir o bem-estar de todos na família acima dele, servindo-os sempre e sempre à procura do seu bem-estar.

> Os maridos têm a tendência de fazer o oposto de Cristo: querem ser servidos em vez de servir; querem que a esposa faça tudo o que eles mandam

---

[7] Veja também João 10:11,15,17; 15:13.
[8] David N. Cox, mensagem na capela do Seminário Bíblico Palavra da Vida, 10/03/2017.

e que exista para seu conforto e lazer. Colocamos sobre ela a responsabilidade de cuidar de nós, nos dar entretenimento, prazer e conforto. E o pior é que usamos a Bíblia para nos justificar [...] Ao fim, vemos a esposa mais como uma empregada do que como nossa companheira.[9]

John Piper lança este desafio: "Maridos, vocês estão buscando a conformidade de sua esposa com Cristo, dominando-a ou morrendo por ela? Quando a lideramos ou mesmo, se necessário, quando a confrontamos, agimos assim para nossa autoexaltação ou para nossa autonegação?[10]

Teste (para maridos):
1. Sou o primeiro a abrir mão de "direitos" (maior pedaço, melhor lugar, primeira escolha etc.)?
2. Ofereço-me para fazer as tarefas desagradáveis pela casa ou que minha esposa as faça?
3. Quando chego em casa, apesar de um dia duro de trabalho, faço o possível para aliviar a minha esposa das tarefas pesadas que ela carrega?

2. O amor bíblico do marido implica o *pastoreio* da esposa (5:26,27)

> *Para que a santificasse, tendo-a purificado por meio da lavagem de água pela palavra, para a apresentar a si mesmo Igreja gloriosa, sem mácula, nem ruga, nem coisa semelhante, porém santa e sem defeito.*

Efésios 5:26,27 diz que o marido santifica ou "separa" a esposa para preservá-la pura, não contaminada. Em outras palavras, ele promove o crescimento espiritual dela e a protege (algo que Adão *não* fez com Eva diante da tentação de Satanás). Primeira a Pedro 3:7 diz que ele a trata com dignidade e carinho, e sugere que a falta desse tratamento pode inibir a oração conjugal e/ou a resposta às orações.

O marido também se envolve no crescimento espiritual da esposa quando faz tudo em seu poder para responder às dúvidas que ela tem

---

[9] LOPES, Augustus Nicodemus, p. 85.
[10] PIPER. *Casamento temporário*, p. 61.

sobre Deus, a Palavra e o funcionamento ordenado da igreja (1Co 14:35 diz que a esposa com essas dúvidas deve perguntar em casa ao seu próprio marido).

Como o marido pastoreia a esposa? A ênfase está numa liderança espiritual masculina que proporciona crescimento espiritual à esposa e que cerca a família com a Palavra. Foi assim que Jesus purificou a igreja. A frase "por meio da lavagem de água pela Palavra" talvez seja uma metáfora que se refere ao banho pré-nupcial tradicional da noiva na cultura judaica, algo também refletido na alegoria de Ezequiel 16. Essa lavagem é feita "pela Palavra" — o termo usado não é λόγος (*logos*), mas ῥῆμα (*rhēma*), que normalmente se refere à Palavra falada. Paulo usa o termo sete outras vezes, todas para se referir às palavras de Deus ou Cristo no evangelho, ou seja, a Palavra pregada (Rm 10:8 — 2 vezes; 10:17,18; 2Co 12:4; Ef 5:26; 6:17, com uma única exceção — 2Co 13:1).[11] O marido, assim como Cristo, usa a Palavra para santificar a esposa: *Santifica-os na verdade; a tua palavra é a verdade* (Jo 17:17).

O resultado desse processo na igreja deve ser o mesmo com a esposa — uma purificação e consagração de vida para que a N(n)oiva seja apresentada diante de Deus como santa e sem defeito. Paulo usa termos físicos (mácula, ruga) no sentido metafórico para descrever "rugas espirituais" (cf. Ef 1:4).

Raros são os homens que pastoreiam sua família, que se preocupam com o desenvolvimento espiritual de sua esposa e de seus filhos. Purificação vem pela liderança masculina que proporciona crescimento espiritual para a família!

Isso não necessariamente significa que o homem tem de saber mais que a esposa sobre a Bíblia, mas que ele preocupa-se com o desenvolvimento espiritual dela.

Cabe aos homens refletirem sobre sua liderança do lar em termos de:

- Oração com a esposa.
- Culto doméstico e treinamento espiritual dos filhos.
- Ensino da esposa (encorajando seu crescimento espiritual/ purificação).
- Pureza no lar (padrões de entretenimento).

---

[11] HOEHNER, p. 755.

- Envolvimento missionário da família (ofertas, viagens etc.).
- Liderança nas decisões do lar (namoro dos filhos, questões financeiras etc.)[12].

Augustus Nicodemus Lopes aponta para outra implicação desse texto para os que contemplam o casamento no que chamamos de "casamento misto" ou "jugo desigual":

> Uma das razões pelas quais desaconselhamos veementemente que uma mulher crente case com um homem descrente é exatamente porque ele não terá condições de exercer o papel de "santificador" da esposa, de ser seu líder espiritual. As jovens que estão planejando se casar com um homem que não é crente devem ponderar seriamente esse aspecto. Elas não terão o apoio, a liderança e o estímulo espiritual que somente um marido crente pode trazer. É verdade que não basta que o marido seja "crente" para que isso aconteça. Ele terá de ser um crente dedicado, viver em comunhão com Deus e assumir plenamente seu papel de líder espiritual da esposa. E o rapaz que está pensando em se casar, deve pedir a Deus que o prepare para o casamento, para que possa vir a assumir tais responsabilidades.[13]

Teste (para maridos)
1. Proporciono momentos para que minha esposa tenha um tempo a sós com Deus (inclusive ajudando com as crianças pequenas)?
2. Compartilho com minha esposa o que Deus está fazendo em minha vida?
3. Dirijo, sempre que possível, um tempo devocional com minha família?
4. Oro com minha esposa?
5. Confronto e disciplino o pecado na vida dos meus filhos quando o vejo?

---

[12] Augustus Nicodemus Lopes acrescenta: "Os maridos devem expressar seu amor pela esposa como líderes espirituais, orientando e ajudando a esposa a crescer espiritualmente. Cada marido deve preocupar-se com o estado espiritual da esposa, orar por ela e com ela, apoiá-la, ajudá-la, confortá-la e compreendê-la" (p. 86).
[13] LOPES, Augustus Nicodemus, p. 87.

3. O amor bíblico do marido exige a proteção da esposa (5:28-31)

> *Assim também os maridos devem amar a sua mulher como ao próprio corpo. Quem ama a esposa a si mesmo se ama. Porque ninguém jamais odiou a própria carne; antes, a alimenta e dela cuida, como também Cristo o faz com a Igreja; porque somos membros do seu corpo. Eis por que deixará o homem a seu pai e a sua mãe e se unirá à sua mulher, e se tornarão os dois uma só carne.*

Ser homem de verdade significa atuar como os pneus dianteiros do carro familiar, enfrentando os obstáculos, avistando os perigos, sacrificando-se a si mesmo para preservar a esposa (e os filhos) de situações difíceis, vergonhosas ou complicadas.

> Deus criou o homem para ser protetor. Deu-lhe a capacidade e a inclinação para defender. Ele é o cara que vai lutar contra o inimigo, levar a pior e proteger os que estão sob os seus cuidados. Ele tem a responsabilidade de cuidar do bem-estar de todos e mantê-los em segurança. *Ser protetor está na essência do que significa ser homem.*[14]

Efésios 5:28,29,30,33 ensina que o homem conforme o caráter de Cristo cuida da esposa como cuida do seu próprio corpo. Paulo já fez uma alusão a esse fato na discussão sobre submissão feminina quando chamou Cristo de *salvador do corpo* (5:23) como ilustração de como Jesus exerce a função de "cabeça".

No caso do homem, Paulo argumenta que até os mínimos movimentos do corpo são para protegê-lo, como o piscar de olho. A nossa tendência natural é proteger a nós mesmos. Note que em lugar nenhum do texto os homens são exortados a amar a si mesmos. "É um aspecto natural da condição humana amar, nutrir e proteger a si mesmo."[15]

Homens, contrariamente à opinião popular, são muito cuidadosos com seu próprio corpo, especialmente quando se machucam. Esse mesmo nível de preocupação Deus quer que seja direcionado à esposa.

---
[14] Kassian e DeMoss, p. 51.
[15] Hoehner, p. 765.

Protegemos nosso corpo; devemos, de igual forma, proteger nossa esposa. Providenciamos às necessidades e aos desejos do nosso corpo; devemos também providenciar às necessidades e aos desejos da nossa esposa. "O marido que lidera como Cristo toma a iniciativa de cuidar para que as necessidades de sua esposa e filhos sejam atendidas. Ele provê para a família [...] O marido tem a responsabilidade principal de colocar o pão na mesa."[16]

As palavras traduzidas por "alimentar" — ἐκτρέφω (*ektrephō*) e "cuidar" — θάλπω (*thalpō*) vêm direto do berçário. O primeiro termo significa "criar" (em alguns casos, foi usado para descrever o processo de amamentar). O segundo foi usado com a ideia de "esquentar" ou, metaforicamente, "confortar", e aparece somente outra vez no Novo Testamento em 1Tessalonicenses 2:7: ... *nos tornamos carinhosos entre vós, qual ama que ACARICIA os próprios filhos*.[17] Juntos, os termos descrevem um nível excepcional (e desconhecido no mundo antigo) de proteção e cuidado da parte do marido para com sua esposa.

Nessa altura, o apóstolo cita o texto matrimonial clássico, Gênesis 2:24, para justificar a ideia de que marido e mulher se tornam um em múltiplos sentidos. Na sua salvação, o cristão se torna membro do corpo de Cristo (v. 30). No casamento, há uma união metafísica entre homem e mulher que o torna um também.

O texto de 1Pedro 3:7 acrescenta que ele vive a "vida comum do lar", tratando a esposa como se fosse (e é!) um vaso precioso e frágil. Para isso, é preciso conhecer *bem* a esposa, seus pontos vulneráveis, seus medos e suas preocupações. Tudo isso exige grande sensibilidade (razão pela qual Pedro diz para os homens viverem a vida comum do lar, ou seja, não somente marcar presença, mas *estar presente* no lar). Diz que devem tratar a esposa com "discernimento" (lit., "conhecimento") e "dignidade" (lit., "honra").

Deus chama os homens para serem fortes protetores do seu lar, não no sentido "machão" apresentado nas propagandas de TV (homens beberrões, mulherengos, que defendem seus próprios direitos). São fortes, mas mansos, que defendem os direitos de outros antes dos seus, que têm calos nas mãos, mas não no coração.

---

[16] PIPER. *Casamento temporário*, p. 79, 81.
[17] Veja HOEHNER, p. 767.

Como protegemos nossas esposas?

- Não demandando mais e mais delas, sugando a vida delas, exigindo sacrifícios que nós mesmos não queremos fazer;
- Não colocando sobre seus ombros todo o peso de sustento do lar, decisões difíceis, o discipulado e a disciplina dos filhos;
- Preocupando-nos com os detalhes de seu bem-estar;
- Assumindo efetivamente a direção do lar.

Em termos práticos, [o amor do marido] envolve fortes afetos cordiais por ela, deleite e prazer em sua companhia e amizade, respeito e honra dados a ela, em particular e em público. Inclui habitar com ela de forma constante, calma e confortável; buscar o prazer, contentamento e satisfação dela; prover às suas necessidades, protegê-la das injúrias e abusos, perdoar suas faltas, confortá-la e socorrê-la nas enfermidades, ter sempre a melhor opinião sobre ela e suas atitudes, e esforçar-se para promover o seu bem-estar espiritual e material.[18]

Um bom teste para cada marido seria perguntar se consegue identificar as três principais preocupações que a esposa dele tem, junto com três "dores" que ela sente no corpo. O resultado ajudará a determinar se está protegendo a esposa e cuidando dela como Cristo cuida da igreja, com conhecimento e dignidade.

O texto continua descrevendo o que Cristo faz com a igreja como modelo para o que o marido deve fazer em relação à sua esposa. Em seu livro *Design divino*, Mary Kassian e Nancy Leigh DeMoss sugerem como isso deve acontecer:

> De acordo com Efésios 5, o Senhor espera que os maridos alimentem suas esposas e cuidem delas como Cristo faz com a igreja. *Alimentar* é fortalecer. É *providenciar* o necessário para a outra pessoa "vicejar" e florescer. Alimentar significa que o provedor oferece mais do que coisa material. "Ganhar o pão" não é suficiente. Ele também deve apoiar, manter e suprir as necessidades espirituais das pessoas sob os seus cuidados.
>
> *Cuidar* é zelar com cuidado, manter ou tratar com carinho. Cuidar de alguém significa mostrar interesse pessoal nela e aumentar a sua

---

[18]LOPES, Augustus Nicodemus, p. 95.

proteção. O sentido literal da palavra grega é "manter caloroso". Deus criou o homem para proteger e conservar a mulher "calorosa" — mantê-la protegida de perigos físicos e espirituais.

A instrução do Novo Testamento para o marido *alimentar* e *cuidar* de sua esposa corresponde intimamente à responsabilidade original que Deus deu ao homem no jardim. *Alimentar* está relacionado à responsabilidade do marido como provedor, e *cuidar*, à sua responsabilidade de proteger.[19]

Teste (para maridos)

1. Mesmo que minha esposa trabalhe fora, o peso pela provisão da minha casa recai sobre meus ombros?
2. Defendo minha esposa contra ataques de terceiros, inclusive de membros da minha própria família (mãe, pai, irmãs, filhos)?
3. Sei quais são as dores (grandes e pequenas) que minha esposa está enfrentando hoje, e faço o possível para aliviá-la delas?
4. Proporciono o que for possível para cuidar da saúde da minha mulher?
5. Pratico as pequenas cortesias que dizem "Estou aqui para te proteger!"?

Conclusão (5:32,33)

Grande é este mistério, mas eu me refiro a Cristo e à igreja. Não obstante, vós, cada um de per si também ame a própria esposa como a si mesmo, e a esposa respeite ao marido.

O texto termina com a declaração: *Grande é este mistério, mas eu me refiro a Cristo e à igreja*. Desde o início da sua discussão de papéis, Paulo tem inserido alusões à analogia com Cristo e a igreja. Agora, ele torna explícita essa relação. A importância da observância dos papéis no lar não visa somente o bem-estar da família ou de seus membros; sua relevância, acima de tudo, reflete verdades profundas sobre o relacionamento entre Cristo e a igreja.

---

[19] Kassian e DeMoss, p. 52.

"Mistério" — μυστήριον (*mystērion*) — trata de algo antes desconhecido ou escondido, mas agora revelado.[20] Ou seja, o processo matrimonial de dois se tornando um (v. 31) reflete algo jamais cogitado pelo ser humano — a união mística entre Cristo e sua igreja. Representa mais um motivo para o marido nutrir, cuidar, pastorear e proteger a sua esposa. Tudo que ele faz em obediência a Cristo e pelo poder do Espírito redunda para o reflexo da glória de Cristo e sua noiva, a igreja. "Deus criou o homem e a mulher para que narrem a magnífica história de Cristo."[21]

> Os homens foram criados para refletir o poder, o amor e o autossacrifício do Senhor Jesus. As mulheres foram criadas para refletir a sensibilidade, a graça e a beleza da noiva que ele redimiu. E o casamento foi criado para refletir a aliança e a união de Cristo e sua noiva.[22]

O último versículo então resume as ordens dadas para o marido e a esposa, agora em ordem invertida, começando com o marido e concluindo com a esposa: o marido ama, e a esposa teme (respeita) o marido. Pela única vez nos "códigos do lar", no Novo Testamento o texto individualiza a ordem para cada cônjuge, falando para cada um no singular e com ênfase "cada um de per si".[23] É responsabilidade individual do marido amar a esposa, e da esposa, temer o seu marido.

Jeremy Glick foi um herói, um homem de verdade, pois deu sua vida para proteger muitas outras. Mas os heróis maiores são aqueles homens que entregam sua vida todos os dias para o bem-estar de sua família. Não somente estão dispostos a morrer por ela, mas viver por ela também. Seguem o conselho das Escrituras: *Maridos, amai vossa mulher.*

| A grande ideia |

O homem verdadeiro está disposto não somente a morrer pela família, mas a viver por ela também.

---

[20] HOEHNER, p. 775-776.
[21] KASSIAN e DEMOSS, p. 25.
[22] Ibidem, p. 27.
[23] HOEHNER, p. 781.

Para discussão

1. Em sua opinião, é mais difícil para o homem ou para a mulher realizar os papéis que Deus deu para cada um? Em que sentido ambos os papéis são difíceis ou até mesmo impossíveis?
2. Quais são outras maneiras práticas pelas quais o marido pode proteger a esposa?
3. Como a maneira com que o mundo define "masculinidade" difere da maneira pela qual Deus a define?

38

Papéis no lar: homens não magoados

(Cl 3:19)

Maridos, amai vossa esposa e não a trateis com amargura.

- Um marido recusa falar com a esposa dele por dois dias depois de uma discussão.
- Um senhor de idade não consegue perdoar a esposa por uma traição cometida anos antes.
- Um marido normalmente passivo e quieto de repente explode depois que sua esposa mais uma vez o humilha publicamente.
- Um divorciado contamina os filhos com histórias sobre a ex-esposa e mãe deles.
- Um homem recém-casado ressente das novas responsabilidades que tem como marido e a restrição da sua liberdade.
- Um homem de negócios não procura sua esposa há muito tempo, pois encontra mais satisfação na pornografia do que com ela, que sempre se mostrou relutante na relação conjugal...

Qual o problema em cada um desses casos? Numa palavra, poderíamos dizer: *amargura*. As ervas daninhas de rixas, contendas e ressentimentos do passado que nunca foram arrancadas acabam estrangulando a vida do casamento.

Qualquer pessoa que trabalhou com conflitos conjugais já identificou estes como um dos problemas mais comuns entre casais, e talvez a principal causa de divórcio e separação. *A falta de perdão no casamento leva à sua destruição.*

Não existe uma família perfeita! Somos pessoas imperfeitas e pecadoras morando debaixo do mesmo teto. À luz dessa realidade, haverá sempre atritos e conflitos na família. A pergunta é: como lidaremos com esses conflitos?

Já descobrimos que o marido tem um papel muito importante de liderar a família pelo *amor*. Mas o texto de Colossenses 3:19 acrescenta uma proibição que, à primeira vista, parece estranha: *Maridos, amai vossa esposa e não a trateis com amargura.*

À luz do texto, parece que os homens têm um problema específico com mágoas. Já vimos que o amor bíblico exige uma obra sobrenatural do Espírito Santo, produzindo a vida de Cristo no marido (Ef 5:18-21). Um pouco antes, em Efésios 4, lemos que essa vida de Cristo inclui perdão àqueles que nos ofendem:

> *Longe de vós, toda amargura, e cólera, e ira, e gritaria, e blasfêmias, e bem assim toda malícia. Antes, sede uns para com os outros benignos, compassivos,* PERDOANDO-VOS *uns aos outros, como também Deus, em Cristo, vos perdoou. Sede, pois, imitadores de Deus, como filhos amados; e andai em amor, como também Cristo nos amou e se entregou a si mesmo por nós, como oferta e sacrifício a Deus, em aroma suave* (Ef 4:31—5:2).

O amor de Cristo não convive com mágoas. Talvez por isso Colossenses 3:19 junte os dois conceitos em um resumo das responsabilidades do marido no lar.

Vamos descobrir duas etapas na cura de mágoas no relacionamento marido-esposa. Primeiro, vamos diagnosticar as causas e os sintomas dessa doença. Segundo, vamos traçar uma cura. O câncer de mágoas come a igreja de Jesus Cristo de dentro para fora. Mas o remédio perfeito foi receitado pelo Médico dos médicos para restaurar a amizade e a intimidade conjugal.

1. As causas do coração magoado

Certamente há atitudes por parte das esposas que transmitem o vírus de mágoas, e há atitudes por parte dos maridos que permitem que essa doença cresça em sua vida (Hb 12:15). Precisamos trabalhar, biblicamente, os dois ângulos — medicina preventiva e corretiva. O desafio é pensar biblicamente: mágoas são uma questão de coração, uma questão de perdão.

A palavra usada em Colossenses (πικραίνεσθε — *pikrainesthe*) é rara e significa "sentir mágoas", "guardar mágoas"; traz a ideia de um marido que trata a esposa asperamente. Quando temos mágoas no fundo do nosso coração, a tendência é aliviar nossa dor e "drenar" esse veneno mediante atitudes de vingança: "Se você me fez sofrer, vou devolver o favor, aberta ou sutilmente". No livro de Apocalipse, o termo foi usado para descrever o mal-estar estomacal causado pelo livrinho de juízo que João comeu, doce ao paladar, mas que depois causou uma revolta no seu estômago (Ap 10:9,10). Fala de mal-estar, descontentamento e irritação.

É como um círculo vicioso. A mulher faz (ou não faz) algo que causa ressentimentos no homem. Ele, por sua vez, ignora o conselho bíblico de não deixar o sol se pôr sobre a ira (Ef 4:26). Ele guarda esses sentimentos, essas mágoas, que se transformam em veneno dentro dele, até que um dia tudo vem à tona. Como alguém certa vez disse, "Guardar mágoas é como você mesmo tomar veneno e esperar que seu inimigo morra".

Parece que essa é uma dificuldade particular dos homens: uma tendência de guardar mágoas, de tratar a esposa asperamente, sem consideração, sem sensibilidade, procurando uma forma de *vingança*.

Quais seriam algumas causas dessas mágoas? Podemos sugerir algumas atitudes tanto do homem como de pessoas ao seu redor que podem criar raízes de amargura. Note que não são justificativas ou desculpas pelo pecado de mágoas, mas que ajudam a criar um ambiente em que crescem.

1. Mulheres não submissas (que não respeitam ou seguem a liderança do marido — Cl 3:18)

Talvez a maior causa de mágoas no casamento seja quando os cônjuges não desempenham seus respectivos papéis no casamento. Certamente olhando para o contexto de Colossenses 3:19 vemos esse quadro.

A mulher foi feita por Deus para socorrer e servir ao homem, ajudando-o a cumprir sua comissão no jardim do Éden, mas acabou levando-o para o abismo. Ele, por sua vez, respondeu com mágoas, culpando-a (e ao próprio Deus), criticando-a, e não perdoando-lhe. Além disso, o texto de Gênesis 3:16 traz a ideia de que esse tipo de contenda, competição e falta de complementaridade iria caracterizar o relacionamento a dois daquele momento em diante — ela, tentando superá-lo; ele, virando-se contra ela, tratando-a com mágoas.

2. Homens egoístas
(que ressentem-se da responsabilidade do casamento de amar sacrificial e exclusivamente sua esposa — Cl 3:19a)

Para alguns homens, a liberdade restrita e a responsabilidade de cuidar de vidas (esposa, filhos, pais idosos) parece significar perder a vida. Essa foi a resposta dos discípulos diante do ensino de Jesus em Mateus 19 sobre casamento vitalício. Os próprios discípulos achavam que seria melhor não casar do que correr o risco de casar-se com alguém e nunca mais poder livrar-se de uma situação possivelmente desagradável (Mt 19:10).

3. Cônjuges omissos

Quase todos chegam ao casamento com expectativas e desejos que esperam que o cônjuge supra, sejam eles necessidades reais ou imaginárias. Mas o nosso cônjuge nunca será capaz de satisfazer tudo como gostaríamos. Às vezes, esse fato conduz a mágoas.

À luz do texto bíblico e da experiência comum, podemos sugerir o que muitos homens consideram como "necessidades", reagindo com mágoas quando não recebem:

- Intimidade conjugal — na frequência que quer, do jeito que quer, onde quer.
- Companheirismo recreativo.
- Aparência atraente da esposa.
- Sustento doméstico e organização no lar.
- Admiração/respeito da parte da mulher.

Desses, talvez a maior causa de mágoas no homem sejam expectativas e frustrações relacionadas à intimidade com a esposa. Primeira aos Coríntios 7:5 revela que essa realmente é uma área complicada, pois tempo prolongado sem intimidade conjugal pode culminar em tentações quase insuportáveis (*para que Satanás não vos tente por causa da incontinência*). Mesmo assim, mágoas não são autorizadas como resposta do homem diante da frieza sexual da esposa.

4. Outras causas de mágoas

Podemos sugerir várias outras possíveis causas de mágoas à luz de outros textos bíblicos:

- Traição (Pv 2:16).
- Divórcio (Ml 2:14).
- Jugo desigual (1Co 7:10-15).
- Humilhação pública (Pv 31:11,23).
- Humilhação particular (como Davi e Mical; 2Sm 6).
- Parentes/sogros intrometidos (Gn 2:24).
- Vida centrada nos filhos (crianças no centro do lar, prejudicando o relacionamento marido-esposa; Gn 2:24).

Vale a pena repetir que nenhuma dessas situações justifica ou desculpa as mágoas do marido. Simplesmente esclarecem algumas situações mencionadas nas Escrituras que podem criar mágoas no coração do homem que não segue o conselho de Colossenses 3:19.

2. A cura da doença

O único remédio para mágoas no coração é o amor de Cristo estendendo perdão. Jesus claramente ensinou esse princípio no Sermão do Monte quando nos ensinou a orar: *perdoa-nos as nossas dívidas, assim como nós temos perdoado aos nossos devedores* (Mt 6:12). Ele deu uma ilustração fantástica em Mateus 18 quando contou a história do servo não perdoador, que recusou-se a perdoar o conservo, mesmo depois de ser perdoado por uma dívida que hoje seria avaliada em bilhões de reais. Mas não era capaz de perdoar uma dívida infinitamente menor do seu colega (Mt 18:21-35). A pessoa que não reconhece tamanha dívida que lhe foi perdoada em Cristo Jesus não consegue perdoar aos outros.

O padrão do perdão é a cruz de Cristo. Já vimos isso em Efésios 4:31,32. Colossenses também inclui no contexto imediato da ordem para maridos amarem sua esposa algumas diretrizes acerca do perdão e das mágoas:

> *Suportai-vos uns aos outros; perdoai-vos mutuamente, caso alguém tenha motivo de queixa contra outrem. Assim como o Senhor vos perdoou, assim também perdoai vós; acima de tudo isto, porém, esteja o amor, que é o vínculo da perfeição. Seja a paz de Cristo o árbitro em vossos corações, à qual, também, fostes chamados em um só corpo; e sede agradecidos* (Cl 3:13-15).

Mais uma vez, reconhecemos que o padrão é sobrenatural. Em nós mesmos, nunca poderemos perdoar as ofensas cometidas contra nós. Mas a vida de Cristo em nós (Gl 2:20) consegue fazer exatamente isso.

Contudo, o que fazer para ajudar não somente o marido, mas o casal, a seguir esse padrão de amor e perdão?

Primeiro, precisam seguir o conselho de Efésios 4:26, de não deixar as queixas se acumularem entre eles (*não se ponha o sol sobre a vossa ira*). Para isso, é preciso tempo regular para acertar as contas, e não simplesmente varrer tudo para debaixo do tapete.

Segundo, precisam observar o conselho de Mateus 5:23,24: procurar o irmão (cônjuge) para pedir perdão quando perceber que existe uma rixa entre eles.

Terceiro, devem atender ao conselho de Mateus 18:15-20: quando o cônjuge pecar, ir direto a ele com mansidão e humildade (Gl 6:1) para fazer os acertos necessários.

Quando casais não conseguem resolver problemas de ira e mágoas entre si, certamente devem procurar conselheiros bíblicos respeitados para intermediar a situação.

Existem barreiras em seu casamento? Existem barreiras entre você e outro irmão? A única resposta baseada na Palavra de Deus é conhecer o amor de Deus estendido a nós pelo sacrifício de Cristo, para depois estender esse perdão a outros. Medite no perdão de Cristo em sua vida, para depois perdoar aos outros. Procure conselho, se for necessário.

| A grande ideia |
*O único remédio para mágoas no coração
é o amor de Cristo estendendo perdão.*

PARA DISCUSSÃO

1. Como você avalia a declaração: "Guardar mágoas é como tomar veneno e esperar que seu inimigo morra"? Até que ponto é verdade no casamento?
2. Como a esposa cristã pode ajudar o marido a não ficar amargurado?
3. Como a história do servo não perdoador de Mateus 18:21-35 reforça a ordem de Paulo para maridos não tratarem a esposa com amargura?

39

Papéis no lar: a obediência dos filhos

(Ef 6:1; Cl 3:20)

*Filhos, obedecei a vossos pais no Senhor,
pois isto é justo* (Ef 6:1).

*Filhos, em tudo obedecei a vossos pais;
pois fazê-lo é grato diante do Senhor* (Cl 3:20).

Alguns anos atrás, tive a oportunidade de visitar duas aldeias de índios ianomâmis no norte do Brasil. Presenciei naquela cultura primitiva características do domínio de Satanás no relacionamento pai-filho. Os pequenos ianomâmis não respeitam seus pais. Em geral, são respondões; seus pais precisam falar 3, 4 ou 5 vezes com ameaças e até gritos antes de os filhos obedecerem. Os filhos batem em seus pais. Andam soltos, fazendo o que querem, onde querem, como querem. Depois de observar pais e filhos naquela cultura, pensei: "A civilização chegou às aldeias indígenas!" Isso porque já assisti ao mesmo drama em supermercados em São Paulo e outras metrópoles do mundo.

Paulo identificou "desobediência aos pais" como uma das características dos últimos tempos (2Tm 3:2). Parece que Satanás, sabendo que seu tempo é limitado (Ap 12:12), está fazendo de tudo para minar o alicerce de lares cristãos, especialmente no relacionamento pai-filho.

Infelizmente, desobediência de filhos aos pais também caracteriza muitas famílias da igreja. Precisamos de um reavivamento verdadeiro. Conforme Efésios 5:18—6:4, isso começa no lar, com pessoas cheias (controladas) pelo Espírito de Deus, que usam a Palavra de Deus para nos transformar à imagem de Deus.

"Obediência com honra" resume a responsabilidade dos filhos para com os pais no lar cristão saudável (Cl 3:20; Ef 6:1-3). Há amplo precedente no Antigo Testamento para a seriedade desse assunto: a desobediência aos pais é colocada no mesmo nível da traição e idolatria (cf., p. ex., Êx 21:15,17; Lv 19:3; 20:9; Dt 21:18-21; 27:16).[1]

No entanto, de antemão precisamos deixar claro que a obediência em si não é o alvo dos pais. Não estamos interessados em criar pequenos "robôs" que atendem a cada pedido dos pais. Nosso alvo é o coração, como descobrimos em Provérbios 4:23: *Sobre tudo o que se deve guardar, guarda o teu coração, porque dele procedem as fontes da vida.* Este é o clamor dos pais diante de Deus e para os filhos: *Dá-me, filho meu, o teu coração, e os teus olhos se agradem dos meus caminhos* (Pv 23:26).

> Introduzir o filho em um relacionamento pessoal com Deus em Cristo deve ser o desejo ardente do coração de todos os pais cristãos (principalmente por causa de sua preocupação com a salvação do filho). Não obstante, os pais devem exigir a obediência e punir a desobediência, mesmo no caso de filhos que (ainda) não são cristãos.[2]

Foi justamente pela preocupação com o coração, ou seja, o íntimo do caráter de seus dez filhos, que Jó intercedia diariamente por eles (Jó 1:5).

A insistência em obediência bíblica é o primeiro passo em direção ao coração deles, ou seja, é o primeiro passo para evangelizar nossos próprios filhos. Isso porque a obediência conforme os padrões divinos ficará tão longe do seu alcance que cairão no que os puritanos chamavam de "santa frustração". Essas são as más notícias que todo ser humano precisa saber antes de descobrir as boas: que Cristo Jesus morreu na cruz e ressuscitou ao terceiro dia, justamente para transformar nosso coração e nos dar uma nova capacidade de obedecer-lhe.

Na nossa experiência, não são os filhos que demoram tanto em aprender a seguir o padrão bíblico de obediência (depois de convertidos), mas os pais. As crianças aprendem muito rapidamente a alcançar o alvo que os pais consistentemente ensinam e exemplificam. Ao mesmo tempo, não basta dizer que Deus requer obediência. Que tipo de obediência? *Nosso padrão de obediência tem que ser o mesmo que Deus estabelece!*

---

[1] KÖSTENBERGER, p. 112.
[2] Ibidem, p. 114.

Os textos de Efésios 6:1 e Colossenses 3:20 ecoam com pequenas diferenças entre eles. Antes de partir para uma estudo mais extenso sobre o que constitui obediência bíblica, vamos analisar esses dois textos, destacando os pontos em comum e, depois, as diferenças.

PONTOS EM COMUM

1. *Filhos*[3]

Tanto Efésios 6:1 quanto Colossenses 3:20 apelam diretamente para os filhos. Como já vimos, Paulo toca na ferida de cada grupo familiar, a área onde mais precisa que a vida de Cristo seja produzida pela plenitude do Espírito e da Palavra. No caso dos filhos, é a área de obediência e honra em que o coração deles mais necessita ser exposto e trabalhado.

2. *Obedecei*[4]

A primeira de duas ordens para os filhos (obedecer e honrar) está no tempo presente e exige obediência contínua dos filhos aos pais. Hoehner afirma que "obediência" e "submissão" são praticamente sinônimos (veja 1Pe 3:5,6).[5]

Mas como os filhos vão aprender a obedecer e honrar? Deus deu a tarefa magisterial aos pais! Os pais ensinam os filhos o padrão de obediência bíblica desde cedo. Pressuposto no texto é o fato de que os pais precisam trabalhar o coração dos filhos em direção à obediência bíblica. Se a *estultícia está ligada ao coração da criança* (Pv 22:15), *os pais precisam ensinar obediência a eles.*

> É fundamental que os pais ensinem os filhos acerca da importância da obediência. Os pais que não responsabilizam os filhos por serem obedientes ficam em falta com eles, pois não os ajudam a seguir o caminho do discipulado cristão, do qual a obediência é um elemento essencial. Por esse motivo, a importância da obediência não reside, primeiramente, em os pais receberem a obediência dos filhos, mas, sim, em ajudá-los

---

[3] Τὰ τέκνα (*tekna*) — "filhos". Segundo Hoehner (p. 786), o termo, usado cinco vezes em Efésios (2:3; 5:1,8; 6:1,4), sempre no plural, é mais íntimo do que υἱός (*huios*).
[4] ὑπακούω (*hypakouō*).
[5] HOEHNER, p. 786.

a *aprender a exercitar obediência*, acima de tudo, *em seu relacionamento com Deus*.[6]

Os pais podem se sacrificar comprando presentes no Dia das Crianças, levando os filhos ao cinema, contando os centavos para matriculá-los nas melhoras escolas, mas, se não ensinarem obediência bíblica, pode ser tudo em vão. *Obediência é o diamante na coroa de um caráter verdadeiramente cristão.*

3. A vossos pais
O termo genérico para pais usado aqui envolve tanto o pai como a mãe (τοῖς γονεῦσιν ὑμῶν). Em Efésios 6:4, Paulo voltará a atenção ao *pai* como cabeça do lar, quando trata da responsabilidade de não provocar os filhos à ira, mas educá-los no temor do Senhor.

4. No Senhor/pois fazê-lo é grato diante do Senhor
Os filhos não somente obedecem a pais *cristãos*. A ideia é que ao obedecer aos pais, o filho obedece a Cristo e também agrada ao Senhor. Como no caso da submissão feminina, implícita é a ideia de que os pais não exigem ações contrárias à Palavra de Deus (veja At 5:29).

PONTOS DIFERENTES
1. Em tudo
Colossenses acrescenta a ideia de que não há limites à obediência dos filhos, ou seja, os filhos não podem escolher a dedo o que vão obedecer ou não.

2. Pois isso é justo
Efésios diz que os filhos devem obediência aos pais e que esse padrão de vida é "justo", que significa "correto" ou "apropriado" (veja Cl 4:1; Fp 1:7; Mt 20:4).[7]

Mais uma vez, precisamos lembrar que só pela atuação do Espírito Santo usando a Palavra de Cristo na vida da criança é que se conseguirá atingir esse alto padrão divino.

---

[6] KÖSTENBERGER, p. 113-114.
[7] τοῦτο γάρ ἐστιν δίκαιον

OBEDIÊNCIA BÍBLICA

É justamente aqui que encontramos muita divergência em nossos dias. Alguns pais ficam satisfeitos quando seus filhos "obedecem" depois de sete gritos, três ameaças e uma ligação fingida para o orfanato vir buscar o filho. Outros agem como se 90% de obediência fosse o suficiente. Afinal, são crianças!

Contudo, o brilhante chamado "obediência bíblica" tem um brilho todo especial. Vamos examinar como as Escrituras definem obediência aos olhos de Deus, para poder estabelecer esse padrão em nossos lares, com o propósito final de expor o coração dos filhos como realmente é e, no fim, levá-los até a cruz de Cristo. Existem pelo menos três facetas desse brilhante que descrevem a obediência bíblica.

1. Obediência imediata (Nm 14:6-9,39-45)

Deus mandou o povo de Israel entrar na Terra Prometida, mas este se tornou rebelde e desobediente. Na hora de entrar, logo no início do Êxodo, enviaram espias para trazer um relatório sobre Canaã. Mas, diante de um relatório desanimador da parte de dez dos doze espias ("há gigantes na terra!"), o povo cruzou os braços e recusou-se a entrar. O resultado foi uma disciplina severa, envolvendo a morte de toda aquela geração durante quarenta anos em que Israel ficou de castigo, vagueando no deserto.

Deus, como um bom Pai, não aceita obediência de qualquer jeito. Ele é o Grande Rei que, quando fala, espera uma resposta imediata. Quando os pais abaixam o padrão de obediência até que fique ao alcance de qualquer um, encorajam a autossuficiência da criança e minam sua necessidade da obra da cruz e de Jesus em sua vida. O padrão bíblico para pais (e para paz no lar!) é obediência imediata — da primeira vez, com instruções dadas em tom normal de voz, sem repetição e sem ameaça.

É interessante notar que o povo de Israel, depois de ouvir o que seria seu castigo, fez como muitas crianças hoje fazem. Não gostou da disciplina e de repente decidiu obedecer. Só que já era tarde demais, e Deus o advertiu de não tentar entrar na terra. Mas, como o povo não gostou de ser contrariado, entrou assim mesmo. Mas sofreu uma derrota vergonhosa diante do inimigo. Foi por um segundo ato de rebeldia e rejeição da disciplina do Senhor (Pv 3:11) que Israel sofreu mais consequências duras (Nm 14:39-45).

Oferecemos algumas sugestões práticas para ensinar o padrão de obediência imediata:[8]

- Quando você der uma ordem, fale em tom normal de voz, com clareza, olhando nos olhos.
- Ensine seus filhos a entenderem e responderem ao seu pedido. Sugerimos a resposta "Sim, papai" ou algo semelhante, para garantir entendimento. (Não defendemos o autoritarismo; o que queremos é eliminar a possibilidade de má compreensão e desculpas mais tarde do tipo "não entendi", "não ouvi", "não sabia".)
- Quando possível, os pais devem dar uma razão bíblica por trás da ordem, para ensinar o princípio moral, e não somente legalismo.
- Quando não houver obediência imediata, deve haver uma disciplina apropriada, sem ira.
- Os pais que nunca estabeleceram esse padrão bíblico devem pedir perdão aos filhos por essa falha e dar uma explicação das novas regras da casa.

2. Obediência inteira (total ou completa — 1Sm 15:9-11,22)

A segunda "faceta" do diamante da obediência bíblica que Deus requer é obediência total ou completa. Mais uma vez, a história de Israel nos fornece uma ilustração clássica desse princípio. O profeta Samuel, conforme a ordem divina, mandou o rei Saul exterminar os amalequitas — um povo idólatra, imoral e violento. Isso para não correr o risco de eles contaminarem o povo de Deus com seu pecado. Mas Saul tinha outra ideia: por si mesmo, decidiu poupar a vida do rei inimigo, Agague, junto com o melhor dos espólios da guerra contra os amalequitas. Algumas Bíblias colocam um título descritivo sobre esse episódio antes de 1Samuel 15:9, que diz: "Obediência parcial", mas aos olhos de Deus não existe "obediência parcial". Obediência parcial equivale a rebeldia total. Isso porque representa o que Provérbios descreve como "sabedoria aos próprios olhos" (Pv 3:7), que por sua vez constitui uma exaltação do "eu" e uma diminuição da santidade de Deus.

---

[8] Algumas ideias aqui vieram de Gary e Anne-Marie Ezzo no currículo *Educação de filhos à maneira de Deus*.

Os pais que permitem que seus filhos negociem as condições de obediência, que aceitam uma obediência parcial em nome da "paz" no lar (por medo de contrariar o filho), são cúmplices do pecado do filho. Ao trabalharmos essa faceta do diamante do caráter do nosso filho, não podemos errar sem que haja manchas no brilhante.

Outro exemplo dessa "obediência parcial" que a Bíblia chama de rebeldia total aconteceu quando Deus mandou Moisés *falar* com a rocha para tirar água para o povo sedento no deserto (Nm 20:11-13). Ele tirou água, mas *bateu* na rocha. Parecia algo tão simples, um deslize raro para o grande líder. Mas constituiu uma profanação do caráter, da majestade e da santidade de Deus. As palavras de Deus não podem ser tratadas como profanas, banais ou insignificantes. Elas são a nossa vida.

Os pais ensinam o padrão de desobediência de várias maneiras. Negociação em meio a conflito leva os pais a aceitarem uma porcentagem de desobediência em vez de obediência completa, muitas vezes para evitar mais conflito em casa. Abaixam o padrão e aceitam obediência parcial diante de um jogo de poder.

Com crianças pequenas, ainda parece inocente e insignificante deixar o "Júnior" escapar sem comer toda a beterraba que foi colocada no seu prato, mas o que acontecerá quando Júnior tiver 17 anos e não voltar para casa até 3 horas depois do horário estabelecido? O importante não é *o que* os pais pedem, mas o fato de que, quando pedem, manterem esse padrão. (Os pais que reconhecem que erraram quando pediram algo do filho podem voltar atrás, sem problema algum, mas devem assumir diante do filho o fato de que erraram e não transmitir a ideia de que aceitam qualquer tipo de obediência.)

Rebeldia passiva é outro inimigo da obediência completa. A criança desobedece de forma sutil, quase inocente, muitas vezes substituindo sua própria forma de obediência em lugar da obediência exigida pelos pais. Por exemplo, os pais mandam o filho limpar seu quarto, mas ele faz sua tarefa de casa. Pedem para tirar o lixo, mas ele sai para cuidar do cachorro. Pedem para cuidar do cachorro, mas ele arruma seu quarto. E, justamente quando acham que decifraram o "código secreto", o filho muda as regras. O problema é que o filho continua com o poder nas mãos, quando Deus designou os *pais* como autoridades no lar.

Outra forma de rebeldia passiva é quando o filho faz seus deveres pela metade ou de qualquer maneira.

Esses padrões podem parecer autoritários. Por isso é importante reconhecer que a autoridade dos pais é uma autoridade delegada pelo próprio Cristo. Ele, que tem toda a primazia, que é o Grande Rei, constituiu pais como seus representantes, autoridades amorosas na vida dos filhos. E estes não podem aceitar desrespeito, desobediência ou desonra dos filhos, *por amor a Cristo*!

Tudo isso, é claro, pressupõe um contexto de amor, com expressões frequentes de carinho por parte dos pais. Estes andam junto com seus filhos e exemplificam o mesmo tipo de obediência imediata e completa às autoridades que Deus constituiu na vida deles. Gastam tempo com os filhos. Abrem portas para conversas francas e abertas. Saem com os filhos individualmente. Brincam juntos, praticam esportes, pescam, assistem a filmes, abraçam e encorajam os filhos.

Obediência parcial é rebeldia total e algo inaceitável para o filho de Deus. Pais que não ensinam essa forma de obediência estão treinando seus filhos a pecar, e eles mesmos estão em pecado.

3. Obediência interna (Mt 15:7-9; Is 29:13,15)

A última faceta da obediência bíblica é a mais importante de todas. Quando falamos de obediência interna, falamos de obediência do coração. Os pais precisam, acima de tudo, atingir o coração dos filhos.[9] Se não, mesmo que consigam transmitir o padrão de obediência imediata e completa, provavelmente criarão filhos fariseus e legalistas, com um coração distante dos pais — e de Deus! Os pais não podem se contentar com obediência superficial, ou só quando os outros estiverem olhando.

Mais uma vez, o povo de Israel ilustra esse aspecto negativo da obediência da boca para fora. *Hipócritas! Bem profetizou Isaías a vosso respeito, dizendo: Este povo honra-me com os lábios, mas o seu coração está longe de mim. E em vão me adoram, ensinando doutrinas que são preceitos de homens* (Mt 15:7-9; cf. Is 29:13,15).

Obediência interna quer dizer sem desafio, sem reclamação, de boa vontade, com alegria. Que padrão alto! Sem dúvida, esse padrão exigirá muito de pais e filhos — tempo para avaliar atitudes, questionar,

---

[9] Recomendamos o livro *Pastoreando o coração da criança*, de Tedd Tripp (São José dos Campos: Fiel, 1998).

conversar, sondar, refletir, confessar, perdoar e orar. Os pais terão que correr atrás não somente de ações, mas de atitudes. Mas, no fim, isso trará ricas recompensas aos pais e aos filhos, justamente porque essa faceta toca no centro, no interior do brilhante — o coração.

Como o apóstolo Paulo exclamou, "Quem é suficiente para essas coisas?" A resposta: Ninguém. Em comparação com o padrão bíblico, tanto filhos como pais, tanto índios ianomâmis como famílias "civilizadas" do Primeiro Mundo estão "fritos". Mas, quando cai essa ficha no coração do filho... quando ele exclama "Não *consigo* obedecer!", está na hora de conduzi-lo até a cruz de Cristo. Ele não consegue obedecer, mas Jesus, sim. E Jesus quer viver sua vida por meio do seu filho. Quando este reconhece que é miserável pecador, os pais apresentam a obra final de Jesus, o Deus-homem que *nunca* pecou, mas sofreu pelo nosso pecado. Ele ressuscitou ao terceiro dia para que a vida dele seja nossa, desde que confiemos única e exclusivamente nele.

Por isso, como pais, não podemos desistir. Estamos numa das últimas batalhas, uma batalha pela alma dos nossos filhos. Nessa batalha, precisaremos de uma dose dupla da graça de Jesus, que quer viver sua vida por meio de nós. Essa é a nossa esperança da glória (Cl 1:27). Aquele que começou boa obra há de completá-la em nós (cf. Fp 1:6). Há perdão para o passado e esperança para o futuro. Não podemos diminuir o padrão da obediência, no intuito de adequá-lo e torná-lo mais acessível aos filhos. Antes, precisamos manter íntegro e inegociável o padrão do próprio Cristo.

| A grande ideia |

> A única obediência que os pais devem aceitar é a mesma exigida por Deus, a fim de conduzir os filhos até o conhecimento da necessidade de seu coração e à cruz de Cristo.

Para discussão

1. Como pais que mantêm o alto padrão de obediência (santidade) que Deus requer favorecem a pregação do evangelho aos seus próprios filhos?

2. Por que é tão fácil (e comum) para os pais diminuírem o padrão de obediência bíblica no trato com seus filhos? Como manter o alto padrão que Deus exige sem se tornar um "carrasco"? Como a graça entra na questão?

3. Por que é tão importante para os pais manterem um relacionamento de transparência e intimidade com seus filhos no processo de educá-los dentro do padrão do evangelho?

40

Papéis no lar: **filhos, honrem os seus pais**

(Ef 6:2,3)

> ... Honra a teu pai e a tua mãe (que é o primeiro mandamento com promessa), para que te vá bem, e sejas de longa vida sobre a terra.

Conta-se a história de uma avó, viúva e velha, que foi morar com o filho dela, sua nora e sua netinha. A cada dia, a visão e a audição da velhinha pioravam, e às vezes suas mãos tremiam tanto que a sopa caía da sua colher e os legumes caíam do garfo. O filho e sua nora só ficavam irritados com a bagunça na mesa de jantar, e um dia, depois que ela derrubou um copo de leite, o marido falou para sua esposa: "Chega!"

Então, montaram uma mesinha para ela num canto, perto da lavanderia, e mandaram a vovó tomar suas refeições ali. Ela ficava sozinha, olhando com lágrimas nos olhos para os outros à mesa de jantar. Às vezes, eles conversavam com ela enquanto comiam, mas geralmente somente para dar uma bronca depois de ela deixar cair o prato ou o garfo no chão.

Uma noite, logo antes do jantar, a menina estava ocupada, brincando no chão com blocos, e o pai perguntou-lhe o que estava fazendo. "Estou construindo a minha casa", respondeu ela. "Mas o que são aqueles blocos lá fora?", perguntou o pai. "Ali é uma mesinha para o senhor e a mamãe", ela respondeu sorridente, "para que vocês possam comer sozinhos no canto da minha casa quando eu crescer".

Os pais ficaram olhando para sua filha durante um tempo, e de repente ambos começaram a chorar. Naquela noite, trouxeram de volta a vovó para o lugar dela à mesa. Desde então, ela fazia todas as refeições com o resto da família, e seu filho e sua nora não se preocupavam tanto quando ela derrubava algo de vez em quando.[1]

Essa história nos lembra de um mandamento bíblico muitas vezes pregado para crianças, mas raramente para jovens e adultos: "Filhos, honrai a vossos pais". É uma mensagem que precisamos hoje mais do que nunca.

A falta de obediência e honra é uma das características dos últimos tempos (2Tm 3:2). Paulo lista, em Romanos 1:30-32, uma série de pecados que caracterizam uma "disposição mental reprovável", incluindo: soberbos, presunçosos, desobedientes aos pais, sem afeição natural e sem misericórdia. Ele diz que esses pecados são passíveis de morte.

Hoje encontramos filhos processando os pais, psicanalistas fazendo seus pacientes regressarem ao passado para descobrir traumas causados pelos pais e uma verdadeira cultura de vitimização em que ninguém está isento de culpa pelos traumas dos filhos.

Certamente não queremos negar a existência de problemas sérios influenciados ou até mesmo causados por pais inadequados. Casos de incesto, crianças espancadas, maus-tratos e abuso emocional têm aumentado exponencialmente. Além disso, as crianças são marcadas pelas cicatrizes deixadas por separações, divórcios e adultérios. Mas parece que a nossa sociedade levou o pêndulo para o outro lado do espectro — honrar os pais é algo tão raro, enquanto culpar os pais está na moda.

Até mesmo na igreja, percebemos uma tendência crescente de culpar gerações anteriores pelos meus pecados de hoje. Certamente o pecado dos pais nos influencia. Mas não podemos cair no engano de culpar todo mundo pelo meu pecado — menos eu mesmo. Somos vítimas, sim. Mas também somos responsáveis pelas nossas respostas ao pecado cometido contra nós.

É interessante observar que a Palavra de Deus nunca nos dá ordem de vasculhar os armários escondidos e esquecidos da nossa vida para culpar os pais pela nossa má formação. Pelo contrário, encontramos uma ordem

---

[1] *O velho avô e seu neto*, adaptada aqui, é atribuída a Liev Tolstói, e tem sido contada durante gerações de várias formas. Os irmãos Grimm incluíram a história em vários volumes de contos de tradição oral, colecionados e publicados entre 1812 e 1822. A tradição sugere que essa história já circulava em cerca de 1535. Disponível em: <http://www.snopes.com/glurge/woodbowl.asp>. Acesso em: 3 abr. 2017.

clara e específica, tão importante que foi repetida não menos que nove vezes na Palavra de Deus: "Honrai a vossos pais".²

Como já vimos, o contexto de Efésios 6:1-3 é a plenitude (controle) do Espírito (Ef 5:18), promovendo uma obra sobrenatural (e contrária à natureza humana) por meio do lar — evidência principal de um verdadeiro reavivamento. Cada pessoa na família recebe instruções de como o Espírito quer enchê-la: mulheres, na submissão respeitosa aos maridos; maridos, no amor sacrificial pela esposa; filhos, na obediência e *honra* aos pais.

Mas como filhos devem honrar seus pais? O que significa?

DEUS CHAMA FILHOS PARA ABENÇOAR SEUS PAIS
Vamos analisar o texto observando alguns detalhes:

1. O lugar nos Dez Mandamentos

Paulo cita o quinto dos Dez Mandamentos.³ Muitos têm notado uma divisão temática no conteúdo dos Dez Mandamentos: Primeiro, o relacionamento do homem com Deus e, depois, o relacionamento do homem com outros homens, assim resumindo o primeiro e o segundo mandamentos mais importantes: *Amar a Deus sobre todas as coisas e ao próximo como a si mesmo.*⁴

O desafio é justamente determinar onde colocar o quinto mandamento, *Honra teu pai e tua mãe*. Parece que Deus o colocou num lugar estratégico, no meio dos mandamentos, pois serve como ponte entre essas duas colunas da lei.

Levítico 19:2,3 apoia essa interpretação, quando diz: ... *Santos sereis, porque eu, o* Senhor, *vosso Deus, sou santo. Cada um respeitará a sua mãe e o seu pai* [...] *Eu sou o* Senhor, *vosso Deus.* O respeito pelos pais está associado com o temor do Senhor.

Então, o quinto mandamento está perfeitamente situado entre os mandamentos sobre o amor a Deus e aqueles sobre o amor ao próximo.

---

² Êxodo 20:12; Deuteronômio 5:16 (Ml 1:6); Mateus 15:4; 19:19; Marcos 7:10; 10:19; Lucas 18:20; Efésios 6:2.
³ Parece que Paulo cita a *Septuaginta*, de Êxodo 20:12 ou Deuteronômio 5:16. Veja Hoehner, p. 788.
⁴ Outros entendem que cada tábua continha toda a lista dos Dez Mandamentos e que uma cópia da aliança era para o Senhor e a outra, para o povo de Israel.

Forma uma ponte entre as duas tábuas, quando entendemos que Deus valoriza as autoridades como representantes dele. Maridos, pais e governantes representam o reino de Deus na terra. Quem rejeita esses governantes, não rejeita os homens, mas a Deus! O amor a Deus manifesta-se pela submissão bíblica, nesse caso, de filhos aos pais por meio da honra.

2. O que o texto não diz

O texto não diz que somente os filhos com pais cristãos devem honrá-los. A honra é devida mesmo que os pais não sejam dignos humanamente falando. Para alguns filhos, isso cria uma tensão quanto a honrar pais que lhes causaram muita dor.

3. O que o texto diz

A ordem de honrar se aplica tanto ao pai como à mãe. Reflete o princípio do Antigo Testamento de que submissão e honra às autoridades que Deus colocou em nossa vida são o primeiro passo em submeter-nos e honrar a Deus:

> A honra e a obediência do filho aos pais é o primeiro passo importante para aprender a honrar e obedecer a Deus. Se a criança desonra e desobedece ao pai, provavelmente terá a mesma atitude para com Deus [...] Mesmo que a obediência aos pais talvez não seja mais exigida [de filhos adultos casados ou independentes], a honra aos pais precisa continuar (Êx 20:12; Dt 5:16; Mt 15:4 = Mc 7:10; Mt 19:19 = Mc 10:19 = Lc 18:20).[5]

4. Primeiro mandamento com promessa?

Paulo oferece uma motivação pelo comportamento honroso aos pais, que envolve alguma polêmica. Primeiro, em que sentido é "o primeiro mandamento com promessa"? Depois, exatamente qual a promessa para nós hoje?

A importância desse mandamento para honrar se reflete no fato de que vem junto com uma promessa. Embora outros mandamentos dos primeiros quatro incluam uma espécie de ameaça e/ou condição, este é

---

[5] HOEHNER, p. 789.

o primeiro que inclui um incentivo muito especial: ... *para que se prolonguem os teus dias na terra que o SENHOR, teu Deus, te dá* (Êx 20:12). Efésios diz: *para que te vá bem, e sejas de longa vida sobre a terra* (Ef 6:3).[6]

Há muitas explicações dessa promessa. No contexto de Israel, no período da lei, encontramos uma palavra de incentivo em que honra aos pais na comunidade levaria ao sucesso nacional. O povo de Israel, por meio do reavivamento no relacionamento pai-filho, se estabeleceria na Terra Prometida. Implícito aqui é o princípio de que, quando o povo de Deus respeita a autoridade de Deus por meio dos representantes de Deus, a sociedade será bem-sucedida. Talvez seja essa uma das razões da desestruturação da sociedade moderna, que Paulo diz ser um dos sinais dos últimos tempos. Quando o homem rejeita a autoridade de Deus mediada pelas autoridades que ele mesmo constituiu, especialmente os pais, o inferno se faz presente na terra.

No contexto veterotestamentário, a promessa foi comunitária, ou seja, coletiva. Essa mesma ideia pode estar presente no Novo Testamento: o sucesso da comunidade da fé depende, em parte, de linhas de autoridade cuidadosamente seguidas.

Devemos tomar cuidado para não inverter essa promessa e dizer que uma criança que morre, digamos, aos 12 anos de idade, obviamente não era obediente aos seus pais. Paulo está dizendo que existe um círculo de segurança para filhos que os protege de males diversos. O círculo delimita a esfera chamada "obediência e honra". Se alguém pisar fora do círculo, ficará em território perigoso — um campo minado. Não estamos dizendo que alguém que está dentro do círculo automaticamente tem uma vida longa garantida. Pode até haver perigos dentro do círculo também, permitidos pela soberania de Deus. O princípio divino é que há segurança dentro do círculo e perigo fora — uma forte motivação para honrar os pais.

Os pais ensinam seus filhos a continuarem dentro desse círculo de obediência e honra. Como é difícil em nossos dias achar filhos que sabem obedecer de coração a seus pais, sem gritarias e ameaças. É mais difícil ainda achar filhos que respeitam e honram seus pais. O pai que não insiste em que o seu filho continue dentro do círculo o expõe a grandes riscos, até de vida!

---

[6] Por exemplo, no Decálogo, o *segundo* mandamento já inclui promessas para a obediência e uma ameaça para a desobediência (Êx 20:4-6; Dt 5:8-10).

Hoehner lista várias opções para explicar a aparente contradição, mas a melhor solução parece ser entender que, embora o segundo mandamento inclua promessas, estas são genéricas por natureza (para a nação como um todo) e aplicáveis a todos os mandamentos, enquanto o quinto mandamento inclui uma promessa específica e individual.[7]

5. Qual a promessa?

A segunda questão polêmica envolve a promessa "para que te vá bem, e sejas de longa vida sobre a terra".[8]

O texto também fala da influência da família na sociedade, na igreja, na comunidade, durante muitas gerações. Em outras palavras, a família que honra seus pais terá o privilégio de influenciar milhares de pessoas para o reino de Deus, pois vive debaixo da autoridade divinamente constituída na terra. Estará iniciando uma corrente de bênção, um padrão que será repetido na vida dos seus filhos pelas gerações seguintes. A comunidade será forte quando as famílias forem fortes. Famílias serão fortes quando filhos honrarem os seus pais.

Contudo, também entendemos que existe um aspecto literal por trás desse princípio. Na antiga aliança, filhos rebeldes e desobedientes não ficariam por muito tempo sobre a terra.

> *Se alguém tiver um filho contumaz e rebelde, que não obedece à voz de seu pai e à de sua mãe, e, ainda castigado, não lhes dá ouvidos, seu pai e sua mãe o pegarão, e o levarão aos anciãos da cidade, à sua porta, e lhes dirão: Este nosso filho é rebelde e contumaz, não dá ouvidos à nossa voz, é dissoluto e beberrão. Então, todos os homens da sua cidade o apedrejarão até que morra; assim, eliminarás o mal do meio de ti; todo o Israel ouvirá e temerá.* (Dt 21:18-21; cf. Êx 21:15,17)

Provérbios também adverte quanto aos resultados desastrosos que esperam o filho rebelde. *Os olhos de quem zomba do pai ou de quem despreza a obediência à sua mãe, corvos no ribeiro os arrancarão e pelos pintãos da águia serão comidos* (Pv 30:17).

---

[7] Hoehner, p. 790-791.
[8] ἵνα εὖ σοι γένηται καὶ ἔσῃ μακροχρόνιος ἐπὶ τῆς γῆς.

Entendemos que o princípio generalizado de vida longa precisa admitir exceções, como vemos várias vezes no Antigo Testamento, mas que não inviabilizam o princípio. Essa é a natureza da sabedoria bíblica.[9]

Como, porém, o texto se aplica hoje? Hoehner oferece um excelente resumo:

> O mesmo princípio geral do Antigo Testamento pode ser aplicado no Novo Testamento, ou seja, que obedecer e honrar pai e mãe culminarão em bem-estar e longa vida sobre a terra. Novamente, haverá exceções à regra, mas o princípio geral continua. Filhos que obedeceram e honraram seus pais são mais prováveis de viver uma vida disciplinada [...] e ter uma vida equilibrada e longa. Há uma diferença básica nas promessas aos israelitas no fato de que essas promessas pertenciam àqueles que moravam na terra que Deus lhes prometeu [...] Por isso, em vez de traduzir ἐπὶ τῆς γῆς por "na terra", é melhor traduzir por "sobre a terra". Sendo assim, refere-se ao lugar na terra onde cristãos individuais vivem.[10]

COMO HONRAR OS PAIS

Vários textos bíblicos sugerem maneiras práticas pelas quais os filhos podem dar honra aos pais. Veremos alguns a seguir.

1. Obediência

Para crianças que ainda estão debaixo da autoridade dos pais, obediência imediata, completa (inteira) e interna é a maneira principal pela qual vão honrar os pais.

Mais cedo ou mais tarde, a obediência deixa de ser uma obrigação dos filhos que não mais moram com os pais. Sabemos que o homem e a mulher precisam "deixar pai e mãe" quando se casam. A obediência, então, é uma forma inicial de honrar os pais que continua até que Deus estabeleça novas estruturas de autoridade na vida dos filhos.

Diferentemente da obediência, a honra parece não ter data de validade.

---

[9] Como exemplo de exceções no AT, Hoehner cita Jó 21:7; Salmos 10:5; 73:3-9,12; Jeremias 12:1-3.
[10] HOEHNER, p. 793.

2. Respeito (Pv 27:11)

Levítico 19:3 diz: *Cada um respeitará* [lit., "temerá"] *a sua mãe e o seu pai* [...] *Eu sou o SENHOR, vosso Deus.*

Filhos que respeitam seus pais não gritam com eles, não presumem dar "lições" aos pais, não procuram gerenciar a casa em lugar dos pais e não tratam os pais como se fossem colegas de turma. Não há lugar para o filho "respondão". Os próprios pais precisam ensinar e insistir em respeito na maneira com que os filhos falam com eles.

Levítico 19:32 ensina que os filhos devem se levantar na presença dos mais velhos e assim demonstrar respeito. Eles devem falar respeitosamente com seus pais e sobre seus pais.

O autor americano Mark Twain certa vez comentou: "Quando eu era um jovem de 18 anos, pensei que meu pai era o maior bobo do mundo. Quando eu tinha 21 anos, depois de eu ter experimentado a vida, fiquei impressionado com quanto meu pai havia aprendido em três anos".

3. Vida digna

Nada honra mais os pais que a vida digna do filho. Provérbios 27:11 diz: *Sê sábio, filho meu, e alegra o meu coração, para que eu saiba responder àqueles que me afrontam.*

A terceira epístola de João 4 fala sobre filhos espirituais, mas o princípio se aplica a todos os pais: *Não tenho maior alegria do que esta, a de ouvir que meus filhos andam na verdade.*

4. Pedidos por conselho

Filhos que já saíram do lar honram seus pais quando procuram o conselho deles sobre as decisões da vida, inclusive sobre noivado e casamento, criação de filhos, finanças, compras e outras decisões. Os filhos já independentes não precisam necessariamente seguir todo o conselho oferecido, e certamente não devem violar o princípio de "deixar pai e mãe", como se tivessem que fazer toda a vontade dos pais. O coração ensinável de filhos adultos fará com que busquem o conselho daqueles que os conhecem melhor — seus próprios pais.

5. Gratidão

Filhos de qualquer idade honram seus pais quando expressam gratidão a eles. Mesmo filhos que são de lares desestruturados podem achar motivos pelos quais agradecer aos pais. Gratidão é uma marca do coração controlado pela Palavra de Deus (Cl 3:16ss) e pelo Espírito de Deus (Ef 5:18-21). A gratidão pode ser expressa por *e-mail*, telefone, carta, poesia, presentes, música e visitas.

6. Retribuição

Primeira a Timóteo 5:3,4 diz: *Honra as viúvas verdadeiramente viúvas. Mas, se alguma viúva tem filhos ou netos, que estes aprendam primeiro a exercer piedade para com a sua própria casa e a recompensar a seus progenitores; pois isto é aceitável diante de Deus.*

A palavra "honra" nesses versículos traz o sentido de "abençoar materialmente".[11] O texto continua esclarecendo que os filhos têm o dever de "recompensar" (lit., "pagar de volta") os pais pelos investimentos feitos na vida deles.

Nem sempre será possível nem mesmo apropriado dar dinheiro aos pais. Mas existem outras maneiras de retribuir a eles com um coração grato: presentes especiais; viagens; férias; tempo juntos; ligações; visitas. Filhos retribuem a seus pais quando planejam aniversários especiais, jantares especiais, celebrações especiais de aniversários e bodas de casamento.

7. Proteção da dignidade dos pais

Uma ideia menos óbvia para muitos, talvez, mas não menos bíblica, encontra-se na narrativa sobre Noé e sua embriaguez. Descobrimos no texto como *não* honrar os pais, que é justamente expondo e ridicularizando suas áreas vulneráveis. Filhos que encontram prazer sádico em expor o pecado dos pais, como se fosse algum tipo de vingança ou acerto de contas, ficam sujeitos à reprovação divina. Cam, o filho caçula de Noé, desonrou seu próprio pai e sofreu uma maldição sobre a vida do seu próprio filho primogênito. Mas Sem e Jafé cobriram a nudez do seu pai, honrando-o assim (Gn 9:22-29).

---

[11] Veja 1Timóteo 5:17, que diz que os presbíteros que se afadigam no ministério da Palavra são merecedores de "dobrados honorários".

Não sugerimos que os filhos devem ser cúmplices no pecado dos pais, mentindo, enganando, desculpando-o ou racionalizando-o. Mas também não devem fazer questão de exibir seus pontos fracos. Deus honra a quem honra os pais.

O QUE FAZER SE VOCÊ ACHAR QUE SEUS PAIS NÃO SÃO DIGNOS DE HONRA?

Para alguns, todo esse ensino sobre honra aos pais pode ser bem doloroso. Isso porque seus pais talvez nunca se mostraram dignos na prática da sua posição como pais. Enquanto alguns filhos poderão honrar seus pais com devoção e muita alegria, outros terão que fazê-lo por dever e talvez até com certa tristeza.

Contudo, o padrão continua igual para ambos. Talvez alguns tenham de lidar com seu passado para poder chegar ao ponto de conseguir achar motivos pelos quais honrar os pais. Mas, custe o que custar, precisam fazê-lo.

Podemos sugerir alguns pontos para reflexão:

1. Lembrar que Deus o colocou em sua família com um propósito específico (Gn 50:20).
2. Aprender a valorizar as muitas contribuições positivas que seus pais fizeram em sua vida — a começar com sua *vida*.
3. Entender que honrar não é uma opção, mas uma obrigação.

| A grande ideia |

Filhos que honram seus pais contribuem para uma vida e comunidade abençoadas.

Para discussão

1. O que fazer quando os pais não são dignos de honra pela história de vida deles? Como filhos podem honrar pais quando estes não aparentam conduta digna de respeito?
2. Qual a diferença entre obediência e honra? Existe um tempo em que os filhos não precisam mais obedecer aos pais? Existe um tempo em que não precisam mais honrar os pais?
3. É legítimo para um cristão compartilhar seu testemunho quando isso inclui histórias que talvez reflitam negativamente sobre seus pais?

41

Papéis no lar: o papel dos pais

(Ef 6:4; Cl 3:21)

E vós, pais, não provoqueis vossos filhos à ira, mas criai-os na disciplina e na admoestação do Senhor (Ef 6:4).

Pais, não irriteis os vossos filhos, para que não fiquem desanimados (Cl 3:21).

Sucesso a que preço? Infelizmente, às vezes executivos nota 10 acabam por se tornar pais nota zero. Quantos lamentam tarde demais: "Por que não passei mais tempo com meus filhos?" Muitos descobrem que é mais fácil administrar um negócio do que ser pai.

Uma das realidades cruéis de ser pai é que nossos filhos acabam subindo ou descendo até o nosso nível. Para o bem ou para o mal, eles refletem o caráter dos pais. Talvez por isso a Palavra de Deus coloque tanta ênfase na responsabilidade dos pais em modelar e treinar seus filhos.

Já descobrimos que filhos que são controlados pelo Espírito Santo e pela Palavra de Cristo obedecem e honram seus pais. Deus espera que os pais ensinem seus filhos a como obedecer imediata, completa (inteira) e interiormente e que também insistam no respeito que reflete submissão do filho à autoridade divina.

Pais controlados pelo Espírito são chamados para deixar de "provocar seus filhos à ira" e irritá-los a ponto de desanimá-los. Ao invés disso, devem criar seus filhos ativamente por meio de admoestação e disciplina. Esse é o equilíbrio entre discipulado e disciplina, que juntos visam esculpir a imagem de Jesus na vida do filho.

Vamos observar primeiro os aspectos negativos para depois encarar as responsabilidades positivas.

Pais (e mães) devem encontrar equilíbrio entre a devida disciplina e o cuidado e apoio oferecidos com amor. Nem o pai incentivador que deixa de disciplinar os filhos nem o disciplinador severo cumprem o ideal bíblico de criação dos filhos.[1]

ASPECTOS NEGATIVOS

1. Pais, não provoqueis vossos filhos

A palavra "pais" (πατέρες — *pateres*) é diferente do termo genérico "pais" no primeiro versículo ("Filhos, obedecei a vossos pais progenitores" [goneusin — *goneusin*]). Embora possa se referir a ambos os pais (pai e mãe — como em Hb 11:23), a palavra foi usada mais frequentemente para designar o papai, que tem a responsabilidade final pela supervisão do lar e especialmente pela instrução moral da família (1Tm 3:4,5). "É provável que a presente referência seja voltada especificamente para os pais (e não para as mães)."[2]

Hoehner aponta para o fato de que, na cultura patriarcal da época, tanto no mundo judaico como no greco-romano, o pai tinha autoridade absoluta sobre a família e especialmente sobre a vida de seus filhos (veja Êx 21:7; Dt 21:18-21). Ele era o responsável pela educação dos filhos, especialmente os meninos, tanto na esfera de discipulado como na disciplina. No mundo romano, esse controle sobre os filhos denominava-se *patria potestas* ("poder do pai").[3]

A palavra-chave na frase "não provoqueis à ira" (μὴ παροργίζετε) foi usada com pouca frequência no Novo Testamento.[4] A ideia é que os pais precisam tomar cuidado para não provocar desnecessariamente ou incentivar seus filhos à ira, a mágoas ou ao desânimo durante o processo de treinamento.

O oposto de provocar o filho à ira é criá-lo nos caminhos do Senhor. Não fazer nada pelo filho significa condená-lo à estultícia nata do seu coração (Pv 22:15). Por implicação, os pais não violam esse princípio somente quando deixam seus filhos raivosos, mas quando fazem qualquer coisa que encoraja o filho no caminho do pecado. Em outras palavras, por não criá-los no caminho do Senhor, instruindo e corrigindo, disciplinando

---

[1] KÖSTENBERGER, p. 115.
[2] Ibidem, p. 125.
[3] HOEHNER, p. 796.
[4] Veja Romanos 10:19 e Efésios 6:4; como substantivo, veja, na *Septuaginta*, Jeremias 21:5.

e disciplinando, os pais automaticamente estão incentivando seus filhos a andarem em caminhos alheios, ou seja, conduzindo-os ao pecado.

Esclarecimento

O texto *não* sugere que os pais devem fazer tudo para agradar aos filhos. Toda disciplina é desagradável, mas nem por isso vamos deixar de disciplinar nossos filhos: *Toda disciplina, com efeito, no momento não parece ser motivo de alegria, mas de tristeza; ao depois, entretanto, produz fruto pacífico aos que têm sido por ela exercitados, fruto de justiça* (Hb 12:11).

A ideia de "ira" encontra-se no contexto, no capítulo anterior (Ef 4:26: *Irai-vos e não pequeis*). Evidentemente, a ira conduz ao pecado e à injustiça. (Veja Tg 1:20: ... *a ira do homem não produz a justiça de Deus*.) Talvez seja essa a ideia em Efésios 6:4. Os pais não devem colocar seus filhos em situações em que ficarão tão frustrados e exasperados que o pecado pareça ser a melhor saída. Essa interpretação parece mais coerente com o tom geral das Escrituras, em que o pecado é uma preocupação muito maior que o estado emocional do filho. As Escrituras são repletas de exemplos de pais cujo pecado criou uma situação de "ira" ou "frustração" e que culminou no pecado do próprio filho.

2. Pais, não irriteis os vossos filhos

Desde o momento em que entraram no gabinete, a tensão no ar entre pai e filho foi nítida. O pai havia marcado uma consulta para "dar um jeito" no filho. O jovem, com seus 15 anos de idade, só fitou o chão, com os ombros encurvados, uma tristeza e aparente sentimento de vergonha. O pai mal chegou e já começou reclamando que o filho era "ingrato, inútil, preguiçoso" e que "nunca chegaria a nada". Cada palavra do pai parecia um dardo que murchava mais e mais o ânimo do seu filho.

Situações assim — infelizmente muito mais comuns do que imaginamos — refletem o perigo sobre o qual o apóstolo Paulo adverte em Colossenses 3:21: *Pais, não irriteis os vossos filhos, para que não fiquem desanimados*. O texto ecoa seu par em Efésios 6:4, mas acrescenta algumas ideias novas que podemos considerar sob dois aspectos: não irritar e não desanimar o filho.

O termo traduzido por *irriteis* (ἐρεθίζετε — *erethizete*) tem a ideia de "criar ressentimento" ou "irritar". Traz uma ideia semelhante à palavra "provocar" (à ira) em Efésios 6:4.

Irritações podem ser de dois tipos: as que provocam para o bem e as que provocam para o mal. Por exemplo, Hebreus 10:24 fala de uma "santa provocação", em que "consideramos uns aos outros", para nos "provocarmos" ou "estimularmos ao amor e às boas obras". Nesse caso, a irritação forma uma pérola.[5]

Contudo, irritações que provocam podem ser bem negativas, empurrando o filho para atitudes e comportamentos errados. Brigas familiares entre marido e esposa têm esse efeito na vida dos filhos. Críticas constantes, sem elogios e pais que não dão amor incondicional aos filhos terão filhos que fazem o mesmo.

Temos de entender que não é uma ordem para nunca contrariar seus filhos — essa seria uma grande mentira de Satanás! Sabemos que disciplina pode irritar uma criança (Hb 12:11). Insistir em respeito pode irritar o filho. O ponto aqui é não irritarmos os filhos desnecessariamente.

A essência da ordem é muito mais do que não frustrar a criança. Pais irritam seus filhos quando confundem autoridade com autoritarismo. Em outras palavras, quando ultrapassam a linha entre autoridade amorosa e autoridade ditatorial. Um padrão duplo — um para o pai e outro para o filho — tem esse efeito também, assim como o pai que nunca pede perdão ao filho quando erra (todos erram!).

A segunda parte do versículo diz "para que não fiquem desanimados".[6] A última palavra "desanimados", sugere desânimo a ponto de desistir. Pais que nunca ficam satisfeitos com o desempenho dos filhos, ou que são incoerentes e inconsistentes na prática da disciplina, ou que não cumprem com sua palavra e promessas e que nunca gastam tempo com eles, contribuem para esse tipo de desfalecimento.

Em Efésios 6:4, os pais são proibidos de provocar os filhos à ira. Mas não é somente a ira que preocupa Deus. Em Colossenses, o foco não é tanto a irritação, quanto o que isso produz: desânimo, ou seja, a destruição do espírito da criança.

"Desanimar" traduz a palavra grega ἀθυμωσιν (athumōsin), que significa "ficar desanimado, desfalecer". O resultado é que o filho perde fôlego, motivação, ânimo, disposição. Pais que nunca se contentam com o que o filho faz e podem levá-lo a isso. Pais que demonstram

---

[5] Veja 2Coríntios 9:2 para outro uso do termo, aqui no sentido positivo.
[6] ἵνα μὴ ἀθυμῶσιν

favoritismo por um filho ou que fazem comparações entre filhos podem desanimá-los.

A tendência de todos nós como pais é incorrer nesse caminho natural com nossos filhos, e isso exige uma atuação sobrenatural em nossa vida.

EXEMPLOS BÍBLICOS DE PAIS QUE "PROVOCARAM SEUS FILHOS AO PECADO"

Antes de saltar para exemplos atuais de como pais irritam seus filhos, queremos examinar alguns exemplos bíblicos de pais que incitaram seus filhos em direção ao pecado pelo seu próprio exemplo.

1. Adão e Eva

Provocamos nossos filhos ao pecado pelo nosso pecado e exemplo negativo (Gn 3 e 4)

A tragédia da queda de Adão não foi somente sua morte espiritual, mas a morte da raça humana que ela desencadeou. O pecado entrou no mundo por meio do primeiro casal, que transmitiu a natureza pecaminosa a seus filhos Caim e Abel e a todos nós. Tudo começou no Éden. Não é que temos uma natureza pecaminosa porque pecamos, mas pecamos porque temos uma natureza pecaminosa (Pv 22:15). O exemplo dos pais foi imitado pelo filho Caim, que foi enganado por Satanás e dominado pelo pecado.

Os filhos iniciam uma carreira de pecado, pois seguem o exemplo de seus pais. Existe uma grande tendência de imitarmos o modelo que vemos espelhado naqueles que nos geraram. Não quer dizer que é impossível quebrar os maus hábitos que assimilamos em casa, mas isso exigirá uma obra sobrenatural de Deus. Nosso pecado afeta nossos filhos não de forma mística, mas pelo exemplo e hábitos adquiridos ao longo da vida. Existe uma grande diferença entre a influência do exemplo dos pais e a pseudodoutrina de "maldição hereditária".

Como pais, temos de vigiar nosso exemplo em casa, para que nossos pecados não sejam repetidos por nossos filhos. O exemplo negativo dos pais se espelha nos filhos quando os pais fazem corpo mole no serviço; são relaxados na vida devocional; retêm o dízimo e a oferta; fofocam; usam palavrões; mostram falta de moderação; ficam viciados; são comilões; tratam o cônjuge com desrespeito ou assistem ou acessam o que não presta.

2. Noé

Provocamos nossos filhos ao pecado por nossa indiscrição e indulgência (Gn 9:20-29)

Noé ficou bêbado, exposto (nu) na sua tenda, e assim criou uma situação que levou seu filho Cam a zombar dele e expor sua vergonha, uma situação que nunca teria ocorrido se Noé não tivesse pecado. O pecado de Noé levou à maldição da família de Cam, principalmente do seu filho caçula, Canaã.

Os pais podem provocar seus filhos à ira e ao pecado por meio da escravidão aos vícios e ídolos do coração. Os vícios, tais como fumo, álcool, drogas, pornografia, sono, comida, tudo que se torna um deus e escraviza, geram consequências pecaminosas na vida dos filhos de uma forma ou de outra. Geralmente esses vícios levam à vergonha do pai e da família. Se o filho não imitar o pai, muitas vezes será marcado por amargura, desonra, ira e vingança.

Como pais, temos responsabilidade fundamental em estabelecer hábitos saudáveis na vida de nossos filhos e de deixar um legado que os deixará com orgulho de serem chamados nossos filhos, mostrando moderação em todas as coisas e fugindo da escravidão de vícios.

3. Abraão

Provocamos nossos filhos ao pecado quando deixamos um exemplo de mentira (Gn 12:13; 20:2; cf. Gn 26:7)

Por duas vezes, Abraão mentiu por causa da sua incredulidade, no Egito e em Gerar, dizendo que Sarai era sua irmã, e não sua esposa (uma meia verdade, mas um engano; Gn 12:13; 20:2). Depois, Isaque repetiu exatamente o mesmo padrão do pai, mentindo sobre Rebeca (Gn 26:7).

Mentira e engano por parte dos pais incentivam os filhos ao pecado. Quando devolvemos um produto à loja dizendo que veio com defeito, quando de fato nós o quebramos; quando falamos para o patrão que estamos doentes, mas simplesmente não queremos trabalhar; quando mandamos bilhete para a professora justificando a ausência do filho por meio de uma mentira; quando criamos desculpas para não desempenhar um serviço na igreja; quando fazemos promessas que não iremos cumprir (Pv 13:12); quando sonegamos o imposto usando artifícios eticamente condenáveis, estabelecemos padrões de mentira na vida dos nossos filhos também.

4. Ló e suas filhas

**Provocamos nossos filhos ao pecado
quando abraçamos o mundo e seus padrões
(Gn 13:12; 14:12; 19:1,30-38)**

O progresso de Ló em chegar cada vez mais perto do mundo contagiou sua própria família, especialmente suas filhas. Deus tirou Ló de Sodoma, mas foi tarde demais para tirar Sodoma da sua família. O texto mostra como Ló foi seduzido para ficar cada vez mais próximo do mundo. Note a progressão apontada pelo texto:

- 13:12: *suas tendas até Sodoma.*
- 14:12: *morava em Sodoma.*
- 19:1: *assentado na entrada de Sodoma.*
- 19:30: *numa caverna no monte.*

Em Gênesis 19:30-38, as duas filhas embebedam o pai, deitam-se com ele e geram dois povos inimigos do povo de Deus num ato de incesto lamentável.

Mundanismo na vida dos pais mata os filhos. Padrões de entretenimento, piadas sujas, imoralidade, geram consequências na vida deles.

5. Isaque e Rebeca, Jacó e Esaú

**Provocamos nossos filhos ao pecado
quando promovemos conflitos familiares**

As intrigas entre marido, esposa, pais, filhos e irmãos enchem a narrativa de Gênesis. Nessas histórias encontramos:

- Rivalidade entre os pais.
- Filhocentrismo (vida centrada nos filhos, e não em Deus).
- Favoritismo.
- Rivalidade entre irmãos.
- Engano.
- Conflito.
- Tristeza.
- Separação.
- Ira/ameaça de morte.

Não deve haver competição entre irmãos pelo amor dos pais; engano entre os pais (segredos guardados do papai ou da mamãe). Os pais precisam apresentar uma frente unida na criação dos filhos. Os pais precisam ficar sensíveis à rivalidade entre irmãos e não permitir que nenhum filho fique no centro do universo familiar.

6. Jacó, Eli, Samuel, Davi

Provocamos nossos filhos ao pecado quando deixamos de discipliná-los (Gn 34:5,7,13ss; 1Sm 2:12,13; 2:29; 3:13)

Quando sua filha Diná foi estuprada por Siquém, Jacó ficou calado e esperou os filhos chegarem em casa. Ele deixou para seus filhos resolverem o que era sua responsabilidade como pai. Então os filhos Simeão e Levi usurparam o lugar do pai e massacraram todos os homens daquela cidade. Jacó também não tomou providências contra a impulsividade dos seus filhos.

Hofni e Fineias, filhos de Eli, morreram pelos seus muitos pecados em virtude da falta de disciplina por parte dos seus pais (1Sm 2:12,13; 2:29; 3:13; cf. Pv 23:13,14.)

No caso de Samuel e Davi, eles deixaram de disciplinar filhos rebeldes, o que levou à morte prematura alguns deles e a outras consequências terríveis em suas famílias.

Pais relaxados ou ausentes forçam sua esposa e seus filhos a ocuparem posições de autoridade que Deus nunca designou para eles. Deus chama o pai a ser o responsável pelo bom andamento da família, a ser o provedor e o protetor do lar. O pai que se omite na família por causa da sua carreira ou do seu ministério um dia poderá pagar o preço de filhos soltos e que causam vergonha.

7. Davi/Absalão

Provocamos nossos filhos ao pecado quando negamos a eles a possibilidade de reconciliação (2Sm 14:24,28)

Davi deixou que seu filho Absalão ficasse "de castigo" por tanto tempo que ele desanimou e provocou grandes estragos, tudo na tentativa de chamar a atenção do seu pai. Isolamento prolongado sem restauração do relacionamento é uma forma inapropriada de disciplina. A disciplina bíblica sempre visa a restauração.

Outros exemplos

Como os pais provocam seus filhos hoje

Além de provocar os filhos no sentido de conduzi-los em direção ao pecado, existem muitas maneiras pelas quais pais modernos conseguem irritar seus filhos desnecessariamente. Esses pecados não necessariamente forçam seus filhos a pecar (como já vimos, cada um é responsável pelo seu pecado), mas podem facilitar o pecado dos filhos.

Existem algumas tendências naturais na vida dos pais que os levam a algumas desgraças que frustram, irritam, deixam bravos ou tristes os seus filhos. Somente uma obra sobrenatural do Espírito de Deus pode levá-los a superar essas tendências.

1. *Exemplos de provocação direta*
   - Pegar no pé.
   - Xingar, menosprezar o filho.
   - Zombar do filho ou ridicularizá-lo (partes do corpo; amizades; maneirismos, namoro etc.).
   - Fazer "brincadeiras" inconvenientes e nocivas.
   - Envergonhar os filhos publicamente.
   - Provocar confusão e brigas em momentos especiais familiares (refeições, celebrações).

2. *Provocação indireta*
   - Negligenciar, abandonar, não cuidar do filho.
   - Tomar decisões precipitadas sobre o futuro do filho sem consultá--lo (cf. Jefté e seu voto).
   - Nunca pedir perdão quando erra.
   - Não investir tempo no filho.
   - Mimar o filho a ponto de fazê-lo sentir-se o centro do universo.
   - Deixar de amar o próprio cônjuge.

ASPECTOS POSITIVOS

O elemento positivo do texto chama os pais para "criar" os filhos na admoestação e disciplina do Senhor (ἐκτρέφετε αὐτὰ ἐν παιδείᾳ καὶ νουθεσίᾳ κυρίου) "Criar" traduz o verbo grego *ektrefete* (ἐκτρέφετε), um imperativo com a ideia de "nutrir", "conduzir à maturidade". Sua conotação é de carinho, um investimento de tempo (quantidade e qualidade) que aproxima pais e filhos.[7]

O texto define essa criação como sendo por meio da "disciplina" (*paideia* — παιδείᾳ) e "admoestação" (*nouthesia* — νουθεσίᾳ) do Senhor. Esses termos incluem as ideias de treinamento e confrontação com o propósito de formar o caráter.

Hoehner comenta que a distinção entre as duas palavras é difícil. Se existe uma diferença, talvez seja o fato de que *paideia* enfatiza treinamento enquanto *nouthesia* enfatiza o aspecto verbal de educação e inclui "correção" ou "admoestação".[8]

O treinamento e a admoestação precisam ser feitos "no Senhor", ou seja, de forma cristocêntrica, e não antropocêntrica, em que o Senhor é a Fonte do ensino.

UMA PALAVRA DE GRAÇA

Infelizmente, todos os pais erram.

- Que pai já não se sentiu muito culpado pela maneira pela qual disciplinou um filho — talvez com gritaria, talvez com infantilidade, talvez ultrapassando os limites na disciplina?
- Que pai nunca se sentiu totalmente derrotado, desanimado, incapaz na criação dos filhos?
- Que pai nunca ficou sem resposta para lidar com dificuldades na criação dos filhos?

Essas são as más notícias. Mas existem boas notícias: há graça, especialmente para pais que reconhecem sua necessidade de Cristo Jesus na criação de seus filhos. Estamos todos num processo de sermos transformados à imagem de Cristo Jesus.

---

[7] A ordem em Efésios 6:4 para "criar" os filhos traduz o verbo grego ἐκτρέφετε, que é um termo de carinho e afeição relacionado à ideia de provisão e cuidado das necessidades de outra pessoa. O termo relacionado, τρέφω, foi usado para a nutrição fornecida por uma ama em Lucas 23:29 (BAUER, ARNDT, GINGRICH e DANKER. *A Greek-english lexicon of the New Testament and other early christian literature*. 3. ed. Chicago: The University of Chicago Press, 2001, electronic version; BAGD, s.v. ἐκτρέφω. ; τρέφω). Veja Provérbios 4:1-4 para outro exemplo de instrução paterna no contexto de amor e ternura.

[8] HOEHNER, p. 798.

Graça não é licença para pecar. A graça de Deus nos dá uma segunda (e terceira, e quarta, e quinta) chance para acertarmos. Ao mesmo tempo, nos faz ver a profundidade da sujeira em nossa vida e nos faz arrepender-nos do nosso grande pecado.

Graça nos leva a pedir perdão aos nossos filhos pelos nossos erros do passado. Ela nos levanta do desânimo que esses erros causam para recomeçarmos, banhando-nos nas ondas de "graça sobre graça" que encontramos em Cristo Jesus (Jo 1:16).

Os pais fracassam quando não estimulam e incentivam seus filhos nos caminhos do Senhor. Provocam-nos à ira quando os encaminham em direção ao pecado. Mas não tem que ser assim. A influência dos pais pode e deve ser radicalmente diferente. Que Deus nos dê graça para não irritar nem desanimar nossos filhos, e para não ficarmos desanimados nós mesmos na árdua tarefa de educá-los.

| A grande ideia |

Os pais devem investir na criação dos filhos sem provocá-los ao pecado pelo mau exemplo, negligência ou indiferença.

PARA DISCUSSÃO

1. Como reconciliar o fato de que a disciplina muitas vezes é considerada uma "provocação" pelo filho, mas é exigida por Deus?
2. Você consegue pensar em outras maneiras pelas quais os pais podem provocar seus filhos ao pecado ou à ira e ao desânimo?
3. Em sua opinião, por que o texto de Efésios 6:4 destaca o papel do *pai* (homem) na educação do filho?
4. Você concorda com a declaração "Os filhos tendem a subir ou descer até o nível espiritual dos pais" ou discorda dela?
5. Quais são outras maneiras que vêm à mente pelas quais os pais podem frustrar e desanimar seus filhos?
6. Como a graça de Deus é o maior e melhor antídoto contra o desânimo na vida cristã? Como os pais podem ser ministros da graça sem baratear o evangelho?

42

Mulheres como Sara

(1Pe 3:1-6)

> *Mulheres, sede vós, igualmente, submissas a vosso próprio marido, para que, se ele ainda não obedece à palavra, seja ganho, sem palavra alguma, por meio do procedimento de sua esposa, ao observar o vosso honesto comportamento cheio de temor. Não seja o adorno da esposa o que é exterior, como frisado de cabelos, adereços de ouro, aparato de vestuário; seja, porém, o homem interior do coração, unido ao incorruptível trajo de um espírito manso e tranquilo, que é de grande valor diante de Deus. Pois foi assim também que a si mesmas se ataviaram, outrora, as santas mulheres que esperavam em Deus, estando submissas a seu próprio marido, como fazia Sara, que obedeceu a Abraão, chamando-lhe senhor, da qual vós vos tornastes filhas, praticando o bem e não temendo perturbação alguma.*

Nunca prestei serviço militar. Mas tenho um filho oficial da Aeronáutica. Tive o privilégio de participar da cerimônia em que ele recebeu a patente de 2º tenente. Fiquei impressionado com a solenidade da sua formatura, mas o que mais chamou minha atenção foi o que aconteceu momentos depois em que as divisas de oficial foram fixadas em seus ombros. Enquanto Daniel descia do palco, encontrou-se com um soldado cujas mangas da farda estavam cheias de listras e o peito, de medalhas. Era o sargento mestre da base — homem que ocupava a posição mais alta entre os militares não oficiais. Com muitos anos de serviço militar, medalhas representando sua participação em ações militares ao redor do mundo, o homem era guerreiro experimentado. Mas, na hora em que se encontrou com meu rapaz recém-formado descendo do palco, ele ficou em pé, prestou continência ao meu filho e, depois de reconhecido, com a permissão do Daniel, sentou-se novamente.

Fiquei boquiaberto. Comentei a respeito disso com meu filho, pois aquele homem era seu superior em quase todos os sentidos. Depois de me agradecer pela comparação nada favorável, Daniel explicou: "Pai, é que o senhor nunca serviu no Exército; eu sei que aquele homem tem muito mais experiência que eu, muito mais inteligência militar, e muito a me ensinar. Mas, nas Forças Armadas, existe uma hierarquia funcional, e aquele homem serve para fazer da minha carreira um sucesso. Pai, eu seria o maior tolo se não me encostasse naquele homem e sugasse tudo o que ele tem para me ensinar. Mas, na hora da decisão, eu terei que ser o líder e sei que ele me seguirá até o final".

Depois de ouvir aquela explicação, pensei: "Que ilustração do relacionamento complementar conjugal!" Também pensei: "Sou casado com uma sargenta mestre!'" Reconheço que a minha esposa é meu superior em muitos aspectos. Mas ela também faz de tudo para que a minha vida e o meu ministério sejam um sucesso. Eu seria o maior tolo se não aproveitasse ao máximo tudo que ela tem para me oferecer. Mas também sei que, na hora da decisão, eu terei de assumir a direção. E, se as coisas não saírem como gostaríamos, ela não dirá "Não te disse?!"

Quando chegamos ao texto de 1Pedro 3, encontramos pela quarta vez nas Escrituras uma ordem para que as esposas sejam submissas ao marido (veja Ef 5:22-24; Cl 3:18; Tt 2:5). Esse, o texto mais extenso, repete alguns elementos já vistos, mas acrescenta outros muito importantes para uma compreensão exata do papel da mulher no casamento.[1] Depois, Pedro trata do papel do marido no versículo 7.

Contexto

Seria impossível compreender as palavras de Pedro sem situá-las no contexto da carta, que trata do relacionamento entre sofrimento e glória na vida do cristão. Pedro lida com a dura realidade de relacionamentos num mundo de injustiça, onde o cristão é peregrino e estrangeiro (2:11). Como parte do seu desafio e da sua consolação dos cristãos em sofrimento, Pedro cita o exemplo da submissão humilde de Cristo até a morte de cruz, um sacrifício que levou a um bem imenso — nossa salvação (1Pe 2:21-25). "A inocência de Cristo em meio ao sofrimento injusto

---

[1] Veja o comentário sobre o papel da esposa no capítulo 36.

representa um fundamento para o comportamento piedoso do cristão quando tratado injustamente."[2]

Nesse contexto, Pedro trata da questão de submissão e, de certa maneira, sofrimento dentro do lar, especialmente quando um cônjuge (o marido) não é crente.[3] O apóstolo Paulo também tratou da questão de cristãos casados com incrédulos, o que parece ter sido comum desde cedo na história da igreja (1Co 7:12-16). Podemos imaginar essas pessoas com dúvidas sobre se era lícito continuar num casamento com um ímpio. Será que Deus abençoaria um casamento assim?

> Para os dois apóstolos [Paulo e Pedro], a conversão de um cônjuge a Cristo não era motivo para dissolver o casamento [...] Na perspectiva bíblica, o casamento é uma ordenança de Deus para a humanidade em geral [...] O fato de alguns se tornarem cristãos depois de casados não quer dizer que podem acabar com o casamento.[4]

Assim como Cristo suportou tamanho sofrimento para o bem da humanidade, a esposa crente deve se submeter ao marido. No caso de um marido incrédulo, ele poderia ser ganho para Cristo pelo exemplo do comportamento humilde e piedoso da esposa (1Pe 3:1-6). Em vez de focar a aparência exterior (a norma da cultura), sua ênfase no desenvolvimento de qualidades internas iria imitar Sara e outras mulheres piedosas do passado e recebe a aprovação divina (3:3-6).

> Embora Paulo, em suas epístolas aos Efésios e Colossenses, inste as mulheres cristãs a serem submissas ao marido cristão, Pedro vai ainda mais longe. A submissão da mulher ao marido incrédulo e qualquer sofrimento que porventura resulte dessa situação são belos aos olhos de

---

[2] SLAUGHTER, James. "Submission of wives (1 Pet. 3:1a) in the Context of 1 Peter", *Bibliotheca Sacra* (January-March, 1996), p. 66.
[3] Ibidem, p. 64, resume a mensagem de 1Pedro assim: "O comportamento dos cristãos quando enfrentam circunstâncias injustas deve refletir um espírito de humildade em todos os seus relacionamentos enquanto seguem o exemplo de Cristo e esperam a glória futura". Ao relacionar essa mensagem ao parágrafo de 1Pedro 3:1-6, ele declara: "Os leitores iniciais de Pedro teriam descoberto em suas instruções para esposas uma repetição da sua mensagem principal [...] temas comuns como injustiça [...] a resposta cristã de deferência [...] e motivação no exemplo de Cristo...".
[4] LOPES, Augustus Nicodemus, p. 67.

Deus quando suportados reverentemente e com esperança no Senhor [...] Isso não corresponde, de maneira nenhuma, a permissão para os maridos abusarem fisicamente ou de qualquer outra maneira da mulher, nem significa que mulheres não precisarão se separar do marido abusivo para evitar danos sérios. As implicações pastorais delicadas dessas situações exigem sabedoria considerável em cada caso.[5]

Estrutura

O texto se divide facilmente. O apóstolo começa com *a ordem*, dada de forma sucinta e direta: as mulheres (esposas) devem submeter-se ao seu marido (v. 1a); depois, declara *o propósito* da ordem: para que maridos que porventura não conhecessem a Cristo pudessem ser ganhos pelo comportamento exemplar da esposa (v. 1b,2); em terceiro lugar, *esclarece* a importância do caráter associado à atitude de submissão, algo raro e muito mais importante que adereços externos (v. 3,4). Finalmente, *ilustra* o princípio na vida da matriarca Sara, cuja atitude reverente diante do marido, Abraão, serve como exemplo para todas as mulheres (v. 5,6).

1. A ordem (3:1a)

> *Mulheres, sede vós, igualmente, submissas a vosso próprio marido...*

Pedro já tratou da questão de submissão no capítulo anterior, inclusive de submissão que poderia culminar em sofrimento. Submissão não é algo peculiar à mulher. Dois outros exemplos são citados: Primeiro, todo cristão é chamado para uma vida de submissão como cidadão diante das autoridades governamentais (2:13-17). Mas muitos naquela época também encontravam-se em outras situações que exigiam submissão, como no caso da escravidão (2:18-25). Cristo continua sendo o maior exemplo de submissão em meio ao sofrimento que culmina em glória — e a nossa redenção.

A primeira palavra no texto original do versículo 1, traduzida por "igualmente" (Ομοίως), indica que a situação das esposas com marido descrente figurava como uma terceira aplicação do princípio de

---

[5] Köstenberger, p. 61, 75.

submissão e do desempenho de papéis.⁶ Ou seja, mesmo que signifique sofrer injustamente, a esposa precisa submeter-se ao seu marido como ao Senhor. "Semelhantemente" se refere à exortação maior de se submeter a outros por causa do Senhor nos vários relacionamentos instituídos entre seres humanos."⁷

A tradução do verbo como imperativo ("Sede vós [...] submissas") reflete um particípio no texto original (ὑποτασσόμεναι), "sujeitando-vos", mas que tem a força de ordem (cf. 2:13,18).⁸ O verbo aparece mais duas vezes na carta, ao se referir à submissão dos anjos a Cristo (3:22) e dos jovens que devem se submeter aos mais velhos (5:5).⁹ Como em outros textos, a submissão feminina não é para todos os homens em todos os contextos, mas, sim, aos próprios maridos (cf. Ef 5:22; Cl 3:18; Tt 2:5).

Como já vimos na exposição de Efésios 5:22-24, a palavra "submissão" é um termo militar que trata de um alinhamento debaixo de uma autoridade. Longe de significar inferioridade, refere-se a questões funcionais para o bom funcionamento do lar.¹⁰

> No Novo Testamento a palavra [ὑποτάσσω] é usada para descrever a submissão de Jesus à autoridade dos seus pais (Lc 2:51); demônios sujeitos aos discípulos (Lc 10:17); cidadãos sujeitos às autoridades governamentais (Rm 13:1,5; Tt 3:1; 1Pe 2:13); o universo sujeito a Cristo (1Co 15:27; Ef 1:22); [...] membros da igreja sujeitos aos líderes (1Pe 5:5); mulheres ao marido (Ef 5:21-24; Cl 3:18; Tt 2:5; 1Pe 3:5); a igreja sujeita a Cristo

---

⁶ A mesma palavra introduz a discussão sobre o papel do homem (3:7), em que a ideia parece ser "Homens, igualmente (assim como cidadãos, servos e mulheres desempenham seus respectivos papéis...)", vocês devem cumprir seu papel no lar.
⁷ SLAUGHTER, "Submission", p. 68.
⁸ RAYMER, R. M. "1 Peter". In: WALVOORD, J. F. e ZUCK, R. B., eds. *The Bible knowledge commentary: an exposition of the scriptures*. Wheaton: IL: Victor Books, 1985, vol. 2, p. 848-849.
⁹ LOPES, p. 70-71.
¹⁰ Keller (p. 75) expande a ideia e analogia militar implícitas no termo "sujeitar" quando diz: "Afinal, quando alguém ingressa nas Forças Armadas, perde o controle de sua agenda, de quando tira folga, do horário das refeições e até mesmo daquilo que come. A fim de fazer parte de um todo, de uma unidade maior, é necessário renunciar à sua independência. É preciso abrir mão do direito de tomar decisões de forma unilateral. Paulo diz que sua capacidade de abdicar dos próprios direitos a fim de servir aos outros e colocar o bem deles à frente do seu não é algo instintivo. Aliás, é contrário à natureza; contudo, é o próprio alicerce do casamento".

(Ef 5:24); servos sujeitos aos senhores (Tt 2:9; 1Pe 2:18); e cristãos sendo sujeitos a Deus (Hb 12:9; Tg 4:7).[11]

Ou seja, os cônjuges são "iguais no ser, diferentes no fazer". A mulher cumpre seu chamado quando alegremente segue e apoia a liderança do seu marido em todas as questões que não implicam ferir seu relacionamento e sua submissão à autoridade maior, Deus.

Ficamos a perguntar se a frustração que tantas mulheres sentem hoje, apesar da sua suposta libertação pelo feminismo, não se deve ao fato de que têm abandonado a proteção e beleza da hierarquia funcional estabelecida por Deus?

Como já vimos, a submissão da mulher ao marido reflete a submissão de Cristo ao Pai (1Co 11:3; veja Mt 26:39-42; 1Co 15:28). Os membros da Trindade são coiguais no ser, mas com funções diferentes na economia divina. Logo em seguida, Pedro lembra o marido de que a mulher deve ser honrada como coerdeira com ele (3:7). Que privilégio e responsabilidade para nós, seres humanos!

> É como na Santíssima Trindade: Deus Pai, Deus Filho e Deus Espírito Santo são iguais em glória, honra, poder e majestade, entretanto desempenham papéis diversos na obra da redenção do homem. O Pai mandou o Filho vir ao mundo, o Filho se submeteu ao Pai, e o Espírito Santo é enviado pelo Pai e pelo Filho. Mesmo que haja igualdade na Trindade, há uma diferença de funções.[12]

Assim como nos outros textos que exigem submissão da esposa, Pedro especifica que esta seja "ao próprio marido", e não a todos os homens.[13] O texto não justifica qualquer forma de subjugação generalizada de mulheres por parte dos homens.

A mulher não é uma escrava para ser mandada pelo marido. Ao invés disso, ela é uma auxiliadora idônea (Gn 2:18-23), uma parceira que o complementa e o apoia. Tomam decisões juntos, com o marido solicitando

---

[11] SLAUGHTER, "Submission", p. 69-70.
[12] LOPES, p. 69.
[13] τοῖς ἰδίοις ἀνδράσιν

conselho da esposa enquanto discutem problemas. Um esforço para chegar a um curso de ação satisfatório para ambos promove um colegiado e valorização mútua no relacionamento.[14]

2. O propósito (3:1b,2)

... para que, se ele ainda não obedece à palavra, seja ganho, sem palavra alguma, por meio do procedimento de sua esposa, ao observar o vosso honesto comportamento cheio de temor.

Entre outros tantos benefícios da obediência das mulheres na questão da submissão, Pedro cita um caso que se encaixa no seu tema de possível sofrimento injusto — maridos incrédulos. Entendemos que a teologia bíblica do casamento nas Escrituras vetava o jugo desigual. Mas na igreja primitiva seria de esperar que algumas mulheres recém-convertidas tivessem um marido descrente e pouco animado com a nova fé da sua esposa.[15]

A implicação da descrição do marido como alguém que "não obedece à Palavra" é que ele seja, pelo menos até certo ponto, hostil à fé da esposa. O verbo traduzido por "não obedece" traz a ideia de alguém "não persuadido" pela Palavra, por isso desobediente a ela.[16]

Na cultura do Império Romano, a participação da esposa na vida religiosa do marido era praticamente obrigatória, fato amplamente comprovado. Augustus Nicodemus Lopes diz que

> quando uma mulher resolvia se tornar cristã, ou seja, quando ela decidia abandonar a religião do marido, isso representava um desafio à autoridade do marido. Ela não podia fazer isso sem a permissão dele, ela não podia ter a religião que queria. Tinha que ser a religião do marido.[17]

---

[14] SLAUGHTER, James. "Submission of wives (1 Pet. 3:1a) in the context of 1 Peter", *Bibliotheca Sacra* (January-March, 1996), p. 72.

[15] Slaughter diz que o uso da expressão καὶ εἰ ("e se...") aponta para o fato de que a maioria das esposas entre os leitores tinham um marido crente e que maridos descrentes seriam menos comuns. (SLAUGHTER, James. *Winning unbelieving husbands to Christ* (1 Pet 3:1b-4), *Bibliotheca Sacra* [April-June, 1996], p. 199.)

[16] ἀπειθοῦσιν

[17] LOPES, p. 66.

James Slaughter, citando David Balch, acrescenta:

> Era esperado que uma esposa naquele contexto cultural seguisse a religião do seu marido. Não fazer isso constituiria um comportamento altamente insubordinado diante dos seus vizinhos, e mulheres cristãs de marido pagão seriam vistas assim.[18]

Podemos imaginar o constrangimento de um marido cuja esposa "enlouqueceu" a ponto de juntar-se à religião dos crentes, um embaraço que poderia culminar em tratamento áspero ou até mesmo abusivo da esposa. Nessa situação hipotética levantada por Pedro, ele oferece uma perspectiva animadora para as esposas: a possibilidade de "ganhar" o marido para a fé cristã.

O fato de que o marido pode ser convencido "sem palavra alguma"[19] enfatiza o poder de um espírito manso e tranquilo e a sabedoria do plano divino para os papéis no lar. O procedimento ou estilo de vida[20] de uma esposa autenticamente cristã seria suficiente para conquistar o coração do marido.

> Infelizmente [...] [algumas mulheres] tentam converter o marido não cristão à força e de qualquer jeito [...] usando todo tipo de argumento possível para empurrar-lhe o evangelho goela abaixo. Embora a intenção seja boa, a metodologia é a pior possível.[21]

O versículo 2 dá a razão por que o homem incrédulo pode ser ganho: ele observa contínua e constantemente o comportamento da esposa.[22] A palavra "observar"[23] só aparece duas vezes no Novo Testamento, com a

---

[18]SLAUGHTER, "Winning", p. 200, citando BALCH, David. *Let wives be submissive: the Domestic code in 1 Peter* (Chico, CA: Scholars, 1981), p. 99.

[19]Alguns versículos depois, em 3:15, Pedro exorta os leitores a estarem sempre prontos para dar uma palavra sobre sua esperança em meio ao sofrimento. Supostamente incluiria as próprias esposas também; ou seja, o fato de ganhar o marido "sem palavra alguma" não significa que nunca poderiam *falar* da sua fé em Cristo, mas que deveriam esperar que seu comportamento provocasse a curiosidade espiritual do marido.

[20] ἀναστροφῆς

[21]LOPES, Augustus Nicodemus, p. 68.

[22]A palavra κερδαίνω significa "ganhar" uma pessoa para Cristo nos cinco usos em 1Coríntios 9:19-22.

[23] ἐποπτεύσαντες

outra ocorrência no capítulo anterior, 1Pedro 2:12, e com a mesma ideia: *mantendo exemplar o vosso procedimento no meio dos gentios, para que, naquilo que falam contra vós outros como de malfeitores, OBSERVANDO-VOS em vossas boas obras, glorifiquem a Deus no dia da visitação.*

O que o marido observa? Duas atitudes recebem ênfase: temor (respeito) e sinceridade (santidade). "Cheio de temor" (ἐν φόβῳ) não descreve uma atitude de covardia ou subserviência diante do marido (como é o caso no temor aos homens — veja Pv 29:25). Fica difícil decidir se o "temor" refere-se à atitude da esposa diante de Deus ou diante do marido, mas o primeiro certamente influencia o segundo: o temor do Senhor faz com que a mulher tema (respeite) seu marido. O apóstolo Paulo usou a forma verbal da mesma palavra em Efésios 5:33 para descrever mulheres que "temem" ou "respeitam" seu marido. A forma verbal da palavra "temor" aparece no versículo 6 e esclarece o fato de que o temor não é a homens mas, sim, a Deus: *praticando o bem e não TEMENDO perturbação alguma.*

Contudo, o marido também observa o "honesto comportamento" da esposa. A palavra "honesto" (ἀγνὴν) pode ser traduzida por "puro" (veja Fp 4:8; 2Co 11:2), "sincero", ou "inocente" (2Co 7:11). A mesma palavra foi usada para descrever o caráter "puro" que as mulheres mais velhas incentivariam nas mais jovens (Tt 2:5). Assim como os servos, a mulher que se encontra numa situação em que é perseguida pela sua fé terá a possibilidade de silenciar a oposição pelo seu estilo de vida exemplar. Que testemunho poderoso ela poderia dar!

À luz do texto, nada justifica a separação por parte do cristão do seu cônjuge incrédulo. Como Augustus Nicodemus Lopes comenta, erram aqueles que "profetizam em nome de Jesus" de que o crente em tais situações deve se separar e se casar com outro cristão.[24]

Cabe aqui uma palavra sobre o chamado "jugo desigual". Nada no texto indica se a mulher crente casou-se com um incrédulo ou se ela se converteu depois de casada. À luz do ensino categórico da Palavra de Deus contra o casamento misto, fica mais provável que Pedro tenha o segundo caso mais que o primeiro em mente. Mas certamente mulheres cristãs em ambos os casos precisariam do conselho do apóstolo.

---

[24]LOPES, Augustus Nicodemus, p. 67.

Infelizmente, alguns têm usado esse texto para justificar o "namoro e casamento evangelísticos" ou "missionários", ou seja, racionalizam uma união com alguém que não partilha da mesma fé por causa da possibilidade de "ganhá-lo" para Cristo. Mas o fim nunca justifica um meio claramente proibido por Deus. Na nossa experiência ministerial, para cada cônjuge incrédulo que mais tarde é convertido a Cristo dentro do jugo desigual, há vinte outros casamentos mistos que sofrem de grande divisão e conflito.

3. O esclarecimento (3:3,4)

> *Não seja o adorno da esposa o que é exterior, como frisado de cabelos, adereços de ouro, aparato de vestuário; seja, porém, o homem interior do coração, unido ao incorruptível trajo de um espírito manso e tranquilo, que é de grande valor diante de Deus.*

O terceiro passo no argumento de Pedro esclarece a vital importância do caráter da mulher, muito acima de questões superficiais de aparência. Ao contrário do que alguns têm alegado sobre o texto, Pedro não veta o uso (sábio e moderado) de roupas finas, maquiagem e outros adereços atraentes. Sua ênfase está no desenvolvimento de uma beleza interior que não somente mantém a atenção do marido muito depois que a aparência externa desvaneceu, mas que o próprio Deus valoriza.

> É importante ressalvar que Pedro não está proibindo as esposas cristãs de cuidar de sua aparência. Às vezes, isso é até mal compreendido. Dentro do pentecostalismo antigo e tradicional, a mulher é proibida de fazer as sobrancelhas, usar batom, colocar brincos, cortar o cabelo. O argumento usado é frequentemente baseado nas palavras de Pedro. Mas notemos que Pedro não está passando uma proibição absoluta quanto aos ornamentos, mas dizendo que elas não deveriam ficar bonitas *somente* ou *exclusivamente* usando enfeites, penteados exagerados, joias ou vestidos caros. Deveriam dar atenção principalmente à beleza interior [...] A deferência da esposa cristã diante do marido descrente pode ser demonstrada pela maneira pela qual ela se veste, não para impressioná-lo ou persuadi-lo pela vestimenta sensual, mas para ganhá-lo pela crescente apreciação do espírito dela.[25]

---

[25] Ibidem, p. 73.

Sandra Glahn sugere que o uso de adereços caros servia como sinal de *status* social, o oposto do que Pedro deseja para esposas piedosas:

> Esse espírito que Pedro [recomenda] [...] não foi algo que a esposa poderia vestir e despir como faria com ouro ou roupas. Foi uma ornamentação permanente, imperecível [...] O espírito manso e quieto é o único tipo de beleza que a mulher pode usar que nunca pode ser tirado dela. Não fica com rugas e não diminui com a idade. Os seres humanos consideram o ouro como precioso, mas o Deus que um dia irá pavimentar as ruas com ouro (Ap 21:21) considera outra coisa muito mais preciosa — *o caráter*.[26]

Mais uma vez, descobrimos que Deus não quer submissão "da boca para fora", mas brotando do interior de um coração transformado por Jesus. E esse coração há de transformar o marido que talvez nem conheça a Jesus.

Na cultura da época, assim como hoje, as mulheres foram tentadas a supervalorizar a aparência física e dar pouca ou nenhuma atenção ao que tinha de mais valor — o espírito manso e tranquilo. Ironicamente, Pedro destaca "o *homem* interior do coração" da mulher![27] A palavra "interior" é literalmente "escondido" (κρυπτὸς). Embora não tão visível como cosméticos e roupas elegantes, a beleza de um caráter submisso atrai a todos, a começar com o próprio marido. Mas seu real valor somente é percebido pelo próprio Deus que sempre vê o interior (1Sm 16:7b). O apóstolo Paulo ecoa essa mesma ideia em 1Timóteo 2:9:10:

> *Da mesma sorte, que as mulheres, em traje decente, se ataviem com modéstia e bom senso, não com cabeleira frisada e com ouro, ou pérolas, ou vestuário dispendioso, porém com boas obras (como é próprio às mulheres que professam ser piedosas).*

A beleza interior é "incorruptível". Pedro contrasta aquilo que desaparece com o tempo — a beleza física — com aquilo que permanece para sempre.

Em seu livro *Design divino*, Mary Kassian e Nancy Leigh DeMoss captam o sentimento do texto:

---

[26] GLAHN, Sandra. "Weaker vessels and calling husbands 'Lord': was Peter insulting wives?", *Bibliotheca Sacra* 174: 693 (January-March, 2017): Dallas, TX, p. 68-69.
[27] ὁ κρυπτὸς τῆς καρδίας ἄνθρωπος

Na hora da verdade, porém, a mulher controladora, intransigente, espalhafatosa, alvoroçada, desbocada, obstinada e grosseira não é bonita nem feminina, não importa a beleza de seu físico. Contudo, a mulher cuja beleza vem de dentro, a mulher que traja a beleza da santidade, e aceita o *design* de Deus para ela [...] *Uau!* Mesmo que não tenha o rosto nem o corpo de uma *top model*, ela é extremamente bela e preciosa aos olhos de Deus.[28]

Ironicamente, o apóstolo Paulo usa a mesma figura em Efésios 5:26,27 quando fala do papel do marido na santificação da esposa — para que ela não tenha manchas ou rugas "espirituais".

As pessoas que fazem da sua beleza exterior a razão da sua existência terão uma velhice vazia, arrasada, angustiada, deprimida e sem sentido [...] O problema das que querem cuidar mais do exterior é que elas pensam que a primeira pessoa que elas devem agradar são os homens [...] Porém, o mais importante é agradar a Deus com a sua beleza interior.[29]

A mulher de honra possui um espírito "manso e tranquilo". As palavras descrevem alguém bem diferente da mulher barulhenta e ousada, por exemplo, de Provérbios 7:11,12. Esta é *apaixonada e inquieta, cujos pés não param em casa: ora está nas ruas, ora, nas praças, espreitando por todos os cantos.* "Manso" não sugere que ela seja uma mulher fraca, tímida ou pacata. Descreve alguém forte mas moderado, capaz mas humilde.[30] O próprio Senhor Jesus era *manso e humilde* (Mt 11:29), e sabemos que Moisés, poderoso líder do povo de Israel, foi o homem mais manso na face da terra (Nm 12:3).[31]

"Tranquilo" traduz uma palavra que só foi usada duas vezes no Novo Testamento — na descrição da mulher submissa aqui em 1Pedro 3 e em 1Timóteo 2:1,2: *Antes de tudo, pois, exorto que se use a prática de súplicas [...] em favor dos reis e de todos os que se acham investidos de autoridade, para que vivamos vida* TRANQUILA *e mansa, com toda piedade e respeito.*[32]

---

[28] KASSIAN e DEMOSS, p. 182.
[29] LOPES, Augustus Nicodemus, p. 74-75.
[30] É interessante notar que a palavra que descreve a mulher *virtuosa* (Pv 31:10) significa "forte": חַיִל
[31] Πραΰς
[32] ἡσύχιος

A ideia da palavra é de alguém não tumultuoso ou encrenqueiro, mas pacífico.

Sandra Glahn esclarece que a ordem fica longe de exigir silêncio absoluto da parte da mulher. O contexto nos leva a entender que Pedro proibia a esposa de falar palavras que ela achava sábias ou necessárias para tentar ganhar o marido para Cristo. O peso de responsabilidade para articular um argumento convincente para "converter o marido" foi assim tirado de seus ombros. "Seu pneuma [espírito] silencioso iria permitir que o pneuma [Espírito] Santo fizesse o trabalho dele. E a esperança dela não estava em si mesma, mas em Deus (1:13,21)."[33]

É importante ressaltar que o que Pedro destaca aqui não é uma questão de temperamento. Uma mulher extrovertida, dinâmica, talentosa e com dons de falar também pode exemplificar um espírito manso e tranquilo na maneira com que ela trata o marido e os filhos e por seu comportamento na comunidade. Ela traça características do fruto do Espírito: paz, mansidão e domínio próprio.

O ponto alto de todo o parágrafo está na descrição do valor atribuído a essa mulher pelo próprio Deus. Deus a considera "de grande valor" (πολύτιμος). A expressão foi usada em Mateus 13:46 para descrever a pérola de qualidade e valor excepcionais e também acerca da fé provada que é mais valiosa que ouro (1Pe 1:7). O que fica claro é que, mesmo que alguns homens não valorizem uma mulher mansa e tranquila, Deus sempre a considera digna de imenso valor e honra.

4. A ilustração (3:5,6)

> *Pois foi assim também que a si mesmas se ataviaram, outrora, as santas mulheres que esperavam em Deus, estando submissas a seu próprio marido, como fazia Sara, que obedeceu a Abraão, chamando-lhe senhor, da qual vós vos tornastes filhas, praticando o bem e não temendo perturbação alguma.*

A conclusão do texto fornece uma ilustração baseada numa das mulheres mais respeitadas na história de Israel — Sara, esposa de Abraão. Pedro evoca a história dela para concluir seu argumento com um exemplo prático de como a beleza interior pode manifestar-se em submissão

---
[33] GLAHN, p. 69.

honrosa. Ele cita uma mulher conhecida pela sua beleza tanto externa como interna (veja Gn 12:11). É possível ser bonita por dentro e por fora!

Nessa simples ilustração, Pedro cita não menos que sete características que descrevem mulheres com beleza interior. Elas se "ataviaram", ou seja, "se enfeitaram", não tanto com adereços externos, mas com submissão ao próprio marido:[34]

- Santidade.[35]
- Fé (*esperavam em Deus*).
- Submissão.
- Obediência.
- Despeito (*chamando-lhe senhor*).
- Boas obras (*praticando o bem*).
- Coragem (*não temendo perturbação alguma*).

Os versículos 5 e 6 têm criado certa confusão. Dizem que Sara obedeceu a Abraão, "chamando-lhe senhor". Talvez para alguns pareça machismo puro. Imagine, chamar o marido de "senhor"! É mais que provável que uma mulher que hoje chamasse seu marido de "senhor" provocasse uma resposta contrária ao que o texto deseja: atrair descrentes (especialmente o marido) para a fé.[36] Mas o ponto do texto é o espírito de humildade que caracterizava Sara, uma mulher formosa não somente por fora, mas por dentro também. Pelo menos duas vezes ela sofreu alguma injustiça por causa do seu marido desobediente (Gn 12; 20), algo que seria um ótimo exemplo para as leitoras da carta.

O que é fascinante no texto é o fato de que Pedro cita Gênesis 18:12, que diz: *Riu-se, pois, Sara no seu íntimo, dizendo consigo mesma: Depois de velha, e velho também O MEU SENHOR, terei ainda prazer?* O texto se refere a um momento em que Sara estava falando consigo mesma, e não para Abraão. Mas o uso do particípio presente, "chamando" (καλοῦσα), sugere que essa foi a atitude costumeira do coração dela. Ou seja, ela honrava a Abraão (e se submeteu a ele) mesmo quando ele estava ausente.

---

[34] O particípio presente médio modal ὑποτασσόμεναι, "sujeitando", descreve a maneira pela qual as mulheres se enfeitavam.
[35] αἱ ἅγιαι γυναῖκες
[36] GLAHN, p. 72.

A mulher não precisa chamar seu marido de "senhor" para ser filha de Sara.[37] O ponto da ilustração não é o fato de que ela usa a palavra "senhor", mas a atitude demonstrada. Sara respeitava Abraão, mesmo tendo ele vacilado em sua fé mais de uma vez, ora mentindo que ela era sua irmã (Gn 12), ora dormindo com a serva da sua esposa (Gn 16), ora mentindo de novo (Gn 20). Mesmo quando ele obedeceu a Deus, saindo de repente de Ur para um lugar desconhecido (Gn 12) ou oferecendo Isaque em sacrifício (Gn 22), Sara deve ter pensado que seu marido tivesse enlouquecido. Certamente Abraão não era um marido perfeito, mas mesmo assim Sara se submetia a ele, como ato de obediência ao Senhor.

Mulheres que demonstram respeito pelo marido mesmo na ausência dele revelam atitudes de honra e submissão na esfera do coração — algo de extremo valor diante de Deus. Infelizmente, mesmo entre as mulheres que conseguem aparentar submissão e respeito na presença do seu marido, muitas revelam um coração magoado e rebelde pela maneira com que se referem ao marido diante de amigas e familiares na ausência dele.

O parágrafo termina descrevendo o resultado desse caráter piedoso: a mulher não temerá nenhuma "perturbação". A palavra traduzida por "perturbação" ocorre somente aqui no Novo Testamento e traz a ideia de algo que assusta, causa terror ou que é alarmante.[38] Mas qual seria a ideia? O que poderia assustar a mulher que *não* se submete a seu marido? A ideia parece ser que mulheres que desobedecem a seu marido ou não o respeitam têm motivo de temer alguma sorte de recriminação, assim como cidadãos e servos rebeldes devem esperar algum castigo vindo das autoridades (1Pe 2:13-20).

Conclusão

Basta salientar que só Jesus é capaz de produzir as características sobrenaturais de submissão verdadeira na mulher. Mesmo em situações de grande sofrimento e diante de um marido incrédulo e talvez hostil ao evangelho, a vida de Jesus poderia se manifestar na esposa cristã. "É somente por meio da fé em Cristo Jesus, por meio do novo nascimento

---

[37] O hebraísmo "filha de Sara" reflete a ideia de alguém que incorpora as mesmas características, como no nosso ditado "Filho de peixe, peixinho é" ou "Tal pai, tal filho". Glahn propõe que o texto de Isaías 51:1,2 está em perspectiva (p. 72). Veja Mateus 5:44,45.
[38] Πτόησιν

pelo Espírito Santo, pelo poder de Deus em nosso coração que podemos viver o padrão bíblico para o casamento."[39]

O que Pedro exige não significa que uma mulher deve se sujeitar ao abuso ou maus-tratos do marido. Nesses casos, outros fatores bíblicos precisam ser avaliados, como, por exemplo, o fato de que fomos feitos à imagem de Deus e que Deus faz de tudo para proteger a sua imagem no ser humano.

Slaughter conclui:

> Submissão coerente com o caráter de Deus significa que a esposa não deve ser cúmplice com pedidos impiedosos feitos pelo marido. É uma questão grave a mulher ao menos cogitar a possibilidade de não se submeter ao marido. Porém, em inúmeros exemplos nas Escrituras,[40] Deus a provou àqueles que recusaram obedecer a homens quando isso significava desobedecer a Deus. No fim, existe uma autoridade mais alta que pessoas, ou seja, o próprio Senhor. Segue, então, que a autoridade do marido sobre a mulher está limitada. Ela não é responsável por se submeter ao marido se isso significa desobedecer a Deus, por exemplo, renunciando a Cristo ou cometendo um ato imoral. Pecar em obediência ao marido seria desobedecer a Cristo, a autoridade maior. Fazendo assim, ela violaria a ordem que Pedro deu antes, de ser santo como Deus é santo (1:15).[41]

No entanto, em situações corriqueiras, a transformação interna feita pelo Espírito de Deus e que produz o fruto do Espírito (leia-se a vida de Jesus) faz com que a mulher temente a Deus reflita essas características e seja grandemente honrada por Deus, se não pelos homens. E, se Deus assim permitir, pode até ganhar o marido incrédulo para Cristo, como fruto da sua atitude sobrenatural.

| A grande ideia |

A esposa cristã submete-se ao seu próprio marido, mesmo que ele não seja cristão, como expressão da beleza interior, de grande valor perante Deus.

---

[39] LOPES, Augustus Nicodemus, p. 77.
[40] Veja Êxodo 1:15-22; Daniel 3 e 6; Atos 5:17-32.
[41] SLAUGHTER, "Submission", p. 73-74.

PARA DISCUSSÃO

1. Qual o relacionamento entre 1Pedro 3:1-6 e o texto anterior que trata de sofrimento (1Pe 2:11-15)?
2. A atitude submissa de Sara foi uma atitude de coração *e* de comportamento. Quais são maneiras *internas* e *externas* em que uma esposa cristã pode demonstrar o mesmo espírito submisso de Sara?
3. Até onde a esposa cristã deve submeter-se ao seu marido não cristão? Quais os limites em sua submissão?

43

Homens participantes do lar

(1Pe 3:7)

> *Maridos, vós, igualmente, vivei a vida comum do lar, com discernimento; e, tendo consideração para com a vossa mulher como parte mais frágil, tratai-a com dignidade, por que sois, juntamente, herdeiros da mesma graça de vida, para que não se interrompam as vossas orações.*

Nunca vou me esquecer da cena na entrada do parque aquático: uma mulher magra, carregando um isopor pesado, guarda-sol e cadeiras de praia, com três crianças pequenas logo atrás, também carregadas como mulas, e o marido, logo atrás, mãos vazias, sem camisa, pavoneando-se para mostrar os músculos — fruto de anos na academia.

Infelizmente, o absurdo daquela cena se repete muitas vezes em lares cristãos com maridos insensíveis que sobrecarregam a esposa com fardos espirituais, emocionais e físicos além da capacidade delas. Tudo isso enquanto o "macho" se flexiona para projetar uma imagem que não coincide com a realidade.

O apóstolo Pedro corrige essa inversão de valores e papéis quando fala para maridos sobre suas responsabilidades como homens no lar.

Contexto

No contexto maior, Pedro vem tratando da submissão do cristão às autoridades e do sofrimento que isso pode acarretar na causa de Cristo (1Pe 2). Agora volta sua atenção para a responsabilidade dos maridos cristãos. Estes devem também (ὁμίως — "da mesma maneira" — v. 7) cumprir seu papel dado por Deus, que inclui "sofrimento" e sacrifício.

Mesmo sendo só um versículo voltado para o marido, não menos de três responsabilidades são citadas para ele desempenhar no contexto do lar, seguidas de duas razões.

1. Responsabilidades do marido cristão

Pedro começa destacando as responsabilidades próprias do marido no trato da esposa.

A. Presença efetiva no lar: vivei a vida comum do lar

A primeira responsabilidade do marido cristão, "viver a vida comum do lar", traduz uma única palavra no texto original, que traz a ideia de "morar juntos".[1] Talvez pareça estranho para nós uma ordem para um casal casado morar junto, mas na cultura da época a esposa muitas vezes era considerada alguém com quem o marido teria filhos, não alguém com quem compartilhava a vida. Sua vida de conquistas mundo afora incluía concubinas para o prazer sexual.

Pedro vai contra a cultura quando pede que os maridos convivam efetivamente com sua esposa — não simplesmente marcando presença, mas estando realmente presentes em seu lar; não usando o lar como posto de reabastecimento, mas como destino final na jornada da vida.

Embora haja muitas diferenças culturais entre o período em que Pedro escreveu e nossos dias, sua exortação inicial tem implicações importantes ainda hoje. Hernandes Dias Lopes comenta que "A vida moderna faz com que duas pessoas podem estar casadas e não ter uma vida em comum".[2]

Como responsável pelo andamento do lar, o marido precisa estar por dentro de tudo que passa debaixo do seu teto. Mesmo que delegue muita responsabilidade à sua esposa e até aos filhos mais velhos e domésticos, Deus o responsabiliza como governador da casa (1Tm 3:4,5; Ef 6:4). Como ele faz isso pode variar de cultura para cultura, mas, se ele nunca está presente no lar, fica difícil cumprir a ordem.

O problema de muitos homens é que há inúmeras tentações para sairmos do lar. Deus fez o homem para trabalhar, mas há limites ao tempo que ele deve gastar no trabalho (Sl 127:1,2). Sabemos que, se alguém não trabalhar, também não deve comer (2Ts 3:10). Também reconhecemos que cabe ao homem prover às necessidades dos membros da família. Caso

---

[1] Os particípios gregos são usados independentemente e com força de imperativos no versículo 7, quase como verbos finitos. A maioria das traduções os tratam como imperativos. A expressão traduzida por *vivei a vida comum do lar* (συνοικοῦντες) ensina que o marido deve ser um participante ativo na vida familiar.
[2] LOPES, Hernandes Dias. *1Pedro*. São Paulo: Hagnos, 2012, p. 110.

contrário, seria pior que os ímpios (1Tm 5:8). Mas há o grande perigo da cobiça e de ser seduzido pelo sucesso, pelo poder, pelo dinheiro e pela realização profissional que *tira* o homem cada vez mais do lar. Acaba construindo casas e destruindo o próprio lar. Deus chama o homem de volta, não para descurar de suas responsabilidades de ganhar o pão de cada dia, mas para manter o equilíbrio com sua presença em casa.

É interessante que nossa palavra "casamento" literalmente descreve a ideia de "fazer uma casa juntos", "fazer morada" com alguém. "Casamento" é o ato de formar um lar e habitar com outro numa casa!

Quando o texto chama o homem para "viver a vida comum" ou "habitar junto com" sua mulher, traz a ideia de ele ser exclusivamente dela, presente em todos os sentidos (emocional, intelectual, social e sexual) nas atividades do seu próprio lar.

Essa ideia de presença e exclusividade também é encontrada nas qualificações dos líderes espirituais da família de Deus, a igreja, onde os homens qualificados precisam ser *maridos de UMA* só mulher (1Tm 3:2,12) e que governem bem a família (cf. 1Tm 3:4,5). A ideia é que são homens totalmente devotados, comprometidos e fiéis à *sua* esposa.

> Na Europa e em outros lugares, não há [a instituição da empregada doméstica]. Então, o marido lava louça, varre a casa, lava banheiro, lava janelas, conserta as coisas em casa, faz comida. Mas, aqui no Brasil, a gente paga uma empregada para fazer isso. Por isso mesmo, essa palavra de Pedro é muito importante para o marido. O marido deve viver a vida comum do lar junto com a esposa. Ele também tem responsabilidade no andamento da casa [...] Ele tem que estar presente com sua esposa, e deve participar da criação dos seus filhos.[3]

B. Conhecimento profundo da esposa: *com discernimento*[4]

A segunda responsabilidade do marido cristão completa o propósito da sua convivência com ela: *vivei a vida comum do lar, COM DISCERNIMENTO*. A palavra "discernimento" é literalmente "conhecimento". A convivência do homem com sua esposa significa fazer parte da vida dela, a ponto de conhecê-la intimamente.

---

[3] Ibidem, p. 110-111.
[4] κατὰ γνῶσιν

Mais uma vez, o Espírito de Deus toca numa área sensível na vida do homem. Em termos gerais, homens não são bons observadores da sua esposa. Vivem no mundo deles e muitas vezes têm pouca ideia do que se passa na vida da esposa — suas dores, preocupações, seus sonhos e desejos.

Uma aplicação interessante desse princípio envolve a vida sexual do casal. Não é por acaso que o eufemismo bíblico que descreve a relação sexual do casal é "conhecer a esposa" (cf. Gn 4:1,25). Em termos gerais, o homem que quer satisfazer sexualmente a sua esposa precisa conhecê-la bem, a ponto de estudá-la para saber do que gosta e do que não gosta e se esforçar para atender às suas necessidades e aos seus desejos. Se não conhecer sua esposa, vai falhar no cumprimento da ordem bíblica dada por Paulo: *O marido conceda à esposa o que lhe é devido [...] o marido não tem poder sobre o seu próprio corpo, e sim a mulher* (1Co 7:3a,4b).

No entanto, o conhecimento da esposa não é somente no quarto do casal. O marido que participa da vida do lar deve crescer na compreensão da sua esposa o dia todo e todo dia, especialmente nas áreas nas quais ela tem menos estrutura e força para enfrentar os desafios da vida. Por isso o texto continua dizendo: *tendo consideração para com a vossa mulher como parte mais frágil*. O texto original junta as ideias de "conhecimento" e "fragilidade" de forma mais clara e pode (deve) ser traduzido literalmente por "vivendo juntos com conhecimento como com um vaso mais frágil feminino".[5]

A fragilidade da esposa não significa que ela é inferior ao marido, como veremos no final do versículo, pois são coerdeiros da graça da vida.

"Parte mais frágil" traduz ἀσθενεστέρῳ σκεύει. A expressão já causou muito debate. Alguns a rejeitam, supondo que inferioriza a mulher e assim viabiliza um machismo opressor. Mas, assim como tudo nesse versículo, Pedro está longe de tratar a mulher com desdém. Tudo no texto aponta para a dignidade, preciosidade e honra da mulher.

Parece mais apropriado entender a expressão como descrevendo a mulher como um vaso ornamental, delicado, precioso, de grande valor e que deve ser protegido a qualquer custo. Essa ideia corresponde bem à cláusula seguinte, que diz que a mulher deve ser honrada e tratada com dignidade.

---

[5] συνοικοῦντες κατὰ γνῶσιν ὡς ἀσθενεστέρῳ σκεύει τῷ γυναικείῳ

Contudo, em que sentido a mulher é mais "frágil" ou "fraca" (um dos significados do termo original)? Certamente não se refere à capacidade de suportar dor — em termos gerais, as mulheres têm uma tolerância à dor muito maior que os homens. Também não indica fraqueza intelectual — tudo indica que as mulheres têm a mesma capacidade mental que os homens.

"Vaso mais frágil" pode significar que a mulher é mais suscetível à tentação — uma ideia que encontra respaldo no relato da tentação de Eva (Gn 3:1-6) e nos comentários feitos no Novo Testamento sobre o mesmo evento (1Tm 2:14). Nesse sentido, a mulher deveria ser liderada espiritualmente pelo homem, que tem a responsabilidade de santificá-la pela *lavagem de água por meio da palavra* (Ef 5:26).

Pedro também pode estar se referindo a uma fragilidade emocional maior (mesmo havendo inúmeras exceções). Nesse sentido, o homem tem a responsabilidade de cuidar dela e protegê-la, na medida do possível, de estresse excessivo, de fardos emocionais além da sua capacidade de suportar, de tristeza e desânimo. Como alguém certa vez disse, "Uma esposa triste é a maior vergonha para seu marido".

Finalmente, o significado mais provável de "vaso mais frágil" nesse texto é uma fragilidade física — especificamente de força e de perseverança. Mais uma vez, sempre há exceções à regra, mas biologicamente a mulher normalmente não tem a estrutura muscular nem a resistência que o homem tem. Por isso Pedro exige que as mulheres sejam protegidas pelos homens como forma de honrá-las.

Resumindo, em termos práticos, Pedro exige que os maridos cristãos protejam sua esposa espiritual, emocional e fisicamente. Já vimos a mesma ideia ecoada por Paulo em Efésios 5:28-30: *Assim também os maridos devem amar a sua mulher como ao próprio corpo. Quem ama a esposa a si mesmo se ama. Porque ninguém jamais odiou a própria carne; antes, a alimenta e dela cuida, como também Cristo o faz com a Igreja; porque somos membros do seu corpo.* Kassian e DeMoss observam: "Deus espera que os homens tratem as mulheres como se elas fossem um cristal finíssimo, e não um pneu de trator!"[6]

Já vimos algumas das maneiras pelas quais o homem cristão pode ser o protetor da sua esposa (veja a exposição do papel do homem em Ef 5:25-33). Aqui queremos acrescentar outras ideias:

---

[6] KASSIAN e DEMOSS, p. 71.

a. Proteção espiritual

- Orando junto com sua esposa (veja a última cláusula do versículo);
- Encorajando o crescimento espiritual da esposa;
- Compartilhando com ela o que Deus está fazendo na vida dele;
- Dirigindo a família num tempo devocional ("culto doméstico");
- Liderando, por exemplo, nos cultos e ministérios da igreja.

b. Proteção emocional

- Preocupando-se com o bem-estar da esposa;
- Verificando (investigando) causas da sua tristeza;
- Entendendo sua fragilidade emocional maior durante a menstruação ou menopausa;
- Aliviando um pouco do estresse que acompanha sua vida como mãe (ajudando na disciplina e no cuidado das crianças; preocupando-se com a situação de cada filho);
- Sendo paciente com suas lágrimas enquanto realmente tenta compreender o que está sentindo (sem necessariamente tentar resolver o problema — resposta normal masculina).

c. Proteção física

- Praticando cortesias culturalmente apropriadas que dizem "Estou aqui para cuidar de você" (abrir portas, puxar a cadeira para ela se assentar, caminhar juntos estando ele sempre do lado do trânsito);
- Providenciando para ela o descanso necessário;
- Encorajando-a a procurar um médico quando passa por problemas de saúde;
- Perguntando sobre a saúde dela — e levando a sério o que ela responde;
- Fazendo as tarefas desagradáveis da casa, dentro e fora.

C. Honra pública e particular: *tratai-a com dignidade*

A terceira responsabilidade do marido cristão, ainda relacionada às duas primeiras, exige não somente que ele *sinta* respeito pela esposa, mas que ele *mostre* respeito e honra.

A frase traduzida por *tratai-a com dignidade* reflete duas palavras no texto original que têm a ideia de atribuir honra. O termo "dignidade" é uma palavra comum para se referir à honra que é devida.[7] A expressão "tratai-a" representa uma palavra que foi usada somente aqui no Novo Testamento e traz a ideia de "atribuir, demonstrar ou revelar" honra — algo mais profundo do que simplesmente "sentir respeito".[8] O homem *atribui* honra à esposa e *mostra* que ele a considera digna de todo o respeito. Somos lembrados do marido da mulher virtuosa de Provérbios 31 que honra sua esposa, dizendo:

> *Muitas mulheres procedem virtuosamente, mas tu a todas sobrepujas. Enganosa é a graça, e vã, a formosura, mas a mulher que teme ao* Senhor, *essa será louvada. Dai-lhe do fruto das suas mãos, e de público a louvarão as suas obras* (Pv 31:29-31).

Como o marido pode demonstrar honra à esposa? Não é necessário fazer um *show*, especialmente quando a mulher não gosta de manifestações públicas de carinho. Mas existem maneiras criativas, públicas e particulares, que deixam claro quanto o marido estima sua esposa:[9]

- Falando bem dela para seus amigos, pais, filhos e outros parentes;
- Agradecendo-lhe pública e particularmente pelos sacrifícios que ela faz pelo bem do lar e da família;
- Surpreendendo-a ocasionalmente com pequenos gestos e paparicos;
- Nunca criticando ou envergonhando-a diante de outras pessoas;
- Ouvindo e respeitando suas opiniões e seus palpites antes de tomar decisões;
- Envolvendo-a em sua vida, nas preocupações, nas alegrias, nos sonhos e nos fracassos.

2. Razões das ordens

Esse breve versículo ainda conclui citando duas razões pelas quais o marido cristão deve manter uma presença efetiva no lar, conhecer profundamente sua esposa e honrá-la pública e particularmente:

---

[7] τιμὴν
[8] ἀπονέμοντες
[9] Para mais ideias, o leitor pode consultar dois livros do autor, *101 ideias para paparicar sua esposa* e *101 ideias para paparicar seu marido*, publicados pela Editora Hagnos.

- Ela é "coerdeira da graça da vida" e
- "para que não se interrompam suas orações".

A. Coerdeiros da graça da vida

Pedro contrabalanceia a ideia da fragilidade estrutural da mulher com o fato de que ela, junto com o homem, são coerdeiros da graça da vida. Ou seja, são iguais em termos do seu *status* diante de Deus, mesmo havendo diferenças essenciais e funcionais entre eles. Então, longe de sugerir qualquer inferioridade da mulher, Pedro a coloca no mesmo patamar do homem. Ambos são imagem de Deus. Ambos (no caso de casais cristãos) têm o mesmo destino.

"Coerdeiros da graça da vida" pode significar 1) que gozam da vida juntos na terra ou, mais provavelmente, 2) que possuem, juntos, vida eterna, que é a "graça da vida".[10] Em ambos os casos, homens devem tratar sua esposa graciosa e respeitosamente.

B. Orações não interrompidas

A segunda razão para o tratamento digno da esposa levanta mais dúvidas de interpretação. A cláusula "para que não se interrompam as vossas orações" sugere que, de alguma forma, Deus não atenderá à súplica do marido insensível e desrespeitoso para com sua esposa. Há duas possibilidades principais para o significado da frase, mas a primeira parece ser mais provável nesse texto, embora a segunda reflita uma realidade triste:

1. As orações do marido serão impedidas ou "cortadas"[11]: Deus não dará atenção à súplica do homem que não dá atenção à sua esposa.
2. As orações do casal serão impedidas por causa do comportamento insensível do marido. Um homem insensível à esposa terá muita dificuldade em orar com ela. A oração conjugal exige um nível profundo de intimidade, transparência e sensibilidade. Maridos insensíveis dificilmente terão coragem para orar com sua esposa.

---

[10] συγκληρονόμοι χάριτος ζωῆς — O genitivo "graça de vida" provavelmente é apositivo, "a graça que é vida".
[11] BAGD, p. 216, s.v. ἐγκόπτω — impedir, atrapalhar, obstruir.

David Prior comenta:

> Os casais geralmente consideram a oração conjunta como a parte mais difícil de todo o seu relacionamento [...] É particularmente o marido que encontra maiores problemas em se submeter a orar junto com a esposa. Os motivos disso não são óbvios, mas provavelmente estão ligados ao imenso orgulho natural do homem em não desejar revelar perante a esposa qualquer falta de autoconfiança, e a oração expressa, por excelência, a dependência de Alguém maior e mais forte.[12]

CONCLUSÃO

A maneira de o homem cristão tratar sua esposa revela muito sobre seu coração submisso ao Cristo ressurreto. Sua disposição em servir à sua família pela sua presença integral, conhecimento profundo e honra à esposa fará com que ele e a esposa se tornem verdadeiros companheiros na jornada da vida, com suas orações alegremente atendidas por Deus.

| A grande ideia |

O marido deve manter uma presença ativa no lar enquanto graciosa e respeitosamente protege a esposa.

PARA DISCUSSÃO

1. Qual a diferença entre "marcar presença" e "estar presente" no contexto do lar? Como o marido cristão pode ser mais efetivamente presente no dia a dia da sua família?
2. Em quais sentidos mulheres são vasos mais frágeis que os homens? É uma observação genérica ou absoluta?
3. Quais as maneiras mais práticas pelas quais o marido cristão pode *conhecer* sua esposa, *proteger* sua esposa e *tratá-la com dignidade e honra*?

---

[12] PRIOR, p. 126.

Apêndice 1

Textos secundários sobre o lar

Dependendo da perspectiva do intérprete, há muitos textos bíblicos secundários que tratam da família. São secundários porque "família" não necessariamente constitui o tema principal ou "grande ideia" do texto. Mas ainda contribuem, mesmo indiretamente, para a teologia bíblica da família. Seria difícil tratar de todos. Entre tantos outros, citamos alguns textos que nos parecem de maior importância ou que trazem reflexões diferentes do que já temos estudado.

A narrativa de Gênesis introduz o conceito de família e estabelece seus propósitos e ideais, como já vimos. Mas o conceito "família" se desenvolve na narrativa nos primeiros cinco livros de Moisés. Eugene Merrill traça o desenvolvimento desse conceito em seu livro *Teologia do Antigo Testamento*.[1] Note como a primeira família cresceu com o nascimento de Caim e Abel (e como a tragédia do pecado já atingiu os primeiros filhos quando Caim matou seu irmão). O filho de Caim e sua esposa constituíram uma terceira geração. Apesar da clara implicação de Gênesis 2:24 de que o casamento era para ser monogâmico, a cobiça do homem levou Lameque (e alguns dos patriarcas) à bigamia (Gn 4:19).

J. Lanier Burns resume as origens da família no período patriarcal: "A família de Deus tinha sido escolhida em Abraão, sua 'gestação' foi no Egito, depois foi levada por Moisés para a Terra Prometida e organizada como nação em Jerusalém por Davi e Salomão".[2]

A liderança masculina da família "confiou ao pai a responsabilidade de liderar a família, costume, em geral, chamado de 'patriarcado'".[3]

Infelizmente, os patriarcas do povo de Deus, Israel, muitas vezes foram fracassos em suas próprias famílias. Suas histórias não deviam ser usadas como desculpa para líderes sob a nova aliança, que têm mais

---

[1] MERRILL, *Teologia*, p. 190ss.
[2] BURNS, p. 277.
[3] Ibidem.

privilégios, inclusive o cânon completo das Escrituras e a presença constante do Espírito Santo que os habita.

Os livros históricos e proféticos acrescentam mais exemplos — a maioria, negativos — que nos instruem sobre a vida familiar. Há menos textos secundários sobre a família no Novo Testamento, mas ainda descobrimos como Deus considera a própria igreja como sua família e razões por que o líder espiritual precisa exemplificar um governo adequado da sua família antes de governar a família de Deus.

Em todos esses textos, somos lembrados de que nossos pés são feitos de barro, que a graça de Deus é suficiente para nossa fraqueza e que ele gosta de usar vasos de barro para sua honra e glória.

A seguir, apresentamos outros textos que ensinam princípios sobre a vida familiar:[4]

Gênesis 4 • A história de três irmãos

O princípio: O antídoto do veneno do pecado (que espalha-se rapidamente pela família e raça humana) é a proclamação do Redentor.

Observações:
- As consequências do pecado preditas por Deus entraram rápida e definitivamente na raça humana. A esperança de que Caim talvez fosse aquela semente prometida por Deus logo evaporou quando o "redentor" mostrou-se assassino.
- Deus falara da multiplicação da dor na criação dos filhos, e num só dia Eva perdeu dois filhos, da pior forma possível. Deus amaldiçoara a terra, para onde o homem voltaria, e a terra se abriu para receber o sangue do primeiro mártir.
- Descobrimos que Deus rejeita a religião humana, oca, apática, egocêntrica, superficial e hostil, que culmina na destruição da família e da sociedade quando o pecado e a vida contrária a Deus se espalham pela civilização (Gn 4:16-24). Os descendentes de Caim seguem em seus passos, cada vez mais distantes do Senhor, com um coração vazio, procurando por meio do sexo (bigamia) e do desenvolvimento da "civilização" preencher o vazio do coração.

---

[4] Para um desenvolvimento da teologia bíblica da família nos patriarcas e nos casais do AT, veja o resumo em BROMILEY, p. 8-13, e KÖSTENBERGER, p. 47-51.

- Se a história tivesse terminado aqui, realmente seria triste. Mas uma nota de graça preenche a dissonância trágica do pecado. Depois de perder seus dois filhos num só dia, Adão novamente conhece sua mulher, e ela gera mais um filho. Nota-se que a esperança se renova, pois Eva usa as mesmas palavras de Deus quando diz que adquiriu um "descendente" (lit., "semente") para tomar o lugar do descendente da promessa, Abel. Foi assim que Deus descreveu a semente da mulher que iria esmagar a cabeça da serpente. Ainda existia esperança para a raça humana, mas talvez iria demorar mais do que o casal imaginava.
- Que Sete representa um remanescente fiel, percebemos no último versículo do capítulo. E com a família de Sete, especificamente com o nascimento de seu filho Enos, os homens começam a invocar o nome do Senhor. O antídoto do pecado está aí, disponível para as linhagens de Sete e Caim. O nome (caráter) do Senhor renova nossa esperança de que o sangue do próprio Deus será vertido para anular os efeitos do veneno da serpente em nossas veias.
- Enquanto a linhagem de Caim preocupa-se com a vida "debaixo do sol", para preencher o vazio, distante de Deus, os descendentes de Sete preocupam-se com Aquele que está acima do sol, o Criador, e a manifestação do seu caráter. Enquanto os descendentes de Caim repetem e multiplicam os pecados do seu pai (veja Lameque), a linhagem paralela preocupa-se com a declaração do caminho de volta a um Deus de graça, santidade e poder.
- O veneno do pecado espalhou-se rapidamente. Mas onde o pecado abundou, a graça superabundou. Temos uma escolha: Pela graça de Deus, sermos adoradores verdadeiros, como Abel e Sete, ou rebeldes como Caim. Proclamar esperança em Jesus à linhagem de Caim, ou participar com eles nas fantasias ocas debaixo do sol. Podemos fazer parte da solução, o antídoto do pecado, pela proclamação do verdadeiro evangelho e pela adoração em espírito e em verdade.

Gênesis 5 • Enoque: o legado de quem anda com Deus

O princípio: Aquele que anda com Deus deixa um legado que impacta o mundo todo.

Observações:
- Deus havia dito a Adão que sua desobediência acarretaria sua morte. Porém, novecentos anos se passaram e Adão ainda estava vivo.

Gênesis 5 comprova a veracidade da advertência divina pela repetição do refrão fúnebre: "E morreu...". A morte é a triste realidade da consequência natural do pecado.
- Gênesis 5:1-20 mostra como a raça humana entrou numa roda viva de nascer, crescer, gerar filhos e morrer. A morte paira sobre o capítulo até chegarmos ao versículo 21. De repente, algo inédito acontece. Descobrimos que um homem, Enoque, não morreu, mas andou com Deus e este o levou. Enoque viveu sua vida pela fé (Hb 11:5,6), sempre na presença de Deus; rompeu a roda-viva de vida sem sentido (Gn 4) e voltou ao Paraíso porque viveu em comunhão constante com o Criador.
- Em termos da família, parece que Enoque começou a andar com Deus depois do nascimento do seu filho Matusalém. A *Almeida Revista e Corrigida* preserva uma tradução literal do texto que diz: *Andou Enoque com Deus, depois que gerou a Matusalém, trezentos anos; e gerou filhos e filhas* (Gn 5:22).
- Andar com Deus não apenas traz significado para os detalhes da nossa vida, mas deixa um legado para nossa família. Matusalém viveu até o ano do Dilúvio — mais do que qualquer outro homem na face da terra (Ef 6:3). Noé, bisneto de Enoque, foi o único salvo juntamente com sua família no Dilúvio e também *andava com Deus* (Gn 6:9). Ele foi como o bisavô cujo legado impactou o mundo todo: *No temor do S*ENHOR*, tem o homem forte amparo, e isso é refúgio para os seus filhos* (Pv 14:26).

Gênesis 6:1-8 • Noé: o legado da graça

O princípio: *O homem de Deus deixa um legado da graça que Deus usa para salvar vidas.*

Observações:
- Observe o cumprimento do mandato social de *multiplicar* e encher a terra (Gn 1:28) em Gênesis 6:1: *Como se foram multiplicando os homens na terra, e lhes nasceram filhas...* Infelizmente, uma nota sombria acompanha essa vitória. Tudo não é como Deus tencionou. O resultado foi a multiplicação de crime, corrupção, maldade e perversão (Gn 6:2-7).
- Foi justamente naquela hora que encontramos uma nota de esperança que permeia o que parece ser mais um capítulo triste na história da humanidade.

- Note a ordem de Gênesis 6:8,9: *Porém Noé achou graça diante do SENHOR [...] Noé era homem justo e íntegro entre os seus contemporâneos; Noé andava com Deus.* Se o versículo 9 precedesse o versículo 8, talvez creríamos que Deus deu "graça" como resultado da obediência de Noé. Mas a ordem dos versículos aponta para o fato de que Deus derramou sua graça, sem mérito humano, e que depois Noé se tornou um homem de caráter.
- No decorrer da história do Dilúvio, descobrimos como Deus usou um homem e sua família para salvar o mundo e dar continuidade à esperança de um Redentor que iria esmagar a cabeça da serpente.

Gênesis 9:22-27 • Noé: o legado do pecado

O princípio: O líder espiritual corre o risco de negligenciar sua própria família — com graves consequências.

Observações:
- Infelizmente, o legado da graça que Noé deixou para sua família (e nós) não veio sem manchas. O realismo das Escrituras pinta o retrato desse homem de Deus também num momento de falha moral que influenciou gerações de seus descendentes. O legado do pecado gera tristes consequências nos filhos.
- Salvo do dilúvio, Noé preparou um campo, plantou suas vinhas e finalmente colheu do seu fruto. Mas, num momento de deslize, ele como sacerdote do lar (8:20-22) deixou de reconhecer os perigos que sua falha significaria para seus descendentes.
- O tema da nudez que se repete no texto nos lembra de Adão e Eva. Noé caiu na armadilha do pecado. A Palavra de Deus não veta totalmente bebidas alcoólicas (cf. Sl 104:15; Jz 9:13), mas deixa muito claro que o tolo é vencido por ela (*O vinho é escarnecedor, e a bebida forte, alvoroçadora; todo aquele que por eles é vencido não é sábio* — Pv 20:1). A Palavra de Deus veta bebida alcoólica para sacerdotes (Lv 10:9), líderes, príncipes (Pv 31:4,5) e aqueles que fazem um voto de abstinência (Nm 6:2-4). Proíbe a bebedice sempre. O Novo Testamento nos chama para sermos controlados pelo Espírito, e não pelo vinho ou outros elementos estranhos (Ef 5:18).
- É impressionante notar como a bebida alcoólica está associada nas Escrituras com perversão sexual e violência. Bebedice e promiscuidade são irmãs gêmeas. Em Gênesis, as filhas de Ló praticam incesto

com o pai depois que ele ficou bêbado (19:31-35; cf. Hc 2:15: *Ai daquele que dá de beber ao seu companheiro, misturando à bebida o seu furor, e que o embebeda para lhe contemplar as vergonhas* [nudez]; veja tb. Lm 4:21). O efeito da bebida faz com que a pessoa abaixe sua guarda moral, permitindo que seus instintos mais básicos vazem num descontrole sexual e violento. É chocante notar que essas foram as mesmas características que levaram Deus a destruir o mundo com o Dilúvio (6:1,2,5,11). Mas, agora, Noé se torna semelhante àqueles que Deus destruíra. As consequências foram graves para sua família.

- A bebedice de Noé e sua nudez aberta geraram uma situação que iria revelar o coração dos filhos. Cam, que aprendemos mais tarde era o caçula (10:21), descobriu a vergonha do seu pai. Não sabemos como nem por que Cam estava perto da tenda do pai. Cam poderia ter ignorado a situação; poderia ter reagido como seus irmãos mais velhos, cobrindo a nudez do pai. Mas a reação dele foi em outra direção. O coração dele se revelou pela escolha que fez.
- O texto diz: *vendo a nudez do pai, fê-lo saber, fora, a seus dois irmãos.* Seu pecado era duplo: 1. Contemplou a nudez do pai. O verbo "vendo" pode trazer a ideia de "fitar os olhos", contemplar (Ct 1:6; 6:11b). Alguns têm extrapolado demais, sugerindo que o filho castrou o pai, ou que teve relações homossexuais com Noé; outros, de que se trata de um eufemismo, como encontramos em Levítico 18:18-20, em que "descobrir a nudez do pai" significa ter relações com a esposa dele. O que podemos afirmar do texto é que Cam revelou um coração sexualmente pervertido. Ele cruzou as fronteiras da decência e destruiu a honra do pai. 2.Desonrou o pai (Êx 21:15-17; Dt 21:18-21; Mc 7:10). Cam aproveitou a oportunidade para envergonhar seu grande pai, seja por ciúmes ou rebeldia, seja simplesmente por maldade. Exultando-se na vergonha do seu "grande" pai, ele tinha que expô-lo a outros, aos seus irmãos. Ele publicamente expôs um pecado particular do pai e, assim, o envergonhou.
- Cam não era "vítima" do pecado do pai. A situação revelou uma tendência rebelde em seu coração. Mas o pecado do pai foi a situação que fez com que ele pulasse a cerca da decência e da piedade.
- Reconhecemos que cada um é responsável pelo seu próprio pecado. Não encontramos base para doutrinas de "maldição hereditária" nesse texto. Ezequiel 18:2-4,19-21 nos diz que cada um é responsável pelo

seu próprio pecado. Mas encontramos, sim, um princípio que revela que o pecado dos pais coloca os filhos em situações difíceis nas quais tenham de tomar decisões que podem ser catastróficas para a sua vida. Cria um legado ruim. Efésios 6:4 declara: *Pais, não provoqueis vossos filhos à ira.*
- Noé despertou do sono e, de alguma forma, descobriu o que acontecera. Para a cultura oriental e para Deus, havia um mundo de trevas naquele ato perverso e rebelde. O alicerce de toda a sociedade está no respeito à autoridade e na pureza moral. Cam estava minando os alicerces do novo mundo, semeando as sementes da sua própria destruição!
- Todos nós somos vítimas do pecado, mas, pela graça de Deus, podemos superar esses obstáculos.

Gênesis 12—25 • Abraão, pai de muitas nações

O princípio: *Incredulidade, manipulação e engano na vida dos pais podem criar grande aflição e conflito para os membros de sua família.*

Observações:
- A vida de Abraão como patriarca, líder espiritual e pai de família é um estudo de contrastes que requereria volumes para realmente explorar. O registro em Gênesis descreve a peregrinação de fé de um homem que atingiu os altos e baixos da vida de fé. Enquanto andava com Deus, era amigo de Deus, mas repetidamente revelou a fraqueza da sua carne.
- Ironicamente, pela *família* do patriarca todas as nações da terra seriam abençoadas (Gn 12:1-3), mas foi justamente o uso da sua família para enganar outros que fez com que ele fosse maldição, e não bênção, para o faraó e os egípcios (Gn 12:10-20).
- A experiência se repetiu com Abimeleque e o povo de Gerar (Gn 20:1-17).
- Abraão foi um protetor e salvador generoso para seu sobrinho Ló (Gn 13, 14, 18, 19), mas sua falta de fé na promessa divina de um herdeiro o levou a tomar Hagar como concubina, ato que gerou Ismael. O resultado foi conflito familiar e a expulsão de Hagar e Ismael, deixados ao léu no deserto (Gn 16, 21). O mundo ainda não se recuperou das consequências do conflito entre Ismael (pai das tribos árabes) e Isaque (pai de Jacó, que é Israel).
- O mesmo homem cujo amor por Deus o levou a uma generosidade totalmente desprendida (Gn 13) e obediência radical (Gn 22, o sacrifício

do filho da promessa, Isaque), também passou por períodos de incredulidade, manipulação, engano, desânimo, crueldade e injustiça, pecados que causaram muito sofrimento para sua própria família.

Gênesis 24—27 • Isaque: "tal pai, tal filho"

O princípio: Devemos cuidar do nosso legado espiritual e evitar repetir os pecados da nossa família de origem.

Observação: Dois eventos na vida de Isaque apontam para o mesmo princípio sobre vida familiar. Primeiro, o episódio em Gênesis 26, em que Isaque enganou Abimeleque acerca de Rebeca, sua esposa, claramente reflete o momento em que seu pai, Abraão, enganou outro Abimeleque em Gênesis 20. Segundo, o conflito familiar entre os filhos gêmeos, Jacó e Esaú (e entre Isaque e Rebeca), também ecoa o registro de conflito no lar do pai, Abraão (entre Isaque e Ismael, Sara e Hagar). Isaque repetiu os mesmos pecados que havia presenciado em sua família de origem. A escolha dele de viver pela visão humana, e não pela fé, levou à cegueira espiritual mais de uma vez.

Gênesis 25—28 • Jacó: como não liderar sua família

O princípio: Um legado de engano e manipulação leva à divisão e decepção no lar.

Observação: O estudo das narrativas sobre Jacó revela como não conduzir um lar. Justiça divina e *lex talionis* (em que o enganador é enganado) eventualmente levaram Jacó (Israel) à submissão humilde a Javé (Gn 32). Mas a trilha de engano, manipulação, rivalidade e favoritismo familiar leva a amargura, corações quebrados e um lar desfeito que somente Deus, na sua soberana graça, pode restaurar (veja Gn 50:20).

Êxodo 4:24-26 • Moisés e Zípora: conflito conjugal

O princípio: Liderança excepcional das massas pode levar à negligência, ao conflito e à perda de um legado piedoso no lar.

Observações:
- Muito pouco se sabe sobre a vida familiar de Moisés. Casou-se com Zípora, filha de um sacerdote pagão midianita, Jetro (Reuel); eles tiveram dois filhos, Gérson e Eliezer (Êx 2:21,22; 18:1-6), dos quais ele foi

evidentemente separado por períodos longos (Êx 18:2). Um texto enigmático, Êxodo 4:24-26, relata a falha de Moisés por não circuncidar Gérson, que quase culminou na morte de Moisés. Mas Zípora interveio e desviou a ira de Deus, embora isso tenha causado atrito entre o casal.
- Tristemente, Juízes revela como o neto de Moisés, Jônatas, filho de Gérson, junto com os bisnetos, serviram ilegalmente como sacerdotes renegados à tribo idólatra de Dã durante séculos (Jz 18:30,31).[5]

Levítico 10 • Nadabe e Abiú: o santo e o profano

O princípio: O sacerdote do lar precisa instruir e disciplinar sua família, a fim de que possam compreender que sua primeira lealdade é à santidade e ao serviço do Senhor, enquanto evitam tudo que poderia distorcer o discernimento espiritual.

Observações:
- A inserção dessa narrativa breve e chocante no meio de Levítico acentua lições sobre a prioridade absoluta que o relacionamento do povo de Deus tem com Javé, acima de todos os outros relacionamentos humanos, inclusive familiares. Destaca a centralidade da santidade de Deus e sua intolerância ao profano.[6]
- Nadabe e Abiú, filhos do sumo sacerdote Arão, profanaram o santuário do Senhor por oferecerem fogo "estranho (não prescrito por lei) diante do Senhor". As proibições contra vinho ou bebida forte para os sacerdotes que ministravam no tabernáculo seguem o relato da morte fulminante dos dois (Lv 10:1,2,8-11) e sugere que o discernimento dos jovens havia sido distorcido pelo álcool.
- Notável na narrativa é a ordem para Arão e seus outros filhos não demonstrarem tristeza diante da morte de Nadabe e Abiú, fato que revela a prioridade absoluta que a santidade e o serviço de Javé exigem dos seus representantes.

---

[5] Existe uma dificuldade textual em Juízes 18:30. O Texto Massorético (hebraico) diz que Manassés era o pai de Gérson, enquanto alguns manuscritos da LXX, a Vulgata (latina) e outros textos hebraicos dizem "Moisés" — a versão preferida pela maioria dos estudiosos, que entendem uma mudança feita no texto por escribas que queriam proteger a dignidade de Moisés. (A diferença no texto hebraico entre "Manassés" e "Moisés" é de uma consoante só.)

[6] "Profana" se refere não tanto a "palavrões", mas ao descuido e desrespeito do Santo como evidenciado em atitudes frívolas, irreverentes e casuais diante de Javé.

Levítico 12 • Purificação pós-parto

O princípio: *A transmissão da natureza pecaminosa de pai para filho significa que cada nascimento traz um novo pecador para o mundo que precisará da redenção pelo sangue redentor de Cristo Jesus.*

Observações:
- Esse texto enigmático parece estigmatizar as mulheres, tratando como duplamente "impura" a mulher que deu à luz uma menina em comparação com o nascimento de um menino. O período em que a mãe ficaria afastada das cerimônias religiosas (a presença do Senhor no tabernáculo/templo) seria de 40 dias depois do parto de um menino e de 80 dias depois do parto de uma menina. Mas, dentro da teologia bíblica de Levítico, é melhor entender um simbolismo em que "sangue estranho" não entra na presença do Senhor — somente o sangue de ofertas autorizadas por ele.
- Nada sugere que havia mais sangramento da mulher depois do parto de uma filha, mas que o nascimento da filha traz para o mundo mais sangue estranho (pela menstruação feminina e subsequentes partos). Por isso, o nascimento da filha foi marcado por um período maior de purificação, que servia de lembrança para o povo de que o pecado é transmitido de geração a geração e que a santidade de Deus exige sacrifícios de sangue puro. Note que nada no texto discrimina a adoração da mulher em particular — ela só não podia levar o "sangue estranho" para dentro do santuário do Senhor.

Levítico 18 • Leis de incesto e abominações sexuais

O princípio: *A santidade da relação sexual do povo de Deus como reflexo da glória do Senhor precisa ser preservada a qualquer custo.*

Observações:
- Moisés estabeleceu leis na área sexual que distinguiriam o povo de Israel como povo à parte, santo, propriedade exclusiva de Deus, especialmente na área sexual (18:1-5,24-30).
- A teologia bíblica da sexualidade já fora inaugurada no jardim do Éden (Gn 1:27,28; 2:24,25); a sexualidade humana serve como reflexo da unidade em diversidade na própria Trindade, visando a multiplicação de novas imagens de Deus e promovendo intimidade entre o casal. Todo e qualquer desvio desse plano — especialmente as práticas

listadas em Levítico 18 — constituía uma aberração do plano de Deus e uma abominação diante dele.
- A preservação da santidade de laços familiares junto com o perigo de defeitos genéticos (desfigurando a imagem de Deus) culminava na proibição de múltiplas formas de incesto (18:6-17); a poligamia (a falta de exclusividade — 18:18; veja Gn 2:24); o adultério (18:20); a homossexualidade (a falta de diversidade — 18:22); a bestialidade (o excesso de diversidade — 18:23) são proibidos por serem uma manifesta profanação do plano de Deus, para uma sexualidade que não refletia a glória do Senhor.
- Alguns acham que Jesus tinha esse texto em mente quando mencionou imoralidade sexual (*porneia*) como exceção em casos de divórcio e novo casamento (Mt 5:32; 19:9). Veja o Apêndice a seguir.

Levítico 21 • Casamento sacerdotal

O princípio: O casamento do líder espiritual deve ser irrepreensível como representação visível da santidade da imagem divina como expressa no matrimônio.

Observações:
- Levítico 21 aparece no meio do Código de Santidade, que estabelece leis sobre pureza e impureza na ordem sacerdotal, especialmente com respeito ao casamento dos sacerdotes. Ao interpretarmos essas leis, temos que guardar em mente a teologia do casamento como "imagem" que foi apresentada em Gênesis (1:27; 2:24), junto com o papel sacerdotal como representante da santidade divina. A pureza ritual no sacerdócio servia como lição objetiva da santidade de Deus para seu povo. O texto começa estabelecendo o princípio da prioridade absoluta da santidade do sacerdote, mesmo no caso da morte de um membro da família estendida (Lv 21:1-4; cf. Ez 44:22).[7]
- Depois, a passagem regula o casamento sacerdotal, outra vez enfatizando a santidade exigida daqueles que são os mediadores da santidade de Deus a seu povo (21:7,8).[8] As restrições se aplicavam

---

[7] Outro caso excepcional e mais severo é o do sacerdote-profeta Ezequiel, que não podia lamentar a morte repentina da sua esposa, como lição objetiva e sinal para Israel da destruição iminente do santuário, a "delícia dos olhos" de Israel, assim como a esposa de Ezequiel era a delícia dos olhos dele (cf. Ez 24:15-27).

[8] Cinco vezes em Levítico 21:7,8 o termo "santo" ou "santidade" (קָדֹשׁ) foi usado.

especificamente ao casamento com uma mulher de caráter dúbio, ou porque já havia se casado e divorciado, ou por ter mantido relações sexuais ilícitas (fornicação ou prostituição).[9] Ambos os termos se referem a uma reputação manchada por atividade sexual ilícita conhecida na comunidade. A razão por trás desse regulamento é porque *o sacerdote é santo a seu Deus* (21:7b). Essas restrições são aumentadas com respeito ao casamento do sumo sacerdote. A mulher com que ele se casa tem de ser uma virgem, e não uma viúva (21:13). A razão dada é [para não profanar] *a sua descendência entre o seu povo, porque eu sou o* Senhor, *que o santifico* (21:15).[10]

- O texto vai além, ao defender a santidade da família do sacerdote quando menciona a filha dele. *Se a filha dum sacerdote se desonra, prostituindo-se, profana a seu pai; será queimada* (v. 9). Wenham declara: "Assim como o caráter da esposa reflete no marido, da mesma forma o caráter dos filhos reflete no pai. Por isso a filha do sacerdote que se prostitui [...] profana o pai dela".[11]
- Será que esse texto difícil tem alguma aplicação hoje? Caso sim, em que nível? Algumas considerações seguem:

    1. A teologia da união matrimonial como reflexo da imagem de Deus ("dois em um" como reflexo de "três em um" e da unidade em diversidade da Trindade) sugere um propósito profundo teológico por trás dessas leis sérias para o casamento sacerdotal.
    2. As leis levíticas precisam ser analisadas cuidadosamente para descobrir se, e quando, são transferíveis para a comunidade da nova aliança, com base em sua repetição, reinterpretação ou remoção no Novo Testamento. Esses regulamentos para o casamento do sacerdote encontram seu reflexo mais próximo nas epístolas pastorais em relação às viúvas que podiam ou não ser incluídas nesse rol (sustento eclesiástico). Essas tinham que ter caráter provado, *mulheres de um só homem* (ἑνὸς ἀνδρὸς γυνή

---

[9] O termo hebraico traduzido por "prostituição" (זֹנָה) pode se referir à prostituição cultual ou comercial, ou simplesmente ao ato de fornicação (relação sexual fora do casamento); BDB, p. 275-276.

[10] Wenham, Gordan. *The book of Leviticus* (Grand Rapids: Wm. B. Eerdmans, 1979), p. 292, especula que o sumo sacerdote foi proibido de casar-se com uma viúva para garantir que o primeiro filho (o próximo sumo sacerdote) realmente fosse o filho dele, por isso da linhagem sacerdotal.

[11] Wenham, p. 291.

— 1Tm 5:9), uma expressão incomum, mas semelhante à exigência dos presbíteros e diáconos, que tinham que ser *homem de uma só mulher* (μιᾶς γυναικὸς). O princípio de pureza matrimonial no ministério continua tanto para homens como para mulheres, embora com alguns detalhes diferentes.[12]

3. Outro paralelo interessante existe em 1Timóteo 3:11, em que Paulo lista qualificações para *as esposas* (γυναῖκας) de líderes espirituais (provavelmente diáconos).[13] Essas mulheres tinham que ser *respeitáveis, não maldizentes, temperantes e fiéis em tudo*. Tanto em Levítico como em 1Timóteo, o foco parece ser o caráter e a reputação da esposa.

4. O precedente do AT sugere que as restrições de Levítico talvez não sejam categóricas (admitiam exceções). O exemplo mais claro é o mandamento que Deus deu para o profeta Oseias casar-se com Gômer, chamada uma *mulher de prostituições* (Os 1:2).[14]

Deuteronômio 21:10-14 • Mulheres cativas

O princípio: *Deus graciosamente protege a dignidade da mulher e proporciona meios para estabelecer jugos iguais.*

Observação: Depois de um período de luto e de purificação (e conversão para o judaísmo?), uma mulher prisioneira de guerra poderia se tornar esposa de um israelita; no caso de não agradar a quem a tomou, ela seria tratada com bondade e posta em liberdade.

Deuteronômio 21:15-17 • Favoritismo

O princípio: *Mesmo onde o ideal divino para o casamento não é atingido, Deus protege os filhos da injustiça do favoritismo.*

---

[12] A pureza sexual do próprio sacerdote parece ser um pressuposto em Levítico 21, sugerido também pela disciplina divina que caiu sobre Ofni e Fineias pela sua perversidade sexual e outras aberrações (veja 1Sm 2:22,23).

[13] A ordem do texto leva a entender que essas são as esposas dos diáconos ou talvez diaconisas. Mas por que as esposas dos diáconos teriam qualificações listadas, enquanto as esposas dos presbíteros não as têm? A resposta talvez seja encontrada na natureza do ministério dos diáconos, que envolvia serviço às viúvas e outras tarefas de visitação e socorro prático, que muitas vezes necessitava do envolvimento das esposas, enquanto as tarefas dos presbíteros eram mais restritas à supervisão espiritual e ao ensino, responsabilidades limitadas aos homens. Veja a discussão que segue.

[14] Embora Oseias fosse um profeta, e não um sacerdote, seu papel como líder espiritual e representante de Javé talvez seja análogo às responsabilidades do sacerdote.

Observação: No caso de uma família polígama onde uma esposa é mais amada que a outra, a herança não poderia ser distribuída injustamente entre os filhos, assim evitando o favoritismo.

Deuteronômio 21:18-21 • Filhos rebeldes

O princípio: *A desobediência e a rebeldia dos filhos precisam ser tratadas severamente para evitar que o mal se espalhe e estrague a sociedade.*

Observação: O filho desobediente e rebelde que se recusa a atender à disciplina dos pais (v. 18) deve ser levado diante dos anciãos da cidade (v. 19), onde a acusação dos pais de uma vida desregrada e entregue aos vícios (v. 20) será comprovada e castigada por apedrejamento pelos homens representantes da cidade (v. 21) para evitar contaminar a sociedade.

Josué 4:1-7,20-24 (Êx 10:2; 12:26; 13:8,14; Dt 4:9) • Memoriais da fidelidade de Deus

O princípio: *Os pais devem estabelecer memoriais das intervenções graciosas divinas por meio de lembranças concretas e visíveis da bondade e grandeza de Deus para a próxima geração.*

Observação: Uma das diretrizes mais práticas para garantir a transmissão da fé à próxima geração, e assim evitar a "amnésia espiritual", é o uso de memoriais. Esses símbolos concretos, visíveis e provocativos (induzindo a perguntas) da fidelidade de Deus servem para remediar a tendência natural humana de esquecer-se das provisões graciosas divinas no passado (Dt 4:9; 6:10-12; cf. Jz 2:8-15) e de murmurar e reclamar no presente. Muitos textos admoestam os pais a aproveitarem os momentos especiais em que a criança se mostra curiosa sobre esses memoriais. Memoriais bíblicos incluem a pilha de pedras tiradas do rio Jordão (Js 4:1-7,20-24) e a Páscoa (Êx 12:26; 13:8,14). Jesus estabeleceu um "memorial" na ceia do Senhor no NT (1Co 11:23-26).

Josué 24:15 • Eu e a minha casa

O princípio: *O líder da família lidera sua própria família no serviço do Senhor, que por sua vez serve de estímulo para outras famílias fazerem o mesmo.*

Observação: Em seu discurso de despedida, Josué, grande líder e conquistador da Terra Prometida, desafia o povo de Israel a ser fiel ao seu único Deus. Mesmo tendo pouquíssimo tempo ainda para viver e servir a Deus, Josué deixa um exemplo de fidelidade e dedicação quando declara: *Eu e a minha casa serviremos ao* SENHOR. Essa sua resolução como líder da própria família e líder do povo de Deus tem um impacto tremendo em todos, que também declaram sua intenção de servir a Deus até o fim.

Juízes 6—16 • Gideão, Jefté, Sansão[15]

O princípio: Apatia nos pais leva à apostasia dos filhos! [16]

Uma vida vivida pela vista (o que parece reto aos olhos) culmina na desintegração da família, da sociedade e da comunidade de fé.

Observações:
- Josué desafia o povo de Israel no *gran finale* do livro de Josué e do período da Conquista: *Escolhei, hoje, a quem sirvais* [...]. *Eu e a minha casa serviremos ao* SENHOR (Js 24:15). Apesar da decisão do povo de seguir esse exemplo (Js 24:16-28), Juízes revela a falha da nação em cumprir sua palavra. Quando levantou-se uma nova geração que *não conhecia o* SENHOR, *nem tampouco as obras que fizera a Israel* (Jz 2:10), começaram os ciclos infames de pecado, escravidão, desespero (arrependimento) e livramento, numa espiral decadente.
- A narrativa põe em relevo o fracasso das famílias da aliança, que serviam de microcosmo da nação em que *não havia rei em Israel; cada qual fazia o que achava mais reto* (Jz 17:6; cf. 18:1; 19:1; 21:25). As histórias de Gideão (6:1—8:32), Jefté (10:6—12:7) e Sansão (13—16) ilustram a confusão que resulta quando os pais falham no exemplo moral, na transmissão da fé, no jugo desigual e na imoralidade. O caos nacional é o fruto podre de rebeldia, sensualidade, mundanismo e jugo desigual da parte dos filhos. O livro revela como a falha na família inevitavelmente afeta a nação.

---

[15] As observações sobre a família em Juízes baseiam-se em dois artigos de Michael J. Smith: "The failure of the family in Judges, Part 1: Jephthah", *Bibliotheca Sacra*, 162 (*July-September, 2015*), p. 279-298; "The Failure of the Family in Judges, Part 2: Samson", *Bibliotheca Sacra*, 163 (*October-December, 2015*), p. 424-436.

[16] David J. Merkh Jr.

2Samuel 11—12 • Davi e Bate-Seba

O princípio: O líder espiritual que desconsidera e despreza a pureza moral e a integridade pode ser perdoado pela graça de Deus, mas pode esperar consequências adversas em sua família e na vida daqueles que ele lidera.

Observações:
- A história triste do adultério de Davi e suas consequências trágicas provocadas em sua família e em seu reino representam um ponto de virada nas narrativas de 1 e 2Samuel. O pecado de Davi minou sua autoridade como rei e pai e repetiu-se na vida de seus filhos. O pecado sexual mais tarde iria caracterizar a vida de pelo menos dois dos seus filhos, Amnom (2Sm 13) e Absalão (2Sm 16:21,22). Absalão, assim como seu pai, tornou-se um assassino (2Sm 13:23-36).
- Ironicamente, o ponto baixo da vida de Davi também serviu como testemunho poderoso do poder restaurador da graça divina. Junto com os salmos penitenciais (32 e 51), 2Samuel 12:13,14 registra como Davi, "o amigo de Deus", confessou seu pecado e foi perdoado, mesmo que ele (e outros) ainda sofressem as consequências do pecado. O amor leal de Deus para com Davi ficou em evidência depois que ele experimentou o resultado inicial do seu pecado, a perda do bebê de Bate-Seba (12:19). O próximo filho, Salomão, foi graciosamente abençoado com um novo nome pelo profeta Natã, o mesmo que havia pronunciado o julgamento divino contra Davi. Aquele nome, Jedidias ("Amado pelo Senhor" — 2Sm 12:25), serviria como lembrança constante a Davi da graça de Deus que restaura o pecador.

Esdras 9—10 • Divórcio e jugo desigual

O princípio: Em razão da dureza do coração do homem e do engano do pecado, o líder espiritual talvez seja chamado para tomar decisões difíceis envolvendo as famílias daqueles debaixo do seu cuidado, a fim de preservar a pureza do rebanho.

Observação: Em meio à euforia de reavivamento e reforma religiosa (Ed 1—8), a realidade dura do pecado e da rebeldia paira como sombra sobre a celebração de Israel. Pelo fato de que o povo havia desobedecido ao mandamento do Senhor para evitar casamentos mistos com pagãos, Esdras precisava tomar algumas decisões difíceis que iriam rachar o coração de muitas pessoas. Seu exemplo de arrependimento e confissão por causa da dureza do coração humano foi contagioso. O povo também confessou o pecado e por sua vez incentivou o líder Esdras: *Levanta-te, pois esta coisa é de tua incumbência, e nós seremos contigo; sê forte e age* (Ed 10:4). Como resultado, as esposas estrangeiras e seus filhos foram despedidos, e o remanescente em Jerusalém foi purificado outra vez, pronto para receber a bênção de Deus sobre suas reformas.

Salmos 22:30,31; 44:1ss; 71:17,18; 103:17,18; 145:4-7,10-12
- O repassar da fé de geração a geração

O princípio: É responsabilidade de cada geração repassar às próximas um testemunho fiel dos atos e atributos de Deus.

Observação: Esses salmos incluem exortações e resoluções por parte de uma geração para contar às vindouras a glória do Senhor (Sl 145:11,12), inclusive seus atos (Sl 22:31; 44:1,2; 145:4-6; 145:11,12) e atributos (justiça — Sl 22:31; 145:7; majestade — Sl 145:5; grandeza — Sl 145:6; bondade — Sl 145:7; força/poder — Sl 71:18; 145:11). O desejo dos mais velhos deve ser continuar anunciando às próximas gerações esses atos e atributos até a velhice (Sl 71:17,18). A misericórdia do Senhor paira sobre a família fiel à aliança e obediente aos mandamentos (Sl 103:17,18).

Salmo 45 • Eis o Noivo (o casamento cristão e as Bodas do Cordeiro)

O princípio: O casamento cristão deve ser protegido e honrado, pois serve como prévia das gloriosas Bodas do Cordeiro.

Observações:
- O Salmo 45 poderia ser considerado uma versão condensada de Cântico dos Cânticos.[17] Descreve um casamento real e exalta o caráter e a beleza tanto do noivo como da noiva. Engrandece o matrimônio como reflexo da glória de Deus. Retrata a cerimônia das núpcias com a dignidade e elegância que lhe são devidas.
- Diferente do Cântico, o Salmo 45 é citado diretamente no Novo Testamento, que identifica o noivo com Cristo Jesus em sua superioridade sobre ao anjos (cf. Sl 45:6,7; Hb 1:8,9). Esse fato em si já sugere que o salmo tem um propósito maior do que simplesmente enaltecer a

---

[17] Recomendamos ao leitor consultar as exposições de Cântico dos Cânticos deste volume e, em particular, as aplicações encontradas nos comentários sobre Cântico dos Cânticos 3:1— 5:1.

instituição divina do casamento, embora faça isso muito bem (assim como Cântico dos Cânticos). O rei-noivo é chamado "Deus" (*elohim*) no versículo 6, fato que também indica um uso tipológico do salmo.
- O título do salmo o identifica como sendo ao mesmo tempo um cântico de amor (lit., "cântico de amores") e um salmo didático (que servia para instruir a congregação sobre a beleza do casamento e do Rei-Noivo. Começa louvando esse noivo real pelos atributos de beleza, majestade e caráter (45:1-9); depois dá conselhos para a noiva ouvir o noivo, que por sua vez se encantará com sua beleza (45:10-15); termina com a bênção divina sobre seu lar e a profecia de filhos multiplicando a glória do rei em toda a terra, para sempre (45:16,17).
- Os paralelos entre Salmo 45 e Cristo e a igreja são ecoados em textos como João 3:22-30, Efésios 5:22-33 e Apocalipse 19. Allen Ross ajuda a colocar o texto dentro do fluxo do progresso da revelação quando identifica o noivo com Cristo em sua vinda vitoriosa e nas Bodas do Cordeiro em Apocalipse 19:6-21:

> Enquanto João antecipava as Bodas de Cristo, o Cordeiro, no céu, ele lembrou como a noiva se vestia com os atos de justiça em preparação para ele (Ap 19:6-8). Então, João descreveu o Noivo real saindo para guerrear em justiça (Ap 19:11-21). O Salmo 45, então, é tipológico do Rei Davídico maior, Jesus Cristo.[18]

Algumas lições que o salmo ensina:
- Caráter digno ultrapassa beleza física como fator sustentador do lar (45:1-9).
- O casamento transforma a noiva em rainha do lar, cuja dignidade e caráter o constroem (45:13-15; veja Pv 14:1).
- A cerimônia de casamento deve incluir beleza e elegância à altura da dignidade da instituição do matrimônio.
- Os filhos constituem um legado que perpetua a herança piedosa dos pais e preserva para sempre o impacto da vida deles (45:16,17).
- O casamento reflete a glória de quem o criou (cf. Gn 1:27).
- O casamento deve ser protegido, honrado e enaltecido, pois serve como uma prévia das Bodas do Cordeiro.

---

[18] Ross, A. P. "Psalms". In: Walvoord, J. F. e Zuck, R. B., eds. *The Bible knowledge commentary: an exposition of the scriptures*. Wheaton, IL: Victor Books, 1985, vol. 1, p. 827-828.

Eclesiastes 9:9 • Goza a vida com a mulher que amas

O princípio: À luz da vida imprevisível, alegre-se na sua família HOJE enquanto investe na ETERNIDADE.

Observação: Embora alguns entendam que os conselhos do Pregador para "comer, beber e..." são fruto de uma perspectiva pessimista sobre a vida fútil debaixo do sol, é justamente nessas ocasiões no livro que ele insere Deus na discussão sobre o significado duradouro desta vida. Um desses conselhos recomenda que o homem desfrute da vida familiar, como fruto da bênção de Deus, um alívio em meio às dores da existência humana. Ou seja, devemos trabalhar para viver e curtir as bênçãos de Deus enquanto investimos na eternidade; não vivemos só para trabalhar.

Jeremias 35 • O legado dos recabitas

O princípio: Os pais fiéis repassam um legado de graça capaz de influenciar e impactar múltiplas gerações para o bem do reino de Deus.

Observações:
- No livro de Jeremias, Deus condena a desobediência do seu povo por meio de uma série de profecias e advertências duras. Mas não adianta. O povo rebelde não dá ouvidos ao Senhor. Nesse contexto, Deus chama o profeta Jeremias para dar uma lição objetiva ao povo de Judá por meio de uma família de nômades relativamente insignificante: os recabitas.
- Os recabitas eram descendentes de Recabe, que viveu durante o reino perverso de Israel. Jonadabe, filho de Recabe, era amigo do rei Jeú, que provocou uma reforma parcial em Israel destruindo os adoradores de Baal (2Rs 10:15-23). Mas, quando a reforma de Jeú parou, Jonadabe continuou, provocando uma reforma completa, começando com sua própria família. Ele deu ordens para seus filhos e todos os seus descendentes que parecem estranhas hoje: não beber vinho, não edificar casas e não fazer nenhuma plantação. Em vez disso, viveriam para sempre como peregrinos na terra, talvez para proteger a sua família da corrupção urbana, preferindo a vida de abstinência e simplicidade. Tomou providências para preservar o nome da família por intermédio de uma reforma corajosa.
- O importante na história é o fato de que Jonadabe conseguiu transmitir valores de obediência, honra e respeito às gerações posteriores.

Em Jeremias 35, Deus envia o profeta Jeremias com um teste: tentar convencer os recabitas a beber vinho na casa de Deus, mas eles se recusam, baseados na ordem do seu "pai", Jonadabe. O incrível é que nessa altura cerca de 250 anos já se haviam passado!

- A fidelidade, a obediência e a honra aos pais, exemplificadas pelos recabitas, foram um testemunho marcante para o povo de Judá, cuja infidelidade, desobediência e desonra a Deus e aos seus profetas os levavam à destruição. No final da história, o profeta pronuncia uma bênção divina sobre a família dos recabitas, que nos lembra de como Deus honra o pai cujo coração pertence a ele (Jr 35:18,19).

Oseias • O amor fiel

O princípio: *O amor leal entre Deus e seu povo pode e deve ser refletido na fidelidade conjugal entre o homem e sua esposa.*

Observação: O casamento de Oseias com uma mulher adúltera serve como ilustração chocante para o povo de Israel, do amor leal e constante de Deus que persegue seu povo com laços de amor (Os 1—3). Assim como Oseias atraiu Gômer pelo seu sacrifício amoroso, o Senhor atraía seu povo com laços de amor (11:4). O casamento do profeta revelou para Israel o amor leal de Deus ao seu próprio povo.

Malaquias 4:5,6 • Pais e filhos reconciliados

O princípio: *Somente o evangelho é capaz de restaurar relacionamentos familiares danificados pelo pecado.*

Observação: A vinda do profeta Elias, de forma literal ou figurativa, serve como sinal do dia de julgamento conhecido como o "Dia do Senhor", mas que também resultará numa reversão da dor que caracteriza o relacionamento pais/filhos desde Gênesis 3:16a. Assim como João Batista ministrou no espírito de Elias (veja Mt 3:1,2; 11:11-14; Mc 9:13; Lc 1:17), seu ministério inaugurou um dia novo para a família, pois culminaria na redenção que Jesus providenciaria na cruz. Somente em Cristo a família pode ser restaurada, fato comprovado por Paulo em Efésios 5:18—6:9 e Colossenses 3:15—4:1.[19]

---

[19] Ellsworth, R. *Opening up Malachi*. Leominster: Day One Publications, 2007, p. 88-89.

Mateus 5:27-30 • Cobiça no coração

O princípio: *A pureza moral começa no coração e merece todo esforço para ser protegida.*

Observação: Jesus aprofunda a lei do adultério para a esfera do coração, de modo que o olhar com intenção impura aos olhos de Deus é considerado adultério; por isso, toda e qualquer precaução contra o pecado sexual deve ser tomada

Mateus 10:34-37 (Lc 14:25-27) • A família e o discipulado

O princípio: *O discípulo verdadeiro deve ser tão comprometido com Cristo e sua causa que todos os outros relacionamentos diminuam em comparação.*

Observações:
- Jesus esclarece o custo de ser um discípulo verdadeiro em Lucas 14:25-35. Começa com uma comparação controvertida em que segui-lo poderia significar "odiar" pai e mãe, esposa e filhos, irmãos e irmãs (14:26).
- A passagem claramente tem implicações para a questão de prioridades e o equilíbrio entre ministério e família. Infelizmente, alguns têm usado esse texto para justificar a negligência à família em razão do seu "serviço" para o Reino. Mas Jesus denunciou esse tipo de raciocínio falso (Mt 15:1-11; veja a discussão sobre 1Tm 5:8 a seguir.) A Lei, com que Jesus concordava (Mt 5:17-19), estipulava honra aos pais (Êx 20:12; Dt 5:16). As Epístolas prescrevem o cuidado dos membros da própria família (1Tm 5:8) e da esposa (Ef 5:25-33; Tt 2:4).
- A não ser que haja uma contradição nas Escrituras, Jesus certamente usou uma hipérbole para contrastar o tipo de lealdade que seus seguidores precisavam demonstrar a ele, fazendo com que todos os outros tipos de amor nos relacionamentos mais íntimos do ser humano parecessem como "ódio". Essa interpretação está apoiada pelo texto semelhante em Mateus 10:37,38, em que Jesus não usou o termo "ódio", mas disse: *Quem ama seu pai ou sua mãe MAIS do que a mim não é digno de mim.* Em outras palavras, todos os outros relacionamentos humanos perdem para a nossa devoção a Cristo. Mas é justamente a nossa devoção a Cristo que faz com que amemos e cuidemos das pessoas relacionadas a ele.

Mateus 12:46-50 • A família de Jesus

O princípio: *A intimidade entre Cristo e sua família é maior que os elos biológicos que nos tornam parentes!*

Observações: Infelizmente, na tentativa de resgatar valores familiares num mundo que ataca a instituição sagrada chamada casamento, alguns têm exaltado a família além dos limites bíblicos. Cabe a nós mantermos o equilíbrio bíblico para evitar os extremos de familiolatria, por um lado, e desprezo pela família, por outro. O episódio em que Jesus aparentemente rejeita valores familiares precisa ser estudado. A pequena perícope de Mateus 12:46-50 se divide em três partes: o cenário, a resposta de Jesus e a lição.

O cenário (v. 46,47)

Jesus ensina seus seguidores fiéis numa casa apertada quando é informado de que sua mãe e seus irmãos o procuravam do lado de fora, por não terem conseguido entrar (Mc 3:31-35; Lc 8:19-21).

A resposta (v. 48,49)

Jesus os surpreende ao declarar que seus *verdadeiros* irmãos (e mãe) são seus seguidores. Levanta-se a dúvida: Jesus desrespeitou a sua mãe e menosprezou seus irmãos? (cf. Jo 2:4).

A resposta é *não*. Mas Jesus enfatiza que o reino de Deus toma precedência sobre relacionamentos humanos (Mt 6:33; 10:37). Então como explicar a resposta de Jesus?

1. Jesus era filho adulto e não mais sujeito à sua mãe. Mesmo assim, insistiu no princípio de honrar os pais (Mt 15:4-6).
2. Os irmãos de Jesus ainda não acreditavam nele (Jo 7:1-5).
3. Naquele momento, sua família iria interferir na obra do Reino (cf. Mc 3:21,31).
4. Jesus queria enfatizar a importância de relacionamentos (eternos) no Reino (Mt 6:33).
5. Jesus entregaria sua mãe (Jo 19:25-29) aos cuidados do seu discípulo João.

Veja o que alguns têm falado a respeito do plano de Deus para o casamento e como Jesus refletia esse plano em sua resposta:

"Os ensinamentos de Jesus sobre os requisitos do discipulado costumam subordinar os laços de família às obrigações do Reino".[20]

"O compromisso com Deus precisa ter prioridade sobre todos os outros compromissos".[21]

"Embora continue a ser a instituição divina fundamental para a humanidade, algo a ser cultivado, conservado e protegido, o casamento não deve ser considerado um fim em si mesmo; antes, deve estar subordinado aos propósitos divinos salvíficos mais amplos".[22]

"Ao mesmo tempo que afirmava a validade do casamento e abençoava crianças, Jesus também concebia a comunidade de fiéis em termos familiares que transcendem os laços naturais de parentesco [...] Em vez de pregar um evangelho que insta os fiéis a fazerem do casamento e da família sua mais alta prioridade (apesar de ser evidente que eles têm lugar de grande importância nos propósitos de Deus para a humanidade), Jesus situou os laços de parentesco no contexto mais amplo do reino de Deus".[23]

A lição (v. 50)

Quem se afiliar a Jesus pela obediência ao evangelho (Jo 1:12) torna-se irmão e íntimo de Jesus. Note que *Deus não tem netos*! Nenhum parentesco na terra traz qualquer vantagem quando se trata da família de Deus.

"Jesus está *a favor* do casamento, e não contra ele. Mas ele só pode ficar a favor dele sendo contra o casamento na forma em que é apresentado por aqueles que não colocam o compromisso com Deus em primeiro lugar".[24]

Aplicações

- À luz da eternidade, o parentesco com Jesus é o que realmente importa (Mt 6:33; 10:37).
- Honrar os pais e cuidar da família fazem parte de buscar o reino de Deus em primeiro lugar (15:4-6; 1Tm 5:8).
- A igreja é a família que muitos não têm e é a família eterna!

---

[20] KöstenberGER, P. 59.
[21] Bromiley, P. 37.
[22] KöstenberGER, P. 60.
[23] Köstenberger, P. 108-109.
[24] Bromiley, P. 38.

- Acima de tudo, *a igreja é uma família*, e não uma empresa ou um negócio.

"O casamento pertence somente à ordem temporal, e não eterna [...] O casamento, mesmo com todo o seu alto significado, tem um limite escatológico. Os casados não precisam temer que vão perder o que é de tão precioso que já possuem. Não mais serão casados, mas em Deus terão um relacionamento mais maravilhoso que transcende o melhor que o casamento poderia oferecer."[25]

1Timóteo 2:11-15; Tito 2:3-5 • O papel da mulher no lar

O princípio: *A mulher cristã investe sua vida na vida dos seus filhos e de outras mulheres mais jovens (e não em posições de autoridade eclesiástica) a bem da família e da igreja.*

Observações: O testemunho unânime nas Escrituras é que a mulher que teme a Deus acaba sendo uma bênção em todas as esferas da vida, que começam no lar, mas se estendem à comunidade. Ela faz bem a todos ao seu redor! Focaliza sua energia e seus talentos no contexto do lar, mas é impossível que não influencie pessoas em esferas cada vez maiores. Tudo indica que essa preocupação com o bom andamento do seu lar seja a oportunidade dada por Deus para ganhar credibilidade, experiência e autoridade para ministrar em esferas maiores, que incluem:

A vida das crianças (1Tm 2:15)

Embora a Palavra de Deus responsabilize o homem pelo andamento da sua família (1Tm 3:4,5; Tt 1:6; Ef 6:4; Cl 3:21; Sl 127—128), diversos textos destacam o ministério da mulher na vida de seus filhos e, implicitamente, na vida de outras crianças (Gn 3:16a; Pv 31:10-31; 2Tm 1:5; 3:14-17).

O texto-chave que destaca esse investimento é 1Timóteo 2:15, que centraliza o ministério da mulher *no lar*. O entendimento mais natural do texto em seu contexto sugere que a aparente limitação de envolvimento da mulher em termos de ministérios públicos de liderança e ensino na igreja local (2:11-14) será compensada (e recompensada — veja 1Tm 5:4!) pela atuação dela na criação de filhos. Ela será "salva"

---

[25] Ibidem, p. 41.

(σωθήσεται), ou seja, resgatada do que parecia ser um papel de menos destaque na igreja, por meio do cumprimento fiel da sua "missão de mãe" (τῆς τεκνογονίας), ou, literalmente, "geração de filhos".[26] A condição que fecha a cláusula: SE *ela permanecer em fé, e amor, e santificação, com bom senso* (ἐὰν μείνωσιν ἐν πίστει καὶ ἀγάπῃ καὶ ἁγιασμῷ μετὰ σωφροσύνης·) pode se referir às mães, aos filhos, ou a ambos, mas parece mais natural entender as mães sendo o antecedente; elas serão "salvas" (resgatadas da insignificância) *se* continuarem perseverantes na piedade, que terá seu reflexo claro na educação dos filhos.

Dr. Carlos Osvaldo resume:

> A mulher será libertada desse incômodo *status* causado pela ação de Eva no Éden ao demonstrar ser um guia espiritual digno de confiança dentro dos limites prioritariamente domésticos que lhe foram estabelecidos por Deus. Gerar filhos e educá-los de modo que eles permaneçam no caminho do Senhor qualificaria publicamente uma mulher como "mestra do bem" (cf. Tt 2:3).[27]

A vida de outras mulheres (Tt 2:3-5)

O ministério da mulher não se restringe às crianças, seja no lar, seja na igreja. Outra epístola pastoral (escrita para informar jovens pastores sobre o andamento ordenado da igreja local) reserva o ministério de treinamento de mulheres para as mulheres mais experientes. É interessante notar no contexto de Tito 2:3-5 que o apóstolo Paulo designa ministérios específicos a Tito, aos homens idosos, às mulheres idosas (2:1-3) e aos jovens (2:6), mas *não* às senhoras recém-casadas, ou seja, às jovens. Esse ministério é sabiamente delegado às mulheres idosas (πρεσβύτιδας). "A igreja contemporânea tem uma grande carência de mulheres mais velhas piedosas e obedientes à ordem bíblica de instruir as mais jovens na fé."[28]

---

[26]Τεκνογονίας — provavelmente representa uma figura de linguagem (sinédoque) que encara o momento em que a mulher dá à luz como sendo o início do processo de criação de filhos, interpretação fortemente sugerida pela cláusula final que condiciona a "salvação" da mulher (como entendido acima) à permanência nas quatro qualidades de caráter e piedade (fé, amor, santificação e bom senso).
[27]PINTO, Carlos Osvaldo Cardoso. "Paulo e a mulher — Parte 1", in: Rega, Lourenço Stelio, ed. Teologia de Paulo. S*hedd Publicaçõ*es.
[28] KÖSTENBERGER, P. 116.

Em um dos poucos textos da Palavra de Deus que esboça o currículo de um ministério na igreja local, Paulo lista uma série de "matérias" que mulheres piedosas deveriam ensinar na igreja. Como "mestras do bem" (καλοδιδασκάλους), as mulheres deveriam ensinar às jovens:

1. Como amar o marido (φιλάνδρους);
2. Como amar os filhos (φιλοτέκνους);
3. Como ter um caráter sensato (σώφρονας), puro (ἁγνὰς) e bom (bondoso — ἀγαθάς);
4. Como cuidar bem do lar (ou "ser ocupada no lar") (οἰκουργούς);
5. Como ser submissas ao próprio marido (ὑποτασσομένας τοῖς ἰδίοις ἀνδράσιν).

Reclamar de que "não é justo" que o homem pode ministrar para outros homens, mas a mulher não pode, perde de vista o fato de que Paulo restringe o ministério do pastor-presbítero também. E, quando pensamos que a maior parte das igrejas é composta de mulheres e crianças, reconhecemos que Deus deu um campo enorme para o ministério da mulher.

1Timóteo 5:3-17 • O rol das viúvas

O princípio: O cristão tem uma responsabilidade prioritária de cuidar das necessidades da sua própria família antes de dedicar todo o seu tempo, recursos e energia a outros. Caso contrário, macula o evangelho ao qual diz servir.

Observações:
- Paulo dá instruções acerca do problema de como cuidar das viúvas na igreja e na família. No processo, ele estabelece um princípio aplicável a todos os cristãos e sua família, bem como aos líderes espirituais. O versículo 8 diz: *Ora, se alguém não tem cuidado dos seus e especialmente dos da própria casa, tem negado a fé e é pior do que o descrente.*
- É semelhante à denúncia que Jesus fez dos fariseus negligentes em Mateus 15:3-6, em que tentavam desculpar sua desobediência ao mandamento bíblico (*Honra teu pai e tua mãe*) por causa de um suposto voto espiritual. Recusavam-se a cuidar da própria família enquanto dedicavam seus recursos ao "ministério". Jesus os chama de *hipócritas* que anulavam a Palavra de Deus por causa da tradição dos homens (Mt 15:6).

Apêndice 2

Duas histórias de amor

Uma introdução aos monólogos

Deus ama histórias. O evangelho é uma história. Talvez por isso, quando Deus escreveu um livro, fez questão de que uma grande parte dele fosse em forma de história — conforme alguns cálculos, 40% do Antigo Testamento e 60% do Novo!

No entanto, as histórias da Bíblia não são para entretenimento, e sim para treinamento. Não são ficção, mas fato. Não são contadas para encher nosso cérebro com informações, mas para atingir nosso coração com transformações. São escritas para nossa instrução e para nos confrontar com nós mesmos, para revelar nosso coração e nos conformar à imagem de Cristo Jesus. Têm uma moral, mas sem ser moralistas. As narrativas bíblicas nos mostram como realmente somos.

Deus é o verdadeiro Herói das histórias bíblicas. Sua mensagem não é "Seja como fulano", mas "veja como fulano precisava de Deus" e "olhe como Deus é grande". Apontam uma necessidade do coração humano e, às vezes por tabela, revelam nossa carência da vida de Jesus:[1]

> *Toda a Escritura é inspirada por Deus e útil para o ensino, para a repreensão, para a correção, para a educação na justiça, a fim de que o homem de Deus seja perfeito e perfeitamente habilitado para toda boa obra* (2Tm 3:16,17).

Nas histórias da Bíblia, vemos nosso próprio rosto refletido na vida dos personagens bíblicos, para não acontecer o que um historiador disse: "A única coisa que aprendemos da história é que não aprendemos nada da história". Quem não aprende da história, está condenado a repeti-la.

---

[1] Para uma discussão maior sobre essa perspectiva, veja CHAPELL, Bryan. *Pregação cristocêntrica: restaurando o sermão expositivo — um guia prático e teológico para a pregação bíblica*. São Paulo: Cultura Cristã, 2002, p. 415.

O Novo Testamento esclarece a importância das histórias bíblicas:

> *Tudo quanto, outrora, foi escrito para o nosso ensino foi escrito, a fim de que, pela paciência e pela consolação das Escrituras, tenhamos esperança* (Rm 15:4).
>
> *Estas coisas lhes sobrevieram como exemplos e foram escritas para advertência nossa, de nós outros sobre quem os fins dos séculos têm chegado* (1Co 10:11).

Entre as histórias bíblicas, encontramos um subgênero chamado "drama". Embora os dramas bíblicos não sejam semelhantes ao estilo que seria desenvolvido no período greco-romano ou até mesmo com o do teatro moderno, certamente incluem elementos típicos de dramatização. Livros como Rute e Ester, e perícopes na história dos patriarcas e José, podem ser entendidos como drama.

Por isso entendemos que uma forma legítima de exposição bíblica — que na sua essência é *explicação aplicada* — é a dramatização. Certamente há perigos nessa forma de pregação (especulação demasiada, imaginação exagerada, confusão do texto bíblico com detalhes supridos pelo intérprete, o desafio de fazer aplicações claras). Mas, dependendo do momento e da audiência, uma apresentação do texto bíblico em forma de drama ou, preferencialmente, monólogo, pode cumprir o propósito duplo da exposição bíblica (explicar e aplicar o texto) melhor que técnicas mais tradicionais. Isso encorajará as pessoas a serem como os crentes bereanos — verificando em sua própria Bíblia os detalhes das histórias. Certamente esses detalhes, inclusive contextos culturais e históricos, ganharão mais vida numa apresentação dramática.

Por isso incluímos nesses Apêndices dois exemplos de monólogos dramáticos que tratam de histórias de amor nas Escrituras, com aplicações para a família, que podem ser adaptados e apresentados para diversos grupos. O primeiro conta a história do casamento de Isaque e Rebeca da perspectiva do servo de Abraão, Eliezer. O segundo é da perspectiva feminina, contando a história de amor entre Boaz e Rute.

Uma história de amor: Isaque e Rebeca • (Gn 24)

Introdução (Narrador)

> Vivemos dias em que poucas pessoas têm paciência para realmente esperar no Senhor, seja na área financeira, onde somos estimulados a "pegar agora, pagar depois", seja nas decisões que tomamos, quando somos tentados a

correr na frente do Senhor, seja também na área sentimental, no namoro, noivado e casamento. As pessoas querem o que querem, quando querem. Por isso temos tantos casos de namoro precoce entre crianças e adolescentes, jugo desigual entre jovens e casamento infeliz entre os casados.

Deus nos deu um manual de instruções, um guia confiável, para as decisões de vida e amor, mas temos que confiar que ele realmente sabe o que é melhor.

Deus é nosso guia fiel. Ele nos deu sua Palavra e seu Espírito para nos guiar na vontade dele. Mas cabe a nós seguirmos as instruções dele, esperando nele, no tempo dele.

Shalom! Fui convidado para contar a história de um homem que o mundo inteiro admira — cristãos, muçulmanos e judeus —, mas que *eu* conheci pessoalmente. De fato, era uma vez em que quase me tornei o filho adotivo dele. Mas estou me adiantando demais. Primeiro, permita que eu me apresente... sou Eliezer, mordomo de Abraão, o grande patriarca, "pai de uma multidão".

Gostaria de compartilhar um pouco da história que tenho acompanhado desde criança e que comprova o que diz o provérbio: *No temor do Senhor, tem o homem forte amparo, e isso é refúgio para os seus filhos* (Pv 14:26). Essa é uma história de amor, mas, acima disso, é uma história da fidelidade de Deus em guiar-nos, quando seguimos o plano e a vontade dele.

O ano era 2100 antes do Messias. Meus pais moravam em Damasco — a cidade com habitação humana contínua mais antiga do mundo. Um dia, uma caravana de semitas descendo de Harã, no norte, passou por Damasco. Estavam precisando de guias e mão de obra para sua viagem rumo ao sul. Meus pais, recém-casados e prontos para aventuras, toparam. Foram contratados, e os peregrinos prosseguiram viagem.

No início, não foi fácil para meus pais deixar tudo que conheciam e amavam, suas famílias, seus amigos, seus deuses, sua cidade natal. Mas seus patrões, com 75 e 65 anos, se mostraram bondosos, simpáticos e muito piedosos. Meus pais acostumaram-se à sua nova vida e, no fim, adotaram os costumes e até mesmo o Deus de Abrão e Sarai. Não muito tempo depois, eu nasci. Deram-me o nome "Eliezer", ou seja, "Deus é minha ajuda". Meu nome tem tudo a ver com a história que vou lhes contar hoje.

Os anos se passaram. A família ficou um tempo no Egito, onde Abraão enriqueceu, adquirindo gado e empregados. Depois voltaram à terra de Canaã, justamente na época de uma grande guerra entre nove reis. Lembro-me bem da noite quando papai, junto com mais de trezentos homens da casa de Abrão, saíram para perseguir o exército enorme que invadira a planície e levara cativo Ló, sobrinho de Abraão. Mamãe chorou muito naquela noite, achando que nunca mais veria meu pai, mas Javé estava com nosso senhor, e voltaram vitoriosos. Deus os ajudou!

Mas nem tudo eram mil maravilhas nas tendas de Abrão. As riquezas aumentavam, sim, mas não havia herdeiro para quem o senhor pudesse deixar tudo e assegurar seu legado. Lembro-me de ter visto o patrão piedoso, já idoso, saindo da sua tenda de madrugada para orar debaixo dos carvalhos, chorando e clamando a Deus que lhe desse um filho. (Só anos depois aprendi que, se ele tivesse morrido sem filho, eu mesmo, Eliezer, servo nascido na casa dele, teria sido o herdeiro legítimo de tudo que Abrão possuía.)

Mas não demorou muito e nasceu um filho a Abrão. Porém, era filho dele com Hagar, a egípcia que Sarai adquiriu no Egito. Desde o início, foi um mau negócio. Quando Ismael tinha 13 anos, aconteceu algo que marcou todos nós na casa de Abrão — literalmente! Deus lhe apareceu e prometeu um filho com *Sarai*, cujo nome agora seria "Sara", "princesa". E o nome de Abrão, "pai exaltado", foi mudado para "Abraão", "pai de uma multidão". Confesso que alguns de nós achávamos graça nisso — afinal de contas, o homem só tinha um filho adolescente, e 99 anos de idade — como seria "pai de uma multidão"?

Até então, nós, funcionários, éramos como espectadores admirados do drama divino vivido pelo patriarca. Mas naquele dia da promessa todos nós entramos na jogada. Deus exigiu que Abraão circuncidasse *todos os nascidos em sua casa* [o que me incluía!], *e a todos comprados por seu dinheiro, todo e qualquer macho de sua casa; e lhes circuncidou [...] naquele mesmo dia, como Deus lhe ordenara.*

Não muito tempo depois, três visitas estranhas chegaram a nós no calor do dia. Ficou óbvio que não eram daqui. Havia algo diferente neles, algo que impunha todo o respeito. Abraão correu até mim no meio da minha soneca da tarde e mandou que eu preparasse uma picanha naquele exato momento. E ficou uma delícia — talvez não tão bom quanto a que os seus "gaúchos" fariam, mas, mesmo assim, os homens ficaram bem satisfeitos.

Logo depois daquela visita, desencadearam-se alguns eventos estranhos — no dia seguinte, choveu fogo e enxofre sobre as cidades da planície,

Sodoma e Gomorra. Logo depois, notamos que Sara estava engordando. Mesmo com seus 90 anos de idade, estava esperando um bebê. Todos ficaram maravilhados e alegres (menos, talvez, Hagar e Ismael). Deram o nome de "Isaque" ("riso") ao menino, que por sinal era lindo e com a cara do pai.

Hagar e Ismael tinham de ir embora. Não dava mais para as duas famílias conviverem. Pensamos que a partir daquele momento seria só paz e sossego em casa. Mas foi então que Abraão ouviu A Voz. Sempre que ele ouvia A Voz, significava uma nova aventura. Todos nós lembramos da circuncisão. Mas nada se compararia à prova que viria depois.

Abraão me chamou, de madrugada, junto com outro servo, para acompanhá-lo numa viagem para a montanha de Deus, Moriá. Éramos quatro — Abraão, Isaque, com seus 15 anos de idade, e nós dois, servos. Colocamos lenha e provisões no jumento e assim partimos. Mas, no terceiro dia, Abraão falou para nós ficarmos no acampamento enquanto ele e o menino subiriam até o lugar designado para o sacrifício. Nunca vi o patriarca tão triste, mas tão resoluto. Algo estranho estava para acontecer. Entretanto, nunca vou me esquecer de suas últimas palavras: *Eu e o rapaz voltaremos para junto de vocês*. E voltaram, depois de terem passado pela maior prova de sua vida. Dizem que meu patrão ofereceu sobre o altar a vida do seu único filho, a quem amava. Nada interferia em seu relacionamento com o seu Deus! Mas Deus proveu um substituto, um sacrifício em lugar do filho amado.

Passaram-se mais alguns anos. Meus pais faleceram. Eu me tornei o assistente particular de Abraão, seu servo de maior confiança, administrador de todos os seus negócios. Isaque foi crescendo até se tornar homem forte e capaz. Mas quando ele tinha 37 anos, ainda solteiro, Sara, sua mãe, adoeceu e logo em seguida veio a falecer. Ninguém acreditava. Ninguém entendia. Tantas promessas de Deus ainda não cumpridas! Abraão chorava e pranteava por sua companheira de mais de 100 anos, sua irmã, sua esposa, sua melhor amiga. Isaque estava inconsolável. Sara foi enterrada numa caverna que o patrão negociou com os moradores locais. Durante dois anos, uma tristeza pairava como nuvem sobre todos nós. Abraão envelheceu mais naqueles dois anos do que em todos os anteriores.

Foi quando ele me chamou e me encarregou da maior tarefa dos meus 60 e poucos anos até então.

— Eliezer, tenho uma tarefa para você.
— Sim, senhor. Eis-me aqui.

— Eliezer, põe a tua mão por baixo da minha coxa. (Agora eu sabia que a coisa era séria mesmo... quando se coloca a mão debaixo da coxa na nossa cultura, isso significa que você está jurando fidelidade até a morte.)

— Agora, Eliezer, jure pelo Senhor, Deus do céu e da terra, que não tomarás esposa para meu filho das filhas desse povo perverso e corrupto, dos cananeus, entre os quais habito. (Agora entendi... Abraão estava prevendo a transição da promessa de Deus para a próxima geração, e não queria que o legado da fé fosse contaminado por um casamento misto.)

— Eliezer, quero que volte para Harã, para a família do meu irmão Naor, para achar uma esposa para meu filho Isaque.

(Ufa! Não seria nada fácil. Meu amo estava pedindo que eu jurasse achar uma moça que nenhum de nós sabia se existia; arrancá-la de sua família, transportá-la 800 quilômetros em cima de um camelo fedido, numa viagem suja e perigosa, na companhia de um bando de homens desconhecidos, para morar no meio do deserto, casar-se com um homem que era filho único, com 40 anos de idade, que ainda estava de luto quase três anos após a morte de sua mãe. Deus me ajude!)

Então respondi:

— Mas e se a mulher não quiser seguir-me para esta terra? Nesse caso, levarei teu filho à terra donde saíste?

Foi como se eu tivesse cuspido em seu rosto. Abraão levantou-se e quase gritou:

— De jeito nenhum! Não faças voltar para lá meu filho. Deus nos deu *esta* terra, e nunca mais voltaremos para lá!

Ele continuou, um pouco mais calmo:

— Javé, Deus do céu, que me tirou da casa de meu pai e de minha terra natal, e que me falou e jurou dizendo: *À tua descendência darei esta terra; ele enviará o seu mensageiro, o Anjo do* SENHOR, *que te há de preceder, e tomarás de lá esposa para meu filho.*

Ele falou com tanta convicção, tanta firmeza, tanta fé na provisão divina, que não ousei duvidar.

Mesmo assim, ele percebeu meu dilema e fez uma concessão.

Eliezer — disse-me —, caso a mulher não queira seguir-te, ficarás desobrigado do juramento; entretanto, não levarás para lá meu filho; por favor, não o leves para lá.

Então enfiei minha mão debaixo da coxa do patrão — não posso dizer que foi uma das experiências mais agradáveis na minha vida — e solenemente jurei que faria conforme ele me pediu. Quando terminei, havia lágrimas escorrendo pela sua face.

— Obrigado, Eliezer, obrigado — disse-me. — Deus cuidará de ti. E, Eliezer, nunca esqueça do significado do teu nome: "Deus será tua ajuda".

Não perdi tempo. Havia urgência no negócio. Ninguém sabia quanto mais tempo Abraão tinha nessa terra, por isso partimos logo na manhã seguinte, com dez camelos carregados de mantimentos e presentes — um dote para a família da pretendente misteriosa.

Foi uma viagem longa, cansativa, cheia de perigos entre bandidos e salteadores. Mas a bondade e a graça de Javé pairavam sobre nós. Fizemos a viagem em tempo recorde — quarenta dias —, mas chegamos exaustos na periferia de Harã, perto da cidade de Naor, o irmão do patrão. Mas e agora? Que fazer? Durante semanas, eu havia refletido sobre como achar a família, o que dizer, como convencê-los de que eu era de confiança, que tudo era verdade. Eu precisava de um milagre. Por isso, orei. Fiz os camelos ajoelharem-se, e eu também me ajoelhei, e clamei ao Senhor que me guiara até ali:

— Ó Javé, Deus de meu senhor Abraão, rogo-te que me mostres favor hoje, e que derrames tua graça e amor fiel sobre mim e sobre meu patrão Abraão. Estou diante dessa fonte de água, e as filhas dos homens desta cidade saem para tirar água, depois do calor do dia. Dá-me, pois, que a moça a quem eu disser: "Inclina o cântaro para que eu beba; e ela me responder: Bebe, e darei ainda de beber aos teus camelos" seja a que designaste para o teu servo Isaque; e nisso verei que usaste de bondade [graça] para com meu patrão.

Confesso que nunca tinha feito um "negócio" com Deus assim. Vocês precisam lembrar que aqueles dias não eram como os dias de hoje, em que vocês já têm instruções claras da parte de Deus para uma vida de piedade, pela suficiência das Escrituras Sagradas. Nós não tínhamos sequer um versículo da Palavra de Deus.

Ao mesmo tempo, havia lógica no meu pedido. Iria revelar o coração de uma donzela bondosa, persistente e diligente — exatamente as qualidades de uma mulher virtuosa que todos nós precisávamos para ocupar o lugar da nossa amada Sara.

E eu não precisei esperar! Como Deus foi gracioso para comigo e meu amo! A primeira pessoa que eu encontrei, enquanto ainda orava, foi uma das moças mais formosas que já vi na minha vida, uma solteira virgem.

E não perdi tempo. Depois que ela encheu a sua jarra, fui direto até ela e pedi: — Dá-me de beber um pouco da água da tua jarra.

Eu temia que ela virasse o rosto de vergonha, ou, se fosse metida, que me tratasse com desdém, ou que ficasse com medo e voltasse correndo para a família dela. (Afinal de contas, essa mulher certamente deveria ter recebido muita atenção de estranhos na praça.) Mas ela sorriu e disse: — Bebe, meu senhor — e, prontamente, baixando o cântaro, me deu de beber. Meu coração disparava, mas quase parou quando essa bela moça me disse: — Percebo que o senhor está vindo de uma longa viagem. Tirarei água também para os teus camelos, até que todos tenham bebido.

Agora, meus amigos, vocês precisam entender quanto dez camelos sedentos podem beber. Não era como abastecer seu carro no posto. Um camelo, depois de uma longa viagem, é capaz de beber 90 litros de água. Imagine dez camelos! Mas aquela moça era fiel à sua palavra. Fez viagem após viagem carregando seu cântaro pesado, do poço até os camelos, dos camelos até o poço — algo inexplicável, que ia muito além da hospitalidade normal da época. Era algo sobrenatural! Enquanto eu observava, pensei: "Deus está carregando aquela jarra! Louvado seja Deus pela sua bondade para comigo! Deus me guiou até aqui!"

Quando finalmente ela parou de "encher o tanque" da "frota" de camelos, fui até meu camelo, tirei um pendente de ouro e duas pulseiras de ouro puro e pus tudo na moça, cujo nome era Rebeca. Então perguntei: — De quem és filha? Peço-te que me digas. Haverá em casa de teu pai lugar em que possamos ficar, e comida para os animais?

Ela respondeu: — Sou filha de Betuel, filho de Milca, o qual ela deu à luz Naor. — E continuou: — Temos palha e muito pasto, e lugar para passar a noite.

Louvado seja Javé! Ela era neta de Naor, irmão do meu patrão! A primeira moça que encontrei é uma sobrinha do meu senhor! E ela era tudo — de fato, muito mais — do que eu esperava! Bendito seja o Deus de meu senhor Abraão, que mostrou graça, amor fiel e verdade ao meu senhor! Quanto a mim, estando eu no caminho, o Senhor me ajudou, guiando-me diretamente à casa dos parentes de meu senhor!

Quando Rebeca ouviu meu louvor, deixou a jarra no chão e correu de volta para casa. Como eu gostaria de ter ouvido aquela conversa! Mas não demorou muito para que o irmão mais velho da moça, Labão, saísse correndo ao meu encontro. (Evidentemente, esse rapaz gostou das joias de ouro que eu havia dado à irmã dele, que valiam o equivalente a um ano de serviço de um trabalhador comum.) Labão não perdeu sua oportunidade. Disse-me: — Entra, bendito de Javé. Por que estás aqui fora? Já preparei a casa e lugar para os camelos. Venham todos!

Depois que eu e meus companheiros descarregamos os camelos, tomamos banho e nos inclinamos à mesa para um grande banquete que nos prepararam. Mas, antes de comer uma migalha, eu precisava expor a razão da nossa longa viagem. Então expliquei:

— Sou servo de Abraão. O Senhor tem abençoado muito o meu senhor, e ele se tornou grande; deu-lhe ovelhas e bois, e prata e ouro, e servos e servas, e camelos e jumentos. (Notei que os olhos de Labão se arregalavam mais e mais.)

— Sara, a mulher do meu senhor, que já tinha 65 anos quando saiu daqui, e era estéril, como vocês bem sabem, deu à luz o "menino-milagre", Isaque, quando tinha 90 anos! A este deu Abraão tudo quanto tem. E meu senhor me fez jurar dizendo: "Não tomarás esposa para meu filho das mulheres dos cananeus, em cuja terra habito; porém irás à casa de meu pai, e à minha família, e tomarás esposa para meu filho".

Então relatei os detalhes da conversa, do juramento, da viagem, do milagre do encontro com Rebeca, da providência do Senhor me levando diretamente até eles depois de oitocentos quilômetros de estrada e disse-lhes:

— Agora, pois, se vão usar de graça, amor fiel e verdade para comigo e meu senhor, digam agora; se não, também digam, para que eu vá, ou para a direita, ou para a esquerda.

Terminado meu discurso, segurei o fôlego, orei e esperei. Então responderam pai e filho, Betuel e Labão, em coro:

— Isto vem de Javé! Como podemos dizer qualquer coisa contra? Rebeca está diante de ti. Toma-a, e vai-te; seja ela a mulher do filho do teu senhor, segundo a palavra do Senhor.

Rebeca ficou vermelha, mas eu caí com rosto em terra, e mais uma vez adorei ao Senhor de toda a terra, que me ajudou, pelo seu amor fiel, pela sua graça. Como o escritor Salomão diria muitos anos mais tarde: *A casa e os bens vêm como herança dos pais; mas do SENHOR, a esposa prudente* (Pv 19:14).

Tirei joias de ouro e prata e vestidos ornamentais e os dei a Rebeca; também dei presentes caros a seu irmão e à sua mãe, que ficaram muito contentes com o negócio.

Naquela noite, festejamos, todos nós, diante do Senhor. Mas, logo de manhã, falei com meus anfitriões:

— Permitam que eu volte para o meu senhor.

Só que, para eles, era um namoro, noivado e casamento rápido demais! Quase voltaram atrás no negócio. Eles pleitearam pelo menos dez dias para festas e ritos de despedida, no entanto eu tinha urgência. Temia o pior, se não chegasse logo com a nora de meu patrão. Insisti muito, até que eles disseram:

— Chamemos a moça; deixe que ela decida.

Por mais incrível que pareça, quando indagada se iria embora conosco, ela respondeu prontamente:

— Irei, sim!

Louvado seja Deus, que mais uma vez preparou nosso caminho e cuidou de cada detalhe! Deus estava neste negócio!

Havia muitas lágrimas na despedida. Tudo acontecera tão rapidamente. Mas fiquei impressionado com a bênção que a família pronunciou sobre Rebeca — como se tivessem ouvido as palavras que Javé prometera a meu patrão: "Sê tu a mãe de milhares de milhares, e que a tua descendência possua a porta dos seus inimigos".

Logo depois, estávamos a caminho, homens, camelos, Rebeca e suas moças atendentes. Ocorreu-me o fato de que Deus estava fazendo Rebeca passar pela mesma experiência que Abraão e Sara — saindo da sua casa, da sua parentela, para ir a um lugar distante e desconhecido. Ela realmente era digna dessa família! Mais uma vez, Deus nos deu graça, e chegamos ao sul da terra de Canaã, ao Neguebe, pouco mais de três meses depois que partimos.

E quem foi a primeira pessoa que avistamos? Ele mesmo, Isaque! Mais uma "coincidência" divina! Ele estava caminhando no campo em meditação particular no final da tarde, quando nos viu. Rebeca também levantou os olhos e, vendo Isaque de longe, logo me perguntou, com voz trêmula: — Quem é aquele homem? — Eu lhe disse que era o filho do meu patrão, e ela logo cobriu seu rosto, conforme o costume, sinalizando que ela era a noiva dele. Mas vi o sorriso no seu rosto e pensei: "É amor à primeira vista!" Deus realmente faz a coisa certa!

Finalmente, encontramos Isaque. Contei-lhe tudo, e logo em seguida tivemos uma cerimônia simples, mas linda, e Isaque conduziu sua noiva até a tenda de Sara, a mãe dele. Assim, ela virou a nova matriarca, e ficou evidente que a liderança do clã estava passando de Abraão para Isaque. Isaque tomou Rebeca como esposa, e se tornaram um. Isaque amou a Rebeca. Rebeca amou a Isaque. E finalmente Isaque, com seus 40 anos de idade, foi consolado depois da morte de sua mãe.

Amigos, aprendi muitas lições assistindo e participando dessa história. Louvado seja Deus pela sua infinita graça e bondade! Deus tem um plano para nossa vida! Quando seguimos o mapa que Deus nos deu, a Palavra dele, ele nos guia até tesouros de valor inestimável. Quando buscamos a Deus em oração, e o reino dele em primeiro lugar, ele atende ao desejo do nosso coração, porque é o desejo do coração dele (Sl 27:3). *O que acha uma esposa, acha o bem, e alcançou a benevolência do SENHOR* (Pv 18:22).

Deus tem um futuro especial reservado para aqueles que esperam nele, que esperam o tempo dele. Quando deixamos a escolha com Deus, ele nos guia! Louvado seja Deus, que abençoa aqueles que confiam nele para direcionar seus caminhos, em obediência a ele, e debaixo das autoridades que ele colocou em nossa vida. Louvado seja ele que nos proporciona bênçãos sem medida dentro do jugo igual matrimonial.

Louvado seja Deus, que preserva o legado fiel da família que anda em seus caminhos, passando o bastão da graça divina de geração a geração. Louvado seja Deus pela sua imensa e infinita graça, demonstrada no Calvário, quando sacrificou seu único filho para nos salvar. Louvado seja Deus, que nos dá o Espírito Santo e a Palavra para nos guiar em todos os passos e no amor que dura para toda a vida, até que a morte nos separe.

Amor fiel: Rute e Boaz • (livro de Rute)

Esse monólogo foi feito para ser apresentado por uma mulher fazendo o papel de Rute, ideal para grupos de estudo bíblico ou classes de mulheres. Visa explicar e aplicar o texto de forma criativa e dramática, especialmente alguns aspectos culturais nas entrelinhas do texto bíblico. Enfatiza aspectos fundamentais do relacionamento conjugal em termos da fidelidade de Deus enquanto põe em relevo a mensagem central do livro, que prepara o palco para a chegada do rei Davi.

Ah, vocês já chegaram! Que bom que vocês resolveram visitar nossa pequena vila de Belém! Meu marido diz que vão almoçar conosco. Se eu me importo? De jeito nenhum! Um trabalhinho a mais nunca matou ninguém — muito menos a mim! Ah, se vocês soubessem o que um pouquinho de trabalho sério e muita fé fizeram por mim! Mas essa é uma história à parte... O quê? Querem ouvi-la? Bem, acho que dá o tempo certinho.

Tudo começou anos atrás, quando eu era adolescente em Moabe. Não, como vocês provavelmente já adivinharam, não sou judia... quer dizer, não nasci judia. A verdade é que o povo judeu e o meu povo são inimigos há séculos, a ponto de certa vez seu Deus Javé ter proibido que qualquer um de meu povo entrasse no tabernáculo de Israel, até a décima geração!

Foi em Moabe que conheci uma família interessante — estrangeiros — a família de Elimeleque. Nunca me esqueço do dia em que chegaram! Que grupo abatido de imigrantes! Elimeleque e sua esposa, Noemi, seus dois filhos, Malom e Quiliom, e uns poucos empregados. Era óbvio que vinham de uma longa jornada — estavam cobertos de pó, suados, cansados, com sede. Tinham vindo lá de Israel, de sua cidade natal de Belém. Quando uma seca muito grande arruinou sua safra, Elimeleque juntou tudo que tinha e partiu para Moabe. Era um homem ambicioso — líder na vila, que simplesmente ficou "por aqui", dadas as condições de vida em Israel. Foram dias difíceis em sua terra — os dias dos Juízes. Mas essa realmente é outra história...

A família logo se integrou em nosso vilarejo. Elimeleque gastou toda a sua poupança na compra de um terreno, e ele e os rapazes plantaram cevada. Mas nada parecia dar certo. Primeiro uma praga de gafanhotos e depois uma estiagem inesperada ameaçaram arruinar a colheita. Elimeleque deu pra ficar nervoso e depois ficou doente. Ele nunca se recuperou. Naquele inverno, Malom e Quiliom sepultaram seu pai, enquanto Noemi observava e chorava.

Alguns meses mais tarde, pouco antes da semeadura da primavera, encontrei-me com Malom no mercado. Quando trocamos olhares, ele corou, e eu lhe dei um sorriso de cumprimento, mas não pensei mais nisso — até algumas semanas depois. Foi quando meu pai declarou que tinha uma notícia importante para mim: eu ia me casar com Malom, filho de Elimeleque, o israelita, na próxima noite de lua cheia.

É claro que era assunto encerrado. Eu sabia mesmo que era hora de casar, que meu pai precisava do dinheiro do dote. Minhas irmãs e meus irmãos mais novos levariam facilmente minha carga de serviço em casa. E confesso que achei que Malom seria um bom marido e pai. Parecia que os maridos israelitas tinham maior consideração com as esposas que os homens do nosso povo. Quem sabe se, com o tempo, eu até aprenderia a amar Malom!

Nossos primeiros anos juntos foram bons, se bem que difíceis. Malom e eu fomos morar com a mãe dele, Noemi, lá no sítio. Meu cunhado

Quiliom também casou-se, com outra moça de nossa vila, a Orfa. Todos trabalhávamos muito e dava pra sobreviver. Só faltava encomendar um bebê. Infelizmente não parecia ser possível...

Um dia os homens estavam ocupados com a remoção de algumas grandes pedras de um canto do nosso campo. Noemi, Orfa e eu estávamos preparando o almoço quando de repente um dos empregados entrou correndo. Enquanto procurava recuperar o fôlego, conseguiu dizer que tinha havido um terrível acidente. Deixamos a casa e corremos para o campo. Chegando perto, dava só para ver uma carroça virada e um dos nossos bois caído ao lado. Daí Orfa correu para a figura prostrada de Quiliom, mortalmente pálido e imóvel. Ele se fora.

Encontrei Malom ainda parcialmente coberto de cascalho. Sangrava muito e respirava com dificuldade. Entendi que estava morrendo. Mas, em meio à sua dor, ele tentava dizer-me algo. Com sua cabeça em meus braços e lágrimas a escorrer pelo rosto, aproximei-me e o ouvi sussurrar quatro palavras que nunca esquecerei: "Rute... cuide da mamãe". Então ele deu uma estremecida e ficou inerte. E eu me tornei viúva aos 25 anos de idade.

Éramos um trio mórbido — três viúvas: uma sogra e duas noras — todas sem filhos e quase sem nenhum tostão. Não foi pra menos que Noemi, quando ouviu que em Israel os campos tinham voltado a produzir, resolveu que era hora de voltar pra casa.

Desde o início, tornou-se óbvio que ela pretendia viajar sozinha. Insistimos em peregrinar com ela. Mas, quando chegamos à estrada que nos levaria a Judá, Noemi voltou-se para nós e, com lágrimas nos olhos, suplicou que buscássemos estabelecer lares entre nossa própria gente. Recusamos, mas Noemi fez questão de insistir:

— Minhas filhas — disse ela —, vocês serão estrangeiras em terra hostil. E não adianta esperar outros maridos de meu ventre. Adonai esvaziou-me de toda esperança, e vocês também levarão vidas sem esperança ao meu lado. Voltem às suas famílias, à sua gente, ao seu deus e refaçam sua vida matrimonial com outro marido.

A essa altura, Orfa entregou os pontos. Soluçando, beijou Noemi, abraçou-a, virou-se e foi embora. Nunca mais tivemos notícias dela.

Mas eu não consegui deixá-la. As últimas palavras de Malom ecoavam em cada fibra do meu ser. Noemi precisava de mim. Eu precisava de Noemi. Por isso supliquei-lhe:

— Não insista que eu a deixe ou que retorne sem você. Onde você for, irei eu, e onde você ficar também ficarei. Seu povo será meu povo, e seu Deus será o meu Deus. Onde você morrer, morrerei, e ali serei sepultada. Que Adonai me puna, até mesmo severamente, se outra coisa que não seja a morte me separar de você.

Dessa forma, selei meu sigiloso voto a Malom. Abraçamo-nos, e nossas lágrimas se misturaram ao pó da estrada que nos conduzia ao ocidente — em direção à terra da promessa.

Nossa viagem levou vários dias. Tivemos a sorte de encontrar uma caravana de peregrinos a caminho de Jerusalém para a Páscoa judaica, e assim fomos bem protegidas dos ladrões que espreitam naquelas bandas.

Ao nos aproximar de Belém, um turbilhão de emoções agitava-se em mim. Sentia expectativa, nervosismo e um pouco de medo. Vendo campo após campo de cevada cultivada, não pude evitar a pergunta: como viveremos? O que comeremos? Onde moraremos? Será que alguém nos ajudará?

Poucas vezes eu havia deixado minha vila, quanto menos viajado a um outro país. E eu estava bem ciente das hostilidades entre Israel e Moabe. Vinham desde o tempo do rei Balaque e seu profeta fantoche Balaão. E não fazia tanto tempo que Eúde de Israel tinha assassinado o gordo rei Eglom e subjugado nosso povo. Fiquei a me perguntar como eu seria tratada.

Arrepiei-me com as histórias de horror que ouvira recentemente. Uma mulher daqui mesmo de Belém tinha sido violada e abusada a noite inteira numa cidadezinha vizinha por um bando de moradores. E, quando seu marido a encontrou morta, cortou-a em doze pedaços e a fez viajar por todo o país. Por mim, preferiria outro tipo de excursão!

Mas eu também estava empolgada. Empolgada por pisar na terra que mana leite e mel. Empolgada por poder dar ao menos uma olhadinha no tabernáculo de Adonai, mesmo que talvez nunca me fosse permitido adorar ali.

Daí chegamos. Tão logo passamos pelos portões da cidade, parecia que pessoas de toda parte vinham correndo ao nosso encontro. Noemi era o foco da atenção de todos, e confesso que me dei por satisfeita em ficar no anonimato. Foi então que percebi o desgaste dos anos sobre a minha sogra. Os habitantes quase não reconheceram aquela que no passado havia sido sua amiga e irmã. Também ficaram um tanto espantados pelo seu pedido de ser chamada "Mara" — amarga — em vez de Noemi, que

é "cheia", isso porque, dizia ela, o Senhor tem tornado amarga a minha vida. Em suas próprias palavras: "Saí cheia, mas o Senhor me afligiu, me trouxe infortúnio, me trouxe de volta vazia".
Assim, chegamos afinal a Belém — a "casa de pão". Mas eu no fundo me perguntava se no dia seguinte encontraríamos mesmo pão em nossa mesa.

Naquela noite, Noemi tornou a me explicar muitos dos costumes e leis do seu povo. Achei fascinante esse Deus que preferia obediência a holocausto, misericórdia a dinheiro. Foi então que eu soube da lei sega, uma provisão no Código Civil de Adonai. A lei proibia os proprietários de colherem por completo o que crescia em seus campos. Aos pobres, era concedido o privilégio de segar os cantos dos campos e recolher para si as espigas que caíssem das carroças.
— Oh, Noemi! — exclamei. — Será que Adonai vai suprir o nosso pão desta maneira?
— Minha filha, não é assim tão fácil como você pensa. Há muitos pobres lutando por cada grão, e são poucos os proprietários verdadeiramente piedosos. Além disso, você é estrangeira e uma linda jovem. Você estaria se arriscando muito.
— Mas, mãe Noemi, se eu não colher, morreremos de fome. Não terá Adonai poder para me proteger e ao menos suprir o suficiente para sobrevivermos?
Prevaleci, afinal, e o assunto ficou resolvido. Bem cedo no dia seguinte, eu buscaria nosso sustento entre os feixes de Israel.

Estava frio, e o céu ainda apagado mostrava apenas traços do sol da manhã quando peguei a estrada. Talvez devesse ter me sentido muito só, muito temerosa. Mas eu sabia que Deus estava comigo. "Ó Adonai", orei. "Mostre-me onde queres que eu colha hoje."
Prossegui pelo caminho, passando por um campo e depois por outro. Não sei bem por que não parei em nenhum deles; simplesmente senti inquietação quando me aproximei do portão de cada um. Finalmente, no terceiro campo, aproximei-me do homem que evidentemente era o supervisor dos ceifeiros.
— Com licença, senhor.
— Pois não, minha jovem.
— Por favor, senhor, deixe-me segar e colher entre os feixes depois dos ceifeiros.

Ele parou por um instante, e aí vi brilhar reconhecimento em seus olhos.

— Você não é a moabita que voltou com Noemi?

Senti minhas mãos começarem a suar, e meus lábios tremiam, mas respondi com firmeza:

— Sim, senhor. Ela é a minha sogra e precisa de minha ajuda.

Após nova pausa, ele simplesmente respondeu:

— Está bem, vá com os outros ceifeiros. Mas cuide para não mexer no que ainda não foi colhido. Meu senhor Boaz é uma pessoa excelente — das melhores em Israel — e não permitirei que alguém se aproveite dele.

— Oh, agradeço, senhor, muito, mas muito mesmo!

Quase tropecei na corrida ao campo para unir-me aos demais ceifeiros.

A sega não é tarefa fácil. Os primeiros empregados derrubavam os feixes do cereal, e as servas seguiam atrás, colhendo os ramos e amarrando-os para serem colocados na carroça. Nós que vínhamos atrás colhíamos aqui e ali um ramo isolado. Era trabalho árduo, exaustivo. Mas trazia ao menos alimento suficiente para a sobrevivência, caso o ceifeiro perseverasse na tarefa.

E eu perseverei. Somente uma vez parei, assim mesmo só para fugir um pouco dos raios do sol e descansar no pequeno abrigo ao lado do caminho. E fui amplamente recompensada pelo meu trabalho. Perto da hora do almoço, já havia colhido o suficiente para nosso jantar e também para o desjejum da manhã seguinte.

Enquanto refletia sobre essa bênção, uma voz grave e sonora do outro lado do campo chamou-me a atenção. Parecia lembrar-me da fonte da minha prosperidade:

— O Senhor seja convosco! — proclamou aos empregados.

— O Senhor seja contigo! — responderam, como se num coro orquestrado.

"Esse deve ser o dono do campo", pensei. "É impressionante como seus servos o respeitam. Este é um lugar maravilhoso de trabalhar!"

Enquanto continuava a colher, percebi que o homem — forte e formoso, um pouco grisalho nas têmporas — fez questão de falar com cada um de seus empregados pessoalmente: uma palavra de encorajamento aqui, uma batidinha nas costas ali, uma pergunta a respeito de alguma esposa ou criança. Ele finalmente chegou ao meu lugar de trabalho. Meu coração quase parou enquanto se aproximava.

— Moça, escute-me — ele disse. — Não vá a nenhum outro campo para colher. Fique com minhas servas. Siga-as no campo onde os homens estão segando. Não se preocupe com os trabalhadores. Já avisei a todos que não a perturbem. E, quando tiver sede, sirva-se das jarras de água que os homens encheram.

Era demais para mim. Com o rosto em terra respondi:

— Mas, senhor, por que me abençoas assim, a mim que sou de longe, estrangeira, a quem nem sequer conheces?

— Ah, mas eu a conheço. O bastante para saber que voltou com Noemi após a morte de seu marido. O bastante para saber que você deixou tudo que conhecia e amava para peregrinar entre um povo que antes não conhecia. O bastante para saber de seu amor leal por um membro da casa de Israel. Que o Senhor a abençoe por tudo que tem feito. Que você seja ricamente recompensada pelo Senhor, o Deus de Israel, sob cujas asas você buscou refúgio.

Era óbvio que ele fizera a pesquisa completa. Com o coração regozijante, eu lhe agradeci da forma mais graciosa que pude:

— Que eu continue a achar mercê diante de teus olhos, meu senhor. Tens me tratado com tanta bondade, mesmo sem ter ao menos a posição de uma de tuas servas.

Um pouco mais tarde, eu me sentei na sombra e comecei a desembrulhar os pãezinhos que preparara como lanche, quando o capataz me chamou. Deixei meu lugar e fui informada de que o senhor me havia mandado chamar.

— Venha para cá — disse ele. — Aceite este pão e mergulhe-o no molho.

Aceitei de bom grado o que ele me ofereceu. Então ele indicou-me um lugar entre os ceifeiros e ali me assentei. Aí passou-me uma porção generosa de cereal recém-assado. Comi até me satisfazer, e ainda sobrou bastante. Embrulhei isso cuidadosamente com o lanche em que ainda não havia tocado e voltei para o campo.

Se de manhã achei que tivera sucesso, a tarde foi uma festa. Parecia que por onde eu andasse havia ramos soltos ou espigas no chão. Trabalhei até quase não aguentar levar minha carga de cereal. Mal podia crer no que viam meus olhos: recolhera quase meio cesto de cereal aproveitável — coisa que normalmente levaria uma semana de colheita! "Louvado seja Adonai!", exclamei, ao levar minha preciosa carga de volta para Noemi.

Minha sogra não se conteve de alegria. Queria saber de tudo. Contei-lhe a história e então, finalmente, citei o nome do homem com quem trabalhara.
— Foi Boaz — eu disse.
Os olhos dela brilharam.
— Boaz! Que o Senhor o abençoe! Ah, o Senhor continua a mostrar sua bondade para com os vivos e os mortos!
— Por quê? Acho que tem algo que não estou sabendo.
— Rute, você não sabe? Esse homem é nosso parente chegado — é um dos nossos remidores!
Então compreendi. Noemi havia falado da lei do remidor em Israel. Era ainda outra expressão da bondade de Adonai para com os menos afortunados. É que, quando um marido morria sem ter dado filhos à sua viúva, o parente mais próximo devia casar-se com a viúva. Por quê? Para dar-lhe um filho a fim de preservar o nome do falecido em Israel. Também tinha obrigação de resgatar qualquer propriedade que corresse o risco de ser perdida pela família, entregando-a ao herdeiro. Assim como na lei da sega, muitos em Israel não cumpriam a letra da lei, e eu, sendo moabita, tinha pouca esperança de usufruir plenamente dos seus benefícios. Mas entendi o que Noemi dizia. Ao menos poderia encontrar favor aos olhos desse remidor e ser abençoada como fora hoje.
— Rute — disse minha sogra —, faça exatamente como Boaz disse. Não se atreva a colher em outro campo!
Como se eu precisasse de uma ordem dessa!

As segas da cevada e do trigo passaram rapidamente. Cada dia cedinho eu trabalhava nos campos de Boaz, e cada dia eu trazia frutos de uma farta colheita.

Certo dia, enquanto Noemi e eu peneirávamos os restos de minha sega e juntas nos maravilhávamos em vista da bênção divina, seu semblante ficou mais sério.
— Rute, não será esta a hora de eu tentar achar-lhe um lar onde você seja bem cuidada?
— Mas, Noemi, sou tão feliz aqui, com você. Adonai está suprindo todas as nossas necessidades. Somos uma família.
— Não, Rute, não somos uma família. Posso ser-lhe uma mãe, mas não posso ser-lhe marido e filho. Mas há alguém que pode dar-lhe as duas

coisas — Boaz. Não é nosso parente? Não tem ele já demonstrado admirável bondade para com você? Escute meu plano...

Ouvi suas instruções, escutando como nunca antes. Naquela noite, vestindo minhas melhores roupas e o perfume mais agradável, dirigi-me silenciosamente à eira onde Boaz e seus homens limpavam a cevada. Permaneci nas sombras e escutei suas risadas enquanto trabalhavam, comiam, bebiam, cantavam, e finalmente se recolheram para dormir. Cada homem posicionou-se perto de um monte de cereal, Boaz perto do maior, para proteger a safra. Quando todos estavam profundamente adormecidos, dirigi-me em silêncio até o monte de Boaz. Ali, com o coração batendo tão forte que temi com ele acordar o grupo inteiro, removi o cobertor dos pés de Boaz e me deitei. Pensei que na certa o acordaria de imediato, mas só bem mais tarde isso aconteceu, quando, ao despertar-se subitamente, sentou-se surpreso, e perguntou num sussurro severo: — Quem é você?

Numa voz quase inaudível, respondi: — Sou tua serva, Rute. Estende, pois, a tua aba sobre a tua serva, porque és o remidor.

Esperei, à luz da lua, corpo trêmulo, rosto ardendo, sentindo-me ousada e envergonhada, atrevida e tímida, tudo ao mesmo tempo. Era a primeira vez que eu fazia um pedido de casamento!

Ele, afinal, respondeu-me:

— Bendita sejas tu do Senhor, minha filha: melhor fizeste esta tua última beneficência do que a primeira, pois não foste após jovens, quer pobres, quer ricos. Agora, pois, minha filha, não tenhas receio; tudo quanto disseste eu te farei, pois toda a cidade do meu povo sabe que és mulher virtuosa. Ora, é muito verdade que eu sou resgatador; mas ainda outro resgatador há mais chegado do que eu. Fica-te aqui esta noite, e será que, pela manhã, se ele quiser resgatar, bem está, que te resgate; porém, se não lhe apraz resgatar-te, eu o farei, tão certo como vive o Senhor; deita-te aqui até a manhã.

Eu mal podia crer no que estava ouvindo. Mas deitei-me e esperei quase até o raiar do dia. Então levantei-me para sair em silêncio. Boaz também assentou-se (acho que ele também não dormiu quase nada!). Instruiu-me cuidadosamente a que não dissesse a ninguém que estivera ali. Então pediu meu xale e ali colocou seis medidas completas de cevada — acho que poderiam ser consideradas meu anel de noivado! Então mandou que eu voltasse a Noemi.

Quase não conseguia me conter ao entrar na casa. Noemi estava à minha espera. Ela podia sentir minha empolgação.

— Como foi, Rute?
Contei-lhe tudo e então mostrei-lhe a cevada.
Noemi simplesmente sorriu e disse:
— Espere, minha filha, até ver o que acontece. Pois aquele homem não descansará até que conclua hoje esse negócio.

Ela tinha razão! Mais tarde soube de toda a história por intermédio de uma vizinha, cujo marido era ancião de plantão no portão da cidade naquele dia. Boaz foi aparentemente o primeiro a chegar ao portão. Quando o parente mais chegado apareceu para fazer negócios em Belém, Boaz convidou-o para assentar-se por um tempo. É claro que ele entendeu que era uma questão de negócios oficiais e, sendo um astuto mercador, imediatamente tomou seu lugar e esperou que dez anciãos se congregassem.

Ele era realmente astuto, mas Boaz estava ainda mais à frente! Começou com uma referência a uma propriedade que pertencera a Elimeleque. Como parente mais chegado, era direito desse parente de Noemi comprar a terra da mão de Noemi para evitar que saísse do domínio da família. E o preço era ótimo. Qual bom negociante desprezaria tamanha oferta? Certamente não este.

— É claro — continuou Boaz, depois que o outro concordara com a compra — que você entende que o resgate dessa propriedade também o obriga a suprir um herdeiro para a propriedade, ou seja, um filho para Rute, a moabita.

Foi aí que a mão do parente ficou presa na bolsa. Não contava com esse desenrolar das circunstâncias. Suas motivações ficaram expostas pelo que eram: financeiras, e não redentivas. Assim Boaz o pegou.

— M-m-m-mas eu não posso fazer isso — ele gaguejou. — Assim, eu teria que comprar a propriedade, cuidar da mulher, alimentar uma nova família e finalmente entregar tudo ao herdeiro. Talvez até prejudique a herança de minha própria família!

— Então você se recusa a ser o remidor?

— Não tenho condições. Seja você em meu lugar, Boaz!

Com isso, ele removeu sua sandália na presença dos anciãos e a deu a Boaz, assim indicando sua desistência do direito e responsabilidade da redenção. Boaz ficou com a sandália – e me adquiriu na barganha — nada mau para uma única manhã de trabalho. (Gosto de brincar com Boaz hoje, perguntando qual tinha o melhor cheiro — a sandália ou eu?!)

Os anciãos expressaram sua aprovação da questão sem demora, e ficou tudo resolvido.

Eu achava que lá em Moabe as notícias corriam! Acho que Boaz e eu fomos assunto discutido à mesa de jantar de cada lar da vila durante aquela semana. Amigos vinham me dar sua bênção, comparando-me com Raquel e Lia, as matriarcas de Israel. E desejavam a Boaz a prosperidade de Perez, seu tetravô, que fora resultado do casamento do remidor Judá com Tamar.

Tá aí a nossa história! Quem poderia imaginar que Adonai faria tanto por uma pobre viúva moabita que não tinha mais em quem se refugiar? Mas ele é o Remidor de todos. Foi seu amor leal que nos uniu. Quem teria imaginado que sua graça se estenderia a uma estrangeira como eu? Que um pouco de trabalho e fidelidade a uma sogra culminaria em tanta bênção para tantas pessoas? O que ele juntou, que não o separe o homem!

Sinto ter tomado tanto tempo seu. Preciso providenciar nosso almoço. Boaz chegará a qualquer momento....

Ah, mas quase me esqueço, há mais uma parte nesta história. E um capítulo que ainda está sendo escrito. Suponho que já perceberam. Adonai resgatou meu ventre! Depois de todos esses anos, teremos um filhinho!

Sabem, depois de tudo que Deus tem feito por nós, confesso que acho que Adonai tem nos reservado algo muito especial. Frequentemente me pergunto que plano ele terá para essa criança tão especial...

(Voz masculina):

— Estas são, pois, as gerações de Perez: Perez gerou a Hezrom. E Hezrom gerou a Rão, e Rão gerou a Aminadabe, e Aminadabe gerou a Naassom, e Naassom gerou a Salmom, e Salmom gerou a Boaz, e Boaz gerou a Obede, e Obede gerou a Jessé, e Jessé gerou a Davi...

Rei de Israel, de quem vem o Messias, o Remidor do mundo!

Apêndice 3

Divórcio e novo casamento

Nenhum tópico gera tanto debate na teologia da família como a polêmica sobre divórcio e novo casamento, isso pelo menos desde os tempos de Jesus (veja Mt 19:1-10) e provavelmente desde Moisés também (veja Dt 24:1-4). Certamente não vamos resolver a questão no espaço de um apêndice. Mas seria uma omissão imperdoável num livro como este não interagir com a questão e pelo menos esboçar uma proposta à luz dos muitos textos e argumentos levantados.

Reconhecemos que exegetas, autores e pastores eruditos e piedosos têm chegado a conclusões opostas nessa questão. Temos profundo respeito por eles. Infelizmente, com a polarização de perspectivas quando se trata de polêmicas teológicas e pastorais, muitas vezes há mais calor do que luz gerado no debate. Os conservadores tacham aqueles com posições diferentes de hereges e liberais, que por sua vez consideram como fariseus legalistas e radicais aqueles que adotam perspectivas mais fechadas. Aqui clamamos por equilíbrio, respeito mútuo e uma tentativa de permitir que as Escrituras falem por si mesmas. No fim da história, cada um terá que assumir uma posição diante de Deus e ser coerente na prática das suas convicções.

Luiz Sayão caracteriza o problema:

> De um lado, os mais conservadores rejeitam o divórcio em toda e qualquer situação, mesmo nos casos de infidelidade conjugal. De outro, os liberais fazem uma releitura dos textos bíblicos que tratam da questão, sob a justificativa de que os tempos são outros e que ninguém deve ser obrigado a sofrer para sempre ao lado de quem não gosta. Diante de tanta polarização, é preciso lançar luz bíblica sobre a questão.[1]

Às vezes, a compaixão e o coração pastoral (louváveis em si), junto com a realidade pastoral de pessoas e problemas reais em situações

---

[1] SAYÃO, Luiz. *Divórcio e novo casamento*, 28 de mai:2014, p:1. Disponível em: <https://ibnu.com.br/divorcio-novo-casamento/> Acesso em: 5 jan. 2018.

complexas, podem influenciar demasiadamente a maneira pela qual se encara o texto bíblico, que deve ser nosso ponto de partida, e não estudos de caso e a experiência humana.

Infelizmente, muitos desanimam quando começam a explorar o labirinto de textos e opiniões sobre divórcio e novo casamento. Ao se defrontar com argumentos tão complexos, exegeticamente técnicos, hermenêuticos, culturais e históricos, simplesmente desistem ou ficam na "terra de ninguém", sem formular sua própria posição e práxis pastoral. Mas perguntamos: será que tem de ser tão difícil assim? Será que erramos em algum nível mais básico ao não perceber a perspicácia das Escrituras? Um dos nossos alvos neste tratamento será sistematizar e simplificar os argumentos mediante uma análise dos principais textos e argumentos bíblicos — sem ser simplista demais.

Sabemos que a posição adotada aqui fica na minoria de perspectivas contemporâneas, até mesmo entre os conservadores. Esse fato em si já levanta bandeiras de alerta. Por exemplo, a *Confissão de fé de Westminster*, que tem influenciado a maioria das igrejas protestantes nos últimos séculos, adota a posição que permite o divórcio *e* o novo casamento depois da infidelidade sexual:

> O adultério ou a fornicação cometido depois de um contrato, sendo descoberto antes do casamento, dá à parte inocente justo motivo de dissolver o contrato; no caso do adultério depois do casamento, à parte inocente é lícito propor divórcio, e, depois de obter o divórcio, casar com outrem, como se a parte infiel fosse morta.[2]

William Heth descreve a posição majoritária da igreja protestante[3] hoje: "A maioria dos evangélicos crê que Jesus permite o novo casamento depois do divórcio por infidelidade conjugal (Mt 5:32; 19:9) e que Paulo sanciona o novo casamento quando o cônjuge cristão é abandonado pelo cônjuge descrente (1Co 7:15)".[4]

---

[2] *Confissão de fé de Westminster, 1643-1646*, cap. 24, seção 5. Disponível em: <http://pipg.org/Content/site/documentos/confissao-de-fe-de-westminster.pdf>. Acesso em: 5 jan. 2018.
[3] Por vários motivos, a Igreja Católica mantém a posição que a maioria dos protestantes consideraria "radical": a de que tanto o divórcio quanto o novo casamento são pecados.
[4] HETH, William A. "Jesus on divorce: how my mind has changed", *Southern Baptist Journal of Theology* 6, n° 1, Primavera, 2004, p. 4. Disponível em: <https://www.wisereaction.org/ebooks/heth_mind_changed.pdf>.

Contudo, quando pesquisamos a história da igreja, especialmente a perspectiva patrística nos primeiros seis séculos do cristianismo, descobrimos outra realidade — a posição que nega a possibilidade de novo casamento depois do divórcio predominava. Köstenberger afirma que esse "era o ponto de vista predominante entre os pais da Igreja".[5] Esse fato tem sido convenientemente esquecido ou ignorado por muitos no estudo do tema.[6]

Seria mais fácil modificar a posição que parece tão radical, que proíbe todo e qualquer tipo de novo casamento, em prol de algo mais ameno e palatável. Mas, como expositores bíblicos, temos o dever de obedecer ao que entendemos ser o ensino das Escrituras, ao mesmo tempo que o aplicamos com sensibilidade e compaixão à realidade pastoral.

Nosso alvo não é alienar ou polarizar (embora certamente isso venha a acontecer), mas iluminar, por meio de uma interação séria com os textos bíblicos, de forma expositiva. Antes de argumentações filosóficas, temáticas, lógicas e até pastorais, precisamos voltar à Palavra de Deus. É responsabilidade de cada pastor, professor, expositor e líder de ministérios familiares estudar a Palavra para chegar à conclusão mais coerente com as Escrituras Sagradas e manter essa posição com consciência limpa e convicção compassiva.

Alguns talvez aleguem que a própria preocupação com discussões como essa revela um coração farisaico, atento a tantos detalhes e questões exegéticas triviais, mas que não reflete o coração compassivo de Deus. Concordamos plenamente que esse perigo existe — de *coar o mosquito e engolir o camelo* (cf. Mt 23:24), *negligenciando os preceitos mais importantes da lei — a justiça, a misericórdia e a fé*. Mas há equívocos sérios neste apelo à graça de Jesus que desmerecem as palavras do Mestre. O

---

[5] KÖSTENBERGER, p. 256.
[6] William Heth e Gordon Wenham, em seu livro clássico *Jesus and divorce: the problem with the evangelical consensus* (London: Hodder and Stoughton, 1985), p. 19-44, incluem uma longa análise histórica da perspectiva quase unânime dos primeiros séculos do cristianismo, que proibia todo e qualquer recasamento mesmo depois de divórcios "legítimos". Como muitos têm observado, Heth mais tarde modificou sua interpretação. Mas, em sua retratação, continua sustentando dúvidas quanto à validade de sua posição original. Mas suas observações sobre a perspectiva patrística continuam válidas.

Há várias explicações oferecidas por trás dessa atitude contra o novo casamento por parte dos Pais, sendo a mais comum que o ascetismo daquela época menosprezava o casamento e sua natureza física-material. Mas não muda o fato de que aqueles mais próximos de Jesus e dos apóstolos entendiam o ensino do Novo Testamento de forma hoje considerada "radical".

que é apresentado como compaixão para alguns, pode ser crueldade para muitos outros, especialmente futuras gerações de jovens que encararão o casamento como uma porta giratória — e sofrerão os trágicos resultados junto com seus filhos, familiares e amigos.

Também precisamos entender que a questão vai muito além dos estudos de caso que todos conhecem e que muitas vezes quebram nosso coração. Jesus disse: *Aquele que tem os meus mandamentos e os guarda, esse é o que me ama* (Jo 14:21). O zelo pela Palavra de Jesus revela amor por Jesus. Como seus súditos-discípulos, não temos a opção de anular as palavras dele em nome da graça quando ele é o soberano Autor da graça.

Certamente trata-se de um assunto que exige não somente perícia exegética e hermenêutica, mas sensibilidade pastoral e piedade. Também requer um posicionamento ao mesmo tempo corajoso e humilde, especialmente em dias em que as ovelhas precisam de pastores que falarão não o que elas *querem* ouvir, mas o que *precisam* ouvir — as palavras de Deus (2Tm 4:2-4; cf. Jr 23:16-22; Ez 34:1-12; Zc 10:2,3; 11:4-7). Como líderes espirituais, temos um dever para com o povo de Deus de não somente estudar assuntos polêmicos como esse, mas de nos posicionar diante de Deus e do povo com convicção, mas também com compaixão. As ovelhas merecem pastores convictos, compassivos e respeitosos.

Então é com temor e tremor que embarcamos no que será, na melhor das hipóteses, um tratamento panorâmico e simples de um assunto profundo e complexo. Muitos bons livros trabalham exaustivamente os detalhes, os prós e os contras de cada perspectiva, mas nem sempre chegam a uma conclusão.[7] Aqui, apresentaremos os argumentos em prol de uma posição claramente adotada, que nem sempre tem sido justamente elaborada. Também interagiremos com alguns dos principais argumentos levantados em favor de outras posições, seguidos por sugestões de aplicações e implicações práticas e ministeriais.[8]

---

[7] Köstenberger e Jones têm um longo capítulo sobre o assunto em seu livro *Deus, casamento e família*.

[8] No processo de estudar esse assunto ao longo dos anos, o trabalho do pr. John Piper (*Divórcio e novo casamento: uma declaração*. Minneapolis, MN, 21 de julho de 1986. Disponível em: <www.monergismo.com/textos/familia_casamento/divorcio_novo_casamento_pip>. Acesso em: 15 jan. 2017) tem sido decisivo e altamente influente não somente em termos do seu conteúdo, mas também em termos de sua metodologia, que reflete as pressuposições deste trabalho (um tratamento expositivo focado no texto bíblico, e não em argumentos e deduções lógicas). Na opinião deste autor, não existe outro trabalho tão sucinto e com argumentos tão perspicazes sobre o assunto.

Metodologia

Num esforço de ser tão objetivo quanto possível, o argumento a seguir será mais em forma de *esboço*, e não um comentário analítico como nas exposições anteriores. Será um tratamento *textual*, focando o texto bíblico, e não argumentos sociológicos, culturais, psicológicos ou antropológicos. A maioria dos textos tratados já foi considerada nas exposições anteriores, e o leitor que desejar obter mais explicações exegéticas e linguísticas deve voltar aos respectivos capítulos.

Para que o leitor fique bem informado, o estudo será *dedutivo*; em primeiro lugar, apresentamos um resumo da posição adotada quanto ao divórcio e ao novo casamento, que depois será defendida com argumentos bíblicos, texto por texto. Finalmente, lidaremos com os principais textos bíblicos que podem ser levantados contra essa posição. Faremos isso na ordem da força relativa de cada argumento, e não na ordem bíblica.

Piper propõe alguns cuidados junto com um bom resumo da maneira pela qual devemos lidar com questões complicadas relacionadas ao divórcio e ao novo casamento:

O novo casamento pós-divórcio não é determinado:

1. Pela culpa ou inocência de qualquer cônjuge;
2. Nem pelo fato de qualquer cônjuge ser crente ou não;
3. Nem pelo caso de o divórcio ter acontecido antes ou depois da conversão de qualquer dos cônjuges;
4. Nem pela facilidade ou dificuldade de viver como solteiro pelo resto da vida na terra;
5. Nem se há adultério ou deserção envolvidos;
6. Nem pela realidade da dureza do coração humano;
7. Nem pela permissividade cultural da sociedade em redor.

Pelo contrário, é determinado pelo fato de que:

1. Casamento é um relacionamento de *uma só carne* estabelecido por Deus e de extraordinária significância aos olhos dele (Gn 2:24; Mt 19:5; Mc 10:8).
2. Somente Deus, e não o homem, pode terminar essa relação de *uma só carne* (Mt 19:6; Mc 10:9 — isso porque o novo casamento é chamado de adultério por Jesus: ele [presume] que o primeiro casamento ainda está valendo, cf. Mt 5:32; Lc 16:18; Mc 10:11).

3. Deus termina o relacionamento de *uma só carne* somente por meio da morte de um dos cônjuges (Rm 7:1-3; 1Co 7:39).
4. A graça e o poder de Deus são prometidos e são suficientes para capacitar um cristão divorciado e fiel a ser solteiro por toda a sua vida terrena, se necessário (Mt 19:10-12,26; 1Co 10:13).
5. Frustrações temporárias e desvantagens são muito mais preferíveis que a desobediência do novo casamento e produzirão profunda e duradoura alegria tanto nesta vida como na vida por vir.[9]

Definição do casamento bíblico

Uma das questões mais importantes para a liderança espiritual na igreja hoje é a definição bíblica do que constitui casamento aos olhos de Deus e como essa definição funcional afetará decisões pastorais.

Veja duas definições que alguns eruditos têm oferecido para casamento bíblico:

John Stott:

> O casamento é uma aliança heterossexual exclusiva entre um homem e uma mulher, ordenada e selada por Deus, antecedida da permissão pública dos pais, consumada na união sexual, que resulta em uma parceria permanente e de apoio mútuo e que, normalmente, é coroada pela dádiva de filhos.[10]

Andreas Köstenberger:

> Casamento é o vínculo sagrado entre homem e mulher, instituído por Deus e firmado diante dele (ainda que o casal não reconheça isso), consumado, normalmente, pela relação sexual.[11]

A seguir, oferecemos uma definição do casamento à luz do ensino bíblico:

---

[9] PIPER, *Divórcio e novo casamento*, p. 13-14.
[10] STOTT, John. "Marriage and Divorce", *Involvement: Social and sexual relationships in the modern world* (Old Tappan: Revell, 1984), vol. 2, p. 163, citado em KÖSTENBERGER, p. 83.
[11] KÖSTENBERGER, p. 86.

> **Definição: casamento bíblico**
>
> Casamento bíblico é uma aliança (Pv 2:17; Ml 2:14; Gn 2:24) de exclusividade e fidelidade (Gn 2:24), monogâmica, vitalícia e indissolúvel (Mt 19:6) entre um homem e uma mulher (Gn 2:24; 1Tm 3:2,12; 5:9; Tt 1:6), selado diante de Deus (ainda que o casal não reconheça isso) e testemunhas (Pv 2:17; Ml 2:14), coerente com as leis comunitárias (1Pe 2:13ss; Rm 13:1ss), (normalmente) simbolizado e concretizado pela união sexual (Gn 2:24; Hb 13:4).

Análise dos textos principais

A seguir, apresentamos uma abordagem textual, primeiro dos textos sobre divórcio e depois sobre novo casamento. As perguntas norteadoras desse estudo são:

1. Existe a possibilidade de divórcio à luz das Escrituras?
2. Existe a possibilidade de recasamento à luz das Escrituras?
3. Como devemos tratar pessoas que se divorciaram e/ou casaram de novo?

Resumo das perspectivas principais sobre divórcio e novo casamento

Köstenberger oferece um excelente resumo das quatro perspectivas principais que predominam hoje na questão do divórcio e novo casamento:[12]

1. **Divórcio e novo casamento permitidos** (a perspectiva "erasmiana"): Aceita a legitimidade bíblica do divórcio e novo casamento para a parte inocente cujo parceiro cometeu adultério/imoralidade sexual e para o cônjuge cristão abandonado por seu parceiro. (Posição majoritária.)
2. **Divórcio permitido, mas novo casamento proibido**: Aceita o divórcio por causa de adultério e abandono pelo cônjuge incrédulo, mas não o novo casamento. (Posição predominante dos pais da igreja.)
3. **Divórcio (normalmente) proibido e novo casamento proibido**: Não aceita o divórcio nem o novo casamento no caso de adultério e

---

[12] KÖSTENBERGER, p. 255-257. Obviamente, as quatro posições refletem a perspectiva daqueles que entendem que a Palavra de Deus restringe de alguma forma o divórcio e o novo casamento. Há muitas outras posições que poderiam ser abordadas nesse espectro, inclusive aquelas que liberam o divórcio e recasamento para todos, seja qual for a causa.

aceita o divórcio, mas não o novo casamento, no caso de abandono pelo cônjuge incrédulo. (Posição adotada aqui.)

4. **Divórcio e novo casamento proibidos (no caso de adultério)/ Divórcio e novo casamento permitidos (no caso de abandono):** Não aceita o divórcio nem o novo casamento no caso de adultério, mas aceita o divórcio e o novo casamento no caso de abandono pelo cônjuge incrédulo.

Com o risco de simplificar demais as posições, podemos dizer que as quatro se dividem em dois campos: 1) a posição que aceita o novo casamento depois de um divórcio que considera legítimo; 2) a posição que não aceita o novo casamento.

Apresentaremos os textos em ordem dos que consideramos os mais claros para os menos claros.[13]

DIVÓRCIO

Posição quanto à separação e ao divórcio
A separação é claramente permitida em situações em que o cônjuge incrédulo insiste em deixar o casamento (1Co 7:10-17). Outras situações, de imoralidade sexual ou em que um ou outro cônjuge abusa, ameaça, maltrata ou coloca em risco o outro ou os filhos, podem necessitar de uma separação temporária, mas sempre visando a restauração do casamento. Pelo fato de que Deus odeia o divórcio (Ml 2:16), este deve ser evitado a qualquer preço. Mas, por causa da dureza do coração do homem (Dt 24:1-4), há situações em que o divórcio será quase inevitável (1Co 7:11). Nestes casos, o cônjuge que resistiu ao divórcio mas não teve outra opção não deve ser disciplinado, mas encorajado a manter-se solteiro, no celibato, até a morte do cônjuge ou a reconciliação do casamento (1Co 7:11).

Existe a possibilidade de divórcio à luz das Escrituras? A resposta é *sim*, em alguns casos, embora divórcio sempre seja o produto da dureza do coração humano e contra a vontade perfeita de Deus.[14] Quais os casos em que o divórcio é permitido?

---

[13] Köstenberger ressalta esse princípio hermenêutico por meio da pergunta retórica: "A exegese que segue a linha reformada não sugere que as passagens mais difíceis sejam interpretadas à luz das mais claras?" (p. 241). O leitor também deve consultar as exposições já apresentadas sobre divórcio e novo casamento em Mateus 5:31,32 e 19:1-10.

[14] Alguns (poucos) adotam uma posição que nega a possibilidade de divórcio *e* novo casamento. Duas posições que Köstenberger aponta por essa ótica incluem 1) a postura inclusivista, que entende que a tradução da palavra "exceto" na cláusula de exceção deve ser traduzida por "nem mesmo" e 2) a posição que entende que Jesus argumenta que a mulher divorciada por adultério não se *torna* adúltera pelo divórcio, pois ela *já o é* (p. 262).

1. Abandono pelo descrente (1Co 7:12,13,15)

> Aos mais digo eu, não o Senhor: se algum irmão tem mulher incrédula, e esta consente em morar com ele, não a abandone; e a mulher que tem marido incrédulo, e este consente em viver com ela, não deixe o marido [...] Mas, se o descrente quiser apartar-se, que se aparte; em tais casos, não fica sujeito à servidão nem o irmão, nem a irmã; Deus vos tem chamado à paz. (Cf. tb. 1Co 7:39; Rm 7:1-3.)

Observações:

- Quando Paulo diz *aos mais digo eu, não o Senhor*, ele não quer dizer que é sua opinião pessoal, mas não necessariamente a opinião do Senhor. A ideia é que ele trata de uma área que Jesus não mencionou em seu ministério terreno.
- O texto deixa claro que o crente cujo cônjuge incrédulo quer separar-se não é culpado pelo divórcio. Implícita está a ideia de que o cristão deve fazer tudo possível para manter o casamento, mas não a ponto de viver em pé de guerra.
- Como veremos mais adiante em "argumentos contrários", à luz do texto imediato que proíbe o novo casamento (1Co 7:10,11), a frase "não fica sujeito à servidão" não deve ser interpretada como permissão para um novo casamento.

2. Relações sexuais ilícitas no noivado (Mt 5:31,32; 19:1-10)

> Também foi dito: Aquele que repudiar sua mulher, dê-lhe carta de divórcio. Eu, porém, vos digo: qualquer que repudiar sua mulher, EXCETO EM CASO DE RELAÇÕES SEXUAIS ILÍCITAS, a expõe a tornar-se adúltera; e aquele que casar com a repudiada comete adultério. (Cf. tb. Dt 24:1-4.).
>
> Eu, porém, vos digo: quem repudiar sua mulher, NÃO SENDO POR CAUSA DE RELAÇÕES SEXUAIS ILÍCITAS, e casar com outra comete adultério [e o que casar com a repudiada comete adultério] (Mt 19:9).

Observações:

- Alguns alegam que o texto autoriza o divórcio e, supostamente, o novo casamento também. Mas, como já foi tratado na exposição dos dois textos de "cláusula de exceção" nos comentários anteriores (veja as exposições de Mt 5:31,32 e Mt 19:1-10), entendemos que trata-se

de um caso específico de imoralidade dentro do período do noivado judaico, em que houve uma aliança matrimonial e o casamento foi realizado em todos os sentidos, menos a consumação sexual.
- No caso da descoberta de promiscuidade no período do noivado, o "divórcio" (que para nós significaria anular o noivado) é autorizado, bem como o novo casamento.
- Existe a possibilidade de que Jesus refira-se à cláusula de exceção em Mateus 19 como se fosse paralela à permissão que Moisés deu para o divórcio diante de uma indecência sexual descoberta na esposa (Dt 24:1). Mas a inserção da cláusula depois do divórcio e antes do novo casamento sugere que Jesus somente estaria *permitindo* (e não *exigindo*) o divórcio, mas não o novo casamento (veja a seguir para mais discussão).

3. Maus-tratos, abusos e outras situações

Observações:
- Não há nenhum texto que claramente aprova a separação ou o divórcio em casos diversos de maus tratos emocionais, sexuais, espirituais ou físicos.
- O argumento para justificar a separação em tais casos é mais lógico, teológico e pastoral, e não necessariamente textual, embora haja alguns textos que lançam luz sobre a questão. Ei-los:
  1. Nos tempos bíblicos, praticava-se o divórcio por diversos motivos, como indicado em Deuteronômio 24:1-4 (tratado antes), texto usado pelos fariseus e a escola de Hillel no tempo de Jesus. A legislação bíblica nunca aprova o divórcio, mas reconhece-o como produto de um mundo que jaz no maligno e resultante da dureza do coração humano. "Jesus afirma [...] que os estatutos mosaicos foram introduzidos não para substituir o plano original do Criador, mas apenas para reconhecer a realidade da dureza do coração humano."[15]
  2. O apóstolo Paulo provavelmente reconhece a inevitabilidade de separação e divórcio neste mundo quando afirma em 1Coríntios 7:10,11: *Ora, aos casados, ordeno, não eu, mas o Senhor, que a mulher não se separe do marido (se, porém, ela vier a separar-se, que*

---
[15] KÖSTENBERGER, p. 235.

não se case ou que se reconcilie com seu marido); e que o marido não se aparte de sua mulher.
3. A principal justificação bíblica da separação/divórcio nesses casos é a teologia da *imago Dei* que deve ser protegida a qualquer custo (veja Gn 1:27; 9:6,7; 1Co 11:7; Tg 3:9). Mas o argumento em prol da separação para proteger a dignidade humana é uma faca de dois gumes, pois o casamento em si também existe para refletir a imagem do Deus triúno.

- Quando a imagem de Deus é consistentemente rebaixada no cônjuge (por espancamento, abuso sexual, tortura emocional e espiritual), há necessidade de sabedoria divina e pastoral para determinar quando a situação passou dos limites de ferir essa imagem de Deus, no indivíduo e no casal. Somente quando há sérios riscos à imagem de Deus no indivíduo é que a separação deve ser considerada.
- Mesmo assim, a decisão em prol da separação somente é justificada visando a eventual restauração do casamento depois do arrependimento e transformação do ofensor (1Co 7:11).
- Reconhecemos que a defesa dessa terceira possibilidade de separação ou divórcio é tênue na melhor das hipóteses por ser muito subjetiva e sujeita a abusos, conforme o ditado que diz: "Onde passa o boi, passa a boiada". Separação sempre deve ser a última opção e sempre visando a restauração. Caso contrário, será justificada por qualquer motivo, como nos dias de Jesus (*É lícito ao marido repudiar a sua mulher por qualquer motivo?* [Mt 19:3]).
- À luz do argumento de Mateus 18:15ss, que trata de passos disciplinares de um suposto irmão no contexto eclesiástico, alguns defendem o uso desses mesmos passos para justificar o afastamento de um cônjuge do outro, como afirma Köstenberger:

> Alguns acrescentam outras circunstâncias extremas (como abuso persistente do cônjuge) quando estas são confrontadas por meio do processo descrito em Mateus 18:15-17, embora seja necessário usar de grande cautela a esse respeito a fim de não depreciar o alto valor atribuído ao casamento pelas Escrituras.[16]

---

[16] Ibidem, p. 268, nota de rodapé 76.

- Alguns defendem o divórcio por outros motivos; por exemplo, alega-se que pessoas mudam ao longo da vida e não são mais o mesmo indivíduo com quem o cônjuge se casou, supostamente legitimando o divórcio. Nada nas Escrituras apoia essa posição equivocada e contrária à vontade do Criador, que odeia o divórcio. Justamente por isso, o apóstolo Pedro exige que os maridos convivam com sua esposa, esforçando-se para realmente conhecê-la e tratá-la com dignidade e honra (1Pe 3:7). O fato de que as pessoas mudam representa um ótimo motivo para os jovens tomarem mais cuidado na hora de casar — para verificar que os dois estejam na mesma trajetória de vida, dentro de um jugo igual e crescendo juntos. Jesus disse categoricamente: *O que Deus ajuntou não o separe o homem* (Mt 19:6b).[17]

Implicações:
1. No caso de abandono pelo descrente, o cristão deve continuar solteiro, no celibato, na esperança de que o cônjuge se arrependa, se converta e retorne ao lar.
2. No caso de separação por maus-tratos, deve haver acompanhamento próximo de cada cônjuge, visando uma eventual reconciliação, mas somente quando houver claras evidências de arrependimento e mudança real.
3. Na eventualidade de um divórcio em que a pessoa julgada inocente (na medida do possível) resistiu ao divórcio ou que foi vítima de abusos, ela não deve ser disciplinada pela igreja, muito menos ser tratada como cidadã de segunda classe; desde que outras qualificações bíblicas sejam atendidas, não há motivo de ser barrada de servir em ministérios de liderança espiritual, contanto que não se case novamente.
4. Líderes espirituais, conselheiros, familiares e amigos precisarão de muita sabedoria para tomar as medidas mais indicadas dentro do espírito bíblico de defender a imagem e a glória de Deus refletidas no matrimônio.

---

[17] A *Confissão de fé de Westminster, 1643-1646,* capítulo 24, seção 6, trata dessa tendência:
Posto que a corrupção do homem seja tal que o incline a procurar argumentos a fim de indevidamente separar aqueles que Deus uniu em matrimônio, contudo nada, senão o adultério, é causa suficiente para dissolver os laços do matrimônio, a não ser que haja deserção tão obstinada que não possa ser remediada nem pela igreja nem pelo magistrado civil. Para a dissolução do matrimônio é necessário haver um processo público e regular, não se devendo deixar ao arbítrio e discrição das partes o decidir em seu próprio caso. (Disponível em: <http://pipg.org/Content/site/documentos/confissao-de-fe-de-westminster.pdf>. Acesso em: 5 jan. 2018.)

A POSSIBILIDADE DO NOVO CASAMENTO

Alguns estudos apontam para o fato de que 70% das pessoas que se casam novamente voltam a se divorciar num período de até dez anos.[18] Mas o que as Escrituras ensinam? Existe a possibilidade de novo casamento diante de Deus? A seguir, um resumo da nossa compreensão:

Posição quanto ao novo casamento
O único caso em que a Palavra claramente autoriza o novo casamento é depois da morte do cônjuge (Rm 7:2; 1Co 7:8,9,27,28,39,40; 1Tm 5:14). À luz do ensino claro de Jesus, todos os envolvidos em novo casamento cometem adultério: a pessoa que toma a iniciativa de se divorciar do seu cônjuge e se casa novamente (Lc 16:18; Mc 10:11,12); a pessoa "inocente" divorciada do cônjuge que se casa novamente (Mt 5:32a); a pessoa que casa com a pessoa inocente (Mt 5:32b; 19:9); e a pessoa que iniciou o divórcio (Mt 19:9; Mc 10:11). Embora o adultério seja um pecado sério, como todos os outros é um pecado perdoável, e pessoas divorciadas e recasadas não devem ser tratadas como cidadãs de segunda classe. Mesmo assim, há limitações bíblicas impostas na pessoa recasada em termos de liderança espiritual. Por não ser mais homem (ou mulher) de *um só* cônjuge (veja 1Tm 3:2,12; 5:9; Tt 1:6), o recasamento desqualifica a pessoa de exercer o ministério pastoral e diaconal, bem como a mulher de ser sustentada como viúva no rol das viúvas (1Tm 5:9). Ao mesmo tempo que o recasamento começa com um ato que Jesus considera adultério, é um casamento de verdade pelo fato de que votos solenes foram assumidos. Por isso, o novo casamento deve ser mantido e fortalecido; não há possibilidade de retorno ao primeiro casamento, uma vez assumida a aliança conjugal no recasamento (Dt 24:4).

A seguir, esboçamos os argumentos bíblicos por trás dessa posição, em ordem de prioridade e força.[19] Embora nenhum argumento seja necessariamente definitivo, o peso cumulativo de todos os textos argumenta fortemente em prol da posição apresentada aqui. Por termos já tratado a maioria desses textos em seus contextos com mais profundidade ao

---

[18] "Basta notar de passagem que alguns estudos apontam que 70% das pessoas que se casam novamente voltam a se divorciar num período de até dez anos" (LOPES, Hernandes Dias, *Casamento*, p. 15).

[19] Infelizmente, quando se trata desse assunto, existe uma grande tendência de ignorar esse princípio hermenêutico de interpretar textos mais difíceis à luz dos mais claros. Na questão do divórcio e novo casamento, a forte tendência é de partir de textos "excepcionais" para depois reintepretar os textos mais claros. Foi justamente isso que os fariseus no tempo de Jesus fizeram (Mt 19:1-12), voltando para a exceção de Deuteronômio 24:1-4 em vez de partir, como Jesus fez, dos textos básicos sobre o casamento (Gn 1:27; 2:24).

longo deste trabalho, recomendamos que o leitor volte a cada exposição, para uma explicação maior de cada texto.

1. Gênesis 1:27; 2:24; cf. Mateus 19:4-6; Marcos 10:6-9 (casamento como reflexo da imagem do Deus triúno)

Começamos onde Deus e Jesus começaram. Infelizmente, muitos têm seguido o modelo dos fariseus (partindo da dureza do coração), e não de Jesus, ao estudar a questão do divórcio e novo casamento. Se nosso ponto de partida é a dureza do coração do homem e as supostas cláusulas de exceção que permitem práticas que Deus diz que odeia, nunca atingiremos o ideal divino. Quando mantemos o padrão onde Deus o colocou, duas coisas acontecem: primeiro, percebemos como somos miseráveis pecadores carentes da graça divina e buscamos a Deus como o único capaz de nos capacitar a alcançar esse padrão; segundo, miramos mais alto em nosso casamento, não contentes com o *status quo,* mas desejosos de obter algo mais do Senhor. Isso, por sua vez, cria uma cultura de santidade ao redor do matrimônio e motiva futuras gerações a tratarem essa instituição divina com seriedade.

Quando Jesus foi indagado pelos fariseus sobre a possibilidade de divórcio *por qualquer motivo* (Mt 19:3; cf. Mc 10:2) de acordo com o ensino de Moisés (Dt 24:1), ele imediatamente corrigiu a metodologia deles de basear seus argumentos num texto que regulamentava aberrações matrimoniais (as exceções), e não naqueles que estabeleciam os fundamentos da família. Por isso, Jesus cita os dois textos que já foram amplamente tratados ao longo deste trabalho e que servem como base de toda a teologia *bíblica* do casamento: Gênesis 1:27 e 2:24.

Observações:
Resumidamente, oferecemos algumas observações sobre o que os textos dizem:
- Deus criou homem e mulher (o casal casado) como reflexo da sua imagem (Gn 1:26,27).
- A imagem de Deus no casal inclui a capacidade de refletir unidade em diversidade como características da Trindade.
- Outros aspectos da imagem do Deus triúno que se refletem no casal casado incluem: fidelidade à aliança conjugal; o desenvolvimento de papéis distintos, mas unidos ("iguais no ser, diferentes no fazer");

intimidade; cooperação mútua na subjugação da terra; a reprodução de novas imagens de Deus (Gn 1:26-28).
- Deus declara que o casamento envolve dois que deixam os laços mais íntimos em sua vida com seus pais e formam uma aliança indissolúvel um com o outro, simbolizada e consumada por meio da intimidade física (Gn 2:24).
- Por isso, o casamento, além de ser um pacto sagrado,

  é *mais do que* uma aliança, pois está arraigado na criação e na vontade do próprio Criador. Conforme Carson argumenta, "Se o casamento é fundamentado na criação, na forma com que Deus nos criou, não pode ser reduzido a um simples relacionamento pactual que se rompe quando as promessas da aliança são quebradas".[20]

- Por ser um reflexo da própria imagem desse Deus triúno, Jesus decreta que ninguém separe o que Deus ajuntou (Mt 19:6; Mc. 10:9).
- Deus odeia o divórcio (Ml 2:16), assim como outras aberrações do seu plano de *um* homem e *uma* mulher formando *uma* aliança vitalícia, porque ele ama sua própria imagem e glória e quer ver ambas espelhadas nos casamentos humanos.

2. Efésios 5:22-33 (casamento como reflexo do amor de Jesus pela igreja)

Como também já foi amplamente desenvolvido neste trabalho, a seriedade do casamento vai além do seu poder de refletir a imagem comunitária de um Deus triúno, para incluir a metáfora matrimonial do amor entre Jesus e a igreja.

Observações:
- Todo o argumento paulino em prol dos papéis no casamento baseia-se na analogia entre Jesus e a igreja: a mulher submete-se ao marido *como* a igreja submete-se a Cristo; e o marido ama a esposa *como* Cristo amou a igreja (Ef 5:22-44).
- Paulo, assim como Jesus, volta ao texto-chave do fundamento do lar em Gênesis 2:24 para apoiar sua tese: *Eis por que deixará o homem a*

---

[20] KÖSTENBERGER, citando também CARSON, D. A., *Matthew*, p. 412.

seu pai e a sua mãe e se unirá à sua mulher, e se tornarão os dois uma só carne (Ef 5:31).

- O foco do argumento do apóstolo é maior que o dia a dia do casal, pois abrange o real significado do casamento como instituição divina criada para apontar realidades maiores — o mistério de Cristo e a igreja (Ef 5:32).
- Por "mistério", Paulo trata de uma verdade que não fora revelada, mas agora tornou-se conhecida: o fato de que o casamento é uma instituição temporária, mas que reflete a realidade de um relacionamento eterno entre Cristo e a igreja (veja as bodas do Cordeiro em Ap 19:7-16; 21:2,3,9-11; 22:17).
- Pela analogia de Cristo e a igreja, entendemos que não existe espaço para divórcio e muito menos para o novo casamento dentro do plano de Deus, sem ofuscar o brilho dessa metáfora predileta divina. (Mesmo no Antigo Testamento, Deus sempre reconciliou-se com seu povo, Israel, depois de períodos de afastamento; cf. Os 1—2.)
- Pelo fato de que a aliança conjugal também serve como reflexo do relacionamento entre Deus e seu povo Israel e entre Cristo e sua igreja, "essa é uma das razões por que divórcio e recasamento são tão sérios. Mentem sobre o relacionamento de Deus com seu povo [...] É isto que o casamento foi feito para mostrar: o compromisso divino invencível e gracioso ao povo da aliança – sua esposa".[21]

3. Lucas 16:18; Marcos 10:11,12 (adultério no recasamento)

> Lucas 16:18: *Quem repudiar sua mulher e casar com outra comete adultério; e aquele que casa com a mulher repudiada pelo marido também comete adultério.*
>
> Marcos 10:11,12: *E ele lhes disse: Quem repudiar sua mulher e casar com outra comete adultério contra aquela. E, se ela repudiar seu marido e casar com outro, comete adultério.*

Observações:
- Os dois textos não incluem nenhuma menção de qualquer possibilidade de exceção. Seus leitores originais provavelmente não teriam

---

[21] PIPER, John. *What Jesus demands from the world.* Wheaton, IL: Crossway Books, 2006, p. 303.

imaginado exceções até finalmente chegar em suas mãos o evangelho de Mateus.²² Köstenberger resume o argumento lógico: "Marcos, Lucas e Paulo não mencionam nenhuma exceção nos ensinamentos de Jesus acerca do divórcio. Esse fato levanta a possibilidade de que os autores fornecem a norma geral, enquanto Mateus trata de um caso específico de algum tipo".²³

Piper comenta sobre o texto de Lucas:

> Este versículo mostra que Jesus não reconhece o divórcio como o término de um casamento aos olhos de Deus. A razão para o segundo casamento ser chamado de adultério é que o primeiro é considerado ainda válido. Assim, Jesus está tomando uma posição contra a cultura judaica, que considerava que todo divórcio levava ao direito de um novo casamento [...].
>
> Uma vez que não há exceções mencionadas no versículo, e uma vez que Jesus está claramente rejeitando o conceito cultural comum de que o divórcio inclui o direito ao novo casamento, os primeiros leitores desse evangelho teriam uma grande dificuldade em argumentar qualquer exceção baseada na ideia de que Jesus compartilhava a premissa de que o divórcio por infidelidade ou deserção liberava um cônjuge para um novo casamento.²⁴

- Ambos os textos classificam o recasamento como adultério para aquele que abandonou o primeiro casamento. Mas por quê? Hernandes Dias Lopes afirma que é porque "aos olhos de Deus aquele casamento não foi dissolvido. Divórcio ilegítimo não dissolve o vínculo conjugal".²⁵
- Lucas acrescenta que a pessoa (inocente) que casa com a pessoa divorciada (também inocente) comete adultério. Ou seja, "a mulher abandonada pelo marido, que por sua vez se casa com outra, é chamada por Jesus para mostrar a santidade dos seus votos conjugais e a natureza da aliança conjugal pelo fato de não se casar novamente".²⁶

---

²² Alguns argumentam que: 1) Jesus não precisava incluir a possibilidade de exceções porque isso foi amplamente presumido pelos leitores ou 2) que o propósito de Jesus nesses textos não foi fazer um discurso sobre a teologia bíblica do casamento diante de uma audiência hostil, mas, sim, por linguagem hiperbólica estabelecer o fundamento do casamento.
²³ KÖSTENBERGER, p. 241.
²⁴ PIPER, *Divórcio e novo casamento*, p. 2-3.
²⁵ LOPES, Hernandes Dias, *Casamento*, p. 142.
²⁶ PIPER, *Demands*, p. 310.

- Note que Mateus 5:32 e 19:9 também advertem contra o adultério no recasamento, mas incluem a "cláusula de exceção", que será tratada na consideração dos argumentos a favor do recasamento, a seguir.

4. Marcos 10:1-9 (cf. Mt 19:1-9) (O que Deus ajuntou não o separe o homem)

- O texto de Marcos repete em grande parte Mateus 19:1-12 (que será tratado a seguir), mas com algumas diferenças marcantes. Assim como já vimos, nem sequer menciona qualquer possibilidade de exceção à declaração e afirma: *O que Deus ajuntou não o separe o homem*.
- Essa declaração por si já constitui um dos argumentos mais fortes contra o divórcio e o novo casamento. Junto com os outros textos listados aqui, apresenta uma frente unida e sólida.
- Como em Mateus, Marcos atribui o divórcio à dureza do coração.
- Como em Mateus, Jesus passa por cima do texto em Deuteronômio 24:1 citado pelos fariseus e vai direto às origens do casamento em Gênesis 1:27 e 2:24, que dizem que Deus criou o casamento para unir dois em uma só carne, sem vislumbre de separação.

5. Mateus 19:10-12 (a reação dos discípulos e a graça do celibato)

Consideramos os últimos versículos das duas perícopes sobre o divórcio de forma separada, pois tratam da reação dos discípulos diante da posição quanto ao divórcio e ao novo casamento assumida por Jesus. Lidaremos com as "cláusulas de exceção" quando tratarmos dos argumentos a favor do novo casamento.

Observações:
- Todo o debate foi precipitado pelos fariseus que queriam expor Jesus, pondo-o à prova sobre a polêmica questão do divórcio e novo casamento (Mt 19:3; cf. Mc 10:2).
- Como tem sido bem difundido, havia duas escolas de interpretação da questão na época, a escola de Hillel, que era mais liberal, permitindo, em termos gerais, o divórcio "por qualquer motivo", e a escola de Shammai, mais conservadora, que limitava (mas provavelmente exigia) o divórcio em casos de imoralidade sexual. Alguns propõem que essa última escola interpretava as palavras de Deuteronômio 24:4 de forma tão extrema (proibindo que uma mulher recasada voltasse ao primeiro

marido) que significava que *qualquer relação sexual de uma esposa com outro homem para sempre proibia o retorno dela para o primeiro marido*.²⁷ É possível que Jesus tenha incluído a cláusula de exceção para corrigir esse exagero e *permitir* a restauração do lar depois de imoralidade sexual em vez de *exigir* o divórcio. Mas fica a pergunta: será que os discípulos teriam ficado tão chocados com esse ensino?

- Se Jesus tivesse se alinhado com uma ou outra escola, teria alienado alguns dos seus contemporâneos e alegrado outros; mas ninguém ficaria tão surpreso com sua posição.
- Mas os próprios discípulos de Jesus ficam admirados do posicionamento dele em prol do casamento vitalício (Mt 19:10-12) a ponto de quase desistirem da possibilidade de se casar! (Esse temor faz bem para o jovem casal que contempla o casamento; o fato de ser uma decisão irreversível e vitalícia exige seriedade e compromisso, e não a leviandade com que muitos entram no matrimônio hoje.)
- Essa reação diante da posição aparentemente ultrarradical de Jesus nos leva a entender que sua posição foi além até da escola de Shammai, por proibir o recasamento mesmo depois de imoralidade sexual. Köstenberger resume essa observação:

> A reação dos discípulos comprova que o padrão de Jesus devia ser extremamente elevado, ou seja, proibia o divórcio e o novo casamento depois que a união conjugal fosse consumada. Se Jesus simplesmente se alinhou com o ramo mais conservador do judaísmo de sua época, por que seus seguidores se surpreenderam? Não, o padrão de Jesus devia ser ainda mais rígido do que a linha que permitia o divórcio somente em caso de adultério; a reação dos discípulos prova que Jesus defendia uma posição radical: "o divórcio é proibido depois que o casamento foi consumado" [...] O fato de o padrão de Jesus a respeito do divórcio ser ainda mais elevado que o da escola conservadora de Shammai justifica, adequadamente, a reação horrorizada dos discípulos aos ensinamentos de Jesus em Mateus 19.²⁸

---

²⁷ HETH, p. 16. Alguns alegam que isso incluiria casos de estupro.
²⁸ KÖSTENBERGER, p. 236-237. Mas nota que o autor admite outra possibilidade para a reação dos discípulos: é possível que tenham assimilado a posição mais liberal da escola de Hillel e interpretado a compaixão de Jesus em casos como o da mulher adúltera (Jo 7:53—8:11) como sendo amostras de uma atitude mais leniente da parte do Mestre quanto à questão.

- A incredulidade dos discípulos leva-os à conclusão de que seria melhor não se casar do que ficar preso num relacionamento ruim. "Em outras palavras, se não houver uma porta de escape nos fundos, é melhor não entrar pela porta da frente."[29]
- John Piper oferece uma explicação detalhada da parte final do texto, diante da incredulidade dos discípulos sobre a posição de Jesus:

    > Mateus 19:10-12 ensina que uma graça cristã especial é dada por Deus a discípulos que sustentam-se na vida de solteiro, quando renunciam casar-se novamente de acordo com a lei de Cristo.
    > Logo antes desta passagem, em Mateus 19:9, Jesus proibiu todo casamento após o divórcio [...] Isto pareceu como uma proibição intolerável aos discípulos de Jesus: se você fechar qualquer possibilidade de novo casamento, então você faz o casamento tão arriscado que seria melhor não casar-se, uma vez que ou você está "preso" a viver como um solteiro o resto de sua vida ou você estará "preso" em um casamento ruim.
    > Jesus não nega a tremenda dificuldade deste mandamento. Pelo contrário, ele diz no versículo 11 que a capacidade de cumprir o mandamento de não casar-se novamente é um dom divino aos seus discípulos. O versículo 12 é um argumento de que uma vida assim é de fato possível, porque existem pessoas que por amor ao Reino, e também por motivos menores, dedicaram-se a si mesmas para viver uma vida de solteiro.
    > Jesus não está dizendo que alguns de seus discípulos têm a habilidade de obedecer a este mandamento de não casar-se novamente e outros, não. Ele está dizendo que a marca de um discípulo é que eles receberão um dom de contingência, enquanto não discípulos, não.[30]

- Alguns têm sugerido que o susto dos discípulos foi mais pelo fato de que Jesus, provavelmente de forma diferente da escola conservadora de Shammai, não *exigiu* o divórcio em casos de infidelidade sexual, mas somente o *permitiu*. Mas a reação deles parece forte demais para explicar essa pequena mudança. Também parece estranha no contexto de Mateus 18:21-35, onde Jesus já os assustou com seu ensino sobre o perdão "70 x 7". Diante de tamanho perdão, eles não teriam esperado a mesma atitude de Jesus diante da imoralidade?

---

[29] PIPER, *Demands*, p. 317.
[30] PIPER, *Divórcio e novo casamento*, p. 7.

6. Malaquias 2:16 (Deus odeia o divórcio)

> *Porque o* Senhor*, Deus de Israel, diz que odeia o repúdio e também aquele que cobre de violência as suas vestes, diz o* Senhor *dos Exércitos; portanto, cuidai de vós mesmos e não sejais infiéis.*

Já tratamos detalhadamente das dúvidas sobre a tradução "Deus odeia o divórcio" e sua alternativa "Quem odeia e divorcia-se, cobre de violência as suas vestes". Seja qual for a tradução (e defendemos que a primeira é a melhor opção), Deus se posiciona firmemente contra o divórcio e seus resultados. A ligação estreita entre o divórcio e a violência reflete o resultado do divórcio não somente na cultura dos leitores, mas na nossa também. O divórcio sempre deixa vítimas, pessoas inocentes que Deus jura proteger, entre elas filhos, pais, parentes, amigos e membros da comunidade. Seja qual for a tentativa de diluir o ensino bíblico sobre divórcio e novo casamento em nome de compaixão e graça, a permissividade quanto ao divórcio não mostra compaixão para com essas outras pessoas.

7. 1Coríntios 7:10,11 (celibato ou reconciliação)

> *Ora, aos casados, ordeno, não eu, mas o Senhor, que a mulher não se separe do marido (se, porém, ela vier a separar-se, que não se case ou que se reconcilie com seu marido); e que o marido não se aparte de sua mulher.*

Observações:
- Paulo começa afirmando que o que ele tem para dizer vem diretamente do Senhor, provavelmente uma alusão a algum ensinamento de Jesus como em Marcos 10:11,12. Não significa que quando ele fala como apóstolo tem menos autoridade, mas que ele ecoa uma ordem já dada pelo Senhor em seu ministério terreno.
- O texto faz três afirmações claras:
  1. Que sempre devemos lutar para preservar o matrimônio.
  2. Que às vezes será impossível salvar o casamento.
  3. Que, no caso de divórcio, há somente duas opções: ficar solteiro ou reconciliar-se com o marido.

- Baseado no princípio hermenêutico de que textos difíceis devem ser interpretados à luz de textos claros, fica difícil imaginar um texto mais claro nesse debate. Paulo proíbe o recasamento, sem sequer mencionar qualquer possibilidade de exceção. Esse fato fica ainda mais importante quando se considera que o propósito de 1Coríntios 7 é responder a dúvidas acerca do casamento e assuntos relacionados (diferentemente de outros textos citados no argumento a favor do novo casamento).

- Na ausência de qualquer texto claro que autoriza o novo casamento, ficamos a perguntar se muita ginástica exegética tem sido exercida para negar o que as Escrituras dizem claramente.
- Alguns defendem que 1Coríntios 7:15 autoriza o novo casamento no caso do cônjuge incrédulo que deseja separar-se do cristão, porque diz que o cristão "não está sujeito à servidão" e "Deus nos chamou à paz". Mas essas frases ambíguas teriam que ser entendidas de forma exatamente oposta ao que Paulo acabou de dizer no versículo 11, que parece ser sua declaração categórica (nada no texto limita a restrição ao casamento entre cristãos) para cobrir todos os casos de separação conjugal. Para defender essa posição, será necessário explicar a grande diferença que existe entre os dois casamentos.

8. 1Coríntios 7:39; Romanos 7:1-3 (casamento vitalício)

1Coríntios 7:39: A mulher está ligada enquanto vive o marido; contudo, se falecer o marido, fica livre para casar com quem quiser, mas somente no Senhor.

Romanos 7:1-3: Porventura, ignorais, irmãos (pois falo aos que conhecem a lei), que a lei tem domínio sobre o homem toda a sua vida? Ora, a mulher casada está ligada pela lei ao marido, enquanto ele vive; mas, se o mesmo morrer, desobrigada ficará da lei conjugal. De sorte que será considerada adúltera se, vivendo ainda o marido, unir-se com outro homem; porém, se morrer o marido, estará livre da lei e não será adúltera se contrair novas núpcias.

Observações:

- Paulo chega ao final da sua resposta aos coríntios sobre várias situações matrimoniais com um resumo dos pontos principais.
- Ele encerra a discussão como começou — talvez uma *inclúsio* (veja 1Co 7:10,11) —, afirmando que o casamento é vitalício.
- O novo casamento é autorizado, mas somente no caso do falecimento do marido. Não há nenhuma outra exceção citada no texto.

- Em Romanos, Paulo cita o caso de casamento como uma ilustração do papel da Lei na vida do cristão; o foco do texto não é a possibilidade ou não de novo casamento. Mas o seu argumento de que o cristão morreu em relação à Lei (por isso está livre da Lei para "casar-se" com Cristo), *perde toda a sua força caso haja exceções que permitam o recasamento.*
- Assim como no texto de 1Coríntios 7:39, o texto claramente classifica como adultério o caso de uma mulher que casa com outro homem enquanto o primeiro marido ainda vive.

9. Eclesiastes 5:2,4-6; Malaquias 2:14-16 (votos diante de Deus)

> *Não te precipites com a tua boca, nem o teu coração se apresse a pronunciar palavra alguma diante de Deus [...] Quando a Deus fizeres algum voto, não tardes em cumpri-lo; porque não se agrada de tolos. Cumpre o voto que fazes. Melhor é que não votes do que votes e não cumpras. Não consintas que a tua boca te faça culpado, nem digas diante do mensageiro de Deus que foi inadvertência; por que razão se iraria Deus por causa da tua palavra, a ponto de destruir as obras das tuas mãos?* (Ec 5:2,4-6).

- Infelizmente, a fidelidade aos votos tem sido grandemente esquecida como argumento quando se trata da questão do divórcio e novo casamento. Pelo fato de que o casamento é uma aliança entre homem e mulher e diante de Deus (veja Pv 2:16,17; Ml 2:14) como reflexo do pacto eterno que une Pai, Filho e Espírito Santo, a fidelidade aos votos assume uma dimensão ainda maior.
- Muitos textos bíblicos lidam com a seriedade de votos assumidos diante de Deus (veja tb. Nm 30:1-16; Dt 23:21-23; Sl 15:4; 22:25; 50:14; Mt 5:37), mas nenhum mais que Eclesiastes 5. No contexto, Deus revela práticas que poderiam destruir o fruto do trabalho das mãos. Votos precipitados e não honrados diante de Deus figuram entre essas práticas.
- Malaquias 2:14-16 ecoa a mesma ideia quando lida com a infidelidade do povo à aliança conjugal:

> *O Senhor foi testemunha da aliança entre ti e a mulher da tua mocidade, com a qual tu foste desleal, sendo ela a tua companheira e a mulher da tua aliança [...] Porque o Senhor, Deus de Israel, diz que odeia o repúdio...*[31]

---

[31] Para uma defesa da tradução *Deus odeia o repúdio*, veja a exposição sobre esse texto.

- Deus odeia o divórcio em parte porque ele é Javé, o sempre existente, por isso sempre fiel às suas alianças. A infidelidade conjugal reflete mal sobre o caráter de Deus.

10. Mateus 18:21-35 (Perdão 70 x 7)

- Infelizmente, poucos têm notado a importância desse texto no contexto imediato de Mateus 19:1-12 sobre divórcio e novo casamento.
- Como já comentamos, seria muito estranho se, logo após ensinar sobre perdão sem limite (70 x 7), Jesus ensinasse que *um* pecado (adultério) fosse suficiente para justificar o rompimento de um relacionamento vitalício e tão importante como o casamento, sem a possibilidade de restauração.
- Mateus 18:21-35 representa o clímax de uma série de textos que ensinam que o perdão é a única resposta do cristão quando injustiçado por outros (Mt 5:23-26; 6:12-15; 18:15-20).
- Perdão, e não divórcio e um segundo casamento irrevogável, é a vontade de Deus em casos de conflito conjugal, inclusive infidelidade.

11. Deuteronômio 24:1-5[32] (contaminação depois do novo casamento)

- Esse, o texto que os fariseus usaram para justificar divórcio por qualquer causa, configura-se entre as leis casuísticas (que tratam de casos específicos em forma condicional "se... então"). Os fariseus tentaram transformá-lo em lei apodítica, ou seja, absoluta.
- A intenção de Moisés no texto não era legislar sobre o divórcio, mas conter práticas abusivas dele, junto com o novo casamento, por causa do que Jesus entendia ser "dureza do coração".
- Hernandes Dias Lopes comenta que "O erro dos fariseus estava em ignorar a diferença entre a vontade absoluta de Deus (o casamento) e a provisão legal à pecaminosidade humana (o divórcio)".[33]
- Por isso, Jesus rejeita os argumentos dos fariseus baseados num texto excepcional e volta sua atenção para os textos-base, Gênesis 1:27 e 2:24 (veja Mt 19:1-12; Mc 10:1-12).

---

[32] Para explicações maiores sobre a interpretação do texto, veja o capítulo com a exposição desse texto.
[33] LOPES, Hernandes Dias, *Casamento*, p. 99.

- Mas, ao mesmo tempo, percebemos que no próprio texto usado pelos fariseus "o feitiço virou contra o feiticeiro". Há ampla evidência em Deuteronômio de que o divórcio e o novo casamento fogem do plano perfeito de Deus para os casados.
- O texto caracteriza a pessoa recasada, mesmo depois de um divórcio "legítimo" (em que o marido entregou um termo de divórcio nas mãos da esposa e a despediu da sua casa) como sendo adúltera. A mulher tornava-se "contaminada" depois do novo casamento, por isso não podia voltar para o primeiro marido.
- Sendo assim, fica evidente que a união de "uma só carne" não se dissolve só pelo fato de que alguém se divorcia, pois Deus considera o primeiro casamento ainda em vigor quando o segundo é consumado (ato que "contamina" a mulher porque ainda é considerada esposa do primeiro marido).
- O texto não autoriza o divórcio, muito menos o novo casamento, mas reconhece sua existência e legisla contra abusos do "sistema".

1. Em lugar nenhum, o texto aprova o recasamento.
2. O motivo para o divórcio é a "nudez de uma coisa", ou seja, algo "indecente"; pode referir-se a algum defeito corporal, alguma indiscrição moral ou até mesmo à incapacidade de ter filhos.
3. O propósito da legislação parece ter sido valorizar o casamento e impedir uma espécie de "adultério legalizado" em que os maridos podiam se divorciar de sua esposa sempre que dava vontade de ficar com outra, para depois recebê-la de volta; sendo assim, essa legislação serviria de grande proteção para as mulheres. "O propósito da lei era proteger a mulher das artimanhas de um esposo imprevisível e talvez cruel."[34]
4. Além de a mulher ficar contaminada pelo segundo casamento, o retorno para o primeiro marido (um terceiro casamento para ela) foi proibido, pois seria "abominação" que faria "pecar" a terra.
5. Deus reconhece o segundo casamento como casamento legítimo, e aquele que deve ser levado a termo, pois não há possibilidade de retornar ao primeiro.
6. A exortação do versículo 5, dentro do contexto, aponta uma receita divina para preservar o casamento por meio de fundamentos sólidos, justamente para evitar as situações trágicas dos versículos 1-4.

---

[34] Ibidem, p. 102.

12. João 4:18 (cinco maridos)

Em sua entrevista com a mulher samaritana, Jesus menciona o fato de que ela tinha cinco maridos e que o homem que ela tinha naquele momento não era seu "marido". Embora o propósito do texto seja outro (de revelar a verdadeira identidade de Jesus para uma mulher samaritana e sua comunidade de pessoas marginalizadas), o comentário de Jesus já acrescenta algo à discussão sobre divórcio e novo casamento.

Observações:
- Jesus faz uma distinção entre os cinco "maridos" e o último "homem"; ele não diz que somente o primeiro marido era legítimo, mas que cinco eram maridos e o último, não.
- Jesus reconhece cada casamento como sendo um casamento de verdade em que votos foram selados diante de Deus e dos homens, uma aliança foi feita, constituindo a mulher como esposa e os homens como maridos.
- Mesmo no caso de recasamento, que fica aquém do ideal divino, Deus reconhece que o novo casamento é um casamento de verdade que precisa ser protegido (veja Dt 24:4).
- Entendemos que, embora o ato que consuma o novo casamento seja adultério, o segundo casamento não pode ser considerado como adultério perpétuo, mas, sim, um casamento legítimo. "Mesmo que a atual aliança começou com um ato de adultério, é real e deve ser guardada. Seu começo em pecado não precisa dizer que é continuamente pecaminoso e sem esperança de purificação."[35]

Outros argumentos contra o novo casamento

1. Um aspecto fundamental da questão sobre o novo casamento envolve a natureza do pacto matrimonial, especialmente como apresentado em Gênesis 2:24. "Deixar e unir" são termos pactuais (Dt 10:20; 11:22; 13:4; 30:20; Js 22:5; 23:8; Rt 1:14-16) que seguem um voto de fidelidade feito por Adão (Gn 2:23) e precedem o símbolo que ratificava o pacto, a relação sexual.[36]

Uma pergunta-chave: o pacto conjugal é indissolúvel ou não? Obviamente, pessoas se divorciam e consideram seu casamento dissolvido.

---

[35] Piper, *Demands*, p. 321.
[36] Heth, p. 6, 18-19.

Mas entendemos que, aos olhos de Deus, nem a infidelidade sexual nem o novo casamento conseguem dissolver a aliança matrimonial original.

Se a aliança por natureza for indissolúvel (como voto irreversível pronunciado diante de Deus — Ec 5:1-7), a conclusão só pode ser o que Jesus disse: *O que Deus ajuntou não o separe o homem* (Mt 19:6; Mc 10:9).[37] "Abrir uma exceção [para o divórcio e novo casamento] parece dar menos valor à aliança do casamento, algo difícil de justificar, tendo em vista as Escrituras valorizarem ao extremo a permanência das alianças, especialmente da aliança entre Cristo e a igreja que, supostamente, serve de modelo para o casamento."[38]

O profundo significado e a natureza única da aliança matrimonial precisam ser reconhecidos. O homem larga o relacionamento sanguíneo outrora mais íntimo (com seus pais) e forma uma nova união que, mesmo não sendo de parentesco (sangue), toma precedência e, por implicação, é mais forte que os elos genéticos que o ligam a seus pais. Isso a ponto de que dois se tornam um. Seria difícil entender palavras pactuais mais indissolúveis do que essas, fato comprovado pelas palavras de Jesus: *O que Deus ajuntou não o separe o homem* (Mt 19:6).

Em Deuteronômio 24:4, a mulher que se casava novamente foi "contaminada" pelo segundo casamento; em João 4:18, Jesus identificou cinco homens da mulher samaritana como tendo sido maridos dela, e um sexto como não — supostamente porque faltava o pacto conjugal. Os textos nos Evangelhos consideram como adultério o recasamento, que significa que Deus ainda considera o primeiro casamento em vigor mesmo depois do divórcio.

Outra pergunta-chave: qual a natureza da relação sexual no pacto matrimonial? Serve como símbolo ou como essência? Ou seja, o ato sexual constitui o casamento ou serve para ratificar (simbolizar) a autenticidade do "deixar e unir"? Como temos argumentado ao longo deste livro, entendemos que, embora extremamente importante, sagrado e sério, o ato sexual não constitui o casamento em si, mas ratifica a aliança conjugal. A infidelidade conjugal é uma ofensa muito séria, mas não tem o poder de desfazer uma vida inteira de união conjugal.

2. Muitas vezes é questionado se essa posição "radical" não fere o precedente bíblico de abrir concessões (como Moisés fez em Dt 24:1-4),

---

[37] KÖSTENBERGER, p. 240.
[38] Ibidem, p. 241.

dada a "dureza do coração" do homem. Reconhecemos a necessidade de tomar decisões difíceis para desatar nós que o pecado fez, ciente da dureza do coração humano, mas não construímos uma teologia bíblica e práxis pastoral a partir do pecado, e sim à luz do plano divino, como Jesus fez. Uma vez estabelecido o alto padrão divino, depois podemos tratar com compaixão e ministrar graça aos necessitados.

3. Outros acusam essa posição de ser cruel por não demonstrar compaixão para com as vítimas do divórcio. Mas se esquecem de que a porta de escape deixada aberta no casamento acaba criando opções nada compassivas para as novas gerações. Uma posição séria quanto ao divórcio e ao novo casamento espalha o temor do Senhor e mostra compaixão para futuras gerações de jovens que, cientes desse alto padrão, serão muito mais cuidadosos e criteriosos ao formar seu novo lar (veja Mt 19:10-12). John Piper comenta sobre esse aspecto da questão:

> Frouxidão em nome de compaixão em termos da santidade do casamento que enfraquece a solidez do pacto matrimonial talvez pareça amorosa no curto prazo, mas cria caos ao longo das décadas. Preservar a estrutura sólida da aliança conjugal com padrões altos parece duro no curto prazo, mas produz dez mil bênçãos para futuras gerações...[39]

Essa perspectiva bíblica quanto ao divórcio e ao novo casamento fecha muitas portas que inevitavelmente se abrem quando as posições se afrouxam. O ditado que diz "Onde passa o boi, passa a boiada" tem sido amplamente comprovado nessa questão.

4. A ideia de que não é justo alguém divorciado passar o resto de sua vida no celibato deixa de encarar a realidade da eternidade. Uma visão míope da vida aumenta o aqui e agora em detrimento da perspectiva eterna. À luz da eternidade, o que será melhor: receber o galardão pela fidelidade aos mandamentos do Senhor durante trilhões de anos ou desfrutar de um segundo (ou terceiro...) casamento durante alguns poucos anos de vida neste mundo? Uma visão distorcida da vida supervaloriza o que é terreno *versus* o eterno.

5. Heth afirma que o ensino histórico da igreja — até o século VI no Oriente e o século XVI no Ocidente — firmemente apoiava a interpretação

---
[39] PIPER, *Demands*, p. 306.

de que Mateus 19:9 e 1Coríntios 7:15 não permitem o novo casamento.[40] Jones cita evidência de que a interpretação da minoria hoje, contra o novo casamento, longe de ser uma novidade, foi a posição (ou compatível com a posição) da igreja primitiva e os pais da igreja e ainda refletida na época dos puritanos por autores como Matthew Henry. Carlos Osvaldo Pinto observa que "as palavras em Mateus 19:9, conforme entendidas por todos os comentaristas cristãos até o século XVI (com a única exceção de Ambrosiastro, no século IV), declarava que o novo casamento depois de divórcio implica adultério para todos os envolvidos".[41]

ARGUMENTOS CONTRÁRIOS
(a favor do novo casamento)

A seguir, examinaremos os textos bíblicos principais e os argumentos usados em prol de outras interpretações sobre a possibilidade de divórcio e novo casamento e para refutar a posição adotada aqui. Faremos isso não em ordem bíblica dos textos citados, mas tratando-os em ordem de prioridade dos argumentos que consideramos mais fortes para os mais fracos.[42]

Textos que podem favorecer o novo casamento

1. Mateus 5:31,32; 19:1-12 (a cláusula de exceção)

A *crux interpretum*[43] que distingue a maior parte das posições sobre o divórcio e novo casamento é a chamada "cláusula de exceção", que aparece duas vezes no Evangelho de Mateus, em 5:32 e 19:9. A variedade de interpretações da cláusula é extremamente complicada. Sem querer ser simplista demais, a dificuldade envolve algumas questões:

- A ordem das frases e a colocação da cláusula no meio do discurso.
- O significado das palavras traduzidas por "exceto" (παρεκτὸς — Mt 5:32) e "não sendo por" (μὴ ἐπὶ — Mt 19:9).

---

[40] HETH, p. 12.
[41] JONES, p. 71. PINTO, Carlos Osvaldo. "Divórcio Bitola 66", *Enfoque*, nº 4, 2000, p. 7.
[42] Ao longo dos anos, ao ensinar o conteúdo deste livro na matéria "Teologia bíblica da família", tem sido notável a dificuldade que os alunos têm de gerar argumentos *bíblicos* contra a proibição de recasamento depois do divórcio. Às vezes, quando pergunto: "Qual o texto bíblico mais forte que você usaria para defender a possibilidade de recasamento depois do divórcio?", há um silêncio ensurdecedor. Normalmente os argumentos contrários envolvem longas deduções lógicas, estudos de caso e argumentos baseados em experiência e empatia pastoral, mais do que exegese e hermenêutica sólida.
[43] Literalmente, "encruzilhada do intérprete" ou, mais livremente, "a questão difícil de interpretação".

- Acima de tudo, a palavra traduzida por "relações sexuais ilícitas" (πορνείᾳ). A última questão predomina na discussão e será nosso foco aqui.

Algumas perguntas-chave em nossa ótica:

1. Por que somente Mateus inclui qualquer possibilidade de exceção à proibição radical que Jesus faz contra o divórcio e o novo casamento? Será que o público-alvo de Mateus (judeus) é relevante?
2. Por que Mateus usou o termo *porneia*, e não *moicheia*?
3. Por que imoralidade sexual, acima de todos os outros pecados, teria o poder de dissolver a união conjugal, especialmente à luz do contexto anterior que trata de perdão ilimitado (Mt 18:21-35)?

Uma linha de argumentação afirma que a inserção da cláusula de exceção *no meio* da declaração de Jesus em Mateus 19:9 significa que a frase se refere apenas ao que precede. Ou seja, a exceção possibilita a *separação* do cônjuge ofensor, mas não o *novo casamento*. Se Jesus queria autorizar o novo casamento depois da imoralidade, a cláusula teria ficado no final da sentença: "Quem repudiar sua mulher e casar com outra, comete adultério, não sendo por causa de relações sexuais ilícitas".

Carlos Osvaldo Pinto explica: "O sentido das palavras de Jesus em Mateus 19:9 seria, portanto: 'O marido não pode repudiar (divorciar-se de) sua mulher *a não ser que* ela seja culpada de comportamento sexual ilícito'. E mais: 'Quem se casar depois de repudiar sua esposa, comete adultério'."[44]

A posição adotada aqui e já tratada anteriormente é que as "cláusulas de exceção" foram direcionadas principalmente ao povo judeu, a audiência principal em Mateus. Sua inclusão foi necessária tanto para explicar a atitude do pai de Jesus, José, ao querer separar-se de Maria no período de noivado judaico, quanto para justificar a possibilidade de desfazer o compromisso nupcial no período desse noivado caso fosse descoberta uma infidelidade sexual no futuro cônjuge. Essa posição, que tem sido ignorada ou tratada de forma leviana por muitos comentaristas,

---

[44]PINTO, Carlos Osvaldo, *Enfoque*, p. 7. Veja também a explicação em HETH, *How my mind has changed*, p. 10.

parece responder melhor às perguntas acima.⁴⁵ A nosso ver, continua sendo a melhor explicação dos textos de Mateus e que faz com que todos os outros textos se harmonizem.

Reconhecemos que muitos bons expositores ainda defendem que os dois textos autorizam o novo casamento, pelo menos implicitamente, no caso de adultério ou até mesmo outras formas de imoralidade. Duas outras posições clássicas que giram em torno da interpretação de *porneia* são a perspectiva erasmiana (posição da maioria protestante), que entende o termo como sinônimo de *moicheia* (adultério) e justifica o divórcio e o novo casamento depois dessa prática de imoralidade. A posição do "casamento ilícito" (também conhecida como a posição rabínica) interpreta *porneia* de forma bem específica, como um ato de sexo ilícito como o incesto (veja Lv 18) em que o "casamento" seria anulado.⁴⁶

À luz da ausência de qualquer outro texto que abre exceções à proibição do divórcio e novo casamento, especialmente nos textos paralelos de Marcos 10:2-12 e Lucas 16:18, o desafio é de

> interpretar a cláusula de exceção de forma consistente com os outros textos sobre divórcio e novo casamento — ou demonstrando a legitimidade da cláusula e o fato de que os outros textos a presumem, ou mostrando que a cláusula não constitui uma exceção real, assim fazendo das perícopes de Mateus compatíveis com outras passagens bíblicas que aparentemente proíbem a prática do divórcio e novo casamento.⁴⁷

A seguir, apresentamos algumas observações sobre os argumentos necessários para justificar a interpretação de que as cláusulas dão permissão para o novo casamento:

---

⁴⁵Essa posição é detalhadamente tratada no excelente artigo de David W. Jones (coautor com Andréas Köstenberger do livro *Deus, casamento e família*) "The betrothal view of divorce and remarriage", *Bibliotheca Sacra*, 165 (January-March, 2008), p. 68-85. Infelizmente, é difícil traduzir a palavra *betrothal* para o português. A palavra "noivado" deixa a desejar por não captar adequadamente o período entre a formalização do casamento judaico, mas ainda sem a consumação e o pleno desfrute dele. Era nesse período de tempo indeterminado, normalmente de aproximadamente um ano, que a cultura judaica reconhecia o casal como "casado" em todos os sentidos, menos o físico.

⁴⁶Veja Jones, p. 72, nota de rodapé 15. A posição majoritária que explica *porneia* como adultério aparece na clássica *Confissão de fé de Westminster* de 1646 e tem influenciado gerações de cristãos protestantes. Note que uma das críticas da interpretação de "noivado judaico" é que entende *porneia* de forma limitada demais, mas, como Jones observa, todas as interpretações limitam o termo de alguma forma (Jones, p. 84).

⁴⁷Jones, p. 73.

1. A palavra *porneia* precisa ser entendida no seu sentido mais amplo, como qualquer tipo de imoralidade sexual, e não no sentido técnico de fornicação antes da consumação do casamento (mas veja Mt 15:19, em que Mateus usa *porneia* e *moicheia* como itens distintos no mesmo livro).
2. Ao ato conjugal, precisa ser concedido o poder definitivo de constituir o casamento, se um ato de infidelidade tem o poder de dissolvê-lo. Nesse caso, o argumento poderia seguir a linha de que infidelidade sexual no Antigo Testamento culminava na morte do adúltero (Lv 20:10; Dt 22:22), obviamente liberando a pessoa inocente para casar-se novamente. Ou seja, o ato sexual implicitamente rompe os laços de "uma só carne" que estabelecem ou ratificam a aliança conjugal.[48] Mas questionamos se o sexo humano tem esse poder *constitutivo* ou se é mais *consumativo*, funcionando como o símbolo definitivo do "deixar e unir", e não o estabelecimento do casamento em si.
3. A ausência de qualquer menção de uma exceção ao princípio da indissolubilidade do casamento (e a possibilidade de recasamento) em todos os outros textos neotestamentários precisa ser explicada; a resposta normalmente dada é que os outros leitores de outras culturas teriam *naturalmente* entendido a possibilidade de tal exceção. Mas questionamos se realmente é razoável esse argumento de silêncio, especialmente à luz de práticas comuns de divórcio no primeiro século nas diversas culturas e por muitos motivos.
4. Mesmo admitindo a possibilidade de separação/divórcio no caso de imoralidade sexual, o ônus da prova recai sobre aqueles que defendem a possibilidade de novo casamento diante da escassez de textos bíblicos a favor.

Então, como entender as "cláusulas de exceção" em Mateus 5 e 19?

À luz do contexto de Mateus e da sua audiência original, propomos que *a única exceção à regra do divórcio é quando a imoralidade é descoberta no período do noivado judaico*, que era considerado um "trato nupcial", mas ainda sem a consumação sexual.[49] Era um período para

---

[48] Veja KÖSTENBERGER, p. 239.
[49] Como já argumentamos, o ato sexual não *constitui* o casamento, mas *consuma e simboliza* a aliança. Alguém poderia questionar nossa posição, perguntando como a promiscuidade sexual *antes* do casamento tem o efeito de anular o pacto pré-nupcial, mas não *depois* da consumação dele. A resposta é que, embora o ato sexual não constitua o casamento em si, normalmente é o sinal estabelecido por Deus da autenticidade do "deixar e unir" (Gn 2:24). Se o período do noivado judaico incluía o propósito de constatar a pureza sexual, um ato de *porneia* poderia invalidar o trato pré-nupcial.

preparar o enxoval, conhecer um ao outro melhor e, acima de tudo, provar a castidade do casal, especialmente da noiva.[50] Mateus inclui essa exceção falada por Jesus justamente para esclarecer o que José estava prestes a fazer com Maria — ou seja, para não contrariar o que Mateus 1:19 já havia dito, de que José era um homem justo (mesmo querendo deixar Maria): *Mas José, seu esposo, sendo justo e não a querendo infamar, resolveu deixá-la secretamente* (veja Jo 8:41).[51]

O uso da palavra grega *porneia* em ambas as cláusulas de exceção torna-se um pivô no argumento, pois a palavra normal para identificar adultério seria *moicheia*. Quase todos reconhecem certa ambiguidade em *porneia*, e é possível que Mateus empregue a palavra para se referir não somente ao ato sexual pré-nupcial, mas a qualquer tipo de imoralidade no contexto dos laços matrimoniais (que hoje incluiria incesto, homossexualidade, sodomia, pornografia, adultério, pedofilia etc.).[52] Um fator léxico que julgamos relevante é o uso do termo junto com *moicheia* em sua única outra ocorrência em Mateus, fora as cláusulas de exceção: *Porque do coração procedem os maus desígnios, homicídios, adultérios [moicheiai], prostituição [porneiai], furtos, falsos testemunhos, blasfêmias* (Mt 15:19). No mínimo, podemos postular que Mateus traçava, sim, uma distinção entre *moicheia* e *porneia*, pois são usados lado a lado no mesmo versículo.

Além disso, há grande debate sobre se a palavra *porneia* em *alguma instância* no Novo Testamento claramente pode significar "adultério".

Piper e Jones citam o trabalho seminal de A. Isaksson em defesa desse argumento:

---

[50] JONES, p. 75.
[51] Jones (p. 74) cita vários textos veterotestamentários que regulavam o casamento judaico (Êx 21:8,9; Lv 19:20-22; Dt 20:7; 22:23-27) ou que exemplificavam o costume cultural refletido em Mateus (Gn 19:8,14; 24:50-67; 29:18-21; Jz 14:10-20; 1Sm 18:27; 2Sm 3:14).
[52] De fato, em termos gerais, *porneia* refere-se a várias práticas de sexualidade ilícita. O termo é usado 25 vezes no Novo Testamento em onze livros. Jones (p. 76-77) lista os textos: Mateus 5:32; 15:19; 19:9; Marcos 7:21; João 8:41; Atos 15:20,29; 21:25; 1Coríntios 5:1 (2 vezes); 6:13,18; 2Coríntios 12:21; Gálatas 5:19; Efésios 5:3; Colossenses 3:5; 1Tessalonicenses 4:3; Apocalipse 2:21; 9:21; 14:8; 17:2,4; 18:3; 19:2. Embora *moicheia* seja o termo específico para adultério, *porneia* seria o termo mais apropriado para descrever imoralidade sexual *antes* da consumação do casamento no noivado judaico. Além disso, uma forma da palavra *porneia* (*ekporneusai*) foi usada no texto-chave da *LXX* em Deuteronômio 22:13-21, que descreve justamente o cenário em que um homem recém-casado descobre nas núpcias que sua noiva-esposa não era virgem; ela seria apedrejada, e ele ficaria livre para casar-se "novamente".

Não podemos fugir do fato de que a distinção entre o que era considerado *porneia* e o que era considerado *moicheia* foi minuciosamente mantido na literatura judaica pré-cristã e no NT. *Porneia* pode, é claro, denotar diferentes formas de relações sexuais proibidas, mas não podemos encontrar exemplos inequívocos do uso dessa palavra para denotar o adultério conjugal. Sob essas circunstâncias, dificilmente poderíamos [presumir] que essa palavra significa adultério na cláusula em Mateus [...] Sob essas circunstâncias, é inconcebível que, em um texto dessa natureza, o autor não tivesse mantido uma clara distinção entre o que era falta de castidade e que era adultério: *moicheia*, e não *porneia*, seria usada para descrever o adultério da esposa. Do ponto de vista filológico, existem argumentos fortíssimos contra essa interpretação da cláusula permitindo divórcio no caso de a esposa ser culpada de adultério.[53]

Por ser a questão central na maioria dos debates, é curioso que poucos façam uma análise de todas as ocorrências de *porneia* no Novo Testamento para verificar se pode ou deve ser entendido como adultério, fornicação (pré-nupcial) ou imoralidade sexual (em geral). Por isso, apresentamos o gráfico a seguir, que inclui todos os usos de *porneia* no Novo Testamento, junto com a tradução da *Almeida Revista e Atualizada* e observações sobre seu significado, especialmente se o contexto exige ou permite a tradução "adultério". (Note que não incluímos os dois textos da cláusula de exceção de Mt 5:32 e 19:19 por serem eles o foco da investigação.)

Texto	Tradução (ARA)	Observações: Significado Adultério, fornicação (pré-nupcial) ou imoralidade sexual (em geral)?
(Mt 15:19)	*Prostituição*	Usado junto com *moicheia* como algo distinto de adultério, provavelmente imoralidade sexual geral e possivelmente fornicação.
(Mc 7:21)	*Prostituição*	Texto paralelo a Mt 15:19; refere-se a imoralidade sexual geral.
(Jo 8:41)	*Bastardos*	A tradução literal "não nascemos de *porneia*" trata-se, provavelmente, de uma "indireta" a Jesus sobre seu nascimento supostamente de fornicação.

---

[53] ISAAKSON, Abel. *Marriage and ministry in the new temple.* Lund: C. W. K. Gleerup, 1965, p. 134-135, in: PIPER, *Divórcio e novo casamento*, p. 11-12, e JONES, *The betrothal view*, p. 71.

(At 15:20,29; 21:25)	Relações sexuais ilícitas	Provavelmente imoralidade sexual geral.
(1Co 5:1) (2 vezes)	Imoralidade	Refere-se ao incesto em que um filho se junta à madrasta — fornicação para ele (que é o foco do texto) e adultério para ela.
(1Co 6:13,18)	Impureza	Imoralidade sexual, especialmente prostituição.
(2Co 12:21 Gl 5:19)	Prostituição	Usado com dois outros termos para impureza e imoralidade sexual extrema (πορνεία, ἀκαθαρσία, ἀσέλγεια).
(Ef 5:3)	Impudicícia	Usado com ἀκαθαρσία "impureza"; imoralidade geral.
(Cl 3:5)	Prostituição	Usado com ἀκαθαρσίαν πάθος ἐπιθυμίαν κακήν (impureza, paixão lasciva, desejo maligno).
(1Ts 4:3)	Prostituição	Imoralidade sexual em geral.
(Ap 2:21)	Prostituição	Uso figurativo para infidelidade espiritual da igreja em Tiatira, paralelo a *moicheia* no próximo versículo.
(Ap 9:21)	Prostituição	Imoralidade sexual.
(Ap 14:8, 17:2,4; 18:3; 19:2)	Prostituição	Uso figurativo para infidelidade espiritual.

A conclusão a que chegamos é que somente uma vez, em Apocalipse 2:21, o termo *porneia* refere-se claramente ao pecado de adultério, pois ele aparece com *moicheia* como sinônimo no versículo seguinte. Em um texto (Jo 8:41), a ideia de "fornicação" parece clara. Em 1Coríntios 5:1, a imoralidade é incesto, enquanto na maioria dos outros textos "imoralidade sexual" em geral parece ser o foco, com ênfase em prostituição. Em Mateus, o termo é *distinto* de *moicheia*, referindo-se a outros tipos de imoralidade sexual.[54]

Resumindo, nada do uso de *porneia* no Novo Testamento *requer* a ideia de adultério nem de fornicação, pois cada contexto determina seu uso. No mínimo, concluímos que a evidência léxica é muito escassa para

---

[54] KÖSTENBERGER, p. 238, apela ao uso dos termos *porneia* e *moicheia* na *Septuaginta* e aponta para o fato de que em dois textos nos quais a infidelidade conjugal *é usada* como alegoria da infidelidade espiritual de Israel, os termos são intercambiáveis e se referem ao adultério (Jr 3:8-10; Os 2:2-5).

basear boa parte do argumento a favor do divórcio/recasamento sobre a interpretação "adultério" nas cláusulas de exceção em Mateus.

Finalmente, existe uma boa possibilidade de que o uso de *porneia* por Jesus em Mateus 5:32 e 19:9 se refira ao texto de Deuteronômio 24:1, em que os próprios fariseus baseiam seus argumentos a favor de divórcio "por qualquer motivo": *Se um homem tomar uma mulher e se casar com ela, e se ela não for agradável aos seus olhos, por ter ele achado coisa indecente nela...* A expressão "coisa indecente" traduz עֶרְוַת דָּבָר, ou seja, "nudez de uma coisa". Uma tradução literal da expressão em grego seria *logos porneias*[55] e é possível que Jesus tivesse essa ideia em mente, referindo-se à descoberta de fornicação na noiva-esposa nas núpcias.[56]

Alguns argumentam contra essa explicação da cláusula de exceção, dizendo que é uma posição complicada demais, mas todas as interpretações sugeridas defrontam com a mesma complexidade. A nosso ver, parece ser a interpretação mais natural e que melhor harmoniza o espírito das Escrituras e os outros textos sobre divórcio e novo casamento.

À luz dessa interpretação, concluímos que Jesus ensina que *nem o adultério é motivo suficiente para anular o casamento*, mas somente a fornicação pré-nupcial (durante o período de noivado judaico). Em qualquer outro caso, o novo casamento constitui adultério da parte de todos os envolvidos.

Piper conclui dizendo que essa interpretação da cláusula de exceção tem várias vantagens:

1. Não força Mateus a contradizer o significado claro e absoluto de Marcos e Lucas e o inteiro ensinamento do Novo Testamento apresentado nas seções 1-10, incluindo o próprio ensinamento absoluto de Mateus em 19:3-8.
2. Provê uma explicação da razão de a palavra *porneia* ser usada na cláusula de exceção de Mateus em vez de *moicheia*.
3. Concorda com o uso do próprio Mateus de *porneia* para fornicação em Mateus 15:19.
4. Encaixa-se bem no contexto maior de Mateus que inclui a perícope sobre o "divórcio" contemplado por José (Mt 1:19).[57]

---

[55] A *LXX* traduz por ἄσχημον πρᾶγμα.
[56] Veja Jones, p. 82-83.
[57] Piper, *Divórcio e novo casamento*, p. 12.

Cabe a pergunta: será que esse texto tem alguma aplicação para a igreja hoje? Muito depende da cultura em que se vive. Por exemplo, ainda há várias culturas do mundo que incluem uma espécie de contrato pré-nupcial, como vários países da África, onde os tios do casal estabelecem um acordo pré-nupcial que envolve várias condições, inclusive o pagamento de um dote ("lobolo") para a família da noiva como recompensa pela perda dela para a família do noivo (numa sociedade patriarcal). Parece estranho para quem vem da cultura ocidental, mas costumes semelhantes ao redor do mundo sugerem que o texto de Mateus ainda tem grande aplicabilidade hoje pelo menos em alguns contextos. Na cultura ocidental, o texto provavelmente terá menos aplicação direta, mas devemos lembrar que nem tudo no texto bíblico se aplica igualmente a todos. Para os destinatários principais de Mateus, a cláusula teria sido de grande importância.

2. 1Coríntios 7:15 (... *não fica sujeito à servidão/Deus vos tem chamado à paz*)

> *Mas, se o descrente quiser apartar-se, que se aparte; em tais casos, não fica sujeito à servidão nem o irmão, nem a irmã; Deus vos tem chamado à paz.*

Depois das cláusulas de exceção, esse é o texto mais citado como justificativa para o novo casamento depois do divórcio. Aqueles que entendem a possibilidade de novo casamento baseado nesse texto baseiam seus argumentos nas duas frases "não fica sujeito à servidão" (οὐ δεδούλωται) e "Deus vos tem chamado à paz".

Algumas observações:
1. Quem entende a possibilidade de novo casamento no texto precisa reconhecer que a única condição para tal, pelo menos à luz desse texto, seria no caso de um descrente que quer sair do casamento (1Co 7:12-15). Isso pelo fato de que o texto mais claro na Bíblia que proíbe o novo casamento aparece quatro versículos antes (1Co 7:11).
2. Para defender a liberação do recasamento no caso de abandono pelo descrente, é necessário esclarecer a diferença entre a situação do versículo 11 (*se, porém, ela vier a separar-se, que não se case, ou que se reconcilie com seu marido*) e a do versículo 15.
3. Supondo, com muitos comentaristas, que os versículos 10 e 11 tratam de casamento entre cristãos e os versículos 12-16 tratam de

casamentos mistos (cristão com descrente), a liberação do recasamento no segundo caso teria que se justificar em alguma diferença essencial no casamento de cada um. Mas essa justificativa não aparece no texto. A proibição do recasamento no início do texto parece ser uma declaração genérica, cobrindo todos os casos a serem discutidos depois, e não limitado somente ao casamento de cristãos.

4. O argumento depende da interpretação de "não fica sujeito à servidão", que alguns alegam ser paralela à fórmula dos termos de divórcio judaico, que dizia: "Você está livre para se casar com qualquer homem".[58] Mas essa declaração não está no texto e mais uma vez precisa ser suprida ou presumida por aqueles que argumentam a favor do novo casamento.

5. "Servidão" e "paz" parecem de forma paralela antitética, descrevendo uma situação de conflito que é o oposto do propósito do casamento. Todo o contexto imediato trata de um descrente que não quer mais conviver com o cristão. À luz da proibição do recasamento alguns versículos antes, parece melhor entender "servidão" e "paz" no sentido de que o cristão não deve sentir-se na obrigação de tentar forçar uma convivência com alguém que simplesmente não quer isso. Em tais casos, o crente está isento de culpa se o incrédulo pedir o divórcio.

John Piper esclarece a escolha da palavra "servidão" no texto:

> A palavra usada para "servidão" (*douloō*) no versículo 15 não é a mesma palavra usada no versículo 39, em que Paulo diz: "A mulher casada está ligada (*deō*) pela lei todo o tempo que o seu marido vive". Paulo consistentemente usa *deō* quando fala do aspecto legal de ser ligado a um cônjuge (Rm 7:2; 1Co 7:39), ou comprometido com alguém (1Co 7:27). Mas, quando refere-se a uma esposa abandonada não estar ligada em 1Coríntios 7:15, ele escolhe uma palavra diferente (*douloō*), que esperaríamos que ele fizesse, já que não está dando a um cônjuge abandonado a mesma liberdade para casar-se novamente como dá ao cônjuge cujo parceiro morreu (v. 39).[59]

---

[58] HETH, p. 13.
[59] PIPER, *Demands*, p. 315-316.

3. 1Coríntios 7:27,28 (... *se te casares* [...] *não pecas...*)

Estás casado? Não procures separar-te. Estás livre de mulher? Não procures casamento. Mas, se te casares, com isto não pecas; e também, se a virgem se casar, por isso não peca.

Alguns alegam que esse texto afirma a possibilidade de recasamento depois do divórcio. Mas note alguns problemas:

1. Paulo já tratou da questão de recasamento no versículo 11 (*se* [...] *ela vier a separar-se, que não se case ou que se reconcilie com seu marido*). Se ele autoriza o recasamento no versículo 27, claramente contradiz sua declaração anterior.
2. O contexto desse texto começa no versículo 25, em que Paulo responde a uma nova pergunta levantada pelos coríntios sobre as virgens (*Com respeito às virgens...*). Seria muito estranho se Paulo mudasse do assunto das virgens para o dos descasados, só para voltar a tratar das virgens outra vez (v. 28b-38).
3. Mas, pode se questionar, por que Paulo trata daqueles "livres de mulher" para depois tratar das virgens no versículo 28b (*e também, se a virgem se casar, por isso não peca*)? Quem vê a possibilidade de recasamento, entende que "livres de mulher" trata dos divorciados, enquanto "virgem" representa os solteiros. Mas é melhor entender que Paulo se refere primeiro aos solteiros (homens) para depois dar o mesmo parecer sobre as solteiras (mulheres). Piper enfatiza: "Primeira aos Coríntios 7:27,28 não ensina o direito de as pessoas divorciadas se casarem novamente. Ensina que virgens noivos devem seriamente considerar a vida de solteiro, mas que eles não pecam caso venham a se casar".[60]
4. Piper lida com as outras dificuldades do versículo:

> O versículo 36 certamente descreve a mesma situação em vista nos versículos 27 e 28, mas claramente refere-se a um casal que ainda não é casado. *Mas, se alguém julga que trata indignamente a sua virgem, se tiver passado a flor da idade, e se for necessário, que faça o tal o que quiser; não peca; casem-se.* Isso é o mesmo do versículo 28, em que Paulo diz: *Mas, se te casares* [...] *não pecas.*

---

[60] Ibidem.

A referência no versículo 27 a ser ligado à "mulher" pode ser mal entendida porque pode sugerir que o homem já é casado. Mas, no grego, a palavra para esposa é simplesmente "mulher" e pode referir-se tanto à noiva de um homem quanto à sua esposa. O contexto dita que a referência é à noiva virgem de um homem, e não à sua esposa. Assim, "Estás ligado à mulher" e "Estás livre de mulher?" têm de fazer referência a uma pessoa que é noiva ou não.

É significativo que o verbo que Paulo usa para "estás livre" (*luō*) não é uma palavra que ele usa para divórcio. As palavras de Paulo para divórcio são *chorizō* (v. 10,11,15; cf. Mt 19:6) e *aphelia* (v. 11,12,13).[61]

4. Esdras 9, 10 (cf. Ne 10:30; 13:23-31; divórcio e casamentos mistos)

Em meio à euforia de reavivamento e reforma religiosa (Ed 1—8), a realidade dura do pecado e da rebeldia paira como sombra sobre a celebração de Israel. Pelo fato de que o povo havia desobedecido ao mandamento do Senhor para evitar casamentos mistos com pagãos (9:1-4, um pecado condenado em cerca de oitenta textos bíblicos), Esdras precisava tomar algumas decisões difíceis que iriam rachar o coração de muitas pessoas. Seu exemplo de arrependimento e confissão em razão da dureza do coração humano foi contagioso (9:5-15). O povo também confessou o pecado (10:1-4) e, por sua vez, incentivou o líder Esdras: *Levanta-te, pois esta coisa é de tua incumbência, e nós seremos contigo; sê forte e age* (Ed 10:4). Como resultado, as esposas estrangeiras e seus filhos foram mandados embora (10:3,11,16,17,19) depois de três meses de deliberação e avaliação (10:16,17), caso por caso, sobre o procedimento a ser seguido. Provavelmente isso se deveu em parte à presença de filhos nascidos dessas uniões (10:12-14,44). Assim, o remanescente em Jerusalém foi purificado outra vez, pronto para receber a bênção de Deus sobre suas reformas. (É interessante observar que o mesmo problema se repetiu dez e trinta anos mais tarde — Ne 10:30 e 13:23-31 — quando Neemias literalmente espancou alguns dos envolvidos em casamentos mistos, mesmo sem referência a novos divórcios.)

O texto levanta alguns problemas interpretativos e éticos: 1) Se Deus odeia o divórcio (Ml 2:16), por que permitiu (exigiu) tantos divórcios nesse caso? 2) Como entender esse texto à luz do ensino de 1Coríntios

---
[61] Ibidem.

7:12-16, em que o apóstolo Paulo recomenda que o cônjuge cristão continue casado com o incrédulo? 3) Como entender tamanha crueldade de separar cônjuges, pais e filhos por meio de divórcios forçados?

Certamente não temos respostas para todas essas questões, mas cabe lembrar alguns detalhes importantes:

1. O texto trata do povo de Israel debaixo de uma aliança específica que proibia o casamento misto com povos pagãos. Os propósitos missionários de Deus para o povo seriam frustrados e a bênção, diluída ou totalmente corrompida pelos casamentos mistos.
2. Trata-se de uma situação única em que dois princípios bíblicos entravam em conflito: a proibição do casamento misto e o estabelecimento de casamento vitalício. Assim como acontece ainda hoje, a dureza do coração pecaminoso do homem ata nós que dificilmente têm uma saída totalmente satisfatória. Nas condições especiais do povo da aliança, recém-retornado à terra e no início de uma nova era da sua história, a liderança precisava decidir pelo mal menor (casamento misto x divórcio).

A. Philip Brown II trata de algumas dessas questões em seu artigo "O problema de casamentos mistos em Esdras 9—10".[62] Ele analisa expressões como "os povos de outras terras", "abominações" (9:1) e "mulheres estrangeiras" (10:2) e conclui que o problema não foi tanto que o povo havia se casado com estrangeiros (algo que a Lei não necessariamente proibia, pelo menos no caso dos moabitas, amonitas ou egípcios), mas que eles haviam casado com pessoas que praticavam a idolatria e a imoralidade que caracterizavam os pagãos estrangeiros em tempos anteriores. Ou seja, o perigo para o povo recém-chegado à Terra Prometida era enorme. O casamento com mulheres pagãs, idólatras e estrangeiras que não aderiram à fé de Israel em pouco tempo iria contaminar o país inteiro. "Não foi tanto o casamento com estrangeiras em si que causou tanta angústia a Esdras, mas o casamento com estrangeiras que [...] eram idólatras."[63]

Nesse caso, o princípio de santidade do povo de Deus como nação integralmente comprometida com Javé corria sérios riscos. Ou seja, o

---

[62] BROWN II, A. Philip. "The problem of mixed marriages in Ezra 9—10", *Bibliotheca Sacra*, 162 (October-December, 2005), p. 437-458.
[63] Ibidem, p. 449.

problema era espiritual, e não racial, territorial ou material. O povo havia desobedecido aos princípios claros de Deuteronômio 7 e 23 e talvez de Êxodo 23:31-33 e 34:12-16, que afirmam que o povo de Deus não podia fazer alianças ou casar-se com idólatras. Sendo assim, "o casamento com mulheres estrangeiras representava um abandono deliberado da Palavra de Deus, repetidamente falada pelos seus profetas".[64] Brown observa que "a seriedade do problema, demonstrada pelas ações dramáticas de Esdras, fica mais clara quando se considera que o Exílio de onde Esdras havia acabado de chegar foi precipitado pela mesma infidelidade que os recém-chegados tinham cometido".[65] Ironicamente, Deus não os abandonou no Exílio (Ed 7:9), conforme sua fidelidade à aliança, mas agora eles o abandonaram pela infidelidade à aliança, cometendo adultério espiritual.[66]

Contudo, como entender o aparente conflito entre o ódio que Deus tem do divórcio (Ml 2:16) e a ordem para os israelitas divorciarem-se de suas mulheres estrangeiras? Alguns concluem que o casamento com essas mulheres não era casamento de fato (por violar as claras proibições divinas), por isso simplesmente foi anulado, mas isso parece forçar os detalhes do texto. É melhor entender que, nesse caso, um princípio maior que a fidelidade à aliança matrimonial estava em jogo, ou seja, o princípio da fidelidade à aliança com Javé e a preservação da identidade exclusiva do povo de Deus. O perigo para a existência da nação representado pela idolatria era muito maior do que a preservação de alguns casamentos. Brown conclui:

> Deuteronômio 13:6-11 determina que, se a esposa de um homem o incitava à idolatria, ele não podia poupá-la ou ter compaixão dela, mas levá-la diante do povo e apedrejá-la. Em outras palavras, Javé considerava fidelidade a ele como mais importante que o relacionamento conjugal [...] Pelo fato de que essas mulheres [no tempo de Esdras] não estavam dispostas a se separar das suas práticas idólatras, sujeitavam-se à pena de morte [...] (Ed 7:26). A separação, portanto, proporcionou um remédio misericordioso para as esposas e ao mesmo tempo removeu o perigo

---
[64] Ibidem, p. 450.
[65] Ibidem, p. 452.
[66] Ibidem, p. 453.

inevitável espiritual que representavam para o seu marido e, assim, para toda a [...] comunidade.⁶⁷

Como, então, entender a situação de casamentos mistos hoje? Primeira aos Coríntios 7:10-16 responde à pergunta. No caso de um cônjuge descrente que não se opõe à fé do cristão a ponto de desejar uma separação, o cristão deve continuar no casamento. No caso de um casamento misto em que o descrente não quer continuar com o cristão, o crente não tem a obrigação de insistir na permanência no casamento. No fim, mesmo não tratando de uma questão étnica/nacional, não há muita diferença entre o que aconteceu em Esdras e o que Paulo ensina.

5. Outros textos e histórias

A maioria dos textos que seguem apresenta exceções à regra do casamento vitalício que normalmente refletem as consequências indesejáveis e inevitáveis de pessoas que *não* seguiram o plano perfeito de Deus. As exceções acabam provando a regra.

- **Gênesis 21:8-14 (Abraão e Hagar):** A bigamia infeliz de Abraão, fruto da insistência da sua esposa Sara e da sua própria incredulidade, culminou na separação dele da sua segunda esposa, Hagar. Deus permitiu que Abraão mandasse embora Hagar e seu filho, Ismael, debaixo da sua proteção e promessa. Infelizmente, o fruto podre de toda a história foi o conflito entre Isaque e Ismael, progenitores do povo de Israel e do povo árabe, até hoje.
- **Juízes 14:19—15:8 (Sansão e sua esposa):** A grande decepção de Sansão com sua esposa filisteia durante sua semana de festividades nupciais culminou no afastamento um do outro. Na ocasião, o pai da mulher a entregou ao padrinho de casamento para ser a esposa dele. Em retaliação, Sansão tocou fogo nas plantações dos filisteus, que se vingaram queimando a esposa dele junto com o seu sogro. Longe de provar que Deus de alguma forma aprova o divórcio e o novo casamento, o texto revela um pouco mais da depravação total do povo

---

⁶⁷Ibidem, p. 457. Brown também observa que os prosélitos seriam aceitos na comunidade caso se separassem da imundícia dos povos da terra (Ed 6:21). Isso sugere que as mulheres estrangeiras não estavam dispostas a abandonar sua idolatria, fato que levou à exigência de separação. Pode ser que fosse necessário passar três meses para decidir, caso por caso, o que deveria ser feito.

na época dos juízes em que cada um fazia o que era correto aos seus próprios olhos — e não aos olhos de Deus.
- **Ezequiel 16 (a alegoria de Deus e Israel):** O profeta usa uma longa alegoria em que Deus conta a história do seu casamento com Israel, desde seu nascimento (16:1-6), crescimento (16:7,8) até a aliança conjugal (16:8b-14). Mas sua esposa prostituiu-se com múltiplos amantes (16:15-34), foi afastada e castigada (16:35-52) e finalmente restaurada como esposa de Deus (16:53-63). O máximo que pode ser tirado do texto sobre divórcio e novo casamento é que o casamento serve como ilustração predileta do relacionamento de Deus com seu povo e que ele sempre zela por restauração mesmo depois da infidelidade.
- **Oseias 2:1-13,16-23 (Oseias e Gômer):** Alguns alegam que a proibição do recasamento, pelo menos com o primeiro marido (Dt 24:4), foi revogada pelo exemplo de Oseias e Gômer, que representavam Deus e Israel. Depois de casados, Gômer prostituiu-se, só para voltar mais tarde para seu primeiro marido, o profeta Oseias. Mas o argumento falha em vários níveis: Primeiro, nada indica que Gômer casou-se com outros homens para depois voltar para seu primeiro marido. Segundo, os acontecimentos na vida conjugal do profeta não são necessariamente prescritivos, mas, sim, descritivos (ou seja, não apontam para o que pode ou deve acontecer, mas somente para o que aconteceu). Terceiro, a história toda serve como alegoria em que Deus ilustra para o povo de Israel como este havia se prostituído e abandonado sua aliança com ele. Outra vez percebemos o zelo de Deus em perseguir o seu povo com laços de amor.

Outros argumentos

1. "Se na Lei do Antigo Testamento o adúltero foi morto (Dt 22:22), assim liberando o cônjuge inocente para um novo casamento, como pode o Novo Testamento, debaixo da graça, castigar a vítima de adultério com uma vida de celibato? Não parece ser justo nem gracioso proibir que alguém case-se novamente para o resto de sua vida."

Resposta: A premissa que diz que tudo na época da graça tem que ser mais fácil do que na época da Lei é falsa. A graça nos capacita a enfrentar situações às vezes muito mais difíceis e com menos retorno material do que os santos do Antigo Testamento experimentaram. Esse parece ser o ponto da resposta de Jesus diante dos seus discípulos, que concluíram que seria melhor não casar do que enfrentar um casamento sem escape para o resto da vida (Mt 19:10-12). O povo do Antigo Testamento normalmente recebia as bênçãos materiais pela fidelidade à aliança palestiniana (veja Dt 28); a igreja recebe as bênçãos espirituais em Cristo (Ef 1:3-14), mas pode esperar perseguição (2Tm 3:12). Amor, sexo e casamento não representam o auge da experiência humana, muito menos um "direito adquirido". À luz desse argumento, o solteiro que nunca teve oportunidade de experimentar os prazeres da vida conjugal poderia argumentar que também tem o direito de ferir princípios bíblicos e desfrutar da sua sexualidade. Deus recompensará por toda a eternidade o cristão que vive uma vida fiel a ele, mesmo com grande sacrifício.

2. "O divórcio só faz sentido se houver possibilidade de novo casamento. Todos os textos que permitem o divórcio implicitamente permitem o novo casamento."

Resposta: A premissa está errada. A possibilidade de separação e divórcio não necessariamente implica novo casamento. Paulo fala o contrário em 1Coríntios 7:11 (*se, porém [...] vier a separar-se, que não se case ou que se reconcilie com seu marido*). Mesmo que fosse o costume no primeiro século entre romanos, gregos e judeus, Jesus e os autores do Novo Testamento nunca se sentiam constrangidos e obrigados a se amoldar à sua cultura. Se o termo de divórcio dado à mulher pelo marido fosse suficiente para dissolver a aliança conjugal, Jesus não diria que recasamento equivalia a adultério![68]

3. "Deus divorciou-se do seu povo e casou-se novamente com a igreja."

Resposta: Nada na Bíblia sugere que Deus recasou-se com a igreja. Embora a metáfora matrimonial seja usada para descrever o relacionamento entre Javé e Israel e entre Jesus e a igreja, continua sendo uma metáfora. Não devemos forçar os detalhes no sentido de ajustá-los à nossa noção do casamento bíblico. Além disso, podemos afirmar de forma genérica que Deus se casa com seu povo. Em Cristo, judeu e gentio foram unidos em um só povo (Ef 2:11-22), o mistério da igreja.

---

[68] Veja a apresentação desse argumento em Heth, *Jesus on divorce: how my mind has changed*, p. 10.

4. "As palavras para divórcio e repúdio tratam de duas situações diferentes; o repúdio era um ato cruel que dispensava a mulher sem um termo de divórcio que a tornaria adúltera se casasse de novo; o divórcio foi a separação legal, aprovada por Deus, que permitia recasamento para todos."

Resposta: Infelizmente, esse argumento recente baseia-se em vários equívocos hermenêuticos e linguísticos. Alguns tentam resolver o problema de divórcio e novo casamento insistindo nessa distinção entre "divórcio" (em que supostamente havia um documento legal oficializando o ato e, teoricamente, permitindo o novo casamento) e "repúdio" (que supostamente era um desligamento da esposa dos direitos matrimoniais, porém sem um documento legal — expondo-a a uma vida na terra de ninguém).

Há dois termos principais, tanto no hebraico como no grego, para descrever divórcio, mas eles são usados como sinônimos em ambos os Testamentos. Um termo vem do infinitivo de um verbo extremamente comum, שָׁלַח (šālaḥ), com mais de oitocentas ocorrências no Antigo Testamento, que significa "enviar" ou "mandar embora", e inclui a definição no léxico hebraico de "divorciar-se".[69] Seu equivalente na língua grega é ἀπολύω (soltar, liberar, mandar embora), usado nos dois textos de Mateus que tratam do divórcio (Mt 5:32; 19:9). O outro termo hebraico para divórcio, גָּרַשׁ (garash), descreve alguém mandado embora no ato do divórcio (Lv 21:7,14; 22:13; Nm 30:9; Ez 44:22).[70]

No Novo Testamento, o argumento alega uma diferença entre ἀπολύω (soltar, liberar, mandar embora = repudiar) e ἀποστάσιον ("certidão de divórcio"). O desafio é provar que ἀπολύω/ ἀποστάσιον significam algo diferente de divórcio. Dr. Mark Ellis examina a evidência:

> O problema com o substantivo é que aparece somente três vezes no Novo Testamento (Mt 5:31; 19:7; Mc 10:4), todos citando Deuteronômio 24:1 — *e ninguém questiona que em Deuteronômio 24:1 o ato em vista seja o divórcio*. O verbo é mais complicado. É usado por liberar um prisioneiro (Mt 18:27) ou perdoar um pecado (Lc 6:37). Mas o maior uso está relacionado ao casamento. O léxico mais respeitado de grego bíblico, de Bauer, Arndt, Gingrich e Danker, dá essa definição a ἀπολύω: "*2. let go, send away,*

---
[69] BDB s.v. שָׁלַח
[70] BDB s.v. גָּרַשׁ

dismiss — *a. divorce, send away* τὴν γυναῖκα *one's wife, or betrothed*" (trad.: soltar, mandar embora, demitir — a. divorciar-se, mandar embora uma esposa ou noiva). O léxico mais respeitado para o grego secular e bíblico, de Liddel e Scott, define o termo como "divorciar a esposa (Mt 1:19)". Assim, os dois léxicos mais respeitados do mundo oferecem "divorciar" como uma definição correta de ἀπολύω, e não de "repudiar", no sentido de mandar embora sem justificativas legais.[71]

A distinção entre os termos "divórcio" e "repúdio" não se justifica linguisticamente a ponto de se afirmar que Deus aceita o divórcio (legal), mas odeia quando o homem simplesmente manda embora sua esposa (repúdio). Os termos para "repúdio" e "divórcio", tanto no Antigo Testamento hebraico como no Novo Testamento grego, são intercambiáveis e servem como sinônimos.[72]

5. "É preferível casar-se novamente e cometer (um único ato de) adultério do que viver abrasado. Vou casar de novo e depois peço perdão (1Co 7:2,9)."

Resposta: O texto citado está fora de contexto, pois trata-se dos solteiros/virgens. Mais tarde no capítulo, Paulo cita a questão dos separados e divorciados e diz categoricamente: *Se, porém [...] vier a separar-se, que não se case ou que se reconcilie com seu marido* (1Co 7:11). O outro problema com a pergunta é que revela uma atitude de rebeldia de pecado com punho levantado. Esse tipo de pecado nunca é ignorado por Deus, mas tratado com severidade. Finalmente, a declaração revela uma perspectiva muito limitada do poder capacitador da graça de Deus. Ele quer ser a nossa suficiência. Ele quer capacitar o cristão que está numa situação difícil (como, por exemplo, depois do divórcio) a viver de forma piedosa, pura e fiel (veja Mt 19:11,12).

6. A interpretação da cláusula de exceção em Mateus 5:32 e 19:9 que a entende como algo restrito ao período de noivado judaico é complicada e técnica demais para ser entendida pela maioria dos leitores;

---

[71] Dr. Mark Ellis, correspondência pessoal com o autor, 13 de maio de 2015.
[72] Veja AUSTEL, H. J. (1999), 2394 שָׁלַח. HARRIS, R. L., ARCHER JR., G. L. e WALTKE, B. K., eds. *Theological wordbook of the Old Testament* (electronic ed., p. 928). Chicago: Moody Press e Liddel e Scott, 2016, p. 290.

limita demais o significado de *porneia*; não há nenhuma referência ao "noivado" na pergunta dos fariseus, muito menos na resposta de Jesus; e o texto citado, Deuteronômio 24:1-4, não trata de sexo antes do casamento, por ser esse assunto já tratado em Deuteronômio 22.[73]

Resposta: O desafio maior recai sobre quem alega que os leitores de Marcos, Lucas e Paulo teriam naturalmente entendido exceções às suas declarações categóricas contra todo novo casamento. A interpretação das cláusulas de exceção em Mateus não é mais complicada que as explicações oferecidas para a ausência de qualquer exceção citada em todos os outros textos do Novo Testamento.

O uso de *porneia* em Mateus 15:19, a referência ao que José iria fazer com Maria (Mt 1:19), a audiência original judaica de Mateus e o susto dos discípulos diante da posição radical de Jesus apoiam essa interpretação. Mesmo que não fosse incluída na pergunta dos fariseus ou no caso citado de Deuteronômio 24:1-4, Jesus precisaria esclarecer para seus ouvintes a única possibilidade de divórcio/novo casamento, que seria com o rompimento do noivado depois de infidelidade sexual.

Resumo

Para facilitar a compreensão e sistematização dos argumentos apresentados aqui, oferecemos o seguinte resumo:

1. O desafio recai sobre aqueles que defendem o divórcio (por motivos diversos) e especialmente o novo casamento (a não ser depois da morte do cônjuge) à luz do peso cumulativo da teologia bíblica da família (Gn 1—2; Ef 5—6), junto com muitos textos claros que argumentam contra o divórcio e o novo casamento.
2. O divórcio é claramente *permitido* (não exigido) quando o descrente quer abandonar o cônjuge crente (1Co 7:10-16) e possivelmente em outros casos de *dureza de coração* (cf. Mt 19:8), quando a *imago Dei* no casal e no indivíduo está sendo consistentemente barateada; mas o divórcio em si sempre é repugnante diante de Deus (Ml 2:16) e nunca foi seu propósito para o lar (Gn 1:27; 2:24).
3. Nenhum texto bíblico inequivocamente autoriza o novo casamento depois do divórcio. Pelo contrário, condena-o porque fecha de vez

---

[73] KÖSTENBERGER, p. 267, nota de rodapé 64.

a porta para a reconciliação (Dt 24:4; 1Co 7:11) e sempre resulta em adultério para todos os que estão envolvidos num outro casamento.

4. As declarações claras das Escrituras revelam sua ênfase no casamento vitalício que deve também ser nossa ênfase:

- *Eu odeio o divórcio* (cf. Ml 2:16).
- *O que Deus ajuntou não o separe o homem* (Mt 19:6 ; Mc 10:9).
- *Se, porém,* [alguém] *vier a separar-se, que não se case ou que se reconcilie com seu marido* (1Co 7:11).

5. A única exceção à lei do divórcio e novo casamento — mencionada somente em Mateus 5:32 e 19:9 — diz respeito à infidelidade ao contrato nupcial no período de noivado judaico. A descoberta de infidelidade justifica anular o "casamento" e abre a possibilidade de a vítima casar-se com outra pessoa.
6. O casamento bíblico é vitalício (Rm 7:1-3; 1Co 7:39).
7. Deus leva muito a sério o compromisso dos votos assumidos diante dele (Ec 5:1-7).
8. Deus sempre quer que a porta de restauração e perdão continue aberta para casais em crise (Mt 18:21-35; 1Co 7:11).
9. Vítimas e vitimizadores de divórcio e/ou novo casamento são pessoas amadas por Deus e objetos da sua compaixão e misericórdia; uma vez consumado, Deus quer que o segundo casamento seja bem-sucedido, mesmo que tenha resultado de um ato adúltero. Mas graça e compaixão estendem-se também aos familiares, filhos, amigos e a comunidade. Uma posição que trata com seriedade a revelação bíblica da vontade de Deus para a família sempre será a mais compassiva.
10. A ideia de que essa posição é mais dura e injusta para com a pessoa "inocente" do que no Antigo Testamento baseia-se em dois equívocos: 1) que a graça exige que a vida seja mais fácil, quando de fato pode implicar uma vida mais difícil, mas com capacitação graciosa e 2) que os prazeres desta vida são maiores do que o galardão eterno que aguarda aqueles que são fiéis a Deus, custe o que custar.

Divórcio e novo casamento: implicações pessoais e ministeriais

Práxis pessoal e pastoral

1. Somente casar pessoas que participaram de um aconselhamento pré-nupcial que aborda a profunda seriedade do casamento aos olhos de Deus.

2. Somente casar pessoas sob o mesmo "jugo", ou seja, crente com crente ou não crente com não crente, mas nunca crente com não crente (2Co 6:14).
3. Nunca (re-) casar alguém já divorciado, cujo primeiro cônjuge ainda vive.
4. Promover a regularização da situação conjugal de pessoas que:

    - Moram juntas (caso contrário, devem separar-se imediatamente, ou até a realização do casamento civil).
    - Casaram-se numa cerimônia religiosa, mas não legalmente em cartório.
    - Geraram filhos fora do casamento, desde que não haja jugo desigual e os pais concordem.

5. Receber como membros (ou candidatos ao batismo) pessoas divorciadas e/ou recasadas desde que:

    - Já se tenham arrependido do seu envolvimento no recasamento (ou divórcio culposo).
    - Entendam que não poderão voltar para o primeiro cônjuge depois de um recasamento (Dt 24:4).
    - Entendam que não poderão exercer uma posição na igreja que envolva o ensino ou a liderança espiritual (quando houve um recasamento).
    - Demonstrem que já acertaram pendências legais e morais (mágoas, perdão) e eclesiásticas (disciplina etc.).

6. Disciplinar membros da igreja que:

    - Casam-se com incrédulos.[74]
    - Casam-se na condição de divorciados ou com divorciados (quando o primeiro cônjuge ainda vive).
    - Vivem juntos sem regularizar o casamento.

7. Trabalhar em favor daqueles que chegam à igreja na condição de recasados, fazendo de tudo para que o novo casamento seja um sucesso.

---

[74]Se o namoro cristão visa o casamento, as igrejas precisam avaliar a possibilidade de exercer disciplina por namoro com descrentes.

Apêndice 4

Qualificações familiares do líder espiritual[1]

(1Tm 3:1-5; Tt 1:6)

As Escrituras deixam claro que o líder espiritual representa o Senhor da igreja diante de seu povo. O padrão divino para líderes requer que sejam homens[2] de caráter aprovado, sem falhas morais não acertadas e que poderiam ser usadas para macular o testemunho da igreja local na comunidade. Esse padrão somente pode ser alcançado pela provisão graciosa de Cristo, cuja vida é vivida no líder, por meio de dependência, humildade, transparência e graça (Gl 2:20).

Nenhum texto da Palavra de Deus fala mais diretamente sobre a vida familiar do líder espiritual[3] do que as epístolas pastorais, mais notavelmente 1Timóteo 3 e Tito 1, em que as qualificações para presbíteros e diáconos são listadas. Proeminentes nessas listas são as qualificações relacionadas à família do líder. Tão vital é o bem-estar da família do ministro que o apóstolo Paulo dá posição de destaque à saúde familiar dele (1Tm 3:1,2,4,5; Tt 1:6).

Essas qualificações dividem-se em cinco categorias:

1. O relacionamento do líder espiritual com sua esposa como "homem de uma só mulher".
2. A hospitalidade do líder espiritual.

---

[1] Adaptado e revisado do artigo do autor "Qualificações familiares do líder espiritual", publicado na revista *Pilares da Fé: uma revista de teologia e missiologia*, nº 5, julho de 2007, p. 7-24. Alguns acréscimos no capítulo são do livro de minha autoria *Homem nota 10*, publicado pela Hagnos.

[2] O fato de que ele é "homem de uma só mulher" aponta fortemente para uma liderança exclusivamente masculina na igreja (MOUNCE, William. *Word biblical commentary 46: pastoral epistles*. Nashville: Thomas Nelson, 2000, p. 159.)

[3] Usamos a expressão "líder espiritual" de forma abrangente para incluir bispos, presbíteros, pastores e diáconos.

3. O governo (mordomia/administração) do lar como "presidente" da família.
4. O relacionamento do líder espiritual com seus filhos.
5. Qualidades de caráter da esposa (especificamente, da esposa do diácono).

Antes de considerar cada categoria, cabem aqui algumas observações gerais sobre os textos que tratam do líder espiritual e sua família.

Observações gerais

1. A preocupação principal dos textos é que o líder espiritual, como o representante de Deus e guia do rebanho dele, seja moralmente "irrepreensível", ou seja, "não atingido por acusações" (1Tm 3:2; Tt 1:6,7). Os termos usados, ἀνεπίλημπτον (1Tm 3:2) e ἀνέγκλητος (Tt 1:6,7), são sinônimos e significam "irrepreensível" ou "inculpável" — não necessariamente referindo-se à perfeição moral, mas a uma vida sem "fios soltos" ou "questões não resolvidas".[4] O líder não pode ser acusado por pessoas dentro ou fora da igreja de pecado que já não tenha sido confessado e resolvido. Essa qualidade de caráter serve como título ou cabeçalho que engloba as demais.[5]

2. As qualificações familiares do líder ocupam uma posição prioritária, constando como o primeiro item específico em cada lista ("homem de uma só mulher") e como o item mais cuidadoso e detalhadamente explicado ("que governe bem a sua própria casa").

3. A razão pela qual relacionamentos saudáveis familiares são vitais para as qualificações do líder espiritual segue o argumento na ordem de importância, ou seja, do menor para o maior: *Pois, se alguém não sabe governar a própria casa, como cuidará da igreja de Deus?* (1Tm 3:5). Na ausência de representantes do apóstolo Paulo hoje (como Timóteo em Éfeso e Tito em Creta), a igreja deve escolher seus líderes à luz desta pergunta: "Este homem dá ampla evidência de liderar bem a sua família a ponto de nos inspirar e desejar que nossa igreja pareça com ela?" O homem que não consegue liderar bem seu pequeno rebanho em casa, como poderia liderar a família maior, isto é, a igreja? Essa pergunta parece nortear a seleção de homens para liderança até mesmo em

---
[4] BAGD, p. 64-65.
[5] Mounce, p. 152.

questões duvidosas. Köstenberger afirma que "existe [...] uma relação próxima entre igreja e família, o que faz a maturidade cristã no cumprimento dos deveres de marido e pai se tornar um dos requisitos mais essenciais para aqueles que aspiram ao cargo de pastor ou presbítero".[6]

4. As qualificações familiares para liderança eclesiástica não podem ser consideradas inclusivas, ou seja, não é obrigatório que o presbítero ou diácono seja casado só pelo fato de que o texto diz que ele deve ser "homem de uma só mulher", assim como não é obrigatório que tenha um ou mais filhos só pelo fato de o termo τέκνα estar no plural (*que tenha filhos fiéis*).[7] A ideia é, *se* for casado, tem de ser dedicado à única esposa que tem e, *se* tiver filhos, estes precisam ser fiéis. Paulo deixa claro que há fatores e situações em que é preferível ser solteiro no ministério, mesmo que o casamento seja aceitável (1Co 7:8,9,25,26,32-40).

5. Segundo Mounce, essas qualificações servem para dar parâmetros gerais, *ad hoc* (lit., "para isso, para este caso", ou seja, para executar determinada tarefa de ordenar líderes de cidade em cidade) e para determinar a aptidão do homem para o ministério.[8] Servem como guia geral, mas não constituem, necessariamente, uma lista exaustiva, uma vez que outras qualidades talvez pudessem facilmente ser acrescentadas para assegurar nobreza de caráter em determinado lugar. Como guia, devem servir para avaliar o que *caracteriza* o líder e sua família. Por exemplo, o fato de que uma criança de 5 anos publicamente desobedece ou desrespeita ao pai presbítero uma ou outra vez não necessariamente o desqualifica da liderança. A pergunta-chave é: "O que caracteriza o relacionamento entre o líder-candidato e sua esposa e filhos?"

6. Essas qualificações devem ser entendidas como qualidades de caráter produzidas pelo Espírito de Deus que *recomendam* o homem para uma posição de liderança espiritual na igreja. Para Timóteo e Tito, elas serviam como peneira para discernir quais candidatos em cada comunidade seriam mais indicados para liderar aquela congregação. Alguns talvez considerem "injusto" o fato de algumas circunstâncias peculiares da vida desqualificarem um homem para a liderança eclesiástica. Mas

---

[6] Köstenberger, p. 271.
[7] Mounce, p. 158.
[8] Ibidem, p. 159.

as listas fornecem padrões objetivos que ajudam a igreja a reconhecer aqueles que *Deus* designou para a liderança.⁹

7. É importante notar que o texto não responde a uma série de indagações. Por exemplo, o que deve acontecer se um presbítero já ordenado de repente se mostrar desqualificado em termos bíblicos? Teria que ser retirado do ministério imediatamente? Tirar uma licença temporária? Divórcio e novo casamento desqualificam para a liderança espiritual? É possível um líder que caiu em pecado sexual (fornicação, homossexualidade, adultério, pornografia) ser restaurado ao ministério? Caso sim, quando e sob que condições? Caso contrário, com base em quais argumentos?

E sobre a qualificação de ter filhos crentes (fiéis)? A partir de quantos anos? A expressão "que obedecem com todo respeito" se aplica a uma criança de 2 anos? Ou de 16 anos? E se o homem tem quatro filhos, três dos quais exemplares, mas o quarto parece ser, às vezes, insubordinado ou dissoluto? Onde traçar a linha em termos de obediência e respeito com um único caso de rebeldia? E com múltiplos casos? O que dizer sobre filhos que não estão mais debaixo da autoridade do pai? O princípio aplica-se a eles?

Na ausência de dados mais detalhados, podemos imaginar que a sabedoria bíblica, o bom senso e o espírito por trás das listas devem prevalecer. O mais importante é que o testemunho do homem como representante de Jesus na igreja local seja mantido para a glória de Deus, ou seja, que ele seja "irrepreensível", com certo grau de liberdade local para cada congregação decidir as questões difíceis caso a caso e com muita oração. Novamente, duas perguntas norteiam o processo: 1) O homem tem todas as suas contas "em dia"? 2) Ele se mostrou capaz de pastorear sua própria família?

8. Finalmente, em termos das qualificações familiares para a liderança espiritual, muitas vezes perde-se uma mensagem de esperança e amor que Deus tem para a própria família do líder. O interesse divino não é tanto *desqualificar* o homem para o serviço espiritual, mas *liberá-lo* para poder investir em sua própria família, antes de buscar um ministério mais abrangente. A lista de qualificações familiares dá "permissão" ao homem

---

⁹ Por exemplo, um homem divorciado e recasado não deve ser considerado um cidadão de segunda classe pelo fato de ele ficar aquém da qualificação de "homem de uma só mulher". No entanto, esse critério serve como filtro para a congregação local discernir a vontade de Deus na seleção da sua liderança, assim como aconteceu com Matias, que foi selecionado em detrimento de José para tomar o lugar de Judas entre os Doze (At 1:23-26), não necessariamente porque ele era "melhor" que seu colega, mas porque Deus o escolhera.

para preocupar-se primeiro com os da sua casa, antes de ganhar o mundo (1Tm 5:8).

Com essas observações iniciais em mente, vamos examinar alguns aspectos das qualificações familiares do líder espiritual.

O relacionamento do líder com sua esposa

Muitas interpretações da expressão "marido de uma só mulher"[10] em 1Timóteo 3:2,12 e Tito 1:6 já foram sugeridas. A expressão não é comum, por isso torna-se um pouco difícil. A posição da palavra "uma" ("de *uma* mulher") é enfática no texto original, para destacar esse aspecto qualitativo de devoção total que o homem tem para com a esposa dele. Mas o que significa exatamente?

Essa qualidade de caráter é o primeiro exemplo específico do que o apóstolo Paulo quer dizer com a palavra "irrepreensível" (3:2). O líder espiritual deve sua inteira devoção, exclusiva e leal, a uma só mulher. Mounce comenta: "O primeiro item na lista [...] sugere que fidelidade conjugal é algo muito sério".[11] Saucy afirma que essa característica seria "a primeira coisa que diminuiria a reputação irrepreensível do homem e a primeira coisa que deveria ser observada".[12]

À luz do contexto cultural das epístolas pastorais, inclusive os cultos de fertilidade em Éfeso, a prostituição ritual (veja 2Tm 3:6) e a reputação de dissolução em Creta (Tt 1:12), a pureza moral certamente serviria como peneira eficiente para a irrepreensibilidade. Assim como no livro de Provérbios, a fidelidade sexual servia de peneira da verdadeira sabedoria — a habilidade de dizer "não" aos desejos e à tentação em prol da perspectiva divina. Fidelidade conjugal seria uma prova de uma verdadeira conversão cristã para os egressos de tal sociedade.[13] Somente aqueles cuja vida havia sido purificada da promiscuidade estariam aptos para a liderança da igreja.

Há pelo menos quatro interpretações para a expressão "marido de uma só mulher":[14]

---

[10] μιᾶς γυναικὸς ἄνδρα literalmente significa "de *uma* mulher, homem".
[11] MOUNCE, p. 170.
[12] SAUCY, Robert L. "The husband of one wife", *Bibliotheca Sacra*, 131 (July-September, 1974), p. 229-230.
[13] GETZ, p. 29.
[14] GLASSCOCK, Ed. "'The husband of one wife' Requirement in 1 Timothy 3:2", *Bibliotheca Sacra* (July-September, 1983), p. 244-258; MOUNCE, p. 170-172; KÖSTENBERGER, p. 271.

1. Tem de ser casado
2. Não polígamo
3. Fiel à esposa
   - Não adúltero e/ou
   - Dedicado à esposa que tem
4. Não divorciado e (ilegitimamente) recasado

A primeira opção é pouco provável pelo fato de que Paulo em outro lugar encorajou o celibato (1Co 7:8,17,25-38). Embora a ordenação de solteiros ao ministério pastoral exija alguns cuidados a mais, a princípio o processo deve seguir os mesmos passos como no caso do casado:

> "Marido de uma só mulher" não se aplica diretamente àqueles que não são casados e aspiram a cargos eclesiásticos. [...] Tendo em vista o modo positivo com que Jesus e Paulo se referiram ao celibato em outras passagens [...] sem falar do ministério deles próprios, ambos homens não casados, parece seguro concluir que o fato de um homem não ser casado não o desqualifica para o serviço como pastor ou presbítero.
>
> Evidentemente, é possível que existam outras questões que requerem cautela no tocante à nomeação de homens solteiros relativamente jovens para o cargo de pastor ou presbítero, como sua inexperiência, ausência de um histórico positivo comprovado, falta de maturidade espiritual [...]. O ponto que desejamos ressaltar aqui, porém, é que o solteirismo em si não desqualifica o indivíduo, de maneira nenhuma, para a liderança da igreja [...]. Em contrapartida, porém, a capacidade de uma pessoa solteira se identificar com os desafios que os casais e famílias da igreja enfrentam pode ser, por vezes, limitada.[15]

A segunda opção — que ele não seja polígamo — também é improvável, pelo fato de que a poligamia não parecia ser tão comum, pelo menos entre os gregos e romanos, para justificar sua menção prioritária na lista de qualificações.[16] Além disso, a expressão paralela *mulher de um só marido* aparece em 1Timóteo 5:9 com respeito às viúvas qualificadas para receber sustento da igreja, e há pouca ou nenhuma evidência de que a poliandria (múltiplos maridos) existia no primeiro século.

---

[15] KÖSTENBERGER, p. 278.
[16] Glasscock oferece evidência de que ainda havia algum vestígio de poligamia entre os judeus do primeiro século (p. 254).

Logicamente, a interpretação dada para "marido de uma só mulher" deve aplicar-se igualmente à expressão "mulher de um só marido".

A terceira opção — fidelidade conjugal — tem muito a ser apreciada. Getz afirma que "Paulo está dizendo que o líder espiritual deve ser intimamente relacionado a somente uma mulher".[17] Köstenberger acrescenta: "É mais apropriado que os oficiais casados exemplifiquem a fidelidade de Cristo à sua noiva espiritual, a igreja, ao serem fiéis à esposa..."[18] Pelo fato de que se trata de um critério objetivo, a terceira opção é mais difícil como "peneira" de liderança, por ser menos mensurável. Como medir se o homem é fiel em todos os sentidos à esposa? Mas é mais coerente com a ênfase do texto no *caráter* do homem, ou seja, uma ênfase qualitativa, e não quantitativa, do texto.

Köstenberger conclui que a ideia de ser "marido de uma só mulher" significa ser um "marido fiel":

> É mais provável [...] que devamos entender a expressão de forma *idiomática* ("marido do tipo que tem uma só esposa"), ou seja, como um termo para fidelidade conjugal, e não uma enumeração literal de determinado número de casamentos (uma, e não nenhuma ou duas ou mais) do candidato [...]
>
> Por esses motivos, concluímos que é mais apropriado interpretar o requisito paulino [...] como uma estipulação de que os candidatos a cargos eclesiásticos (tanto de presbítero como de diácono) devem ser maridos fiéis (se forem casados ao se candidatarem).[19]

Ser "homem de uma só mulher" certamente inclui a proibição do adultério, pois o adultério (e outros vícios sexuais) revela um homem não comprometido com uma única mulher. Mas o texto parece ir além de uma descrição negativa, para afirmar algo positivo; além de não ser adúltero, o homem de Deus está comprometido com somente uma mulher.[20]

Uma variação dessa perspectiva é a interpretação "que não tenha mais que uma esposa por vez". Essa interpretação popular apresenta alguns defeitos lógicos sérios. A ideia é que o líder espiritual precisa ser fiel à

---

[17] Getz, p. 28.
[18] Köstenberger, p. 277.
[19] Ibidem, p. 273. Essa é a posição de Glasscock também (p. 250ss).
[20] Glasscock observa que outros significados seriam sinalizados com termos diferentes: ἔσχων μιᾶς γυναικὸς μόνης — tendo somente uma esposa (na vida); μὴ ἀπολελυμένον — não tendo sido divorciado.

esposa que tem, enquanto estiver casado com ela. No entanto, se fosse esse o sentido da frase, em que seria diferente o homem líder da igreja de seus colegas pagãos, que também tinham "uma esposa por vez"? E qual seria o limite de sucessivas mulheres (esposas) que o homem poderia ter antes de ser desqualificado para a liderança espiritual? Quando se lembra de que o casamento reflete o mistério do compromisso de Cristo para com a noiva, a igreja (Ef 5:32), e que também é um reflexo da aliança eterna entre os membros da Trindade (Gn 1:27), fica difícil imaginar que Paulo tivesse essa ideia em mente quando escreveu "homem de uma só mulher".

A quarta opção — não divorciado e recasado — seria o critério mais objetivo das opções listadas. A ideia seria a de que somente *uma* mulher poderia dizer "Esse homem foi (ou é) meu marido". À luz do contexto da época, em que o divórcio (como hoje) era comum, e diante da qualificação de manter uma reputação "irrepreensível", parece provável ser essa também uma implicação da expressão "homem de uma só mulher". Dependendo da perspectiva do intérprete sobre a possibilidade ou não de novo casamento (à luz das chamadas "cláusulas de exceção" de Mt 5 e 19), a ideia seria "um homem não divorciado e *ilegitimamente* recasado, entendendo que o recasamento ilegítimo constitui adultério para todos os envolvidos.[21]

Observe, porém, que Paulo vai além do negativo. Se fosse só essa a interpretação, facilmente ele poderia ter escrito: "Não divorciado ou recasado". Mas parece que ele tem algo mais em mente. Por isso, concluímos que a melhor interpretação dessa qualificação, e a ideia que mais naturalmente teria surgido na mente de Timóteo e Tito, seria *comprometido com sua (única) esposa*. O "homem de uma só mulher" dá evidências claras de ser um homem totalmente dedicado (emocional, espiritual, social e fisicamente) a uma única mulher (se for casado), não divorciado ou recasado, sem hábitos ou vícios sexuais ilícitos que manchariam a imagem de Cristo Jesus e da igreja, não um adúltero. Esse é o padrão de vida para todos os homens, não somente para os líderes espirituais (Mt 5:27-30). Essa interpretação considera a ênfase positiva da cláusula *homem de uma só mulher* — ele é dedicado à esposa e comprometido com

---

[21] Conforme as exposições já apresentadas sobre Mateus 5 e 19, não entendemos a possibilidade de novo casamento em qualquer circunstância, a não ser na viuvez, mesmo que reconheçamos que excelentes expositores e exegetas discordam dessa perspectiva do texto.

ela; portanto, a ideia é de que não se trata de um homem promíscuo, adúltero, divorciado e recasado.[22]

A expressão nas epístolas pode ter sido influenciada por textos como Levítico 21, que regulamentava o casamento do sacerdote, fornecendo um pano de fundo judaico bem conhecido pelo apóstolo Paulo. O casamento do ministro, assim como o casamento do sacerdote, precisa refletir a santidade e imagem de Deus. Levítico 21 proíbe o sacerdote de casar-se com mulheres de reputação dúbia (o v. 7 diz: *Não tomarão mulher prostituta ou desonrada, nem tomarão mulher repudiada de seu marido, pois o sacerdote é santo a seu Deus*).[23]

Mounce explica que "a falta de mais explicações quanto às posições de liderança no NT talvez sugira que eram adaptações naturais daquilo que a igreja primitiva já sabia e aceitava".[24] Paulo certamente conhecia essas leis levíticas que regiam o casamento do sacerdote, e é mais fácil entender continuidade entre o sacerdote veterotestamentário e o presbítero neotestamentário do que o contrário, a não ser que Paulo qualificasse suas instruções.

A advertência de Jesus de que *Aquele que repudiar sua mulher [...] a expõe a tornar-se adúltera; e aquele que casar com a repudiada comete adultério* (Mt 5:31,32; cf. 19:9) também parece ecoar o ensino sobre casamento em Levítico 21 e 1Timóteo 3 e sugere que a fidelidade conjugal para líderes espirituais exclui a possibilidade de divórcio e novo casamento.

Aqui levanta-se outra polêmica: até que ponto o crente recebe uma "tábula rasa" depois da conversão? Se *as coisas antigas já passaram; eis que se fizeram novas* (2Co 5:17), isso significa que a vida antes de Cristo não tem influência alguma nas qualificações para liderança espiritual? Quando Paulo fala aos coríntios acerca da promiscuidade prevalecente entre eles, ele os informa de que os impuros, adúlteros e homossexuais não tinham herança no reino de Deus. Mas acrescenta: *Tais fostes alguns de vós; mas vós vos lavastes, mas fostes santificados, mas fostes justificados* (1Co 6:11). Para Paulo, parece que eles *foram* algumas dessas coisas, mas

---

[22] KENT, Homer A. *The pastoral epistles: studies in 1 and 2 Timothy and Titus*. Winona Lake, IN: BMH Books, 2001, p. 126. "Ele deve ser comprometido com ela e lhe dar todo o amor e toda a consideração que a esposa merece. [A frase] significa mais que simplesmente não ser divorciado, embora esse fato objetivo pudesse ser verificado pela igreja."
[23] Existe a possibilidade de que uma das razões de a esposa do sacerdote precisar ser uma virgem tivesse a ver com a natureza hereditária do sacerdócio. Não poderia haver a mínima possibilidade de que um herdeiro fosse filho de alguém fora da linhagem sacerdotal.
[24] MOUNCE, p. 165.

não *eram mais*. Quando consideramos a probabilidade de que a promiscuidade caracterizava quase *todos* aqueles saindo do paganismo de Éfeso ou Creta, existe a possibilidade de que Paulo está mais preocupado com a reputação *pós-conversão* dos líderes da igreja — sua mudança de vida seria um testemunho ao poder do evangelho, muito mais do que sua vida passada seria um escândalo para seus vizinhos.[25]

Certamente existe a possibilidade dessa interpretação. O maior problema com ela, porém, é a natureza do casamento em si como uma aliança indissolúvel, seja entre crentes, seja num casamento misto, seja entre não cristãos. Se a aliança conjugal existe como expressão da imagem de Deus (Gn 1:27), e se o casamento do líder espiritual serve para ilustrar o amor de Jesus para com a igreja, então mesmo a conversão de um homem não consegue anular o fato de que uma aliança conjugal foi rompida e outra aliança, iniciada. Ou seja, ele continua sendo homem de mais de uma mulher, mesmo após a conversão.[26]

Köstenberger lista algumas implicações para igrejas na consideração de candidatos para liderança espiritual:

> Candidatos mais jovens que ainda não provaram sua capacidade de administrar o próprio lar não devem, em geral, ser colocados nos cargos mais elevados de liderança na igreja [...] Maturidade e vivência são parte tão importante do preparo necessário para o líder da igreja desempenhar seu papel que qualquer atenuação desse requisito pode se aproximar de

---

[25] Glasscock (p. 252ss) argumenta forçosamente que a conversão limpa o passado do homem e que a preocupação do texto não é com o que o homem *era*, mas com o que ele é (note o infinitivo presente εἶναι). Mas ele ignora a natureza da aliança conjugal e a razão por que o presbítero/pastor deve ter somente uma esposa (pelo fato de que o casamento dele reflete a exclusividade do relacionamento entre Jesus e a igreja). Saucy (p. 237) entende que a conversão e o tempo de avaliação poderiam qualificar um homem divorciado e recasado para a liderança espiritual. Ele alega que a maior parte da membresia da qual os presbíteros em Éfeso e Creta seriam escolhidos vinha de contextos em que a imoralidade predominava. "As características pecaminosas da sua vida que culminavam em pecado nessas áreas tinham que mostrar mudanças pela graça de Deus. Tudo isso levaria tempo e requereria, em alguns casos, longos períodos de observação e evidências de uma vida transformada" (p. 238).

[26] Note que Paulo não designou um ministério específico para os líderes espirituais voltado para as moças, como fez no caso dos moços, idosos e idosas (Tt 2:1-10). Talvez fosse uma proteção pastoral para evitar situações comprometedoras que poderiam danificar o testemunho do ministro e levantar dúvidas sobre se ele realmente era homem de uma só mulher.

forma perigosa da nomeação de um recém-convertido, algo que as Escrituras desestimulam energicamente [...].

É essencial, portanto, que pastores e presbíteros avaliem a si mesmos regularmente a fim de determinar se são capazes ou não de superintender a igreja enquanto cumprem de modo adequado seus deveres naturais de marido e pai [...].

Ao criar um vínculo tão estreito entre família e igreja, o Novo Testamento apresenta a última como extensão escatológica da primeira. A instituição que remonta à criação divina do primeiro homem e da primeira mulher é estendida e esclarecida na "família de Deus", a igreja [...] Por isso, as exigências para que os oficiais da igreja governem bem a própria casa, sejam fiéis no casamento e mantenham os filhos sob o devido controle são pré-requisitos indispensáveis que indicam sua adequação para o cargo eclesiástico. Antes de liderar a casa de Deus, o oficial deve mostrar que é capaz de cumprir apropriadamente as responsabilidades de líder no lar.[27]

Princípio: *O casamento do líder espiritual serve como reflexo da imagem do Deus triúno e do amor de Jesus para com a igreja, por isso deve exemplificar pureza moral e fidelidade mútua no casamento vitalício, evitando assim circunstâncias comprometedoras, cobiça, promiscuidade e indiscrição no trato com o sexo oposto.*

O lar-abrigo do líder espiritual (hospitaleiro)

À primeira vista, "hospitaleiro" parece estar fora de lugar nessa lista. O que isso tem a ver com qualificações para liderança espiritual? Mas 1Timóteo 3:2 e Tito 1:8 incluem "hospitaleiro" como uma qualificação do líder espiritual.

A hospitalidade normalmente caracteriza uma pessoa cuja vida é um livro aberto. Também requer algum envolvimento da esposa e talvez dos filhos do presbítero em seu ministério. Será que essa qualidade ainda se aplica na escolha de líderes hoje?

A hospitalidade como um ministério do Corpo de Cristo é rara hoje. Cada vez menos pessoas parecem estar dispostas a convidar outros a compartilharem uma refeição ou a serem hóspedes em sua casa. Por quê? Quais os fatores atualmente que limitam o exercício da hospitalidade? Por que Deus considerou ser hospitaleiro algo tão importante a ponto de

---
[27] KÖSTENBERGER, p. 275.

incluir a hospitalidade como marca do homem qualificado para ser líder espiritual na sua igreja?

O termo grego "hospitaleiro", φιλόξενον, é composto de duas palavras que significam "amigo, amor" (φιλος) e "estrangeiro" (ξενος). Embora hospitalidade hoje talvez seja mais praticada com pessoas conhecidas, o termo e seu uso original certamente incluíam o cuidado e a hospedagem de pessoas desconhecidas, usando o lar como centro de ministério e refrigério para ministros itinerantes do evangelho e pessoas carentes.

Contexto cultural: Fatores culturais na igreja primitiva ajudam a explicar a importância da hospitalidade como virtude do homem de Deus. Hospitalidade foi um ministério estratégico por várias razões:

1. A perseguição dos crentes era comum, criando situações de desemprego, exílio forçado, vida nômade. Números expressivos de crentes foram dispersos (cf. Tg 1:1; 1Pe 1:1; At 8:1) e precisavam de abrigo e refúgio seguros enquanto estavam em trânsito.
2. Estradas e viagens eram perigosas por não haver redes de hotéis e hospedarias seguras (cf. Lc 10:25-37).
3. O ministério itinerante dependia de uma rede de igrejas-lares com hospedeiros dispostos a alimentar, hospedar e encorajar esses evangelistas em seus ministérios.
4. As igrejas locais encontravam-se nas casas dos membros, muitas vezes no lar do líder (veja Cl 4:15; Rm 16:3-5; 1Co 16:19).

Qual a razão da hospitalidade hoje? Mesmo que a necessidade de hospitalidade hoje no nosso contexto seja diferente do contexto da igreja primitiva, ela continua sendo um ministério vital na igreja. Serve como peneira excelente para a avaliação da liderança de um homem e sua aptidão para o ministério, pelas seguintes razões:

1. Deus exige a hospitalidade (Rm 12:13; 1Pe 4:9).
2. Jesus a demonstrou (Jo 13:1-7).
3. A hospitalidade requer que abramos nosso lar, por isso expõe o coração do homem e da sua família ("Sou quem eu sou em casa" — Ef 5:18—6:9).
4. A hospitalidade requer desprendimento, o compartilhar das nossas posses, por isso também revela nossos tesouros e o que mais valorizamos (Mt 6:19-21 — note que o homem de Deus não deve ser "avarento" — 1Tm 3:3).

5. A hospitalidade envolve toda a família. O homem de Deus deve recrutar, com grande sensibilidade, sua esposa e seus filhos para ficarem no mesmo time de anfitriões (1Tm 3:4,5).
6. A hospitalidade é uma ferramenta excelente para treinar nossos filhos, que aprenderão que o mundo não gira em torno deles. Eles podem ser eternamente enriquecidos pelo contato com pessoas carentes e ministros itinerantes do evangelho.
7. A hospitalidade oferece uma oportunidade para exercer piedade genuína, sem expectativas de recompensa, assim como alguns acolheram anjos (Hb 13:2; Lc 14:12-14; Tg 1:27).
8. A hospitalidade revela um coração contente (1Pe 4:9).
9. A hospitalidade requer um coração altruísta (3Jo 5-8,9,10).
10. Uma vida de hospitalidade ajuda a qualificar a esposa do líder para o sustento mais tarde na vida, caso precisar (1Tm 5:10).

Por essas e muitas outras razões, ser "hospitaleiro" ainda serve como ótima peneira para o homem (e a mulher) qualificado para um ministério mais abrangente que o próprio lar, que se estende à igreja.

Princípio: *O lar do líder espiritual revela o desprendimento dele e da sua família e serve como peneira para a avaliação de candidatos para a liderança da igreja.*

O líder espiritual e o governo do seu lar

Além de ser "homem de uma só mulher", o líder espiritual autentica seu ministério pelo bom governo da sua casa. Adquire experiência, credibilidade e autoridade pela maneira de conduzir os negócios do lar. Mostra-se um mordomo eficiente e fiel de tudo que lhe foi confiado.

... *que governe bem a própria casa* (1Tm 3:4) refere-se à maneira pela qual o líder lidera sua família.[28] O texto paralelo com respeito ao diaconato diz: *O diácono [...] governe bem seus filhos e a própria casa* (3:12). A palavra "governe" (προϊστάμενον) refere-se a alguém que "está à frente, governando, dirigindo" a família. Mounce afirma que a palavra retém um pouco do seu sentido original de "ir adiante" e "proteger e providenciar".[29]

---

[28] BAGD, p. 707.
[29] MOUNCE, p. 178.

O líder espiritual deve ser capaz de liderar "bem" (καλῶς, em posição enfática no texto), ou seja, com decência e ordem em contraste com caos e confusão.[30] Ele é reconhecido pela própria família como líder.

Observe que a administração em 1Timóteo 3:4 é mais ampla do que a simples paternidade. Embora a criação dos filhos seja o enfoque em ambos os textos, a ideia da administração aplica-se a toda a casa, ou seja, à vida familiar. O líder espiritual é um bom mordomo/administrador da própria casa!

Essa ideia permeia a carta de Paulo ao jovem ministro Timóteo, quando o apóstolo descreve sua razão de escrever: *Escrevo-te estas coisas, esperando ir ver-te em breve; para que, se eu tardar, fiques ciente de como se deve proceder na casa de Deus, que é a Igreja do Deus vivo, coluna e baluarte da verdade* (1Tm 3:14,15).

A igreja é um organismo, e não uma "organização"; uma família, e não uma firma! Mas a família também precisa de boa administração, uma boa mordomia, para que tudo possa correr com decência e ordem.

Infelizmente, muitos líderes da igreja não demonstram ser administradores eficientes do próprio lar. Embora seja possível e até desejável compartilhar responsabilidades com a esposa (v. Pv 31:10-31; Tt 2:3-5) e, às vezes, com os filhos mais velhos, em última análise o responsável pelo andamento da casa é o homem.

Provérbios destaca a importância de sermos bons mordomos das pessoas e das posses que Deus nos confiou: *Procura conhecer o estado das tuas ovelhas e cuida dos teus rebanhos, porque as riquezas não duram para sempre, nem a coroa, de geração em geração* (Pv 27:23,24).

À luz desse texto, entendemos que o homem sábio valoriza o que Deus confiou em suas mãos, reconhecendo que uma mordomia infiel pode resultar na perda dessa bênção.

Voltando a 1Timóteo 3:4,5, descobrimos que o líder espiritual expande sua influência do menor ao maior, ou seja, de sua própria família para o grupo maior, a família de Deus. Ele aprende como cuidar do próprio rebanho para que possa cuidar da igreja, o povo de Deus. Quem é fiel no pouco, também será fiel no muito.

O versículo 5 levanta a pergunta retórica acerca da gerência da igreja e da família: *Se alguém não sabe governar a própria casa, como cuidará da igreja de Deus?* A palavra "governar"[31] é a mesma usada no versículo 4 e

---

[30] Ibidem.
[31] προϛτῆναι

tem a ideia de "presidir". O princípio está claro: primeiro, o homem de Deus "gerencia" o grupo menor, *seu* rebanho; depois, adquire experiência e credibilidade para desempenhar papéis de liderança na família de Deus.

O homem de Deus aprende a cuidar de seu próprio núcleo familiar para que possa cuidar da igreja. O verbo "cuidar"[32] aparece no Novo Testamento somente aqui (1Tm 3:5) e em Lucas 10:34,35, onde se refere ao bom samaritano, que "cuidou" do homem ferido por assaltantes. O líder espiritual deve "governar bem sua própria família e a igreja, cuidando delas, como alguém cuidaria de um amigo doente".[33]

Precedente bíblico

O plano de Deus em Gênesis claramente estabelece um precedente para a responsabilidade gerencial do homem em casa. Contudo, liderança não significa opressão nem abuso de poder, mas, sim, responsabilidade, supervisão, cuidado, amor sacrificial e exemplo. Ser um homem segundo o coração de Deus requer que assumamos a responsabilidade de liderança. Não significa ser machista nem tratar mulheres com desdém. Muito pelo contrário. A masculinidade bíblica exige o modelo de liderança de *servo* (Ef 5:25-33).

Infelizmente, enquanto alguns homens gostam de projetar uma imagem forte de liderança, muitas vezes estão se protegendo das próprias inseguranças e medos. Essa é a descrição clássica do machismo. Em vez de liderar a casa, os homens machistas isentam-se em assumir sua responsabilidade, renegam sua autoridade e são passivos em seu proceder, em vez de ativos (leia-se: *intencionais*) na direção de sua casa Deus chama homens para que sejam líderes em casa e na igreja!

Existem muitas evidências no relato da Criação em Gênesis que mostram que Deus fez o homem para liderar, o que implica também proteger e pastorear:

1. Adão foi feito primeiro (Gn 1:27; 2:7,15-23; cf. 1Tm 2:13).
2. A mulher (Eva) foi feita para o homem (Gn 2:18,20-23; 1Tm 2:13).
3. Deus deu as instruções sobre a "administração do lar" (o jardim do Éden) ao homem (Gn 2:16,17).

---

[32] ἐπιμελήσεται
[33] MOUNCE, p. 178. A palavra "criar" em Efésios 6:4 também traz a ideia de ternura e cuidado (cf. Pv 4:3).

4. A raça humana é chamada pelo nome de Homem (Gn 5:2).
5. Adão deu nome à mulher, assim exercendo liderança (autoridade) no núcleo familiar (2:20,23; 3:20).
6. Deus culpou o homem (Rm 5:12,17-21) em primeiro lugar e o responsabilizou pela entrada do pecado na raça humana (Gn 3:9: *E chamou o SENHOR Deus ao homem e lhe perguntou: onde estás?*).[34]
7. Deus responsabilizou o homem em duas esferas (Gn 3:17):
    * Primeira, pelo abandono da liderança (*visto que atendeste à voz de tua mulher*).
    * Segunda, pela desobediência (*e comeste da árvore que eu te ordenara não comesses*).
8. A consequência do pecado é uma inversão do ideal bíblico e funcional entre os sexos. A queda do homem inclui a complicação da tarefa de gerenciamento da família como resultado natural do pecado e da confusão gerada.[35] A mulher tentaria sobrepujar a liderança do homem (em vez de ser sua ajudadora idônea), e o homem dominaria a mulher (em vez de liderá-la e protegê-la; veja Gn 3:16b e Gn 4:7). Os filhos trariam dor, e não alegria (3:16), e a terra iria lutar contra o homem e seu esforço em "pôr pão na mesa".
9. Deus anunciou a morte de Adão como cabeça da raça humana (Ef 5:23; 1Co 11:3).

Ao mesmo tempo, devemos entender a liderança do ponto de vista bíblico. Deus não chama os homens para a tirania, mas para que sejam servos amorosos, sempre prontos a defender e servir sua própria família, ensinando a Palavra de Deus, guiando-a e sacrificando-se pelo bem-estar dela. Que contraste com o retrato do machão que só leva vantagem, pensa em si mesmo e defende os próprios direitos!

Liderança amorosa à moda de Jesus

Uma coisa é enfatizar a liderança masculina; outra, bem diferente, é definir como funciona tal liderança. Para muitos, ser líder é mandar nos outros,

---

[34] Satanás dirigiu-se à mulher (Eva) a fim de subverter a ordem bíblica de liderança masculina no lar; Adão assume uma posição passiva e calada durante a tentação, abrindo mão, portanto, de sua responsabilidade como líder/sacerdote do núcleo familiar e abrindo a porta para o pecado (Gn 3:1-6).
[35] *Lex talionis*, ou seja, a "lei de retaliação", em que o castigo é consoante ao crime.

levar vantagem, ser servido pelos demais, estar por cima dos liderados. Mas a liderança do homem de Deus segue o modelo de Jesus. Entre muitas características dessa liderança, podemos destacar duas que representam um grande desafio a qualquer homem que leva a sério a liderança de Jesus:

1. **Serviço** (Jo 13:1-5,12-17; Mc 10:45; Fp 2:1-8; 1Pe 5:1-3). O estilo de liderança que Jesus exemplificou e ensinou encarava o privilégio de ser líder como a oportunidade e a responsabilidade de servir a todos os que estavam sob sua liderança. Ou seja, a pirâmide da liderança estava invertida. Em vez de ser *servido* pelos que estão *abaixo* dele (figura 1), o líder conforme o coração de Deus tem o privilégio de *servir* a todos que ele põe *acima* dele (figura 2):

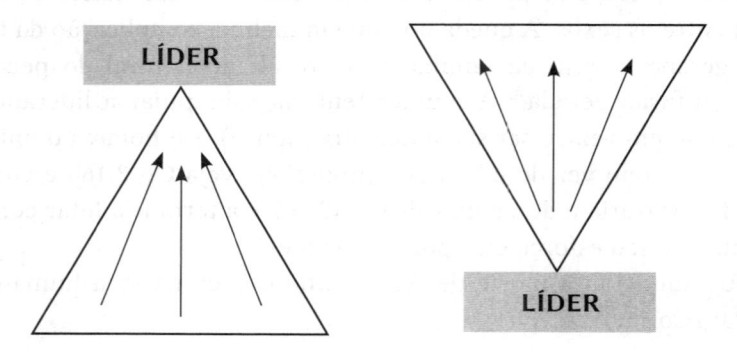

2. **Sacrifício amoroso** (Ef 5:25-33; 1Pe 5:1,2; cf. 1Tm 1:5; 1Co 13). A segunda característica do líder segundo o coração de Jesus é a disposição de amar sacrificando-se a si mesmo. O marido é chamado a amar a esposa como Cristo amou a igreja, sacrificando-se por ela, cuidando dela tanto quanto cuida do próprio corpo (Ef 5:25-33). Os líderes da igreja são chamados a pastorear sem pensar no benefício próprio, mas, sim, com o objetivo de servir aos irmãos em Cristo (1Pe 5:2). Deus repreende severamente pastores-líderes que exploram e enganam o rebanho (cf. Zc 10:2,3; 11:4-7; Jr 23:11,14-16,21,25-32) e que não se sacrificam para servi-los e amá-los. Esse tipo de amor exige coragem, força, disposição e desprendimento — todos exemplificados em Jesus.

Pelo fato de que a imagem de Deus no homem foi corrompida e contaminada no primeiro Adão, o Filho de Deus se fez homem (o último Adão) com o objetivo de mostrar-nos o caminho de volta a Deus (Jo 1:14). Em

Cristo, somos refeitos à imagem de Cristo (2Co 5:17,21), chamados para andar em uma nova forma de vida (Rm 6:4; Cl 2:6), uma vida em Cristo e ele por meio de nós (Gl 2:20). Deus há de completar essa obra humanamente inacreditável, e um dia seremos na prática o que já somos em posição (Fp 1:6; Rm 8:29; 1Jo 3:1,2).

Liderança masculina na igreja

Embora seja um assunto muito polêmico em nossos dias, a ênfase clara das Escrituras trata da liderança masculina no contexto da igreja local. O ensino bíblico indica que os homens devem exercer a liderança da igreja.[36]

Hoje, porém, muita coisa mudou. Em algumas igrejas, é difícil encontrar homens na liderança. Em outras, é difícil achar homens *na igreja*! Antes de culparmos as mulheres por terem entrado na brecha, cabe perguntarmos a nós mesmos se grande parte da responsabilidade na liderança não se deve ao comodismo e à ausência dos homens.

Deus quer levantar homens para liderar a igreja, que é a família de Deus (1Tm 3:15), assim como ele chama homens que assumam a liderança do lar. Infelizmente, o pecado provocou uma distorção grotesca na vida e nos relacionamentos familiares e na sociedade. Desde a Queda, e a entrada do pecado no mundo, os homens têm sido passivos, defensivos e opressivos, protegendo-se a si mesmos em vez de liderar como servos amorosos os que lhe foram confiados.

Mais uma vez, é apenas pelo poder da Palavra de Deus que os homens que estão em Cristo podem reverter os resultados da Queda.

---

[36]Não temos espaço para entrar na discussão sobre a possibilidade de ordenação feminina, o papel da mulher e tantas outras questões culturais e bíblicas envolvidas na questão do papel da mulher na igreja. Basta mencionar aqui que o precedente bíblico para a liderança masculina eclesiástica é forte e ampla. Veja alguns exemplos:
1. *O precedente bíblico do AT foi a liderança masculina da comunidade de fé.*
   - Adão, Enoque, Noé, Abraão, Isaque, Jacó, José, Moisés, Josué etc.
   - Exceções (no período dos juízes) foram observadas como exceções e motivo de vergonha de homens omissos (cf. Débora e Baraque no livro de Juízes, caps. 4—5).
   - O sacerdócio levítico foi reservado aos homens.
2. *O exemplo de Jesus e dos discípulos foi o da liderança masculina espiritual, mesmo que Jesus tenha mostrado o grande valor das mulheres em seu ministério* (v., p. ex., o Evangelho de Lucas).
3. *O modelo da igreja local em Atos é o de liderança masculina* (At 6:1-4).
4. *As Epístolas enfatizam claramente a liderança masculina na igreja local:* 1Timóteo 2:11-15 (cf. 1Co 11:5); 1Timóteo 3:1,2,4,5 (cf. Tt 1:6); 2Timóteo 2:2; Tito 2:3-10.

A masculinidade bíblica envolve ser um homem "segundo o coração de Deus": parecer-se com Cristo, proteger como Cristo e presidir como Cristo. A vida de Cristo em nós é uma vida centrada no serviço a outros, em favor do reino de Deus. Vivemos para amar, proteger e servir em vez de ser servidos; dar em vez de receber; liderar ativamente aqueles que Deus confiou ao nosso cuidado: esposa, filhos e igreja.

Princípio: *O líder espiritual supervisiona tudo o que acontece em seu lar como o principal responsável pelo bom andamento dele, assim qualificando-se para a gerência maior da igreja, a família de Deus.*

O líder espiritual e seus filhos

Primeira a Timóteo 3:12 diz: *O diácono [...] governe bem seus filhos e a própria casa* (τέκνω καλῶς προϊστάμενοι καὶ τῶν ἰδίων οἴκων). O termo para "governar" é idêntico ao que já vimos (3:4), com a exceção de que os "filhos" são destacados e especificados (em posição enfática no original) como sendo os que são governados ou dirigidos.

Já vimos que o homem de Deus foi chamado para ser *líder*, com a tarefa de presidir bem a própria família, como responsável por tudo que passa em sua casa (1Tm 3:4; Tt 1:6). Mas ambos os textos sobre a administração do lar voltam a atenção especialmente para a vida dos filhos, que também devem ser bem "presididos" ou "governados". Todo pai é um pastor do pequeno rebanho que Deus lhe concedeu. O pai tem a responsabilidade dada por Deus para ensinar a obediência, o respeito e a honra. O "pai-pastor" adquire experiência de vida, credibilidade e autoridade para também cuidar de pessoas na família maior, a igreja. Vamos examinar alguns aspectos importantes da responsabilidade que o pai de família tem diante de Deus.

O versículo 5 levanta a pergunta retórica acerca da gerência da igreja e da família: *Se alguém não sabe governar a própria casa, como cuidará da igreja de Deus?* A palavra "governar" (προστῆναι) é a mesma usada no versículo 4. O princípio fica claro: primeiro, o líder espiritual pastoreia o rebanho menor, seu rebanho. Em seguida, ele expande sua influência para a família maior, o rebanho de Deus. Ele aprende como cuidar do seu próprio rebanho para que possa cuidar da igreja.

Criando os filhos sob disciplina, com todo o respeito (1Tm 3:4b). "Sob disciplina" é literalmente "em sujeição" (ἐν ὑποταγῇ).[37] O termo se

---
[37] BAGD p. 847.

refere àqueles que se colocam debaixo da autoridade de outrem. Os filhos do líder reconhecem que ele é a autoridade principal na vida deles e respondem prontamente a essa autoridade com obediência bíblica.³⁸ "Uma indicação da sua habilidade gerencial é a atitude normal de seus filhos."³⁹

A expressão "com todo o respeito" (μετὰ πάσης σεμνότητος) significa literalmente "com toda a reverência ou dignidade". O substantivo σεμνότητος pode ser traduzido por "reverência, dignidade, seriedade, respeito ou santidade".⁴⁰ Há duas possibilidades de interpretação:

1. A expressão pode significar que os filhos tratam seu pai com o respeito devido, ou
2. O pai mantém toda "dignidade" no processo de treinar seus filhos.⁴¹

O contexto do versículo leva a entender que a atitude dos filhos está em perspectiva. Contudo, a ideia de "dignidade" parece ser uma descrição mais apropriada para o pai do que o filho. Já o uso do termo relacionado σεμνός, para descrever diáconos (3:8), sua esposa (3:11) e os anciãos (Tt 2:2), talvez indique que o pai deve governar sua família "com dignidade".

Talvez a melhor opção seja entender que os filhos imitam as habilidades gerenciais dignas do pai mediante sua sujeição e respeito pela autoridade dele. Em outras palavras, o líder espiritual qualificado conquista o coração de seus filhos (Pv 23:26), ganhando-os e recebendo deles obediência completa e respeito. Eles não zombam dele em particular, muito menos em público. Eles honram-no, submetem-se a ele e não são rebeldes. Uma vida digna de respeito leva os filhos ao respeito — uma miniatura do que deve existir na igreja!

A falta de obediência e honra dos filhos aos pais é uma das características dos últimos tempos (2Tm 3:2). Em Romanos 1:28-32, Paulo lista uma série de pecados que caracterizam uma *disposição mental reprovável* e inclui indivíduos soberbos, presunçosos, desobedientes aos pais, sem afeição natural e sem misericórdia, entre outros. Acrescenta que tais pecados são passíveis de morte.

---

³⁸ A obediência bíblica pode ser descrita como sendo imediata, inteira (por completo) e interna (de coração).
³⁹ MOUNCE, p. 179.
⁴⁰ BAGD, p. 747.
⁴¹ MOUNCE, p. 179.

Hoje, encontramos filhos processando os pais, acusando-os de ser a causa de todo tipo de neurose, psicose, esquizofrenia e muito mais. Vemos filhos que matam os pais, e pais que matam os filhos. Como resultado, são cada vez mais frequentes os pedidos para socorrer uma família. Uma capa da revista *Veja São Paulo* lamentou essa situação com a manchete "Lar, trágico lar".[42]

No entanto, o pai que tem filhos que o respeitam pode enfrentar qualquer inimigo sem passar vergonha (Sl 127:5; Pv 27:11). O respeito é algo que se deve ao pai e à mãe pela posição que eles ocupam no plano divino, e não necessariamente por merecimento. Pedro exigia esse tipo de atitude diante de governantes ímpios e maus — não porque eram bons, mas porque foram colocados por *Deus* em posição de autoridade (1Pe 2:13-15).

Os filhos precisam saber que, quando se trata da responsabilidade de honrar os pais, o importante não é tanto sua intenção, mas sua atuação. Ou seja, o que importa não é se os filhos *acham* que estão respeitando os pais, mas se os pais *se sentem* respeitados pelos filhos.

Atitudes: Respeito *versus* desrespeito

Como os filhos demonstram respeito?
Que atitudes revelam desrespeito?

- Os filhos nunca devem elevar a voz quando falam com os pais, muito menos bater nos pais, morder os pais, bater portas diante dos pais, arregalar os olhos ou discutir com os pais.

- Os filhos não devem ensinar a seus pais como ser pais. Filhos que agem dessa maneira tornam-se sábios a seus próprios olhos (Pv 3:7).

- Os filhos não devem tratar os pais como colegas ou "amigos". Chamar os pais pelo primeiro nome, exigir direitos, ser ingrato, bater boca são atitudes que normalmente desonram os pais.

- Uma boa sugestão é ensinar os filhos a cumprimentar e dar atenção à chegada dos pais e dos mais velhos (Lv 19:32). Filhos que não se manifestam quando o pai ou a mãe chegam do trabalho, ou que não desviam os olhos da TV, nem do *videogame*, quando pessoas mais velhas chegam a casa, acabam desrespeitando seus progenitores.

- Os filhos sempre devem falar com respeito na presença dos pais e nunca ridicularizá-los ou zombar deles (Pv 30:17).

---

[42] *Veja São Paulo*, nº 39, 25 de setembro de 2013.

> - Filhos que buscam o conselho dos pais prestam-lhes grande honra. Decisões sobre escola, carreira, namoro, noivado e casamento devem contar com a sabedoria daqueles que melhor os conhecem. Mesmo quando adultos, podem consultar os pais em situações difíceis, demostrando-lhes, dessa forma, grande honra.

A expressão *que tenha filhos crentes* no texto paralelo de Tito 1:6b levanta outras dúvidas:

1. O pastor/presbítero *tem de ter* filhos?
2. Como entender a palavra "crentes" ou "fiéis"?
3. *Todos* os filhos precisam ser convertidos/discípulos?

A resposta à primeira pergunta segue o raciocínio desenvolvido anteriormente sobre "marido de uma só mulher", em que entendemos o requisito *caso o homem fosse casado*. Se o pastor/presbítero não precisava ser casado, obviamente não se poderia exigir que tivesse filhos! Mais uma vez, essa parece ser uma qualificação que descreve a conduta pastoral do homem *que tem filhos*.

Essa qualificação parece ser mais um fator entre muitos que Timóteo e Tito podiam usar para avaliar os candidatos para o pastoreio da igreja local. Seria mais fácil escolher como líderes os que já tinham filhos com idade suficiente para determinar como o pai conduziria sua vida dentro do evangelho. No caso daqueles que não tinham filhos, outros fatores da lista teriam maior importância.

A expressão "que tenha filhos crentes" levanta outra questão: o que significa "filhos crentes"? "Crentes" traduz πιστά, que também pode ser entendido como "fiéis". A expressão pode ser interpretada pelo menos de três maneiras. Os filhos devem:

1. ter se arrependido e confessado Jesus Cristo;
2. ser fiéis, no sentido de responsáveis (obedientes, respeitosos, mesmo não sendo cristãos);
3. ser crentes fiéis (leais e comprometidos, principalmente com Deus, embora também com seus pais, com a igreja, ou com suas responsabilidades).[43]

---

[43] MOUNCE, p. 388.

À luz das outras qualificações listadas para os filhos do líder, assim como o argumento do menor para o maior usado aqui (o lar como microcosmo da igreja), parece mais provável que a terceira opção (que sejam cristãos fiéis) esteja em foco: os filhos do presbítero devem ser crentes comprometidos. Köstenberger conclui: "Depois de algumas considerações, concluímos com base no paralelo em 1Timóteo 3:4 e em aspectos contextuais e léxicos que a tradução 'fiéis' parece ser mais provável que 'crentes'".[44]

O texto de Tito 1, então, parece ir um pouco além das qualificações listadas em 1Timóteo 3. Não é suficiente ter filhos sob controle. Eles também devem professar a fé e ser ativos no viver dessa fé, sendo frutos da graça de Deus, do ensino fiel e disciplina paterna. Afinal, por ser justamente esse o alvo do ministério — não só de produzir "convertidos", mas discípulos (Mt 28:18-20) —, o homem que desempenha bem esse papel no lar qualifica-se para a liderança da igreja.

Mounce afirma que o particípio presente ἔχων (que tenha) restringe essa qualificação àqueles que ainda têm filhos morando em casa e sob a autoridade dos pais. Ele acrescenta que "o critério não está tão focado no caráter dos filhos, onde quer que morem, mas na habilidade do homem em governar seu lar, os resultados sendo vistos na vida de seus filhos".[45] Existe a possibilidade de que o particípio presente ("que tenha filhos fiéis") não exija que *todos* os filhos sejam discípulos fiéis, mas que o líder espiritual tenha pelo menos um. Mas a qualificação categórica de Tito — que não sejam rebeldes ou dissolutos — requer isso de todos os filhos que continuam debaixo da autoridade do pai.

Alguém [...] que tenha filhos [...] que não são acusados de dissolução, nem são insubordinados (Tt 1:6b). Esse texto define ainda melhor em que sentido o líder é "irrepreensível". Parece claro que os filhos do líder ainda estão na mira, embora alguns acreditem que a cláusula "não acusados de dissolução, nem insubordinados" refira-se ao próprio homem candidato ao presbitério.

"Dissolução" traduz ἀσωτίας. O termo aparece também em Efésios 5:18 (bebedice que leva à dissolução) e 1Pedro 4:4 (excesso de devassidão), e na forma adverbial em Lucas 15:13,30, em referência ao filho pródigo que "dissipou [...] dissolutamente".[46] A desconsideração de outros e a falta de autodisciplina do filho levam a uma vida incorrigível e "dissoluta".

---

[44] Köstenberger, p. 279.
[45] Mounce, p. 388.
[46] BAGD, p. 119.

"Desobediente" traduz ἀνυπότακτα e refere-se a alguém que é "indisciplinado, desobediente, rebelde".⁴⁷ Aparece novamente no mesmo capítulo com respeito aos "insubordinados" (1:10), isto é, aqueles que pervertem casas inteiras com seus ensinamentos falsos. Os filhos de Eli, Hofni e Fineias vêm à mente como exemplos de filhos dissolutos e desobedientes, que eventualmente desqualificaram seu pai da liderança espiritual (1Sm 2:12; 10:27).

Polêmica

Como decidir os inúmeros casos de exceções quanto ao governo dos filhos na avaliação de candidatos para a liderança espiritual da igreja? Quem decide se um filho que passa por uma fase de rebeldia "desqualifica" o pai como líder espiritual? E no caso de o filho ser adulto ou já estar fora de casa? Ainda assim pode desqualificar o pai?

Em questões tão complicadas, parece importante ressaltar a ênfase maior do texto de 1Timóteo, que é a pergunta: *Pois, se alguém não sabe governar a própria casa, como cuidará da igreja de Deus?* O homem que aspira à liderança espiritual precisa dar evidências de ter pastoreado seu pequeno rebanho, conduzindo os filhos a uma fé verdadeira, com fidelidade ao Senhor, disciplina e respeito, para ser assim qualificado para uma responsabilidade maior, dirigir a igreja. Na ausência de autoridades apostólicas em nossos dias (excluindo aqueles que se autodenominam "apóstolos"!), entendemos que essa decisão cabe à liderança local e à congregação, que ao longo dos anos devem ter observado a vida do homem e de sua família. A pergunta essencial à luz de 1Timóteo 3:5 é: "Esse homem deu evidência de ter pastoreado seu pequeno rebanho para poder cuidar da família de Deus?"

Para alguns, talvez pareça injusto exigir tal influência na vida dos filhos como qualificação para a liderança espiritual na igreja. Afinal de contas, o filho não coloca o homem no ministério, então por que pode tirá-lo do pastoreio? Mas nada na Palavra diz que liderança espiritual é direito de todos, muito menos que alguém seja "cidadão de segunda classe" no reino de Deus se não desempenhar um papel de liderança na igreja. Sem julgar, menosprezar ou diminuir o homem que tenha lutas com os filhos, podemos dizer que Deus usa essa qualificação como peneira para mostrar

---
⁴⁷BAGD, p. 76.

sua vontade quanto aos homens que ele chamou para a liderança da igreja local. Todos precisam reconhecer que é "só pela graça"!

Princípio: *O líder espiritual precisa levar seus filhos à obediência reverente e fiel a Cristo enquanto debaixo da autoridade dele, assim ganhando experiência, credibilidade e autoridade para poder pastorear o rebanho maior que é a igreja de Deus.*

A esposa do líder espiritual

Há muita confusão quanto à inclusão de qualificações de caráter para as "esposas" ou "mulheres" (Γυναῖκας, 1Tm 3:11) no meio da discussão acerca das exigências que regem a escolha dos diáconos (3:8-10,12,13), especialmente pelo fato de que não existe uma lista semelhante descrevendo a esposa do presbítero. Quem são essas "mulheres"?

Algumas opções incluem:

1. Esposa de diáconos
2. Diaconisas
3. Esposa de diáconos e presbíteros

Sem poder explorar todos os argumentos a favor e contra cada opção, parece que a escassez de evidências comprovando a existência de um ofício de diaconisa na igreja primitiva torna a segunda opção menos provável. O termo Γυναῖκας seria mais bem traduzido por "esposas", e não por "mulheres". A ordem do texto, com a inserção da discussão das esposas no meio das qualificações dos diáconos, aponta para o fato de que trata-se de esposas, e não de uma classe distinta de servas eclesiásticas. Também sugere que as esposas dos presbíteros não estejam aqui em perspectiva. A primeira opção, de que se trata de qualidades de caráter das esposas dos diáconos, parece mais provável.

Contudo, por que Paulo daria qualificações para as esposas dos diáconos, e não para as esposas dos presbíteros, que exercem maior supervisão espiritual na igreja? Talvez pelo fato de que a área de serviço dos diáconos, diferentemente da dos presbíteros, envolvia um ministério prático, um contato mais direto, muitas vezes de casa em casa, em que sua esposa seria particularmente útil e até mesmo necessária. Já o ministério dos presbíteros focalizava muito mais a liderança e o ensino (com a possível exceção do ministério da hospitalidade), vetado a mulheres

(1Tm 2:11-15). Mesmo assim, essas qualidades de caráter da esposa dos diáconos certamente teriam também alertado Timóteo para a importância do caráter da esposa dos presbíteros.

Por que essas qualificações para a esposa dos diáconos aparecem no meio da discussão sobre diáconos, e não no final? É possível que essa ordem ponha em relevo o fato de que o próprio diácono seria desqualificado para o serviço se sua esposa não apresentasse esses atributos. Também, se a lista das mulheres tivesse aparecido no final, poderia levar à interpretação de que se tratava de outro ofício na igreja, fora do contexto do lar e do ministério do marido, e não da esposa dos diáconos.

O texto, então, deixa claro que a esposa dos líderes espirituais, especialmente daqueles que estão envolvidos em ministério pessoal e prático (talvez conforme o modelo de At 6, de casa em casa), também precisa ter um caráter irrepreensível. As qualidades listadas para essas esposas são: "respeitáveis" (σεμνάς), "não maldizentes" (μὴ διαβόλους), "temperantes" (νηφαλίους) e "fiéis em tudo" (πιστὰς ἐν πᾶσιν).

Princípio: A esposa do líder espiritual (diácono) deve ter caráter nobre, que enriqueça o ministério do marido pelo comportamento discreto, respeitável e responsável, sendo assim seu braço direito no ministério do diaconato.

Conclusão

O homem de Deus precisa ser o líder de sua família, ter a casa sob controle, levando os filhos à obediência reverente e à fidelidade a Cristo como discípulos verdadeiros. Isso lhe oferece experiência, credibilidade e autoridade para poder ministrar à igreja de Cristo. Pelo fato de que só Deus pode transformar o coração, o homem de Deus depende única e exclusivamente da graça divina para que seus filhos se convertam a Cristo, por isso trabalha incansavelmente, a fim de mostrar-lhes a natureza de seu próprio coração e levá-los a mirar Jesus, o maior exemplo. O texto não exige nem espera perfeição, mas um caráter nobre de alguém que corrige os seus erros e faz de tudo para não repeti-los.

| A grande ideia |
> O líder espiritual qualifica-se para cuidar da família
> de Deus pelo cuidado pastoral da sua própria família.

Para discussão

1. Em sua opinião, por que Deus dá tanto destaque ao lar do ministro nas listas de qualificações para liderança espiritual?
2. Na ausência de representantes apostólicos em nossos dias, quem deve decidir se alguém está ou não qualificado para assumir posições de liderança espiritual?
3. As qualificações familiares relacionadas aos filhos do candidato à liderança se aplicam somente enquanto ele tem filhos em casa ou ainda depois?

As qualidades do homem de Deus/líder espiritual[48]

Observação: A lista seguinte pretende enumerar todas as qualidades de um líder espiritual (presbítero ou diácono) que Paulo estabelece em 1Timóteo 3 e Tito 1. Ao mesmo tempo, inclui termos semelhantes usados para descrever o caráter de mulheres, esposas de líderes (diáconos — 1Tm 3:11); viúvas sustentadas pela igreja (1Tm 5:9,10); e mulheres ensinadas pelas mais velhas (Tt 2:3-5).

É fascinante observar a coerência entre as listas, especialmente o fato de que não menos de quinze das qualificações para liderança espiritual masculina encontram seus paralelos nas qualidades de caráter da mulher piedosa.

Outras características mencionadas em outros textos não fazem parte desta proposta. Por isso, a tabela não pretende ser exaustiva. Quando termos em listas diferentes parecem ser sinônimos, são mencionados paralelamente. Os termos gregos são indicados conforme aparecem no Novo Testamento, e não em sua forma lexical.

---

[48] Essa tabela apareceu pela primeira vez no livro *Homem nota 10*, de minha autoria (publicado pela Hagnos). Uma tabela semelhante encontra-se em MOUNCE, p. 156-158.

APÊNDICE 4

Episcopado (bispo) ἐπισκοπῆς (1Tm 3:1-7)	Diácono Διακόνους (1Tm 3:8-13)	Presbítero, πρεσβυτέρους, bispo, ἐπίσκοπον (Tt 1:5-9)	Mulheres, γυναῖκας, e viúvas, χήρα (1Tm 3:11; 5:7,9,10; Tt 2:3-5)
1. ἀνέγκλητοι Irrepreensível	ἐπίλημπτον Irrepreensíveis	ἀνέγκλητος (2 vezes) Irrepreensível	ἀνεπίλημπτοι Irrepreensíveis
2. μιᾶς γυναικὸς ἄνδρα Esposo de uma só mulher.	μιᾶς γυναικὸς ἄνδρες Marido de uma só mulher.	μιᾶς γυναικὸς ἀνήρ Marido de uma só mulher.	ἑνὸς ἀνδρὸς γυνή Esposa de um só marido. φιλάνδρους Amar seu marido.
3. νηφάλιον Temperante			νηφαλίους Temperantes
4. σώφρονα Sóbrio		σώφρονα Sóbrio	σώφρονας Sensatas
5. κόσμιον Modesto	σεμνούς ARA: respeitáveis.		ἐν καταστήματι ἱεροπρεπεῖς Sérias no proceder.
6. φιλόξενον Hospitaleiro		φιλόξενον Hospitaleiro	εἰ ἐξενοδόχησεν Que tenha exercido hospitalidade.
7. διδακτικόν Apto para ensinar.	καθαρᾷ συνειδήσει ... Conservando o mistério da fé com a consciência limpa.	λέγοντας ἐλέγχειν ... Apegado à palavra fiel que é segundo a doutrina, de modo que tenha poder tanto para exortar pelo reto ensino como para convencer os que o contradizem.	καλοδιδασκάλους Mestras do bem.
8. μὴ πάροινον Não dado ao vinho.	μὴ οἴνῳ πολλῷ προσέχον Não inclinados a muito vinho.	μὴ πάροινον Não dado ao vinho.	μὴ οἴνῳ πολλῷ δεδουλωμένας Não escravizadas a muito vinho.
9. μὴ πλήκτην Não violento.		μὴ πλήκτην Nem violento.	
10. ἐπιεικῆ Cordato.		μὴ αὐθάδη não arrogante.	
11. ἄμαχον Inimigo de contendas.		μὴ ὀργίλον Não irascível.	

12. ἀφιλάργυρον Não avarento.	μὴ αἰσχροκερδεῖς Não cobiçosos de sórdida ganância.	μὴ αἰσχροκερδη Nem cobiçoso de torpe ganância.	
13. τοῦ ἰδίου οἴκου καλῶς προϊστάμενον Que governe bem a própria casa.	προϊστάμενοι καὶ τῶν ἰδίων οἴκων Governe bem [...] a própria casa.		οἰκουργοὺς ἀγαθάς Boas donas de casa. ὑποτασσομένας τοῖς ἰδίοις ἀνδράσιν Sujeitas a seus próprios maridos.
14. τέκνα ἔχοντα ἐν ὑποταγῇ μετὰ πάσης σεμνότητος Criando os filhos sob disciplina, com todo o respeito.	τέκνων καλῶς προϊστάμενοι Governe bem seus filhos.	τέκνα ἔχων πιστα μὴ ἐν κατηγορίᾳ Tenha filhos crentes que não são acusados de dissolução, nem são insubordinados.	εἰ ἐτεκνοτρόφησεν Que tenha criado filhos. φιλοτέκνους Amar seus filhos. Σεμνάς Respeitáveis
15. μὴ νεόφυτον Não seja neófito.	δοκιμαζέσθωσαν πρῶτον Primeiramente experimentados.		μὴ ἔλαττον ἐτῶν ἑξήκοντα γεγονυῖα Que conte ao menos sessenta anos.
16. μαρτυρίαν καλὴν ἔχειν ἀπὸ τῶν ἔξωθεν Tenha bom testemunho dos de fora.			ἐν ἔργοις καλοῖς μαρτυρουμένη Recomendada pelo testemunho de boas obras.
		17. φιλάγαθον Amigo do bem.	εἰ ἁγίων πόδας ἔνιψεν Se lavou os pés dos santos. εἰ θλιβομένοις ἐπήρκεσεν Socorrido a atribulados. εἰ παντὶ ἔργῳ ἀγαθῷ ἐπηκολούθησεν Se viveu na prática de toda boa obra.
		18. δίκαιον Justo.	
		19. ὅσιον Piedoso.	ἁγνὰς Honestas (puras/santas).
		20. ἐγκρατη Tenha domínio de si.	
	21. μὴ διλόγους De uma só palavra.		μὴ διαβόλους Não caluniadoras.

Apêndice 5

O propósito de Deus para a sexualidade

O autor e conferencista Jaime Kemp diz o seguinte sobre o clima moral do nosso mundo:

> A nossa sociedade, ao que tudo indica, está obcecada pelo sexo. Nem mesmo Freud conseguiria explicar. O sexo fora do casamento, a homossexualidade, a masturbação, o sexo em grupo, o estupro, a prostituição infantil, a pornografia são práticas cada vez mais aceitas em nossa sociedade [...].
>
> O sexo é utilizado na propaganda de automóveis, desodorantes, roupas e até mesmo de adoçantes. É impossível você se aproximar de uma banca de jornal sem se constranger com o grande número de revistas pornográficas. A TV a cabo fornece canais exclusivos de exibição sexual, e mais de 50% das informações disponíveis na Internet baseiam-se em sexo.[1]

À luz dessa polêmica e tanta confusão sobre o relacionamento sexual, cabe uma reflexão séria e bíblica a respeito. O que a Bíblia ensina sobre o sexo? Especificamente, qual o seu propósito, e qual deve ser a atitude do cristão com respeito à sua sexualidade? Existem pelo menos seis propósitos bíblicos para o sexo.

1. O sexo existe para refletir aspectos da imagem de Deus no ser humano

Criou Deus, pois, o homem à sua imagem, à imagem de Deus o criou; homem e mulher os criou (Gn 1:27). *Homem e mulher os criou* (à imagem de Deus) significa que o casal como tal revela aspectos profundos sobre a pessoa de Deus. O casal espelha unidade em diversidade, assim como

---

[1] KEMP, Jaime, lição 12, "O cristão e o sexo", *Revista EBD*, Socep, p. 43.

vemos na Santa Trindade, onde há três pessoas distintas, com funções diferentes, mas em total harmonia.

O casal também reflete a imagem de Deus por meio da intimidade em seu relacionamento. Há aspectos da personalidade de Deus, seus atributos, que somente se veem em comunidade, tais como o amor incondicional, a bondade, a longanimidade e a misericórdia. Deus criou o casal e deu-lhe o sexo como forma de demonstrar essa união de "dois em um" com amor incondicional. Veja como Keller comenta:

> O sexo entre um homem e uma mulher aponta para o amor entre o Pai e o Filho (1Co 11:3). É um reflexo da alegre entrega abnegada e do prazer do amor na vida do próprio Deus triúno.
>
> O sexo é glorioso não apenas porque revela a alegria da Trindade, mas também porque mostra o prazer eterno da alma que teremos no céu, em nosso relacionamento de amor com Deus e uns com os outros. Romanos 7:1ss diz que os melhores casamentos apontam para a união profunda, infinitamente gratificante e suprema que teremos com Cristo em amor.
>
> Não é de admirar, como dizem alguns, que o sexo entre um homem e uma mulher seja uma espécie de "experiência extracorpórea corporificada". É o vislumbre mais arrebatador, fascinante, ousado e quase inimaginável que podemos ter da glória que há em nosso futuro.[2]

Por essa razão, Deus odeia as aberrações sexuais: fogem do seu plano, sujam o espelho do casal e distorcem a imagem de Deus aqui na terra! A união sexual é algo misterioso, metafísico (que vai além do físico), pois toca no centro do nosso ser, na essência da nossa existência, e revela verdades espirituais. O plano de Deus permite que duas pessoas do sexo oposto, unidas por aliança, se unam fisicamente para refletir a unidade em diversidade e o amor mútuo da Trindade.

Qualquer relacionamento sexual que não seja entre um homem e uma mulher unidos pelos laços do matrimônio foge desse plano bíblico. A homossexualidade (unidade sem diversidade), a fornicação (unidade sem aliança), a pornografia (exploração e barateamento), o "ficar" (exploração sem compromisso) e a bestialidade (diversidade sem unidade) são todas aberrações que pervertem a imagem de Deus e seu plano para a

---

[2] KELLER, p. 285-286.

nossa sexualidade. Não é que Deus quer acabar com a festa; ele zela pela sua imagem e pelo bem do homem e da mulher.

2. O sexo existe para promover intimidade total (conhecimento mútuo) entre duas pessoas

Não é por acaso que o texto bíblico se refere ao sexo quando diz que *Adão conheceu a Eva, e ela deu à luz um filho...* (cf. Gn 4:1,25). Infelizmente, algumas versões bíblicas, como a *Almeida Revista e Atualizada*, traduziram esse eufemismo pelo termo "coabitou", perdendo, dessa forma, a riqueza da palavra "conheceu". A relação sexual é um evento em que duas pessoas se abrem uma para a outra, tornando-se vulneráveis, mas ao mesmo tempo dando continuidade a um processo de compreensão mútua, sem a qual o ato se reduz a comportamento meramente animal.

Keller comenta:

> Quando, ao longo dos anos, alguém vê o que você tem de pior e conhece você com todos os seus pontos fortes e falhas e, ainda assim, se compromete inteiramente com você, isso é uma experiência completa e suprema. Ser amado sem ser conhecido é confortador, mas superficial. Ser conhecido e não ser amado é nosso maior medo. Mas ser plenamente conhecido e verdadeiramente amado é muito parecido com ser amado por Deus. E é disso que precisamos mais do que qualquer outra coisa. Esse amor nos liberta da presunção, nos humilha a ponto de abandonarmos a hipocrisia e nos fortalece para qualquer dificuldade que a vida trouxer.[3]

Ao mesmo tempo, como muitos casais podem testemunhar, o bom andamento da vida sexual do casal exige um conhecimento e sensibilidade mútuos cada vez maiores. Muito mais do que um ato bestial e biológico, o sexo verdadeiro aos olhos de Deus é uma experiência que exige conhecimento íntimo e que gera conhecimento mútuo. Por essa razão, o sexo deve crescer em significado e profundidade ao longo do casamento. Não fica monótono ou cansativo, como alguns vendedores de sexo ilícito querem que acreditemos.

O "sexo livre" realmente barateia esse aspecto da união física entre duas pessoas. Em vez de conhecimento mútuo e intimidade profunda,

---
[3] KELLER, p. 116.

encontramos falsidade, hipocrisia, exploração e prostituição, produtos de um ato sexual animal, os quais não significam nada mais do que o coito.

Esse é o problema também em relação ao contato físico precoce entre dois jovens, seja no "ficar" ou no namoro descuidado. Deus criou o homem e a mulher de tal forma que cada degrau na escada de intimidade física leva para o próximo. Intimidade física entre duas pessoas certamente tem o seu lugar: no casamento (Hb 13:4). Começar a subir a escada antes de firmar a aliança só pode resultar em uma destas duas consequências: fornicação ou frustração. Isso porque Deus é quem fez a atração física. Dar um curto-circuito no processo frustra; avançar até o topo perverte o propósito do sexo. Em ambos os casos, o melhor remédio é abster-se de intimidades físicas até o casamento.

Com frequência, quando ministro em retiros e encontros de casais, alguém pergunta sobre assuntos sensíveis na área de práticas sexuais, como o sexo oral. Cabe aqui um breve comentário a respeito desse e outros assuntos relacionados.

A Bíblia não fala diretamente sobre práticas sexuais "alternativas", mas oferece alguns princípios muito importantes sobre a mutualidade do relacionamento sexual, enfatizando o princípio do "outrocentrismo" na relação sexual (1Co 7:1-5). O foco de cada pessoa deve ser agradar ao outro, e não a si mesmo. Qualquer atividade sexual que não for *mutuamente* desejável ou pelo menos aceitável deve ser evitada. Muitas vezes o sexo oral é humilhante e repugnante para a mulher, mas mesmo assim alguns maridos insistem nisso.

Outro princípio bíblico relacionado ao assunto trata-se da naturalidade e normalidade da intimidade conjugal. Romanos 1:24-27 condena aqueles que mudam o modo "natural" ou "normal" das relações íntimas para práticas "alternativas" de sexo, próprias das relações homossexuais. Fica uma preocupação quando o casal anda em direção a atividades sexuais comuns a duas pessoas do mesmo sexo. Parece ser um passo na direção errada.

Finalmente, faz, necessário levantar a pergunta sobre a fonte de onde vêm as ideias para algumas práticas sexuais exóticas. Embora exista plena liberdade sexual entre o casal, dentro dos parâmetros bíblicos esboçados, tememos que a importação de práticas sexuais estranhas às Escrituras tenha sua origem em fontes questionáveis, especialmente pornográficas.

O sexo, no plano de Deus, constitui uma oportunidade para refletir a sua glória, de procriar novas imagens e de desfrutar do prazer que ele, como um bom Pai, criou para o ser humano. Cabe a nós proteger a santidade e a beleza de sexo dentro do casamento.

3. O sexo existe para a procriação de novas imagens de Deus e do casal

Infelizmente, alguns, no decorrer dos séculos, têm limitado o propósito do sexo à reprodução da espécie. Embora a procriação não seja o único propósito para o sexo, certamente é *um* propósito. É interessante que o primeiro mandamento na Bíblia tem a ver com o sexo e a reprodução: *Sede fecundos, multiplicai-vos, enchei a terra e sujeitai-a...* (Gn 1:28).

Precisamos valorizar o significado teológico por trás dessa ordem. Deus queria que a imagem dele, *espelhada* no homem e na mulher, fosse *espalhada* pelo mundo inteiro. Antes da Queda, a união de Adão e Eva teria reproduzido pequenos espelhos da pessoa de Deus. Depois da Queda, a imagem ainda é vista, mas agora de forma ofuscada. Somente em Cristo Jesus é que essa imagem pode ser resgatada e o homem tornar-se uma nova criatura. Por isso a experiência sexual de um casal de cristãos, redimidos pelo sangue de Jesus, que vive uma vida em comunhão com Deus e um com o outro, deve transcender a imitação pobre oferecida pelo mundo. Este é o plano de Deus!

Nesse mesmo plano maravilhoso, como se o prazer da intimidade sexual em si não fosse suficiente, Deus acrescenta mais: ele permite que filhos, feitos não somente à imagem de Deus, mas à imagem do casal, nasçam! Eles servem para sempre como lembrança da aliança e do amor dos pais. *No dia em que Deus criou o homem, à imagem de Deus o fez; homem e mulher os criou, e os abençoou, e lhes chamou pelo nome de Adão, no dia em que foram criados. Viveu Adão cento e trinta anos, e gerou um filho à sua semelhança, conforme a sua imagem, e lhe chamou Sete* (Gn 5:1-3). A procriação de novas imagens de Deus e novas imagens dos pais é um dos propósitos mais sublimes do sexo do ponto de vista de Deus.

4. O sexo existe como selo que celebra a aliança conjugal

Timothy Keller oferece um ótimo resumo desse propósito da sexualidade humana:

> Uma vez que você se entregou em casamento, o sexo é uma forma de manter e aprofundar essa união com o passar do tempo. No Antigo

Testamento, era comum haver "cerimônias de renovação da aliança". Quando Deus entrou num relacionamento de aliança com seu povo, ele deu instruções para que, periodicamente, houvesse oportunidade de se lembrarem dos termos dessa aliança por meio de sua leitura conjunta e pela renovação do compromisso com ela. Era um procedimento essencial para que o povo mantivesse uma vida de fidelidade.

O mesmo se aplica à aliança de casamento. Quando você se casa, faz uma aliança solene com seu cônjuge. É um grande dia, e seu coração se enche de satisfação. Com o passar do tempo, contudo, é necessário reavivar a chama dentro do coração e renovar o compromisso. É preciso haver oportunidade de relembrar tudo o que a outra pessoa significa para você e de se entregar novamente. O sexo entre marido e mulher é a forma singular de fazê-lo.[4]

Andreas Köstenberger acrescenta:

> A *linguagem pactual* (ou seja, o uso de termos que transmitem o conceito de aliança) na narrativa fundacional de Gênesis pode incluir a referência ao juramento de *uma só carne* entre marido e mulher em Gênesis 2:24. A consumação do casamento por meio da relação sexual pode ter papel equivalente ao juramento de outras alianças do Antigo Testamento.[5]

É importante ressaltar que a relação sexual representa a consumação do "deixar e unir", mas não constitui o casamento em si. Embora um elemento necessário para um casamento legítimo aos olhos de Deus (exceto, talvez, em casos extremos onde é impossível para um ou outro consumar a relação), o sexo não define o casamento.

Note que no texto de 1Coríntios 6:15-20 o argumento paulino não é que a pessoa que se uniu à prostituta casou-se com ela, mas que consumaram o relacionamento de uma só carne de forma ilícita. Usurparam os privilégios e direitos de pessoas casadas (Hb 13:4) e assim desfiguraram a beleza do relacionamento de uma só carne como expressão de realidades espirituais. Não são casados porque ainda "não deixaram" para se unirem. Paulo, pelo Espírito, diz que o que eles fizeram foi falsificar, o propósito da sexualidade humana, adulterando-o e abusando dele. Não são casados.

---

[4] KELLER, p. 271.
[5] KÖSTENBERGER, p. 84.

John Piper comenta:

> Não penso que Paulo queira dizer que um homem esteja casado com toda prostitua com a qual tenha se relacionado sexualmente. Jesus disse à mulher que ela tinha tido "cinco maridos" que *esse que agora tens não é teu marido* (Jo 4:18). Em outras palavras, o envolvimento sexual por si só não faz um casamento [...]. Prostituição [...] é um abuso das prerrogativas do casamento. Nesse caso, ela desrespeita sua essência sagrada. Paulo usa a linguagem de "um corpo" e "uma carne" para demonstrar a traição total que essas expressões querem dizer. Ele está dizendo: vocês estão dessacralizando o ato da união sexual, que tem o significado de "uma carne" e "um corpo" no casamento — algo profundo e espiritual. Vocês, porém, estão expressando implicitamente essa verdade sagrada com uma prostituta. A casca da unicidade está lá, mas não o significado da aliança.[6]

Köstenberger acrescenta:

> Paulo não diz que ter relações sexuais com uma prostituta significa casar-se com ela. Antes, diz que resulta em um relacionamento de uma só carne. É importante fazer essa distinção, pois o casamento é muito mais do que a relação sexual [...]. O apóstolo observa que a união ilícita cristão/prostituta ameaça a relação Cristo/Igreja, e não a relação conjugal. Ademais, Paulo escreve que é por causa da relação espiritual entre Cristo e a Igreja, e não por causa da relação conjugal, que o cristão deve abster-se de ter sexo com prostitutas.[7]

Keller conclui dizendo que "Paulo censura a monstruosidade da união física sem que estejam presentes todos os outros tipos de união que cada ato sexual deveria refletir".[8]

Podemos parafrasear a declaração de Paulo da seguinte forma: "Vocês não sabem que o propósito do sexo é sempre criar 'uma só carne', unir-se a outra pessoa em todas as áreas da vida? É isso que vocês procuram com a prostituta? Claro que não! Portanto, não façam sexo com ela".

---

[6] PIPER, *Casamento temporário*, p. 29.
[7] KÖSTENBERGER, p. 199.
[8] KELLER, p. 272.

Paulo afirma que é radicalmente dissonante com esse fato entregar o corpo a alguém com quem você não se comprometeu para o resto da vida.[9]

Sem dúvida alguma, o inimigo da imagem de Deus como refletida no casal tem mirado a sexualidade humana como forma principal de manchar essa imagem. Talvez por isso percebamos no mundo ao nosso redor uma obsessão pelo sexo totalmente desproporcional ao seu devido lugar no plano de Deus. Se Satanás consegue convencer casais a perverterem sua sexualidade, ele dá um grande golpe contra a imagem de Deus. Elyse Fitzpatrick resume a situação atual:

> Em vez de desejarem usar sua sexualidade para a glória de Deus, como um meio de refletir a unidade de Deus, aumentar a intimidade e produzir filhos que amem a Deus, os humanos passaram a adorar o sexo. Prostram-se diante do prazer e do poder e desconsideram relacionamento, compromisso e comunicação que de fato refletem Deus. Procuram avidamente relacionamentos egocêntricos que pouco espelham senão uma unidade física superficial. Orgulhosamente exigem que seus filhos os idolatrem, sem reconhecer neles a imagem de Deus ou sua reivindicação de senhorio sobre suas vidas. Procuram construir seu próprio reino.[10]

5. O sexo existe para o prazer e a satisfação mútua de desejos profundos no ser humano

Quando Adão foi criado, Deus lhe deu a tarefa de dar nomes aos animais. Sozinho, ele completou a tarefa, que lhe mostrou um fato assustador. Depois que todos os animais desfilaram diante do homem, ele percebeu que todos tinham seu par, todavia para o homem não se achava uma *auxiliadora idônea* (cf. Gn 2:18). Por isso é que Deus dissera *Não é bom que o homem esteja só...*

É interessante notar que o homem não estava literalmente sozinho. Havia cachorros e gatos no jardim do Éden. O próprio Deus andaria com ele naquele paraíso. Mas esses relacionamentos não eram suficientes para cumprir o propósito de refletir a imagem de Deus num relacionamento horizontal de "dois em um". Não conseguiam atender aos desejos profundos de um relacionamento de companheirismo. O homem

---

[9] Ibidem, p. 272-273.
[10] FITZPATRICK, p. 147.

precisava de alguém semelhante a ele para poder cumprir a ordem de Deus (cuidar do jardim e guardá-lo — Gn 2:15). Não era bom que ele tentasse realizar a tarefa sem auxílio. Por isso Deus deu ao homem alguém que fazia parte dele para desfrutar da intimidade e da comunhão com ele, satisfazendo, desse modo, os seus desejos mais profundos e permitindo que os dois refletissem a glória de Deus na sua intimidade e por meio do trabalho em conjunto. O ato sexual é a consumação da satisfação e do prazer dessa comunhão.

Provérbios 5 aconselha o casal unido pelos laços do matrimônio a procurar essa satisfação mútua como forma de evitar a imoralidade: *Bebe a água da tua própria cisterna e das correntes do teu poço [...] Sejam para ti somente e não para os estranhos contigo. Seja bendito o teu manancial, e alegra-te com a mulher da tua mocidade, corça de amores, e gazela graciosa. Saciem-te os seus seios em todo o tempo; e embriaga-te sempre com as suas carícias* (Pv 5:15,17-19).

O livro de Cântico dos Cânticos foi escrito para exaltar a beleza do amor romântico e sexual dentro do plano matrimonial de Deus. Esses textos certamente desmentem a ideia de que o sexo por prazer está fora da vontade de Deus!

O Novo Testamento ecoa esse aspecto da satisfação sexual mútua no casamento. O apóstolo Paulo considera os desejos sexuais como uma das principais razões para que as pessoas se casem (é melhor casar do que viver abrasado, 1Co 7:9). Adverte também os casais de não se absterem por muito tempo da união sexual *para que Satanás não vos tente por causa da incontinência* (7:5). A questão não é o sexo em si, mas uma vida livre de preocupações sexuais para poder servir melhor ao reino de Deus. Por isso o solteiro que tem seus impulsos sexuais sob controle está mais livre para servir ao Reino em tempo integral. Mas aqueles (a maioria?) que não têm esse "dom" devem se casar para poderem focalizar seus esforços no serviço do Rei, sem desvios e tentações imorais.

> O pecado — que é acima de tudo uma enfermidade do coração — exerce [...]. forte impacto sobre o sexo. Nossas paixões e desejos sexuais hoje encontram-se extremamente distorcidos. O propósito do sexo é entregar-se por inteiro para a vida toda. O coração pecaminoso, contudo, deseja usar o sexo por motivos egoístas, e não para expressar uma entrega total, de modo que a Bíblia estabelece diversas regras em torno dele para que possamos usá-lo da maneira correta [...]. Podemos resumir a ética cristã

sobre o sexo da seguinte forma: o sexo é para ser usado no casamento, entre um homem e uma mulher.[11]

6. O sexo existe para promover a manifestação do "outrocentrismo" que caracteriza a vida de Cristo em nós

Esse último propósito para o sexo resume tudo o que já vimos. Deus criou o sexo como forma de mostrar a beleza da vida de Cristo em um relacionamento alicerçado em aliança e dedicado ao outro acima de si mesmo. Essa é a essência da vida de Cristo refletida na vida conjugal:

> Aliás, o sexo é, talvez, o meio mais poderoso que Deus criou para ajudar você a se entregar inteiramente a outro ser humano. É o modo designado por Deus para que duas pessoas digam uma à outra: "Pertenço completa, inteira e exclusivamente a você". O sexo não deve ser usado para dizer nada menos que isso.[12]

Somente Deus pode criar algo tão simples, mas com significado e prazer tão profundos, como o sexo. Somente Satanás para fazer de tudo para transformar esse meio glorioso num fim pervertido.

Apesar de toda essa beleza no propósito de Deus para a sexualidade, temos de admitir que o sexo não é tudo na vida do cristão. Infelizmente, nosso inimigo, o *sedutor de todo o mundo* (Ap 12:9), tem alcançado suas maiores vitórias contra a igreja de Jesus Cristo justamente nesse ponto. Temos engolido as propagandas, as revistas, as novelas e as piadas sujas que o mundo dissemina, barateando uma das mais sublimes e belas criações de Deus. O sexo tem seu lugar, mas não ocupa todos os lugares! Devemos louvar a Deus pela sua sabedoria e bondade por ter criado o sexo. Mas vamos manter o equilíbrio, não sendo nem sexofobíacos, nem sexomaníacos. Vamos louvar ao Criador, e não à sua criação, *buscando em primeiro lugar o reino de Deus e a sua justiça* (cf. Mt 6:33).

---

[11] KELLER, p. 267.
[12] Ibidem, p. 271.

A grande ideia

Deus chama primeiramente os pais para defender sua família do perigo sempre presente do pecado sexual e preparar seus filhos para casamentos duradouros por meio da instrução e do exemplo.

PARA DISCUSSÃO

1. Até que ponto é válido a igreja assumir para si a responsabilidade da educação sexual dos seus jovens? Como a igreja pode equipar pais para a educação sexual no lar?
2. Com que idade a educação sexual dos filhos deve começar no lar? Quais os perigos associados ao início precoce dessa educação? E se começar tarde demais?
3. Até que ponto a educação sexual no lar e/ou na igreja deve ser explícita? A Palavra de Deus nos oferece alguma orientação nesse sentido?

Referências bibliográficas

ADAMS, Jay E. *Marriage, divorce and remarriage in the Bible: a fresh look at what scripture teaches*. Grand Rapids: Zondervan, 1980.

ARCHER JR., Gleason L. "Proverbs 22:6 and the training of children", in: ZUCK, Roy B. *Learning from the Sages: Selected Studies on the Book of Proverbs*. Grand Rapids: Baker Books, 1995.

BALDWIN, Joyce. *1 & 2 Samuel: An Introduction and Commentary*. Downers Grove, IL: Inter-Varsity Press, 1988.

BARRETT, C. K. *The First Epistle to the Corinthians*. New York: Harper & Row, 1817.

BAUER, ARNDT, GINGRICH e DANKER. *A greek-english lexicon of the New Testament and other early christian literature*. 3. ed. Chicago: The University of Chicago Press, 2001, electronic version.

BLAISING, C. A. "Malachi", in: WALVOORD, J. F. e ZUCK, R. B., eds. *The Bible knowledge commentary: an exposition of the scriptures*. Wheaton, IL: Victor Books, 1983, vol. 1.

BLOCK, Daniel I. *The NIV Application commentary: Deuteronomy*. Grand Rapids: Zondervan, 2012.

BROMILEY, Geoffrey W. *God and marriage*. Edinburgh: T&T Clark, 1980.

BROWN II, A. Philip. "The problem of mixed marriages in Ezra 9—10", *Bibliotheca Sacra*, 162 (October-December, 2005), p. 437-458.

BROWN, F., DRIVER, S. R. e BRIGGS, C. A. *Enhanced brown-driver-briggs Hebrew and english lexicon* (electronic ed.). Oak Harbor, WA: Logos Research Systems, 2000.

BULLINGER, E. W. *Figures of speech used in the Bible*. London: Eyre & Spottiswoode; New York: E. & J. B. Young & Co., 1898.

BURNS, J. Lanier. "The biblical use of marriage to illustrate covenantal relationships", *Bibliotheca Sacra*, 173:691 (July-September, 2016), p. 295-296.

BUZZELL, S. S. "Proverbs", in: WALVOORD, J. F. e ZUCK, R. B., eds. *The Bible knowledge commentary: an exposition of the scriptures*. Wheaton, IL: Victor Books, 1983, p. 910.

CARR, G. Lloyd. "Song of Solomon", in: RYKEN, Leland e LONGMAN III, Tremper, eds. *A complete literary guide to the Bible*. Grand Rapids: Zondervan, 1993, p. 282-283.

_____. *The Song of Solomon: an introduction and commentary*, The Tyndale Old Testament Commentaries. Downers Grove, IL: InterVarsity Press, 1984.

CARRIKER, Timóteo. *O caminho missionário de Deus*. São Paulo: Sepal, 2000.

CHAPELL, Bryan. *Pregação cristocêntrica: restaurando o sermão expositivo — um guia prático e teológico para a pregação bíblica*. São Paulo: Cultura Cristã, 2002.

CHISHOLM JR., Robert. *1 & 2 Samuel*. São Paulo: Vida Nova, 2017.

COPE, L.L. *Modelo social do Antigo Testamento: redescobrindo princípios de Deus para discipular as nações*. Almirante Tamandaré: Gráfica e Editora Jocum Brasil, 2007.

REFERÊNCIAS BIBLIOGRÁFICAS

CRABB, Lawrence, HUDSON, Don e ANDREWS, Al. *O silêncio de Adão*. São Paulo: Vida Nova, 1995.

CRAIGIE, Peter C. *The book of Deuteronomy: the new international commentary on the Old Testament*. Grand Rapids: Wm. B. Eerdmans, 1976.

DEERE, J. S. "Deuteronomy", in: WALVOORD, J. F. e ZUCK, R. B., eds. *The Bible knowledge commentary: an exposition of the scriptures*. Wheaton, IL: Victor Books, 1985, vol. 1, p. 305.

DILLARD, Raymond B. e LONGMAN III, Tremper. *Introdução ao Antigo Testamento*. São Paulo: Vida Nova.

DRISCOLL, Mark. *Dating, relating and fornicating*. Disponível em: <http://pastormark. tv/2011/10/26/dating-relating-and-fornicating>. Acesso em: 16 jan. 2012.

ELLSWORTH, R. *Opening up Malachi*. Leominster: Day One Publications, 2007.

ESTES, Daniel J. "Psalm 78:1-8 as a musical intertext of Torah and wisdom", *Bibliotheca Sacra*, 173, (July-September, 2016), p. 297-314.

EZZO, Gary e Anne Marie. *Educação de filhos à maneira de Deus*. 2. ed. Pompeia, SP: BLESS Gráfica e Editora Ltda., 2002 (1998).

FEE, Gordon e STUART, Douglas. *Como ler a Bíblia livro por livro*. São Paulo: Vida Nova, 2013.

_____. *Entendes o que lês?* 2. ed. São Paulo: Vida Nova, 1997.

FITZPATRICK, Elyse. *Ídolos do coração: aprendendo a desejar apenas Deus*. São Paulo: ABCB, 2009.

GANGEL, Kenneth O. "Toward a biblical theology of marriage and family: part one: ientateuch and historical books", *Journal of Psychology and Theology*, vol. 5. Biola University, Winter 1977.

_____. "Toward a biblical theology of marriage and family: part two: poetical and prophetical books", *Journal of Psychology and Theology*, vol. 5. Biola University, Spring 1977.

_____. "Toward a biblical theology of marriage and family: part four: epistles and revelation", *Journal of Psychology and Theology*, vol. 5. Biola University, Spring 1977.

GIBSON, Jack J. "Ephesians 5:21-33 and the lack of marital unity in the Roman Empire", *Bibliotheca Sacra*, 168 (April-June, 2011), p. 162-177.

GLAHN, Sandra. "Weaker vessels and calling husbands 'Lord': was Peter insulting wives?", *Bibliotheca Sacra*, 174:693 (January-March, 2017): Dallas, TX.

GLASSCOCK, Ed. "The husband of one wife' requirement in 1 Timothy 3:2", *Bibliotheca Sacra* (July-September, 1983), p. 244-258.

GLICKMAN, S. Craig. *A song for lovers*. Downers Grove, IL: InterVarsity Press, 1976.

GRUDEM, Wayne. *O feminismo evangélico*. São Paulo: Cultura Cristã, 2009.

HARRIS, R. L., ARCHER JR., G. L. e WALTKE, B. K., eds. *Theological wordbook of the Old Testament* (electronic ed.). Chicago: Moody Press, 1999.

HAWKINS, Tom R. "The wife of noble character in Proverbs 31:10-31", *Bibliotheca Sacra*, 153 (January-March, 1996).

HENRY, Matthew. *Matthew Henry's Commentary on the whole Bible: complete and unabridged in one volume* (electronic ed.). Peabody: Hendrickson.

HETH, William A. "Jesus on divorce: how my mind has changed", *Southern Baptist Journal of Theology* 6, n° 1, Primavera, 2004. Disponível em: <https://www.wisereaction.org/ebooks/heth_mind_changed.pdf>.

_____ e WENHAM, Gordon. *Jesus and divorce: the problem with the evangelical consensus.* London: Hodder and Stoughton, 1985.

HILDEBRANDT, Ted. "Proverbs 22:6a: train up a child?", in: ZUCK, Roy B. *Learning from the sages: selected studies on the book of Proverbs.* Grand Rapids: Baker Books, 1995.

HOEHNER, Harold W. *Ephesians: an exegetical commentary.* Grand Rapids: Baker Academic, 2002.

HOEKEMA, Anthony. *Criados à imagem de Deus.* São Paulo: Cultura Cristã, 1999.

HOLMYARD III, Harold R. "Solomon's perfect one", *Bibliotheca Sacra*, 155 (April-June, 1998).

HORRELL, J. Scott. "Uma cosmovisão trinitária", *Vox Scripturae*, vol. IV, n° 1 (março de 1994).

HOUSE, Paul. *Teologia do Antigo Testamento.* São Paulo: Vida, 2005.

ISAAKSON, Abel. *Marriage and ministry in the new temple.* Lund: C. W. K. Gleerup, 1965.

JASTROW, Marcus. *A Dictionary of the Targumim, the Talmud Babli and Yerushalmi and the Midrashic Literature.* New York: G.P. Putnam's Sons, 1903.

JEHLE, Dr. Paul. *Dating vs. Courtship: a vision for a generation who will build a new foundations of truth, love and purity.* Marlboro, NJ: Plymouth Rock Foundation, 1993.

JOHNSTON, Gordon H. "The enigmatic genre and structure of the song of songs, part 1", *Bibliotheca Sacra*, 166 (January-March, 2009), p. 36.

JONES, David W. "The betrothal view of divorce and remarriage", *Bibliotheca Sacra*, 165 (January-March, 2008), p. 68-85.

KASSIAN, Mary A. e DEMOSS, Nancy Leigh. *Design divino.* São Paulo: Shedd Publicações, 2015.

KELLER, Timothy e Kathy. *O significado do casamento.* São Paulo: Vida Nova, 2012.

KEMP, Jaime. "O cristão e o sexo", lição 12, *Revista EBD*, Socep, s.d.

KENT, Homer A. *The pastoral epistles: studies in 1 and 2 Timothy and Titus.* Winona Lake, IN: BMH Books, 2001.

KLEIN, Ralph W. *1 Samuel: word biblical commentary.* Waco, TX: Word Books, Publisher, 1983.

KNIGHT, G. W., "Husbands and wives as analogues of christ and the church: Ephesians 5:21-23 and Colossians 3:18,19", in: PIPER, J. e GRUDEM, W., eds. *Recovering biblical manhood and womanhood: a response to evangelical feminism.* Wheaton: Crossway, 1991.

KÖSTENBERGER, Andreas J. e JONES, Robert. *Deus, casamento e família: reconstruindo o fundamento bíblico.* São Paulo: Vida Nova, 2011.

LANGE, J. P., SCHAFF, P. e SCHRÖEDER, W. J. *A Commentary on the Holy Scriptures: Deuteronomy.* Bellingham, WA: Logos Bible Software, 2008.

LANGRAFE JR., Ari. *O Shemá em Deuteronômio 6:1-9: a importância de ensinar a próxima geração.* Dissertação de Mestrado em Teologia, Seminário Bíblico Palavra da Vida, Atibaia, SP, 2017.

LEWIS, C.S. The problem of pain. London: Geoffrey Bles and Centenary, 1940.

_____. Cartas do inferno. São Paulo: Vida, carta número 9.

LOPES, Augustus Nicodemus e LOPES, Minka Schalkwijk. A Bíblia e sua família: exposições bíblicas sobre casamento, família e filhos. São Paulo: Cultura Cristã, 2001.

LOPES, Hernandes Dias. Casamento, divórcio e novo casamento. São Paulo: Hagnos, 2005.

_____. 1 Pedro. São Paulo: Hagnos, 2012.

LOUW, J. P. e NIDA, E. A. Greek-English Lexicon of the New Testament Based on semantic domains (electronic ed.). New York: United Bible Societies, 1996, vol. 1.

MCCONVILLE, J.G. Deuteronomy: apollos Old Testament Commentary. Downers Grove, IL: InterVarsity Press, 2002.

MCCREESH, Thomas P. "Wisdom as wife: Proverbs 31:10-31", in: ZUCK, Roy B. Learning from the Sages: selected studies on the book of Proverbs. Grand Rapids: Baker Books, 1995.

MERKH JR., David J. Trabalho exegético de Malaquias 2:16. Atibaia, SP: Seminário Bíblico Palavra da Vida.

MERKLE, Benjamin. "O início da instrução para esposas e maridos – Efésios 5:21 ou 5:22?", Bibliotheca Sacra, 174 (April-June, 2017), p. 179-192

MERRILL, Eugene H. The New American commentary: Deuteronomy. Nashville: Broadman & Holman Publishers, 1994.

_____. "1 Samuel", in: WALVOORD, J. F. e ZUCK, R. B., eds. The Bible knowledge commentary: an exposition of the scriptures. Wheaton, IL: Victor Books, 1985, vol. 1.

_____. Teologia do Antigo Testamento. São Paulo: Shedd Publicações, 2009.

MILLS, Bill. Fundamentos bíblicos para o casamento. Atibaia, SP: Pregue a Palavra, 2009.

MOUNCE, William. Word biblical commentary 46: pastoral epistles. Nashville: Thomas Nelson, 2000.

OLIVEIRA, Marcio Ribeiro de. A Trindade e o casamento: A comunhão trinitária como modelo para a vida conjugal. Recife: Editora IGP, 2017.

ORTLUND JR., Raymond. "Igualdade masculino-feminina e liderança masculina", in: PIPER, John e GRUDEM, Wayne, eds. Homem e mulher. São Paulo: Vida, 1996.

PARSONS, Greg W. "Guidelines for understanding and utilizing the song of songs", Bibliotheca Sacra, 156 (October-December, 1999), p. 399-422.

PATTERSON, Paige. Song of Solomon. Chicago: Moody Press, 1986.

PEACE, Martha. Esposa excelente: uma perspectiva bíblica. São José dos Campos, SP: Fiel, 2008.

PINTO, Carlos Osvaldo. Foco e desenvolvimento no Antigo Testamento. 2. edição revisada e atualizada. São Paulo: Hagnos, 2014.

_____. Subsídios bíblico-históricos para uma teologia paulina da mulher, in: REGA, Lourenço Stelio. Paulo e sua teologia. 2. ed. São Paulo: Vida, 2009.

_____. "Divórcio bitola 66", Enfoque, n° 4, 2000.

PIPER, John. Casamento temporário. São Paulo: Cultura Cristã, 2011.

_____. Divórcio e recasamento: uma declaração. Minneapolis, MN, 21 de julho de 1986. Disponível em: <www.monergismo.com/textos/familia_casamento/divorcio_novo_casamento_pip>. Acesso em: 15 jan. 2017.

_____. *What Jesus demands from the world.* Wheaton, IL: Crossway Books, 2006.

_____ e GRUDEM, Wayne. *Homem e mulher.* São José dos Campos, SP: Fiel, 1996.

_____ e TAYLOR, Justin. *Sexo e a supremacia de Cristo.* São Paulo: Cultura Cristã, 2009.

PORTELA, Solano. *O que estão ensinando aos nossos filhos?* São José dos Campos, SP: Fiel, 2012.

_____. "O que é matrimônio e divórcio?" Disponível em: <http://tempora-mores.blogspot.com.br/2015/06/o-que-e-matrimonio-e-divorcio.html>. Acesso em: 25 ago. 2017.

POTTER, Beatrix. *The tale of Peter Rabbit.* New York: Scholastic Books, 1902.

PRIOR, David. *A mensagem de 1 Coríntios.* São Paulo: ABU, 1993.

RAINEY, Dennis. *Ministério com famílias no século 21: 8 grandes ideias para pastores e líderes.* São Paulo: Vida, 2001.

RAYMER, R. M. *1 Peter*, in: WALVOORD, J. F. e ZUCK, R. B., eds. *The Bible knowledge commentary: an exposition of the scriptures.* Wheaton, IL: Victor Books, 1985, vol. 2.

RIGGLE, James R. *Proverbs 31:10-31 – The virtuous woman: an interpretative key to the book of Proverbs.* Th.M. thesis, Baptist Bible Seminary, Clarks Summit, PA, 1999.

ROBERTSON, Archibald e PLUMMER, Alfred. *A critical and exegetical commentary on the first epistle of St. Paul to the Corinthians.* Edinburgh: T &T Clark, 1911.

ROSS, Allen, P. "Genesis", in: WALVOORD, J. F. e ZUCK, R. B, eds. *The Bible knowledge commentary: an exposition of the scriptures.* Wheaton, IL: Victor Books, 1983.

_____. "Psalms", in: WALVOORD, J. F. e ZUCK, R. B, eds. *The Bible knowledge commentary: an exposition of the scriptures.* Wheaton, IL: Victor Books, 1983.

_____. "Proverbs", in: GAEBELEIN, Frank E., ed. *The expositor's Bible commentary.* Grand Rapids: Zondervan, 1991, vol. 5.

RYKEN, Leland. *Words of delight: a literary introduction to the Bible.* Grand Rapids: Baker Book House, 1987.

RYKEN, Philip Graham. *Ecclesiastes: why everything matters.* Wheaton: Crossway, 2010.

SAUCY, Robert L. "The husband of one wife", *Bibliotheca Sacra*, 131 (July-September, 1974), p. 230-240.

SAYÃO, Luis e CARSON, D. A. *Teologia bíblica ou sistemática.* São Paulo: Vida Nova, 2008.

_____. *Divórcio e novo casamento.* Disponível em: <https://ibnu.com.br/divorcio-novo-casamento/>, 28 mai. 2014. Acesso em: 5 jan. 2018.

SLAUGHTER, James. "Sarah as a model for christian wives (1 Pet. 3:5-6)", *Bibliotheca Sacra* (July-September, 1996), p. 357-365.

_____. "Submission of wives (1 Pet. 3:1a) in the context of 1 Peter", *Bibliotheca Sacra* (January-March, 1996), p. 63-74.

_____. "Winning unbelieving husbands to Christ (1 Pet 3:1b-4)", *Bibliotheca Sacra* (April-June, 1996), p. 199-211.

SMITH, Brett W. "The sin of Eli and its consequences", *Bibliotheca Sacra*, 170 (January-March, 2013).

SMITH, Michael J. "The failure of the family in Judges, Part 1: Jephthah", *Bibliotheca Sacra*, 162 (July-Setember, 2015); "The failure of the family in Judges, Part 2: Samson", *Bibliotheca Sacra*, 163 (October-December, 2015).

SMITH, Ralph L. *Teologia do Antigo Testamento: história, método e mensagem*. São Paulo: Vida Nova, 2001.

STOTT, John. "Marriage and divorce", *Involvement: social and sexual relationships in the modern world*. Old Tappan: Revell, 1984, vol. 2.

STUART, Douglas K. "The cool of the day" (Gen 3:8) and "The way he should go" (Prov 22:6), *Bibliotheca Sacra*, 171 (July-September, 2014).

TANNER, J. Paul "The history of interpretation of the song of songs", *Bibliotheca Sacra*, 154 (January-March, 1997).

THOMPSON, John A. *Deuteronomy: an introduction and commentary*, in: WISEMAN, D. J., ed. geral. *Tyndale Old Testament Commentaries*. Downers Grove, IL: InterVarsity Press, 1974.

TRIPP, Paul David. *A idade da oportunidade*. São Paulo: Editora Batista Regular, 2008.

TRIPP, Tedd. *Pastoreando o coração da criança*. São José dos Campos, SP: Fiel, 1998.

WALTKE, Bruce. *The book of Proverbs*. Vol. 1 e 2. Grand Rapids: Eerdmans, 2005.

WALTON, John H. e MATTHEWS, Victor H. *The IVP Bible background commentary: Genesis–Deuteronomy*. Downers Grove, IL: InterVarsity Press, 1997.

WENHAM, Gordon J. *The book of Leviticus*. Grand Rapids: Wm. B. Eerdmans, 1979.

WILKINSON, Bruce e BOA, Kenneth. *Talk thru the Bible*. New York: Thomas Nelson, 1983.

WILSON, Douglas. *Reformando o casamento*. Recife: Clire, 2013.

WILSON, Nathan.D. *Notas da xícara maluca: Maravilhe-se de olhos bem abertos no mundo falado por Deus*. Brasília: Monergismo, 2017.

WHITE, Jerry. *Honestidade, moralidade e consciência*. Rio de Janeiro: Juerp, 1984.

ZAMBELLI, Thiago. *O jugo desigual em relacionamentos conjugais nas Escrituras*. Projeto final de Mestrado em Ministérios. Atibaia, SP: Seminário Bíblico Palavra da Vida, 2010.

ZUCK, Roy B. *Learning from the sages: selected studies on the book of Proverbs*. Grand Rapids: Baker Books, 1995.

ANOTAÇÕES

ANOTAÇÕES

ANOTAÇÕES

Sua opinião é importante para nós.
Por gentileza, envie-nos seus comentários pelo e-mail:

editorial@hagnos.com.br